Martin Dinges

Bettine von Arnim und die Gesundheit

Martin Dinges

Bettine von Arnim und die Gesundheit

*Medizin, Krankheit und Familie
im 19. Jahrhundert*

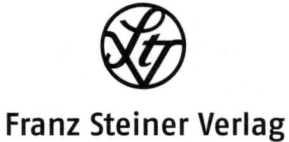

Franz Steiner Verlag

Gedruckt mit freundlicher Unterstützung der Robert Bosch Stiftung GmbH.

Bibliografische Information der Deutschen Nationalbibliothek:
Die Deutsche Nationalbibliothek verzeichnet diese Publikation in der Deutschen
Nationalbibliografie; detaillierte bibliografische Daten sind im Internet über
<http://dnb.d-nb.de> abrufbar.

© Franz Steiner Verlag, Stuttgart 2018
Umschlag: André Karliczek, arkée | science services,
unter Verwendung des Bildes Bettine von Arnim 1833,
Bleistiftzeichnung von Wilhelm Hensel, © bpk-Bildagentur,
Staatliche Museen zu Berlin, Kupferstichkabinett
Satz: DTP +TEXT Eva Burri, Stuttgart
Druck: Hubert & Co., Göttingen
Gedruckt auf säurefreiem, alterungsbeständigem Papier.
Printed in Germany.
ISBN 978-3-515-11945-0 (Print)
ISBN 978-3-515-11947-4 (E-Book)

Inhalt

I
Bettine und Achim von Arnim –
Chance für eine dichte Gesundheitsgeschichte

Die 1785 geborene Bettine von Arnim war eine sehr vielseitige Person, die in Literatur, Kulturleben und der politischen Öffentlichkeit, besonders während ihrer Zeit als Witwe seit 1831, eine beachtliche Rolle spielte. Nach den revolutionären Ereignissen des März 1848 setzte sie sich auch für den Freiheitskampf der Polen und Ungarn ein. So bekam ihr Blick auf die Politik und die Welt bis zu ihrem Tod 1859 immer mehr auch eine europäische Dimension. Seit den 1970er Jahren wurde sie als Autorin, liberale Publizistin, Ehefrau der Romantik, emanzipierte Frau, sogar als feministische Theologin, außerdem noch als Zeichnerin und als Komponistin wiederentdeckt bzw. in Anspruch genommen.[1] Ihr aus Briefbüchern bestehendes Oeuvre wird mittlerweile auch von der Literaturwissenschaft als „Werk" anerkannt.[2] Sie gilt neben Annette von Droste-Hülshoff (1797–1848) als die bedeutendste deutsche Schriftstellerin der ersten Hälfte des 19. Jahrhunderts.

Gesundheit, Krankheit und Medizin in Bettines Leben

In diesem Buch geht es nicht um all diese wichtigen Themen, sondern um Bettines Verhältnis zu Krankheit, Gesundheit und dem medizinischen Angebot ihrer Zeit. Das wurde bisher in der Literatur über sie lediglich erwähnt und auch in den Biographien nur gestreift. Eine systematische Untersuchung auf dem Stand der Forschung fehlt bisher.[3] Ich lege einen breiten Begriff von Gesundheit zugrunde, der dem „vormodernen" Konzept entspricht, Gesundheit gleichwertig neben Krankheit in den Mittelpunkt der Überlegungen zu stellen.[4] Erst zu Bettines Lebzeiten wurden „der Kranke" oder die „kranke Person" immer mehr durch „die Krankheit" aus dem medizinischen Denken, zumindest der Fachleute, verdrängt. Außerdem wurde damals zweierlei gefordert: einerseits die Herstellung eines Gleichgewichts, sei es der Säfte, der Reize, der psychischen Impulse, der Lebenskräfte o. Ä., das die Abwesenheit von Krankheit befördern sollte; andererseits hielt man eine gesunde Lebensführung für eine ebenso notwendige Bedingung von Gesundheit.[5] Das Gesundheitskonzept ging also weit über die Abwesenheit von Krankheit hinaus und war voraussetzungsreicher. Dementsprechend war auch die Einschätzung des Beitrages, den jeder Einzelne für seine Gesundheit leisten konnte, noch weit höher als im weiteren Verlauf des 19. Jahrhunderts und dann bis ca. 1980. Spätestens nach den „Triumphen" der Bakteriologie entstand der Eindruck, man könne auf eine angemessene Lebensgestaltung verzichten. Schließlich waren zu Bettines Zeiten auch die auf Gesundheit und Krankheit bezogenen Wissensbestände der Laien noch nicht so streng von denjenigen der Mediziner getrennt.

So werden wir fragen, was Bettine über Gesundheit und Krankheit während ihrer Kindheit und Jugend lernen konnte; ob sie es überhaupt für ein wichtiges Ziel hielt, gesund zu bleiben, und was sie dafür tat; wie sie mit Krankheiten Dritter umging und ob sie sich z. B. bei der Krankenpflege engagierte; wie sie, vielleicht schon als Kind, mit dem Tod in ihrer Umgebung konfrontiert wurde und darauf reagierte. Auch werden wir sehen, was sie über das medizinische Wissen ihrer Zeit durch Schulbesuch, Vorträge, Lektüre oder Gespräche erfuhr. Dabei ist zu bedenken, dass ihr als Frau ein Universitätsstudium verwehrt war, weshalb sie einen Großteil ihrer Kenntnisse nur informell erwerben konnte. Welche Vorstellungen von Gesundheit und deren Beeinträchtigungen hatte sie?

Für ihr weiteres Leben als Erwachsene geht es dann um die Frage, wie sie dieses Wissen um Gesundheit und Krankheit in ihrer Familie und ggf. im Freundeskreis anwandte, entwickelte und weitergab: Welche Hausmittel und welche Arzneien benutzte sie und wie beschaffte sie sich diese? Wir werden auch sehen, wie sie Ärzte, Apotheker und Laienheiler ihrer Zeit einschätzte und das sonstige medizinische Angebot bewertete. Konnte sie ihren Kindern im Krankheitsfall helfen oder musste sie – wie viele ihrer Zeitgenossen – zusehen, dass ein Viertel des Nachwuchses bereits in den ersten beiden Lebensjahren, ein weiteres Viertel vor dem 20. Geburtstag verstarb? Hielt sie das Leben auf dem Land oder in der Stadt für gesünder? Wie wirkte sich das auf ihre Erziehungsvorstellungen aus?

Dann wird es um ihre Einschätzung der Homöopathie gehen. Wir werden klären, warum Bettine sie bevorzugte. Schließlich ist offen, ob sie versuchte, diese Präferenz an ihre Kinder weiterzugeben. Insgesamt geht es bei dieser Patientengeschichte darum, Wahrnehmung, Wissensbestände und Praktiken einer Person aus ihrem historischen Kontext heraus zu verstehen und zu erklären.[6] Nicht „die Medizin" steht dabei im Vordergrund, sondern es sind die Handlungsoptionen einer Person in Bezug auf Gesundheit und Krankheit in ihrer Zeit. Ich will also nachvollziehen, warum sich Bettine jeweils für eine bestimmte Vorgehensweise entschied.

Demgegenüber wäre es unangemessen, dies von unserem heutigen Wissensstand ausgehend zu be- oder gar zu verurteilen. Es ist nicht die Aufgabe des Historikers oder der Historikerin, als „Richter" über Entscheidungen von Menschen aufzutreten, die zwei Jahrhunderte vor uns gelebt haben. Nachträglich ist es immer leicht, mehr zu wissen und klüger zu sein. Wichtiger ist es, die historischen Subjekte aus ihren Motiven heraus zu verstehen – und bestenfalls daraus etwas für unsere Gegenwart zu lernen.

Dementsprechend werden wir auch auf den wissenschaftlich unzulässigen Versuch verzichten, Krankheiten nachträglich zu diagnostizieren oder gar die Wirkung einzelner medizinischer Behandlungen zu bewerten. Das ist schon heute wegen der hohen Selbstheilungsquote bei vielen Beschwerden nicht ganz einfach. Für frühere Zeiten ist es unmöglich, da wir in der Regel nicht einmal genug Informationen für eine ernstzunehmende Diagnose haben. Außerdem hat sich das Krankheitsverständnis seit der Romantik grundsätzlich verändert. So ist Krankheit als lokal genau identifizierbare Funktionsstörung des Körpers, die durch den gezielten Eingriff in biologische Abläufe beeinflusst werden kann, nur die moderne Beschreibung medizinischer Vorstellungen. Auch das Konzept wissenschaftlich überprüfter, z. B. pharmakologischer Kenntnisse der Wirkungen spezifischer Arzneistoffe war nicht so selbstverständlich, wie es uns scheint. Das ist ein medizinisches Denken, das andere Erklärungen der Krankheitsentstehung, andere Vorstellungen von Wirkungszusammenhängen und andere Therapiemethoden weitgehend verdrängt hat. Dadurch haben sich auch die Rollen des Kranken und des Behandlers als Personen im Heilungsprozess verändert.

Es geht hier also nicht um eine „Pathographie", also die nachträgliche Rekonstruktion einer Krankengeschichte – gar von der „überlegenen" Warte des heutigen Wissensstandes aus –, sondern um ein besseres Verständnis der medizinischen Wissensbestände und Handlungsmöglichkeiten einer Frau, die in der ersten Hälfte des 19. Jahrhunderts gelebt hat.[7] Ebenfalls liegt es mir völlig fern, die Auswirkungen von Krankheit auf Bettines oder Achim von Arnims Werk zu verfolgen.[8] Auch dieser Zugang bleibt – selbst bei Autoren, die lange schwerkrank waren, wie etwa Heine oder Nietzsche – höchst spekulativ und ist auch in der Literaturgeschichte sehr umstritten.

Stattdessen ziele ich im Sinn einer stärker an Kultur und Gesellschaft interessierten Medizingeschichte auf eine Gesundheitsgeschichte. Dabei steht nicht mehr „die Medizin" im Mittelpunkt, sondern die Gesundheit bzw. die Krankheit historischer Subjekte. Wichtig sind dabei all die Vorstellungen und Praktiken, die damalige Zeitgenossen ersonnen haben, um gesund zu bleiben oder es wieder zu werden. Die Medizin war und ist immer nur eines unter mehreren Mitteln zur Erreichung dieses Ziels.

Die Überlieferung zu Bettine und Achim als Chance für eine dichte Gesundheitsgeschichte

Bettine von Arnim ist aber nicht nur eine interessante Persönlichkeit, sondern ihr Leben ist so gut über eine sehr lange Zeit dokumentiert, dass sie die wohl einmalige Chance für eine besonders dichte Patientengeschichte bietet.[9] Aufgrund ihrer besonderen Biographie war sie bereits während ihrer Kindheit zeitweise von ihrer Familie getrennt. Diese räumliche Entfernung bot früh Anlass für das Schreiben von Briefen. Durch den Bruder Clemens, Freunde (Grimm) oder Ehepartner älterer Geschwister (Savigny) entstanden bald weitere Beziehungen, die ebenfalls Anlass für eine dichte Korrespondenz waren, welche oft über viele Jahre fortwährte. Schließlich lebte Bettine ab 1814 bis zum Tod ihres Gatten Achim lange Zeit getrennt von diesem mit den Kindern in Berlin. Diesem Umstand verdanken wir einen weiteren intensiven Briefwechsel, der alle Aspekte des Alltagslebens eines großen Haushaltes – also auch vielerlei Krankheiten und Gegenmittel – umfasst. Spätere Korrespondenzen mit den Kindern bieten ebenfalls eine große Fülle einschlägiger Informationen. Bettine war auch sonst eine eifrige Briefschreiberin und nutzte als Autorin des bereits erwähnten beachtlichen Briefwerkes das Briefschreiben geradezu professionell. Zumindest in ihren späteren Jahren werden Korrespondenzen auch mit der Absicht einer späteren Veröffentlichung geführt.

So sind wir außerordentlich umfassend über ihren Umgang mit Krankheit und Gesundheit informiert. Aussagen Dritter über sie ergänzen das Bild oft oder modifizieren es. Auf den zweiten Blick muss man allerdings die Besonderheit des Briefwerks von Bettine beachten. Die jüngere Germanistik hat noch deutlicher als schon früher herausgearbeitet, wie umfassend und wie raffiniert Bettine sich in ihren Briefen stilisiert.[10] Sie feilte dabei geschickt an ihrem Bild für die Nachwelt. Sie selbst und auch die Briefpartner entwarfen dabei idealisierte Selbstbilder. Ein weiteres Problem für den hier gewählten biographischen Zugang betrifft die Chronologie ihrer Lebensgeschichte. In dem viele Jahre nach der Selbsttötung ihrer Freundin Karoline von Günderrode publizierten Jugendbriefwechsel verändert Bettine nachträglich die früheren Verhältnisse in die von ihr gewünschte Richtung.[11] Sie lässt also in dieser 30 Jahre früher entstandenen Korrespondenz ihre späteren Erfahrungen mit einfließen. Dieses Verfahren wendet sie immer wieder in ihrem publizierten Briefwerk an.[12] Da die Originale der Briefe oft nicht mehr oder lückenhaft überliefert sind, können wir auch den Grad der späteren redaktionellen Bearbeitung nicht immer genau nachvollziehen. Bei einem ihrer späten Werke sind allerdings die Abweichungen der veröffentlichten Form vom Ausgangsbriefwechsel eher geringfügig.[13]

Ich habe mich trotz dieser bedenkenswerten Überlegungen der germanistischen Forschung, die zu Recht den Textcharakter der Briefe betont, dafür entschieden, diese Korrespondenzen als Quelle für eine historische Darstellung zu nutzen. Man kann sehr wohl den Status dieser Texte als Stilisierungen beachten. Man muss sich dann aber, mit entsprechend quellenkritischem Blick, darauf beschränken, das wiederzugeben, was die Autorin uns plausibel machen wollte.

Allerdings besteht in den frühen Briefwechseln aus der Kindheit wenig Anlass zu der Annahme, dass die unsere Fragestellungen betreffenden Sachverhalte erfunden oder systematisch verändert sein sollten. Dass sich Bettine ansonsten sehr wohl in bestimmter Weise Krankheit und Gesundheit aneignet, um sich z. B. als mögliche gute Partnerin ihrem zukünftigen Ehemann, Achim von Arnim, zu empfehlen, ist eine Selbststilisierung, die zusätzliche historische Informationen enthält. In ihrem ebenfalls nicht für die Publikation vorgesehenen Ehebriefwechsel beschrieb sie die vielfältigen Sorgen wegen Krankheiten der gemeinsamen Kinder und stilisierte sich nachdrücklich als schwer geforderte Mutter. Und selbstverständlich nutzte sie seit den 1840er Jahren Briefe auch sehr geschickt als Mittel, um in der politischen Öffentlichkeit zu wirken. Das Maß an Stilisierung ist innerhalb ihrer Korrespondenz also recht unterschiedlich. Insbesondere bei der Nutzung der von ihr selbst veröffentlichten Briefe wird man den Grad der (nachträglichen) Redaktion beachten müssen.

Für die Gesundheitsgeschichte wäre es aber unverantwortlich, diese mittlerweile zumeist hervorragend wissenschaftlich edierten Briefe als Quelle links liegenzulassen. Ohne die wertvolle Vorarbeit der Herausgeber, zuletzt insbesondere Wolfgang Bunzel und Ulrike Landfester, hätte dieses Buch gar nicht geschrieben werden können. Diesen sei hier ausdrücklich gedankt. Die von ihnen erschlossenen Korrespondenzen erlauben es, Menschen nicht nur als Patienten, also als bereits kranke und in einer Behandlung befindliche Personen, zum Gegenstand einer Untersuchung zu machen. Die Medizingeschichte verliert Kranke nämlich in der Regel zumeist wieder aus den Augen, sobald sie die Arztpraxis oder das Krankenhaus verlassen haben. Danach werden die Krankenakten nicht mehr weitergeführt, so dass weitere Informationen über sie nur schwer zu erhalten sind.[14] So tauchen die Namen der meisten Patienten historisch nur kurz aus den Akten auf und verschwinden dann wieder. Die Personen bleiben gesundheitsgeschichtlich schemenhaft – oder sie wurden in Pathographien auf ihre Krankheiten reduziert.[15] Hier besteht hingegen die seltene Chance, eine Geschichte von Gesundheit **und** Krankheit nicht nur für eine einzelne Person und über eine lange Zeit zu schreiben. Darüber hinaus kann man auch die weitere Entwicklung eines bestimmten medikalen familiären Erbes verfolgen.

Bemerkung zu den Zitaten

Der moderne Leser wird in diesem Buch häufig auf ungewöhnliche Schreibweisen stoßen. Den wissenschaftlichen Standards entsprechend wurde die Originalschreibweise übernommen, die oft von der heutigen normalisierten abweicht. Das gilt auch für Groß- und Kleinschreibungen, die Bettine ebenso frei variiert wie die Einfügung oder Auslassung von Buchstaben, die einen Vokal dehnen wie bei „kuriren". Auch sind dialektale Varianten verschriftlicht.

2
Erfahrungen mit Gesundheit, Krankenpflege und Tod
beim Aufwachsen (1785–1811)

Bevor wir uns auf Gesundheit, Krankheit und Medizin konzentrieren, möchte ich einen ersten Eindruck von Bettines Prägungen und Umfeld vermitteln. Catarina Elisabetha Ludovica Magdalena genannt Bettina von Arnim, die sich schon früh selbst „Bettine" nannte, wurde am 4. April 1785 in eine der führenden Frankfurter Familien geboren. Taufpatin war Catharina Elisabeth Bethmann (1753–1813) aus dem gleichnamigen Bankhaus, die ebenfalls mit einem Bankier, Peter Heinrich Bethmann-Metzler (1744–1800), verheiratet war. Bettines italienischer Vater Peter Anton Brentano (1735–1797) war erst in den 1770er Jahren vom Comer See nach Frankfurt eingewandert, wo er mit internationalen Handelsgeschäften schnell reüssierte.[1] Bettine war das 13. Kind ihres Vaters und das siebte aus dessen zweiter Ehe. In drei Ehen hatte er insgesamt 20 Kinder. So war sie in dem großen Haushalt nur ein Kind unter vielen anderen. Etliche wurden noch nach ihr geboren. Ihre Mutter Maximiliane (1756–1793) war die Tochter des kurtrierischen Kanzlers in Koblenz, Georg Michael von La Roche (1720–1788). Seine Frau war Sophie von La Roche (1730–1807), die als Autorin des ersten von einer Frau geschriebenen deutschsprachigen Romans, der „Geschichte des Fräuleins von Sternheim", 1771 berühmt geworden war. Goethe und Wieland verehrten sie. Bettine wurde also in ein reichsstädtisches patrizisches Fernhandels- und Bankiersmilieu hineingeboren, das Heiratsbeziehungen zum Adel in höchsten Verwaltungspositionen und in die führende Bildungsschicht der Zeit aufwies.

Während Bettines acht ersten Lebensjahren starben fünf Geschwister. Reaktionen Bettines auf diese Ereignisse, die bei der damaligen Kindersterblichkeit geradezu „normal" waren, sind allerdings nicht überliefert. Eine Ausnahme ist ihre Erzählung über den viel älteren, verkrüppelten Bruder Peter (1768–1788), der sich ihr bis zu ihrem dritten Geburtstag herzlich zugewandt hatte. Er starb nach einem Unfall im Hausflur und wurde in sein Zimmer getragen. Sein plötzliches Ausbleiben blieb dem Kind Bettine aber unerklärlich. Man sagte ihr, er sei begraben, aber sie wusste nicht, was das bedeutete – so jedenfalls schildert sie es Jahre später.[2] Die Geschichte ist auch ein Beispiel dafür, wie allein man in dieser Familie Kinder mit solchen Problemen lassen konnte. Verständnisvollere Antworten auf Kinderfragen waren offenbar nicht üblich, ein Eingehen auf einen solchen Verlust des Bruders jedenfalls nicht selbstverständlich. Es lebten etliche Mitarbeiter und viele Kinder in dem riesigen Haus, in dem auch Pfeffer, Nelken, Muskatnuss, Safran und andere Gewürze, Raffinat, Kaffee und Schokolade, Schwefel und Alaun, Öle, Schinken, Würste und Käse, aber auch Wein und Steinkohle gelagert und verhandelt wurden.[3] Um jedes

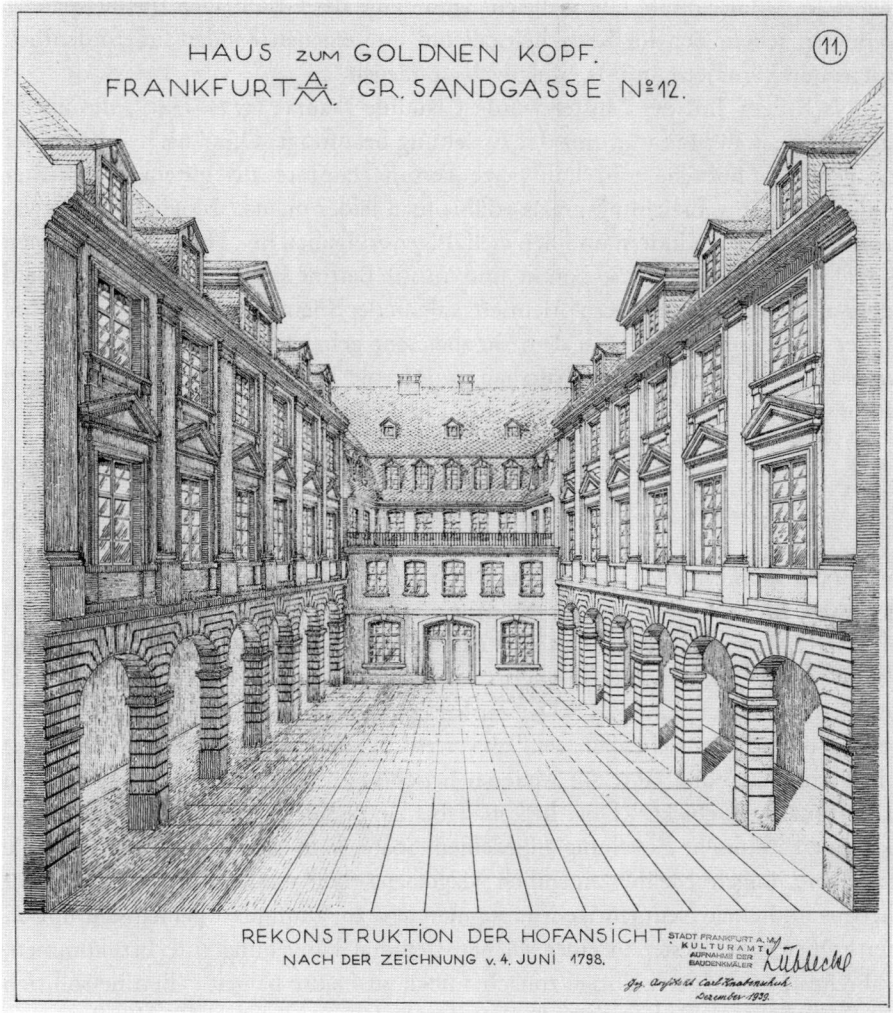

Abb. 1: Haus zum „Goldenen Kopf", Innenhof, Rekonstruktionszeichnung der 1930er Jahre nach einer Zeichnung von 1798

einzelne Kind konnte man sich nicht genauer kümmern. Sobald Kinder alt genug waren, wurden sie zur weiteren Erziehung oder Ausbildung in Haushalte anderer Mitglieder der weiteren Familie geschickt, wie etwa Bettines Bruder Clemens (1778– 1842), der bereits mit sechs Jahren zu einer Tante kam.[4]

Schließlich verlor die Achtjährige im Oktober 1793 auch noch ihre Mutter, die nach der Geburt ihres zwölften Kindes starb.[5] Bettine hat später erzählt, dass sie damals spontan und dann immer wieder ihren Vater tröstete, der durch den Verlust seiner Frau tief getroffen war.[6] Die Erfahrung, dass das menschliche Leben, beson- ders von kleinen Kindern, sehr zerbrechlich ist, machte Bettine also früh und gleich mehrfach.[7] Man könnte hier vielleicht schon eine der Grundlagen für ihr späteres Verhalten sehen, sich im Krankheitsfall um ihre eigenen Kinder außerordentlich intensiv zu kümmern und sie erfolgreich zu pflegen.

Nach dem Tod der Mutter wurde Claudine Piautaz (1772–1840), die nur 13 Jahre älter als Bettine war, mit der Erziehung beauftragt. Diese nach Ansicht der Zeitgenossen hübsche und kultivierte Person stammte aus gutem Frankfurter Haus.[8] Über ihre Erziehungspraxis erfährt man leider nichts.[9] Möglicherweise war sie mit den vielen Kindern und den vielfältigen Aufgaben im „Haus zum Goldenen Kopf" etwas überfordert. So konnte und musste Bettine sich in ihrer Kindheit bald mehr an älteren Geschwistern orientieren als an der Stiefmutter oder dem vier Jahre später verstorbenen Vater, an dem sie aber sehr gehangen hatte. In dem riesigen Frankfurter Wohn- und Geschäftshaus wurde die Kinderfrau zu einer wichtigen Bezugsperson.

Gesundheitserziehung im Fritzlarer Ursulinenpensionat?

Jedenfalls bestimmte der Vater, der mit 60 Jahren seiner erneuten Verheiratung entgegensah, im Mai 1794, dass die Mädchen aus der vorherigen Ehe möglichst bald auswärts zu erziehen seien: „La Condula e le due piccole anderanno presto in convento."[10] So wurde die neunjährige Bettine ein halbes Jahr nach dem Tod ihrer Mutter 1794 mit ihrer 14-jährigen Schwester Kunigunde (genannt Gundula oder Gunda, 1780–1863) und der siebenjährigen Schwester Lulu (eigentlich Ludovica, 1787–1854) für die nächsten drei Jahre zur weiteren Erziehung in das Pensionat der Ursulinen nach Fritzlar geschickt.[11] Dort ließ man bis zu 24 Töchter aus gehobenem Milieu eine katholische Erziehung angedeihen. Später kam eine weitere Schwester, die drei Jahre jüngere Meline (eigentlich Magdalena, 1788–1861), dorthin nach. Einer Sieben- und einer Neunjährigen traute man also zu, zumindest gemeinsam mit einer größeren Schwester in einer solchen fremden Umgebung zurechtzukommen, während man die Sechsjährige zunächst noch zu Hause behielt.[12] Bettine soll sich ganz willig verabschiedet haben. Spätestens aus der gemeinsamen Zeit im Pensionat dürfte der enge Zusammenhalt der Schwestern stammen. Für sie war es naheliegend, sich in dieser neuen Umgebung stark aufeinander zu beziehen.

Über die drei Jahre in diesem Mädchenpensionat ist wenig bekannt.[13] Bettine berichtete viel später an Goethe, dass sie besonders den in mehreren Terrassen zum Fluss abgestuften Garten und eine große Linde mitsamt Laube sehr schätzte und dort ihren Träumen nachhing. Sie habe sich sogar nachts als Achtjährige zweimal aus den Schlafsälen gestohlen, um in den Garten zu gehen.[14] Wie weit das romantische Selbststilisierung ist, lässt sich nicht feststellen. Auch erwähnte sie die Pflege der Bienenstöcke, bei der die Kellermeisterin das Kind Bettine zu mutigem Verhalten anleitete; in der Erzählung einer anderen Nonne über einen Myrtenbaum ging es eher um die Idee der intensiven Pflege der Natur.[15] Nachtbegeisterung, Träume und Naturbezug sind romantische Themen, die nachträglich eingefügt sein könnten.

Katholische Mädchenbildung sollte in einem solchen Internat geschlechts- und standesspezifisch auf die späteren Aufgaben vorbereiten.[16] Eine Tochter aus höherem Hause wie Bettine, die nicht zur Nonne oder Stiftsdame ausersehen war, sollte dementsprechend auf eine Rolle als Ehefrau und Mutter hin erzogen werden: Ein dazu ausgedachter Aufgabenkatalog stammt aus einer Erziehungsschrift des Franzosen Fenelon und wurde auch in Deutschland stark rezipiert. Bettines Großmutter, Sophie von La Roche, übersetzte 1793 den Text, damit ihn ihre Enkelinnen in ihrer Muttersprache lesen konnten.[17] Angestrebt wurden „gute Kenntnisse in Religion, Hausökonomie, Verwaltung, Reinlichkeit, Fähigkeiten in der Anleitung der Dienerschaft, daneben selbstverständlich Lesen, Schreiben, Grammatik, die vier Grundrechenarten, und die wichtigsten Rechtsgrundsätze".[18]

Der aus der Gegenreformation hervorgegangene Orden der Ursulinen entstand im 16. Jahrhundert in Italien mit dem Ziel, „Mädchen altersgemäß mit der christlichen Lehre, Religiosität, Tugend und mit den besten Sitten vertraut zu machen". So wundert es nicht, dass sich Bettine erinnert, dass sie im Kloster „viel predigen gehört" habe.[19] Auch fallen ihr später zur Angstbewältigung die vierzehn Nothelfer ein, von denen sie sich in dem Briefwechsel mit Goethe aber auch gleich wieder distanziert.[20] Das wichtigste allgemeine Erziehungsziel, die „Töchter" zu guten Katholiken zu machen, lässt sich auch anhand der Unterrichtsfächer erkennen. Bemerkenswert ist allerdings, dass die Auseinandersetzung mit den biblischen Frauengestalten einen viel größeren Aktionsradius für selbständiges Handeln aufzeigen konnte, als ihn die jungen Frauen in Bettines Generation für sich zu erhoffen vermochten.[21] Die selbständige Befähigung von Frauen zur wissenschaftlichen Lehre, die sich an diesen Vorbildern studieren ließ, dürfte weibliches Selbstbewusstsein entgegen den zeitgenössischen Tendenzen, Frauen aus dem Lehrberuf zurückzudrängen, eher befördert haben – auch wenn Bettine selbst zur Wissenschaft ein eher distanziertes Verhältnis hatte. Immerhin stilisierte sie sich später als Fürstenerzieherin und Erzieherin der Jugend. Erweiterte Spielräume zeigten die Märtyrerlegenden auch zum Thema der unglücklich verheirateten Frauen, deren Handlungschancen diskutiert wurden. Das konnte auch den Gedanken an eine nicht ausschließlich von den Familieninteressen vorbestimmte Partnerwahl stärken.[22]

Die Fritzlarer Ursulinen dürften zum Thema Krankheit und Gesundheit vorrangig die christliche Deutung von Schmerz und Leiden als notwendige Prüfungen des Menschen oder als Strafen Gottes vermittelt haben. Diese sollte der Christ – im besten Fall gerne – auf sich nehmen, da sie von Gott geschickt waren und dem sündigen Menschen eine Bewährungschance boten. Jedenfalls lässt sich diese religiöse Grundierung ihres Krankheitsverständnisses in Bettines späteren Äußerungen immer wieder beobachten. In der Fritzlarer Zeit könnte Bettine auch die Grundlagen ihres Verständnisses von einem guten, christlichen Sterben, im Frieden mit der Familie und den Angehörigen sowie versehen mit den Sterbesakramenten, vertieft haben.[23] Gleichzeitig gibt es aber auch schon 1808 einen Hinweis auf eine gewisse Distanz zu einer religiösen Erziehung, zumindest was kirchliche Dogmen betrifft, die bei Bettine unter das Verdikt der Unfreiheit fallen.[24]

Gezielt für die spätere Rolle als Hausfrau wurden häusliche Fertigkeiten vermittelt. Bettines Tochter Maximiliane (1818–1894) lobte die große Kunstfertigkeit ihrer Mutter bei allen feinen Handarbeiten, deren Grundlagen aus der Fritzlarer Zeit stammten.[25] Informationen zur Reinlichkeitserziehung im Pensionat der Ursulinen lassen sich nur indirekt erschließen. So schaffte man konfessionsunabhängig die gängigen Gesundheitsratgeber an, bevorzugte aber die Werke aus der Feder katholischer Autoren. Es spricht viel dafür, dass auch das gängige „Allgemeine Lesebuch für katholische Bürger und Landleute für Stadt- und Landschulen, eingerichtet von einem katholischen Geistlichen in Franken", das 1793 in erweiterter Auflage erschien, zum Bestand gehörte. Darin werden Zusammenhänge zwischen Reinlichkeit im Haushalt und Gesundheit klargemacht: Unreines Gemüse mache krank, Staub müsse gewischt werden, Fenster solle man öffnen, damit „gesunde Luft in die Räume gehe". Kleider müssten ausgekehrt werden, „damit die Milben nicht hineinkommen".[26] Entsprechend dürfte man die „höheren Töchter" im Alltag angeleitet haben.

Die Argumentation des Buches mag rein medizinisch wirken, was vielleicht überrascht. Reinlichkeitspraktiken haben in diesen Texten und in der Internatserziehung aber immer einen „symbolischen Überschuss": Sie zielten gleichwertig darauf, dass „auch das Herz von bösen Gelüsten rein" bleibt.[27] Eine ähnliche Tendenz spricht aus anderen derartigen Texten und Praktiken. Allgemeine Charakterbildung zu Ehrsamkeit, Sittsamkeit und Verschwiegenheit stand im Vordergrund gegenüber konkreten pflegerischen Kompetenzen oder der Kenntnis medizinischer Zusammenhänge, die für die gerade Zwölfjährige noch nicht einschlägig waren. Ansonsten erinnerte sie sich später nur daran, dass die Nonnen regelmäßig, wenn dies im Kalender empfohlen wurde, am linken Fuß zur Ader gelassen wurden. Ein „hässlicher" Chirurg kam dafür ins Kloster.[28]

Präventiver Aderlass war damals eine weitverbreitete Praxis, die der Verschlechterung oder dem Überfluss an Blut entgegenwirken sollte.[29] Wenige Jahre später berichtete auch Bettines Freundin Günderrode mit einiger Angst aus ihrem Frankfurter Stift vom bevorstehenden Aderlass, der sie krank mache.[30] Bettine und die Günderrode waren beide der Meinung, dass Blutverluste zu vermeiden seien, weil damit auch Stahl aus dem Körper entweiche, der angeblich heldenhaft und mutig mache.[31] Das ist zumindest ein originelles Argument der beiden jungen Damen gegen diese Praxis – gerade bei Frauen, die sich hier als potentielle Heldinnen phantasieren.

Eine berühmte Großmutter, Sophie von La Roche, als Erzieherin ihrer Enkelinnen

Als Zwölfjährige wurde Bettine im März 1797 bereits zum zweiten Mal mit dem Tod eines Elternteils konfrontiert – diesmal starb ihr Vater, dem sie im Jahr zuvor noch einen reizenden Trostbrief geschickt hatte.[32] Im Mai besetzten französische Revolutionstruppen Fritzlar, im Juni beschloss Bettines ältester Halbbruder Franz (1765–1844), die drei Brentano-Schwestern Bettine, Lulu und Meline sicherheitshalber nach Frankfurt zurückzuholen. Er agierte mittlerweile als Familienvorstand und hatte deshalb auch für die Erziehung der jüngeren Geschwister zu sorgen.[33] Die Schwestern sollten nun bei der Großmutter mütterlicherseits, Sophie von La Roche, in Offenbach wohnen und von ihr erzogen werden. Sie hatte schon früher gewisse Bedenken gegen die konfessionelle Erziehung in Fritzlar geäußert.[34] In ihrer Zeitschrift und ihren Büchern warb sie für eine vom Rokoko geprägte, freiere Mädchenerziehung, die allerdings sehr auf gute Umgangsformen setzte. Im Juli 1797 kamen die drei Mädchen in ihrem Haus in der Domstraße in Offenbach an.[35] Es hatte einen schönen Garten und ging unter der Bezeichnung „Grillenhütte" in Bettines Lebensgeschichte ein.[36]

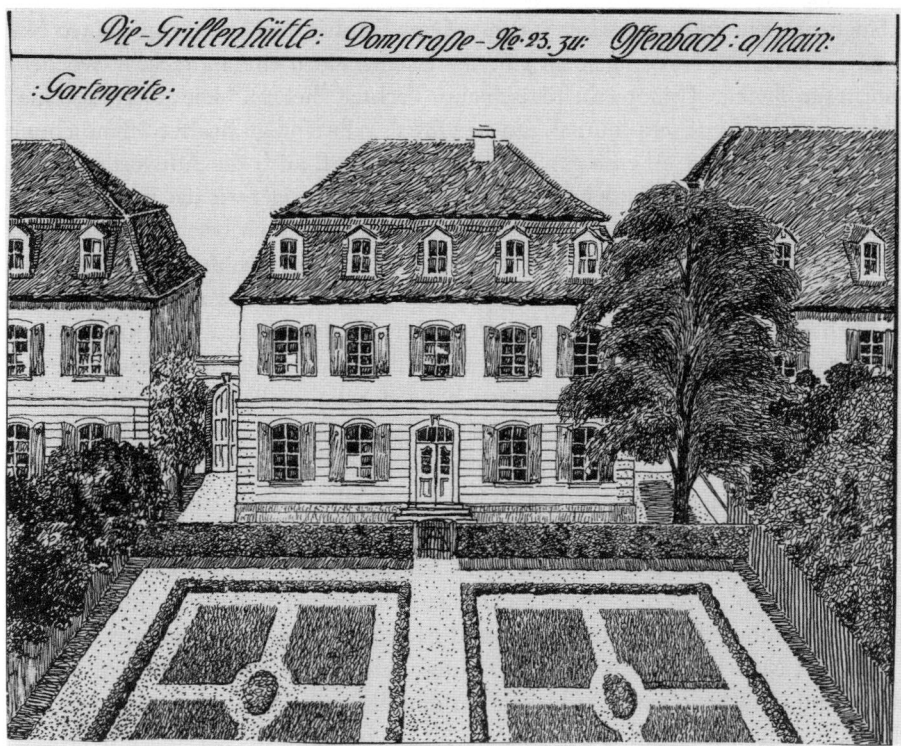

Abb. 2: Die „Grillenhütte" von Sophie von La Roche in Offenbach, Lithographie undatiert

La Roche war seit der Amtsenthebung ihres Gatten Georg Michael, der im Kurbistum Trier bis 1780 als Kanzler wirkte, in einer schwierigen Lage. Nach seinem Tod im Jahre 1788 und durch die Säkularisation wurden sämtliche Versorgungsansprüche der Witwe hinfällig. Sie musste als Erzieherin einer Tochter aus dem Hause Bethmann ihre Einkünfte aufbessern. Peter Anton Brentano hatte dem alternden Paar 1786 als Dank für die frühere Förderung durch ihren Gatten Georg von La Roche, seinen Schwiegervater, beim Kauf des Hauses mit einem Hypothekenkredit geholfen. Nun zahlte er für die Erziehung der drei Schwestern an die Großmutter eine Pension, was deren finanzielle Verhältnisse weiter stabilisierte. Sophie von La Roche lebte in Offenbach mit ihrer von einem trunksüchtigen Hofrat geschiedenen Tochter Louise (1759–1832), der „Tante" Möhn, und einer mittlerweile 81-jährigen mittellosen Nichte ihres Mannes, Cordula Frank (1724–1818), zusammen. So fanden sich in diesem Haushalt 1797 zwei alte Damen, eine Enddreißigerin, drei junge Mädchen von zwölf, zehn und neun Jahren sowie eine Magd zusammen.[37] Sie bewohnten elf Zimmer. Die Mädchen schliefen in den Dachkammern. Die vierte der Fritzlarer Schwestern, Gunda, lebte wieder bei der Familie in Frankfurt.

Die 1730 geborene renommierte Schriftstellerin Sophie von La Roche war für ihre Aufgabe gut vorbereitet. Sie hatte sich 1771 mit dem bahnbrechenden Buch zur Mädchenerziehung in deutscher Sprache, dem „Fräulein von Sternheim", einen Namen gemacht. Ab 1783 gab sie als eine der ersten Frauen eine moralische Wochenschrift für Frauen, „Pomona für Teutschlands Töchter", heraus.[38] Die „Briefe an Lina" übernahm sie aus diesem Journal, um sie 1785 als selbständige Buchveröffentlichung erneut zu verwerten. Allerdings verzichtete sie darauf, auch die Antwortbriefe des Mädchens mit zu veröffentlichen, wodurch das Buch weniger wie das Ergebnis eines dialogischen Austauschs wirkte, sondern eher enzyklopädisch belehrend geriet. Bis 1797 folgten weitere ähnliche Werke wie die „Briefe an Lina als Mutter. Ein Buch für junge Frauenzimmer, die ihr Herz und ihren Verstand bilden wollen".[39] Bei diesen Werken und den späteren Büchern mit ihren Reisebeschreibungen ging es ihr weniger um die Themen Mutterschaft und Ehe als um die Vermittlung von Wissen über die Welt. Dafür bestand mangels geeigneter höherer Schulen für Mädchen dringender Bedarf. Die vermittelten Verhaltensstandards waren „Arbeit, Tugend, Wissensdrang und Bildung, natürliche Religion und Perfektibilität".[40] Die Öffentlichkeit nahm jedenfalls La Roche genau zu dem Zeitpunkt als die „Lehrerin von Deutschlands Töchtern" wahr, als die Brentano-Töchter in ihren Haushalt einzogen. Sie selbst hatte fünf Söhne und drei Töchter gehabt – und auf ihre alten Tage den Schluss gezogen, den Enkelinnen zumindest nichts mehr aufzuzwingen, auch wenn ihr insbesondere Bettines Wildheit durchaus fremd war und sie versuchte, gegenzusteuern.[41]

In der Mädchenbildung der Aufklärung stand für die Kinder aus dem Mittelstand und dem gehobenen Milieu neben der allgemeinen Herzens- und Verstandesbildung die Vorbereitung auf die Rolle als Ehefrau und Mutter im Vordergrund. Seit der Spätaufklärung schrieben Philanthropen, Ärzte und „Pädagogen" damit den Frauen immer ausschließlicher die Sorge für die Gesundheit des Nachwuchses und der ganzen Familie zu. „Mutterschaft" wurde zum hauptsächlichen Inhalt und Ziel eines Frauenlebens erklärt.[42] Das umfasste vielfache Verpflichtungen: Um gesunden Nachwuchs auf die Welt zu bringen, sollten sich die Frauen im gebärfähigen Alter vor allen „Leidenschaften" hüten. Ganz im Sinne der klassischen Diätetik bedeutete dies, dass sie gesund – also vor allem maßvoll – leben und insbesondere während der Schwangerschaften besonders sorgsam mit ihrem Körper umgehen sollten. Darüber hinaus meinte z. B. der Aufklärer Johann Heinrich Campe (1746–1818) 1785, Mütter sollten bei Konflikten zwischen eigenen und den Interessen des Kindes ihre Wünsche zurückstellen.[43] Das Stillen wurde von den Ärzten, die diese Anforderungskataloge insbesondere seit den 1780er Jahren formulierten, als natürliche Verpflichtung betrachtet. Nicht zu stillen wurde demgegenüber als Verweigerung der gottgegebenen Möglichkeiten des Körpers der Frau kritisiert. Empfehlungen zur Säuglings- und Kleinkindpflege füllten schon während der 1770er Jahre ganze Bücher. Vorrangig oder ausschließlich an Mütter adressierte Werke zur Säuglings- und Kleinkindpflege erschienen ab den 1790er Jahren, Handbücher ab ca. 1800.

Zugespitzt formuliert umfasste „die pädagogische Vereinnahmung der Frauen als Mütter […] die medizinisch-moralische Instandsetzung zu Ehe, Schwangerschaft, Geburt und Stillen des Kindes". Ob und wie die zwölfjährige Bettine im Sinn des umfassenderen Bildungsprogramms ihrer Großmutter darauf vorbereitet wurde, lässt sich anhand von deren Schriften ansatzweise rekonstruieren.[44] Die Forschung mag zu Recht weiterhin darauf verweisen, dass das Rokoko-Erziehungsideal der La Roche schon damals etwas überholt war: Sie habe die Mädchen zu braven Ehegattinnen und Hausfrauen erziehen wollen. Ihr Bildungsanspruch habe sich darauf beschränkt, die jungen Damen zu angenehmen Konversationspartnerinnen für die zukünftigen Ehemänner zu machen. Das mag in der Tendenz zutreffen, denn „Naturerleben, die Schulung in der Gesellschaftskunst Musik sowie Geschichtsstudien bestimmten auch Bettines Tagesablauf in Offenbach".[45]

Gesundheitserziehung nach dem Muster der Volksaufklärung

Für uns ist aber wichtiger, anhand der „Briefe an Lina als Mutter" nachzuvollziehen, welches Wissen aus Gesundheit, Naturwissenschaften und Medizin La Roche damals für wichtig hielt – und wahrscheinlich auch ihren Enkelinnen nahegebracht hat. Die von ihr aufgegriffene Form eines erfundenen Briefwechsels – zwischen einer älteren erfahrenen und einer jüngeren Frau, nämlich zwischen Tante und Nichte – galt als gute Rahmung, den spröden Stoff eines Erziehungsbuches lebendiger zu vermitteln.[46] Man muss sich bis in den dritten Band durcharbeiten, um wenigstens eine sehr allgemeine Charakterisierung von Gesundheit als eines der „Güter des Leibes, welche wir mit den Thieren gemein haben", zu finden. Daneben werden noch Stärke, Hurtigkeit und Reinlichkeit genannt.[47] Bezeichnenderweise erscheinen dabei sofort die „Vorzüge der Menschheit, nicht nur weil die Gesundheit jedem Vergnügen seine Würze giebt, sondern auch, weil die Menschen die Güter des Leibes zu moralischen Handlungen verwenden" können. Dieses überwiegend ethisch begründete Verständnis von Gesundheit prägte auch die dann folgende Charakterisierung ihrer Wirkungen: „Gesundheit zu heiterem Muthe, welcher Offenherzigkeit und Güte befördert, und uns fähig macht, die mannigfaltigen Uebel und Widerwärtigkeiten des Lebens zu tragen, ihnen mit Herzhaftigkeit entgegen zu gehen, und bey jedem Vorfall unsere Rolle standhaft und gleichmüthig zu spielen. Man erhält die Gesundheit durch mäßiges Essen und Trinken, durch Beherrschung seiner Leidenschaften, ordentliche körperliche Bewegung und Arbeit."[48]

Gesundheit ist also kein Wert an sich. Sie hat vielmehr eine moralische und gesellschaftliche Funktion. Die Verhaltensempfehlungen gingen denn auch nicht über die allgemeinen Regeln für eine gesunde Lebensführung hinaus und bleiben gänzlich unkonkret. Dementsprechend erstaunt es nicht, dass auch bei der Darstellung des von späteren Eheleuten gemeinsam zu entwerfenden Erziehungsprogramms für Söhne und Töchter die Gesundheitserziehung nicht einmal zum Thema wird.[49]

Bereits im zweiten Band hatte La Roche allerdings bei ihren Erläuterungen zur Pflanzenwelt auch auf Medizinalpflanzen hingewiesen. Die Autorin, Tochter eines Stadtarztes, tat dies mit „einer gewissen Schüchternheit", um nicht in den Ruf der Quacksalberei zu geraten, denn diese könnte „junge Leserinnen […] zu gewagten Versuchen dieser oder jener Kräuter verleiten".[50] So zog sie es vor, nur „einige heilsame Pflanzen, welche bey uns einheimisch sind, anzuführen". Die Ängste scheinen so schwerwiegend gewesen zu sein, dass sich die imaginierte junge Leserin mit der Aufzählung von Pflanzennamen ohne jede Erklärung ihrer Verwendungszwecke abfinden muss. Auch füllt die Liste nur eine halbe Seite. Danach dürfte das Mädchen genauso unaufgeklärt gewesen sein wie vorher – hatte aber immerhin mitbekommen, dass Pflanzen wohl irgendwie zu problematischen Experimenten dienen könnten. Möglicherweise hatte La Roche die Abtreibung der Leibesfrucht im Hinterkopf.[51] Damit stieß sie an ein wiederkehrendes Problem der Volksaufklärung: Wie viel konnte man dem – unmündigen – Volk oder den Jugendlichen erklären, ohne sie auf Möglichkeiten hinzuweisen, die zu echter Selbständigkeit und Emanzipation führen konnten? Jedenfalls sind auch die weiteren Informationen zur Verwendung bestimmter Pflanzen als Öle nicht konkreter. So lassen sich aus dieser Schrift keine weiteren Aufschlüsse über Inhalte von Bettines Gesundheitserziehung ableiten.

Auch andere Eindrücke aus den Jahren bei der Großmutter dürften Bettine, die dort mit Unterbrechungen bis 1802 wohnte, geprägt haben. So führte La Roche ein offenes Haus, in dem viele bedeutende Literaten der Empfindsamkeit aus Deutschland, der Schweiz und Frankreich sowie viele französische Emigranten aus- und eingingen. Oft wurde über die Französische Revolution diskutiert oder auch gespottet, was Bettine weniger interessierte. Immerhin lernte sie nach dem strengen Fritzlarer Regiment so die großbürgerliche Salongeselligkeit mit einer Frau als Mittelpunkt kennen.[52] Gegenseitiges Vorlesen vermittelte ihr das Ideal der „Poetisierung des Lebens".[53] Außerdem erzählte La Roche ihr bei Spaziergängen Geschichten von Bettines Großvater und ihrer früh verstorbenen Mutter Maximiliane, zu deren Idealisierung sie dadurch beitrug.[54]

Ein unbekannter Bruder, Clemens, taucht auf und beeinflusst Bettine

In diese Zeit fiel auch eine der Begegnungen, die Bettines weiteres Leben stark prägten. Ihr sieben Jahre älterer Bruder Clemens, den sie erst 1798 kennenlernte, als sie schon 13, er bereits 20 oder 21 Jahre alt war, wurde zeitweise für ihre Entwicklung besonders wichtig.[55] Die Geschwister entdeckten ihre starken gegenseitigen Sympathien. Clemens bezog sich insbesondere nach 1800 auf Bettine, nachdem seine ihm altersmäßig viel näherstehende Schwester Sophie (1776–1800) gestorben war, zu der er bis dahin ein besonders enges Verhältnis hatte. Clemens entsprach ganz und gar nicht den strengen Erwartungen der Kaufmannsfamilie. Diese erwartete von allen Kindern, dass sie einen bürgerlichen Beruf ergreifen und zur Stärkung des familiären Netzwerkes standesgemäße Ehen eingehen sollten.[56] Er widersetzte sich den Erziehungsversuchen in Pensionaten, in die er schon mit neun Jahren geschickt wurde. Auch mit seinen Lehrherren kam er nicht aus, weshalb er die Stellen wechseln musste. Später brach er mehrfach ein Studium ab. Statt schließlich in Jena Medizin zu studieren, begann er zu dichten. Seine Großmutter La Roche erkannte sein Talent und versuchte, ihn in gewissen Grenzen zu fördern.[57] Clemens bestärkte Bettine in ihrer literarischen Entwicklung und Geschmacksbildung und stilisierte sie als „Naturkind". Damit ist eine Person gemeint, die die Charakteristika jener „reinen" Lebensphase aufweist, die besonders zur Poesie befähigen soll.[58] Bettine nahm diese Rolle an und spielte sie auch viel später gerne weiter. In ziemlicher Überschätzung seiner Bedeutung meinte Clemens sogar zu seinem Freund Arnim: „Bettine ist mehr als ein Mensch, und doch nur meine Vollendung, ich wünsche, dass du sie nie sähest, ehe sie fertig ist, denn ich bin das Wesen, durch das sie wird."[59]

Clemens trug außerdem die frühromantische Kritik an den Tugend- und Ordnungsvorstellungen der Empfindsamkeit an seine Schwester Bettine heran. Diese griff sie zum Ärger der Großmutter gerne auf. Sophie von La Roche befürchtete, dass Bettine durch die innige Beziehung zu ihrem Bruder, der als „schwarzes Schaf" der Familie galt, ebenfalls zu einem Sonderling werden würde. Bettine setzte sich von dem strengeren Familienkomment und den Anstandsforderungen der Großmutter deutlich ab.[60] Die besorgten Erzieher und Vormünder versuchten zeitweise sogar, den Briefkontakt zwischen Clemens und Bettine zu unterbinden, der dann vertrauensvoll über die Schwester Gunda abgewickelt wurde.[61]

Auch Personen außerhalb des Familienkreises lehnten Bettines Verhalten als ungehobelte Wildheit ab. So beschrieb ein englischer Besucher sie als die „am wenigsten angenehme Enkelin der Frau von La Roche", die stets als „ein grillenhaftes unbehandelbares Geschöpf angesehen" worden sei, „in den Apfelbäumen herumkletterte" und eine „gewaltige Schwätzerin" war.[62] Damit spielte er auf zentrale Aspekte des zeitgenössischen Leitbildes von Weiblichkeit an, die Bettine munter verletzte: Gefällige Freundlichkeit, verbindlicher Umgang, eine „weiblich" verhaltene Körperlichkeit und bescheidenes Schweigen waren nicht ihre Sache.

Das formulierte sie recht deutlich in einer später von ihr ausgeschmückten Episode, bei der sie die gesellschaftlichen Konventionen in aller Öffentlichkeit verletzte.[63] Bettine erhielt nämlich Strickunterricht bei einer Jüdin, die „Veilchen" genannt wurde.[64] Sie lebte in ärmlichen Verhältnissen und musste mit ihrer Arbeit mehrere Personen ernähren. Bettine hatte offenbar Mitleid. Der Strickerin oblagen neben den Lohnaufträgen auch andere Hausarbeiten. Da ihr das manchmal zu viel wurde, half ihr Bettine morgens früh beim Fegen vor dem Haus. Derartig „niedere Arbeiten" von jemandem zu übernehmen, der auch noch einer abgewerteten Religionsgemeinschaft angehörte, war für die Tante Möhn, die es entdeckte, und für die Großmutter eine Zumutung. Die Tante warf Bettine Schamlosigkeit und mangelnden menschlichen Respekt vor und warnte sie vor einem Kainsmal, das sie wegen dieser Dreistigkeit nun auf der Stirn trüge. Bettine weist den familiären Umgang mit ihrer Hilfsbereitschaft als Ausdruck unerträglicher Heuchelei und massiven Standesdünkels zurück.[65] Jedenfalls mag die Tatsache, dass die Möhn als Clemens' frühere Erzieherin nun eine ähnliche Rolle für Bettine spielen sollte, die Geschwistersolidarität gegen solche Erwartungen verstärkt haben. Das hinderte Clemens in diesem Einzelfall anscheinend nicht, sich teilweise auf die Seite der Tante zu schlagen. Bettine verwahrte sich dagegen aber ebenso wie gegen den Versuch ihres älteren Bruders und Vormundes Franz, sie schleunigst zu verheiraten.[66] Auch Strickarbeiten, die sich Clemens von ihr wünschte, lehnte die ziemlich emanzipierte jüngere Schwester ebenso wie andere ihr vom älteren Bruder angetragene „Pflichten" ab.[67] Jedenfalls versicherten sich die beiden weiterhin gegenseitig ihrer starken Zuneigung und bestärkten sich in der Vorstellung, eine besondere Begabung zur Poesie zu haben.

Bettine erhielt in Offenbach bei einem Hauslehrer Geschichts-, Französisch- und Physikunterricht. Recht frei verband sie in ihren Briefen an Clemens allerdings die Erkenntnisse zur funkensprühenden Elektrizität mit ihren Vorstellungen über die Französische Revolution, die teilweise auf ihre Großmutter zurückgingen. Clemens empfahl seinerseits Lektüren zur Geschichte, Werke Homers und Goethes „Wilhelm Meister". Bettine las das Werk begeistert und stilisierte sich bei Gelegenheit als das unschuldig reifende Naturgenie Mignon.[68] Clemens forderte sie auch mehrfach auf, über ihr früheres Leben zu schreiben – von dem er selbst ja fast nichts mitbekommen hatte. Bettine verschob dies aber immer wieder, so dass wir letztlich nur wenige Hinweise aus dem später veröffentlichten Briefwechsel entnehmen können. Für ihre Gesundheitserziehung spielte er anscheinend keine Rolle – das Thema passte in dieser Lebensphase offenbar besser in eine Beziehung zwischen zwei Frauen.

Die fünf Jahre ältere Freundin Günderrode wird zur wichtigsten Vertrauten

Die 16-jährige Bettine entwickelte eine solche Freundschaft mit der um fünf Jahre älteren Karoline von Günderrode (1780–1806), die sie seit 1799 kannte. Im Frühjahr 1801 entdeckten die beiden bei einem längeren Gespräch im Garten der Großmutter in Offenbach ihre gegenseitigen Sympathien. Günderrode wurde für einige Jahre zu einer der wichtigsten Bezugspersonen von Bettine.[69] Seit 1797 lebte die Tochter aus verarmter Adelsfamilie in einem Frankfurter Damenstift, wo einige evangelische Familien ihre mittellosen, unverheirateten Töchter unterbrachten. Für die Familie Günderrode traf es sich gut, dass ein ihr zustehender Platz in dieser Stiftung gerade frei wurde, als sie auf Möglichkeiten sann, die 17-Jährige aus dem Haushalt abzuschieben. Das sollte der verwitweten Mutter, die mit Karolines Schwermut nicht zu Rande kam, Unterhaltskosten und Mitgift sparen. Für Karoline war es eine Zumutung, gegen die sie sich aber nicht wehren konnte. Auch von ihrer Mutter, zu der sie ein schlechtes Verhältnis hatte, konnte sie keine Unterstützung erwarten. So musste Karoline ihre Jahre als junge Erwachsene unter sehr viel älteren Frauen verbringen. Ihr Interesse an einer gleichgesinnten jüngeren Freundin leuchtet vor diesem Hintergrund unmittelbar ein. Es verstärkte sich bestimmt bis zum Sommer 1802, nachdem innerhalb eines Jahres nacheinander zwei ihrer jüngeren Schwestern an Schwindsucht gestorben waren.[70] Günderrode hatte deren Krankheit bis zum Tod begleitet wie auch am Sterbebett eines älteren Onkels gewacht.

Bettine bewunderte die literarischen Ambitionen von Karoline. Im Jahre 1802 holten die Brentanos den Wildfang Bettine zurück in das große Familienhaus zum „Goldenen Kopf". Dort hoffte man sie besser auf die Besorgung des Hauswesens und damit die Ehe vorbereiten zu können.[71] Das Frankfurter Elternhaus lag aber ganz in der Nähe des Damenstifts, so dass sich die Günderrode und Bettine bald intensiver anfreundeten. In dieser vor allem für Bettine wichtigen Freundschaft entwickelten beide eine Poesie des Weiblichen. Sie diskutierten ihre Gedichte und Märchen und imaginierten gemeinsam andere (antike) oder bessere, für sie als Frauen weniger einschränkende Zeiten, besprachen ihre Träume und erfanden eine neue Religion, während die Familie annahm, dass sie gemeinsam ihren Studien der Literatur, Alten Geschichte, historischer Geographie und Philosophie nachgingen.[72] Die junge Dichterin reüssierte 1804 mit einer ersten größeren Veröffentlichung. Das war damals für Frauen ein Ausnahmeerfolg.

Günderrode stärkte gleichzeitig den Unabhängigkeitswillen der jüngeren Bettine – auch gegenüber ihrem Bruder Clemens. Bettine akzeptierte von der Günderrode als reiferer Freundin auch Ratschläge, die sie bei anderen eher von sich wies.[73] Während verschiedener Aufenthalte Bettines und der Günderrode an ihren beiden Wohnorten Offenbach und Frankfurt und auf den Landgütern der Familien Brentano und von Savigny entstand ein umfänglicher Briefwechsel, den Bettine im Jahr 1840, also viel später, veröffentlichte. Sie pries die Günderrode in der Vorrede an die studentischen Leser als ein Modell jugendlicher Reinheit, da die Freundin noch vom Materialismus und den Zwängen des Erwachsenseins frei gewesen sei. Diese positive Beschreibung lässt beiseite, dass sich die 26-jährige Romantikerin nach der Zurückweisung durch ihren verheirateten Liebhaber, den Heidelberger Professor Friedrich Creuzer (1771–1858), im Jahr 1806 umgebracht hatte. Kurz zuvor hatte sie Bettine die Freundschaft, wohl auf dessen Betreiben, aufgekündigt.[74] Bettines Verehrung tat all dies keinen Abbruch, denn für sie konnte sich ein Leben auch jung und durch einen Freitod vollenden.

Die Korrespondenz der Freundinnen sowie Bettines zeitgleiche Briefe an Dritte bieten Aufschlüsse zur Rolle von Gesundheit und Krankheit in dieser Beziehung. So stilisiert Bettine während eines Aufenthaltes im Sommer 1803 in Schlangenbad ihr großes Interesse an der Günderrode, indem sie beschreibt, wie sie selbst so wild dem Briefboten den Berg hinab entgegenlief, dass sich die ganze Kurgesellschaft Sorgen um sie machte. Als sie sich dann auch noch ins Gras warf, um zu lesen, befürchtete man schon, es sei ihr etwas zugestoßen.[75] Die Warnungen vor Überanstrengung schlug sie aus und krönte, erhitzt wie sie war, die Aktion stattdessen noch mit einem kühnen Freudensprung ins Wasserbecken des Kurbades, wobei sie vollständig bekleidet blieb. Während sie hier gegen die gesellschaftlichen Konventionen ungezügelte Leidenschaftlichkeit und geradezu männliches Risikoverhalten inszenierte, gaben solche und ähnliche Szenen der Günderrode Gelegenheit, sich freundschaftlich um Bettines Gesundheit zu sorgen. So schrieb sie später nach Offenbach: „Verbring Deine Nächte nicht ohne Schlaf, klettre nicht auf die Dächer und Bäume, dass Du den Hals nicht brichst, und denk, dass dies der Weg nicht ist, Deine Gesundheit zu stärken."[76] Durchaus maliziös fügte Günderrode die Nachfrage an, was denn die Großmama (La Roche) dazu sage. Man kann das als Ironie, aber auch als Zustimmung zu der von jungen Frauen erwarteten körperlichen Zurückhaltung deuten. Jedenfalls unterstrich sie später ihre freundschaftliche Zuneigung mit dem Wunsch: „Das Eine tu mir nur, und rappel mir nicht einmal vom Dach herunter mit Deinem Flageolett."[77] Sie spielte damit auf Bettines waghalsige Klettertouren an, die auch der Familie Brentano bei Spaziergängen aufgefallen waren und Anlass zum Klatsch und der Sorge boten, die Tochter habe sogar Anlagen zum „Veitstanz", also einer Krankheit, die sich u. a. in wahnsinnigen Zuckungen manifestierte.[78] Mit dieser Begründung verbot man ihr denn auch die Fahrt zu dem Dichter Hölderlin (1770–1843), der im nahen Bad Homburg weilte: Man fürchtete buchstäblich eine Ansteckung durch diesen von den strebsamen Frankfurter Kaufleuten ebenfalls für verrückt Gehaltenen.

Bettine beruhigte die Freundin immer wieder mit dem Verweis auf ihren glänzenden Gesundheitszustand, den nur die Philister – also die Spießer – für problematisch halten könnten, weil sie nichts von ihrer Person verstünden. Sie hingegen liebe ihre Klettertouren auf die hohen Pappeln im Garten der Großmutter, wo sie in der Nähe der Natur besonders zum Sonnenuntergang die besten Ideen habe.[79] Auch weitere Vorhaltungen über unzureichenden Schlaf wies sie zurück, wenn sie auch nicht verhindern konnte, dass die hundertjährige Cousine bei Besuchen in Offenbach nachts die Kerzen ausblies, um sie am Schreiben zu hindern.[80] Umgekehrt drückte sie anlässlich nicht eingehender Nachrichten ihre Sorge um die Freundin zentral damit aus, sie wünsche sich zumindest, dass die Günderrode gesund sei.[81] Gesundheitssorge wird hier also vor allem als Ressource eingesetzt, um die gegenseitige Zuneigung auszudrücken. Die ältere Freundin, die sich auch sonst eher in der Rolle der erfahrenen Ratgeberin sah und Bettines Bildungsprogramm inhaltlich stärker bestimmte, ist auch diejenige, die mehr Sorge um Bettine ausdrückt als umgekehrt. Das ist insofern beachtlich, als die Günderrode selbst häufig kränklich war: Sie hatte immer wieder erhebliche Augen- und Kopfschmerzen, „Druck auf der Brust" wurde seltener erwähnt.[82] Die Thematisierung von Krankheit in einem Briefwechsel muss also die tatsächlichen Belastungen nicht eins zu eins widerspiegeln.

Schließlich leistete Günderrode ihrer Freundin auch noch wertvolle praktische Hilfe. Bettine hatte im Januar 1805 nach einem Zusammenbruch, wohl des Kreislaufs, mehrere Wochen Fieber und musste das Bett hüten. Sie meinte, dass sie die mit der Günderrode betriebenen Philosophiestudien krank gemacht hätten. Insbesondere

Schellings Werk sei nur dazu angetan, ihr direktes Naturempfinden zu verderben.[83] Das war eine ihrer bereits zeitgenössischen und später in den Briefbüchern immer wieder anzutreffenden Distanzierungen von der Wissenschaft, gegen die Bettine das Gefühl als den besseren Zugang zur Erkenntnis ausspielte. Jedenfalls kümmerte sich die Freundin rührend Tag und Nacht bis zur Erschöpfung um sie. Bettine berichtete darüber an ihren Schwager Karl Friedrich von Savigny (1779–1861) nach Paris, „daß ich einen harten Kampf zu bestehen hatte, daß ungefehr 3 wochen lang sehr krank war und dabey sehr Melancolisch war, es war mir immer als müßte ich bald Sterben erst vor wenig Tagen hat sich all dieses gelöst und ich glaube, wenn Güntherödgen nicht gewesen wäre die sich um mich bekümmert wie um ein einziges Kleinod, ich wäre wirklich Capores" [rotwelsch für kaputt, zerstört, vernichtet].[84] Der enge Bezug, den Bettine hier zwischen Krankheit und ihrem melancholischen Zustand herstellt, verweist auf die humoralpathologische Vorstellung, dass zu viel schwarze Galle ihr Säftegleichgewicht gestört hatte.

Karl Friedrich von Savigny als Erzieher und Berater ihres Lebens

Clemens von Brentano hatte den Adressaten dieses Briefes, Karl Friedrich von Savigny, im Jahre 1800 bei der Familie Brentano eingeführt. Er stammte aus einer sehr wohlhabenden hessischen Adelsfamilie, die das Landgut Trages bei Hanau geerbt hatte. Es wurde später häufig zum Treffpunkt der Romantiker. Savigny hatte allerdings als einziges von zwölf Kindern überlebt und früh den aufgrund dieser Familientragödie gebrochenen Vater verloren. Das alles hat seine Kindheit und Jugend sehr überschattet. Man sagte ihm einen Hang zur Melancholie nach. Jedenfalls stürzte er sich früh in die wissenschaftliche Arbeit, schloss bereits mit 21 Jahren sein Jurastudium mit einer hervorragenden Dissertation ab und wurde schon 1803 Professor in Marburg. Spätere Rufe auf Professuren nach Landshut und Berlin nahm er an, 1842 wurde er sogar preußischer Gesetzgebungsminister. Auch sein wissenschaftliches Werk als Begründer der historischen Rechtsschule ist überragend.

Eigentlich hatte Clemens Brentano immer wieder versucht, den Juristen mit seiner Schwester Bettine zusammenzubringen, aber dieser entschied sich für die ruhigere und realistischere, fünf Jahre ältere Schwester Gunda, die er im April 1804 heiratete.[85] Für Bettine spielte er trotzdem eine wichtige Rolle als erfahrener Freund, der auch versuchte, ihr häusliches Bildungsprogramm etwas zu strukturieren. Er setzte dabei insbesondere auf historische, teilweise auch kunsthistorische Werke, was sich zeitweise mit den Lektüreinteressen und -empfehlungen der Günderrode für Bettine deckte.

Auch er prägte neben der Großmutter und dem Bruder Clemens Bettines geistige und persönliche Entwicklung während ihrer Jugendzeit. Bettine eignete sich selbständig die verschiedenen, an sie aus ihrem familiären Umfeld herangetragenen Anregungen an. Systematisches Lernen und Arbeiten war nicht ihre Sache, aber phantasievoll Querverbindungen herzustellen, wurde früh zu ihrem Markenzeichen.

Viele ihrer späteren namhaften Gesprächspartner schätzten diese Qualität, kritisierten aber auch eine gewisse Sprunghaftigkeit – ihrer Gedanken und ihrer Art, sich in einem Raum zu bewegen. Selbstverständlich gehörten damals neben dem Fremdsprachenerwerb auch Musikstunden und Zeichenunterricht zum Lernprogramm einer jungen Frau. Sie sollte schließlich auf eine Ehe vorbereitet werden, in der sie angenehme Konversationen mit dem Gatten und den Gästen führen konnte.

Gesundheitsrelevante Themen lassen sich nicht feststellen. Bettine berichtete ihm in dem 1801 beginnenden, regelmäßigen Briefwechsel von ihren Lesefortschritten nach Marburg. Die Anleitung zu Bettines Bildung nahm Savigny so wichtig, dass er diese Aufgabe während seiner Studienreise nach Paris an Bettines älteren Bruder, Christian von Brentano (1784–1851), delegierte, der Medizin in Marburg studierte. Bettine und Savigny blieben bis an ihr Lebensende verbunden.

Krankenpflege als „Liebhaberei" und selbstgewählte Aufgabe der Heranwachsenden

Die von Bettine so dankbar an Savigny berichtete Pflege durch ihre Freundin Günderrode verweist auf ein Netzwerk gegenseitiger Hilfe unter diesen jungen Frauen. Clemens bemerkte – wie so oft – ironisch dazu: „Die Claudine hysterisiert heftig, die Gundel schläft bei ihr, und eine klagt über die Ausdünstung der anderen."[86] Spätestens ab 1803 finden sich immer wieder entsprechende Hinweise auf Bettine. So hielt die damals 19-Jährige im November bei ihrer früheren Erzieherin Claudine Piautaz mehrere Tage und zwei Nächte lang Wache, als diese krank daniederlag. Leider werden mit keinem Satz konkretere Pflegeaktivitäten erwähnt. Bettine nutzte diese Gelegenheiten gerne, um zu lesen.[87] Ihr Bruder Christian berichtete an Savigny, dass sie die Krankenpflege nicht als belastend einstufte. Bettine meinte selbst, diese Nachtwachen hinderten sie nicht, ihren Geschichtsstudien mit dem gleichen Schwung wie vorher nachzugehen: Die Lektüredauer gab sie mit zwei Stunden vormittags und zwei Stunden nachmittags an.[88]

Bei einer anderen Gelegenheit machte sich Bettine vor einer Reise Gedanken, wer in ihrer Abwesenheit Claudine pflegen würde, wenn diese wieder erkrankt. Sie betrachtete diese Aufgabe also so sehr als ihre persönliche Verantwortlichkeit, dass sie eine Vertretung plante. Durchaus selbstkritisch gestand sie sich dabei ein, dass sie auf jede andere denkbare Pflegende „eifersüchtig" sei – um dann, gewissermaßen als umso stärkeres Zeichen der Zuneigung, ihrer Freundin Günderrode diese Krankenpflege anzutragen. Das lag nahe, denn Claudine war auch sonst häufiger in den Briefwechsel aktiv einbezogen.[89] Jedenfalls betrachtete Bettine die Krankenpflege als eine wichtige Tätigkeit, denn sie suchte in diesen Jahren intensiv nach Aufgaben in ihrem Leben.

Sie fühlte sich schon in Fritzlar oft einsam und leer, vor allem aber später gegenüber den gleichaltrigen jungen Männern in ihren Bildungs- und Lebenschancen durchaus benachteiligt. Auf den „Prinzen" zu warten, war nicht ihr Wunsch, aber das Gefühl einer aufgezwungenen Tatenlosigkeit in einer verständnislosen Umgebung prägte doch oft ihr Alltagsempfinden.[90] Gleichzeitig sehnte sie sich durchaus nach einem Partner. Jedenfalls setzte sie auf Bildung und Selbständigkeit und bedauerte die gewisse Öde im Dasein einer jungen, von der Familie behüteten Frau während der vielen Jahre vor einer fast unumgänglichen Eheschließung, die immerhin einen gewissen autonomen Handlungsspielraum versprach. Unverheiratet im Haushalt von Geschwistern oder in einem Kloster leben zu müssen, wären noch weniger attraktive Alternativen gewesen. Eine selbständige Berufstätigkeit lag für eine Frau aus ihrem Milieu außerhalb des Denkbaren.

Krankenpflege als Mittel der Werbung um Achim von Arnim

Im Gegensatz zu ihrer drei Jahre jüngeren Schwester Meline, die die Nachtwachen als sehr belastend empfand, strich Bettine die angenehmen Seiten der Krankenpflege heraus.[91] Das tat sie in dem Brautbriefwechsel mit Achim von Arnim (1781–1831) besonders geschickt.[92] Es war Clemens, der 1802 seinen Freund aus Berlin in das elterliche Haus nach Frankfurt mitbrachte. Zwar spielten junge Frauen im Leben der beiden Männer gelegentlich eine Rolle, Heiratsprojekte standen aber noch nicht an. So wurde der Kontakt zwischen der damals 17-jährigen Bettine und dem 21-jährigen Achim erst nach Jahren und einer Reihe weiterer Zusammentreffen im Familienkreis intensiver. Mal spielte Bettine, mal Achim den aktiveren Part, aber schon damals hielten sich Zuneigung und der Wunsch nach Distanz bei beiden die Waage.

Achim, der eigentlich Carl Joachim Friedrich Ludwig hieß, stammte aus märkischem Adel. Da seine Mutter drei Wochen nach seiner Geburt verstorben war und der Vater sich nicht für ihn interessierte, war er bei seiner strengen und sehr konventionellen, seit 1776 verwitweten Großmutter Caroline von Labes (1730–1810) aufgewachsen.[93] Seine Berliner Kinderstube im Palais auf der Südseite des heutigen Pariser Platzes am Brandenburger Tor, dessen Neubau er als Zehnjähriger erlebte, beschreibt Arnim als „zwangvoll". In den Monaten Juni bis Oktober zog man aber auf das Landgut Zernikow im Norden Berlins, das mehr Freiräume bot.[94] Allerdings erinnert er sich später, dass er dort zwar „glückliche Tage der Kindheit in Vergleich mit den übrigen zubrachte", aber erneut „vielerlei in aller Einsamkeit lernte".[95] Am Tod seiner Mutter Amalie Caroline von Arnim, geb. Labes (1761–1781), fühlte sich Arnim irgendwie schuldig, was ihn immer wieder belastete. Der Vater Joachim Erdmann von Arnim (1741–1804), früherer preußischer Gesandter in Kopenhagen und zum Zeitpunkt der Geburt Berliner Opern- und Theaterintendant, war für ihn eine große Enttäuschung.[96] Immer wieder schrieb der Sohn ihm Briefe und warb vergeblich um sein Interesse.[97] Neigungen zu „Rückzug aus Enttäuschung, zur depressiven Bitterkeit, zum Misstrauen gegenüber nahen Menschen" dürften aus diesen Kindheitsprägungen herrühren.[98] Einen ihm zugewandten Onkel verehrte er umso mehr. Später äußerte er, dies sei der einzige Mensch gewesen, der ihn in seiner Kindheit geliebt habe.[99] Dieser Hans Graf von Schlitz (1763–1831), ein Bruder der Mutter, vermittelte dem jungen Achim ein positives Bild des verantwortungsvollen und vorbildlichen Gutsbesitzers. Schlitz hatte die Mecklenburgische Landwirtschaftliche Gesellschaft gegründet und förderte Achims Sinn für die praktischen Seiten des Lebens und eine gewisse Skepsis gegenüber der reinen Theorie.[100] Der Onkel setzte gegen anfängliche Widerstände der Großmutter durch, dass Achim und sein anderthalb Jahre älterer Bruder Karl Otto Ludwig, genannt Pitt (1779–1861), nach einer Hauslehrererziehung ab 1793 das Joachimsthaler Gymnasium besuchen durften. Labes hatte Bedenken wegen schlechter Einflüsse durch die Mitschüler. Neben dem Lieblingsfach Mathematik lernte der sehr fleißige Schüler Achim alte Sprachen und Geschichte.

Um den häuslichen Schwierigkeiten aus dem Wege zu gehen und die Langeweile zu bekämpfen, stürzte er sich in die Arbeit und lernte dabei die Einsamkeit am Schreibspind zu schätzen.[101] Sein Onkel steuerte etwas dagegen, indem er 1796 den 15-Jährigen auf den Nutzen einer ausgeglichenen Lebensweise hinwies, die der „Erhaltung des Körpers" diene: „Du lächelst dazu, lieber L. [= Ludwig, Achims Taufname], denn Deiner bisherigen Gesundheit fehlt vielleicht selbst der Begriff von körperlichem Leiden. Und dennoch giebt es dessen um desto mehrere im Gefolge der sitzenden Lebensart, je weniger der Mensch für selbige geschaffen. Denn jugendliche Munterkeit ahndet nicht einmal die Möglichkeit jenes Uebels, das Körper und Geist zugleich ergreifft, und schon so manche Blüthe grad in dem Augenblicke verzehrte, als sie zur Frucht reifen sollte. Das Uebel heisst Hypochondrie, und auch ich, einst mit einem nicht minder rüstigen Körper denn der Deinige es ist, ausgestattet, lerne selbiges kennen, weil Wisbegierde und Ehrgeitz mich blind für die meinem Körper zu widmende Sorgfalt machten. Jetzt gäbe ich gerne manch gesammlete Kenntnisse hin, um in der weiteren Entwickelung und nutzbaren Anwendung anderer, körperlich minder gehindert zu seyn."[102] Abschließend unterstrich er noch einmal, dass die schlechte physische Verfassung auch in den „düsteren Sinn", also die Depression führen könne. Über Achims Begeisterung für das Fach Chemie freute sich der Onkel, aber auch hier warnte er in einem späteren Brief vor einem Dasein als „Bücherwurm".[103] Der Onkel wirkt hier also wohl bedacht als Gesundheitserzieher des Neffen, denn er hatte den ersten kritischen Brief zunächst länger zurückgehalten. Dabei bezog er sich gleichermaßen auf das adelige Prinzip der Beschäftigung, die nicht zur Berufsarbeit werden darf, wie auf die klassische Diätetik, die das Maßvolle bei allen Lebensvollzügen empfahl.

Achim schloss das Gymnasium 1798 mit Belobigung ab. Die Lehrer notierten, dass der einzige Vorwurf, den sie ihm „in seinen häuslichen Geschäften" hätten machen können, sei, dass er zu fleißig war. Sie empfahlen ihm „Ordnung im Denken", also die Unterscheidung zwischen Wichtigem und Unwichtigem, aktuell Bedeutsamem und Unpassendem.[104] Es ist bemerkenswert, wie genau sie damit bereits eine Kritik andeuten, die manche später an seinen literarischen Werken äußern, deren Handlungsstränge zu verworren seien.[105] Achim schrieb sich nun in Halle als Student der Rechtswissenschaften ein, befasste sich aber mit Naturwissenschaften. Ab 1800 studierte er in Göttingen Mathematik.[106] Seine Publikationen zur Elektrizität

fand Johann Wolfgang von Goethe (1749–1832) so bemerkenswert, dass er den auf-
strebenden jungen Mann bei seinem Besuch in Göttingen 1801 ebenso wie die dortigen Professoren aufsuchte.[107] Damals lernte Clemens von Brentano ihn kennen.
Wie Arnim entdeckte er ebenfalls in dieser Zeit sein eigentliches Interesse, nämlich
die Dichtung.

Anschließend machte Arnim bis 1804 mit seinem Bruder eine Europareise, die
sie über Wien nach Italien, dann weiter nach Frankreich und England führte. Später
arbeiteten die beiden angehenden Dichter Achim und Clemens Brentano an der
dann lange Zeit maßgeblichen Sammlung deutscher Volkslieder „Des Knaben Wunderhorn". Sie kauften außerdem gotische Druckgraphik und schwärmten auch sonst
für das „Altdeutsche".[108] In jenen Jahren der napoleonischen Besetzung verbreiteten sich überall patriotische Gefühle, die die Suche nach den kulturellen Wurzeln
der deutschen Nation beförderten.[109] Das war für die beiden jungen Männer ein
attraktives Projekt, mit dem sie auch ihrer Freundschaft einen tieferen Sinn geben
konnten. 1805 freundete sich Achim auch mit Savigny an und begann mit ihm einen Briefwechsel. Während der folgenden Jahre lebte Achim weiterhin entfernt von
Bettine mal mit Clemens zusammen in Heidelberg, dann allein in Königsberg in der
Nähe des vor Napoleon (1769–1821) geflohenen preußischen Hofes. Dort machte
er – letztlich erfolglos – der Tochter seines Vermieters den Hof, während Bettine
ebenfalls ihre Freiräume nutzte. Später bewarb er sich standesgemäß um eine Tätigkeit im preußischen Staat. Wegen der napoleonischen Kriegszüge hatte das be-
siegte, finanziell ausgepowerte Land aber keine Stellen zu vergeben. Die von Achim
mitbegründete, judenfeindliche „Tischgesellschaft" sollte als Diskussionsrunde und
Treffpunkt zu einem der Kristallisationspunkte für die Erneuerung Preußens und
Deutschlands werden.[110] Aber auch aus dieser Tafelrunde wurde für Achim kein Kar-
rieresprungbrett. Das ist der Hintergrund des phasenweise intensiven Briefwechsels
mit Bettine, der sich wie ein gegenseitig verabreichtes Wechselbad aus Annäherung
und Distanzierung bis zu ihrer Eheschließung im Jahr 1811 liest.

Bettine fragte den Freund in diesen Jahren häufig nach seinem Gesundheits-
zustand, so dass man diese Korrespondenz auch als schrittweise Einübung in die
Sorge um den anderen lesen kann: Im Unterschied zu dem Briefwechsel mit der
einige Jahre älteren Freundin Günderrode war es diesmal eher Bettine, die in Ge-
sundheitsfragen besorgt war. Allerdings riet ihr auch Achim angelegentlich, sich ihre
Gesundheit zu erhalten, und fügte geschickt hinzu: „Denken Sie, dass mit Ihrem
Halse auch Ihre Stimme leidet, Sie leiden dann nicht allein, sondern wir alle."[111]
Gesundheit wird also ein Gut, an dem beide partizipieren, weshalb es auch für den
Partner zu schützen ist.

So hatte ihr Achim von Arnim von einer Krankheitsepisode berichtet, was Bettine im Februar 1808 zum Anlass für eine Grundsatzerklärung nahm: „Nun muß ich
Dich noch mit einer anderen wunderbaren Liebhaberei von mir bekannt machen,
nämlich, daß ich ungemein gern mit Kranken bin und dass ich selbst recht angenehm bedienen kann, […]; wie oft hab ich bei Claudine gesessen, während sie krank
war, und die andern warn indessen spazieren oder auf'm Ball, und die Zeit ward mir

doch nicht lang."[112] Im Folgenden unterstrich sie dann naheliegenderweise, dass ihr die Versorgung des erkrankten Geliebten noch viel mehr Freude machen würde. Arnim erkennt denn auch brav an, dass ihr Brief zu ihm „wie ein Arzt" gekommen sei und gewirkt habe.[113] Die Vorstellung, dass er krank sein könnte, animierte sie einige Monate später zu noch engagierteren Ankündigungen: „Wenn das wäre, wenn ich es gewiß wüßte, so wollte ich mir schon einen Weg zu Dir bahnen."[114] Konkret sollte Achims Fieber durch ihren imaginierten Überraschungsbesuch vertrieben werden.

Auch wenn dies teilweise schillernde Zweideutigkeiten in einem Brautbriefwechsel sind, so schält sich doch die Krankenpflege als ein Mittel der Annäherung heraus, mit dem die potentielle Ehegattin eine ihrer Stärken, angenehm zu bedienen (!), unterstreichen wollte. Anerkennend hatte ihr Achim bereits im Februar geantwortet, dass er nun über ihren früheren Einsatz im Sommer 1805 Klarheit gewonnen und ihre Warmherzigkeit erkannt habe, an der er vorher gezweifelt hatte: „Du hast deine Schwester gepflegt in Marburg, Du hast beim Clemens gewacht, als er in Frankfurt um seine Frau weinte."[115] Die 20-Jährige tröstete damals also auch ihren physisch und psychisch schwer angeschlagenen älteren Bruder, der nach dem Kindbetttod seiner Frau Sophie Mereau (1770–1806) nach Frankfurt zurückgekehrt war. Da er zunächst heillos verzweifelt war, brachte das allerdings Bettine an den Rand ihrer Möglichkeiten, mitzuempfinden.[116] Sie engagierte sich also auch außerhalb des elterlichen Hauses in der familiären Krankenpflege. Mal ergab sich das, als sie in der Nähe ihrer Schwester in Marburg wohnte, bei einer anderen Gelegenheit versorgte sie den völlig verstörten Bruder im elterlichen Haus zum „Goldenen Kopf" in Frankfurt.

Schon im April des Jahres 1808 berichtet sie wieder an Achim: „Es ist hier alles krank, nur ich nicht; deswegen kommt es auch, daß ich Dir weniger schreib, weil ich bald hier bald dort die Zeit vertreiben mußte. Heute geh ich zu Savigny, der Halsweh hat."[117] Schließlich schrieb sie sogar im Mai direkt aus einem Krankenzimmer, „das kalte Fieber und die Wasserblattern herrschen im Hause, da legt sich einer nach dem andern ins Bett; wer weiß, wenn die Reih an mich kömmt."[118]

Aus den Briefen ergibt sich recht eindeutig, dass es bei dieser Art der Krankenpflege vor allem um die Präsenz einer anderen Person und um den Zuspruch ging, der dem Kranken in einer Phase der Ungewissheit moralisch den Rücken stärken sollte. Je nach Krankheit dürften feuchte Umschläge und andere Hausmittel eine gewisse Rolle gespielt haben. Die persönliche Zuwendung war umso bedeutender, als man viel weniger als heute wusste, welchen Verlauf eine Krankheit nehmen konnte und ob ihr Ausgang nicht letal sein würde. Die Unsicherheit lastete also noch viel stärker auf dem Kranken. In Anbetracht des noch viel geringeren Könnens der Ärzte war der ermutigende Zuspruch von nahestehenden Personen wohl noch wichtiger als heute.

Kinderkrankenpflege

Gleichzeitig war das Thema Krankenpflege, insbesondere die Pflege kranker Kinder, für Bettine auch ein Weg, sich mit ihrer angehenden Rolle als erwachsen werdende Frau auseinanderzusetzen. Schon Anfang 1802 hatte ihr älterer Bruder und Vormund Franz ziemlich verärgert auf Bettines Verletzung gängiger Anstandsregeln bei ihrer Großmutter in Offenbach reagiert. Zu Clemens meinte er, sie könne gut werden, „wenn sie einfach und natürlich bleibt und nicht eigene Länder entdecken will, wo keine weibliche Glückseligkeit zu entdecken ist […] sobald's sein kann, nimmt sie Toni zu sich und teilt ihre Zeit in Besorgung des Hauswesens und weibliche Arbeit, dieses ist einziger Balsam für Bettine".[119] Ein zeittypisches Männerprojekt zur Platzierung von Frauen: Der 1798 aus Wien nach Frankfurt geholten Gattin von Franz, Antonia (1780–1869), wurde die schwierige Aufgabe zugedacht, die unbotmäßige jüngere Schwester in bürgerliche Bahnen zu lenken – und auch für weitere Geschwister des Familienvorstands die Ersatzmutter zu spielen. Die aus sehr wohlhabenden Verhältnissen stammende Antonia hatte bei ihrer Ankunft in Frankfurt mit dem riesigen Haushalt der Brentanos und dem strengen Blick des Buchhalters auf ihre zu großzügig bemessenen Fleischportionen einige Mühe gehabt, mittlerweile ihre Rolle aber gefunden.[120] Clemens sekundierte denn auch, Bettine müsse der Toni gegenüber den notwendigen Gehorsam aufbringen, was seiner Schwester ebenso wenig gefiel wie die Erwartung, dass sie für ihn weibliche Handarbeiten fertigen solle.[121] Toni bemühte sich konsequent, z. B. während eines gemeinsam mit der Familie verbrachten Aufenthaltes in Schlangenbad, Bettine an leises Sprechen und zurückhaltendes Gebaren zu gewöhnen und von abendlichen Spaziergängen ohne einen von der Familie beauftragten Begleiter abzubringen.[122] Auch von Gunda heißt es 1803, sie sticke eifrig mit Bettine.[123]

Hinsichtlich des Themas Kinderpflege scheint es Bettine leichter zu fallen, sich auf die Rollenerwartungen, die an sie herangetragen wurden, einzulassen. So berichtete sie im gleichen Jahr durchaus anerkennend ihrem Bruder Clemens, dass die Toni sich mehrfach aus der Gesellschaft gestohlen habe und sich in Frankfurt eigentlich nur in der Kinderstube glücklich fühle. Deren im November 1802 geborene Tochter Maximiliane (1802–1861) habe die Röteln gehabt. „Sie allein saß stundenlang beim Kinde, es hat ihr nicht geschadet; sie kann alles aushalten, noch nie habe ich sie klagen hören über Kopfweh oder sonst etwas, wie lange hat sie bei Claudine gewacht, kein Mensch könnte das, ich glaub sie ist vierzehn Tage nicht ins Bett gekommen, sie ist wie zu Haus in jeder Krankenstube, und amüsiert sich, wo andere sich langweilen."[124] Immerhin folgt dieser etwas rastlos formulierten Anerkennung dann in dem (möglicherweise später fingierten) Brief an die intellektuelle Freundin Günderrode eine kritische Äußerung über eine gewisse Naivität der Schwägerin. An Clemens wurde berichtet, auch Bettine selbst habe abends mehrfach bei „Max" Krankenwache gehalten.[125]

Eine weitere naheliegende Gelegenheit, Erfahrungen im Umgang mit Säuglingen und kleinen Kindern zu sammeln, waren die Kinder der älteren Geschwister. Bei

Bettine ist das vor allem im Zusammenhang mit ihrer älteren Schwester Gunda, der Gattin Savignys, besonders gut dokumentiert, da sie mit ihr engen Kontakt hatte.[126] Schon während der Reise der Familie Savigny zu Beginn des Jahres 1805 nach Paris konnte sich Bettine mit gewissen Schwierigkeiten angehender Eltern vertraut machen. Da es den beiden anfangs nicht sehr gut ging, verschrieb sich Savigny offenbar erfolgreich seiner Arbeit: „Jetzt bin ich wieder frisch an der Arbeit und dann ist mirs immer wohl: ich weiß nicht, welches von beiden die Ursache und die Würkung ist." Die Arbeit als Grund für seine Gesundung zu betrachten, ist eine bezeichnende Aussage zur gesundheitsförderlichen Wirkung intensiver beruflicher Tätigkeit. Man mag darin eine bei Männern häufige Selbststilisierung erkennen. Savigny fuhr in diesem Sinn fort: „Doch leide ich noch sehr an den Augen, Gunda ist natürlicherweise auch nicht expressiv wohl, und zu brilliant darfst Du Dir also unseren Zustand nicht vorstellen."[127] Gunda war zu diesem Zeitpunkt schwanger. Sie beschreibt die Freuden des werdenden Vaters, der sich vorstellt, dass Bettine sein „Kindchen gewiß auch sehr lieb" hätte, und „könnt es gewiß recht mit Achtsamkeit herumschleppen". Allerdings fügte sie vorsorglich dem Brief hinzu: „Es war einmal entschieden, wenn es uns nicht bald wohler in Paris würde daß wir zurück nach Trages wollten wegen dem Kleinen." Den Abbruch der Forschungsarbeiten und die Rückkehr auf das väterliche Landgut bei Hanau hatten die beiden also durchaus in Betracht gezogen. So erhielt Bettine eine Vorstellung von dem möglicherweise notwendigen Verzicht der Eltern auf eigene Wünsche zugunsten des Neugeborenen. Bettine empfing gleichzeitig begeisterte Mitteilungen über die anstehende Geburt des Kindes und wurde Patin dieser Betina (1805–1835) – mit einem „t" – genannten Tochter Savignys und Gundas.

Sie musste dann allerdings auch lesen, dass die Schwester sich in Paris etwas allein fühlt und im Nebenzimmer stillt. Das verweist auf einen mittlerweile eingetretenen Wandel in der Einstellung zum Stillen gegenüber der Generation ihrer Großmutter. Sophie von La Roche hätte zwar ab 1757 ihre Kinder auch gern selbst gestillt, musste aber darauf verzichten, weil es ihr Mann so wünschte.[128] Entsprechend den humoralpathologischen Vorstellungen seiner Zeit befürchtete er eine Schwächung seiner Frau durch die Abgabe von wertvoller Flüssigkeit. Savigny machte seiner Frau Gunda nicht mehr derartige Vorschriften.

Bettine hatte in der Folgezeit weitere Gelegenheit, sich mit den alltäglichen Anforderungen, die kleine Kinder bieten, vertraut zu machen. Im Spätherbst 1805 zog sie mit ihrer Schwester Meline nach Marburg und damit ganz in die Nähe der jungen Familie Savigny, zeitweise sogar in deren Wohnung. Diese Stadt wurde für die mittlerweile 20-Jährige in den nächsten Jahren zu ihrem Lebensmittelpunkt. Zwar wohnten die beiden jungen Frauen nicht im gleichen Haus wie die Savignys, aber die Kontakte waren sehr eng. Der Bettine-Biograph Milch meint pointiert, dass Bettine sich damals „in der Geborgenheit des kleinen Alltagslebens der bürgerlichen Familie wohlfühlt und deren mütterlicher Instinkt in der Pflege der Geschwisterkinder erwacht".[129] Lässt man den der Entstehungszeit dieses Buches (vor 1938) geschuldeten Hinweis auf den Instinkt beiseite, dann bleibt zumindest die zutreffende Beobachtung, dass Bettine in dieser Phase ihres Lebens sich sicher am stärksten mit den praktischen Aspekten der Kinderpflege vertraut machen konnte.[130] Jedenfalls scheint sie sich dabei so geschickt angestellt zu haben, dass ihr die Savignys ihre beiden Kinder einige Jahre später in München für zwei Wochen zur Betreuung überließen.

Eine immer schlechtere Position auf dem Heiratsmarkt?

Gleichzeitig dürfte das Heiratsgeschehen in ihrer Familie Bettine weiteren Anlass gegeben haben, Interesse an Kindern zu entwickeln. Im Sommer 1805 stand nämlich die Hochzeit ihrer jüngeren Schwester Lulu an, die wegen Verliebtheit mit „Nervenzucken" das Bett hütete. Bettine qualifizierte deren Gatten, den kurhessischen Legationsrat und Bankier Johann Karl Jordis (1781–1839), zwar schlicht als dumm ab, was Lulu aber nicht bemerke. Das ist ja auch nicht gerade eine schmeichelhafte Bewertung ihrer Schwester. Jordis werde am Krankenbett der Braut wegen deren „unbedeutender Krämpfe blaß und rot".[131] Diese Urteile dürften auch deshalb so scharf ausgefallen sein, weil sich die Spötterin eingestehen musste, dass sie nunmehr als letzte der drei Schwestern, die die Jahre in Fritzlar und Offenbach gemeinsam erlebt hatten, übrig blieb. Das schmerzte umso mehr, als üblicherweise erst die älteren Töchter verheiratet wurden, was auf dem Frankfurter Heiratsmarkt entsprechenden Tratsch auslöste.[132]

Jenseits ihres 21. Geburtstags häufen sich denn auch Bettines Klagen über ihre Lage. Mal meinte sie, Schmerz und Melancholie kämen von ihrer engen Frankfurter Wohnung her.[133] Im Januar 1807 fühlte sie sich wie eine Gefangene in ihrem Zimmer, in das das Licht nicht scheine.[134] Ein halbes Jahr später schrieb sie über ihre Heimatstadt Frankfurt, wo sie die „Luft drückt wie die Menschen" und wo sie immer „miserabel aussehe und blass werde".[135] Mittlerweile war sie immerhin für einige Monate zu ihrer Schwester Lulu nach Kassel umgezogen, wo deren Mann als Bankier des Königs von Westfalen, Jérôme-Napoléon (Bonaparte) (1784–1860), wirkte. Aber auch zu diesem Aufenthalt schrieb sie resigniert, sie male nur aus Verzweiflung über die Langeweile, die sie ertragen muss, Ölbilder.[136] Wenig später veranlasste sie das Bild ihres hübschen Patenkindes Betina, über die eigene „sinkende Jugend" nachzudenken.[137] Sie fühlte also, dass ihre Zeit, einen Partner zu finden, knapper wurde. Das dürfte der eigentliche Hintergrund dieser melancholischen Äußerungen und ihrer recht unterschiedlichen Begründungen sein. So wurde sie sich immer mehr selbst zur Last und nervte offenbar auch ihre Schwester Meline. Diese riet ihr pragmatisch zu einem aktiveren Leben, das sie überall führen könne, statt sich hinter fixen Ideen über die Frankfurter Luft zu verstecken.[138] Jedenfalls lernte Bettine in der nordhessischen Residenzstadt die Gebrüder Grimm, die bei Savigny in Marburg studiert hatten, näher kennen, was eine über zwei Generationen währende Freundschaft zwischen ihr und der Familie Grimm begründete.

Kindstod

In den Jahren 1805 und 1806 lernte Bettine eine der besonders belastenden Kehrseiten der Freude an Kindern kennen, den Tod Neugeborener. Das war damals zwar noch ein häufiges Ereignis, gegen das laut Clemens „kein Kraut gewachsen" sei, musste deshalb aber nicht weniger als schmerzhaft empfunden werden.[139] Zunächst machte ihr Lieblingsbruder Clemens mit seiner zweitgeborenen Tochter Joachime diese Erfahrung. Sie starb einen Monat nach der Geburt, wohl an „Scharlach". Bettine berichtete an ihren Mitpaten Savigny vier Wochen später: „Arnim ist noch in Heidelberg bei dem Clemens, dem ich seit dem Tod seines letzten Kindes häufig geschrieben habe, um mit meiner Teilnahme ihn etwas zu trösten. Du, der Du Dein Kind so lieb hast, wirst am besten einsehen können, wie traurig es ist, es zu verlieren und wirst daher auch teilnehmend und tröstend geschrieben haben."[140]

Damals konnte sie noch nicht ahnen, dass der Adressat des Briefes gut ein Jahr später selbst den Tod seines nur wenige Tage alten ersten Sohnes verkraften musste. Bettine schrieb ihm sehr rücksichtsvoll: „Wenn jemand mit dem Verlust eines solchen Zeugnisses der innigsten ehlichen Liebe beschäftigt ist, und dabei ein Herz hat wie Du! Du!, der die Welt schon fand in dem erhöhten Leib von Deinem Weib, so lässt er auch die Welt untergehen, ohne weiter viel dabei zu denken. Wir sprechen aber ein andermal über alles, lieber guter Savigny, wenn wir wieder im Gleis sind und wir recht ordentlich wieder bedenken dürfen, wie Schmerz und Freude einen nach dem anderen trifft nach Willkür." Am Ende des Briefes empfiehlt sie: „[...] darum sollt Ihr euch auch dem Schmerz nicht überlassen, denn das ist der Tod, sondern Ihr sollt auf neues Leben denken und an mich denken, ob ich Euch in Eurem Unglück zu etwas nützlich und wert sein kann [...]."[141] Savigny bestätigt ihr in der Antwort: „Du wärst mir und der Gundel sehr, sehr tröstlich gewesen, wenn Du in diesen Tagen hättest hier seyn können."[142] Die unberechenbaren Schläge des Todes versuchten die Freunde wenigstens durch intensiven gegenseitigen Beistand erträglicher zu machen. Dabei wird eine Kultur der Rücksichtnahme eingeübt, die wegen der fast gleichzeitigen Selbsttötung von Bettines Freundin Günderrode besonders nahelag. Die junge Dichterin hatte sich aus Liebeskummer nächtens mit einem Dolch am Rhein umgebracht. Dieses Ereignis hatte Bettine jedenfalls nachhaltiger getroffen als der schnelle Tod der Neugeborenen, der ja auch in ihrem Brief an die Savignys den naheliegenden Ruf einer Hinwendung zu neuem Leben, also weiteren Geburten auslöste.

Die Selbsttötung der „besten Freundin" bewältigen

Jedenfalls arbeitet sich Bettine während der nächsten Jahre immer wieder an dem Freitod der Freundin ab. Mag ihre Schwester Meline sich und die nahen Freunde noch mit der christlichen Deutung des Todes über ihren Schmerz hinwegtrösten, indem sie auf den Vorteil verweist, dass die Günderrode bei Gott und damit glücklicher als auf Erden sei;[143] Bettine selbst unterstreicht eher das Schicksalhafte dieser Entscheidung, die durch den vorherigen Kauf der Waffe und entsprechende Ankündigungen lange vorbereitet war. Nach Bettine musste sich vollenden, was vorhersehbar war – und sie gesteht sich und Savigny sogar eine gewisse Erleichterung ein, „dass es vorbei ist".[144]

Im Zusammenhang mit der ärztlichen Feststellung der Todesursache brachte Bettine Achim von Arnim gegenüber zwei Monate später ihre Abneigung gegen das Sezieren der Leiche auf den Punkt. Für Bettine war der Liebeskummer eine völlig ausreichende Erklärung und der Sachverhalt damit eigentlich abgeschlossen. Dementsprechend empfand sie die Obduktion des Arztes, „der ihren Tod aus dem Rückenmarke gelesen", als „schauderhaft".[145] „So etwas ist doch nur zu sagen möglich bei dem versunkenen Zustande dieser Wissenschaft, zu der kein Arzt und kein Kranker zum Arzt mehr Zutrauen hat." Bettine argumentiert gegen das medizinische Verfahren, dass in Günderrodes Mut zur Selbsttötung „mehr Lebenskraft" erkennbar ist, „als der vortreffliche Arzt verstehen wird, wenn er auch hundert Jahre darüber alt würde". Sie schließt kategorisch: „Fort also mit dieser entsetzlichen Erklärungswut, was in sich so klar ist, ohne Anspruch zu machen, gut oder böse sein zu wollen, sondern lieber wie ein Bergschatten in die Tiefe des Rheins zu verlöschen." Ein medizinisch-naturwissenschaftlicher Deutungsanspruch wird hier also mit dem Hinweis auf ein erfülltes Leben als eigentlichen Maßstab für Wahrheit massiv zurückgewiesen. Außerdem wird solch wissenschaftliches Vorgehen auch als Ausdruck von Misstrauen charakterisiert. Bettine brachte am Beispiel der Medizin ihre generelle Distanz gegenüber der Wissenschaft zum Ausdruck, die sie früh und dann immer wieder formuliert hat.[146] Man kann auch dies als Teil ihrer Selbststilisierung als Naturkind deuten.

Das hinderte sie nicht, sich bei Gelegenheit medizinische Vorträge anzuhören. Als der berühmte Phrenologe Franz Josef Gall (1758–1828) im Juni 1806 mehrere Wochen lang öffentliche Vorträge „für Personen beiderlei Geschlechts" in Frankfurt hielt, ließ man sich dieses Ereignis im Hause Brentano nicht entgehen.[147] Die Damen nahmen ebenso selbstverständlich teil wie die Herren. Allerdings lesen wir in Bettines Briefen an ihren zukünftigen Gatten Achim von Arnim zunächst, dass Gall sich offenbar gar nicht mehr von den schönen Augen der Claudine Piautaz trennen konnte und von „tausend Organen und Sinnen spricht, die in und um diese Augen liegen".[148] In der weiteren Korrespondenz teilte sie ihre eigenen Verliebtheitsgefühle sicherheitshalber nicht Arnim, sondern ihrem Schwager mit.[149]

Interessanter für uns ist die offensichtliche Ambivalenz, mit der Bettine die Teilnahme der „anderen Frauen aus unserer Familie" an den Vorlesungen betrachtete. Sie meinte: „Die Furcht, welche ich vor den Raisonnements habe, welche deswegen beim Frühstück, am Mittag- und Abendessen gehalten werden, hat mir schon jetzt einen gewaltigen Ekel vor dem menschlichen Gehirn nebst allen Organen gegeben." Sie wünschte sich ihren Bruder Clemens herbei, der „dem Ding einen politischen Schwung ins Possige" geben könnte.[150] Offenbar war die Konkretheit von Galls Beschreibung der Gehirnfunktionen und deren nachherige Besprechung bei Tisch für ihr empfindsam stilisiertes Gemüt belastend. Möglicherweise wollte sie sich auch als die Feinfühligere von ihren Schwestern und der Hausdame Piautaz distanzieren. Jedenfalls passte sie sich damit genau dem von Männern erfundenen Stereotyp der sensiblen Frau an, die nicht zuletzt Distanz zur Wissenschaft hält. Ihr Interesse an physiologischem Wissen war eher gering.[151]

Zwei Monate nach Günderrodes Tod wurde Bettine immer klarer, dass dieser eine größere „Epoche", also einen erheblicheren Bruch in ihrem Leben bedeutete, als die Korrespondenzpartner sich das vielleicht denken könnten.[152] Wilhelm von Humboldt (1767–1835) erzählte sie noch 1808 vom Tod ihrer Freundin.[153] 1810 erinnerte sie sich wieder dieser traumatischen Erfahrung – nun allerdings mit der Bemerkung, dass die Wunde, wie erwartet, nach vier Jahren vernarbt sei.[154] Sie hatte also eine Vorstellung, wie lange die Trauer nach einem so einschneidenden Ereignis dauern durfte. In das 1835 entstandene Goethebuch werden an mehreren Stellen für das Jahr 1808 dramatisch ausgeschmückte Erinnerungen vom Sterbeort der Freundin eingestreut und der dortigen „Weiden, wo die Todesschauer noch wehen über dem Platz, wo kein Gras mehr wächst", gedacht.[155] Es blieb ein prägendes Lebensereignis, das sie wohl erst mit der viel späteren Veröffentlichung ihres Günderrode-Buches als angemessen verarbeitet betrachtete.

Ganz in der Nähe des Frankfurter Familiensitzes der Brentanos stand auch das Haus der Familie Goethe. Dort lebte die Mutter Johann Wolfgang von Goethes, Catharina Elisabeth (1731–1808), die bereits verwitwet war. Bettine fand in ihr eine Seelenverwandte und führte viele Gespräche mit ihr – auch über den berühmtesten Sohn der Stadt Frankfurt, der damals bereits in Weimar lebte.[156] Bettine schrieb die Erzählungen der „Frau Rat" auf Goethes Bitte hin später nieder und überließ sie ihm für seine Autobiographie.[157]

Der Freitod der Günderrode dürfte auch all die anderen Todesfälle, die Bettine ab 1806 zu verarbeiten hatte, in den Schatten gestellt haben:[158] zum einen den Tod ihrer Schwägerin Sophie Mereau, die im Oktober 1806 als Clemens' Frau im Kindbett starb.[159] Im Februar 1807 starb die verehrte Großmutter Sophie von La Roche, deren „gutes Sterben" im Kreise der Angehörigen von Meline ganz klassisch als Beleg für ein vorheriges richtiges Leben stilisiert wurde.[160] Schließlich folgte im September 1808 auch noch Goethes Mutter, der Bettine nach dem Tod der Günderrode sehr nahegestanden hatte. Zeitweise hatte sie sie täglich besucht – und sich Geschichten ihres berühmten Sohnes Johann Wolfgang erzählen lassen.

Im Jahre 1807 lebte Bettine vorübergehend bei ihrer Schwester Lulu und ihrem Schwager Jordis in Kassel, mit denen sie dann eine Reise nach Weimar zu dem von ihr bisher nur aus den Berichten seiner Mutter bekannten Goethe machte. Sie beeindruckte offenbar den älteren Herrn, den sie nicht zuletzt an seine Jugendliebe Maximiliane von La Roche, Bettines Mutter, erinnerte. Nach einem Badeaufenthalt mit den Savignys im Sommer gelang es ihr sogar gegen anfängliche Widerstände ihres Vormundes, im gleichen Jahr eine weitere Weimarreise mit Meline zu arrangieren. Zum Jahresende war sie wieder in Frankfurt.

Der Stellenwert von Gesundheitsnachrichten im Familiennetzwerk

In dem geschilderten Umfeld von frühen Kindstoden, Sterben im Kindbett und den eher erwartbaren Todesfällen Älterer wird die hohe Aufmerksamkeit für Gesundheitsnachrichten aus der Familie noch besser verständlich. So drängte Bettine ihren Schwager Savigny immer wieder, mehr über das erhoffte Wohlergehen ihres Patenkindes Betina zu schreiben.[161] Ähnlich kritisierten Gunda und Savigny 1807 aus Wien sehr explizit, dass sie über Bettines nicht sehr guten Gesundheitszustand zunächst aus anderer Quelle etwas erfahren mussten. Gunda bemerkte, dass sie diese Informationslage ängstige, und Savigny unterstrich das in einem Anhang zum gleichen Brief noch einmal. „Die Meline schreibt, Du seyest zuweilen nicht wohl, das macht mich unruhig, und ich will durchaus von Dir selbst wissen, wie es um Deine Gesundheit steht. Gehe also in Dich."[162]

Eine Information durch Dritte, selbst die Schwester Meline, wurde als beunruhigend betrachtet und eigentlich nicht akzeptiert. Das entsprach nicht dem bestehenden engen Vertrauensverhältnis, das die Forderung nach direkter Berichterstattung legitimiert. Indirekte Informationen zu einem verschlechterten Gesundheitszustand lösten ebenso viel Unruhe aus wie etwa der Heiratsplan einer Schwester, von dem man ebenfalls zunächst durch Dritte erfahren hatte.[163]

Stillprobleme

Im folgenden Jahr positionierte sich Bettine gegenüber ihrem Freund Achim in einem Brief aus Frankfurt wieder mit den Themen Kinderkrankheiten und Stillen: „Savignys Kindchen [Franz, * 14. März 1808] war auf den Tod krank vorgestern, jedoch hat es sich so schnell gebessert, daß es jetzt so ist, als ob es gar nicht krank gewesen wäre; indeß mußte es Gunda abgewöhnen und ihm eine Amme geben. Hierüber ist sie sehr melancholisch, da muß ich denn viel bei ihr sein, weil sie behauptet, es könne sie kein Mensch beruhigen als nur ich allein. Ich habe aber eine innerliche Freud, wenn ich sehe, daß das arme Kind eine so angenehme, krampflose Nahrung bekömmt und nicht so heftig wird wie das kleine Bettinchen."[164] Damit insinuiert Bettine, die ihre Schwester so erfolgreich getröstet hatte, dass auch Achim von einer solchen Partnerin profitieren könnte.

Interessant ist der Hinweis auf Gundas Traurigkeit. Sie litt offenbar darunter, dem von den Volksaufklärern verbreiteten Standard, dass jede Mutter ihr Kind selbst stillen soll, nicht genügen zu können. Man vermag hier nachzuvollziehen, wie wenig förderlich solche Normen für diejenigen Mütter waren, die sie nicht erfüllen konnten. Jedenfalls scheint die Amme ihre Sache gut zu machen, was Bettine freute. Statt auch nur im Ansatz den vorgegebenen „Stillzwang" zu kommentieren, lieferte sie Achim für seine Sammlung lieber ein selbst ausgedachtes Märchen über eine Mutter, die ihren Sprössling alle sieben Jahre wieder zur Selbständigkeit auffordert, ihn aber nichtsdestoweniger dreimal sieben Jahre (!) stillt, bis er ganze

Bäume ausreißen kann – ein märchenhaftes Lob auf den erstaunlichen Wert der Muttermilch.[165]

Bettine bezieht Achim schreibend bereits intensiv in ihren Umgang mit Säuglingen ein. So teilte sie ihm mit, dass sie sich jedes Mal seiner Rüge erinnere, wenn sie das Kind von Savigny auf den Arm nahm. „Das Kind wird sehr hübsch und ich glaube, ich habs so lieb, weil Du mir einmal einen Verweis darüber gabst, denn ich nehm es selten auf den Arm, ohne daran zu denken."[166] Vielleicht sollte sie den Kopf des Säuglings besser unterstützen. Jedenfalls liest sich auch dieser Brief wieder wie ein Angebot an Achim.

Eigenständige Verantwortung für die kleinen Kinder der Savignys in München

Im September 1808 zog das Ehepaar Savigny nach Landshut um, wo der Jurist eine Professur an der neugegründeten Universität antrat. Wegen Wohnungsproblemen musste die Familie in Etappen in die bayerische Kleinstadt umziehen. Während Friedrich Carl seit Mitte Oktober bereits in Landshut lehrte, blieben die beiden Schwestern mit der gut dreieinhalbjährigen Betina und dem gerade ein halbes Jahr alten Franz noch in München. Ende Oktober ergab sich für Bettine sogar die Möglichkeit, erstmals eigenständig Verantwortung für die kleinen Kinder der Savignys zu übernehmen. Die in die Universitätsstadt abgereisten, besorgten Eltern bestanden allerdings auf einer besonders engmaschigen Berichterstattung. Bettine wohnte unweit des Marienplatzes. Sie beschwerte sich bald: „Ihr seid doch rechte Plagegeister, jetzt soll ich schon wieder schreiben und weiß nichts als gerade das nehmliche wie gestern, 1stens das beide Kinder gesund sind 2. das Poulette [= Betina] heute nacht nicht gelutscht hat und es dem Vater melden lässt, der wohl sagen würde: Ey was hab ich ein lieb Kind. Gestern früh hat sie bei mir inliegende Karte geschickt welche sie Vater und Mutter zum Andenken schickt. Das Bübgen hat rechte Locken und ganz erdenkliche Oeffnung."[167] Das kräftige Wachstum des Haupthaares wird auch in weiteren Briefen als Zeichen der Gesundheit präsentiert.[168] Ansonsten verwies Bettine in diesen in der gedruckten Briefsammlung fehlenden Zeilen auf die gute Verdauung des Kindes, die allen Zeitgenossen als sehr wichtiger Beleg für eine gute Gesundheit galt.[169] Spätere Herausgeber hatten mit der Nennung von Körperfunktionen oft ihre Probleme.[170]

Nachmittags machte Bettine mit der Nichte Spaziergänge und erzählte vom geplanten Arztbesuch am nächsten Tag bei Samuel Thomas Soemmering (1755–1830).[171] Dieser hatte früher in Frankfurt praktiziert, war ihr wohl bekannt und besuchte nun auch Bettine in München. Ihr kam sein Gerede wie das eines Betrunkenen vor. Er selbst äußerte sich nach jedem weiteren Treffen abfälliger über Bettine, die er in seinem Tagebuch in drei Sprachen als unverschämte Lügnerin bezeichnete und sogar mit einem italienischen Schimpfwort als „Pferdepenis" abqualifizierte.[172] Zwischen den beiden herrschte offenbar eine entschiedene gegenseitige Abneigung. Trotzdem blieb er der Familienarzt der Savignys und musste deshalb auch von Bettine mit deren Kindern konsultiert werden.

Am folgenden Tag wurde dem Kind Franz eine „Violenwurzel gekauft, sie will ihm aber nicht schmecken. Schon seit einer halben Stunde ist er am Fenster und jauchzt, daß alle Gassenbuben über das Freudengeschrei zusammenlaufen. O, es gibt ein gewaltiger Kerl, er hat gestern seiner Amme eine Ohrfeige gegeben, daß ihr die Zähne noch davon wackeln. [...] Das Einzige, was ich befürchte, ist daß dem Buben die Backen platzen vor Gesundheit, er schreit nachts gar nicht mehr."[173] Violenwurzel oder Violenschwertel ist eine Heilpflanze, die einen leicht bitteren Geschmack hat, der dem Jungen wohl missfiel. Man gab sie „zu einigen Granen kleinen Kindern gegen Kolikschmerzen und Aufschrecken im Schlafe von Blähungen, und setzt es in dieser Absicht zu Abführungsmitteln".[174] Anscheinend hat das Mittel den Franz schnell und umfassend beruhigt. So ist im Folgenden demonstrativ nur von sehr gesunden Kindern die Rede, die für die Spaziergänge im Spätherbst sorgfältig mit warmer Kleidung und Kappen versorgt wurden.[175]

Die kleine Betina „träumt sehr oft von ihrem Vater[;] heute nacht rief sie zweimal aus: Vater! Vater Savigny und Mutter Gundel. Sie wird wach und erzählte mir, dass sie geträumt habe, der Vater hätte den Gvatter in den Bauch getreten. Adieu lebt recht wohl und seid ohne Sorgen." Interessant ist hier, dass Bettine wieder die Rolle des Vaters stark betont – die sie weiter oben mit dem Entwöhnen vom Daumenlutschen in Zusammenhang gebracht hatte. Betina wurde nach wenigen Tagen erneut zu Soemmering gebracht, was ihre Tante Bettine zum Anlass nahm, sich selbst zu loben: Das Kind werde „ordentlichermaßen geschickt unter meiner Zucht, nun sagt noch einmal, ich habe keine Art, mit Kindern umzugehen und keine conséquence. Er [= Betina] lutscht nicht mehr, lügt nicht mehr und ist bei Tisch ziemlich artig, was will man mehr in acht Tagen?"[176]

Erneut etwas genervt von der Verpflichtung, den Eltern täglich über das Wohlergehen der Kinder nach Landshut berichten zu sollen und wegen der Postzeiten dafür schon um 7.30 Uhr aufstehen zu müssen, bot Bettine etwas ironisch Folgendes an: „Ich werde mir eine Waage anschaffen und alle Morgen die Schwere ihrer Zunahme aufsetzen, sie Euch zu überschicken, da wäre ich doch das Präambel [des Briefes] los."[177] Gewichtszunahme galt offenbar schon damals als bester Indikator für Wachstum und Gesundheit – und wurde auch früher in diesem Briefwechsel als solcher erwähnt.[178] Schließlich zitierte Bettine noch ziemlich provokant die Meinung der Hausangestellten Lisette, dass Franz „noch nie so gesund war als seitdem sein Müttergen fort ist".[179] Offenbar stilisierte sie sich mittlerweile gegenüber Gunda als die bessere Mutter.

Nach dem Besuch Savignys während der zweiten Novemberwoche in München blieb seine Frau noch bis Mitte Dezember bei Bettine.[180] Diese konnte so weitere Erfahrungen mit dem zahnenden Franz sammeln. Während Bettine in ihren Briefteilen an Savigny nun über die gesellschaftlichen Kontakte berichtete, schrieb Gunda über den kleinen Franz: „Der Bub war sehr unruhig heute Nacht, aber was haben wir entdeckt? Einen Zahn."[181] Bei Bettine liest sich das kurz danach etwas ironischer:

„Wisse, daß der Bub so leicht zahnt, daß es eine Schande für ein so adeliges Blut ist, die Gefahren nicht mehr zu suchen."[182] Nach nur einer Woche hatte der Junge dann aber bereits zwei Zähne, so dass Bettines Spott vielleicht etwas voreilig war.[183] Bei dieser Gelegenheit erhalten wir auch noch einen frühen Hinweis auf Bettines später praktizierte, von Rousseau inspirierte Erziehungsprinzipien: Sie überlasse die Nichte „immer mehr sich selbst, weil ich weiß, dass dies ihre Ausgelassenheit dämpft". Und der Beweis wird gleich mitgeliefert: „Wenn ich Euch sage, dass ich sie seit Eurer Abreise noch nicht 3 Mal hab Schreien hören, so ist dies nicht übertrieben."[184] Zu Weihnachten fuhren dann alle nach Landshut, so dass Bettine anschließend in München aller Sorgen der Kinderpflege enthoben war und erstmals ein weitgehend selbständiges Leben ohne familiäre Einengungen führen konnte.

Endlich größere persönliche Freiräume – allein in München

In den Jahren 1808/09 nahm sie Klavier-, Gesangs- und Italienischstunden, traf eine ganze Reihe von Persönlichkeiten, die (später) berühmt wurden, wie Wilhelm von Humboldt, der aus Italien zurückkehrte, um in Berlin die Schäden an seinem Tegeler Schloss aufzunehmen. Auf dem Weg dorthin erfuhr er, dass er die neugebildete „Sektion für Kultus und Unterricht" übernehmen sollte. Am Morgen nach ihrer Visite besuchte er Bettine zusammen mit dem Philosophieprofessor Friedrich Heinrich Jacobi (1743–1819), der damals auch Präsident der Bayerischen Akademie der Wissenschaften war.[185] Bettine verehrte diesen nicht zuletzt wegen seiner Bekanntschaft mit Goethe. Jacobi war aber auch seit längerem mit der Familie Brentano sowie mit Savigny und Gunda befreundet.[186] Sein Sohn, der spätere Obermedizinalrat Max Jacobi (1775–1858), der als Begründer der modernen „Irrenheilkunde" gilt, und seine Frau Anne nahmen Bettine allerdings freundlicher als ihr berühmter Vater auf.[187] Über die Familie Jacobi lernte sie Franz Baader (1765–1841) kennen, der nach Medizin- und Bergbau-Studium Oberstbergrat wurde und mit seinen philosophischen Überlegungen zum Magnetismus Friedrich Schelling (1775–1854) beeinflusste. Für Bettine ist der in seiner Anwesenheit verbrachte Abend wieder ein Anlass, zu unterstreichen, dass ihr von so viel Spekulation schwindlig werde, weil Wissenschaft doch eigentlich nicht zur Erkenntnis der Wahrheit führen könne.[188] Bei Jacobi kam sie auch mit Johann Michael Sailer (1751–1832) in Kontakt, der damals Theologieprofessor in Landshut und Erzieher des bayerischen Kronprinzen Ludwig I., später Bischof von Regensburg war.[189] Friedrich Lothar Graf Stadion-Warthausen (1761–1811), ein entfernter Onkel, besuchte sie selbstverständlich, als er nach München kam.[190] Er sollte als Priester und Diplomat die Bayern aus der Allianz mit Napoleon lösen, was misslang – aber für Bettine wurde er zeitweise zu einer wichtigen Vertrauensperson, den sie fast wie einen Vater verehrte. Auch dürfte er ihr politisches Verständnis geschärft haben.[191] Regelmäßige Zeitungslektüre gehörte nach Achims Ansicht sonst jedenfalls nicht zu ihren Gewohnheiten.[192] Diese hier nur angedeutete Fülle an Kontakten mit namhaften Vertretern aus Geisteswelt, Medizin und Politik belegt, wie selbstverständlich Bettine die Kommunikationschancen innerhalb der gesellschaftlichen Führungsschicht nutzte, die ihr aufgrund ihrer Herkunftsfamilie zufielen. Zum Teil pflegte sie diese Kontakte weiter oder griff in ihrer Berliner Zeit wieder auf sie zurück.

Kriegserfahrungen

Schließlich traf sie auf Vermittlung ihres Klavierlehrers, des Kammermusikus Sebastian Bopp (1762–1839), auch einige Male den bayerischen Kronprinzen Ludwig (1786–1868), der ihr sogar seine Gedichte zum Lesen gab. Vor dem Abmarsch seiner Truppen versuchte sie ihm einen schonenden Umgang mit den Tiroler Aufständischen nahezulegen. Dieses von ihr als Inbegriff der Freiheitsliebe charakterisierte Bergvolk wehrte sich 1809 gegen die Besetzung seines Landes durch napoleonische Truppen, mit denen Bayern allerdings verbündet war. Immerhin deutete Ludwig persönliche Sympathien für Schonung an, indem er Bettine ein zerbrochenes Trinkglas schenkte, das einen Napoleon gegenüber sehr kritischen Trinkspruch verewigen sollte.[193] Bettine bewahrte es ihr Leben lang auf. Aber die Staatsraison ließ der bayerischen Politik wenig Spielraum, während Bettine ihre Sympathien mit diesem Freiheitskampf nachträglich im Goethebuch vor ihrem Erfahrungshintergrund der 1830er Jahre stilisieren konnte.[194]

Direkt wurde sie mit dem Geschehen durch einen Gefangenentransport von in Ketten gelegten Tirolern unter ihrem Fenster konfrontiert. Die Begründung für diese Vorgehensweise war, sie seien zu wild und ließen sich nur so transportieren. Das Gesehene machte sie „so traurig".[195] Dann kommentierte sie die Auswirkungen einer von den Truppendurchzügen verbreiteten Typhusepidemie, die in verschiedenen bayerischen Städten Soldaten, Zivilbevölkerung und Lazarettärzte hinwegraffte. Nur in diesem Kontext finden sich euphorische Bemerkungen Bettines über den heroischen Einsatz vieler Ärzte.[196] Besonders hob sie einen jungen Mann namens Joseph Pasqual Janson von der Stockh (1781–1834) hervor, der als Arzt „auf eigene Kosten mit den Armen, Kranken darbte und freudig das Seinige mit ihnen theilte, seine junge enthusiastische Kunst an ihnen gedeihen machte".[197] Bettine lernte ihn in München kennen und freundete sich mit ihm an, bevor er dann freiwillig nach Augsburg in ein Lazarett abreiste, um todesmutig einen älteren Kollegen und früheren Lehrer abzulösen, der eine Familie hatte. Bettine bietet uns hier ihr Bild des idealen Arztes, der selbstlos dem Kranken hilft – ob sie dies nun schon 1809 so geschrieben hatte oder erst für die Veröffentlichung 1835 entwickelte, muss uns nicht weiter beschäftigen. Immerhin gibt es eine ganz ähnliche Geschichte und Bewertung der Person im zeitnahen Briefwechsel mit Achim.[198] Auch in Landshut fahre „der Tod seinen Karren triumphierend durch alle Straßen, und besonders hat er mehrere junge Leute ausgezeichnet an Herz und Geist, die sich der Krankenpflege annahmen, weggerafft, es waren treue Hausfreunde von Savigny, ich werde nächstens hingehen um böse und gute Zeit mit auszuhalten."[199] Erneut hilft nur der enge Zusammenhalt im Familien- und Freundeskreis, um die Schrecken des Todes einzuhegen. Bettine resümiert: „Eine ausgezeichnete Klasse von Menschen, worunter herrliche Leute waren sind die Mediziner, da die Krankheiten so schrecklich durch den Krieg in Aufruhr kamen, wurden die meisten Opfer ihrer Thätigkeit, da merkt man denn erst wie viel einer werth war, wenn er nicht mehr lebt."[200]

Krankenpflege und Geselligkeit bei Tieck in München

Sie selbst hatte sich seit Herbst 1808 wieder monatelang der Krankenpflege und Seelentröstung des Dichters Ludwig Tieck (1773–1853) angenommen. Achim hatte ihn einige Jahre vorher auf einer Reise von Jena aus begleitet. 1806 war Tieck auch in Frankfurt gewesen, Bettines anschließende Briefe an ihn waren aber unbeantwortet geblieben.[201] Nun litt der zwölf Jahre ältere berühmte Autor an Gicht und Melancholie, was Bettine zum Anlass für erneute schwärmerische Annäherungsversuche nahm.[202] Sie besuchte ihn regelmäßig – vereinzelt schon morgens um 7 Uhr, häufiger aber spätnachmittags nach ihren Klavier- oder Gesangsstunden, und versuchte ihm seine Übellaunigkeit u. a. durch Vorlesen zu vertreiben.[203] Nach Caroline Schelling (1763–1809), die Bettine nicht mochte, hat ihr Verhalten den anderen Besuchern „viel Spektakel und Skandal gegeben. Manche Leute fürchteten sich ihrentwegen hinzugehn; denn nicht immer geriet ihr der Witz und kann sie wohl auch grob sein oder lästig."[204] Beim Auftauchen anderer Gäste legte sie sich manchmal zum Schlafen in eine Ecke des Zimmers, weil sie die Münchener Bürger nicht gerade anregend fand. Vielleicht langweilten sie gewisse Inhalte der Konversation bei Tieck, die ähnlich gewesen sein mögen, wie von Clemens Brentano aus Schönebeck an der Elbe berichtet: „Doktors sind gestern nach Magdeburg gewesen. Die Comoedie hat ihnen nich gefallen.

Kriegsrats haben heute Kälberbraten gehabt. Man kann doch hier kein gut Stückchen Fleisch kriegen.

Bei Sekretärs ist die Woche Kindtaufe.

Ob wohl Faktors hingehen?

Justitiariusens kommen gewiß."[205]

Bettines Krankenbesuche bei Tieck lassen sich jedenfalls auch als eine Art der von ihr recht eigenwillig praktizierten Geselligkeitskultur der Zeit deuten.

Auf die anfängliche Schwärmerei für Tieck folgte im Sommer eine gewisse Entfremdung anlässlich unterschiedlicher Bewertungen des von Bettine so verehrten Goethe. Achim diagnostizierte aus der Ferne das Auf und Ab in Bettines Bewertungen ihrer Freunde 1809 an mehreren Beispielen kühl als die notwendige Folge anfänglicher Überschätzung ihrer Gesprächspartner – ob das die Günderrode, Jacobi oder Tieck waren. Das deckt sich mit den Eindrücken anderer außenstehender Beobachter, die zwar einerseits Bettines bezauberndes Wesen bemerkten, andererseits aber immer wieder ihre mangelnde Distanz bis hin zu ungehobelten Umgangsformen kritisierten.

Bettines eigene Krankheitserfahrungen

Fragt man danach, welche Krankheiten Bettine in ihren jungen Jahren selbst durchstehen musste, so erweist sich die Einschätzung eines Biographen, sie sei nie krank gewesen, als etwas zu optimistisch. Immerhin erlitt die 20-Jährige im Januar 1805, wie bereits erwähnt, einen Zusammenbruch, wohl des Kreislaufs, der sie ungefähr drei Wochen lang sehr krank und melancholisch machte.[206] Merkwürdigerweise meinte sie etwas später selbst dazu, dass die Tatsache, krank gewesen zu sein, sie krank mache. Vielleicht kommt hier auch die Vorstellung zum Tragen, dass nur Gesundheit ein natürlicher Zustand, Krankheit hingegen eine unakzeptable Abweichung sei. Offenbar passte dieser Zustand nicht in ihr Selbstkonzept. Das bestätigte ihre Schwester Meline zwei Jahre später: „Die Bettine liegt seit Dienstag [10.2.1807] zu Bett, sie hat heftiges Zahnweh und einen rheumatischen Schmerz in Backen, Schultern und Kopf. Dabei ist sie sehr ungeduldig und empfindlich, schont sich den Tag über, und Abends zum Tee geht sie herunter und macht sich wieder krank. Auch sie hat Krämpfe. Es scheint, als hätten wir von Gesundheit getauscht."[207] Meline spielte damit auf eine grassierende Durchfallerkrankung an. Außerdem kritisierte sie Bettine, weil die ihre Krankenrolle anscheinend nicht angemessen annahm, sondern zu früh wieder Geselligkeit suchte. Diese schade ihrer Schwester mehr, als sie ihr nutze.

Das unterschied sich auch von dem Krankheitsverhalten, das Achim von Arnim in der Folgezeit über sich selbst mitteilte. Gegen Bettines Idee, ihn zu pflegen, wendet er kühl ein: „Glaub nur darum nicht, dass ich Ansprüche auf Geselligkeit mache, wenn ich krank bin, im Gegenteil, sie ist mir unbequem."[208] Als Kranker war man nicht nur berechtigt, sich den Verpflichtungen der Geselligkeit zu entziehen, sondern man durfte auch Nahestehende darum bitten, in Ruhe gelassen zu werden.[209] Deshalb schien es Meline umso bemerkenswerter, dass ihre Schwester sich ganz anders verhielt. Auch zu Bettines Krankheitsverhalten im August 1807 meinte Meline, sie sei „sehr krittlich, ja sogar entsetzlich apprehensiv, wenn sie krank ist; dies erschwert ihre Bedienung sehr."[210] Bettine teilte dann Achim selbst einen „Anfall von Krankheit" mit, „der mich beinah acht Tage im Bett hielt". Sie habe ihm deshalb nicht eher schreiben können, obwohl sie es gerne getan hätte.[211]

Anlass war die erneute Verheiratung ihres Bruders Clemens, die kurz nach dem Tod seiner ersten Frau Hals über Kopf in gesellschaftlich nicht akzeptablen Formen geschah: Auguste Bußmann (1791–1832), eine Nichte des Bankiers Simon Moritz Bethmann (1768–1826), wurde einvernehmlich entführt und das Paar in Fritzlar getraut, woraufhin es sich nach Kassel absetzen musste, da es sich in Frankfurt nicht mehr sehen lassen konnte.[212] Die Neuvermählten zerstritten sich umgehend aufs Heftigste. Das Verhalten des Bruders, den Bettine gerade noch über den Tod seiner ersten Gattin hinweggetröstet hatte, überforderte sie, so dass sie sich dieses Mal offenbar in die Krankheit flüchtete. Das scheint bei ihr aber kein übliches Verhaltensmuster gewesen zu sein. Eigentlich hätte sie sogar Anlass zur Freude gehabt, denn Achim hatte ihr mitgeteilt, dass seine Werbung um die Tochter seines Vermieters in

Königsberg zurückgewiesen worden war – für Bettine keine schlechte Nachricht. Außerdem plante er ein Wiedersehen mit ihr. Aber der ältere Bruder war in der Nähe – und emotional vielleicht doch noch zu wichtig, als dass sie ihn sehenden Auges in die Katastrophe dieser Beziehung schlingern lassen konnte. Krankheit diente Bettine hier auch noch als Grund, die Verzögerung der Korrespondenz zu entschuldigen. Der regelmäßige, angemessen proportionierte Briefwechsel wurde ja von den Zeitgenossen genauso als wichtige gesellschaftliche Verpflichtung betrachtet wie gegenseitige Besuche.

Anderthalb Jahre später, Ende Februar 1809, bekam Bettine wegen der besagten Auguste Bußmann „eine Art Krämpfe, die mich laut schreien machten und zittern am ganzen Leib".[213] Auguste hatte öffentlich nach einem ersten Versuch in Landshut einen weiteren Selbsttötungsversuch inszeniert, um die Rückkehr ihres Mannes Clemens zu erzwingen, der noch im letzten Moment vor ihr aus München geflüchtet war und sich nicht mehr anders zu helfen wusste, als sich mehrfach vor der Gattin an verschiedenen Orten zu verstecken. Er war praktisch auf der Flucht. War schon dieser Zustand ihrer Beziehung für die Geschwister und den Schwager ziemlich belastend, so weckte nun auch noch frühmorgens ein Eilbote, der von Savigny geschickt war, Bettine. Diese überkam vollends das Grausen, als sie Auguste in einem Wirtshaus antraf, während sie gerade eine Strohflasche öffnete, deren Inhalt teilweise in ein Malagaglas schüttete und dieses dann an den Mund setzte. Bettine war gebeten worden, sie „von einem bösen Streich abzuhalten". Nun überkam sie „Zorn und Angst, so dass" sie „ihr das Glas aus der Hand schlug". An Arnim meldet sie sogar einen Kampf von einer Viertelstunde, um ihr die angebliche Giftflasche zu entwinden. Bettine bestand die Auseinandersetzung nur gemeinsam mit ihrer Hausgehilfin Friederike. „Allein die Gewalt, die ich mir antun müssen, zog mir Krämpfe zu, meine Kleider waren mit Gift überschüttet und ich war in dem elendsten Zustand meines Lebens."[214] Der herbeigeholte Arzt Soemmering stellte allerdings gegen die Ansicht des Hausarztes bald fest, dass es sich gar nicht um Gift handelte. Es war also ein gut vorgetäuschter Selbsttötungsversuch mit Appellcharakter.[215] Trotzdem inszenierte Auguste weiter Convulsionen sowie eine Sterbeszene und verlangte nach einem Geistlichen, während die Familie Brentano zwecks Beendigung des Skandals bald an die Geheimpolizei dachte, um Auguste zwangsweise nach Frankfurt überführen zu lassen. Außerdem habe die geschickte Schwägerin durch ihre „Schmeicheleien und Lügen" den Leibarzt des Königs, Bernhard Josef Ritter von Hartz (1760–1829), das Akademiemitglied Soemmering und den protestantischen Hofprediger der Königin, Ludwig Friedrich Schmidt (1764–1857), nach Bettines Eindruck auf ihre Seite gebracht: „Man gibt dem Clemens eher unrecht als ihr; und dies kränkt mich noch am meisten." Und an Savigny schreibt sie: „Wenn ich es nun hörte, so hat mich mein Zorn immer so übernommen, bis ich matt und krank zusammenfiel, kurz, es war wohl der elendeste Tag meines Lebens." Da die angeblich Sterbende nach ihr verlangte, ging sie, den gesellschaftlichen Erwartungen entsprechend, dennoch zu ihr: „So oft ich zu ihr kam, überfiel mich ein Schwindel. Sie ekelte mich."[216]

Als psychisch sehr belastend empfand Bettine also zunächst den Zwang, die Schwägerin mit Gewalt von ihrem Vorhaben abbringen zu müssen, was bei ihr spontane Krämpfe auslöste. Aber noch schwerer wog die öffentliche Herabsetzung der Familienehre der Brentanos, die durch das „unerträgliche lügenhafte Geschwätz" bei höchstrangigen Mitgliedern der „guten Gesellschaft" natürlich leicht Schaden nehmen konnte, wenn sie zum Stadt- und Hoftratsch wurde.[217] Man fragte sich unweigerlich, was das für eine Sippe sein musste, deren Spross Clemens noch nicht einmal seine junge Frau entsprechend den Konvenienzen im Zaume halten konnte? Bettine traf das schwer, weil sie zu diesem Bruder immer noch eine besonders enge Beziehung hatte. So „übermannte" sie geradezu der Zorn, der in den Vorstellungen der Zeit eigentlich den Männern vorbehalten war, und das bis zu einem Punkt, an dem sie in sich selbst zusammenfiel.[218] Ihre Reaktion nahm damit allerdings eine klassisch weibliche Wendung, denn von einem Mann hätte man nach den Emotionsregeln der Zeit einen Wutanfall erwarten dürfen. Immerhin bezeichnete sie Auguste in ihrem Brief an Savigny als „Untier", was schon fast einem verbalen Wutanfall gleichkommt. Solche schweren emotionalen Herausforderungen bis an den Rand der Krankheit werden sonst aus Bettines jungen Jahren nicht berichtet. Lediglich bei einer anderen Gelegenheit weinte sie ebenfalls vor Zorn, weil sich der gute Freund Karl Friedrich Rumohr (1785–1843), der sie regelmäßig zum Spaziergang abholte, beschwerte, die Familien Brentano und Savigny hätten ihn wie ein altes Weib – also schlecht – behandelt.[219]

Demgegenüber waren die „Catarrhe" und Hustenbeschwerden geradezu eine Leitmelodie ihrer Tage. So führte sie Bettine 1805 zur Erklärung geringer Gesangsfortschritte an: „Die kalte, rauhe Gassenluft plagte mich stets mit Brustschmerzen und Halsweh, und selbst jetzt bin ich noch nicht ganz davon geheilt."[220] In allen folgenden Jahren tauchte das Thema immer wieder auf. Wir werden sehen, was sie selbst dagegen tat.

Bettine wusste auch sehr genau um die Ansteckungsgefahren, die in dem von vielen Geschwistern, Mitarbeitern und Kunden frequentierten Frankfurter Wohn- und Handelshaus ihrer Familie bestanden. So schrieb sie direkt aus einem Krankenzimmer über die ansteckenden „Wasserblattern" und erwartete, selbst an die Reihe zu kommen.[221] In diesem Fall hatte sie aber Glück, wie wir aus ihrer erfreuten Antwort an Achim erfahren, der besorgt nachgefragt hatte.

Krankheit wurde auch im weiteren Briefwechsel der beiden immer wieder ein Thema, an dem jeder die Sorge um den Partner gut demonstrieren konnte, z. B. als Achim im Juli 1808 „mit dem kalten Fieber" krank daniederlag.[222] Das dürfte Schüttelfrost gewesen sein, der auf eine „Malaria" zurückgehen konnte.[223] Der Informationsfluss verdichtete sich dann in der frisch verliebten Stimmung, die beide nach dem Sommerurlaub beschwingte. Den hatten sie gemeinsam mit weiteren Freunden in Schlangenbad verbracht.

Das mondäne Thermalbad wurde übrigens anscheinend lediglich als Sommerfrische genutzt, von besonderen Kurpraktiken wird nichts berichtet. Eine geradezu poetische Beschreibung der ruhigen Lage in einer erholsamen, schönen Waldlandschaft bietet 1824 der örtliche Badearzt und setzt den Ort damit von Schwalbach mit „lebendigere[m] Treiben“ und seinen „geistig ermannenden Quellen“ ab.[224] Später erinnerten sich Achim und Bettine eines gemeinsamen Spaziergangs zu einem Sauerbrunnen in Schlangenbad, an dem man ggf. eines der damals sehr geschätzten Mineralwässer hätte trinken können.[225] Diesem attestierten die Ärzte neben allgemein förderlichen auch heilende Wirkungen bei Hautkrankheiten, „Circulationsstörungen und chronische[n] Entzündungszustände[n] mancher innerer Organe“, bei Krankheiten des Nervensystems sowie bei Gicht, Rheumatismus und einigen krankhaften Zuständen, „in welchen es sich um Anregung des Gesammtstoffwechsels handelt“.[226] Aus dem oberen Badhause „strömte das Wasser in die hohen, sehr geräumigen, mit den nöthigen Bequemlichkeiten (Stuhl, Schirmwand, Fußbrett, Stiefelzieher, Leinzeug, Wärmflasche u. s. w.) versehene[n] Bäder.“[227] „Eine seelenvolle Musik, von einer Familie gutmüthiger Böhmerländer vorgetragen, ergötzt jeden Abend mehrere Stunden im Freien die Lustwandelnden. Ruhebänke unter duftenden Linden laden zum Genusse des verglühenden Tages ein.“

Anschließend machte man eine gemeinsame Rheinfahrt nach Köln und kehrte nach Frankfurt zurück. Beide waren sich dabei sehr viel nähergekommen. Die Trennung nach einer Zeit längerer Gemeinsamkeit fiel ihnen entsprechend schwer. Bettine wollte sich auf der Fahrt mit den Savignys sowie Clemens und seiner Frau nach Landshut wegen ihres „Brust-Catarrhs“ schonen und verzichtete deshalb auf einen Spaziergang mit den anderen. Auch später berichtete sie immer wieder über diese Vorsichtsmaßnahme bei Erkältungen.[228] Achim riet sie liebevoll: „Hüte Dich vor dem Krankwerden.“[229] In den folgenden Monaten klagte er selbst dann immer wieder über Husten.[230]

Anfang November 1808 berichtete Bettine an Savigny sogar über ein „Loch im Kopf“.[231] Achim schrieb sie, wie es dazu kam: Sie hatte, um ihre Hauswirtin, die 15 Jahre ältere Elisabeth de Moy (1770–1833), zu erheitern, mit ihr Fangen gespielt und sich „mit größter Geschwindigkeit im Zimmer“ herumgerollt. „Unversehens stieß ich mir an einem Tischbein ein tüchtiges Loch in den Kopf, welches mich belehrte, dass ein Frauenzimmer von dreiundzwanzig Jahren leicht Schaden nehmen kann, wenn es wie Kinder spielt.“[232]

Trotz dieser selbstironischen Äußerung erwartete Bettine wohl Mitgefühl. Achim schrieb aber nur feinsinnig, er wolle sie am Kopfe küssen und hoffe, es fehle ihr daran nicht viel, denn das „gewaltige Loch im Kopfe wird wohl ein wenig abgerissene Haut sein“.[233] Ähnlich nüchtern berichtete er im Dezember von seiner Knieabschürfung, die er sich beim missglückten Sprung von einer Kutsche eingehandelt hatte, als er die durchgehenden Pferde zurückhalten wollte. Da sich die wunde Stelle am Knie bei jeder Bewegung wieder öffnete, musste er mehr stillsitzen, als ihm lieb war.[234] Jedenfalls brachte ihm das Unglück einen mehrwöchigen Aufenthalt bei den Brüdern Jacob (1785–1863) und Wilhelm Grimm (1786–1859) in Kassel ein, die er bei dieser Gelegenheit sehr schätzen lernte. Das hinderte ihn nicht, ihr Konzept, mit der Märchensammlung das ursprüngliche deutsche Erzählgut wiederzubeleben, kritisch zu kommentieren. Er selbst bevorzugte es, populäres Lied- und Erzählgut mit aktueller Inspiration neu zu prägen, und veröffentlichte damals die mehrbändige Liedersammlung „Des Knaben Wunderhorn". Im Januar 1809 wurde Gesundheit bei Bettine dann ganz zum Partnerschaftsthema: „Wir wollen gegenseitig einer um des anderen willen für unsere Gesundheit sorgen."[235]

Bettines Gesundheitsvorsorge

Von Bettine erhalten wir zumindest während dieser Münchener Periode ihres Lebens weitere Hinweise auf ihr Gesundheitsverhalten. Von der Schonung im Krankheitsfall war bereits die Rede. Sich Gefahren oder Verletzungen möglichst überhaupt nicht auszusetzen, entspricht diesem Muster. Dementsprechend beruhigte sie Arnim, als die Kriegshandlungen im April 1809 Landshut einholten und die Kugeln um Savignys Haus flogen: Man werde sich „nicht exponieren".[236] Einige Male werden von Bettine und Gunda morgendliche Fußbäder erwähnt – allerdings lediglich als Grund für die Verzögerungen beim Briefschreiben.[237] Ein Hinweis auf aktuelle Beschwerden fehlt. Es kann sich also einfach um morgendlichen Komfort handeln. Welche weiteren Absichten damit verfolgt wurden, muss offenbleiben. Der berühmte Mediziner Christoph Wilhelm Hufeland (1762–1836), Hofmedikus in Weimar und Arzt von Goethe, Schiller und Herder, hatte aber eine Vielfalt von Indikationen – darunter „Kopfschmerzen, Engbrüstigkeit, Koliken und krampfhafte Zufälle der weiblichen Periode" – als Anwendungsgebiete zusammengestellt. Diese dürften den beiden bekannt gewesen sein – ob aus seinem ursprünglich 1796 erschienenen populären Gesundheitsratgeber oder als tradiertes Familienwissen.[238]

Im Januar erzählte Bettine, dass der gemeinsame Freund Rumohr in München sei: „Er kömmt oft zu mir und führt mich zuweilen meiner Gesundheit wegen spazieren über die kalte Iserbrücke [sic!] an das hohe Ufer."[239] Teilweise lange Spaziergänge werden gerade in den kältesten Wintermonaten Januar und Februar noch häufiger erwähnt.[240] Explizit traute Bettine dem Spazierengehen an frischer Luft gesundheitsförderliche Wirkungen zu. Das entsprach den Empfehlungen der Ärzte in den von ihnen seit dem 18. Jahrhundert immer stärker verbreiteten Gesundheitskatechismen. So setzte sie auch im Frühsommer „alle morgen um 6h den Wanderstab auf die betauten Felder".[241]

Im Februar berichtete sie Savigny bereits ein weiteres Mal erfreut von ihrem guten Appetit: „Ich befinde mich ganz wohl und werde nach der Aussage aller Menschen dicker. Ich esse alle Tage Sagosuppe auf meine Kosten […] Dann hab ich auch zu meiner Stärkung eine Bouteille Madera getrunken für 4fl, da hat aber Rumohr zuweilen geholfen. Während dem schönen Wetter bin ich alle Morgen mit der Friederike spazieren gegangen."[242] Bettine nahm an, dass die Sagosuppe ihrer Stimme guttäte, und bereitete sie, wenn ihr Hausmädchen ausnahmsweise krank war, sogar selbst zu.[243] In den Monaten des Gesangsunterrichts wurde ihr die Stimmpflege überaus wichtig. Immer wieder schrieb sie auch an Achim, wie sehr sie sich freuen würde, ihn mit ihrem Gesang zu erfreuen – wenn sie sich beim Singen nicht direkt seinem Bild zuwende, das in ihrem Zimmer hänge.[244] Dieser kommentierte verständnisvoll, dass Krankheit – hier Bettines häufiger Husten – immer dort ansetze, wo es besonders schmerze, also bei den Lieblingsbeschäftigungen.[245]

Aus dem Hinweis auf ihre Gewichtszunahme lässt sich auch schließen, dass sie offenbar keinerlei Bedenken wegen ihrer Figur hatte, sondern die traditionelle Bewertung teilte, dass guter Appetit und Gesundheit zusammengehören, weil damit die Voraussetzungen für einen kräftigen Leib gesichert werden sollten.[246] Zur guten Ernährung gehörte für sie ganz selbstverständlich auch der (Süd-)Wein, dem man, in kleinen Portionen genossen, durchaus gesundheitsförderliche Wirkungen zusprach. So schreibt Hufeland: „Wein ist das größte Stärkungs- und Belebungsmittel, und kann daher bey großer Schwäche, Ermüdung, Traurigkeit, bey Ohnmachten oder Krankheiten von Schwäche am schnellsten die Kräfte heben."[247] Was für eine positive Einstellung zum Wein – selbst als Mittel zur Bekämpfung von Melancholie – bei einem Arzt! Damit stand er aber damals unter Ärzten keineswegs allein.[248]

Eine weitere Ernährungsgewohnheit Bettines, die sie für nützlich hielt, erfahren wir erstmals Ende April dieses Jahres. Damals waren ihre Schwester Gunda und ihr Mann in Landshut wegen der Kriegsereignisse und des in der Nähe gelegenen Lazaretts so schwermütig, dass Savigny sogar um eine Beurlaubung von seinen Lehrpflichten – erfolglos – nachsuchte. Bettine bot schwesterliche Tröstung an und lud Gunda nach München ein. Dort solle sie Italienisch lernen und „alle Morgen um 6 Uhr mit mir in den Englischen Garten gehen und die frischgemolkne Milchkur trinken".[249] Empfohlen werden hier frühes Aufstehen, ein tätiges Leben auch jenseits der Mutterpflichten sowie eine Molkekur. Diese kam damals insbesondere bei Lungen- und Atemwegserkrankungen in Betracht. Bettine hat sich selbst offenbar über Monate einer solchen Kur unterzogen. Man erkennt hier wieder den Versuch, die gesundheitlichen Voraussetzungen für eine gute Stimme zu verbessern. In dem detaillierten Bericht an Savigny über ihre Ausgaben listete sie nämlich im Juli auf: „[…] dass ich alle Morgen für 6 × [= Kreuzer] Geisenmilch trinke, […] muss gezählt werden, wie auch dass ich schon für 2 fl 17 × Eibischtee getrunken hab und für ungefähr ebenso viel Medizin; denn ein Katarrh nach dem andern hab ich gejagt und jage noch."[250] Welche besonderen Eigenschaften sie selbst der Ziegenmilch zusprach, ist unbekannt. Bei den Zeitgenossen galt sie als nützliches Mittel gegen Lungenkrankheiten.[251] Jedenfalls betrachtet sie diese ebenso wie den Gesundheitstee, der gegen Reizhusten wirkt, und die vom Arzt verschriebenen Arzneimittel als medizinische Produkte.[252] Einige werden präventiv, andere kurativ eingesetzt. Wie bei den Spaziergängen wird auch hier ein recht gesundheitsbewusstes Verhalten sichtbar. Eigenaktivität der noch gesunden Person für die Vorsorge ist dabei ebenso konstitutiv wie die Einnahme von Medikamenten im Krankheitsfall.

Schließlich war sie sich auch dessen bewusst, dass gegen Melancholie und Trennungsschmerz Bewegung helfen kann, wie sie witzig beim Kauf von Schuhen ausführt, die sie dann „in Landshut zertanzen will": „Ich hab von einem berühmten Arzt gehört, dass wie unter vielen Gegenmitteln für die Würme [sic!] das korsische Moos am besten befunden sei, so sei das Tanzen und Lachen am besten gegen betrübte Zeiten."[253]

Unabhängigkeitsstreben, Heiratswünsche und Finanznöte

Bettines Stimmung verschlechterte sich im Frühsommer 1809, als sich abzeichnete, dass ein ersehntes Treffen mit Achim immer unwahrscheinlicher wird. Ihr Bruder Clemens wollte nach Berlin reisen, lockte mit einem Besuch bei Goethe in Weimar und bot ihr an, mitzukommen; da hätte sich doch eine Chance ergeben können![254] Bettine drängte, genervt von einem seit acht Wochen dauernden Sommerschnupfen und Husten, der sie am Singen hinderte: „Sollte ich nicht zu Dir kommen, Arnim? Ich meine oft, wenn's die Kriegsumstände zugäben, es wäre so arg nicht. Clemens brächte mich nach Berlin, ich wohnte bei dem Onkel Carl, und Du kämst alle Tage zu mir."[255] Sie sei nun schon ein ganzes Jahr „allein – allein und wie allein!" Schließlich seien doch die Fesseln, die sie beide zurückhielten, nur Spinnengewebe, und „ein einziger gesunder Gedanke unserer Seele vermag uns alles zu geben". Nicht zusammenzukommen, wird geradezu als Krankheitszustand charakterisiert, während es gesund sei, der Neigung des Herzens zu folgen. Auch hier werden wieder Natur, Gesundheit und Gefühl assoziiert.

Dem Gedanken, zu heiraten, mochte auch Achim langsam nähertreten, aber er fühlte sich in Berlin blockiert, denn er hielt weite Reisen, etwa bis Landshut, für unmöglich. Er glaubte, die Kriegsereignisse verlangten seine Anwesenheit in Reichweite seiner Landgüter bei Berlin, wo er mit den Pächtern hart verhandeln müsse. Ggf. brauche ihn auch sein Land (Preußen) – z. B. im Waffendienst.[256] Dagegen setzte Bettine im Juli noch entschiedener – und recht burschikos – ihren Willen, „alle Hindernisse zu überklettern", und kündigte an, wenn sie komme, „nie mehr Abschied zu nehmen".[257]

Wie in ihren früheren Überlegungen zu ihren Chancen auf dem Heiratsmarkt kommt ein Hinweis auf die ablaufende Zeit, die ihr einen Wink gegeben habe: Allein bleiben wolle sie nicht. „Und weil ich nach ihr mich umsehe, so hab ich Dich im Auge, denn Du erfüllst meine Zeit. Und so ist es denn nicht anders, als dass ich nach Dir begehren muss."[258] Immerhin war es auch Achim im August „zuweilen so, als müssten wir durch alle Welt gehen", aber er zweifelte weiter an sich: „Paßte ich in irgendeine bürgerliche Ordnung und könnte eine Frau ernähren, so könnten wir uns wie andere ehrliche Leute dreimal aufbieten lassen, Gäste laden, kochen und backen und heiraten."[259] Damit war das Wort endlich einmal ausgesprochen – und Achim war selbst darüber erstaunt, es in seinem Brief geschrieben zu sehen, wenn er auch betonte, dass beiden der Gedanke nicht fremd sei. Dann las er in der Bibel, im Preußischen Allgemeinen Landrecht und anderen Büchern über den Ehestand nach – was allerdings die tatsächliche Eheschließung mit Bettine nicht voranbrachte, denn ohne Amt, ohne ausreichende Einkünfte und bei einem befürchteten Kriegsausbruch sah er sich weiterhin außerstande, entsprechende Zusagen zu machen.[260] Und dann wurde auch noch Arnims Großmutter krank, um die er sich kümmern musste.[261] Bettine konnte nur die bittere Zeit, die vorbeischleicht, bedauern.[262] Im Gegensatz zu den früheren Berichten über glänzende Gesundheit und zunehmende Körperfülle wies sie nun darauf hin, dass sie das schlechte Klima nicht vertrage und mager werde.[263]

In dieser äußerst unbefriedigenden Situation holten die mit 24 Jahren kurz vor der Volljährigkeit stehende Bettine selbst in München, dem Ort ihrer bisher größten Freiheit, wieder gewisse familiäre Zwänge ein. Sie sollte sparen und musste Savigny als Vertreter des Vormunds wegen Überschreitung ihres Limits detailliert Rechenschaft über ihre Ausgaben ablegen, was uns immerhin einen guten Einblick in ihr Alltagsleben beschert. Die kriegsbedingten finanziellen Ängste ihrer Schwester Gunda verstand sie nicht: „Soll ich denn mich zurückhalten, sparen pp., bloß weil es Mode ist? Soll ich denn, wenn die Fesseln so dünn werden (die mir lange beschwerlich waren), dass sie von selbst zerreißen, sie wieder flicken, bloß weil ich gewöhnt bin sie zu tragen?" Jedenfalls habe sie keine Ausgaben getätigt, die „im mindesten auf Wohlleben gingen".[264] Und sie entwarf schon einen Grabstein für sich als zu Tode gesparte Schwester. Ihr Monatswechsel von 100 fl. reiche für die Abzahlung der Schulden, und was darüber hinausgehe, wolle sie während des späteren Aufenthaltes in Landshut erwirtschaften.[265] Die Savignys wollten sie nämlich zurück in den Schoß der Familie nach Landshut holen. Gegen dieses Ansinnen erklärte Bettine Mitte August trotzig, dass sie sich weiterentwickeln und nicht an einen Ort umziehen möchte, „wo das ein 4tel Jahr nicht geht".[266] Gemeint war vor allem ihr Gesangsunterricht. Abends erfasste sie melancholische Verzweiflung.[267] Gegen Savignys Wunsch spielte sie auf Zeit, wobei ihr zupasskam, dass sie nur in Begleitung reisen konnte. Jedenfalls handelte sie durch Hinweise auf mögliche Reisebegleiter, die einer nach dem anderen krank wurden oder noch kuren mussten, einige Wochen Aufenthalt in München heraus und schaffte es, bis Ende September dort zu bleiben, doch dann reiste sie nach Landshut ab.[268]

Neue Perspektiven in Landshut oder Hinwegträumen nach Berlin?

Die Zeit dort begann nicht gut. Bettines Raum lag direkt neben Savignys Studierzimmer. Das hinderte sie am Singen: Sie befürchtete, seine Studenten könnten sie während der Sprechstunden hören.[269] Auch waren Soldaten in der Wohnung einquartiert. Man spürt, wie sie das alles einengt. Noch keine drei Wochen in Landshut, hatte sie – erstmals seit Jahren, wie sie ausdrücklich unterstreicht – heftiges Kopfweh, das sie anschaulich beschreibt: „In allen Ecken klopfts und hämmerts, als ob er ganz neu sollte tapeziert werden, und aus den Augen schaut ein verwirrlicher Geist."[270] Lazarette, „die ungesunde Stadt" und das Winterwetter belasteten später zusätzlich ihr Gemüt.[271]

Das Leben in Landshut erwies sich dann aber doch als besser, als es Bettine befürchtet hatte. Im Kreis der Studenten von Savigny fand sie neue Geselligkeit und anregende Gesprächspartner sowie manchen neuen Verehrer. Sie bezauberte die Gesellschaft im Hause des Schwagers mit ihrem Gesang.[272] Etliche ihrer langjährigen Freundschaften mit Juristen und Medizinern entstanden in dieser Zeit. Savignys Jurastudenten rückten später oft in einflussreiche Positionen der Staatsverwaltungen ein, während es der Mediziner Ringseis bis zum Leiter des Gesundheitswesens im Königreich Bayern brachte.

Ende Oktober wanderte Bettine mit Savigny und seinen Studenten in den nahen Bergen, während die Gattinnen Gunda Savigny und eine Freundin das Essen kochten. Bei der Rast warf man munter kleine Sandsteine in ein Bierglas, bis es brach. Bettine sprang auf dem steilen Rückweg ihrem sehr langen Wanderstock hinterher und verletzte sich dabei unter dem Kinn. Vor Schmerz schwach geworden, musste sie sich am Brunnen ausruhen, verschwieg aber ihr leichtes Schwindelgefühl, „um die anderen nicht zu erschrecken".[273] Sie betonte also ihre Sportlichkeit und ihre Selbstbeherrschung und grenzte sich gleichzeitig von den konventionelleren Aspekten der Frauenrolle ab. Bei anderer Gelegenheit wünschte sie sich sogar, ein Mann zu sein, um Achim unbekümmert zur Seite stehen zu können – ohne Reisehindernisse.[274] Für Achim war das Wanderstockunglück eine Gelegenheit, zu erinnern, dass er schon anlässlich gemeinsamer früherer Wanderungen in der Nähe von Savignys Gut Trages gedacht hätte, sie solle dieses ungeeignete Gerät wegwerfen.[275] Die Sorge um den anderen nahm also immer konkretere Formen an.

Geselligkeit und Ausflüge können aber nicht darüber hinwegtäuschen, dass Bettine die fortdauernde Trennung von Achim und die Unsicherheit über gemeinsame Perspektiven sehr belasteten. Alle Sehnsucht auf beiden Seiten half nicht weiter. Achim dachte sich einen „magnetischen Schlaf" aus, der ihn blitzartig zu Bettine brächte.[276] Passend träumte Bettine von seinem plötzlichen Eintreffen.[277] Bettine betonte im Januar 1810 die „gemeinsame Einsamkeit", als man sich über das Thema „wahre Liebe" austauschte.[278] Angelegentlich rief sie ihre Liebe zu Goethe in Erinnerung, die sie als gleichwertig mit derjenigen zu Arnim betrachtete. Ihr schon in der Münchener Zeit intensivierter Briefwechsel mit ihm belegt ihre starken Phantasien.[279] Später versicherte man sich der gemeinsamen Liebe zu Goethe, der Achim kannte und seine Werke immer wieder freundlich kommentiert hatte.[280] Arnim litt auf einem der Berliner Bälle, bei dem er Walzer tanzen musste, unter ihrer Abwesenheit.[281]

Gelegentlich kamen bei beiden Eifersuchtsgefühle auf – wenn Achim bei seinen Theaterproben in Berlin eine Schauspielerin auf die Stirn küsste oder Bettine sich angeblich für Savignys italienischen Ballonspieltrainer interessierte, was aber nur ein Gerücht war.[282] Immerhin erfährt man hier beiläufig, dass der berühmte Rechtsprofessor einen Sport trieb, bei dem der kopfgroße, mit Luft aufgeblasene Ball mit der Faust, die in einem Handschuh steckte, geschlagen wurde.[283] Damals galt das als italienisches Nationalspiel, so dass wohl Trainer aus diesem Land einen besonders guten Ruf hatten. Ludwig Grimm (1790–1863), den Bettine während ihrer Münchener Zeit häufiger getroffen hatte, malte ein Portrait von Bettine, das sie dann Achim schickte. Dieser kritisierte es allerdings gemeinsam mit Clemens, der bei ihm in Berlin wohnte, heftig: Bettine sähe darauf aus, als sei sie schwanger.[284] Bettine wandte ein, der Bauch sei nur so grob geraten, weil er nicht fertig radiert sei.

Endlich eine Zukunft mit Achim in Berlin

Die blockierte Situation der beiden Liebenden löste sich erst auf, als Savigny von Wilhelm von Humboldt einen Ruf an die neugegründete Berliner Universität erhielt. Darüber wurde zwar monatelang verhandelt, so dass erst im Frühjahr 1810 alles formell unter Dach und Fach war. Aber bereits im Dezember 1809 keimte bei Bettine erneut Hoffnung auf, endlich zu Achim nach Berlin fahren zu können, denn der Umzug mit den Savignys wurde nun eine konkrete Perspektive für das kommende Frühjahr.[285] Bereits Ende Januar zählte Bettine die verbleibenden Monate bis April. Geplant war, über das gemeinsam von einigen Brentano-Kindern und Savigny kürzlich gekaufte Landgut in Bukowan (nördlich von Prag) nach Berlin zu reisen. Durch den rechtzeitigen Verkauf von Staatspapieren und die Anlage in einer soliden Immobilie hoffte Savigny in diesen politisch unsicheren Zeiten das Familienvermögen zu schützen.[286] Schließlich wurde aber eine größere Tour über Salzburg und Wien daraus, die allerdings erst Mitte Mai begann. Savigny hatte sich noch vor Ostern fast „zu Tode gearbeitet", wie Bettine, immer auf Schonung achtend, kritisch bemerkte. Immerhin lernte sie in Wien dank der Beziehungen ihrer Schwägerin Antonie, geb. Birkenstock, Ludwig van Beethoven (1770–1827) kennen, den sie später mit Goethe zusammenbrachte.[287] Ihr Interesse, außerordentliche Persönlichkeiten kennenzulernen, war schon damals sehr ausgeprägt.[288]

Auch auf Achims Seite löste sich der Knoten: Seine 80-jährige Großmutter, Caroline Labes, die ihn großgezogen hatte und der er deshalb sehr nahestand, starb am 10. März „nach unglaublichem Leiden".[289] Ihre Krankheit hatte ihm „alle Tage mehrere Stunden besetzt". Offenbar hatte hier ein Mann viel Zeit bei der Kranken gewacht. Medizinkritisch kommentierte er: „Es ist eine schreckliche Sache um die Arzneikunde, die solche Schmerzen um Monate verlängert, aber der Himmel, der sie zulässt, weiß vielleicht nur in solcher Abtötung den Geist, der am irdischen Leben mit Kraft und Gewohnheit hängt davon zu entwöhnen. Nach der Meinung aller Ärzte hat sich vielleicht nie in solchem Alter solche Lebenskraft, solch ein Widerstand gegen alle Krankheitszufälle gezeigt."

Der Tod von Caroline Labes war für Achim auch deshalb so bedeutsam, weil er nun auf ein Erbe hoffen konnte, das ihm eine unabhängige Existenz sichern sollte. Die alte Dame hatte aber nicht nur ihre Beerdigung detailliert geplant, sondern auch präzise Ideen über die Verwendung ihrer großen Erbschaft: Sie begründete einen Fideikommiss, der die verschiedenen Landgüter zusammenhalten sollte und erst bei den Enkeln aufgelöst werden konnte. Sie schränkte also die Dispositionsfreiheit von Achim, seinem Bruder und einem Onkel erheblich ein. Immerhin konnte Achim nun dieses Vermögen zumindest nutzen.

Ziemlich steif begann er dann am 10. Juli 1810 mit seinem Heiratsantrag an Bettine: „So war mein Entschluß nach Eröffnung des Testaments bald gefasst, das Meinige zu tun, um rechtmäßige Kinder zu haben. Da brauchte es nicht langer Zweifel, ich wusste niemand auf der Welt, von der ich so gern ein Ebenbild besessen hätte, da kein Maler mir Dich ordentlich dargestellt hatte, und auch keine mit der ich ohne diese Verdopplung so gern mich erfreut, gestritten, gewacht und geschlafen hätte, als Dich, und das alles wollte ich Dir in Bukowan vortragen, aber anders und ernster als hier im Briefe, wollte die Zeiten bedauern, die ich so in Träumereien verloren, wollte Dir sagen, wie mich der Gott so gut und wunderlich geführt.“²⁹⁰ Achim hatte bei seinem kurzen Besuch in Bukowan vorher nicht den Mut zu einem Heiratsantrag gefunden. Vielleicht spürte er auch Bettines Distanz. Weil er sich immer noch in Erbauseinandersetzungen mit seinem aus Paris erwarteten Onkel befand, war er nach Berlin zurückgekehrt. Als Historiker kann man sich nur über diesen Umstand freuen, denn anderenfalls hätten wir diese doch etwas gequält wirkende Entscheidung für Bettine nicht schriftlich überliefert bekommen. Immerhin erklärte er bei dieser Gelegenheit sein langes Zögern auch damit, dass er Bettine schwerlich zu Lebzeiten seiner Großmutter hätte vorstellen können, denn ihre schlechten Manieren hätte diese nie akzeptiert.²⁹¹

Bettine selbst hatte sich noch auf der Reise in Salzburg in einen Landshuter Schüler Savignys, Max Prokop von Freyberg (1789–1851), heftig verliebt und ließ nun Achim etwas zappeln. Begeistert schrieb sie aus Bukowan nicht nur an Goethe, sondern auch an diesen schönen und kräftigen Juristen heftige Liebesbriefe. Möglicherweise hatte Achim diese neue Unentschiedenheit der Begehrten gespürt. Er bekam die Hintergründe in Berlin von Clemens erläutert und begann, heftige Selbstzweifel zu hegen.²⁹² Bettine deutete noch im Juli allenfalls im Fragemodus eine Entscheidung an: „Liebes Kind meines Herzens, warum soll ich nicht Dein sein? Warum, wenn Du an mich verlangst, soll ich Dir nicht geben?“ Dann schloss sie den Brief allerdings etwas deutlicher: „Sei von mir geliebt, sei mein, sei getrost.“²⁹³ Gleichzeitig drängte Achim. Man möge heiraten, Wohnungen in Berlin nehmen, wann und wo es sei, „nur bald“.²⁹⁴

So geschah es. Bettine wohnte bei Savignys, und am 4. Dezember verlobten sich die beiden – zunächst heimlich abends im Schneeregen. Am Weihnachtsabend tauschten sie dann auch offiziell im Kreis der Freunde Ringe aus.²⁹⁵ Bereits am 11. März 1811, genau einen Tag nach Ablauf der Trauerfrist von einem Jahr für die Großmutter, folgte die Vermählung, erneut zunächst geheim.²⁹⁶ Da der Bräutigam mit dem Bruder der Braut und die Braut mit ihrer Schwester zusammenwohnte, wollte man sich auf diese Weise ein bisschen Privatheit schaffen.²⁹⁷ So viel Romantik musste nach all den Jahren der Trennung wohl sein.

Fazit

Die Frage, woher Bettine eigentlich die grundlegenden Kenntnisse der häuslichen Medizin und die Kompetenzen zu der später so erfolgreichen Pflege ihrer eigenen Kinder erworben hat, lässt sich nun eher beantworten. Die formalen Bildungsangebote dürften dazu nicht viel beigetragen haben. Das gilt wohl auch für den Wissenserwerb durch Lektüren oder die Teilnahme an Vorträgen. Der Wissenschaft gegenüber war Bettine schon früh eher skeptisch. Da ihre Mutter nicht lange lebte, musste sie sich an anderen Mitgliedern des Haushaltes orientieren. Sie übernahm während ihrer Jugend offenbar ganz selbstverständlich einige Verhaltensmuster wie die Krankenpflege, die sie in ihrer nächsten Umgebung beobachtete. Die Sorge um die Gesundheit der anderen hatte in den personalen Netzwerken der Zeit einen hohen Stellenwert. So wurden Krankheit und Tod häufig erlebt und angesprochen. Bei diesen Gelegenheiten dürften Empfehlungen zur Selbstbehandlung zur Sprache gekommen und Kenntnisse über die Hausmedizin entstanden sein. Die Anbahnung der Ehe zwischen Bettine und Achim lässt sich durchaus auch als eine Geschichte des Interesses an der Gesundheit des Partners und der Übernahme von Verantwortung für dessen Gesundheit lesen. Wegen der Entfernung bleibt diese Verhaltensdisposition zwar zunächst verbal, sie zeigt aber den zentralen Stellenwert eines Themas, das bisher zu wenig beachtet wurde.

Insgesamt setzte Bettine Vorgaben der klassischen und gerade in ihrer Generation wieder stärker beachteten Diätetik um, die Regeln zur gesunden Lebensführung anbot: Sie strebte mit Spaziergängen und Tanz den Ausgleich zwischen Bewegung und Ruhe an, hielt sich möglichst viel an der frischen Luft auf, womit sie in der kälteren Jahreszeit vielleicht auch auf eine gewisse Abhärtung zielte. Die Ernährung wurde offenbar auf Sättigung und gezielt auf Verbesserung der Gesundheit hin angelegt. Interessant ist bei alledem, dass sie nie ihren Schlaf unter Gesundheitsgesichtspunkten anspricht. Zwar schreibt sie zu fast jeder Nachtzeit Briefe, geht auch in Winkel am Rhein oder anderen Orten, wo das möglich ist, noch nach Mitternacht in die freie Natur – aber von Schlafmangel lesen wir nichts. Vielmehr wurde die Nachtzeit von der Romantikerin besonders geschätzt. Für ausreichenden Schlaf muss sie in diesen Jahren irgendwie gesorgt haben, jedenfalls taucht das Thema als Aspekt der Diätetik nicht auf. Außerdem war sie über gängige Hausmittel gut informiert, nutzte auch gewisse „Modekuren" – und konnte sich bei Bedarf über mangelnde Medizinerbekanntschaften in ihrem nächsten Umfeld nicht beschweren.

3
Gesundheitssorgen, Krankheitsbewältigung
und Kritik der Medizin **während der ersten Ehejahre (1811–1824)**

In diesem Kapitel werden die Vorstellungen von Medizin und Therapien sowie der Umgang der Arnims mit Gesundheit und Krankheit im Kontext der familiären Entwicklung dargestellt. Dabei müssen auch die gesundheitsrelevanten Aspekte von Familieneinkommen, Wohnverhältnissen und Kindererziehung erörtert werden. Die recht unterschiedliche Inanspruchnahme des medizinischen Angebotes in Berlin, auf dem Land und in Kurorten ist ein weiteres Thema.

Ein schwieriger Start in die Ehe

Berlin hatte damals ca. 180.000 Einwohner, war wieder Residenz des zurückgekehrten Hofes, aber französische Truppen hätten es von den Oderfestungen oder Magdeburg aus jederzeit wieder besetzen können, was auch 1812 nach Napoleons Rückkehr vom verheerenden Russlandfeldzug geschah.[1] Achim wohnte zum Zeitpunkt der Verheiratung in der Mauerstraße südlich des Brandenburger Tors zusammen mit Clemens von Brentano. Bettine zog im Sommer 1811 erneut in den Haushalt ihres Schwagers Savigny ein. Der hatte ihr ein Zimmer in dem Palais reserviert, das er am Monbijouplatz, unweit der Hackeschen Höfe, gemietet hatte. Achim bedauerte die Entfernung zu seiner Wohnung, die etwa einer halben Stunde Fußweg entsprach. Er erklärte aber tapfer und verliebt, dass er zu Bettine auch an das Ende der Welt laufen würde.[2] Nach der Eheschließung wohnte das Paar noch zwei Wochen lang als Untermieter bei den Savignys, um dann gemeinsam in das Gartenhaus des Vossischen Palais an der Wilhelmstraße umzuziehen.[3] Das war in der Nähe von Achims früherer Wohnung. Für ihn war es weit genug außerhalb des Stadtzentrums, um unerwünschte Besucher abzuhalten. Bettine schätzte besonders die Kastanienbäume vor ihrem Fenster. Clemens' Wunsch, weiter mit seinem Freund, nunmehr aber zu dritt zu wohnen, hatte Achim bereits im Dezember 1811 klar zurückgewiesen.[4] So musste der Stifter dieser Beziehung nun allein zurechtkommen.

Die Finanzlage der jungen Eheleute war nur in den ersten beiden Jahren gut, schon vor der Geburt des zweiten Kindes musste man im Oktober 1813 in eine Wohnung bei Savignys, mittlerweile in der Oberwallstraße, umziehen. Das hatte allerdings den Vorteil, dass sich die beiden jungen Mütter aus dem Hause Brentano gegenseitig helfen konnten. Zwar hatte Bettine eine erhebliche Mitgift in die Ehe gebracht, aber 1813 erfuhr sie, dass Achim sich im Ehevertrag „anheischig gemacht hatte, nie einen Pfennig meines Eigenthums zu benüzzen, er war auch von mir nicht zu bewegen,

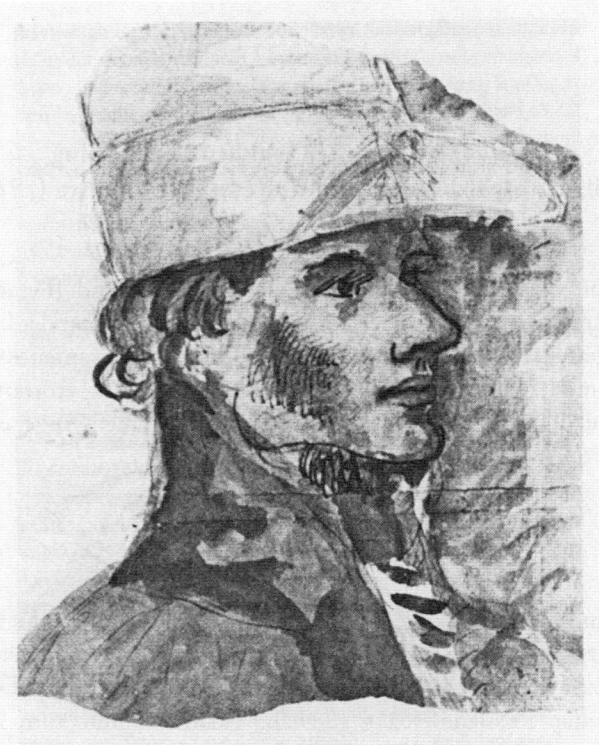

Abb. 3: Achim von Arnim im grünen Rock, Aquarell v. Clemens Brentano

seinen Vorsaz zu aendern".[5] Dabei bleibt unklar, ob diese Zurückhaltung nur den Kapitalstock oder auch die jährlichen Vermögenszinsen betraf, die Bettine aus ihrer Erbschaft erhielt. Achim wollte jedenfalls vermeiden, dass sie bei einer in diesen Kriegszeiten jederzeit möglichen Verwitwung mittellos dastünde. Er erfüllte damit vorbildlich die Erwartungen an ihn als Familienversorger, während Bettine das Geld lieber zur Erhöhung des Lebensstandards ausgegeben hätte. In ihrer Münchener Zeit hatte sie bekanntlich zeitweise sogar über ihre Verhältnisse gelebt. Es ist bezeichnend für die vermögensrechtlich schlechte Stellung der damaligen Frauen, dass selbst unter so gleichberechtigt gesinnten Partnern wie den Arnims derart wichtige Bestimmungen des Heiratskontrakts nicht offen ausgehandelt wurden. Sie waren nicht einmal der Braut bekannt, obwohl Bettine bei der Hochzeit volljährig war. Achims Sparsamkeit und Vorsicht in Geldangelegenheiten führten später häufig zu Konflikten mit Bettine, die gerne ihre Reserven angetastet hätte, um komfortabler zu leben. 1816 hat sie allerdings nach Unterzeichnung ihrer endgültigen Erbschaftsabrechnung entschieden darauf bestanden, mit einem Teil ihres Vermögens Kredite abzubezahlen, die mit 25 % besonders hoch verzinst waren.[6]

Die mühselige Renaissance eines verschuldeten Landguts

Achims Erbschaft war nur auf den ersten Blick beeindruckend. Kernstück war das geerbte Ländchen Bärwalde, das Achims Vater, Joachim Erdmann, preußischer Diplomat und Direktor der königlichen Schauspiele, 1780 für 98.000 Reichstaler erworben hatte. Schon damals gelang ihm das nur mit einem Vorschuss seiner reichen Schwiegermutter, Caroline von Labes.[7] Das Gut lag am Südrand des Fläming, ca. 100 km südlich von Berlin, unweit von Jüterbog, und bestand aus sieben Dörfern: Bärwalde, Kossin, Herbersdorf, Meinsdorf, Rinow, Weißen und Wiepersdorf. Fünf Dörfer galten gleichzeitig als Rittergut. Deren Inhaber waren berechtigt, am Landtag teilzunehmen und dort direkt ihre Interessen zu vertreten. Sie hatten Patrimonialrechte wie die niedere Gerichtsbarkeit, das Jagdrecht und das Kirchenpatronat, das die hervorgehobene Sitzbank in der Wiepersdorfer Kapelle allen Gottesdienstbesuchern vor Augen führte.[8] Achim nahm diese Rechte selbstbewusst wahr. So erfahren wir z. B. von Gerichtstagen, an denen er über „Diebstahl, Straßenraub, uneheliche Kinder" entscheiden musste.[9] Am wichtigsten dürfte ihm neben der Befreiung von Fronen und Einquartierungen die Steuerfreiheit gewesen sein, die den Rittergutsbesitzern ursprünglich als Ausgleich für ihre Militärdienste gewährt worden war.

Achims Vater hatte es vorgezogen, auf dem Gut Friedenfelde in der Uckermark, etwa 100 km von Berlin in Richtung Stettin gelegen, zu leben. Demgegenüber ließ er die südlich von Berlin gelegenen Güter des Ländchens Bärwalde durch Pächter verwalten, was die Erben bis 1814 beibehielten. Wiepersdorf war immer mehr zum namensgebenden Hauptort geworden. Das Gut war bei Joachim Erdmanns Tod 1804 immer noch hochverschuldet und ziemlich heruntergekommen, so dass die Großmutter Labes erneut, diesmal mit 12.000 Talern, aushelfen musste.[10] Außerdem fand Achim eine Reihe offener Prozesse vor, so dass er Wilhelm Grimm über eine „ganze Bandwurmgeneration von Acten und schlechten Geschäften" berichtete, die ihm zu schaffen machte.[11]

Zwar hatte sein älterer Bruder Karl-Otto, genannt Pitt, ein Junggeselle, der die Berliner Bohème genoss, von 1806 bis 1812 gelegentlich das Gut Wiepersdorf bewohnt und sich um die Gutsangelegenheiten gekümmert, aber offenbar war er in diesen schwierigen Kriegsjahren mit der Sanierung nicht recht vorangekommen. Da Achim eine wachsende Familie ernähren musste, die Erträge des Ländchens aber nur wenig mehr einbrachten als die Bedienung der Kreditzinsen, entschied er im September 1813, im folgenden Frühjahr mit der Familie aus Berlin nach Wiepersdorf umzuziehen. Dort hatten sie freie Wohnung und Heizung, was zusammen mit den günstigeren Lebensmitteln, die man allerdings zunächst vom eigenen Pächter kaufen musste, im Jahr etwa 800 Reichstaler einsparen sollte.[12] Vor Ort hoffte er, die Ertragskraft des Gutes wiederherzustellen. Dafür hielt er seine persönliche Anwesenheit vor Ort für notwendig. Das sollte außerdem die Kosten für einen Verwalter einsparen. Bei dieser Entscheidung könnte auch eine Rolle gespielt haben, dass Bettine, Savigny und Clemens schlechte Erfahrungen mit dem Verwalter eines Landgutes in Böhmen gemacht hatten.

In der Hauptstadt des daniederliegenden Preußen hatten sich – wie schon früher in Königsberg, wohin er König und Hof gefolgt war – Arnims immer wieder aufkeimende Hoffnungen auf eine Stelle im Staatsdienst endgültig zerschlagen.[13] Auch die Ehre, 1810 die offizielle Kantate auf die verstorbene Königin Luise zu schreiben, half nicht weiter.[14] Seine offenbar zu wenig geschliffenen Umgangsformen hatten ihn schon Anfang 1809 um die Chancen auf einen Gesandtenposten in Rom gebracht, wo er gerne als Nachfolger von Wilhelm von Humboldt amtiert hätte.[15] Nach diesen Enttäuschungen fühlte er sich in der Berliner Gesellschaft immer fremder, was er später als eine Empfindung stilisiert, die er seit seiner „frühesten Jugend" gehabt hätte.[16] Das Fehlen einer Mutter, die gleich nach seiner Geburt gestorben war, und die sehr strenge Erziehung im Hause der Großmutter Labes mögen ihren Anteil an diesen Widerständen gegen Konventionen und an einer gewissen Menschenscheu gehabt haben.

Befremdet über Achims Hang zum Landleben hat sich früh sein Freund, der Publizist Josef Görres (1776–1848) geäußert: „Was treibst Du auf dem Lande, mich dünkte, das Landleben bekomme Dir nicht sonderlich, in deinen letzten beiden Briefen [von 1814] schien mir viel Trübsinn und Unzufriedenheit mit unterzulaufen, was ich an dir nicht gewohnt bin. […] Körperliches Handthieren mag dir körperlich wohlbekommen, Alles Andere an dem oekonomischen Treiben ist deiner Natur zuwider, und es kann nicht viel dabey herauskommen."[17] Später riet Bettine ihrem Mann aus Wiepersdorf, sich mit seinen Geschäften in Berlin nicht unter Druck zu setzen, denn „ich versichere Dich, dass es mir eine angenehme Empfindung ist, Dich unter Menschen zu wissen, mit denen Du noch eine andere Konversation führen kannst wie mit dem Verwalter". Und weiter: „Ich bleibe dabei, dass Du für die menschliche Gesellschaft gemacht bist und nicht für diese Einsamkeit."[18] In der Folgezeit scheint er trotz dieser Ermutigungen immer mehr seiner „allgemeinen Kranckheit" zu verfallen, „dass man von dem Interesse an und mit Menschen nichts habe", was ihm Bettine – so explizit allerdings erst 1820 – ankreidete.[19] Außerdem meinte er nach einer Erkältung mit Husten, dass „in der Stadtluft kein Gedeihen" für ihn war.[20]

Umzug der Familie aufs Land nach Wiepersdorf

So entschied sich das Paar, notgedrungen das Experiment des Lebens auf dem Land zu wagen. Für die Städterin Bettine war das sehr gewöhnungsbedürftig. Als die Familie mit dem fast zweijährigen Freimund und dem gerade ein halbes Jahr alten Siegmund Mitte April 1814 nach einer endlosen Kutschfahrt, bei der man zeitweise den Weg verloren hatte, nachts um 1 Uhr schließlich in Wiepersdorf ankam, fand man die Gebäude in schlechtem Zustand vor: Achim selbst musste Farbe reiben und anstreichen sowie Mäuse fangen.[21] Auch nach zwei Tagen Aufräumarbeiten blieb noch ziemlich viel zu tun für „Zimmermann, Tischler, Maurer und Schlosser".[22] Neben brauchbaren Möbeln des Bruders freute sich Achim über etliche Flaschen Wein überraschend guter Qualität aus der nächsten Umgebung. Er musste aber mit Bedauern feststellen, dass die eigenen Weinstöcke verfallen waren.[23] Er pflanzte sie bald um.[24] Freude hatte er an der ebenfalls dringend notwendigen Gartenarbeit und den zwitschernden Vögeln.[25] Ende 1816 waren bereits „Apfel- und Birnbäume, Nusssträucher und Kirschen" gepflanzt.[26] Auf wohlgedüngten Beeten baute er „Erbsen, Salat, Spinat, Bohnen Mohn, Gurken, Mohrrüben Zwiebeln & Petersilie [...] auch Blumen" sowie „Kohl, Salat, Selleri" an; er grub einen neuen Brunnen, bereitete Hofzäune vor, pflanzte Bäume und baute später auch Spargel an.[27] Gesträuche und Rosen pflanzte er 1821.[28] Von einer Schweineküche erfahren wir zufällig, weil das Gutsherrenpaar vom Schlächter eine Fabel erzählt bekam, die es an die Grimms für deren Sammlung weitergab.[29] Achim bat seinen Schwager um die Zusendung von Brechpulver „für meine hiesige Armenpraxis, die Dosis darf aber nicht zu stark seyn".[30] Künstlich herbeigeführtes Erbrechen wurde therapeutisch eingesetzt, um eine Entleerung des Körpers zu befördern. Der Gutsherr kümmerte sich offenbar also auch um die Gesundheit der „Leute" und machte sich Gedanken über die schlechte Ernährung der Bauernkinder mit „Mehlpimp", die während des ersten Lebensjahres zu häufigeren Erkrankungen führe.[31] Ähnlich bestellte Bettine bei Achim, als er in Berlin weilte, für die Hausapotheke in Wiepersdorf „Tee, Senf etc.". Sie erinnerte dabei an die Vorratshaltung und nahm offenbar an, dass er über den bestehenden Arzneimittelbedarf genau Bescheid wusste![32] Außerdem behandelte er sein Reitpferd selbst, wie er Bettine stolz über seinen Braunen berichtet, dem er „erst kürzlich mit 8 Klistieren das Leben errettet, nachdem er sich überfressen hatte".[33]

Die alten Freunde können während der ersten Jahre sein Interesse am Dasein als Landjunker trotzdem nicht verstehen. So äußert sich Achim zu seinem neuen Tätigkeitsschwerpunkt grundsätzlich: „Als Beschäftigung betrachtet ist mir die Landwirtschaft behaglicher als die meisten andern nützlichen Arbeiten gewesen, das Wesentliche kenne ich seit früher Jugend, das Künstliche findet hier noch wenig Anwendung, wo ich fürs Nächste sorgen muß, mir nützt, dass ich alles nur aus Anschauung hierin weiß, nichts aus Büchern, dass ich keine Eitelkeit darauf habe, sondern ruhig Bauern, Knechte oder Tagelöhner auszufragen weiß, wie es hier oder dort gehalten worden und ergangen ist."[34] Offenbar fühlt er sich durch die regelmäßigen Sommeraufenthalte auf dem Familiengut Zernikow 80 km nördlich von Berlin für die neuen Aufgaben gut gerüstet. Er setzt als studierter Physiker auf die Sicherheit des empirischen Versuchs und ist skeptisch gegenüber allem Buchwissen und „Künstlichen".[35] Das erinnert an die Skepsis seines Onkels gegenüber reiner Theorie. Achims Bemerkung zielt konkret auf die entstehende Agrarwissenschaft und Albrecht Daniel Thaers (1752–1828) mehrbändiges Werk über „rationelle Landwirtschaft" (1809–1812), das er im gleichen Brief kritisiert. Dem Buchwissen stellt er den hohen Wert des Erfahrungsschatzes der Gutsarbeiter und Bauern gegenüber. Diese Hochschätzung der eigenen Erfahrung sowie des Natürlichen im Gegensatz zum Künstlichen entspricht auch seinem romantischen Denkansatz. Wir werden ihn beim Umgang mit medizinischen Fragen wieder antreffen.

Der selbstgewisse Optimismus des Landjunkers rieb sich aber immer wieder erheblich am Geldmangel. So legte der arme Gutsbesitzer dem Rechtsprofessor Savigny sogar nahe, eine Vollmachtsurkunde trügerisch als Zeitung zu verpacken, um bei der Übersendung Postgeld zu sparen.[36] Immerhin hat Achim Ende Juni 1814 bereits außer seinem „Wohnhause drey andere Häuser in Ordnung gebracht, einen Thurm abgetragen" und dachte daran, „einen Stall für meine künftige Bequemlichkeit sehr wohlfeil zu beenden". Wenn er einen weiteren Sommer in Wiepersdorf bleibe, werde er sich eine Kuh anschaffen und „Schweine mit alten Manuskripten mästen". Auf diese selbstironische Wendung zu seinem Schicksal als Schriftsteller, der familienhalber zum Landjunker wurde, folgt schwarzer Humor zu seiner Lage als Schuldner. Er bringt sie unter folgendem Motto auf den Punkt: „Nun rädert mich einmal, damit ich mich nicht zutode friere."[37] In den nächsten Jahren blieb das Geld trotz der an sich soliden Ertragslage des Gutes sehr knapp. Achim hangelte sich von Zinstermin zu Zinstermin. Versuche, Teile des Erbes zu veräußern, die nicht den Verkaufsverboten des Fideikommisses unterlagen, erwiesen sich als schwierig. Verpachtungen waren wegen Betrugsgefahr und Kriegszeiten risikobehaftet. Abgrenzungen von Rechtsansprüchen mit den Hintersassen, z. B. am Gartenland, waren oft sehr kompliziert.[38]

Achims Zusammenbruch und Bettines Arztkritik

Die katastrophale Finanzlage, die ihm der Geheime Justizrat Friedrich Carl Beelitz (1774–1841) als Fideikommiss-Kurator im September 1815 enthüllte, führte bei Achim zu einer so starken psychischen Belastung, dass sie Todessehnsucht auslöste.[39] Es kam ihm so vor, als hätte er auch gegenüber seinen Kindern versagt, obwohl er doch hart arbeitete und streng sparte. Nach einem langen eisigen Winter „mit ungeheuren Schneemassen" wurde Achim im Frühjahr 1816 schwerkrank.[40] Mitte April hatte er wegen „einer Brustentzündung verbunden mit einem delirierenden reumatischen Nervenfieber [...] neun Tage zwischen Leben und Tod gerungen".[41] Bettine wachte nachts bei ihm und musste die „grausamsten Fantasien" anhören, so dass sie geradezu erlöst war, als sich nach der schlimmsten Nacht morgens um 7.45 Uhr endlich ein „fantasieloser Schlaf einstellte". Sie hatte Angst, Achim würde sterben. Göttlichem Wirken schrieb sie es zu, dass er überlebte, denn er gehöre zu „einer Klasse von Menschen, die Gott zu seiner eignen Freude erkoren hat". Ansonsten dankte sie dem Herrn, dass er sie „in dieser schrecklichsten Periode meines bisherigen Lebens (denn es kann ja doch noch aerger kommen) so gestärkt hat". In dieser extremen Belastungssituation drückte Bettine ein Gottvertrauen aus, das ihr sowohl bei der Bewältigung der eigenen Machtlosigkeit im Angesicht des Todes wie bei der Erklärung des letztlich guten Ausgangs der Krankheit weiterhalf. Es zeigt, dass ihr Fundus an Gläubigkeit in Extremsituationen wieder wirksam wurde.

Demgegenüber machte sie mit dem in Wiepersdorf behandelnden Mediziner eine ausgesprochen enttäuschende Erfahrung, die erstmals das bei beiden Eheleuten wiederkehrende Thema der Arztkritik anklingen lässt. Mitten in Achims schwerer Krankheit teilte der Arzt ihr nämlich schriftlich mit, sie solle sich einen anderen Behandler suchen. Sie empfand dieses indirekte Vorgehen als feige. Außerdem kündigte der Arzt auch noch gegenüber Dritten wie dem örtlichen Pfarrer Arnims Tod innerhalb der nächsten drei Tage an. Das sprach sich wie ein Lauffeuer herum, so dass die Nachbarn mit den in einer solchen Situation gesellschaftlich üblichen Krankenbesuchen das „Schloss" für Bettine erst recht zur „Marterkammer" machten.[42] Der Unwille des ärztlichen „DummKopfs", sich der besorgten Ehefrau gegenüber offen zu verhalten, und die Verletzung der ärztlichen Schweigepflicht sind ihre Kritikpunkte – also eine Mischung aus Paternalismus gegenüber Frauen und mangelnder Professionalität. Der als Vertreter bestellte Arzt kam erst morgens kurz nach dem Ende der Krankheitskrise und verhielt sich offenbar menschlich und vernünftig.

Bettine setzte in der Folgezeit auf Hausmittel, die sie aus Berlin kommen ließ. So sollte „Opodeldock" als Salbe oder in flüssiger Form durch Einreiben gegen rheumatische Schmerzen helfen, was die Inhaltsstoffe Kampferspiritus, Thymian- und Rosmarinöl tatsächlich leisten dürften. Eigentlich Opodeldok geschrieben, war diese Mischung von dem Arzt Paracelsus (1493–1541) so benannt worden und wurde auch gegen Gicht eingesetzt.[43] Achim wünschte sich „ein paar Bouteillen Porter" (= Porto) für die Zeit nach der Genesung.[44] Bettine teilt Wilhelm Grimm in einem Brief, der die dramatische Krankheit beschreibt, Achims Äußerung im ersten Moment der Besserung mit: „Wie schön wärs, wenn ich nun einen lieben Freund wie Wilhelm bei der Genesung (die wahrscheinlich sehr langsam von Statten gehen wird) um mich haben könnte", und schließt sich diesem Wunsch mit dem Ausruf „[…] käme doch einer!" an.[45] Achim wiegelt bereits eine Woche später in einem Schreiben an die Grimms ab: „Meine Frau hat Euch lieben Freunde neulich in der Angst des Herzens meinetwegen erschreckt und Euch mir wie einen stärkenden Wein zur Genesung verschrieben. Ich eile schnell wieder gut zu machen, wenn Sie Euch vielleicht durch diese Aufforderung zu einer Reise veranlaßte, die Euren Verhältnissen störend wäre […] Ich bin wirklich durch Gottes Gnade so weit wieder hergestellt, dass es mir täglich besser wird."[46] Er erklärt dann weiter, dass er sich wohl bei seiner Gartenliebhaberei übernommen habe, denn „es giebt in Hinsicht körperlicher Anstrengung für den von Jugend an verwöhnten eine Grenze". Achim zeigt hier insgesamt ein klassisch männliches Krankheitsverhalten: erst die Signale der Überforderung nicht wahrnehmen, dann aber auf keinen Fall anderen zur Last fallen wollen, denn er wusste um die Finanznöte der Grimms und die für sie hohen Reisekosten aus Kassel. Schließlich überzeichnete Achim den Verlauf der Genesung gegenüber den Kasselern, während er gegenüber Savigny, der ihn besucht hatte, Tage später zugab, noch keineswegs gesund zu sein. Tatsächlich kam er auch in den folgenden Wochen nur langsam wieder auf die Beine, wozu die von Bettine herbeigeholten Freunde und Wilhelm Grimm sicher beitrugen.[47] Jahre später erinnert sich Grimm sogar, Achim habe „nicht wie einer aus[gesehen], der krank gewesen".[48] Allerdings traf er auch erst Wochen nach der Krise ein.

Achims sonstige Krankengeschichte und sein Kuraufenthalt

Das gibt Anlass, Achims früheres Verhalten bei Krankheiten anzusehen. An Savigny schreibt er 1812, dass dessen Kinder bei Arnims fröhlich zu Mittag äßen, er sich aber von den Speisen ab- und den Genüssen einer geistigen Unterhaltung zuwende, denn „seit zwei Uhr nachts" hätten ihn „ Colik und Erbrechen" geplagt.[49] Nach der Rückkehr von einer Ausstellung meint er etwas ironisch, die „Kanailge hat mir eine Otter in den Leib gehext, es kneift mich schon wieder so fürchterlich, dass mir der Athem vergeht".[50] Im Juli 1815 war er einige Wochen „recht sehr erkrankt" und soll, so beschreibt es Bettine, ausgesehen haben „wie ein Gespenst". Sie bekochte den Bettlägerigen und las ihm vor.[51] Zu diesem Fieber, das ihn zwei Posttage lang am Schreiben hinderte, erklärte Achim seinem Schwager: „Mein bestes Wissen von Arzneikunde habe ich dagegen aufgeboten, vomirt, purgirt, Blasenpflaster gelegt und so scheint es jetzt abziehen zu wollen. Es lernt sich manches in kranken Tagen."[52] Von solchen Pflastern erhoffte man sich eine stimulierende Wirkung auf den Organismus.

Krankheit ist also gelegentlich Thema in der Korrespondenz der Schwäger, aber sie wird eher im Ton gelassenen Humors angesprochen. Auch distanzierte sich Achim von Krankheitserklärungen der Bevölkerung. Ansonsten war Kranksein eine Herausforderung an die männliche Autonomie, die mit entsprechenden Therapieversuchen gewahrt werden sollte.[53] Dabei stehen die „heroischen" Verfahren, bei denen Brechreiz ausgelöst wird, und stark abführende Mittel in dieser Lebensphase noch ganz im Vordergrund. Der Kranke musste sich dabei in der Hoffnung auf Genesung einiges zumuten. Achim rühmte sich auch einer gewissen Arzneikenntnis, die wiederum seine Selbsthilfekapazität nur erhöhen konnte.

Woher er das alles gelernt hat, lässt sich anhand der Überlieferung zu seiner Person nur ansatzweise klären. Er hat sich jedenfalls während seines Studiums auch mit medizinischen Fragen befasst und sogar Notizen zu einer Fiebertheorie hinterlassen.[54] Außerdem hatte er seit ca. 1800 immer wieder Medizinstudenten unter seinen Freunden, mit denen er auch später Kontakt hielt.[55] Aber dabei dürften eher medizintheoretische oder allenfalls philosophische Fragen traktiert worden sein. Praktisches Arzneiwissen gehörte offenbar zum selbstverständlich in Kindheit und Jugend vermittelten Wissensbestand auch eines jungen Mannes, von dem man erwartete, dass er sich später auf einem Landgut – ggf. also fern von Ärzten – selbst versorgen kann.

Dabei gibt es allerdings Grenzen, die er sehr wohl erkannte – allerdings zunächst lieber schweigend überging. So schreibt er seiner Frau Anfang Juli 1817, er habe „nie gesagt", wie ihn „diese sakrische Hämorrhoidalbeschwerde oft gequält und gestört hat".[56] Mehr als ein Jahr nach seinem Zusammenbruch entschied er sich aber aufgrund eines „gewissen Zutrauens" – nicht wegen der „Mode", wie er ausdrücklich unterstreicht –, zur Kur nach Karlsbad aufzubrechen, war aber schon bald der Reise-Einsamkeit überdrüssig.[57] Immerhin solle der Ort „vortrefflich gegen hämorrhoidale Anlage sein", die ihm dieses Jahr zwar nicht so gefährlich wie im letzten geworden, aber lästig sei, wie er den Grimms – ebenfalls nachträglich – mitteilt. Bettine gegenüber gibt er auch zu, dass er immer wieder an den Grund der Reise erinnert würde.[58] Die Kur in Karlsbad sollte nach Vorschrift der Ärzte vier Wochen dauern, er war aber entschlossen, die Reise so kurz wie möglich zu halten.[59] Bettine charakterisiert diese „kurze Zeit" großzügig und tapfer als seine verdiente „Erholung von sechsjähriger Sklaverei" durch die Familienpflichten, während sie sich selbst in Berlin mit den geballten Unarten der gemeinsamen Kinder auseinandersetzt.[60]

Achim liefert uns anschauliche Beschreibungen des Kurbetriebs, die teilweise auch Bettines Erfahrungen entsprechen könnten, die schon in ihren Frankfurter Jahren wie auch im späteren Leben gerne in Kurorte fuhr. Achim arbeitet dabei gut die Ambivalenzen dieser Art der „Erholung" zur Verbesserung der Gesundheit heraus. Er nahm ein etwas abgelegenes preisgünstiges Quartier bei einem Nadler. Amüsiert über den Lärm, der dort tagsüber herrscht, meint er: Der Schlaf bei Tage werde offenbar für sehr gefährlich gehalten.[61] Er trinkt nach seiner Art, nämlich aus sämtlichen Quellen zusammen „in der festen Meinung, dass sie sich alle vereinen müssen in meinem Leibe", und berichtet weiter: „Von der Wirkung des Wassers verspüre ich schon etwas, ich habe ein unerschütterliches Vertrauen zu demselben."[62] Heilungszuversicht fördert bekanntlich die Genesung. Wirkungen auf den Schlaf werden genau notiert.

Dann charakterisiert er ausführlich den Kurbetrieb als „diese Wasserwirtschaft", die der „angestrengteste Dienst [...], ärger als auf einem Schiffe", sei: „Um fünf Uhr ist man auf dem Platze bei dem Sprudel oder beim Neubrunnen mit einem Porzellanbecher, da trinken einzelne in Perioden von 10 Minuten bis 18 Becher, ich brings nur zu 10 Bechern, viele nur zu 6 Bechern, unter beständigem Auf- und Niederlaufen werden diese bis etwa acht verschluckt. Nun wird ein Spaziergang vorgenommen über die Berge und um neun Kaffee mit einer eigenen Art Gesundheitsbrezeln verzehrt, das ist eine gewaltige Labung, denn Abends wird nichts gegessen. Um 1 Uhr wird gespeist, mittelmäßig und teuer, glücklich wer einen verständigen Tischgenossen findet. Dann werden große Wege in die Gegend gemacht, um 7 bis achte gebadet, nachher einen Augenblick den Saal besucht und dann geht's zu Bett. Alle Beschäftigungen sind verboten, und man kommt auch zu nichts [...]."[63] Offenbar stellt sich unter den Gästen bei der Trinkkur schnell eine Art Konkurrenz um das größte Fassungsvermögen in der kürzesten Zeit ein, die Achim ansatzweise mitmacht. Allerdings hatten die Ärzte seit den 1770er Jahren und dann weiter im 19. Jahrhundert die vorgeschriebenen Trinkmengen immer weiter reduziert. Während Achims Besuch wurden morgens acht bis zehn Becher, abends – erst ab 1809 – noch einmal drei bis vier empfohlen.[64] Er erlaubte sich aber auch gewisse Abweichungen von den „Vorschriften": So habe er es gewagt, sowohl Sprudel zu trinken als auch zu baden, und habe trotzdem weder Brust- noch Leberschmerzen bekommen. Souverän kommentiert er: „Die Angst vor den gewaltsamen Wirkungen des Sprudels geht hier ins Lächerliche." Als Begründung führt er an, das „macht allein sein Brausen aus der Erde". Ansonsten schmecke das Wasser wie jedes andere, es sei nur heißer. Die Gäste trügen einen Büschel Salbei wie ein Ordensband bei sich, „welches für ein notwendiges Reinigungsmittel der Zähne gehalten werde". Auch hier spürt man Di-

stanz zum Kurbetrieb, der bei Achim auch Überdruss über das „gleichförmige Am-
phibienleben" auslöst.[65] Ebenso bedauert er die Trennung von der Familie. Schließlich sei „die Komödie hier schmerzlich anzusehen, es sind alles kranke Schauspieler
von den verschiedensten Bühnen, die während des Spiels kaum ihr Wasser halten
können, so viel Sprudel haben sie am Morgen verschluckt."[66] Seinen Humor hat er
jedenfalls wieder.

Nach Achims Ansicht machte die Wasserkur alle Nerven empfindlicher, so
dass er schon bei geringerem Weinkonsum als früher eine höhere Wirkung spüre.
Schließlich ist er sehr zufrieden mit der Kur, da er die Krisis überstanden hatte:
„Heftiges Kopfweh verfinsterte alle Sinne, im Unterleib zog Krampf auf und nieder,
und nach vielen Ausleerungen floß zu meinem anfänglichen Schrecken blutiger Eiter aus meinem Hintern. Die Leute sagten aber, das müsse so sein, und so ließ ich es
mir gefallen. Bald darauf war Kopfweh und Empfindlichkeit der Nerven, auch aller
Krampf im Unterleib verschwunden. Ich hatte mich keinen Augenblick vom Wasser
abschrecken lassen, zu dessen Wirksamkeit ich immer mehr Zutrauen gewinne."[67]
Der Vertrauensvorschuss für die Kur, den er auch den Grimms mitgeteilt hatte, war
also nicht enttäuscht worden.[68] Die Therapie scheint auch nachhaltig gewirkt zu
haben, denn in den Folgejahren liest man nie mehr etwas von dieser Art Beschwerden.[69]

Bettines erste Schwangerschaft und eine dramatische Zangengeburt

Bettine hatte in diesen Jahren andere Gesundheitssorgen. In erster Linie sind ihre
Schwangerschaften zu nennen. Für die weitere Zukunft der jungen Familie von
Arnim war die Geburt eines Kindes, insbesondere wegen der Erbregelungen der
Großmutter, unabdingbar. Dementsprechend sind wir über Bettines erste Schwan-
gerschaft aus Briefen ihres Ehemannes an die Freunde gut informiert. Das Paar war
im August 1811 zu Freunden in Giebichenstein gereist, wo man sich beim vormali-
gen Hofkapellmeister Johann Friedrich Reichardt (1752–1814) im großen Park seines
Landgutes zum gemeinsamen Musizieren und Debattieren traf. Die gastfreundliche
Familie Reichardts widmete der sonst recht bewegungsfreudigen Bettine eine Sitzbank in ihrem großartigen Garten.[70] Anschließend fuhren die Arnims zur Feier von
Goethes 63. Geburtstag, bei der sie neben Hofrat Johann Heinrich Meyer (1760–
1832), dem Direktor des Zeicheninstituts, die einzigen geladenen Gäste waren.

Achim berichtete stolz an Clemens von Brentano: In Weimar „entschied es sich
mit entsetzlichen Uebelkeiten, dass sie [Bettine] gesegneten Leibes, das ist nun herr-
lich, aber es muß mit mancher Sorge errungen werden, sie hatte sich vielleicht hier
mit Laufen und Reden, vielleicht auch bey kleinen Schrecknissen, dass ein Hund
sie anbellte zu heftig angegriffen, es war ein vorzeitiger Abgang besorglich und sie
muste sich einhalten."[71] Damit entschuldigt er sich bei Clemens und Savigny, doch
nicht mehr die geplante Reise nach Böhmen antreten zu können: „Möge kein Stoß
unsren Erstling aus dem wunderlichen Winkel heraustreiben, wo er schon jetzt mit

dem Magen ausserordentliche Kämpfe auszufechten hat."[72] In den folgenden Tagen hat Bettine leichte Blutungen vom „Fahren hier in der Gegend" um Weimar bekommen, die Achim als „sehr unbedeutend aber doch etwas Regeln" umschreibt.[73] Man kann daraus schließen, dass ihm der Unterschied zwischen Regel- und anderen Blutungen nicht ganz klar war. Das zeigt sich erneut einige Jahre später zu Beginn von Bettines fünfter Schwangerschaft, zu der er ihr schreibt: „Die vielen Ohnmachten geben mir zuweilen die Sorge, dass statt einer Schwangerschaft irgend eine andere Beschwerde Dein Blut verschlossen hält. Du musst ja nicht abends zu lange lesen und wachen. Trinke ja Wein, aber auch nicht zu viel."[74] Offenbar kann nach Achims Vorstellung fehlender Schlaf zur Blutstockung führen, während der maßvolle Weinkonsum die Flüsse in Gang hält – von problematischen Wirkungen auf den Fötus wusste man damals nichts. Jedenfalls argumentiert Achim hier ganz im Sinne der Humoralpathologie mit Säfteflüssen und -stockungen.[75]

1811 litt Bettine „an steter Uebelkeit und Widerwillen gegen Speisen" und musste sich „nach der Verordnung des Hofrath Stark[76] wenigstens noch ein [sic!] vierzehn Tage bis der zweite Monat vorüber sich hier stille halten". Entgegen der Empfehlung des Schwagers Clemens wolle er, Achim, diese Zeit gerade nicht für einen schnellen Abstecher auf das gemeinsame Landgut in Böhmen nutzen, denn „ohne Grausamkeit" könne er „Bettinen nicht alleine lassen, selbst wenn sie es zugebe". Er fährt dann fort: „Ihr sind in Ihrem jezigen Zustande fast alle Menschen widerwärtig, unsre Kammerjungfer ist verliebt und überhaupt wenig geschickt zur Krankenpflege, wozu sich auch weder Göthe noch dessen Frau schicken." Achim zeigt sich also rücksichtsvoll und sieht sich anscheinend selbst als besten Tröster und möglicherweise sogar als Krankenpfleger, denn das Begleitpersonal erfüllt ebenso wenig wie die Gastgeber dahingehende Erwartungen Bettines. Dabei denkt Achim nicht nur an Goethes Frau, sondern auch an diesen selbst.[77] Insgesamt scheint er die Betreuung einer Schwangeren keineswegs ausschließlich den Frauen zuzuschreiben. So rät er Bettine auch in der Folgezeit zur Vorsicht: „Wenn ich sie warne, in ihrem jezigen Zustande die Treppen vorsichtiger herunterzuspringen, so sagt sie: Was einmal fallen soll, das fällt von selbst."[78] Bettine selbst scheint das Risiko einer Fehlgeburt etwas lockerer zu nehmen.

Ende April 1812 musste Achim „wegen der ganz nahe bevorstehenden Niederkunft" seiner „Frau alle [...] Bücher, Kunstsachen etc. in ein neu eingerichtetes Zimmer schleppen". Er beeilte sich dann noch, die üblichen Erledigungen für die Grimms zu machen, da ihn später „die ersten Vatersorgen und Vaterfreuden" – nota bene in dieser Reihenfolge – davon abhalten könnten.[79] Eine Woche später wurde der erste Sohn Freimund unter erheblichen Komplikationen geboren. Wegen eines großen Kopfes und einer verwickelten Nabelschnur war der Einsatz der mittlerweile auch außerhalb der Gebärkliniken üblich gewordenen eisernen Geburtszange geboten.[80] Achim teilte Savigny lediglich im Telegrammstil umgehend mit: „Ein Bube mit Zangen geholt – und doch glücklich auf die Welt gekommen. Bettine ist wohl!"[81] Während sich Achim in seinem Bericht an den Schwager männlich nüchtern gab, äußerte er noch am Tag der Geburt seinem Herzensfreund Clemens Brentano gegenüber seine Gefühle: „Aber denk dir, wie mir die Thränen flossen, als ich mit der einen Hand den Kopf der Bettine stützte, mit der andern Hand ihren Leib drückte und etwas hervorscheinen sah, das mir wie ein zerstücktes Kind erschien. Es brachte aber das Kind auf dem Kopfe einen Glückshelm zur Welt [...] Was ich gelitten, gebetet, und dass ich mich nach all der Noth des Kindes erst nur wenig erfreuen konnte, das weiß Gott und wird's mir nicht anrechnen."[82] Achim fasste noch Jahre nach der Geburt seine Freude am Überleben der Gattin und an der Rettung des Kindes in ein Gedicht, in dem er das Schreien der Kinder als positive Erinnerung an diese glücklichen Geburtsereignisse deutet.[83] An die Brüder Grimm ist nur noch von „unsäglichen Schmerzen" und – immerhin – der Befreiung Achims von „tausend Ängstlichkeit" die Rede.[84]

Tatsächlich verbirgt sich hinter Achims Berichten eine dramatische Geburt, die Bettine selbst 1856, also gegen Ende ihres Lebens, in einem Brief an ihren erstgeborenen Sohn wie folgt beschrieb: „Anno 13 [sic! eigentlich 1812] habe ich sehr viel Schmerzen um dich ausgestanden, der Accoujeur [Accoucheur, Geburtshelfer] fragte deinen Vater ,wer soll gerettet werden, das Kind oder die Mutter?' ich nahm das Wort und rief Laut, das Kind soll gerettet werden; denn dein Vater war in so großen Ängsten das er nicht sprechen konnte. [...] der Vater hatte dich schon so lieb daß es ihm unmöglich war über Dich auszusprechen darum mußte er mein Wort gelten lassen wie einen Orakelspruch und so sind wir ihm beide gerettet worden; du hast mir dies tausendfach vergolten denn du bist mir Vater und Bruder und Sohn, behalte mich lieb."[85]

Während sich Achim einmal nüchtern, dann gefühlsstark und schließlich immerhin sensibel gibt, stilisiert Bettine die Geschichte Jahrzehnte später ganz anders: Eine souveräne weibliche Heldin, die bereit ist, das eigene Leben zu opfern, ergreift das Wort und nimmt damit dem sprachlosen und handlungsunfähigen Mann eine Entscheidung ab, die dieser zu treffen nicht mehr in der Lage ist.[86] Freundlicherweise deutet sie diese Unentschiedenheit auch noch als bereits gekeimte Liebe zu dem ersehnten Stammhalter. So macht die überlebende Witwe aus der Geburtssituation einen Triumph weiblicher Stärke, der sich trotz der offensichtlichen männlichen Schwäche in einen Sieg der Liebe verwandelt, bei dem alle nur gewinnen konnten. Die Mutter wächst gleichzeitig in die Rolle einer priesterlichen Tempelwahrsagerin hinein, deren Sprechen weit höher als das sterblicher Männer einzustufen ist, denn es stellt eine Beziehung zur Welt der Götter her.[87]

Bald geht es sehr viel prosaischer zu: Achim wird während der nächsten zwei Wochen mit Stillschwierigkeiten konfrontiert. Bettine ist wegen Problemen mit ihrer Brust lange unsicher, ob sie stillen kann, was beide sehr belastet.[88] Achim meint außerdem, sein Sohn solle besser „Schreimund" heißen, „solch ein grausamer Krischer" sei er...[89] Bettine sei von allem so mitgenommen, dass sie krank wurde. Geburt und Taufe seien eine unruhige Zeit gewesen, „wobei keine Verse zu machen" waren. Die Einschränkungen der Arbeitsmöglichkeiten durch das Neugeborene bringt Achim früh auf den Punkt.

Bettines nächste Schwangerschaft

Im Sommer 1812 fuhr man wieder – diesmal mit der Schwägerin Gunda von Savigny – zur Kur nach Teplitz, wo der Balneologe den beiden Brentano-Schwestern unterschiedliche Badehäuser anriet. Bettine versuchte, an ihre „Freundschaften" mit verehrten Männern anzuknüpfen, aber sowohl Goethe als auch Beethoven behandelten sie kühl – und das, obwohl das Treffen der beiden durch ihre Vermittlung zustande kam.[90] Goethe hatte offenbar allen Grund zur Distanz, denn Bettines robuster Umgang mit seiner Frau während eines Ausstellungsbesuches in Weimar im Vorjahr hatte ihn nachhaltig verärgert.[91]

Im Juli des folgenden Jahres hatte Bettine wegen der im Oktober 1813 anstehenden Geburt des zweiten Kindes bei Savignys Dienstmagd den erstgeborenen Freimund untergebracht. Sie „verproviantierte" das Kind morgens um 8 Uhr, blieb dann zeitweise dort, besuchte es nachmittags wieder, und abends schlief es im Bett von Savignys Sohn Franz.[92] Savigny hatte nämlich, wie viele andere Angehörige der Oberschicht, seine Familie wegen der aus Moskau zurückkehrenden Franzosenheere aus Berlin evakuiert. Nun machte Bettine sich Sorgen um Personal, denn es sei entweder viel zu teuer oder zu unzuverlässig. So bat sie ihren Schwager um die Überlassung der Köchin Albertine, die derzeit nicht gebraucht werde. Albertine komme schon jetzt sehr gut mit ihrem Erstgeborenen aus, der mit allen anderen Betreuerinnen große Schwierigkeiten gemacht hatte. Durch diese Hilfe könnte man ihr ersparen, fremde Leute im Haus zu haben, gegen die sich der kleine Freimund sicher wieder wehren würde, weil sein „anhängliches Gemüth zeither durch alle Marter schlechter Kinderfrauen verhetzt" sei. Bettine hatte bereits die vierte Kinderfrau innerhalb von 14 Monaten krank entlassen. Die fünfte „und lezte ist nachdem sie vier Wochen gekränkelt gerade am Tag von Savignys Abreise so krank geworden, daß sie in meinem engen Haus das Bett hüten mußte während 14 Tagen; der Arzt, den ich auch um ihretwillen annehmen mußte, erklärte es für ein auszehrend nervöses Fieber welches ansteckt. Ich habe sie daher transportieren lassen (aber nicht in die Charité) und muß bis zu Michaelis für ihren Unterhalt sorgen. Medizin bekömmt sie zum Glück nicht viel, das ganze wird doch eine Ausgabe von 15 Thalern machen wenn ich den Wein mitrechne; ihr selbst gab ich 10 Thaler um 2 Monat mit aus zu kommen."[93] Gegen ihren Wunsch bestand der Schwager aber darauf, dass die zuverlässige Köchin das eigene Haus hütet.[94] In der zweiten Augusthälfte hatte Bettine dann wegen der Schwangerschaft „Erbrechungswut" und wurde mehrfach ohnmächtig.[95]

Bettine fühlte sich ziemlich verlassen und charakterisierte die Zeit vor dieser Geburt auch im Rückblick als schrecklich. Im „Frühjahr und Sommer, wo ich Schwanger, Freimund kräncklich, und unmuthig, nur eine Magd, ohne Geld, jeden Augenblick erwarten musste dass mich Arnim verlassen musste, um vor den Feind zu tretten [sic!]",[96] befürchtete sie auch, den Schutz des Partners zu verlieren. Achim bewarb sich nämlich damals beim Landsturm. Allerdings konnte man dort keine weiteren Offiziere brauchen und schickte Achim nach Hause. Während dieses Moments allgemeiner patriotischer Begeisterung für einen ersten Volkskrieg wäre ihm die Landesverteidigung wichtiger als seine Aufgaben direkt bei der Familie gewesen.[97] Das zeigt erhebliche Spannungen innerhalb seines Männlichkeitskonzepts.

Sieben Monate nach der Geburt war Bettine jedenfalls sehr stolz auf ihr Kind und meinte vergnügt: „Ich bin überzeugt, daß ich der ganzen jährigen Generation den Preis streitig mache mit meinem Siegmund."[98] Zwei Monate später erfahren wir, wie es weiterging: Siegmund konnte zwar noch keine „kunststückgen […] nicht sitzen und nicht kriechen", war aber „recht gesund. 8 Monate habe ich ihn gestillt, und er aß und tranck sonst nichts, die ersten sechs Monate schrie er Tag und Nacht, oft war er 48 Stunden ohne zu schlafen, keine Kinderwärterin blieb länger als 14 Tag bei ihm, endlich wartete ich ihn ganz allein, jetzt ist er das vergnügteste Kind, schläft fest und gut, vor vier Wochen war er zwar so kranck, dass wir jede Minute dachten, er würde sterben, jedoch gaben wir ihm keine Medizin, er hat sich prächtig wieder erholt und hat jetzt eine Amme, da ich wegen meinen gesegneten Umständen nicht mehr stillen konnte, ich werde ihn auch nicht eher abgewöhnen, bis er zähne [sic!] hat."[99] Achim hatte in dieser Zeit auch einiges durchzustehen, wie er seinem Freund Clemens mitteilt: Er fühlte sich bis Ende Januar „nachts vom Kinde, Tags von der Zeitung zerstört", die er herausgab, um etwas dazuzuverdienen.[100] Den Grimms schrieb er, „seit mehreren Wochen wegen Kindergeschrei keine Nacht ordentlich" geschlafen zu haben. Dementsprechend musste ihn die Redakteurstätigkeit umso mehr belasten, und er äußerte sich im Februar geradezu erlöst, als sie endete.[101]

Stillpraktiken und Stilldiskurse

In einem Brief an ihre drei Jahre jüngere Schwester Meline, die von 1810 bis 1816 fünf Schwangerschaften durchstand, teilt Bettine aus Wiepersdorf ihre Vorstellungen über die beste Versorgung von Säuglingen mit. Man kann sie auch als implizite Ratschläge lesen. Bettine erweist sich als entschiedene Anhängerin einer langen Stillzeit, denn sie hat nicht nur selbst fast ein Dreivierteljahr gestillt, sondern darüber hinaus veranlasst, dass die Amme bis zur Zahnung weiter stillen soll. Damit erfüllte sie die Erwartungen der ärztlichen Ratgeberliteratur, die insbesondere den wenig dazu geneigten Frauen aus der Oberschicht das Stillen nahelegte, weil dies „natürlich" und Ausdruck der Mutterliebe sei. Außerdem beeinflusse es den Charakter des Kindes vorteilhaft, mehre ihre eigene Schönheit und erhöhe sogar die Anerkennung durch den Ehemann.[102] Für das Stillen konnte aus der Sicht der Mutter oder des Paares auch die erhoffte, aber keineswegs sichere kontrazeptive Wirkung sprechen.[103] Das „Allgemeine Landrecht für die Preußischen Staaten" statuierte sogar eine Pflicht der gesunden Mütter, zu stillen.[104] Eine Missachtung dieser Vorgabe wollte Johann Peter Frank (1745–1821), der Begründer der modernen öffentlichen Gesundheitspflege, 1780 mit „schwerer Strafe" ahnden, da er die Muttermilch für die „natürliche und ihm [dem Kind] von Gott bestimmte Nahrung" hielt.[105]

Gegen die Mühe des Stillens sprachen die Schwierigkeiten der Mütter, weiter am gesellschaftlichen Leben teilzunehmen, die Beanspruchung und spätere Erschlaffung der Brust sowie die erotischen Wünsche der Ehemänner während der Stillperiode und ihr Wunsch, nächtens nicht durch das Stillen gestört zu werden.[106] Auch verbreiteten die Ratgeber komplizierte – also die Mütter zusätzlich einengende – Diätregeln, die eine hohe Qualität der Muttermilch sicherstellen sollten. Die Nahrung bei Schwangeren sollte „leicht verdaulich sein, aber doch nahrhaft", durfte „die Nerven nicht reizen, das Blut nicht erhitzen, nicht blähen, nicht zu fett sein, nicht oder nur schwach gewürzt sein, nicht sehr gepfeffert sein, nicht stark gesalzen, nicht in allen Einfällen entsprechend absonderlich, aber trotz alledem auch nicht einseitig sein".[107] Man ahnt, dass es nicht einfach war, diese Regeln praktisch in eine Alltagsdiät umzusetzen.[108]

Bettine jedenfalls entschied sich für die von den Medizinern in den Vordergrund gestellten Bedürfnisse des Kindes nach einer optimalen Ernährung. Selbst nach den strengen Vorstellungen von Johann Peter Frank hatte sie mit acht ganzen Monaten die verpflichtende Mindeststilldauer erreicht.[109] Sie wollte wohl bis zum Ende des ersten Lebensjahres stillen lassen, denn Achim erwähnt noch „ein Paar Monate". Danach sollte das Kind von der Kinderfrau gänzlich entwöhnt werden.[110] Ein Jahr ist auch durch andere Forschungen als gängige Praxis belegt und wurde selten überschritten.[111] Die Vollendung des ersten Lebensjahres gilt als der Zeitpunkt, zu dem spätestens der erste Zahn zu erwarten ist. Achim teilte Ende Juli 1815 seinem Schwager definitiv die Entwöhnung mit, also wieder nach sechs Monaten.[112] Offenbar war das Thema auch den beiden Vätern wichtig. Die Beschäftigung einer Amme mag Bettine auf dem Land bei Wiepersdorf umso leichter gefallen sein, als in der Ratgeberliteratur auf die angeblich bessere Gesundheit der Landammen rekurriert wird. Diese seien nicht den gesundheitsschädigenden Wirkungen des Stadtlebens ausgesetzt.[113] Ansonsten erfahren wir nichts weiter über die Auswahl der Amme, die nach Vorstellung der Ärzte gesund sein, ein etwa gleichaltriges Kind haben und einen guten Lebenswandel aufweisen, außerdem den ehelichen Beischlaf möglichst meiden sollte. Der Säugling Siegmund blieb mit der Ammennahrung jedenfalls gesund.

Lebenskraft statt fragwürdiger Arzneien und Therapien

Die oben zitierte Schilderung der schweren Krankheit von Siegmund erbringt einen weiteren Hinweis auf Bettines medikale Kultur. Da hieß es: Obwohl das Kind den Eindruck machte, es drohe zu sterben, hätten sie ihm „keine Medizin" gegeben. Leider kennen wir weder die Art der Krankheit noch wissen wir, ob ein Arzt hinzugezogen wurde und welchen Rat er gegeben haben könnte. Es bleibt allerdings bemerkenswert, wie explizit Bettine hier den Verzicht auf eine Arzneigabe betont. Das mag ein Hinweis auf ihr großes Vertrauen in die Selbstheilungskräfte des Körpers sein. Das schon seit der Antike belegbare medizinische Konzept des Vitalismus, das zu Bettines Zeiten als medizinische Lehre von der Lebenskraft einen starken Aufschwung erlebte, stellt dies ebenfalls in den Vordergrund.[114] Ihre Einstellung dürfte von diesem Gedankengut der (Spät-)Aufklärung inspiriert sein, das in Hufelands

Makrobiotik 1797 eine umfassende Ausarbeitung erfuhr. In anderem Zusammenhang äußert sie zu ihrer Widerstandskraft gegen Überforderungen: „Wenn die Leb-
haftigkeit, ja ich kann sagen die Energie meiner Natur mich nicht wunderbar immer
wieder zum frischen Lebenstreiben gebracht hätte so läg ich schon lange Tod zu
Deinen Füßen."[115]

Auch scheint diese kritische Einstellung zum Arzneimittelgebrauch stabil zu
sein, denn wir finden sie einige Jahre später wieder: „Meine Gesundheit geht besser
ohne Medizin, Wolfart [ihr Hausarzt] verordnet Melisse und Baldriantee, welches
ich für Quark [Unsinn] halte. Heiterkeit hilft mir verdauen und macht daher Appetit, ich kann mich dann über Nervenreiz erheben, der meist meinen Husten hervorbringt."[116] Der Berliner Universitätsprofessor Karl Christian Wolfart (1778–1832)
war der bedeutendste Verfechter des Magnetismus in Preußen.[117] Nach dieser Lehre
galt es, ein kosmisches Fluidum als Lebensmagnetismus im Körper eines Kranken
zu mobilisieren, um ihn so zu heilen. Wolfart war langjähriger Hausarzt bei den
Arnims. Er stammte aus Hanau, und anscheinend kannte man sich bereits aus alten
Frankfurter Tagen.[118] Statt die Ratschläge des Hausarztes zu befolgen, meint Bettine,
dass die bessere Gestimmtheit der Person, die psychische Gesamtverfassung, ein Weg
sei, bestehende krankhafte Reizungen der Bronchien zu überspielen, während die
materielle Heilwirkung von Gesundheitstees als nutzlos abgelehnt wird. Freude an
der Ernährung sollte den Körper kräftigen und in Schwung halten.

Achim bestätigt sie wenig später in dieser arztkritischen Haltung. Vor allem rät
er ihr bei einem ihrer häufigen Halskatarrhe, sich zu schonen und „auch den Wolfart
nicht darum zu befragen, um gerade das nicht zu tun, was er empfiehlt und verordnet, so wirst Du bald hergestellt sein". „Lauf und sprich nicht zu viel, trink dünne
Bouillon, sie ist viel besser als Haberschleim [Haferschleim]."[119] Allerdings greift sie
dann doch lieber auf Medikamente zurück. „Mein Husten hat nur einen Tag noch
gewährt, aber sehr heftig, ich habe Medizin mit Opium von Wolfart eingenommen,
worauf es augenblicklich nachließ, ich darf aber den Kopf nicht in die Kälte wagen,
so hab ich ihn augenblicklich wieder."[120] Ihre Haltung gegenüber den Arzneimitteln
muss also doch als pragmatisch eingestuft werden: Solange es ohne sie geht, verzichtete sie lieber darauf, wenn der Leidensdruck aber zu sehr stieg, dann durfte es auch
das damals sehr viel genutzte Opium sein.[121] Es wäre also falsch, sie zu einer Dogma-
tikerin arzneiverachtender „natürlicher Heilweisen" zu stilisieren.

Man könnte Bettines Verhalten auch als Skepsis gegenüber den fragwürdigen
Therapiemethoden ihrer Zeit deuten, die oft sehr stark wirkende Mittel vorsahen.
Von diesen war jedoch viel zu wenig bekannt.[122] Jedenfalls teilte Achim ihre Skepsis gegenüber zu unnützen oder gar schädlichen Arzneigaben, die er sogar für die
Verschlechterung des Gesundheitszustandes seines Schwagers mitverantwortlich
machte: „Ein rheumatisches Fieber, starker Husten und viel Medizin hatten ihn
heruntergebracht."[123] In einem Schreiben an die Grimms macht er den Arzt sogar
direkt für die Verlängerung von Savignys Leiden verantwortlich.[124] Schon früher
hatte er seinem erkrankten Bruder folgende Wünsche übermittelt, „daß Dich der
Winter stähle und stärke, Ruhe des Gemüths, Gleichförmigkeit in der Lebensweise

werden Dir mehr nützen als Medicin".[125] Dies trifft sich bei Achim mit einer Kritik an den überhöhten Preisen der Apotheker, die es diesen ermöglichten, z. B. aus dem Verkauf von „Purganzen" (Abführmitteln) schnell ein Vermögen zu machen – und dann auch noch geschmacklose Paläste zu erbauen.[126]

Eine Geburt unter schwierigen Bedingungen und mit Hausmitteln gelöste Stillprobleme

Bettine war im Mai 1814 wieder schwanger, was Achim, der sich nach eigenen Worten „mit grosser Enthaltsamkeit aus Liebe zum Siegmund von ihr ferngehalten habe", wunderte.[127] Selbstironisch kommentiert er, dass er wohl „zuweilen mondsüchtig" sei und „alle Tugend vergebens" war. Nach einer Läuseplage, die von der Einquartierung russischer Soldaten herrühren sollte und vom Dienstmädchen eingeschleppt worden war, „kränkelt[e]" die schwangere Bettine Ende Juni „immerfort", so dass man eine Fehlgeburt befürchtete. Achim selbst habe abwechselnd als „Kinderfrau, Wartfrau, Eimerfrau" gewirkt.[128] Offenbar musste der Dichter und verarmte Gutsherr hier Mutter und Hausfrau ersetzen und das Hauspersonal anweisen, wobei offenbleibt, ob er auch selbst zum Putzlappen greifen oder die Nachttöpfe leeren musste wie sein Freund Görres während der Erkrankung von Frau und Kind an der Ruhr.[129]

Knapp charakterisiert ein Zettel, der umgehend an Savigny geschickt wurde, die Geburt: „Ein Bube – mit Zange geholt – und doch glücklich auf die Welt gekommen. Bettine ist wohl."[130] Bettine beschrieb später die Umstände von Friedmunds Geburt folgendermaßen: Sie hätte „heftiges Fieber was mehrere Wochen anhielt" gehabt, das „eine zu frühzeitige Geburth zur Folge hatte". Außer Einnahmen aus Arnims Tätigkeit als Herausgeber des „Preußischen Correspondenten", wo er Barthold Georg Niebuhr (1776–1831) vertrat, hatte das Paar praktisch „kein Geld".[131] Dann wollte Achim auch noch sofort nach der Niederkunft mit August Neidhardt von Gneisenau (1760–1831) ins Feld gegen Napoleon ziehen. Es wäre die lange erwartete Chance gewesen, sich endlich auch militärisch zu bewähren, woran er weitere Karrierehoffnungen knüpfte. Beim vorherigen Feldzug gegen die französischen Heere hatte es mit der Offiziersstelle schon einmal nicht geklappt. Bettine las ihm diesen Wunsch an den Lippen ab und gestattete es ihm klugerweise sogar. Allerdings sah er dann selbst ein, dass er als Vater dreier Kinder den Moment für solche Heldentaten sehr ungünstig gewählt hatte.[132] Für sich selbst resümierte Bettine: „Die Anstrengungen dieser Stunden hatten so auf mich eingewirkt, dass ich eine heftig entzündete Brust bekam, was, da ich mein Kind selbst nährte eine fortwährende schmerzhafteste Marter war; meine Herzhaftigkeit hatte [sich] in Kranckheit aufgelöst."[133] Die Aufregungen im Umfeld der Geburt hatten ihre Lebenskraft also derart angegriffen, dass sie, wie sie meinte, davon eine Brustentzündung bekam. Heute würde man von einem psychosomatischen Leiden sprechen.

Stillprobleme belasteten sie erneut im Oktober 1815 in Wiepersdorf. Friedmund hatte erbsengroße gelbe Schwämme an Mund, Lippen und Zahnfleisch, die ihn am

Saugen hinderten. So konnte sie ihm nur zweimal täglich, wenn er schlief, die Milch in den Mund spritzen. Am fünften Tag wollte sie in ihrer Verzweiflung den Arzt Lorenz aus dem benachbarten Schönwalde hinzuziehen, der aber nach Leipzig verreist war. Er sollte allerdings sowieso nur die Diagnose, nämlich „Schwamm", bestätigen, hier also wohl Aphten bzw. Wucherungen im Mund.[134] Einen Vorschlag für ein wirkungsvolles Mittel hatte Bettine bereits von der Stolzenhain, einer Hausangestellten, erhalten. Sie empfahl, Safran mit einem Federkiel in den Mund zu blasen. Bettine erkundigte sich bei einigen „Bauernweibern" mit Kindern, die das Vorgehen aus eigener Erfahrung bestätigten. Sie überprüfte den Mittelvorschlag in einem medizinischen Hausbuch und schritt dann zur Anwendung. Bereits beim ersten Versuch klappte es tatsächlich. Friedmund saugte wieder, und nach der zweiten Mittelgabe wurde er ganz gesund.[135]

In dieser medikalen Kultur auf dem Land spielten Selbsthilfe und die Kenntnis von Hausmitteln eine besonders wichtige Rolle. Laienempfehlungen mussten und konnten manchmal den abwesenden Arzt ersetzen; dieser wurde aber in Anspruch genommen – und sei es, wie in diesem Fall, nur zur Bestätigung der eigenen Einschätzung. Bettine verband die ausführliche Beschreibung dieser Vorgänge mit der expliziten Bitte an Achim, „es in der Stadt, wo man nichts davon weiß, und wo man die Kinder mit allerhand magenverderbendem Saft quält, [zu] erzählen". Sie plädierte also für das einfachere Mittel, das übrigens auch nicht gerade billig war, wenn es sich um echten Safran handelte, und gegen ein anscheinend wenig wirkungsvolles, jedenfalls für die Säuglinge unangenehmes Produkt, das wahrscheinlich aus der Apotheke kam. Sie vertrat, zumindest für dieses Gesundheitsproblem, entschieden die Vorstellung, dass das Wissen der „Bauernweiber" auf dem Land höherwertig sein konnte. Nach fünf Wochen ohne Achim in Wiepersdorf unterstreicht sie das mittlerweile liebgewonnene Landleben: „Man bleibt auf dem Land viel besonnener, wie grade mit der Krankheit der Kinder, weil man nicht so viele Mittel hat, kommt man am schnellsten zu dem besten Ausweg."[136]

Allerdings scheinen die Bauersfrauen selbst weniger stillfreudig gewesen zu sein. Achim berichtet den Grimms nämlich von einem Gespräch mit dem Wiepersdorfer Ortspfarrer über die Frage, warum die Bauernkinder im ersten Jahr oft so krank aussähen, aber nachher ganz gesund würden. Dazu meinte dieser, Salpius, das liege am „dicken steifen Mehlpimp", der ihnen gegeben würde. Das könnte darauf hindeuten, dass die Bauersfrauen, obwohl es praktisch und billig war, weniger stillten.[137]

Bettines „Malheur" war aber noch nicht beendet. Als sie sich gerade etwas im Garten erholen wollte, kam eines der Mädchen gelaufen und meldete den Blutsturz des Kindermädchens Annlise. Der sei das Blut schon eine halbe Stunde aus dem Mund gelaufen. Bettine ließ sie Essig schlucken und im Mund behalten, so dass sich ein dicker Blutklumpen bildete. Der verursachte dem Mädchen aber noch „zwei Tage Stechen", so dass es Angst hatte, zu sterben. Dieser Schrecken und der sonstige Kummer hätten Bettine in der Folge die Milch so zurückgetrieben, dass der ausgehungerte Säugling weiterhin nicht zu seiner Nahrung kam. Das belastete sie schwer. Ein Geschwür auf der Brust von Freimund, zwei „schrecklich gekochte" Mahlzeiten,

„als ob die Teufel aus der Hölle wären zu Gaste geladen", und weitere Missgeschicke
werden nur noch unter der Rubrik „kleine Unglücksfälle" aufgezählt. Sie sehe wegen
des ganzen Elends mittlerweile selbst krank aus.[138] Immerhin sei nun Friedmund
wieder gesund, so dass sie Achims Abwesenheit „nicht mehr so sehr empfinde".

Achim in vollem Einsatz für den weiteren Gutsausbau

In den Folgejahren gelang es ihm trotz allem, neue Ställe und Wirtschaftsgebäude
zu errichten.[139] Rindvieh und Pferde wurden in den Marktorten entlang der Elbe
gekauft. Alte Bauten, die den Blick zum Ort hin störten, wurden abgerissen, so dass
das Herrenhaus als Ausweis adeliger Repräsentation eindrucksvoller in der Haupt-
blickachse wirken konnte.[140] Eine Schnapsbrennerei wurde schon 1815 trotz gewisser bürokratischer Hindernisse eingerichtet, außerdem braute man Bier.[141] Beides
pflegte auf diesen Gütern erkleckliche Zusatzeinnahmen einzubringen. Später ließ
er den Hauptgraben ausheben, der das ganze „Ländchen" entwässerte, und betrieb
Fischzucht.[142] Die Jagd gehört ebenfalls zum Landleben.[143] Wie es Bettine so schön
locker formuliert: „Schieß mir ein Dutzend Hasen, ein paar wilde Schwein, Hirsch
und Reh, schlachte sechs Puthühner, pack alles auf und komme."[144] Für das Gesinde
kaufte man „von der gröbsten und wohlfeilsten Art ein paar Gesindeoberbetten,
und ein paar Kopfkissen, es kann von der schlechtesten Art sein, denn die Leute
sind es nicht besser gewohnt, auch schaden die Flicken nichts darauf, wenn es nur
zusammenhält".[145] Die Obstbäume verpachtete Achim lieber, um nicht bestohlen
zu werden.[146] In Bettines Abwesenheit weist er das Personal an, Pfeffergurken und
Champignons einzumachen, und berichtet von der Mohnernte.[147] Kleidung für besonders verdiente Mitarbeiter kaufte er vor Weihnachten selbst ein – und bat Bettine
in Berlin, die die gleiche Idee hatte, es zu unterlassen.[148]

Die Aufteilung der Güter zwischen ihm und seinem Bruder, mit dem es über
Jahre immer schwierig blieb, Geschäfte zu verabreden, begann im April 1818 und
sollte Achim später die Gutsverwaltung sehr erleichtern.[149] Im Juli 1820 erhielt er von
ihm sogar eine Generalvollmacht für das Ländchen Bärwalde.[150] Die „Separation",
also der Verkauf eines Teils des Bodens an die schollenpflichtigen Bauern sowie die
Ablösung von deren Hand- und Spanndiensten durch Zahlungen an den Grund-
herren, beschäftigte Achim jahrelang, wie er schön reimt: „Die Termine kommen
schon wieder wie eine dunkle Schicksalswolke angerückt, meist in weißen Kitteln
mit Knütteln, im blauen Rock mit Knotenstock, hagre Gestalten vom arbeitsamen
Walten, schreckliche Stimmen, wenn sie ergrimmen, ohne es zu wissen grob, keiner
verdient ihr Lob, diese zerschmetterten Titanen müssen dem Bessern die Wege bahnen, tun Gutes nur aus Neid, so sind die Bauersleut."[151] Die Güterteilungen brachten endlich in den Jahren 1818 bis 1820 nennenswerte Beträge (24.000 Taler) in die
Kasse.[152] Solch gute Nachrichten kommentiert Bettine in einem Schreiben an Achim:
Dies sei die „erste tröstliche Versicherung dieser Art, die ich von Dir vernehme, seit
wir verheiratet sind": Es habe sie „feierlich gerührt" und mache einen „gewissen Ab-

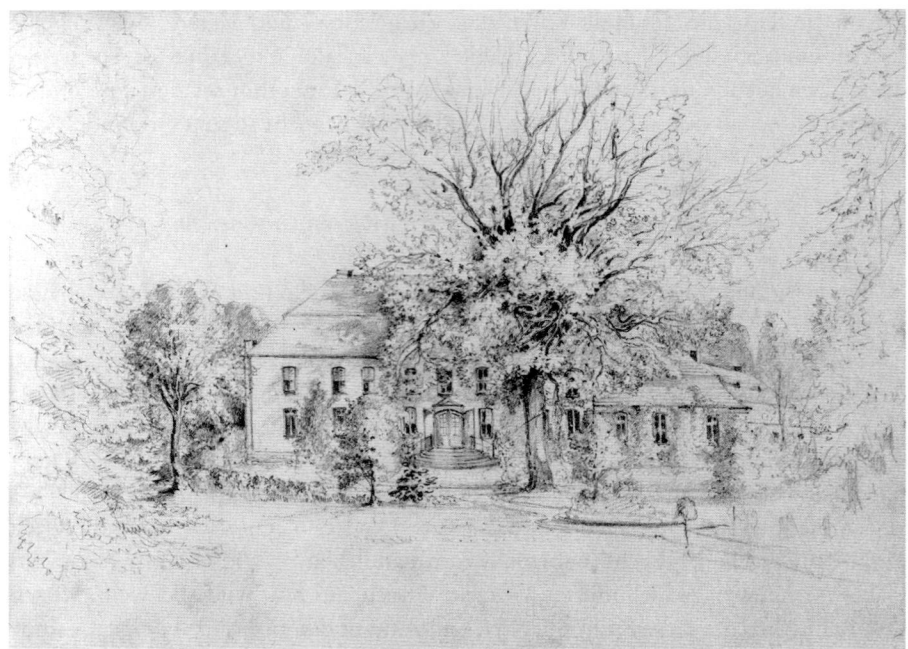

Abb. 4: Herrenhaus Wiepersdorf, Bleistiftzeichnung, Album der Töchter

schnitt" in ihrem Leben.[153] Umgehend gibt sie die Reparatur des Ofens in Achims Zimmer in der Berliner Stadtwohnung in Auftrag. Das Fehlen der Zarge habe Achim den ganzen letzten Winter eine kalte Stube beschert. Außerdem bittet sie um Grobleinen aus Wiepersdorf für Wischtücher. Ihre ersten konkreten Schritte zeigen, wie fast unerträglich sparsam es bei den Arnims lange Zeit zugegangen sein muss – und welche Erleichterung die wohlhabende Kaufmannstochter über das erhoffte Ende dieser Zustände empfindet. Sie hatte allerdings schon vorher von Achims Bruder von den anstehenden Einkünften gehört und ihrem Ehemann daraufhin prompt eine Rheinreise empfohlen, damit er an bessere Zeiten anknüpfen könne.

Für die wirtschaftliche Entwicklung des Gutes war neben der neu gewonnenen finanziellen Manövrierfähigkeit vor allem die Konzentration des Landbesitzes auf die drei weiterhin bewirtschafteten Gutshöfe (Wiepersdorf, Bärwalde, Herbersdorf) vorteilhaft. So wurden Wirtschaftsgebäude zusammengelegt, wodurch die Wege zu den Feldern kürzer wurden und man rationeller wirtschaften konnte.[154] Später wurden Merinoschafe aus Dresden beschafft.[155] Gut gelaunt meint Achim im Mai 1821, dass er mit dem Bärwalder Wasser einen Gesundbrunnen einrichten werde, um seinen Milchabsatz zu fördern. „Es sei ein so starkes Stahlwasser, wie irgendeins in der Mark."[156] Neben solch mineralwasserbegeisterten Plänen erfahren wir 1821 auch mal von einem wohl außergewöhnlichen Mittagsmahl, das anlässlich einer Hochzeit gegeben wurde: „Brühsuppe, wilde Enten, gebackene Fische, Kälberbraten, eine kräftige Kirschtorte [...], Petit Bourgogne, d. h. ein von mir erfundenes Gemisch von Ahlsdorfer und Tarello.“[157] Wein zu mischen, selbst roten und weißen, war damals recht üblich.[158] Insgesamt hat man bei der Lektüre des Briefwechsels während dieser Jahre den Eindruck, dass Achim seine Tätigkeiten mit Schwung verrichtete und an der Erkundung des Umlandes bei Besuchen von Viehmärkten, Messen und Gutsnachbarn Freude hatte.

Gutsausbau nicht mehr so überfordernd:
Achims weitere Krankengeschichte

So liest man seit der Kur im Jahr 1817 auch nicht mehr viel von Krankheiten. Mal war ihm „ein paar Tage unwohl“ mit einer Erkältung, die er sich zugezogen hatte, weil er nachts im Februar das Fenster offen stehen ließ.[159] Später im gleichen Jahr 1818 geht es auch nur um Banales: „Eine Heiserkeit und ein Husten, den ich noch von Dir geerbt hatte, machte mich besorgt, ich möchte krank werden, doch seit der letzten Nacht, wo ich stark ausgeschwitzt habe, scheint es ziemlich vorüber.“[160] Wie viele Menschen vertraute auch Achim darauf, sich gesund zu schlafen.

Nach der Ankunft eines alten Bekannten, des Juristen und Philologen Carl Hartwig Gregor Meusebach (1781–1847), wurde Achim im Hochsommer 1819 „von heftigem Erbrechen und Laxieren ergriffen, welche als Rettungsmittel der Natur bey mir nach Aerger oder Erkältung explodieren. Es wollte aber das innere Uebelbefinden davon nicht weichen und ich musste mich mit allerlei innern und äussern heftigern Mitteln behandeln, bis endlich ein wohlthätiges Fieber in der vorvorigen Nacht die rheumatischen Pole wieder aufgehoben zu haben scheint, die mir sehr lästig wurden.“[161] Rheuma wird zeitgenössisch als das Fließen einer die Krankheit verursachenden Materie von innen nach außen bzw. von oben nach unten im Körper verstanden. Wenn die Pole wieder ausgeglichen sind, besteht kein Bedarf für den Fluss mehr, was das Ende der Krankheit anzeigt. Achim verweist hier wieder auf die Selbstheilungskräfte des Körpers, die diesen ggf. durch Erbrechen und Durchfall ganz „natürlich“ von Überlastungen – auch psychischer Natur – befreien. Man sieht, wie eng der Zusammenhang von Ärger und physischen Reaktionen des Körpers noch gedacht wird. Nur wegen der unzureichenden Wirkung der natürlichen Reinigungsprozesse war Achim bereit, nachrangig Arzneimittel einzusetzen, die schließlich die wünschenswerte Besserung in einer Art Krankheitskrise, die sich im Fiebern ausdrückte, beförderten.

Ansonsten blieb er bei der Praxis, Beschwerden zunächst zu verschweigen, statt sie zu beklagen: Erst sechs Tage nach seiner Abfahrt von Berlin verstand sich Achim Ende des gleichen Jahres dazu, Bettine seine Krankheit mitzuteilen, die ihn schon früher geplagt hatte: „Ich war unwohler bei meiner Abreise von Berlin, als ich es mir merken ließ, das Flussfieber nahm unterwegens zu und ich litt die ersten Tage in mancherlei Art, wovon mir noch Husten und ein rheumatischer Schmerz in der Schulter übrig geblieben sind.“[162] „Durch ein kräftiges Schwefelbad“ sei er „wieder auf die Füße gekommen“.[163]

Wegen der erneut engen Verbindung zwischen psychischen und physischen Belastungen soll hier auf das Jahr 1822 vorgegriffen werden. Damals beklagte Achim Grimm gegenüber – wenn auch etwas selbstironisch – seine zunehmende Vereinsamung in Wiepersdorf. Im Februar „zerstreute ich mich durch Gartenarbeit und ein rheumatisches Uebel am Kopf, ein sehr unbequemes Ohrensausen, plagt mich seitdem und stört die Berathschlagungen der Seelenkräfte mit tyrannischen Einwendungen".[164] Seiner Frau schrieb er zeitnäher zur Krankheitsepisode beruhigend: „Von meinem Ohrensausen bin ich durch 4 spanische Fliegen und ein paar Laxanzen fast ganz hergestellt, es war zuweilen gänzlich unerträglich, wenn ich so in der Einsamkeit alle Totenglocken der ganzen Welt vor meinen Ohren läuten hörte."[165] Später erläutert er, dass es keine Entzündung gewesen sei, sondern „als ob der Nebel das innerste Wesen dieses schmeichelnden Sinnes angegriffen, mein Gehirn litt davon und mich quälte die Vorstellung, dass ich endlich den Verstand verlieren müsse, wenn die Gebrause zunehme. Noch beim Fischzug übertäubte es Wind und Wellen. [Der Arzt] Lorenz verordnete mir Dampf von Kamillen, die nicht ohne Wirkung waren."[166] „Seit einem Fieberanfall vor ein paar Tagen scheint die rheumatische Anregung der Kopfnerven sehr gemindert."[167] Offenbar wurden zunächst Hausmittel eingesetzt und erst dann der Mediziner hinzugezogen.

Über die Zeit des unerträglich trockenen Sommers, der viele Feldfrüchte vernichtete und ihn in „eigenthümliche Verzweiflung" versetzt hatte, berichtete er allerdings erneut an Grimm: „Mein Ohrensausen und überhaupt diese rheumatische Affection des Kopfes trat abwechselnd ein und ließ sich wieder beschwichtigen. Seit meine Frau und Kinder wieder hier [sic!], war ich dem Grübeln über dies Uebel mehr entzogen, was bei aller Krankheit das Schlimmste ist."[168] In den Krankheitsberichten an seine Frau und an Grimm wurden die mit der Krankheit verbundenen Befürchtungen und Ängste, die ihn umtrieben, als die eigentliche Belastung dargestellt. Er litt also an dem fehlenden Gesprächspartner vor Ort offenbar mehr als unter dem Ohrensausen. „Üble Laune" über das Alleinsein in Wiepersdorf, die er sonst nicht gern den Freunden mitteile, hatte er schon im Dezember 1821 gegenüber Wilhelm Grimm geäußert.[169]

Immerhin bedachte Bettine im folgenden Sommer vorbeugend die Gefahren, die eintreffen können, wenn man verschwitzt in einen kalten Luftzug kam. So schrieb sie: „Zwei Hemden schicke ich Dir noch, da es sehr heiß ist und Du gewiß gern alle Tage das Hemd wechselst."[170] Ansonsten findet sich in allen Jahren nur ein einziger expliziter Hinweis auf bewusste Prävention: Der Berliner Hausarzt der Familie, Wolfart, hatte Achim 1817 „das Reiten anempfohlen – des Stoßens wegen".[171] Aber auch diese Geschichte erfahren wir nur anlässlich einer animierten Kutschfahrt, bei der die Insassen heftig durchgeschüttelt wurden – und diese Anspielung könnte durchaus ironisch gemeint sein.

Demgegenüber lesen wir allerdings noch von einem ganz anderen krankmachenden Ereignis, das aber wohl metaphorisch zu verstehen ist. So meinte Achim, die Verzweiflung, die Täter mehrerer größerer Einbruchdiebstähle im Ländchen Bärwalde trotz mehrstündiger Nachforschungen nicht gefunden zu haben, mache ihn

„völlig krank".[172] Hier ist es also die Erfahrung von Machtlosigkeit, die ihn besonders belastet.

Bettines Wiepersdorfer Alltag

Bettine hatte in Wiepersdorf das Haus zu bestellen und den Gutsherren bei Abwesenheit zu vertreten. So war sie bei der Ankunft der Familie ebenfalls mit der Einrichtung der Räume befasst. Zumeist hören wir aber von Problemen bei der Anleitung des Personals, das über die Jahre zwischen zwei und vier Personen, allein für die Haushaltung, variierte. Anfangs liest man zumeist von zwei „Mädchen", die allerdings schnell wechseln, so dass immer wieder Ersatz gesucht wird und die Betroffenen eingearbeitet werden müssen.[173] Manche entpuppten sich als „Haustyrann", so dass Bettine im Herbst 1815 ihre Köchin loswerden und stattdessen das Kindermädchen Annelis kochen lassen wollte. Praktisch konnte das zu originellen Neuzuteilungen von Aufgaben führen: „Ich habe den Lehmann nun zur Kammerjungfer im groben eingesetzt, das erste, was er flicken soll, sind Deine Unterhosen, die feine Wäsche übernehme ich, die Strümpfe strickt der Schäfer, und das Brot, was uns die dritte und vierte Magd gekostet, wird all zu Geld geschlagen und nebst dem Lohn zu einer Reise nach Frankfurt aufgespart."[174] Zu viel Personal erwies sich also als eine schlechte Lösung, so dass sie das Geld lieber gleich sparte – und hier wohl erstmals die Idee einer Reise in ihre Heimatstadt andeutete. Jedenfalls durchzieht das Thema Hausbedienstete den ganzen Briefwechsel der Eheleute, meistens als Problem, das Bettine immer wieder belastet. Allerdings hält sie es auch für anstrengend, um acht Uhr morgens aufzustehen. Anderenfalls kämen die Bediensteten aber auch nicht aus den Federn.

Gleich vom ersten Tag in Wiepersdorf an kehrten gewisse Einsamkeitsgefühle immer wieder, weil sich beide etwas nach dem Leben in der Stadt und ihren Freunden sehnten. Einladungen an die Savignys ergingen etliche Male.[175] Dabei ist kein Argument zu weit hergeholt, um die Schwäger zur Fahrt aufs Land zu bewegen: In einem Gemeinschaftsbrief mit Bettine an die Savignys verweist Achim auf seine neuesten Erkenntnisse aus der Chronik des Ländchens Bärwalde, die er gerade mit dem Pfarrer zu schreiben begonnen hat: „Wunderbar ist es immer, dass hier im Ländchen durchaus keine Epidemie weder für Menschen noch unter dem Vieh in den letzten Jahren geherrscht hat, zwey Leute sind nur an hitzigen Krankheiten gestorben, die Aehnlichkeit mit dem Nervenfieber hatten."[176] Mit andern Worten: In Wiepersdorf herrscht ein besonders gutes Klima, das gerade für Savignys Nervenfieber heilsam sein könnte.[177] Ein Jahr später fehlt zwar die Wirtschafterin gerade vor dem geplanten Besuch, aber das gibt Bettine Gelegenheit, mitzuteilen, dass sie sich schon höchstpersönlich an die Vorbereitungen gemacht hat. Sie hatte „schon einen Truthahn in Hoffnung auf Eure Ankunft geschlacht [sic!]".[178] Und welcher Gast könnte da noch absagen? Auch als Kinderparadies ließ sich Wiepersdorf bei widerständigen Freundinnen anpreisen, damit diese wenigstens für ihr Töchterlein die Reise aufs Land in Betracht zogen.[179] Die Savignys sowie andere Gäste kamen dann auch tatsächlich, wenn auch viel seltener als erhofft und gewünscht.

Weniger erfreulich waren die langen Aufenthalte von Achims Bruder, der auf dem Gut ebenfalls Wohnrecht genoss und sich gerne bedienen ließ. Dabei war er ein eher mäkeliger Gast, der sich mit seinen Essenswünschen wie ein zweiter Hausherr aufführte, was Bettine – und auch Achim – durchaus missfiel. Viel ändern daran konnten sie nicht.[180]

So blieb Bettine nur, die Rolle als Gutsherrin anzunehmen. Schon 1815 leitete sie in Abwesenheit von Achim die Gutswirtschaft, wozu er seiner Städterin die notwendigen Ratschläge gab. Er empfahl ihr, Ende September die Hirse ausbreiten zu lassen, damit sie nicht „multrig" wird. Sie dürfte mittlerweile diesen norddeutschen Begriff für „dumpf" oder „stickig" gekannt haben. Außerdem solle sie den „gebadeten Flachs" bald schwingen und hecheln lassen, damit man „genau sehen kann, was man besitzt".[181] Achim befürchtete also wohl auch hier Unterschleif. Weiterhin teilt er mit, dass der „türkische Weizen" (Mais) noch essbar sei, aber mit Cayenne-Pfeffer, den er ebenso wie ein Kochbuch aus Berlin mitbringen werde. Man baute in Wiepersdorf also offenbar Mais zum Essen an, keineswegs als Viehfutter. Bettine beaufsichtigte die Glaser und kämpfte sich mit dem Amtmann ab, der zwecks Erhebung einer erhöhten Steuer die neue, vierfach größere Destillierblase konfisziert hatte. Er erklärte kühl, dass er die Interessen des Königs zu vertreten habe.[182] 1818 pflanzte Bettine selbst Erdbeeren an.[183] Wie schon 1815 webte sie 1819 wieder eine halbe Elle Sackleinwand und wollte sich diesmal ein Reithabit schneidern. Im Stall half sie beim Striegeln des Gauls, auf dem sie in Zukunft reiten werde.[184]

Damit hat sie weitere Insignien der Gutsherrin, die sie 1823 noch viel selbstverständlicher gibt, wie sie Achim selbstgewiss mitteilt: „Der Schmidt muß mir alle Tage Bericht erstatten was die Knechte machen, und in die Brennerei spazier ich auch. in Beerwalde war ich, Gruhl kam spät vom Holzschlag – am Tage Deiner Abreiße ist der Meinsdorfer Hammelknecht gestorben der Herbersdorfer hütet die Hämmel jetzt, bis Du zurückkömmst und in andere Vorschläge einwilligst [...] Deine Schafe und Rinder denen Du Dich so unmenschlich aufopferst werden ohne Dich dennoch [fett] für Dich; geh in Dich und betrachte Dich einmal mit Deinen andern Augen mit denen Du Dich erkannt hast als einen Engel."[185] Sie will also zeigen, dass sie auf dem Landgut alles bestens im Griff hat und Achim so lang wie irgend möglich in Berlin bleiben soll, um dort zu seiner eigentlichen Bestimmung als Dichter zurückzufinden. Dazu soll er sich in Gesellschaft unter Menschen begeben, was sie streng durch die folgende Maßnahme befördern will: „Solange das Wetter so kalt ist lasse ich Dich nicht holen denn die Knechte erfrieren und Du erfrierst und die Puten werden bei der Kälte auch nicht so gut also schon um Deiner Wirtschaft willen must Du ausharren." Sie vermischt sehr geschickt ihre Rolle als Gutsherrin, die notfalls mit dem Argument der Ökonomie den verlängerten Aufenthalt des Gatten in Berlin erzwingen will. Der eigene Rückkehrwille des Gatten soll notfalls durch Vorenthaltung des Transportmittels gebrochen werden.

In der buchstabengetreuen Transkription dieses Briefes zeigt sich auch gut, wie ihre Gedanken um den Partner und das Landgut ohne Punkt und Komma ineinanderfließen. Auch zu ihrer eigenen Person verbindet sie den Bericht über die Ökonomie mit dem Gesundheitszustand und teilt dabei gleichzeitig ihre Vorstellung von den elementaren Hygienebedürfnissen der Mitarbeiter mit. „Etliche Wirtschaftsangelegenheiten von der bedeutendsten Art habe ich auch besorgt, nämlich den Knechten ihre Betten, die in dem schlechtesten Zustand waren, in Ordnung gebracht, und einmal bin ich sogar morgens heraus, um zu sehen, wie es beim Melken zugeht. Du kannst hieraus ersehen, dass meine Gesundheit auf beiden Füßen steht."[186]

Daneben kümmert sie sich als Hausherrin und Mutter um die Versorgung der Kinder. Im Herbst 1815 wünscht sie sich mehrfach, dass Achim Äpfel für die Kinder aus Berlin mitbringt, die es also in Wiepersdorf vor Ort nicht gab.[187] Wilhelm Grimm berichtet im folgenden Jahr an seinen Bruder Jacob, dass „Bettine die Haushaltung selbst führt, hat alles Schwere z. B. gutes Kochen leicht erlernt, hat aber keine Lust an diesem Wesen, daher wird ihr alles sauer und ist doch in Unordnung. Dabei wird sie betrogen und bestohlen von allen Seiten."[188] Wilhelm Grimm stellt hier sowohl die Bösartigkeit des Personals wie auch Bettines Schwierigkeiten, den Haushalt in den Griff zu bekommen, heraus. Jedenfalls scheint sie gelegentlich auch selbst zu kochen. Immerhin wird sie später während eines Gerichtstages, den Achim hält, beim Truthahnbraten nach Rat für die Füllung gefragt.[189] Sie machte selbst Johannisbeeren ein und bat für den gleichen Zweck um Melonen aus Berlin.[190] Schließlich stellte sie auch noch das Spielzeug selbst her. So schnitzte sie „den Kindern Pfeifen". Kurz danach verlangten sie „Trompeten von Weidenbast" und „machen" damit anschließend ein solches „Getön und Geschmetter", dass ihr Hören und Sehen verging.[191] Für die Kinder von Savigny stellte sie Scherenschnitte her.[192] Zusammen betrachtet hat man das Gefühl, dass sie sich auf dem Land gut eingelebt und ihre Rolle als Gutsherrin ganz gern angenommen hat.

Der Alltag der Kinder in Wiepersdorf

Anscheinend etwas befremdet meldet Wilhelm Grimm 1816 seinem Bruder aus Wiepersdorf: „Die Kinder werden fast wie Bauernkinder aufgezogen und laufen in Kitteln, deren Zeug die Bettine selbst gewebt."[193] Bettine selbst hatte das schon 1815 so beschrieben: „Frei- und Siegmund sind wie losgelaßne Füllen, der eine rennt da, der andere dorthin ins Dorf, sie klettern über die Bauhölzer, sie schrammen sich Arm, Beine und Köpfe blutig, zerreißen die Kleider in tausend Stücken, kriegen Läuse auf den Kopf und lassen sich nicht kämmen, fressen Staub und Sand und Mus und lassen sich nicht waschen, sie sehen aus wie die Teufels; aber dem Siegmund bekömmt es wohl, er spricht auf einmal fast alles. Ans Nähen und Flicken ist nun gar nicht zu denken und ich werde auch äußerlich bald das Ansehen vom Bettelstande haben."[194] Es geht bei Arnims so ländlich ungezwungen zu, dass die Kinder sich austoben konnten.

Als sich die Anreise der Familie aus Berlin etwas verzögerte, lockte Achim im Sommer 1818: „Den Kindern würde es schon behagen, nun in Bärwalde die süßen Kirschen reif werden.“[195] Bettine konterte aus der Stadt, dass die Kirschen in Berlin auch schon sehr billig seien und die Kinder alle Tage welche bekämen.[196] Es gab also eine gewisse Spannung bei der Frage, was der bessere Wohnort wäre. Offenbar war aber für beide immer wieder wichtig, dass die Kleinen Obst zu essen bekamen – ob Äpfel aus Berlin oder diesmal Kirschen.

Zu den verbesserten räumlichen Verhältnissen auf dem Land berichtet Achim nach dem vorübergehenden Umzug von Wiepersdorf ins benachbarte Bärwalde: „Die größeren Kinder haben im jetzigen Pächterhause, das vollkommen trocken ist, mit Hofmeister und Mägden gesunde, geräumige Zimmer.“[197] Allerdings hat der enge Umgang der Kinder mit dem Personal auch Schattenseiten: „Die Amtmannknechte haben den“ noch nicht sechsjährigen „Siegmund angewiesen, der Großmagd unter die Röcke zu kriechen und sie Gott weiß wo zu zupfen.“ Der Junge schien das aber vergessen zu haben, so dass sie nicht mehr mit ihm darüber sprach.[198] Die Landleute treiben also etwas grobe Scherze mit dem Kleinen und der Magd. Demgegenüber bemüht sich der Vater, den sechs- und siebenjährigen Söhnen manierliches Betragen beizubringen: „Freimund und Siegmund essen zuweilen mit mir in Bärwalde und lernen Anstand.“[199] Das ist fraglos als Spitze gegen Bettines Erziehungsmethoden zu lesen, die sich an Rousseau orientierten. Auch ließ Achim die sieben- und neunjährigen Kinder abends vorlesen, übte also erneut Disziplin und Ruhe in der Form eines Abendrituals mit ihnen ein.[200]

Der Vater engagierte sich sogar für die Bekleidung seines Nachwuchses. „Für die Kinder habe ich [Achim!] zwei Überröcke von blauem Tuche, ein Kleid von blauem, zweie von grünem Tuche bei Lorenz in Schönwalde in die Arbeit gegeben, so dass sie diesen Winter vollständig versorgt sind.“[201] Das Ergebnis befriedigte Bettine keineswegs: Die gelieferten Kleider seien zu eng, jedenfalls für den Winter, auch wenn sie sie noch auslassen könne. Sie passten angeblich nicht zu den Überröcken, und außerdem habe sie ihm gleich gesagt, ihr das Tuch nach Berlin zu schicken, statt die Aufträge auf dem Land zu vergeben, was er mal wieder vergessen habe. Er solle sich bloß nicht einfallen lassen, das zu wiederholen, da der Schneider auf dem Land die Maße nicht mehr habe.[202] Offenbar sollte hier dem Ehemann klargemacht werden, dass er sich nicht in Angelegenheiten einmischen solle, die Bettine als ihren Aufgabenbereich betrachtete. Das ist eine bekannte Methode von Müttern, die Väter in Haushalts- und Familienangelegenheiten zu entmutigen. Achim antwortete kühl, sie solle das Anstücken lassen, schließlich sei dann halt der zwei Jahre jüngere Kühnemund schon mitversorgt; außerdem hinderten ihre langen Röcke die Jungen am Gehen.[203] Er hält sich in der Sache also durchaus für kompetent und verteidigt außerdem die Bewegungsfreiheit der Jungen. Passend dazu erfahren wir, dass Siegmund auf die Pflaumen-, Äpfel- und Birnbäume klettere, während Friedmund sich besonders an den Johannisbeeren erfreue.[204] Offenbar war der Obstbau auf dem Gut 1820 bereits weiter gediehen, so dass man die Äpfel nicht mehr aus Berlin holen musste.

Für die Kinder bestellt Bettine im Sommer 1821 „grobleinene Säcke mit Heu, die ein paar Mal mit Bindfaden" durchgenäht sind, also neue Heumatratzen. Nach ihrer Meinung reicht das mit den gestopften Kissen zum Schlafen aus.[205] Im Rahmen der Neugestaltung der Wohngebäude erfahren wir noch Details zur alltäglichen Hygiene. In dem Haus gab es zwei Abtritte. Bettine rühmte im November 1815 die in ihr schlummernden Talente selbstironisch; sie hatte selbst für die Toiletten einen neuen Deckel gemacht, der von Achim gleichzeitig gekaufte wurde ebenfalls installiert.[206] Ein offenbar tragbarer Abtritt wurde nun „hinaus auf den Flur hinter einen Schirm gestellt, so braucht der Hofmeister nicht durch das Schlafzimmer der Mägde zu gehen".[207] Die Toiletten waren also rudimentär und boten wenig „Privatheit". Immerhin gab es aber überhaupt solche Einrichtungen und man musste nicht über den Hof in einen entsprechenden Verschlag gehen, der als Trockentoilette, vulgo „Plumpsklo", diente.

Später werden die Folgen der Sommerurlaube angesprochen: Eines der Kinder hatte einen „Kindergarten" in Wiepersdorf angelegt. Achim berichtet, dass sich dort „viel edler Schnittlauch" findet, den er nun nutzt, weil alles andere verpflanzt sei. Bettine möge das dem nicht genannten „Eigentümer zur Aufmunterung" melden, „weil dies allein von allen kleinen Gärten als verständige Pflanzung Dauer erhalten hat".[208] Demnach hatten wohl alle Kinder ein solches Gärtchen anlegen können. Auch sei der Hund der Kinder ein sehr wachsames Tier geworden und wachse schnell:[209] Land- und Sommerfreuden der Kinder des Gutsbesitzers, der das Landleben auch pädagogisch dazu nutzte, den Kindern Freude am Gärtnern zu vermitteln. Ob dabei auch etwas über die Heilwirkung bestimmter Kräuter vermittelt wurde, erfahren wir nicht.

Warum zwei Familienwohnsitze in Berlin und Wiepersdorf?

In der Korrespondenz über den besseren Ort zum Genuss der Kirschensaison wurde schon die bestehende Spannung zwischen den beiden Eheleuten über den vorzuziehenden Wohnsitz der Familie spürbar. Sie durchzieht den Briefwechsel über Jahre, worauf wir zurückkommen werden. Jedenfalls bevorzugte Achim nicht nur aus wirtschaftlichen Notwendigkeiten und auch nicht nur vorübergehend das Leben auf dem Land. Er hielt es für seine Pflicht, durch entsprechende Verbesserungen das Landgut ertragsfähiger zu machen und die Kosten für einen Verwalter durch die Eigenwirtschaft zu sparen. Außerdem fühlte er sich fern der Stadt wohler, weil er dort nicht gezwungen war, ständig am geselligen Verkehr teilzunehmen und sich mit seinen gescheiterten Karrierehoffnungen zu konfrontieren. Auf dem Land hatte er außerdem mehr Ruhe zum Schreiben, was ihm in beachtlichem Ausmaß gelang. Die Anzahl der Zeitungsartikel, Rezensionen und Erzählungen schon aus den ersten Wiepersdorfer Jahren ist erheblich, auch wenn er selbst manches nicht geschriebene Gedicht bedauert. Im Briefwechsel mit den Grimms zeigt sich ansonsten, wie genau Achim auf seinem Landgut über literarische Neuerscheinungen und die Zeitläufte aus mehreren Zeitungen informiert war.

Die an städtisches Leben gewöhnte Frankfurterin Bettine hingegen konnte sich trotz anfänglicher Bemühungen auf die Dauer nicht an die relative Einsamkeit auf dem Land gewöhnen. Bereits 1815 greift Achim Bettines Frustrationen über das Landleben auf und entwickelt zeitweise Umzugsphantasien auf ein anderes Familiengut nach Friedenfelde, also in den Nordosten von Berlin. Dort würden seine Cousinen Beethovensche Doppelsonaten spielen, was Bettines Interessen am Singen und an der Musik entgegenkäme.[210] Außerdem fühle er sich eigentlich mehr dort in der Uckermark verwurzelt.[211] Ernsthaft wurden diese Pläne aber nie betrieben. Wahrscheinlich spürte er, dass Bettine auch damit nicht zufriedenzustellen wäre. Die schließlich gefundene Lösung resümiert Bettine denn 1817 wie folgt: „Es ist indessen doch sehr gut gewesen, dass ein Muß uns in die Stadt gebracht hat; besonders für die Kinder, die hierdurch an eine ordentliche Lebensart gezwungen, viel gesunder und auch nicht mehr so verwildert sind, wenn ich in dieser Art meiner Unbehülflichkeit in Wiepersdorf geblieben wäre, so hätte ich sie wahrscheinlich nicht vor den infamsten Unarten hüten können, die Du selbst bei den Bauernkindern bemerkt hast."[212] Hier wird die Stadt als Ort der Zivilisation stilisiert. Sie soll der „Anstekkung" der eigenen Kinder durch das schlechte Betragen der Kinder auf dem Land vorbeugen. Ausgerechnet Bettine, die die Vorstellung vertrat, dass man den Kindern ein Maximum an Freiheit lassen müsse und ihnen nichts aufzwingen dürfe, setzt hier auf die kultivierende Wirkung des Stadtlebens – als stelle sich die „ordentliche Lebensart" dort wie von allein ein. Zu diesem Zeitpunkt ist der älteste Sohn gerade fünf Jahre alt. Zu Bettines Ängsten, die Kinder würden auf dem Lande verrohen, erklärt Achim nüchtern: „Was sie hier Böses lernten, würden sie auch in Berlin lernen, wenn sie ohne Aufsicht mit anderen Kindern zusammenkämen, auf dem Lande etwas mehr Schmutz und Grobheit, in der Stadt mehr Eitelkeit und Verdrehtheit, z. B. der Franz", was auf den damals neunjährigen Sohn des Schwagers zielte.[213] Nicht die Stadt zivilisiert die Kinder, sondern die Erzieher tun – oder unterlassen – es.

Jedenfalls entschied sich das Paar, eine Familienwohnung in Berlin einzurichten, in der Bettine den größten Teil des Jahres mit den Kindern zusammenlebte, während Achim auf dem Landgut blieb. Allerdings wohnte die Familie schon von Dezember 1814 bis Anfang April 1815 wieder in Berlin, wohl bei Savignys am Pariser Platz, und verbrachte dort auch einen Monat zu Jahresbeginn 1816.[214] Im Juli 1817 mietete Bettine definitiv eine neue eigene Wohnung in der Georgenstraße (beim Packhof) an. Weitere Umzüge folgten zunächst etwa im Halbjahresrhythmus, was das Alltagsleben zusätzlich belastet hat. Nach zwei Monaten am Schiffbauerdamm wohnte die Familie nacheinander in verschiedenen Häusern Unter den Linden, von April bis November 1819 auch mal wieder in Wiepersdorf; 1823 in Berlin am Wilhelmsplatz und 1825 in der Dorotheenstraße, noch im gleichen Jahr erst in der Friedrichstraße und dann wieder in der Dorotheenstraße, aber in einer anderen Wohnung.[215]

Achim kam zwar wegen Geschäften und zu Feiertagen von Zeit zu Zeit nach Berlin, war aber insgesamt mehr Tage von der Familie getrennt als mit ihr zusammen. In den Sommermonaten kamen die „Berliner" aufs Land. Dann wurden die Möbel untergestellt, um die Miete zu sparen. In kleinen Spitzen ließ Achim gele-

gentlich seine Frustration über diese Trennung spüren. So beendete er z. B. im Juni
1821 einen Brief an die Familie mit der Bemerkung „Der Himmel bewahre Euch im
Staubneste und lasse mich Euch alle froh und gesund wiederfinden".[216] Bettine litt
mit wachsender Kinderzahl unter der von ihr selbst durchgesetzten Trennung und
beschwerte sich ständig wegen ihrer Überforderung durch Haushalt und Kindererziehung, die sie den größten Teil des Jahres allein bewältigen musste.

Bettines weitere Schwangerschaften ab 1816

Das war der wenig förderliche Hintergrund für Bettines weitere Schwangerschaften.
Während des ersten Monats ihrer vierten Schwangerschaft, über die Achim noch nicht
ganz sicher war, reiste er zeitweise wieder in dringenden Geschäften in der Prenzlauer
Gegend umher. Aus dieser Distanz rät der Ehemann Bettine im Juli 1816: „Gehe
fleißig spazieren, kümmere Dich nicht, wenn die Kinder schreien, das ist ihr Vater
Unser, so beten sie für Dich und mich."[217] Das lässt sich aus der Ferne gut sagen. Sie
selbst berichtet, dass sie „garnichts esse". Drei Tage habe sie verbracht mit „Erbrechen
und Ohnmachten, wobei" sie „Gehör und Gesicht verlor, aber doch innerliches Bewusstsein hatte" und „von der Stirn übers ganze Gesicht glühend rot wurde".[218] Da
sich das bis zu zwölfmal wiederholte, meinte Bettine, sie „müsste Ader lassen", also
dem Körper einen Überschuss an Blut entziehen. Das entspräche ganz der seit der
Antike verbreiteten humoralpathologischen Lehre, nach der ein Ungleichgewicht von
Körpersäften Krankheiten verursache. Dagegen meinte eine Person namens Stauss,
die Ohnmachten „rührten bloß von den Nerven her, und das Aderlassen wäre durchaus nicht zuträglich". Stauss, wohl ein anderer medizinischer Laie, vertrat die erst
im ausgehenden 18. Jahrhundert entstandene, modernere Vorstellung, dass die Nerven und ihre Irritationen entscheidend seien.[219] Damit bezog er sich auf eine andere
Krankheitstheorie. Bettine erinnerte sich vielleicht an die regelmäßige Aderlasspraxis
der Ursulinen ihrer Fritzlarer Klosterschule und im Frankfurter Stift ihrer Freundin
Günderrode. Sie ist aber bereit, für die Behandlung ihrer aktuellen Probleme neues
Wissen zu akzeptieren und ihr Verhalten ggf. entsprechend zu verändern.

Interessant sind die Vorstellungen des Paares über die nötige Schonung bzw. gesellschaftliche Zurückhaltung nach einer Geburt. So erfahren wir von Achim Ende
April 1817, dass Bettine mit ihm nun erstmals seit der Geburt des Sohnes Kühnemund ausgegangen sei. Demnach waren fünf Wochen seit der Niederkunft verstri-
chen.[220]

Als Bettine sich aus Berlin Ende Juli 1817 wieder über ihre Erschöpfung nach
einem langen Tag mit unartigen Kindern beklagt, rät ihr Achim: „Das Stillen scheint
Dich allzu sehr anzugreifen, gieb dem Kind mehr Suppe, es muß sich daran gewöhnen, den anderen aber gieb Schläge, wenn Sie Dich gar zu sehr belästigen."[221] Er hält
also zu Beginn des fünften Monats eine Mischkost für angemessen und empfiehlt
strengeres Durchgreifen. Demgegenüber tut Bettine auch hier wieder, was sie selbst
für richtig hält, denn im Februar des folgenden Jahres ist Kühnemund, mittlerweile

in seinem elften Lebensmonat, immer noch nicht „abgewöhnt". Sie begründet das geschickt damit, dass sie bis zu Achims Rückkehr warten wollte, es nun aber „doch wohl unternehmen müsse".[222] Zehn Tage später meldet sie Vollzug, was den Gatten „recht tröstet".[223]

Anlass für diese Entscheidung war die Ankündigung der nächsten Schwangerschaft, eine Nachricht, die den Ehemann, der in Geschäften und auf dem Landtag wieder in Prenzlau weilte, dort erreichte. Sicherheit gewann sie aus 14 Tagen „in beständigem Wechsel von Ohnmachten und Erbrechen". Alleinsein und Krankheit seien ihr sehr schmerzlich gewesen, mittlerweile sei sie aber wieder mutig. Dazu mag die neue geräumigere Wohnung am Schiffbauerdamm mit sechs Zimmern, einem Saal, drei Kammern, Küche, Keller, Boden, einem Blumengarten und einem „Gemüsegarten zu ausschließlichem Gebrauch" beigetragen haben. Das sei für 250 Taler günstig.[224] Achim antwortet ihr freudig und anerkennend: „Wo finde ich etwas in der Welt, um Dir zu lohnen für alles, was Du für mich leidest."[225] Er fügt dann sogar hinzu: „wenn ich nur für Dich einmal niederkommen könnte". Immerhin verspricht er sofort – gewissermaßen als Gegenleistung für ihre Übelkeiten – , wegen des absehbaren Geburtstermins den Sommer nicht in Wiepersdorf zu verbringen – obgleich ihr die „Landluft vielleicht recht wohl bekäme". Erneut spielt Achim hier darauf an, dass er die Stadt für weniger gesund hält.

Aus der Berliner Einsamkeit, unter der sie meint, stärker zu leiden als er, schreibt sie ihm nach Wiepersdorf: „Unser zukünftig Kind ist sehr munter."[226] Bettine ist entschlossen, wegen der bevorstehenden Geburt die Dienstbotin Anne zu entlassen, denn „ihre wütige Grobheit, die von Zeit zu Zeit ausbricht, könnte mir beim Stillen kein kleines Unglück zuziehen".[227] Offenbar geht sie davon aus, dass die Milch bei großem Ärger stocken könnte – ähnlich wie Achim fehlenden Schlaf als Ursache für eine Blutstockung annahm. Stockungen von Materie im Körper galten im Verständnis der Humoralpathologie generell als gefährlich, weil sie das Gleichgewicht der Säfte stören konnten; außerdem befürchtete man auch die Folgen an den betroffenen Organen und hier noch für die Ernährung des Neugeborenen.[228]

Mehrfaches Zahnweh, das Bettine zunächst Ende Juli 1818 „fünf Tage und Nächte gequält" hat, war dann Anlass für eine deutliche Auseinandersetzung über die Schwierigkeiten des Lebens an zwei verschiedenen Wohnorten während einer Schwangerschaft.[229] Zunächst begründete Bettine, warum sie einen geplanten langen Brief nicht schreiben konnte: „nun betäubt mich seit heute morgen das Zahnweh auf eine erbärmliche Weise, ich weiß nicht, auf welcher Stelle ich Ruhe finden soll, der Angstschweiß bricht mir aus, und mein Gesicht ist eine Glut, nicht den geringsten Lärm kann ich vertragen. Wenn doch Gott die Stunde bald herbeiführen wollte, da ich wieder befreit werde, so arg hab ichs seit langer Zeit nicht gehabt. Beruhige Dich mit dem Gedanken, dass wenn Du diese Zeilen liest, meine Schmerzen gewiß auch vorbei sein werden."[230] Gezielt fügt sie hinzu, seine Gegenwart könne sie wieder gesund machen.

Während Achim in jedem Brief dieses Sommers über die auf Hochtouren laufende Ernte berichtet und sich mit dem „schändlich müßigen Gesindel" beim Äh-

renlesen abkämpft, ergänzt Bettine nach zwei weiteren jämmerlichen Krankheits-
nächten: „kein anderer Gedanke hat für mich eine Erquickung, als dass Du bald wiederkommen mögest".[231] Es folgt eine gesalzene Philippika, in der sie sich ihre ganze
Verlassenheit und Überforderung vom Herzen schreibt – um dann abschließend zu
unterstreichen, wie wunderbar es doch wäre, wenn der geliebte und hochverehrte
Gatte in Berlin wäre. Das wäre wie im Paradies, als nur Adam und Eva zusammen
waren. Mit seinen Berichten von der Getreideernte kümmere es ihn trotz bevorste-
hender „bedeutenderer Ernte", also der Geburt des nächsten Kindes, „wenig, daß
ich nach Dir seufze und ob ich gesund oder Kranck bin; jetzt kann ich Dich schon
wieder zancken und kann Dir auch sagen dass ich sehr kranck und ganz verlassen
war, und dass ich 3 Tage das Bett hüten muste [sic!]."[232]

Das Personal sei unzuverlässig, immerhin dringe die geschiedene Nachbarin
Anna Amalie von Helvig (1776–1831) darauf, sie zu pflegen, da sie Bettine bei ihren
Besuchen immer allein im Bett fand. Mit dem Hinweis auf diese Nichtversorgung
unterstreicht sie noch einmal dramatisch ihre Verlassenheit. Bettine sei froh, diese
Zeit überstanden zu haben, denn „die Nächte waren mir unerträglich, meistens von
Schmerz und Fieber verzerrt ich bin in meiner einsamen langen Stube auf und ab
gelaufen und hab gejammert und dann mir wieder zugesprochen, ich bin gestern
wie ein Gespenst matt und mager zum erstenmal aufgestanden und auch ausgegangen um den Kranckheitsjammer etwas zu verwischen, heut befind ich mich um ein
merckliches besser; die Kinder sind den ganzen Tag bei mir und plagen mich nicht
wenig, doch macht es mir Freud den Freimund zu unterrichten wenn ich nur nicht
so kaput wär und nicht tausend andere Geschäfte sich noch mit eindrängten." Sie
wirkte mittlerweile also auch als Lehrerin ihrer Kinder, weil sie mit dem Hauslehrer
unzufrieden gewesen war und ihn entlassen hatte.[233] Tägliche Schreib- und Lese-
stunden gab sie auch später, im Dezember 1819.[234] Besonders litt sie darunter, dass
Achim ihr nach bereits „vierwöchentlicher Abwesenheit" keinen festen Termin für
die Rückkehr angebe. Das müsse sich doch einrichten lassen. Stattdessen komme er
„immer so hinten herum von den Freuden und Notwendigkeiten des Landlebens".
Später erklärte sie noch direkter dazu: „Sei nicht so verschwenderisch mit Deiner
Zeit und bedenk, dass Du sie mir von meinem Eigentum raubst" – und gab einen
präzisen Termin für die Rückkehr vor.[235] Sie konzipiert hier also die Zeit des Ehemannes als den rechtmäßigen Besitz der Gattin – wahrlich besitzergreifend!

Achim antwortete darauf einige Tage später: „Herzinnig beklage ich Deine
Schmerzen, aber beklage auch mich, der bei allem, was er unternimmt, zerrissen,
zerstreut, in seinem Bestreben irre gemacht wird. Ich denke hier für die Meinen zu
sorgen, opfere dem jede andere Beschäftigung, da rufst Du mich in jedem Briefe so
ängstlich zurück, dass mir bangt. Umsonst suche ich eine heitere Ansicht hervorzu-
heben, um Dich zu erheitern, Du siehst nur das Widerwärtige. Ich reise gern fort,
aber es geht doch nicht. Die Schwamm mediziniert jetzt und wenn es ihr auch für
die Folge gut tut, ist sie doch jetzt sehr schwach und hinfällig, dass außer ihrem
Hausgeschäfte sie für den Hof so gut wie gar nicht vorhanden ist."[236] Also müsse
er selbst die Aufsicht bei der Ernte führen, Einkäufe von Pferden und Rindvieh

stünden bevor, was er nicht Mitarbeitern überlassen könne. Gern wollte er bei ihr in Berlin sein, aber bis zum Monatsende müsse er noch bleiben.

Achim empfand seine Situation also auch als sehr belastend: Eigentlich tue er alles, was er kann, um das tägliche Brot für die Familie zu verdienen. Dazu müsse er aber auf dem Landgut bleiben. Ansonsten schlug er sich ebenso wie sie mit Personalausfällen herum. Im Grunde finden wir hier einen typischen Konflikt von Vätern wieder, denen einerseits die Haupternährerrolle obliegt, die andererseits aber auch Anforderungen der Partnerinnen oder der Familie erfüllen sollen, die sich nicht mit der erstgenannten Aufgabe vereinbaren lassen. Das Paar spielt mittlerweile immer häufiger das wenig konstruktive Psychodrama „Ich leide mehr als Du!".

Die Berichte zu weiteren Überforderungssituationen setzen sich im folgenden Brief fort: Nun spuckt Bettine „dreimal eine große Menge Galle" und wird ohnmächtig. Die Köchin durchsticht sich beim Schlachten eines Fisches die „2 vordersten Glieder der letzten Finger" der rechten Hand und wird auf der Straße ohnmächtig, als Bettine sie zum Chirurgen bringen will. Der Wundarzt wird stattdessen ins Haus geholt und behandelt sie offenbar erfolgreich. Man muss aber mit drei Wochen „Unbrauchbarkeit" der Köchin rechnen. Am gleichen Tag erfährt die Kinderfrau, dass ihr eigenes Kind im Sterben liege, und entläuft für einen halben Tag und eine halbe Nacht, um es zu pflegen, was Bettine ihr nicht wehren möchte. So muss sie sich selbst um den Jüngsten kümmern, übelste Beschimpfungen der Kinderfrau gegen die Köchin schlichten und schließlich noch die Betten machen, die Stube kehren und die Kinder anziehen.[237] Man sieht daran, welche Arbeiten ihr normalerweise vom Personal abgenommen werden. Versöhnlich freut sie sich allerdings, „dass der Schreck aller Wahrscheinlichkeit nach nicht meinem Kinde geschadet hat". Damit spielt sie auf eine weitverbreitete Vorstellung an, dass Föten durch solche Ereignisse geschädigt werden oder abgehen könnten.[238] Für Achim fügt sie versöhnlich hinzu: „Bleibe getrost noch so lange Zeit, als Du nötig findest."

Zur Erholung fährt sie mit dem Wagen der Helvig aus, wobei Anekdoten ausgetauscht werden. Die Freundin hatte ihre Jugend in Weimar im engsten Umfeld Goethes verbracht und dürfte schon deshalb für die goethebegeisterte Bettine eine besonders geschätzte Gesprächspartnerin gewesen sein. Später lebte Helvig bei den Heidelberger Romantikern und führte seit 1816 in Berlin einen literarischen Salon, in dem u. a. die Arnims verkehrten.

Achim findet auf Bettines Dramen eine passende Antwort mit der Erzählung von seiner verstauchten Hand, die ihm ein Ochsentritt verursacht hatte. „Ich habe an der Hand viel Schmerz gehabt und Deiner Schmerzen in einer schlaflosen Nacht gedacht."[239] So ist man zumindest in dieser Leidenserfahrung vereint. Die Geschwulst an der Hand hindere ihn darüber hinaus am Schreiben, der „einzigen Verbindung aus der Ferne", was ihn besonders ärgere. Sich grämen dürfe er aber nicht, „weil das die Geschwulst mehrt". Achim äußert hier auch wieder die Vorstellung, dass Ärger Krankheit verursachen oder verschlimmern kann. Gleichzeitig verbietet ihm diese Idee, sich psychisch durch Zulassen des Ärgers zu entlasten. Bettine lenkt weiter ein, indem sie bedauert, ihm einen Brief mit so viel Elend geschrieben zu haben, während er selbst an der Hand laborierte. Dann erklärt sie, eine „Ahndung" von seiner Handverletzung gehabt zu haben, als sie diejenige der Köchin sah.[240] Krankheiten, Schmerzen und Verletzungen werden in diesen Schreiben zu einem Medium von Gemeinsamkeit. Letztlich stellt sich in der Korrespondenz trotz aller Belastungen wieder der Ton der gegenseitigen liebevollen Rücksichtnahme ein, den wir aus dem Brautbriefwechsel und den ersten Ehejahren kennen. Auch versichert man sich gegenseitig in den Folgejahren, dass vor allem das Ausbleiben von Nachrichten belastend sei, ängstlich mache und das Unwohlsein noch fördere.[241]

Als Nächstes stehen Geburtsvorbereitungen an: Bettine wartet immer dringender auf die Leinwand, die Achim liefern sollte, da sie sonst ihrem Kind keine Windeln machen könne.[242] Offenbar werden sie also im Berliner Haushalt, ggf. sogar von ihr selbst, aus dem Wiepersdorfer Flachsleinen hergestellt, das ziemlich rau gewesen sein dürfte. Endlich kündigt Achim, bisher noch von der durch Regenwetter verzögerten Gerstenernte aufgehalten, seine Rückkehr nach Berlin für den 6. September an.[243] Schließlich wird der langersehnte Gatte am 8. des Monats mit Pflaumenkuchen begrüßt.[244] Drei Wochen vor der Niederkunft mit Maxe fühlte sich Bettine denn auch etwas wohler, aber ihr fällt das Ausgehen schwer.[245] Über die Geburt selbst erfahren wir nichts Näheres. Aber eines ist sicher: Achim konnte sein schnell gemachtes Versprechen aus dem Februar nicht einhalten. Er musste im Herbst wieder in Wiepersdorf die Ernte überwachen – zerreißen konnte auch er sich nicht.

Erneute Stilldebatten – und ein Ende der Schwangerschaften?

Achim plädiert im folgenden Juli für die Entwöhnung des guten „Mäxelschen" nach acht Monaten. Das sei die beste Liebeserklärung, die er Bettine machen könne. Er argumentiert also sachbezogen und verzichtet auf romantischere Formen. „Es greift Dich das Stillen zu sehr an."[246] Bettine antwortet, dass „Maxel einen sehr starken Durchfall schon seit drei Tagen" habe. Sie „nimmt nichts zu sich außer die Brust, ist aber dabei gar lustig, Du bist gewiß auch mit mir froh, dass sie noch nicht abgewöhnt ist, ob Du mich auch hundertfach mahnst und es mich sehr angreift, so ist es doch nicht so ängstlich, als wenn sie krank wäre."[247] Offenbar verweist Bettine hier auf die gesundheitsförderlichen Wirkungen des Stillens, von denen sie überzeugt ist. Die sind ihr die Mühen wert. Sie schreibt auch von ihrer Angst, das Kind, ihr erstes Mädchen, zu verlieren, was viel schlimmer wäre als die Belastung durch das Stillen. Dafür nimmt sie weitere Probleme in Kauf: Im November 1819 äußert sie, dass ihr „Herz vor Sehnsucht platzt, besonders da es von der Milch so sehr bedrängt wird", und dass sie Fieber hat. Sie könne sich vor niemandem sehen lassen, weil sie sich gar nicht anziehen könne.[248] Offenbar war nun das Abstillen nach knapp über einem Jahr dadurch befördert worden, dass Maxe und die Kinder bei Achim in Wiepersdorf geblieben waren, während Bettine nach Berlin vorangereist war. Etwas resigniert stellt Bettine einige Tage später fest: „Max hat mich so gut verschmerzt, als ob ich tot wär."[249] Als Achim Mitte November immer noch nicht mit ihr nach Berlin zurückgekehrt ist, befürchtet sie, dass dem armen Kind in Wiepersdorf noch die Nase abfrieren werde.²⁵⁰ Anscheinend kann sie sich ein gesundes Kind nur in ihrer, nicht in der Nähe des Gatten denken. Nachdem Maxe im Dezember wieder nach Berlin gebracht wurde, beruhigte Bettine Achim, er solle nicht bang um die kranken Kinder sein, „die Max wird zusehends stärker".²⁵¹

Als Bettine Mitte Dezember wieder mit den kranken Kindern allein in Berlin war, resümierte sie ihre Einstellung zu weiteren Schwangerschaften so: „Nun siehst Du wohl, dass die Sorgen nicht aufhören, und dass ich nur noch schwanger werden dürfte, um unter der Last zu unterliegen."²⁵² Wesentlich aufgeräumter scheint Bettine neun Monate später, als wir im September 1820 eher en passant von der sechsten Schwangerschaft erfahren. Bettine mahnt nämlich Achim nun geradezu dringend, es sich doch im Herbst mal wieder richtig gutgehen zu lassen und das Leben zu genießen. Er solle sich nicht wieder von seinem „aus Zorn und Hypochondrie zusammengesetzten Phlegma" übermannen lassen.²⁵³

Bettine drängt Achim zu einer Reise,
die den Dichter aus seiner angeblichen Lethargie reißen soll

Offenbar hatte sie sogar daran gedacht, dass er an den Rhein fahren solle. Sein Herz könne „aufgrünen" zur Freudigkeit seiner früheren Jahre. Ob es nicht genug sei, dass sie selbst das Leben so „verdehnt in Sorgen und in kränklicher Müdigkeit"?²⁵⁴ Sie empfinde es in Krankheitstagen als jämmerlich, dass sie ihm „nichts besseres bereiten konnte, als teilzunehmen an diesem alle Geisteskraft auflösenden Unbehagen. Nun hast du lauter widerwärtige Geschäfte, hast vor einem halben Jahr die Kinderkrankheiten mit ertragen helfen, hast allen Verdruß des Hausstandes geteilt, hast eine kränkliche Frau vor Dir […]; bald kommt wieder das Wochenbett, wer weiß mit wie viel unangenehmen Vorfällen verknüpft, und das sind die zufälligen Schicksale, in denen ein Dichter gedeihen soll."

Das ist einer der seltenen Belege dafür, dass sie sein Engagement in Familie und Haushalt wertschätzt, statt sich egozentrisch über sein zu großes Interesse für die Landwirtschaft und eine zu geringe Anteilnahme an ihren Sorgen zu beschweren. Gleichzeitig kultiviert sie ihr Bild von Achim als dem großen Dichter, der von den Sorgen des Landjunkers entbunden sein sollte.²⁵⁵ Das gipfelt wenig später in der Formulierung: „Was hindert Dich, ein Arnim sein zu wollen, wie jener ein Goethe sein wollte."²⁵⁶ Achim hingegen fühlt sich gekränkt, wenn sie seine Beschreibung von Festen auf dem Land als „Bärenhäuterfreuden" abwertet.²⁵⁷ Auch beschwert er sich, dass sie den Empfang der Waren aus Wiepersdorf nicht bestätigt hatte: „Denke nur daran, wenn Dir auch der Wert der Sachen gleichgültig, dass sie mir manche Mühe gekostet haben."²⁵⁸ Bettine beruhigt ihn dann später, dass ihr Vorräte und Wirtschaft nicht gleichgültig seien – schon wegen der Ersparnisse. Aber zu mehr Anerkennung schwingt sie sich nicht auf. Um ihn nun wirklich von der Reise zu überzeugen, empfiehlt sie ihm, dort den Rheinwein für die Taufe zu kaufen.²⁵⁹

Bettines höhere Gestimmtheit weicht noch im gleichen Monat wieder der dauernden Klage wegen Überforderung. Ganz grundlegend charakterisiert sie ihre Lage als Schwangere mit dem Verweis auf den Mystiker Jakob Böhme (1575–1624). Der meint, dass eine Frau während einer Schwangerschaft bereits die erste Hälfte des Todes in sich trage und wegen solcher Todesschauer alles, was sie sehe, mit Ekel betrachte. Eigentlich müsse sie den Mann, der sie in diesen Zustand versetzt habe, hassen – was Bettine jedoch nicht tue. Aber sie verlange eine gütige Nachsicht von ihm.[260] Achim bewertet diesen charmanten Verzicht auf Hass später freundlich als melancholischen Schub.[261] Im gleichen Brief enthüllt sie dann, dass Friedmund seit Achims Abreise Krampfhusten gehabt habe, er stundenlang „4 bis 5 mal hinter einander brechen musste, aber nicht keuchte", sie ihn mehrfach nachts halbe und ganze Stunden beruhigen musste und mit Kamillen- und Fliedertee wiederhergestellt habe. Darauf folgt eine Generalkritik an den Vätern: „Ihr Männer hört wohl, die Frau hat heut Nacht nicht gut geschlafen, sie hat das Kind gewartet p. p. , aber weil ihr so passabel geschlafen habt und keine Ermüdung fühlst, so ist das nicht weiter für Euch bedeutend; ich will es verantworten, was ich alles getan hab und was unterlassen."[262] Dagegen wird wieder die eigene Rücksichtnahme herausgestellt: „Geschrieben habe ich Dir nichts, weil es Dich in der Ferne doch sehr ängstigen könnte." Immerhin habe ihr der Arzt gleich versichert, „daß es gut vorüber gehen werde".

Achim antwortet, dass er die Krankheit geahnt hat – und dass dem Kind die Landluft in Wiepersdorf, wohin er es mitnehmen wollte, viel besser als die Schule und der Staub in Berlin getan hätte:[263] „Ahndungen" von Unfällen und Krankheiten, mit denen zukünftiges Unheil vorausgesehen würde, hatte also nicht nur Bettine, sondern auch Achim. Hinsichtlich der Reise drängt sie ihn weiter und vergleicht ziemlich provokativ ihren Mann mit einem wenig gehorsamen Kind: „Ich hab bei mir ausgemacht, dass Du den 2. Oktober, den Geburtstag unseres unartigen Siegmund, mit Deiner Abreise feierst."[264] Sie wolle ihn nun einmal „für dies Jahr dem leidigen Amt eines Packesels zu entsagen zwingen". Er hingegen meint, er könne derzeit nicht nach Frankfurt abfahren, auch weil er um die Gesundheit der Kinder bange. Das halte er nur so lange aus, wie er „mit tausend ökonomischen Plänen" befasst sei, aber nicht mehr, wenn er erst müßiggehe.[265] Er fürchtet also erneut seine Tendenz, mehr zu grübeln, wenn er weniger beschäftigt ist.

Darauf entwarnt sie postwendend, alle seien gesund, lockt mit den schönen Zimmern im Stadthaus ihrer Schwester Meline in Frankfurt, die ihn für seinen „kalten Kasten" auch im Spätherbst hinlänglich entschädigen würden.[266] Damit wertet sie vielleicht seine Wohnverhältnisse auf dem Landgut, die er mühselig verbessert hat, ab, es könnte sich aber auch um einen Hinweis auf die nicht so fulminante Berliner Wohnung handeln.[267] Immerhin bewirkt die beruhigende Gesundheitsnachricht aus Berlin die gewünschte Abreise: Achim setzt sich schließlich am 8. Oktober, da kein anderes Verkehrsmittel aufzutreiben war, in Leipzig sparsam in die „ordinäre" Postkutsche zur dreitägigen Reise mit „vielen Stößen" nach Frankfurt.[268]

Die Entscheidung zur Reise freut Bettine sehr. Er möge sich nun frei entfalten wie in seinen Studentenjahren. Nach allen möglichen Besuchsempfehlungen und

Ratschlägen zur angemessenen „Toilette", die er bei Bettines Schwester Meline ein-
holen soll, fordert sie Dankbarkeit ein: „Gelt, ich hab Dir einen schönen Herbst angeschafft."[269] Im Folgenden bestärkt sie Pläne zur Weiterreise und unterstreicht, wie gesund die Kinder seien und wie vergnügt sie mit den Savignys die Abende verbringe.[270]
Achim antwortet ganz beseelt: „Wirklich möchte ich Dich für eine Seherin halten,
daß Du mich zu so manchem Genuss dieser Reise gleichsam hingezwungen hast."[271]
Später unterstreicht sie zu seinem Aufenthalt bei den Grimms in Kassel noch einmal
ihr Motiv: „Denk, dass jede Minute für Dich bedeutend werden kann, wo Du Dich
mit einem anderen berührst. Du musst bekennen, dass Du die Pflichten gewiß nie
erfüllt hast, die Du Dir (als Dichter besonders) selbst schuldig bist, und dass manche
beengende Verhältnis daher entstehen, weil es Deiner Lebenslust an Nahrung fehlt,
und dass Deine eigene Hypochondrie Dir oft den Atem versetzt hat; mein Glaube
und meine ganze Religion besteht noch bis jetzt im Gegenteil aller Mortifikation.
Wenn Du in der Freude zur Freude der andern lebst, so sprech ich Dich und mich
selig und noch alle, die Dein lieber Geist noch außer mir berührt."[272]

Wenig passender Zuspruch der streng katholischen Brüder
zu Armgarts Geburt

Bettines Brüder Clemens und Christian beten in dieser besonders frommen Phase
ihres Lebens für eine gute Niederkunft und senden einen kräftigen Schuss katholischer Geburtstheologie aus dem westfälischen Dülmen, wo sie sich am Bett der stig-
matisierten Mystikerin Anna Katharina Emmerick (1774–1824) getroffen haben:[273]
„Möge die heilige Jungfrau, die um unser aller Heil willen auch eine gebärende
Mutter geworden ist, Dir beistehen und die Schmerzen mildern, welche die Töchter
Evas aus ihrer Buße geerbt haben."[274] Damit werden die Geburtswehen in langer
kirchlicher Tradition als Strafe der Frauen für die Erbsünde gedeutet. Die lebens-
kluge Bettine antwortet ziemlich kühl auf die Wünsche, durch das Kindergebären
selig zu werden: „Sehr gut wird es sein, wenn wir die Zahl unserer Kinder zu vermehren meiden, und dies wird wunderbar zur Kräftigung aller Wünsche für mein Wohl
einwirken." Das ist nach neun Ehejahren erneut ein Hinweis darauf, dass sie weitere
Schwangerschaften vermeiden will. Feinsinnig und etwas spitz fügt sie noch hinzu,
die Kinder seien wie Windmühlen um sie herum, und sie könne sich gut denken,
wie den beiden Brüdern in vergleichbarer Situation ihre Gelassenheit abging und
„alle Nähte reißen würden und das Beten nebst manchen anderen würdigen Übungen beiseite gesetzt werden würde".[275] Dem noch auf der Reise befindlichen Achim
rät sie, er solle, statt aus Sehnsucht nach Berlin zu eilen, ruhig mehrere Tage in Kassel
(bei den Grimms) bleiben, denn „der ganze liebe Winter mit dem Wochenbett und
allem Krittel" stünden ihm ja „als Bescherung bevor". Achim antwortet kurz vor
der Rückkehr entsprechend einfühlsam: „Bewahre Dich liebes Herz bei den glatten
Wegen, falle nicht, erkälte Dich nicht, Du bist mein Leben."[276] Ansonsten empfiehlt
er sich mit seiner Geduld, die sie an ihm schätzen möge.[277]

Armgarts Geburt am 4. März 1821 scheint problemlos verlaufen zu sein, allerdings machte sie bereits in der ersten Woche Achim mancherlei Sorge, die er aber nicht präzisiert.[278] Ansonsten erfahren wir aus dem Briefwechsel der Eltern vier Tage nach der Geburt erstmals durchaus Erwartbares über sie: „Das Kind schreit und will trinken."[279] Im Juli lockt Bettine Achim mit ihr nach Berlin: „Das Kleinste wird so allerliebst, es ist die Freundlichkeit und Frömmigkeit selbst, es hat vor lauter gutem Herzchen kein Lüngelchen und kein Leberchen" – also schreit sie wohl wenig.[280] Allerdings hat sie dann drei Wochen lang Husten, der sich aber nicht als der befürchtete Keuchhusten entpuppt, sondern als Begleiterscheinung des Zahnens gedeutet wird.[281] Die unruhigen Nächte hätten Einfluss auf Milch und Brust, so dass sich das Stillen diesmal sehr hart anlasse, „doch bedarf dies zarte Kindchen mehr wie die anderen der Brust". Unklar bleibt, wie Bettine diesen Eindruck gewinnen konnte. Im August hat Armgart dann zwei Tage lang die „Zahnruhr".[282]

Mittlerweile nach Frankfurt abgereist, beschwört Bettine Achim aus dem Rheingau: Er müsse etwas von der „Ängstlichkeit seiner Wirtschaftsführung nachgeben".[283] „Ich habe Milch vollauf, so dass ich jeden Tag der Sophie zum Vertreiben der Sommersprossen etwas abgeben kann."[284] Milch galt als wirksame Kur zur Beseitigung von Hautpigmenten. „Ich muss mich oft halb tot über dieses Kind freuen. Obschon ich es wider willen von Dir angenommen habe, so dank ich Dirs heimlich jede Minute, wo mich sein lieblicher, seliger Blick zum Herzen und liebendsten Liebhaben zwingt, ein süßer Goldschatz ist, der zum Küssen zwingt, und die liebste kleine eigensinnige Max, ach ich hab sie gar zu lieb, und im Traum pflege ich sie häufig."[285] Im Oktober kommen recht rasch und ohne Schmerzen vier Zähne. Armgart aber „hat ganze Nächte am Tizchen verprasst", ein Stoffknäuel, auf dem sie herumbeißt.[286] Ihre eigene Gesundheit beschreibt Bettine nur noch als „scheinheilig" und nicht mehr ausreichend, um solche Strapazen durchzustehen. Vier Monate später heißt es aus Berlin: „Ich hab sie seit gestern nachts nicht mehr bei mir, konnte darum die ganze Nacht vor Wehtum kein Auge zutun."[287] Sie gibt ihr „noch zweimal in 24 Stunden zu trinken".[288] Offenbar macht ihr das Stillen aber auch noch im März weiter Spaß: „Unser Kindchen ist jetzt ein Jahr alt, ich muß ihm immer noch ein wenig zu trinken geben, ich weiß nicht, wie ich es entwöhnen soll, es ist meine liebste Freude."[289] Man kann sich hier fragen, inwieweit die körperliche Nähe zu dem Kinde die fehlende Nähe zum Partner kompensieren sollte. Am 5. April, also am Ende ihres 13. Lebensmonats, wurde die kleine Tochter schließlich entwöhnt, was Bettine „viel Betrübnis" machte.[290] Erst mit 14 ½ Monaten lief das Kind.[291]

Kindererziehung: wie man sich krank machen kann – oder auch nicht

Somit umfasste der Haushalt nun sechs Kinder, was Anlass gibt, sich kurz mit der Kindererziehung der Arnims zu befassen. Dabei soll besonders beachtet werden, was sie für die Gesundheit aller Beteiligten bedeuten konnte. Wie allenthalben schon an der bisher ausgewerteten Korrespondenz erkennbar, hatten Bettine und Achim durchaus unterschiedliche Erziehungsvorstellungen. Achims Ratschläge zielten generell darauf ab, den Kindern klar ihre Grenzen zu vermitteln. Das Motiv war nicht zuletzt purer Selbstschutz, den er für die Mutter und sich selbst für angemessen und geradezu notwendig hielt. So meinte er bereits 1815 zu Bettine, als sie die drei Erstgeborenen zu betreuen hatte: „Sei streng gegen die Kinder, wenn sie Dich totzuquälen Anstalten treffen, schneide eine mächtige Rute im Wald, dass die Raupen von den Kindern abfallen."[292] Man ahnt, dass er vorher entsprechend drastische Beschwerden von Bettine erhalten hatte. Wilhelm Grimm, der nach dem Tod seiner Mutter Vollwaise wurde und viele Jahre für seine jüngeren Geschwister verantwortlich war, schätzte bei seinem Besuch in Wiepersdorf die Entstehung von Bettines Erziehungsproblemen ganz ähnlich ein. Über Siegmund schreibt er: „Bettine hat das System, ihm alles zu Willen zu tun, ohne es zu strafen, was ihr sauer genug wird."[293] Der Junge ist ein halbes Jahr später bereits so verzogen, dass Achim mit dem Dreieinvierteljährigen bei einem Orkan im Januar 1817 in Wiepersdorf ziemliche Schwierigkeiten bekommt. Im Unterschied zu den anderen Kindern musste er „den Siegmund mit Gewalt hereinholen", da dieser das gefährliche Geschehen lieber draußen miterleben wollte. Als Postskriptum fügt er dem gleichen Brief ziemlich deutlich die Bemerkung an: „Die Kinder sind sehr artig obgleich ich ihnen gar keine Angewohnheiten gestatte."[294] Seine pädagogische Konsequenz führte offenbar zu einem besser geregelten Familienleben.

Da sich Ergebnisse aber nur durch dauerhafte Klarheit bei der Erziehung erzielen lassen, schlägt Achim vier Jahre später aus Wiepersdorf in einem Brief an Bettine in die gleiche Kerbe. Sie war damals weit weg auf einer Reise in Frankfurt: Die Kinder „sind wohl und entwöhnen sich von mancher bösen Gewohnheit, die Du ihnen für gut auslegtest. Max besonders ist recht artig geworden, seitdem sie keinen Zucker mehr bekömmt, um aus einer Stube in die andere zu gehen. [...] Freimund schreibt Briefe an Dich."[295] Offenbar konnte die liberale Mutter das dreijährige Töchterchen nur gegen Sonderrationen von Zucker dazu bewegen, aus dem einen in den anderen Raum zu wechseln. Selbstverständliches wurde also nur noch gegen vorherige Belohnung erreicht. Mit derartigen Praktiken musste sich Bettine zum Spielball der Launen ihrer Kinder machen. Das durchschauten sie, wie Kinder zumeist, durchaus, und Freimund hat es später im Rückblick auch zu Papier gebracht.[296]

Anfang 1822 spitzten sich die Spannungen zwischen den Eheleuten immer mehr zu und wurden nun auch auf dem Gebiet der Erziehung deutlicher als bisher ausgetragen. Anlass sind Probleme mit dem Hauslehrer. „Die Hauptsache ist, dem Greim einen guten Patzenferl[297] zu verehren, sonst wird nimmermehr aus der Erziehung der Jungens etwas; Deine Schwäche, die sogar die Läuse nicht einmal mit tüchtigen Mitteln anzugreifen wagt (wie Kapuzinerpulver und sogenannte Reitersalbe) weiß auch jede ihrer Nachlässigkeiten mit Scherzen zu beschönigen. Was hilfts, dass ich zuweilen mit Ernst dreinfahre, meine Geschäftsverhältnisse erlauben mir keine Folge bei so etwas, und zu meiner Aufmunterung versicherst Du auch, dass ich kein Geschick dazu habe." Ihr fehle es neben der grundlegenden Ordnung vor allem an Regelmäßigkeit in der Erziehung.

Kapuzinerpulver war ein „aus Stephanskörnern, Sabadill, weißer Nieswurz, Petersiliensamen, Anis etc. zusammengesetztes Pulver, das zur Vertreibung der Kopfläuse in die Haare gestreut" wurde.[298] Für „nicht ganz unbedenklich" hielt man die Anwendung erst im ausgehenden 19. Jahrhundert; das galt jedoch noch nicht in einem populären Unterweisungsbuch von 1791.[299] Möglicherweise erklärt dieser Wandel in der Bewertung zu Lebzeiten des Wiepersdorfer Künstlerpaares die unterschiedliche Einschätzung seiner Verwendbarkeit durch Achim und Bettine, die in medizinischen Angelegenheiten gerne etwas vorsichtiger war. Reitersalbe war eine Krätzesalbe; der Name soll etymologisch auf die Räude zurückgehen.[300] Zumindest aus Wien ist bekannt, dass es sich um „eine graue aus Quecksilber und Fett bereitete Salbe gegen Ungeziefer am Leibe" handelte.[301]

Auch müsse er, Achim, dauernd seine Kritik herunterschlucken, weil sie damit nicht anders umgehen könne, als ihn auszulachen oder zu weinen.[302] Er fordert also – durchaus zeittypisch – mehr Härte beim Umgang mit den Jungen, die die zartbesaitete Bettine aber weder wünscht noch für gut hält, geschweige denn sich selbst zutraut, wie ja selbst das Beispiel der Läusebekämpfung zeige. Harte Mittel sind nicht ihre Sache, weder in der Erziehung noch in der Schädlingsbekämpfung oder bei der Therapie von Krankheiten. Ansonsten beklagt Achim die klassische Einschränkung väterlicher Handlungsmöglichkeiten, die sich aus häufiger berufsbedingter Abwesenheit ergebe, denn dadurch werde für ihn selbst Kontinuität in der Erziehung schwieriger. Zur Vermeidung weiteren Ungemachs durch einen unfähigen und auch vormittags in eigenen Kollegien abwesenden Hauslehrer wird einvernehmlich der Nachfolger nur noch monatsweise angestellt, damit man im Sommer, wenn die Familie wieder auf das Landgut zieht, das Dienstverhältnis nach Belieben ändern kann.[303] Abschließend legt Achim seine Erziehungsprinzipien dar, wenn er Bettine empfiehlt: „Alle Kinder bewahre in Ernst, Ordnung und Frömmigkeit, alles andere holt der Teufel früher oder später."[304]

Ein Jahr später kommt Bettine definitiv an die Grenzen ihrer Erziehungsmethoden und beschreibt Achim, was sie als Desaster empfindet. „Ich komme eben davon her, dass ich Siegmund [zehn Jahre alt] so geschlagen habe, dass ihm die Nase geblutet hat, er ist mit Worten und Güte durchaus zu nichts zu bewegen; dass ich dabei meine Gesundheit gänzlich aufopfere, ist natürlich, die Max [fünf Jahre alt] ist ebenso von einer Bosheit, die nicht zu bändigen ist." Die anderen sind folgsamer, allerdings hat Friedmund (bald neun Jahre alt) einen „beleidigenden Trotz", „ich fühle wie wesentlich Deine Gegenwart hier wäre". Dann unterstreicht sie noch einmal: „Die Szene mit Siegmund hat mir heftigen Magenkrampf zugezogen. […] Ich sage Dir also, […] dass ich es nicht mehr ertrage, hier allein mit den Kindern zu sein." Wenn ihr etwas zustieße, wolle sie nicht mehr aufstehen, denn das Leben sei ihr so eine Last. „Diese ewige Not des Sparens […] drückt mich so, dass ich fühle, ich könnte mich mit Leichtigkeit vom Leben losmachen." „Ich beschwöre Dich: […] gleich herzukommen und Deinen Kindern vorzustehen und Deine Wirtschaft mit Vertrauen auf Gott dem Gruhl zu rekommendieren", also dem erprobten und ehrlichen Verwalter. „Du musst selbst einsehen, dass es für mich kein Amt ist, 4 Knaben von dieser Heftigkeit in Ordnung zu erhalten."[305]

Achim kontert kühl: „Du übst Dein altes Kunststück, mich in allem, was ich tue, auf irgendeine frappante Art zu stören, dass ich wochenlang nach Luft schnappen muß. Ich komme, sobald ich kann. Unarten der Kinder rechne nun ihnen nicht zu hoch an, nachdem Du so lange jeden Ernst und Strenge in der Erziehung verdammt hast. Es wird sich alles allmählich finden, nur alles Übertriebene findet sich nirgends mehr."[306] In einem späteren Brief erläutert er diesen Standpunkt genauer.[307] Er habe sich um gemeinsame Mittagsmahlzeiten gekümmert, abends immer mit den Kindern gegessen, wenn er während Bettines langer Abwesenheiten allein war. Ihr sei das gemeinsame Abendessen immer zu mühselig gewesen. Ohne Strenge in der Erziehung gehe es allerdings auch nicht. Als die Max nicht mehr lernen wollte, habe sie ihr nachgegeben, so dass sie den ganzen Tag nichts mehr mit sich anzufangen wusste. Er habe auf jede Lust- und Geschäftsreise verzichtet, um nicht die Kinder ganz dem Zufalle zu überlassen. Auch er versucht also mit den selbstauferlegten Einschränkungen zu punkten.

Nach vier Tagen Krankheit schreibt Bettine, dass sie sich schon eher hätte entschuldigen wollen, um wiedergutzumachen, was ihn kränken könnte – und gibt Entwarnung hinsichtlich der Kinder.[308] Selbst Siegmund verspricht anlässlich seines Geburtstages nun alles mögliche Gute.[309] Das ist für Bettine die Gelegenheit, ihre eigenen Grundsatzpositionen zu formulieren. „Ich kann nicht zwingen, ich kann mit Gewalt keinen Gehorsam verlangen, ich kann den Kindern wohl vorstellen was ich heilsam großartig wichtig finde, aber ich muß ihre Freiheit respectiren folgen sie nicht so werde ichs nicht müde werden ihnen dasselbe vorzustellen wenn aber nothwendig wäre dass ich mit einer höher stehenden Personalität oder mit sonstigen durchgreifenden Maßregeln auf die Kinder wircken sollte, so hat man sich in mir verrechnet." „Die Ohrfeige die ich dem Siegmund gab hatte ich mir gewissermaasen abgezwungen es war nicht aus Zorn oder Übereilung geschehen jedoch bin ich so erkranckt dass ich hinter meinem Ofen ohnmächtig hingefallen bin dass ich am andern Tag ganz zerschlagen war, und ein Gefühl als habe ich ihm in seiner Eigenthümlichkeit unrecht getan zwang mich zur zärtlichsten Achtsamkeit für ihn."[310]

Dann erläutert sie, dass die fünfjährige Maxe noch zu jung zum Lernen gewesen sei und nur die anderen Kinder gestört habe.[311] Gleich kündigt sie aber wieder an, wenn er nicht komme, sich wahrhaftig ins Bett zu legen und ernstlich krank zu werden. Versuchte sie früher in diesem Konflikt schon die Verantwortung für die Folgen ihrer fragwürdigen Erziehungsmethode dem Partner zuzuschieben, indem sie seine Abwesenheit zum eigentlichen Problem erklärte, so droht sie nun erneut mit Krankheit, um ihn zur Aufgabe des Lebens in Wiepersdorf zu veranlassen.[312] Wir haben es hier erneut mit einem von Psychologen gelegentlich beobachteten Verhalten von Personen zu tun, die die Verwirklichung ihrer Bedürfnisse – hier nach einer liberalen Erziehung und nach Entlastung – nicht selbst zustande bringen, sondern vom Partner erwarten. Gleichzeitig hat Bettine aber gezeichnet „und eine Statue des Goethe zur Welt gebracht".[313] Ihre Selbstüberforderung machte sie in der Folgezeit erneut krank.[314]

Getrennte Wohnsitze und das Leiden der Kinder und des Vaters an seiner Abwesenheit

Mag es Bettine so vorgekommen sein, als wollte sich Achim vor Erziehungs- und Familienpflichten drücken, so dürfte seine Perspektive eine ganz andere gewesen sein. Achims eigene Erfahrungen mit seinem völlig desinteressierten Vater wurden bereits erwähnt. Als Kind und Jugendlicher hatte er sich immer wieder erfolglos um diesen großen Abwesenden bemüht.[315] Aus der psychologischen Forschung weiß man, dass die real nicht präsente Person oft idealisiert wird und dadurch noch belastender werden kann. Achims Vater hatte außerdem etliche uneheliche Kinder.[316] Dies vor Augen hatte die Großmutter Labes den Arnimsöhnen bereits 1802 geraten: „werdet beßere Arnimme, beßere Vätter.“[317] Achims Bruder Pitt scheint diese Empfehlung in den Wind geschlagen zu haben. Er trieb es wie sein Vorfahr, während Achim ein sehr zugewandter Vater war. Insofern ist es geradezu tragisch, dass er sich selbst und den Kindern durch den doppelten Wohnsitz viel Trennungsschmerz zumuten musste. Im Herbst 1818 charakterisierte er seinen Alltag im Rückblick auf das Frühjahr so: „Ich gab mich fern von den Meinen dem täglichen Verkehr hin, mit großer Trauer und Zerknirschung, dass mir kein besseres Geschick geworden.“[318] Wilhelm Grimm war offenbar ein so guter Freund, dass er ihm gegenüber solche Klagen äußern konnte, was er sonst tunlich vermied.[319]

So weinte der zweieinhalbjährige Freimund am ersten Abend nach Achims Abreise, weil er ihm nicht gute Nacht sagen konnte.[320] Dem abwesenden Vater wird 1815 nahegelegt, Geschenke mitzubringen. Diesmal war Achim in Berlin und Bettine in Wiepersdorf, von wo sie berichtete: „Siegmund reitet mit großer Lust auf dem Schaukelgaul.“ Er erhole sich so von seiner Krankheit, esse aber fast ausschließlich Zwieback, den Achim aus Berlin – wie auch unbedingt Geschenke für die Kinder – mitbringen solle.[321] Achim selbst ist noch schockiert vom Abschiedsschmerz dieses Zweitgeborenen: „Der Siegmund schrie, als ich abfuhr, und das schwebt mir noch vor.“[322] Auch der dritte Sohn kämpft als Anderthalbjähriger mit der Vaterabwesenheit, wie Bettine berichtet: „Friedmund lässt sich nicht befriedigen, er muß immer in Deine Stube sehen, ob Du nicht da bist.“[323] Während der fast zweimonatigen Abwesenheit Achims anlässlich seiner Kur in Karlsbad stürzen sich die Kinder ersatzweise auf einen männlichen Besucher bei Bettine.[324] Der frühere Adjutant des Tiroler Freiheitskämpfers Andreas Hofer (1767–1810), Sebastian Riedel († 1836), der mittlerweile in Berlin mit Vieh handelte, mag für diesen Bedarf der Kinder ein besonders geeigneter Vertreter des männlichen Geschlechts gewesen sein. Bettine hatte sich in ihrer Münchener Zeit für die Sache der Tiroler beim bayerischen Kronprinzen verwandt, so dass der Kontakt aus diesen Zusammenhängen entstanden sein mag.

Im Juli 1818 versuchte der Vater, sich selbst in einem Brief aus Wiepersdorf mit der Wirkung von Geschenken zu beruhigen: „Ich denke, der Siegmund wird sich längst getröstet haben, das Wägelchen hatte sein Herz gewonnen.“[325] Bettine hält dem fünf Tage später entgegen, Siegmund habe „noch sehr lange um den Wagen geweint", mit dem der Vater abgefahren war – also die Trennung vom Vater keineswegs leicht verschmerzt.[326] Als die Kinder alt genug waren, entwickelte Achim ein neues Mittel, um den Kontakt zu halten. Er schrieb den Kindern nun Briefe, und diese antworteten im Sommer des gleichen Jahres.[327] Da war der Älteste gerade sechs Jahre alt. Achim entwickelt damit eine Praxis, die er der achtlosen Nichtbeantwortung seiner eigenen Briefe durch seinen Vater entgegensetzte. Von Siegmund erhielt er später sogar einen lateinischen Brief, in dem der damals gerade 13-Jährige nachfragte, ob er mit seinem älteren Bruder zu Weihnachten nach Wiepersdorf kommen könne. Dem widersprach der Vater – ganz auf die Gesundheit der Söhne bedacht – mit dem Hinweis auf das schlechte Winterwetter.[328]

Ende des Jahres 1818 lockt und droht Bettine wieder gleichzeitig mit dem jüngsten Kind: „Unser liebstes Kleinstes ganz allerliebstes vergnügtes lautlachendes Kindchen will Dich bald wieder sehen, oder es will Dich gar nicht mehr kennen, die anderen sind alle gesund und lieb und gut, Siegmund sehnt sich sehr nach Deiner Rück-kehr."[329] Da wird dem Vater kühl angedroht, dass ihn seine Tochter nicht mehr kennen wolle, wenn er nicht bald heimkehre. Das Kind war allerdings erst zwei Monate alt und konnte schwerlich solche Entschlüsse fassen. Ergänzend führt Bettine noch die Vatersehnsucht des Fünfjährigen ins Feld. Sie bringt also die traumatischen Belastungen aus Achims eigener Trennungserfahrung von seinem Vater aktiv ins Spiel.

Anderthalb Jahre später werden die Pfeile gegen Achim als Vater etwas anders angesetzt: „Die Kinder denken sehr oft an Dich, nicht allein bei den Birnen und Äp-feln, heut wie der Wagen kam, schrien [sic!] alle: der Vater ist da, und Max[e] schrie auch; Frei[mund] und Sieg[mund] haben auch an Dich geschrieben die Briefe sind aber verunglückt."[330] Diese Formulierung enthält eine Spitze gegen Achim, der vor-her beim herbstlichen Anblick seiner Bäume voller reifer Äpfel und Birnen an den kletternden Siegmund gedacht hatte. Diese Nachricht veranlasste Bettine nun, ihm nahezulegen, er solle häufiger an seine Kinder denken, nicht nur im Zusammenhang mit der Gutswirtschaft. Ruft man sich in Erinnerung, dass beide die Versorgung der Kinder mit Obst früher für eine wichtige Angelegenheit hielten, dann wird man diese Deutung von Achims Gedanken als wenig freundlich bewerten müssen. Au-ßerdem wird unterstellt, dass er die Kinder vorrangig im Zusammenhang mit wirt-schaftlichen Überlegungen beachte.

Später wurde dann ein Brief versandt, den der achtjährige „Freimund allein ge-schrieben und auch allein buchstabiert hatte".[331] Bettine erinnert aber schon nach Achims erstem Gegenschreiben: „Freimund wartet auf eine Antwort auf seinen Brief an Dich", die Achim dann auch brav ankündigt.[332] 1823 erfährt man etwas über den Inhalt eines Briefes von Freimund. Er erkundigte sich im November nach seinem Karnickel und nach Siegmunds Amsel.[333] Offenbar ist das eine Nachlese zum Som-meraufenthalt, der ja bis in den Spätherbst dauern konnte. Freimund nutzte also den Hinweis auf die Tiere, die in der Obhut des Vaters auf dem Land blieben, um gezielt die Beziehung zu ihm zu stärken.

Zwischenzeitlich litt der Vater wieder unter der Unsicherheit, ob es seinen Kin-dern, z. B. der zweieinhalbjährigen Tochter, gutgehe. Heißt es zunächst noch etwas unspezifisch „die arme Max, an tausend Orten bin ich mit Sorgen festgeankert", so präzisiert er nach drei Tagen ohne neue Nachrichten die Frage: „Ist Maxe leidender geworden?"[334] Bettine hatte das mittlerweile gesund gewordene Kind mit Achims Kopfkissen magnetisiert.[335] Sie schreibt das ohne Anführungsstriche, scheint es aber doch ein bisschen ironisch zu meinen, wenn sie sich anscheinend die Heilwirkungen von Achims Strömungen – in Analogie zum tierischen Magnetismus – zu eigen macht. Es war erneut ein Verfahren, seine Präsenz einzufordern.

Bettine nutzt weiterhin die Kinder, vorzugsweise das jeweils jüngste, um ihn nach Berlin zu locken. So hofft sie 1822, dass er kommen möge, schon damit „die kleine Engelsarmgard [...] nicht länger verlerne ihre kleinen Händchen" nach ihm auszustrecken.[336] Fünf Tage später heißt es: „Unsere Amra papat den ganzen Tag und kriecht auf dem Teppich herum."[337] Zwei Wochen danach: „Das Kleinste schreit auf der Straße hundertmal Papa und ist allerliebst, ist noch nicht abgewöhnt."[338] Damit wird nun auch noch der öffentliche Raum als Resonanzboden für Bettines Wünsche in Anspruch genommen und gleichzeitig das Überschreiten der Schwelle zu einer öffentlichen Entehrung des abwesenden Vaters angedeutet.[339] Weitere zehn Tage danach heißt es: „Unser Kleinstes hats noch nicht verlernt Papa zu rufen und sieht dabei noch immer nach der Tür."[340] Die Seelenmartern für den Vater werden also verstärkt. Achim verweist auf dringende Geschäfte wie die Separationstermine, die teilweise bis in die späte Nacht dauerten. Explizit heißt es Ende März: „Ich möchte jeden Tag kommen, aber jeder Tag hat seine Sorge. Wenn es möglich, komme ich zum [Oster-]Feste."[341] Später mag Achim die Betrachtung der Portraits seiner Kinder in seinem Stammbuch die Trennung gelegentlich erleichtert haben.[342]

Berliner Kinderalltag

Zum Kinderalltag seien hier zunächst die vielen Umzüge innerhalb der Stadt in Erinnerung gerufen, die während der ersten Jahre fast im Halbjahresrhythmus anstanden und nicht unbedingt dazu beitrugen, den Kindern ein Sicherheitsgefühl durch eine feste Wohnung zu vermitteln. Leider erfahren wir relativ wenig über alltägliche Spiele, während die Lernfortschritte der Kinder bei Hauslehrern, die bereits recht früh beschäftigt wurden, häufiger zur Sprache kommen. Der viereinhalbjährige Siegmund „lernt jetzt ohne alles Zureden recht ordentlich bei dem Lehrer". Achim hatte ihm als Vorbild, an dem er sich orientieren sollte, einen Brief geschickt, den er selbst als Siebenjähriger an seinen Vater geschrieben hatte.[343] Den Vater freut es, „dass der Siegmund seinen Ärger beim Lernen verliert, muß man doch immerzu lernen in der Welt."[344] Und Bettine freut sich: „Der brave Feine lernt recht freudig, keinen Tag, wo er nicht mit der Schreibtafel entgegenkömmt, [...] um mir zu zeigen, was er geschrieben. Siegmund lernt auch noch alle Tage, allein er begreift wenig."[345]

Zwei Jahre später amüsieren sich die jüngeren Söhne, die mittlerweile in der Schule waren, über die Lehrer, die eine Mischung aus Turnen und vormilitärischen Übungen zur Leibeserziehung einsetzen: „Zweimal wird in der untersten Klasse über

Tisch und Stühle gesprungen zur Erholung; jedesmal wenn ein anderes Exerzitium angeht wird rechts oder Lincksum kommandiert, dann schlagen die Kinder alle die Beine über die Bäncke und fangen von vorne an."[346] Das nach den Befreiungskriegen zeittypische Interesse an der Körperertüchtigung der Jungen wirkt sich denn auch beim Besuch bei Freunden aus. „Zum Erstaunen der Reimerfamilie haben sie [unsere Kinder in deren Garten] gymnastische Übungen gemacht, sie sind auf Stangen geklettert und Friedmund hat sich mit den Füßen festgehängt und den Kopf nach unten hängen lassen, sich dann wieder mit großer Geschicklichkeit hinaufgeschwenkt."[347] Der Siebenjährige beeindruckte also durch seine Gewandtheit. Dabei bleibt offen, ob die Gastgeber Teppichstangen oder Geräte für Turnübungen im Garten stehen hatten, was damals in manchen bürgerlichen Familien in Mode kam.[348] Immerhin wird die für die Gesundheit und das Lernvermögen der Jungen förderliche Bewegungsfreiheit selbst in der Schule täglich gewährt.

Über Freimund, den Erstgeborenen, erfahren wir 1820 vor allem, dass er, ähnlich wie sein Vater, sehr ernsthaft sei. Das Kind erledigt die Schulaufgaben gleich nach der Heimkehr vom Unterricht. Außerdem entwickelt er ein solches Schamgefühl, dass er erklärt, sich im Fall einer Strafnote nicht wieder vor seinem Lehrer blicken lassen zu wollen.[349] Bei ihm scheint die Erziehung also anders zu wirken als bei den jüngeren Geschwistern. Die Eltern planen, die Arbeitsbedingungen der Kinder zu verbessern. Bettine schlägt vor, „zu Weihnachten Schreibtische mit kleinen Schränken oder Schiebladen" zu schenken, die Achim bei dem wohlfeilen Tischler in Dahme machen lassen soll.[350]

Nun äußern auch die Kinder direkt ihre Wünsche: So schreibt Freimund, er und sein Bruder möchten „von 8 bis nach Mittag um 4 Uhr in die Schule". Sie wünschen sich also eine Ganztagsbeschulung. Bettine befürworte dies, will aber nur nach Zustimmung von Achim einen Beschluss fassen. Dieser überlässt ihr 1820 die Entscheidung.[351] Zwei Jahre später hat sich seine Meinung nach weiteren Eindrücken geändert. Nun plädiert er für die Hauslehrerlösung und schlägt vor, „da unsere Erfahrung den Berliner niederen Schulen nicht günstig ist, einen Lehrer unter bleibenden Verhältnissen anzunehmen, der nicht an Berlin gebunden, uns aufs Land begleitet, wenn es nötig".[352] Leider erfahren wir nichts über die vorangegangenen Probleme mit der öffentlichen Elementarschule. Vielleicht lernten die Kinder einfach nicht genug, was hier und da in der Korrespondenz bemängelt wird, ohne dass man es der Schule oder den Hauslehrern präzise zurechnen könnte. Achims Vorschlag machte im März 1822 doppelt Sinn, denn es stand die lange Unterbrechung des Unterrichts während der Sommermonate bevor, die ihm selbst während seiner Schulzeit immer wieder Mühe bereitet hatte, da er den versäumten Stoff im Herbst nachholen musste. Der Hauslehrer wurde tatsächlich wenige Tage später eingestellt.

Kindergeburtstage werden nur selten erwähnt. So berichtet Bettine im Mai 1822: „Ich habe Freimunds Geburtstag gefeiert, einen Kuchen mit Lichtern besteckt, es war große Freude."[353] Entscheidungen zur Förderung der Kinder teilt sie einfach mit: „Daß die Kinder schwimmen lernen, habe ich ihnen bewilligt, es ist auch hier in der Wohnung durchaus notwendig, Kühnemund ist 2 mal in den Graben gefallen, und dies hat so viel gewirkt, dass er ohne Beisein eines andern nicht mehr hingeht; unser neuer Bedienter ist in diesem Stück sehr brav, er nimmt sich seiner sorgfältig an und lässt ihn [...] nicht von sich."[354] Bettines Einschätzung erwies sich später auf geradezu tragische Weise als richtig: Kühnemund ertrank mit 18 Jahren, was einem besseren Schwimmer wohl kaum passiert wäre.

Kindergesundheit im Horizont des allgegenwärtigen Kindstodes

Das wirft die Frage nach der Gesundheit der Kinder auf. Dazu muss man sich zunächst klarmachen, dass der Tod von Säuglingen und kleinen Kindern damals sehr verbreitet und deshalb eine ständige Bedrohung war. So starben um 1820 fast zehn Prozent der Kinder vor Beendigung des ersten Lebensjahres, weitere fünf Prozent vor dem dritten Geburtstag.[355] Das galt auch in wohlhabenderen Familien, wie einige Beispiele aus dem Bekanntenkreis der Arnims zeigen. Stellt man nur die Nachrichten aus dem Briefwechsel für anderthalb Jahre zusammen, dann liest man dort im April 1822 rückblickend, dass der Jurist und Philologe Karl Hartwig Meusebach 1821 ein Kind verloren hatte.[356] Im Mai 1821 berichtete Bettine an Achim: „Die Helvig hat ihr jüngstes Kind an Krämpfen verloren oder vielmehr an der extravaganten Behandlung der Ärzte, äußerlich ein kaltes Bad zweimal in 24 Stunden und innerlich Champagner und Eigelb, welche Kur angewandt wurde, bis ihm die Augen gebrochen waren. Ich wurde zu ihr gerufen, um sie zu trösten, sie war aber so *ungeheuer* gefasst, dass sie eher mich zu trösten hatte, denn das Bewusstsein, dass eine Leich im Nebenzimmer sei, machte mich stumm, wehmütig, feierlich; ihr Betragen schien mir das Übermaß von Leichtsinn, Flachheit, Abgenütztheit."[357] Das zeigt zunächst die erstaunlichen Behandlungsmethoden der damaligen Ärzte, die viel über ihre Ratlosigkeit verraten und bei Bettine auf Unverständnis stoßen. Ansonsten kann man nachvollziehen, wie stark sie emotional von dem Verlust des Kindes ihrer guten Freundin Anna Amalie von Helvig angegriffen war. Von den fünf Kindern der Salonière starben drei im Kleinkindalter. Im November 1822 erfahren wir über die Enkel der Geheimrätin von Stosch, „deren Mutter in den Wochen gestorben" sei, dass man für sie Zimmer bei den Savignys anmietet.[358] Im Mai 1822 rettete Bettine ein Kind, das wegen der Achtlosigkeit der Magd mit dem Bein in ein Gitter an der Schleusenbrücke gerutscht war und möglicherweise auch umgekommen wäre.[359] Unfälle beim Spielen waren in einer wenig durch Geländer oder Absperrungen gesicherten Umgebung voller Flussläufe bei Kindern nicht selten. Im November lesen wir vom plötzlichen Tod eines „gesund scheinenden" achtmonatigen Kindes des liberalen Berliner Verlegers Georg Andreas Reimer (1776–1842). In der Bevölkerung „schreibt man es Reimers ungeheurer Eilfertigkeit zu", wobei leider offenbleibt, wie diese zum Kindstod geführt haben könne.[360] Bettine bemerkt außerdem, seine Frau „ist schon wieder einer Entbindung nahe". Jedenfalls zeigt die Häufigkeit dieser Fälle, wie allgegenwärtig damals der Kindbetttod und der Kindstod selbst in wohlhabenderen Familien waren.

Man versteht deshalb einen Ausruf Bettines aus dem Sommer 1818 besser, den sie als Reaktion auf den Tod eines verstorbenen Nachbarskindes formulierte: „Lieber Arnim, wie glücklich werden wir uns nennen dürfen, wenn wir in unserem Alter unsere Kinder gesund und *alle* am Leben und alle gut um uns haben – mehr wollen wir nicht begehren, jetzt sind sie alle gesund und wohl, und Kühnemund ist besonders liebenswürdig."[361] Und gewissermaßen als Credo ihrer Bemühungen um die Gesundheit ihrer Kinder liest sich eine Bemerkung aus dem Jahre 1813 anlässlich einer Krankheit der Betina von Savigny. Sie dulde „keine Thräne, keinen Schmerz" mehr an einem Kind, seit sie selbst eines habe.[362] Es mag dies die Motivation gewesen sein, die sie so stark trieb, sich unbedingt für die Gesundheit ihrer Kinder einzusetzen. Es gleicht fast einem Wunder, dass es ihr gelang, ihre sämtlichen Kinder gesund und wohlbehalten bis in das Erwachsenenalter zu begleiten. Damals war in vergleichbaren Familien zu diesem Zeitpunkt bereits etwa die Hälfte der Kinder verstorben.

Kinderkrankheiten vorbeugen ist besser als heilen

Im Briefwechsel der Eheleute finden sich immer wieder Hinweise auf den Versuch, Krankheiten zu verhüten, was wegen der geringen therapeutischen Möglichkeiten der Mediziner damals noch mehr als heute der beste Weg zur Erhaltung der Gesundheit war. Solche Empfehlungen an den Partner lassen Rückschlüsse auf die auch sonst gängige Praxis bei Bettine zu. So drängte sie auf ein optimales Klima im Kinderzimmer, als die gerade abgestillte, gut einjährige Maximiliane im November 1819 einige Zeit bei Achim in Wiepersdorf weilte: „Der Max ihre Stube soll abends nicht zu stark eingeheizt werden, danach sehe ja alle Tage."[363] Anlässlich eines schweren Hustens folgen weitere Anweisungen im Dezember. „Bringe ja den blauen Fußteppich aus meiner Stube mit, denn Wolfart meint, dass es durchaus notwendig sei, dass der Fußboden wärmer sei, ich bitte Dich aber, es nicht zu vergessen, da es um der kranken Kinder willen ist."[364] Auch die Ärzte wussten um die Bedeutung der Prävention und taten gut daran, ihre Patienten vor allem in dieser Hinsicht zu unterstützen. Im Sommer 1822 achteten beide Eltern auf den nötigen Sonnenschutz. So bat Bettine Achim, aus Berlin Strohhüte „für Max und Armgard" mitzubringen – von Kopfbedeckungen für die Jungen ist nicht die Rede.[365] Achim selbst verzichtet im nächsten Sommer auf einen geplanten Ausflug. „Der Lorenzkircher Markt fiel grade in die glühend heißen Tage. Das hielt mich ab, sonst wär ich mit den Kindern hingereist."[366] Er fand also die 70 km weite Kutschfahrt bis an die Elbe für die Kinder zu anstrengend. Ansonsten gab Bettine alle Jahre wieder auch Empfehlungen für die Reinlichkeitserziehung: So heißt es im November 1819 mehrfach, der August solle die Kinder kämmen, was sie 1821 wiederholt.[367] „Ermahne die Leute [in Wiepersdorf], die Kinder ordentlich zu kämmen, besonders auf Siegmund sehe, dass er der Reinlichkeit nicht so widerspenstig sei."[368] Hier wie in vielen anderen Bereichen erweist sich offenbar Siegmund als besonders schwierig.

Schutz vor ansteckenden Krankheiten konnte noch wichtiger sein, denn ein Großteil der schweren Erkrankungen und sogar der Todesfälle ging damals noch auf Volksseuchen zurück. So schützte Bettine ihre Kinder vor dem Scharlachfieber, dem bereits ein anderes kleines Kind erlegen war. Sie verbot ihnen, zusammen mit anderen Kindern in Savignys Garten zu spielen, wohin deren Hausdame unsinnigerweise und gegen Bettines Wunsch die noch gesunden Geschwister eingeladen hatte.[369] Achim machte ähnliche Erfahrungen. Da seine Kinder Masern hatten, musste er auf Besuche bei der Familie von Carl W. E. Canitz (1787–1850) verzichten, die bereits vor der Geburt ihres Kindes eine Ansteckung befürchtete – obwohl sie nach Achims Ansicht selten sei. Man werde wegen der Masern wie ein „Verpesteter" gemieden.[370] Nach dem Tod von Göschens Reinhold, also dem Sohn des Rechtshistorikers Johann Fr. L. Göschen (1778–1837), forderte Bettine Achim zum Gebet auf: „Wir wollen um die Erhaltung unserer Kinder beten."[371] Bei dieser Gelegenheit berichtet sie aber auch gleich von einem Rezept eines berühmten schwedischen Arztes, das angeblich vor Ansteckung bewahren sollte. Es war ihr von ihrer Freundin Helvig empfohlen worden, die früher in Schweden gelebt hatte.[372] Gebet und pragmatische Arzneimittelkenntnis gehen bei ihrem Umgang mit Krankheiten also Hand in Hand. Achim versucht von Wiepersdorf aus ebenfalls, Ansteckungen der Kinder vorzubeugen. So erzählt er: „In Ahlsdorf war sehr vergnügtes Erntefest. Aus Vorsicht wegen des Scharlachfiebers hatte ich kein Kind mitgenommen. Ich freute mich, meine Glieder einmal ungestört im Tanze auszustrecken."[373] Er gibt immerhin offen zu, dass es ihm nicht ausschließlich um den Gesundheitsschutz der Kinder ging, sondern er dabei auch sein Vergnügen hatte.[374] Die obligatorischen „Maasern" der Kinder kommen ebenso in dem Briefwechsel vor.[375]

Mit der Einführung der Vakzination wurden neue Hoffnungen geweckt, sich vor ansteckenden Krankheiten schützen zu können. So wurden seit etwa 1800 Impffragen in der Öffentlichkeit – und auch bei den Arnims – ziemlich kontrovers diskutiert.[376] Bettine eröffnet mit ihrer eher zurückhaltenden Position im August 1818 die Debatte. „Ich weiß nicht ob ich Dir schon geschrieben habe dass mehrere Kinder die schon die Kuhpocken gehabt hatten jezt die natürlichen bekommen haben; unter andern 3 von Docktor Stosch eingeimpft, man behauptet daß die lympfe schon durch den vielen gebrauch zu schwach geworden sey, und daß die frisch von Tieren genomne doch auch gefährlich sey, andre Ärzte sagen aber, es seyen Kinder, die auch die natürlichen Pocken zwei Mal bekommen haben würden. wenn Du wiederkommst, so wollen wir den Kühne impfen lassen."[377] Der Behandler August Wilhelm von Stosch (1783–1860) war immerhin auch Leibarzt der preußischen Kronprinzessinnen.

Achim hat weniger Bedenken und meint: „Wenn Kühnemund wohl ist, so laß ihm die Kuhpocken inoculieren, es ist doch Gefahr dabei, wenn die natürlichen in der Stadt sind."[378] Er hat also mehr Vertrauen in die neue Technik und erhofft sich unmittelbaren Schutz gegen die in Berlin grassierende Krankheit. Zwei Jahre später drängt er erneut auf die Impfung. „Denkst Du auch daran, daß die Max eingeimpft werden muß? Im Frühjahr, wenn noch ein kleines liebes Kind Dich quält, wird es noch schwieriger sein."[379] Offenbar wurde dies aber durch Bettine verschleppt, denn anderthalb Jahre später mahnt Achim wieder: „Laß die Max und die Armgard impfen, mit Schaudern las ich neulich die Geschichte, wie alle Kinder einer Familie, die sich dem Impfen entzog, bei unerwarteter Blatterepidemie ausstarben."[380] Das ist ein interessanter Beleg, wie sich die Impfbereitschaft durch die Zeitschriftenlektüre erhöhen konnte.

Bettine reagierte im folgenden Monat März mit weiterer Verzögerungstaktik und einer Einschränkung des Impfplans auf das ältere der beiden Mädchen: „Die Max ist ganz wohl. Sowie das windige Wetter sich erst gelegt hat, lasse ich sie impfen."[381] Der immer auf Ersparnisse und Rationalisierung bedachte Achim konterte etwas ironisch die Argumente für diese wiederholte Verschleppungsstrategie: „Wenn es einmal ans Impfen geht, so lasse immer die Kleinste mit impfen, wir sind dann einer Sorge entledigt, und die erste Zahnung ist ja doch schon bei ihr vorüber, und wenn man bis zur letzten warten wollte, müsste man 30 Jahre die Sache anstehen lassen."[382] Auch lässt er im April nicht mehr locker: „Vergiß nicht das Pockenimpfen, es ist höchste Zeit."[383]

Im Mai präsentierte Bettine dann mit dem angeblich säumigen Hausarzt einen Schuldigen: „Wolfart hat die Pocken noch nicht eingeimpft, obwohl ich ihn mehrmals gemahnt habe."[384] Achim reagierte darauf mit ungewohnter Strenge, die sich auch aus den bestehenden Spannungen in ihrer Beziehung erklärt. Er erwartete Anfang des Monats Juni, dass die Impfung nun in den nächsten beiden Wochen, bevor alle nach Wiepersdorf abreisen, veranlasst werde.[385] Da tauchen nun seitens des Hausarztes Wolfart neue gute Argumente gegen den aktuellen Impftermin auf: Er schlägt vor, zu warten, da er keine gute Lymphe habe und auch die heiße Jahreszeit nicht für die beste halte.[386] Im August erfahren wir dann von einer Pockenerkrankung der jüngsten Tochter: „Die Armgard hat sich heut Nacht die Pocken abgekratzt, der Arm ist sehr entzündet, ich habe es mit süßer Sahne eingeschmiert und hoffe, dass es nicht schlimmer wird."[387] Es spricht manches dafür, dass dies das Ergebnis der nun endlich doch durchgeführten Impfung war, in die auch dieses jüngste Kind miteinbezogen wurde. Demnach scheint sich Achim schließlich gegen die möglicherweise einvernehmliche Verschleppung der Impfmaßnahme von Mutter und Hausarzt durchgesetzt zu haben.

Kinderkrankheiten

Traten die Kinderkrankheiten dann doch auf, wurden sie von den Arnims als sehr belastend empfunden. So schreibt Bettine im Rückblick auf das Jahr 1813/14 mitfühlend ihrer Schwester Meline im Juli 1814: „Was auch immer für Schicksale und Wiederwärtigkeiten einem beschert sind, so sind die welche die Kinder betreffen immer die unerträglichsten und ich bedaure Dich darum herzlich, dass Dein kleinster schwächlich ist; wir haben in diesen Jahren auch manches hier bestanden, wozu ich nicht noch einmal Lust habe."[388] Sie bezieht sich dabei neben ihrer Schwangerschaft und der Möglichkeit, dass Achim fast in den Krieg gegen die napoleonischen Truppen gezogen wäre, auf Freimund, der „kräncklich und unmuthig" war. Im Juni 1814 sei Siegmund so krank gewesen, „dass wir jede Minute dachten er würde sterben".[389] Mittlerweile habe er sich aber prächtig erholt.

Im Juli ist es dann der Vater, der seine Sorgen um einen fortwährenden Juckreiz des Erstgeborenen seinem Schwager Savigny mitteilt. Diese Beschwerden kehrten immer wieder, während der Ausschlag zwischenzeitlich vollständig verschwinde.[390] Achim bittet Savigny, seinen Hausarzt Johann Carl H. Meyer (1767–1828), der übrigens auch Mitglied der von Achim gegründeten deutschen Tischgesellschaft war, um Rat zu fragen.[391] Bettine hatte bereits früher Wolfart bevorzugt, denn Meyer könne man „doch zuweilen nicht unter die Gescheuten zählen".[392] Achim scheint ihn ein Jahr später immer noch für gescheit genug zu halten, einen guten Tipp zu geben. Möglicherweise hatte Meyer die alte Therapie des Laxierens empfohlen, also eine Entleerung des Darmes, da man dort oft die krankheitserregende Materie vermutete, die aus dem Körper entfernt werden sollte. Zwei Wochen später dankte Achim dann aber Savigny für einen Rat des gemeinsamen alten Freundes Johann Nepomuk Ringseis (1785–1880), der damals in Berlin und Wiepersdorf zu Besuch war.[393] Bettine und Achim kannten diesen Professor der Medizin aus Landshuter Tagen. 1815 wurde er Pate von Friedmund.[394] Freimund habe bereits vor Einnahme des empfohlenen Pulvers wie gewünscht acht Tage lang starkes „Laxieren bekommen", und nun scheine der Ausschlag erledigt zu sein.[395] Dieser konnte wie andere Krankheiten, die sich an der Haut zeigten, als Symptom innerer Krankheiten – und nicht als eigenständiges dermatologisches Problem – gedeutet werden. Ob die Besserung nun durch Selbstheilung oder die Darmentleerungen geschah, lässt sich nicht entscheiden.

Im Oktober des folgenden Jahres war das Kind erneut ernsthaft krank. „Freimund hat heftiges Fieber bekommen, wobei er das Bett gehütet und dabei einen Ausschlag über den ganzen Leib und Kopf von lauter kleinen Geschwüren" bekommen habe.[396] Friedmund hatte zwei Tage und eine Nacht lang fortwährend Krämpfe und Zuckungen. Bettine selbst sei dadurch so beängstigt und „kontrakt", also verkrampft, dass man sie nach einem Spaziergang bei schönem Wetter beinahe ins Haus tragen musste. Sie erklärt ihr Unwohlsein also mit psychischen Belastungen. Der Arzt Lorenz aus dem benachbarten Jüterbog hatte die Kinder während der Krankheit mehrfach besucht und offenbar die Gabe von Medikamenten empfohlen, wozu sie schließlich bemerkt: „Gestern hab ich Herz gefasst und beiden die Medizin von Lorenz eingegeben, welche ihnen sehr gut geschmeckt und getan hat."[397] Auch hier unterstreicht sie besonders, dass die Arzneien nicht nur nützlich, sondern auch angenehm waren, so dass die Kinder nicht einmal Unannehmlichkeiten des Geschmacks ertragen mussten.

So dramatisch wie in diesen Episoden aus den ersten Jahren ging es nicht immer zu, aber die Kinder hatten alle erwartbaren Probleme. In erster Linie ist dies das für Kleinkinder und Eltern schmerzliche Zahnen, was Bettine schon 1813 erstmals durchmachte: „Freimund hat auch ein Fieber und Ausschlagkrankheit ohne Arzt

überwunden, wobei er 3 Backenzähne zugleich gemacht hat; da hab ich ihn ge-
schleppt Tag und Nacht und hab so gefährliche Last gehabt wie irgendein Taglöhner
beim Schanzen."[398] Interessant ist hier, dass Bettine das Herumtragen des 14 Monate
alten Kindes mit Schanzarbeiten vergleicht. Es scheint sie demnach körperlich sehr
angestrengt zu haben. Gleichzeitig stilisiert sie sich als ebenso stark wie ein Mann.
Achim war dann beim Zweitgeborenen bedrückt: „Siegmund, mein kleiner Abgott,
war sehr krank am Zahnen, wir hatten keinen Arzt, der Himmel that wie überall
das Beste."[399] Auch hier äußert er wieder ein gewisses Gottvertrauen und verlässt
sich auf die Selbstheilungskräfte des Körpers, die auch ohne ärztliche Hilfe wirken.
Zu Kühnemund oder Maxe wird die Dentition auch schon einmal ohne weitere Beschwerden erwähnt.[400] Aus Wiepersdorf erinnert Achim Bettine später: „Noch fällt
mir ein, dass Freimund einen hohlen Zahn hat, der ihm ausgezogen werden muß
an der rechten Seite, wenn er die andern nicht verderben soll."[401] Auch der Vater
erinnert also bei dieser Gelegenheit an ausstehende Behandlungen.

Mehr Probleme hatten beide mit den üblichen Wurmkrankheiten, die aus unzureichender Hygiene beim Stuhlgang, Verunreinigungen der Nahrung und des
Trinkwassers entstehen konnten und besonders häufig Kinder betrafen, die draußen
auf dem Boden spielten.[402] So schreibt Bettine im Sommer 1817 aus Berlin: „Vor 8
Tagen habe ich ihnen [den Kindern] Wurmsamen eingegeben, da hat Siegmund,
was Du kaum glauben wirst, unter großen Schmerzen 16 große lebendige Würmer
verloren; nun weißt Du, von was die blasse Farbe herkam."[403] Der Vater antwortet
aus Karlsbad, dass der damals vierjährige Siegmund ihm leidtue, und empfiehlt Bettine, ihm „öfter von dem Wurmsamen einzugeben". Achim setzt also auch hier auf
eine Art Prävention, um einer Wiederkehr der Krankheit vorzubeugen. Aus seinem
Kurort wünscht er sich, dass der Junge später einmal Karlsbader Wasser versuchen
könnte. Achim schreibt dem Wasser also auch Heilwirkungen bei Wurmkrankheiten zu.[404] Einige Jahre später stellt der Vater in Wiepersdorf nach der beruhigenden
Mitteilung, „die Kinderwelt ist gesund", einschränkend zu seiner zweieinhalbjährigen Tochter fest: „Die Armgard hat viele kleine Würmer gemacht, der Finger ist
fast geheilt."[405] Im November ist wieder Bettine in Berlin mit dem leidigen Problem, diesmal bei der fünfjährigen Maxe, befasst: „Ich habe ihren ununterbroche-
nen Eigensinn mit Wurmpulfer bekämpft und wircklich sind ihr drei schröcklich
große Drachen abgegangen." Noch sei sie sehr ärgerlich, aber bei den Nachbarn
bereits wieder „sehr artig".[406] Auch das ist ein häufig zu beobachtendes Phänomen,
dass Kinder sich zu Hause schlecht, bei Dritten aber ganz anständig verhalten. Die
Wurmkrankheiten werden von Bettine jedenfalls auch als Grund für den besonderen
Trotz des Kindes gedeutet. Beide Eltern erwähnen die Bekämpfung dieser Krankheiten ähnlich häufig.

Eine weitere Last war das verbreitete Ungeziefer. Es taucht pikanterweise erstmals zum Abschluss eines Berichtes über das Fest zu Preußens Sieg über Napoleon
auf, das die Arnims als Gutsherrn im Mai 1814 in Wiepersdorf mit Gottesdienst und
Tedeum, Blumenteppichen und Schauspiel, Tanz, Landwein und Kuchen ausrichte-
ten. Achim hatte gerade mit Vergnügen die Kuchenreste verspeist. Danach schreibt

er an die Savignys: „Meine Frau fing dem Freymund einen großen Floh ab, ein Gegenstand, der ihn und uns lange geplagt hatte. Wir stiften jetzt einen Frauenverein
zur Vertilgung dieses Ungeziefers."[407] Es kann hier offenbleiben, wie ernst dieser
Plan gemeint war.

Ansonsten waren Wanzen ein Problem, mit dem sich Bettine, übrigens meistens
in Berlin und nicht auf dem Land, abmühte. So berichtet sie im Juli 1818: „Für die
Kinder habe ich neue Bettdecken gekauft, das Stück 3 Taler 16; dann hab ich ihnen
auch neue Bettstellen bestellt von Eichenholz, denn die Wanzen waren aus den alten nicht zu vertilgen, alle Abend war Friedmunds Decke so voll, dass man sie mit
einem Besen abkehren musste und er war Morgens ganz geschwollen, die andern
waren nicht so geplagt und Freimund gar nicht."[408] Mitte August ergänzt sie, „den
ganzen Tag Bettzeug gestückt" zu haben.[409] Im November 1819 lesen wir erneut von
verwanzten Betten.

Unfälle gehören ebenfalls zum Alltag mit Kindern, allerdings wird darüber in
dem Briefwechsel insgesamt erfreulich selten berichtet.[410] Man erfährt aber von
Bettines Bitte um die Zusendung einer Splitterzange nach Wiepersdorf, die dort
offenbar wegen des Umgangs der Kinder mit Holzbrettern gebraucht wurde.[411] Im
Mai 1822 war dann Friedmund hingefallen und hatte sich eine Augenverletzung
zugezogen, die aber nicht innerlich sei, und fieberte etwas.[412] Kurz vorher hatte man
sich zu einem „Fleckchen auf dem Auge [der Maxe]" Ratschläge aus dem Patientennetzwerk eingeholt: Bettine erklärt dazu, es sei „nur wenig zu sehen, jedermann rät
mir ab, etwas zu brauchen, auch die Tante Hessen, die selbst einen Fleck gehabt, sagt
es vergeht von selbst".[413] Auf einen operativen Eingriff wurde wohl verzichtet, und
tatsächlich liest man später auch nichts mehr von Problemen am Auge.

Wegen des doppelten Wohnsitzes und der damit verbundenen Fahrten zwischen
Berlin und Wiepersdorf häuften sich allerdings Unfälle auf dieser Strecke. Im April
1819 war der fünfeinhalbjährige Siegmund aus dem Wagen nach Wiepersdorf gefallen, weil eine Dienstbotin die Tür nicht richtig zugemacht hatte. Achim hörte hinter
sich das Geschrei des Kindes, das bereits tapfer hinter dem Wagen herrannte. Erstaunlich gelassen berichtet er seinem Schwager, dass weder der Sturz noch das Rad
dem Jungen geschadet hätten – demnach wurde er auch noch überfahren.[414] Noch
zwei Jahre später erinnert sich Bettine genau an den Vorgang und schreibt warnend:
„Laß ja jemand recht vorsichtig mit den Kindern fahren. Der Kutschenschlag ist drei
bis viermal aufgegangen. Du weißt was uns mit dem Siegmund in diesem Wagen
geschehen ist."[415] Diesmal ging es gut, aber im Februar des nächsten Jahres fiel Friedmund aus dem Wagen, was Bettine „den ganzen Tag geahndet", also vorhergesehen
hatte.[416] Wieder bezieht sie sich auf „das Unglück von Siegmund", das nun schon
drei Jahre zurücklag, sie aber offenbar traumatisiert hatte. Sie sei so „beklemmt"
gewesen, dass sie weder essen noch trinken konnte.

Ein auch heutzutage noch äußerst gängiges Gesundheitsproblem von Kindern
waren die häufigen Erkältungen. So heißt es z. B. im Dezember 1819: Die „Kinder
haben alle den Husten noch sehr stark, [...] ein leichter Keuchhusten, denn sie brechen alle dazu."[417] Bettine selbst hatte schließlich auch den Katarrh und kam nicht

zum Schlafen. Achim empfahl deshalb, die Kinder, wenn „es irgend hell am Himmel ist, in den Tiergarten führen" zu lassen, „so wird der Husten nicht bösartig werden".[418] Das war also auch bei den Arnims eine Aufgabe des Kindermädchens, nicht der Mutter, der der Spaziergang vielleicht genauso gutgetan hätte. Achim begründete seine Empfehlung in einem späteren Brief. Auf dem Land „leiden auch alle Kinder an Husten und Schnupfen, aber bei der steten Berührung mit der Luft kommt kein einziges zum Keichhusten [sic!], der Keichhusten ist eine Art Kerkerfieber, etwas mag freilich auch in der Örtlichkeit von Berlin liegen."[419] Nach Achims Vorstellungen soll also ein normaler Husten durch zu langen Aufenthalt in der Wohnung oder an einem ungesunden Ort wie der Stadt eher in einen Keuchhusten übergehen. Er selbst plant, sich vor seiner Abfahrt noch etwas „gegen die Berliner Luft [zu] stärken. Was hülfe ich Dir, wenn ich auch krank läge." Achim setzt also offenbar auf die heilsame und vorbeugende Wirkung frischer Luft, insbesondere der Landluft, selbst bei akutem Husten.

Später sitzt Achim dann tapfer „unter lauter keichhustenden, fiebernden Kindern" erneut zum Schreiben eines Briefes an Grimm an, den er schon in Wiepersdorf begonnen hatte. Immerhin zieht er auch aus dieser Situation noch Positives: „Die Krankheit der Kinder beschwichtigt den Ekel, der mich hier gegen vieles ergreift."[420] Das dürfte durchaus als Anspielung auf die Politik gemeint sein, denn in diesem Jahr (1819) zerbrachen die Hoffnungen der Reformer in Preußen, zu denen auch Achim gehörte.

Zum Keuchhusten meint er weiter, es wäre besser gewesen, die Kinder in Wiepersdorf zu lassen, statt sie mit nach Berlin zu nehmen. Aber Bettine „höre selten, was ein anderer spricht".[421] Diese diagnostiziert „Stickhusten", beklagt sich wegen des Kindergezänks und der schlechten Nächte, in denen sie drei Runden mache, um die Kinder zuzudecken und ihnen zu trinken zu geben, und beschwert sich, „dass unser Herrgott" den Achim „nicht die Hälfte des Hauskreuzes tragen lässt".[422] Da das Personal knurre, leere sie selbst die Potchambre (Nachttöpfe) aus. Außerdem zog sie nun den Hausarzt Wolfart hinzu, der sie trotz des Fiebers, das nur Freimund und sie selbst hätten, beruhigte. Achim empfiehlt, bei Wolfart nachzufragen, ob Abführmittel nicht helfen könnten.[423] Auch für den Stickhusten vermutet er wieder eine mögliche Krankheitsursache im Magen-Darm-Trakt. Bettine rieb die Kinder täglich mit Öl und Kampfer ein, was sicher eine nützliche Therapie war.[424]

Husten tritt auch in späteren Jahren vorzugsweise gleich bei mehreren Kindern der Familie auf. So heißt es im November 1823, dass die zweieinhalbjährige Armgard wie vier andere Kinder bis auf Freimund Husten habe.[425] Im Sommer des nächsten Jahres hatten alle Kinder Halsentzündungen. Bei Kühnemund ist die Rede von einem Ziegenpeter, weshalb er das Bett hüten müsse, ohne wirklich krank zu sein.[426] Die Frage der besten Therapie blieb zwischen den Eheleuten strittig, nachdem Bettine mitgeteilt hatte: Der Friedmund stehe nun wieder auf, „ich muß ihn jedoch mit Wein und Kaffee unterstützen, denn er ist sehr schwach". Achim meinte skeptisch zu dieser Förderung der Rekonvaleszenz des neunjährigen Jungen: „Zwar will mir der viele Wein bei Kindern nicht gefallen, aber Wolfart ist doch sonst immer vorsichtig befunden worden."[427] Er zweifelt also wieder an den Methoden des Hausarztes, der gleichzeitig den anregenden Kaffee und Wein, dem lange große Heilwirkungen zugesprochen wurden, bei dem Kind einsetzte.

Bettines Berliner Alltag 1817–1824

Die Kinder, ihre Ausbildung und ihre Krankheiten waren aber nur ein Aspekt von Bettines Berliner Familienalltag, der reich an Aufgaben und Herausforderungen war. Ein Teil der Aufbereitung der Lebensmittel fand noch im Haushalt selbst statt, so dass sie 1817 z. B. „Stachelbeeren, Johannis- und Himbeeren" einmachte, nicht ohne zu unterstreichen, dass dieses Obst für Achims Rückkehr vorgesehen sei.[428] Auch legte sie offenbar Rinds- und Schweinefleisch aus Wiepersdorf in Essig ein, um es haltbar zu machen.[429] Unklar ist, wie weit sie bei diesen Tätigkeiten selbst Hand anlegte oder lediglich das Personal anleitete. Im Frühjahr 1818 ließ sie im neuen Berliner Domizil den Garten umgraben und misten und reservierte für Achim „den besten Fleck zu Gurken, Salat, Erbsen p. p.".[430] Ihm sollte also auch in der Stadt die Möglichkeit gegeben werden, einen Garten zu bearbeiten.

Außerdem versuchte sie, von Berlin aus auf die Haushaltungsführung in Wiepersdorf Einfluss zu nehmen. So schreibt sie Achim 1818: Die Mamsell Schwamm „soll mir übrigens ja nicht vergessen, alles einzumachen; ihre Gesundheit wird sich hoffentlich befestigen".[431] Später im Sommer sollte sie ans Gänsemästen denken.[432] Im November 1819 schickt Bettine detaillierte „Verordnungen" zur Butterzubereitung an Achim, der sie der Karoline vorlesen soll. Deren Hauptfehler sei Schlamperei. Da Bettine aber nicht dauernd das Personal wechseln wolle, sei es wohl das „Gescheuteste, dass wir sie im Trab zu erhalten suchen". Karoline wisse sehr wohl, dass die Butter noch besser werden müsse – allerdings liefere sie weiter nur bittere und ranzige Ware, die eine Berliner Händlerin zurückschickt.[433] Bettine hatte mittlerweile mit der Wiepersdorfer Butter in der Hauptstadt einen florierenden Zwischenhandel aufgemacht, der sie in der Folgezeit immer wieder beschäftigte. So ärgert sie sich über ungenaue Gewichtsangaben und Qualitätsmängel der Butter, unzureichende Lieferungen trotz guter Nachfrage oder über fallende Preise.[434] Auch Geflügel verkauft sie in der Hauptstadt und macht „Putengeschäfte".[435] Daneben stellt sie ständig Listen mit den Bestellungen weiterer Lebensmittel für den Familienhaushalt zusammen, die wie z. B. „Brot, Butter, Eier, Mehl, Hirse und Buchweizen" und eine Fülle weiterer Produkte aus Wiepersdorf geliefert werden, was nicht immer ohne Komplikationen abgeht.[436]

Umgekehrt versucht sie auch, günstig einzukaufen. So erfahren wir über die schon erwähnte Hausangestellte Karoline, dass sie, mittlerweile in Berlin beschäftigt, im September 1820 wegen eines Betrugsversuches beim Kauf von Torf aufgesagt, also entlassen wurde. Mit diesem Material wurde der Backofen geheizt. 1823 erklärt Bettine, dass der September ein besonders günstiger Monat für den Einkauf sei, weil Torf zu diesem Zeitpunkt noch trocken und preisgünstiger sei.[437]

Bettines arge Rückenschmerzen verweisen darauf, dass sie sich beim vielen Flik-
ken und Nähen selbst direkt engagiert hat.[438] Auch half sie ihrer Schwester Gundel
Savigny beim „schneidern an den Reisekleidern".[439] Damit nicht genug, hat das
Ehepaar auch noch immer wieder mit dem Bruder zu tun, der in Wiepersdorf Achims Gutsverwaltung und Bettines Kochkünste und mangelnde Tischkultur kritisiert, außerdem in Berlin zu ausgesprochen ungelegenen Zeiten bei der Schwägerin
auftaucht. Nachts um zehn Uhr, meint die Hochschwangere, die einen katastro-
phalen Tag hinter sich hatte, habe sie sich noch „zwei volle Stunden seine tausend
unbedeutenden Kleinigkeiten" anhören müssen. Danach sei auch noch nach einer
halben Stunde Feueralarm ausgebrochen.[440]

Im Juli 1817 formuliert sie deutliche Überforderungssignale an Achim: „Dass es
mir schwer werden wird mit ganz fremden Leuten die 4 Kinder, besonders den Kühnemund wieder in die Reihe zu bringen, kannst Du Dir wohl denken."[441] Bereits im
Juni hatte sie eine ziemlich düstere Gesamteinschätzung ihrer Lage mitgeteilt. Nach
über der Hälfte ihres Lebens sei sie „geboren zum Dulden, nicht zum eigenen freien
Bewegen, so sehr ich mich auch in meinen früheren Jahren danach gesehnt habe".
Gleichzeitig erklärt sie sich bereit, sich Achims Wünschen, den sie als den Besseren
von ihnen beiden idealisiert, zu unterwerfen.[442]

Gesundheit in der Paarbeziehung bis zur Ehekrise

Man kann sich fragen, wie Achim mit diesen Belastungen umging, die schließlich
Bettines Gesundheit gefährdeten. Es findet sich eine Vielfalt von Äußerungen, die
ihr den Rücken stärken sollten, wie z. B. die folgende, die bereits aus dem Oktober
1815 stammt: „Spare Dir nicht ab, was Deiner Gesundheit nötig ist."[443] Anderthalb
Jahre später empfiehlt er ihr aus Wiepersdorf im Hinblick auf einen weiteren Umzug
in Berlin: „Strenge Dich nur nicht bei dem Ausziehen [Umzug] an, nimm lieber
ein paar mehr Mann an, dass Du ganz ruhig zusehen kannst. Überhaupt läßt Du
Dich zu sehr von dem Kinde quälen, es erschreckt mich, dass Du Schmerzen in den
Gliedern fühlst. Im neuen Quartier hast Du unten bequemen Platz, da braucht das
Wasser nicht weit getragen zu werden. Kauf oder leihe Dir gleich eine Badewanne.
Du hast Dich wahrscheinlich nachts mit dem Kinde erkältet, denn Du schläfst so
grausam warm zugedeckt, dass es nicht fehlen kann."[444] Offenbar hat er also Vorstellungen von der idealen Temperatur im Bett. Und zum Umzugswetter meint er
sehr zugewandt: „Erkälte Dich nur nicht dabei, ich decke Dich mit allen Flügeln
herzlicher Gedanken." Der Umzug verlief dann problemlos, und Bettine fühlte sich
in der neuen Wohnung „wie in einem Königreich".[445] Aus Karlsbad sorgte er sich:
„Wenn ich nur bald Nachricht hab, ob Dir das Bad bekommt", das er ihr im gleichen Monat empfohlen hatte.[446]

Bei der fünften Schwangerschaft riet er ihr 1818, sie solle etwas Wein trinken,
dem man also auch für diese Phase heilsame Wirkungen zuschrieb, was uns heute
erstaunen mag. Und erneut verweist er auf Entspannungsbäder: „Vielleicht wäre

Dir ein Bad zuweilen gut und magst Du nicht nach dem Badehause gehen, so leihe Dir eine Wanne."[447] Zwei Monate vor der nächsten Niederkunft fühlt Bettine sich dann krank und von Achim verlassen. Wohl als Kontrast streicht sie heraus, dass ihr ihre Freundin Helvig helfe – mehr als Lotte Pistor (1776–1858), Gattin von Achims Schulfreund, dem Geheimen Postrat Karl Philipp Heinrich Pistor (1778–1847), was möglicherweise eine weitere Spitze gegen Achim ist.[448] Im Juli nächsten Jahres sendet sie wieder ganz entgegengesetzte Signale an Achim, der in Berlin weilte: Er solle sich nur nicht hetzen, nach Wiepersdorf zur Familie heimzukehren, schon gar nicht ihretwegen.[449] Die Überforderungen durch die räumliche Trennung mit doppeltem Wohnsitz, den vielen Schwangerschaften und häufigen Umzügen, die sie Achim gegenüber offenbar höchst ambivalent verarbeitete, führten schließlich in eine Krise der Beziehung, die sich naheliegenderweise in einer Auseinandersetzung über die Wohnsitzfrage kristallisierte.

Wohnsitz- und Überforderungsdebatte 1821–1823

Das Vorgeplänkel sind Werturteile über Land- und Stadtleben, die die eigenen Präferenzen sehr deutlich machen. So meinte Achim im Mai 1821: „Kaum begreife ich es morgens, wenn ich aufwache, wie ich aus der grauen Straßenbeengung und den Staubwegen in den grünen Segen des Landes und in den weiten Himmel versetzt bin, der mich von allen Seiten anblickt und aus dem Gekreisch der blinden und lahmen Bettelsänger vor den Fenstern zu den Nachtigallen, die sich hier nie heiser singen. […] Allmählich genese ich auch, um das alles zu genießen, und die schwarzen Flügel der Melancholie, die mich in Berlin umnachtet, rauschen abwärts oder aufwärts, woher sie gekommen sein mögen."[450] Natur und Land erscheinen dem vom Stadtleben Geplagten hier als Medium der Gesundung von seiner depressiven Stimmung. Dazu kontert die Frankfurterin Bettine kühl, aber ebenso literarisch: „Sehe nicht überall lahme Bettler, wo gar keine singen, und graue Straßen wo helle Plätze mit grünen Bäumen sich in dem Widerschein Deiner Fenster malen."[451] Der Frühling verbessert ja auch heute noch durch das Ergrünen der Bäume das Stadtbild von Berlin ganz entscheidend.

Bei Überlegungen, ob Bettine zeitweise wieder auf das Land kommen werde, schreibt Achim nach sorgenvollen Nächten über seinen eigenen Entschluss, nach Wiepersdorf zu ziehen: „Ich weiß, was es mich gekostet hat, mich von Lieblingsbeschäftigungen zu Geschäften hinzuzwingen, und nur die eiserne Notwendigkeit, für meine Kinder zu sorgen, vermochte es."[452] Auch für ihn bedeutet das Wohnen auf dem Land also Entbehrungen. Dort sei er aber den Geschäften näher und stelle sozial etwas dar, während er „in Berlin von einem Bettler nicht viel unterschieden" sei. Denn in der Stadt esse er sich an fremden Tischen satt, ohne die Leute ebenfalls einladen und bewirten zu können. So habe der „Zwang des Himmels", der ihn auf das Land „bannte, auch seinen Segen in sich". Damit werden die ökonomischen Zwänge zu einer geradezu göttlichen Fügung transzendiert. Außerdem betont er die besseren sozialen Möglichkeiten, auf dem Land trotz relativer Armut seine Selbstachtung zu erhalten. Ganz in diesem Sinn bittet er auch Bettine: „Biete mir für diesen meinen Ernst keinen Hohn und keine Redensarten und brauche ihn nicht zum Gegenstand der Unterhaltung mit anderen." Offenbar empfindet er ihren Umgang mit dem Thema der doppelten Haushaltsführung als persönlich verletzend und in Gesellschaft als wenig loyal.[453] Es liegt nahe, dass die Standesgleichen die getrennten Haushalte für ziemlich merkwürdig, wenn nicht sogar inakzeptabel hielten: Der Gattin einen so großen Freiraum zuzugestehen, war ganz ungewöhnlich und für die eher konservativ gesinnten preußischen Adeligen möglicherweise Ausdruck unzureichender Durchsetzungsfähigkeit des „Eheherrn".

Gleichzeitig gesteht Achim die „Schwierigkeit des Landaufenthaltes hinsichtlich der Kindererziehung oder vielmehr in Hinsicht des Unterrichts" zu. Er verweist aber auch darauf, dass ihm selbst „als Kind auf dem Lande so große Wohltat geschehen". Er unterscheidet feinsinnig, aber für Bettine vielleicht zu spitzfindig, zwischen formalem Unterricht, dessen Bedeutung er etwas weniger hoch ansetzt, Erziehung und Kindswohl. Als Kind und Jugendlicher hatte er selbst die Zeiten auf dem Gut der Großmutter in Zernikow, nördlich von Berlin, immer positiver als das strenger geregelte Leben in der Stadtwohnung bewertet. Demgegenüber betonte Bettine die besonders geringen Kosten für die Besoldung sowie die guten pädagogischen Qualitäten des neuen Hauslehrers Greim, den sogar der schwierige Siegmund akzeptiere. Man solle den Lehrer „auf jeden Fall für die paar Monate Landleben nicht aufopfern, die Kinder sind so gesund wie sie je auf dem Lande waren, über Langeweile klagen sie nicht, sie gehen täglich mit Greim spazieren, und nachmittags wo keine Schule ist, gehen sie recht weit."[454] Das soll wohl heißen, dass sie auch in der Stadt genug an die frische Luft kämen. Um die in der Erziehung unbedingt notwendige Stetigkeit zu erreichen, solle man doch die beiden Älteren zusammen mit den Savigny-Kindern von deren Hofmeister bis zum Sommer erziehen lassen und ihn dann noch mit auf das Land nehmen.

Bettine warf Achim vor, „das geistige Leben der Kinder ihrem leiblichen Fortkommen aufzuopfern". Dagegen wehrt er sich ziemlich energisch: „Ich habe ein inniges Mitleid mit ihrer Existenz in dumpfen Zimmern, Höfen und Staubgassen, der Wert der Schule, die sie besuchen, ist mir nach den Erfolgen sehr problematisch, Verderben aller Art steht ihnen nahe und die Anregung fürs Höhere fern."[455] Herr Greim könne den Kindern nur ein paar Stunden täglich widmen.

Nach dieser erneuten Invektive gegen das Stadtleben wurde die Diskussion grundsätzlicher, als Bettine sie auf die angeblich verblödende Wirkung des Landlebens ausweitete. Achim meint dagegen, seine Vettern hätten sich keineswegs wegen ihrer Erziehung auf dem Land gelangweilt, sondern weil sie frühzeitig in Kadettenhäuser und Regimenter gebracht wurden, sich dort lahm exerziert und ansonsten oberflächlich amüsiert hätten, so dass ihnen ihr jetziges Leben schal vorkomme. Für sich selbst stellt er fest: „Ich bedarf körperlicher Tätigkeit, um mich auch geistig zu erhalten." Man hört hier geradezu das lateinische Motto „mens sana in corpore sano" heraus, das Achim sicher gekannt hat. Unwohlsein, das ihn umdüstere, sei für ihn auf dem Land leicht mit Arbeit zu verscheuchen, in der Stadt hingegen nicht. In Wiepersdorf verknüpfe sich sein Wirken mit der Welt seiner Gedanken. Gegen Bettines implizite Verachtung seiner körperlichen Tätigkeit lobt er diese als einen Beitrag zur seelischen Gesundheit. Dazu erwähnt Bettine nur, dass der Gerswalder Vetter während der Ernte eine große Reise anträte und auch die Scheuern gefüllt wiederfände.[456] Er argumentiert, er müsse die Ernte, um Betrug zu vermeiden, selbst überwachen. Sie akzeptiert das ebenso wenig wie seine Einlassung, dass ihm das auch noch guttue.

Der Streit eskaliert im Juli 1821, als Bettine eine große Stadtwohnung für ein ganzes Jahr und den stattlichen Preis von 400 Talern Gold anmieten will, während Achim noch darauf hofft, dass sie zumindest für ein halbes Jahr nach Wiepersdorf ziehen werde. Daraufhin imaginiert sich dieses Mal Achim als verlassen, abgemeldet sowie allein auf seinem Landgut begraben.[457] Das erinnert stark an Bettines Äußerungen über ihre Berliner Situation vor der Niederkunft, die sie drei Jahre zuvor gemacht hatte. Die Bereitschaft, die Gründe des anderen nachzuvollziehen oder gar zu akzeptieren, war inzwischen gesunken. Die gegenseitigen Vorwürfe wurden schärfer. Trotzdem fand sich die ganze Familie im Sommer 1821 in alter Gewohnheit wieder in Wiepersdorf zusammen.

Hilfreich war das Ausweichen in konkrete Planungsabsprachen. So wurde der Umzug der Familie Anfang August dieses konfliktreichen Jahres besonders sorgfältig diskutiert. Dabei kommen die Straßenverhältnisse sowie die Kostenvor- und -nachteile der Nutzung eigener und fremder Fuhrwerke zur Sprache, ebenso die Stärke der Pferde, Kosten der Pferdemiete während der Ernte sowie deren begrenzte Verfügbarkeit. Achim schlägt Bettine vor, sie möge mit der Kleinen in zwei Tagen, der Hofmeister besser im Extrawagen mit den größeren Kindern direkt fahren.[458] Offenbar reichten mittlerweile zwei Kutschen nicht mehr „für zehn Personen mit ihren Betten und allem anderen Waschgerät und Kleidungsstücken", so dass man im nächsten Jahr drei Kutschen nehmen müsse.[459]

In der Folgezeit scheint das Paar wieder auf die Vorzüge gesetzt zu haben, die die gegenseitige Gewährung von Freiräumen einbringen kann. Achim entsprach Bettines offenbar schon länger gehegtem Wunsch, ihre Familie in Frankfurt wiederzusehen. Dazu ergab sich eine gute Gelegenheit, als ihre Schwester mitsamt der Nichte Betina dorthin aufbrach. Bettine von Arnim nahm ihr jüngstes Kind mit. Von Anfang September bis Mitte November konnte sie sich nun im Kreise ihrer Verwandtschaft erholen und auf dem Rückweg ihre Schwester Gunda sogar noch zu einem Besuch bei dem verehrten Goethe überreden, der dies aber nicht goutierte. Achim gegenüber äußert sie sich denn auch wieder ganz zugewandt, allerdings etwas maternalistisch: „Du liebstes Kind meiner Sorge."[460] Und aus Frankfurt schreibt sie ganz inspiriert: „Deine Briefe sind mir wahre Gesundheitsbecher, die ich mit Lust und Freude ausschlürfe und die mir immer Stärke und Heiterkeit geben, ich bin überhaupt viel wohler, Du wirst mich viel besser zurückerhalten."[461]

Wir wissen nicht, wie lange diese Stimmungsaufhellung angedauert hat. Nachdem Achim im Februar/März 1822 wieder länger in Wiepersdorf weilte und kein

Datum für die Rückkehr nach Berlin angab, das Bettine immer wieder erbeten hatte, schrieb sie Erstaunliches: „Ich wollte lieber ewig auf dem Lande bleiben, wenn Du nicht herkömmst."[462] Ende März kündigt sie dann an: „Und wenn Du nicht kommst, so komme ich", worauf Achim kühl antwortet:[463] „Deine Ungeduld mich zu sehen erfreut mich, aber sie verwundert mich, nachdem Du auf so lange im voraus ein Quartier genommen, um ja nicht auf dem Lande zu bleiben."[464] Sie hatte nämlich gegen seinen ausdrücklichen Wunsch eine teure Wohnung in Berlin für ein ganzes Jahr gemietet. Dazu erklärt sie lediglich, dass sie nur in der Erwartung aus Wiepersdorf nach Berlin zurückgekehrt sei, dass er bald nachkomme. Man fragt sich, worauf sich diese Annahme nach ihren Erfahrungen der vorherigen Jahre stützen konnte. Es scheint vielmehr so, dass Bettines Wunsch der Vater des Gedankens war. Als Achim dann auch an Ostern nicht erschien, beendet sie einen enttäuschten und verärgerten Brief ziemlich pathetisch so: „Ich frage Dich auch, was ich tun soll oder lassen in Bezug auf meinen Aufenthalt hier oder auf dem Lande, denn ich bin willenlos und meine Wünsche sind untergegangen."[465] Ob das in Anbetracht des von ihr eingegangenen langfristigen Mietvertrages ernst gemeint war?

Achim ist dann vorübergehend in Berlin und erlebt dort das übliche Familienchaos, das ihn zunehmend verärgert. Nach der Rückkehr mahnt er Bettine, sich selbst beim Mittagessen zu stärken, damit sie nicht „ein wenig Geschrei der Kinder gleich in Verzweiflung" brächte, und die Essenszeiten mit den Kindern einzuhalten, was sie bisher nicht tue. „Sie gehören aber in der Kindheit zu den bedeutendsten bildungsreichsten und frohsten und sind der Gipfel des Tages, der in Ehrfurcht, Freude und Ordnung gefeiert werden sollte wie der Frühling, und leider in unserem Hause öfter das Bild von Sturm, Hagel oder winterlichem Schlaf gewähren."[466] Sie meint dazu, bisher habe sie das Stillen bei den Mahlzeiten am Essen gestört, nun das Schneiden und Vorlegen. Er macht ihr klar, dass sie das durch Dritte erledigen lassen könne und die Kleinste nicht am Tisch dabeihaben müsse, da sie eh nur störe. Es gehe darum, dass die Kinder „gute menschliche Sitte lernen, und dass der Hofmeister nicht verzweifelt, wenn er nichts anderes sieht und hört als die Kinder und das Gesinde".[467] Offenbar gelingt es Bettine nicht, am Tisch akzeptable Verhältnisse herzustellen und damit auch dazu beizutragen, dass der an den Mahlzeiten teilnehmende Hofmeister sich einigermaßen wohl fühlt. Man mag Achims Vorstellungen von einer Familienmahlzeit mit den fünf älteren Kindern für etwas pathetisch überhöht halten, aber das von Bettine mit Erziehungsvorstellungen von Rousseau legitimierte Durcheinander scheint Dritten den Appetit zu verschlagen, und man kann sich auch fragen, ob es für die Kinder förderlich war.

Im Mai 1822 beginnen wieder Diskussionen um die Kosten des alljährlichen Umzugs. Achim hält es für zweckmäßig, das Ausräumen der Wohnung auf einen Tag zu bündeln, statt es auf 14 Tage zu verteilen. Das lasse sich gut organisieren. Man könne die Möbel in eine Kammer stellen und sie dort später abholen lassen.[468] Ende Juni zieht die Familie nach Wiepersdorf, wo sie bis auf weiteres wegen akuter Finanznöte zumindest bis Januar 1823 bleibt. Vorab verbringt Bettine entspannte Wochen im Sommer 1822 mit einem 15 Jahre jüngeren Verehrer, dem Savigny-

Schüler und Schweizer Juristen Philipp Hössli (1800–1854), in Berlin. Nach seinen Tagebuchnotizen wurden stundenlang italienische Lieder gesungen, Gedichte ihres Mannes vorgelesen, Ateliers befreundeter Maler besucht, Bettines Zeichnungen begutachtet und Erinnerungen ausgetauscht. Es wird über ihre Erziehungsideen diskutiert, über Freunde und Bekannte geplaudert, ihre Begeisterung für Goethe und andere große Männer erklärt. Sie portraitiert den jungen Mann, der ihr lange Stunden Modell sitzt und gegen die schlechte Stimmung Gitarre spielt.[469] Allenfalls stört der Hausarzt Wolfart, der immer wieder auftaucht.[470] Auch in Wiepersdorf vertreibt sich Bettine im Oktober die Zeit eines langen Nachmittags mit Scherenschnitt und Papierarbeiten – und langweilt sich.[471] Demnach scheinen ihre Familienpflichten an beiden Orten überschaubarer gewesen zu sein, als es die teilweise dramatische Korrespondenz erwarten lässt.[472] Schon im November reist sie für einige „Tage", aus denen Wochen werden, nach Berlin. Bei der Rückkehr „strömten" ihr die Kinder „wie ein Gesundheitsborn von der Treppe entgegen, Siegmund ohne Schuhe, Friedmund gar im Hemd".[473] Möglicherweise soll das auch als ein Hinweis auf fehlende Betreuung gelesen werden. Sie hat in Wiepersdorf nun zwei Malzimmer, in die sie sich zurückziehen kann, außerdem einen eigenen Wohn- und Schlafraum, insgesamt also eine komfortable Suite. Begeistert berichtet sie ihrem Schwager über einen Brief von Hössli, der ihren Bedürfnissen nach bewundernder Anerkennung damals offenbar besser als ihr Gatte entsprach. Außerdem teilte Hössli ihre Verehrung Goethes, an dessen Haus in Weimar er andächtig vorbeiging.[474]

Zum Jahreswechsel bedrückte sie die Perspektive, das nächste Vierteljahr in Wiepersdorf bleiben zu sollen. Voller Selbstmitleid schreibt sie dem Schwager: „Ach wie sind meine Ansprüche an das Leben gesunken, und je weniger ich fordere, je mehr dingt es mir ab, und es wird mir nichts gewähren als dass es mich zum Schelm oder Lump mache, aber davon will ich lieber aufhören, eh ich recht davon anfange. […] Die Kinder sind alle gesund."[475] Der Hauslehrer sei anteilslos und faul, was der Bildung der Kinder schade. Das gipfelt in dem in der biographischen Literatur zu Bettine gern zitierten Ausruf: „Ich habe die 12 Jahre meines Ehestandes leiblich und geistigerweise auf der Marterbank zugebracht und meine Ansprüche auf Rücksichtnahme wurden nicht befriedigt. Die Kinder, um deren irdischen Vorteil alle Opfer geschehen, werden in allem, was sich nicht mit der Ökonomie verträgt, versäumt; in wenig Monaten ist Freimund 11 Jahre alt, so mancher keim, der durch die Pflege sich hätte kräftig entwickeln können, ist in sich selbst erstorben; wenn es nach meinem gewissen ginge, so würde die zärtlichste Pflege ihrer geistigen Existenz alle Ausgaben dafür rechtfertigen."[476] Es folgen weitere pathetische Worte über die Erziehung zur Mündigkeit, mit dem Ziel, dass die Kinder „die Majestät ihrer Unschuld, die Kräfte, ja die Gewalten ihrer Gefühle noch in ihrer Gesamtheit ins practische Leben hinüberbringen und so allein den veralteten Schlendrian eigennütziger kleinlicher Wege unterdrücken".

Allerdings bleiben diese Überlegungen zwischen dem Glauben an die inneren Kräfte der Kinder, die sich von selbst entfalten sollen, und dem Wunsch nach Förderung der Kinder bzw. dieses Kindes eigenartig unentschieden. Wenn man sich den jahrelangen Briefwechsel darauf hin ansieht, welche konkreten Vorschläge Bettine gemacht hat, dann wird man nicht fündig. Es muss also offenbleiben, ob dieses Lamento ein Ausdruck allgemeinen nachträglichen Bedauerns ist oder ob es durch entsprechende Versuche in der Vergangenheit gedeckt ist. Jedenfalls schließt das Schreiben dramatisch: „Mir aber sind (ich schäme mich es zu sagen) die Hände gebunden, und ich kann nichts befördern, wozu ich mich bei jedem Nachdenken aufgefordert fühle. Was ich stets mit Geduld ertrug, weil ich mich kräftig genug fühle, das trag ich jetzt, mit Ungeduld, weil ich schwach genug bin. Mein Perspektiv [sic!] ist das End aller Dinge."[477] Sie kann sich offenbar immer weniger damit abfinden, dass die Finanzlage ihres Mannes schlecht bleibt und dementsprechend ihr Lebensstil schwerlich städtischen großbürgerlichen Ansprüchen genügen wird.

Im neuen Jahr kommt Achim kurzfristig bei Savignys in Berlin unter, während Bettine in Wiepersdorf bleibt.[478] Auch hilft der Schwager mit einem Kredit für einige Monate aus. Achims Geldsorgen waren also sehr real. Als Bettine dann ebenfalls kurz nach Berlin fahren konnte, nutzte sie ihre Gesundheit als Argument, um den Stadtaufenthalt zu verlängern. „Sowie wärmer Wetter wird, schicke mir den Wagen, aber nicht früher, denn ich glaube nicht, dass ich's aushielte, in dieser Kälte wegen dem Krampfhusten und Schwindel." Schließlich kämen in Berlin Leute auf Wagen an, die erfroren seien, und es wäre ihm doch nicht recht, wenn sie „steinhart gefroren" bei ihm ankäme. Ende des Monats entscheidet Bettine, dass Achim noch nicht in Berlin abgeholt wird, damit er und die Knechte nicht erfrieren. Mit dem charmanten Argument, er sei in Wiepersdorf nicht notwendiger als eine „große halberstarrte Schmeisfliege", drängt sie ihm eine Verlängerung des Berlinaufenthalts auf. Das entspricht ihrem Ziel, ihn länger in der Geselligkeit der Stadt zu halten, die ihm angeblich fehle.[479] Ansonsten sorgt sie sich noch darum, dass „die kleine Armgard nicht zu sehr von der Kälte leidet".[480]

Im November 1823 bringt Bettine nach schweren Auseinandersetzungen über die Erziehung der Kinder und die von ihr als Entgleisung empfundene Ohrfeige gegen Siegmund erneut die Frage des besten Wohnsitzes auf, indem sie das gemeinsame Leben auf dem Land zur Ursache ihrer „Schwachheit im Verhältniß zu den Kindern" erklärt: Die rühre „von diesen Bewegungen Heimlichen Sorgen [sic!], von meiner durch keine Unterbrechung gemilderten Situation auf dem Lande" her, „die mir nicht angemessen war, eine Unbeschreibliche Wehmut ja ein stechender Schmerz durchdrang mich wenn ich Dich anschaute fern von den Menschen die Dich lieben die Dich ehren, und mit ihrer Begeistrung [sic!] als Vaterländischen Dichter ernähren sollten."[481] Auch vergleicht sie Achim großzügig mit dem von ihr grenzenlos verehrten Goethe und mit Shakespeare. Dann spielt sie sogar auf sein Lebenstrauma an, den Tod seiner Mutter im Kindbett nach seiner Geburt. Diesen habe Bettine als lebenslange Verpflichtung verstanden, um Achim auf seine eigentliche Bestimmung als Dichter, der in Gesellschaft lebt, zu verpflichten. Wenn er seine Talente nicht angemessen entwickle, dann „wird doch gewiß einstens Rechenschaft von diesen Pfunden gefordert werden".

Einerseits idealisiert sie also ihren Mann über jedes vernünftige Maß. Er selbst hätte sich schwerlich auf eine Stufe mit Goethe oder Shakespeare gestellt. Auf

Grundlage dieser Imaginationen wirft sie ihm dann vor, seine Talente auf dem Land zu verschleudern und seine Berufung als Dichter zu verpassen. Im Lichte des Kindbetttodes seiner Mutter verfehle er schlicht den Sinn seiner Existenz, dessen Definition sie sich anmaßt: „Wer es sich dencken kann was dadurch ausgesprochen ist dass die Mutter Leben erzeugend den Tod erleidet der wird nicht nachlassen bis er dieß Opfer gerechtfertigt hat."[482] Sie stilisiert sich also als diejenige, die den Anspruch der verstorbenen Mutter auf die richtige Lebensführung des Sohnes vertreten kann, und spielt zu guter Letzt auch noch auf das Jüngste Gericht an.[483]

Statt zu akzeptieren, dass Achim auf dem Land leben will, hält sie ihm geradezu gebetsmühlenhaft immer wieder ihr eigenes früheres Bild von ihm als dem strahlenden Dichter vor und ruft seitenweise Lob und Ermunterung Dritter über Arnim in Erinnerung. Als Begleitmusik werden Freunde zitiert, die ihn in Berlin anzutreffen wünschen. Dies müsse Achim zum Anlass nehmen, nach Berlin umzuziehen. Dabei verkennt sie, dass sein Werk gerade unter den Bedingungen der ländlichen Ruhe entstanden ist, die Achim genau die Ausgeglichenheit gibt, die er offenbar zum Schreiben braucht. Sie hingegen argumentiert ausschließlich entlang ihrer eigenen Wunschbilder und ihrer Wünsche, indem sie ein bestimmtes Bild vom Partner gegen dessen explizit geäußerte Bedürfnisse aufrechterhält. Sie möchte um jeden Preis in der Stadt Berlin leben und dort mit ihm zusammen sein. Damit verlangt sie offenbar für Achim Unvereinbares.

Mit dem eigenen Wohnsitz in Berlin genießt sie nicht nur eine damals ganz ungewöhnliche und von Achim durchaus als persönlich und sozial belastend sowie finanziell aufwendig empfundene Freiheit, die sie nach dem geltenden Eherecht übrigens keineswegs verlangen konnte. Mit der Forderung, dass auch er dorthin umziehen soll, versucht sie sich darüber hinaus das Bestimmungsrecht über den Aufenthalt des Paares anzumaßen, das nicht ihr, sondern rechtens allenfalls dem Ehemann zustünde.[484] Achim weist aber, obwohl ihm seine Rechte bestens bekannt sein dürften, in dem Briefwechsel klugerweise niemals darauf hin, denn die Zufriedenheit seiner Gattin war ihm stets überaus wichtig. Allerdings überfällt ihn in Wiepersdorf „in dem einsamen Haus unter Büchern zuweilen förmlich ein Studentengefühl, wenn er seinen Kaffee herausgebe, im Schlafrock zu Mittag speise, so" sei ihm das, als sollte sein „Leben erst anfangen, wovon" er „doch schon eine große Portion hintergeschluckt [sic!] habe".[485] Auch er leistet sich in der winterlichen Periode mit wenig landwirtschaftlichen Arbeiten zum Jahresende also die Freiheiten eines Dichters. Das Jahr 1823 endet passend zum Stand der Auseinandersetzungen damit, dass Achim wegen der Wahl zum Landtag am 31. Dezember nicht nach Berlin zur Weihnachtsbescherung fährt, was sicher als weiteres Zeichen der Entfremdung gedeutet werden kann.[486]

Im Mai 1824 erklärt er frohgemut bei der Rückkehr nach Wiepersdorf, „den Berliner Trübsinn" zu vergessen, „der mich in mancherlei Gestalt dort alle Zeiten geplagt hat". Das veranlasst ihn zu dem Ausruf: „Wie glücklich würden die Kinder hier sein, es tut mir immer weh, wenn ich denke, wie sie dort unter den Lazzaronis leben, besonders die Max" – und spielt damit wohl auf kleinkriminelle Städter an.[487] Er leidet also offenbar auch an der von ihm für ungut gehaltenen Entscheidung, dass die

Kinder nach Bettines Wunsch in der Stadt aufwachsen sollen. Und zu einigen un-
erfreulichen Ereignissen, die sie in einem Brief berichtet hatte, kommentiert er nur
noch resigniert: „Also immer noch mehr Krankheitsnot und Gesindeverdruß! Wie
der Aufenthalt in Berlin angefangen hat, so dauert er fort, ein seltsamer Unsegen."[488]

Die Ehekrise und ihre Nachwehen haben insgesamt also allenfalls zu einer deutlichen, zeitweise verletzenden Aussprache über die unterschiedlichen Erziehungs-
ziele und Wünsche an die Lebensgestaltung geführt. Ob damit das gegenseitige
Verständnis befördert wurde, kann man bezweifeln. Mit der Fortsetzung der bisherigen doppelten Haushaltsführung hat sich eine Art von Pattsituation stabilisiert.
Die Entfremdung zwischen beiden dürfte insgesamt eher zugenommen haben. Was
beide Ehepartner jedenfalls weiter belastete, waren Personalangelegenheiten und
Personalkrankheiten.

Personalnöte und Personalkrankheiten

Erst nach der Ehekrise häufen sich nämlich Nachrichten über die Schwierigkeiten
mit dem Personal wie auch über Konflikte zwischen den „Leuten", die immer wieder
zu Entlassungen führten und die Suche nach neuem Personal erzwangen.[489] Die dabei auftauchenden Probleme gehen durchaus über die unmittelbaren Angelegenheiten des Haushaltes hinaus, die man üblicherweise erwarten würde. So erfahren wir
z. B. von dem Versuch, einen gewissen Mummenthey, Sohn einer zeitweise als besonders zuverlässig eingeschätzten Magd, von der Wehrpflicht „loszukriegen".[490] Da
hatte der Gutsherr Möglichkeiten, die er wahrnahm. Bettine schickte die schwangere Magd Rose in die 1817 gegründete Entbindungsanstalt der Charité zu Dr. Adam
E. Siebold (1775–1828).[491] Passenderweise kündigte sie zum Jahreswechsel, einem
schwierigen Zeitpunkt für den Ersatz einer Köchin. Manche Personalprobleme
konnten sich auch so zuspitzen, dass die Polizei eine Dienstmagd, wohl die Köchin,
aus dem Hause Arnim schaffte.[492] Leider erfährt man nichts über die Gründe. Eine
andere, kräftige Hausmagd kam auf die grandiose Idee, sich als Soldat anwerben zu
lassen, und verkaufte konsequent ihre Kleider. Bettine musste erst darüber lachen,
dann ärgerte sie sich aber so, dass sie sich erbrach – erneut ein Beispiel für ihre Tendenz, Konflikte zu somatisieren.[493] Abhängig vom Personal und immer zu einer gewissen räumlichen Nähe genötigt, seufzt sie im gleichen Monat: „Unsere Wohnung
wäre und bliebe mir recht besonders angenehm, wenn der Plebs nicht wäre und
die rauchenden Öfen, und zu wenig Platz für vieles Geld."[494] Es fragt sich nur, wer
dann die Hausarbeit verrichten würde. Jedenfalls hatte sie erneut ein Appartement
zu einem wenig vorteilhaften Zins gemietet – und heizte noch im Mai.

Ständige Personalwechsel erschwerten ihr gelegentlich schon früher das Dasein
und veranlassten sie zu häufigen Klagen. Im August 1818 hat sie aber offenbar auf
eine gute Empfehlung hin Glück und gibt uns bei dieser Gelegenheit eine Art Ide-
alprofil ihrer Hausangestellten: „Die Köchin, die ich gemietet habe und dadurch
zugleich von der Verzweiflung gerettet, denn sie war so arm, dass sie wegen Mangel

an Kleidung das Haus nicht verlassen konnte; sie hat sie erst mit vorgestrecktem Gelde wieder eingelöst, hat manche gute Eigenschaft und paßt sich in vieler Rücksicht gut ins Haus; erstens hat sie ein Talent mit dem Holz zu sparen, zweitens ist sie ungemein ökonomisch und zu jeder Arbeit bereit, auch lässt sie sich schelten, steht alle Morgen vor 5 Uhr auf, backt sehr gutes Brot mit wenig Umständen, […] das so gut war, wie ich noch keins gegessen habe; ausgelernt im Kochen ist sie nicht, aber Hausmannskost macht sie sehr gut, kauft sehr billig ein, die Armut hat sie darin belehrt […] Die Köchin übernimmt gern zwei Kinder, sie schleppt sie immer mit auf den Markt und giebt sich viel mit ihnen ab."[495] Extreme Sparsamkeit, grenzenloser Einsatz von Früh bis Spät und die Bereitschaft, sich ggf. auch noch ausschimpfen zu lassen, sind das erwünschte Personalprofil.[496] Bei anderer Gelegenheit spitzt sie diese Erwartungen weiter zu: „Besonders, dass sie keinen hohen Lohn fordert, ist mir ein Beweis, dass sie tüchtig ist."[497] Man sollte diese Auslassungen im Hinterkopf behalten, wenn man das Bild der von Jugend an sozial engagierten Bettine verbreitet, das sie in ihren Briefbüchern gezielt geschaffen hat. Es gibt auch diese andere Seite der bei den Löhnen der Dienstboten extrem sparsamen Bettine, die bekanntlich auch für die Betten des Personals grobes geflicktes Bettzeug der einfachsten Sorte für völlig ausreichend hielt und sich in Wiepersdorf herzlich wenig für die Schulbildung der Kinder der „Leute" interessierte.[498]

Auch scheint Bettine bei der Personalführung nicht immer das jedenfalls Achim notwendig erscheinende Fingerspitzengefühl gehabt zu haben. Warum hätte er sich anderenfalls 1823 zu folgendem Ratschlag veranlasst gesehen: „Insbesondre denke recht oft an die eigene menschliche Existenz des Gesindes, und dass sie durchaus nicht wie Maschinen zu dressieren sind, insbesondere wenn die Werkmeisterin zuweilen wieder auf längere Zeit alles vergisst und ihnen alles in Freiheit überlässt. Ein Tröpflein Vernunftöl wirkt mehr als ein starkes Anblasen mit Scheltworten, um die Hauslampe brennend zu erhalten."[499]

Aber auch die motiviertesten Bediensteten konnten krank werden. Von Achims Armenpraxis hatten wir schon anlässlich der Beschaffung von Brechmitteln eher zufällig erfahren. Die Gesundheit des Personals war also keineswegs ausschließlich oder vorrangig Sache der Gutsherrin – erst recht, wenn diese über lange Zeiten des Jahres abwesend war! Dementsprechend berichtet Achim z. B. bereits im Mai 1814 aus Wiepersdorf an Savigny: Die Miene, ein Hausmädchen, „leidet an geschwollenen Halsdrüsen, die ich aber mit einem guten Rhabarberpulver schon ziemlich vertrieben habe, es ist eine hier sehr häufige Kranckheit, wahrscheinlich durch die vorige ungewöhnliche Maykälte veranlasst."[500]

Einige Wochen vorher hatten Bettine und Siegmund ähnliche Beschwerden gehabt. Die empfindliche Städterin Bettine war auf Herausforderungen mit Personalunfällen, die man auf dem Land zunächst selbst bewältigen musste, weniger gut eingestellt. Die „Annlise ist in ein Glase getreten, ein unerhörtes Loch in die Fußsohle; es wurde mir übel da ich es sah, ich habe mich aber doch überwunden und es selbst verbunden mit dem Ahlsdorfer Pflaster, damit ich mich daran gewöhnen möge, wer weiß, was man noch alles in der Welt tun muß."[501] Möglicherweise handelte es sich um ein Pflaster, das die Arnims im gut fünf Kilometer von Wiepersdorf entfernten Ahlsdorf gekauft hatten. Ihrer Kinderfrau, die sie auf der Frankfurter Reise selbstverständlich zur Verfügung hatte, bezahlte Bettine die Behandlungskosten: „Die Etty ist endlich von ihrer Verrenkung hergestellt, es hat mir 10 Gulden gekostet, sie ist ungemein dankbar, pflegt das Kind recht gut, wäscht und näht und ist nicht im mindesten frech.“[502] Die Inanspruchnahme fremder Hilfe war in der Stadt schneller und leichter möglich.

Achim hingegen war bei der Ankunft auf dem Landgut im Januar 1823 sofort wieder mit Krankheiten des Personals konfrontiert. In der Regel war er dabei zunächst auf sich selbst gestellt. Offenbar erwarteten die Angestellten vom Gutsherrn auch eine Laiendiagnose. So berichtet er: „Ich kam bei guter Zeit hier an, fand alle Kinder gesund und eilte gleich nach Bärwalde, wo Gruhl an Brustbeklemmung leidet, wie ich glaube, bloß Erkältung und ohne bedeutende Gefahr.“[503] Er machte also gleich einen Krankenbesuch im fünf Kilometer entfernten Bärwalde. Im selben Jahr hat er Probleme mit der Küchenaufseherin, die sich nicht zuletzt mit besagtem Gruhl kräftig stritt: „Die Ausgeberin war in der Zeit immer kränker geworden [...] die Frau kann mir beim besten Willen nichts nützen, wenn sie von Kopfgicht geplagt ist, die mehr wie jede andere Art von Gicht der Vorsicht und Pfege bedarf.“ Unter Kopfgicht verstand man einen Rheumatismus der Kopfmuskeln, den man auf eine Gichterkrankung zurückführte.[504] „Sie hat mir auch selbst vom Fortziehen gesprochen. Ganz frei bin ich auch nicht vom Ekel, wenn eine kranke Person die Küche bestellt.“[505] Das ist eine der seltenen Stellen in dem Briefwechsel, an der Ekelgefühle thematisiert werden.[506]

Änderungen in Bettines weiterem Berliner Alltag?

Auch während der Krisenjahre hat Bettine weiterhin selbst Kinderkleidung genäht, wie sie Achim stolz im Mai 1822 berichtet. „Unseren drei großen Kindern hab ich eigenhändig Hosen und Jacken gemacht zu den Feiertagen, die sie in Reimers Garten zugebracht haben unter meiner Aufsicht.“[507] Außerdem beschafft sie immer wieder für Achim Bücher, die er auf dem Land sonst nicht bekäme. So wickelt sie in einem Fall die Ausleihe mehrerer Bände französischer Memoirenliteratur aus der Berliner königlichen Bibliothek ab. Auch nahm sie mehrfach Büchersendungen der Post entgegen und kontrollierte sie auf Vollständigkeit. In Einzelfällen wurden Werke ohne Titelkupfer geliefert.[508]

Was schon ihre Zimmerflucht in Wiepersdorf ahnen ließ, bestätigt sich auch in Berlin: Bettine zeichnet 1823 weiter und entwickelt darin nach Ansicht mancher Besucher durchaus Talent. Anfang 1824 entstand so auch ihr erster Entwurf eines Goethedenkmals, dessen Verwirklichung sie während der nächsten Jahre mit großer Zähigkeit verfolgen wird.[509] Der Handel mit den Wiepersdorfer Produkten blieb ihr erhalten. So rät ihr Achim, sie möge darauf achten, den schönen Rehbockbraten, von dem er sich nur schwer trennte, „nicht wie den Hirschbraten den Katzen oder

der Fäulnis zur Beute werden [zu lassen], gieb einen Braten sogleich an Schinkels".[510] Mit dem bedeutenden Architekten und späteren Leiter der königlichen Bauverwaltung verkehrte man also ebenfalls – wir werden später auch von den Krankheiten in dieser Familie lesen.

Was macht Bettine selbst, um gesund zu bleiben?

Zuvor muss man sich aber fragen, was Bettine angesichts der von ihr zu bewältigenden Familienpflichten tat, um sich gesund zu erhalten. Dabei treffen wir immer wieder Alkohol in verschiedenen Zubereitungsformen an, der uns auch schon als ärztlich verordnetes Stärkungsmittel bei ihrem neunjährigen Sohn und als Achims Mittel der Wahl zur Wiederherstellung nach seinem Zusammenbruch begegnet ist. „Curassao", wie Bettine den Orangenlikör nach dem Gehör buchstabiert, scheint sie früh für ein Universalmittel gegen Ohnmachten und Übelkeiten zu halten, was wegen der kreislaufanregenden Wirkung eines Getränkes mit 20 bis 30 % Alkoholgehalt auch zutreffen kann.[511] Später berichtet sie über ein bemerkenswert angereichertes Biergetränk: „Das Bierchen mit Violenwurzel und Coriander hat ein teuflisches Geschmäckelchen, ob es zum Laxieren oder zum Verstopfen eingerichtet ist, hab ich noch nicht ausgemittelt."[512] Über die durchaus gegensätzlichen therapeutischen Wirkungen bestand bei ihr also noch Unklarheit. So kann man sich fragen, mit welcher Indikation das Getränk in den Haushalt kam. Tatsächlich wirkte die scharf schmeckende Violenwurzel purgierend.[513]

Zwischenzeitlich werden in ihrer persönlichen Diätetik Bäder wichtiger, die aber auch während der ersten Ehejahre schon erwähnt wurden. So wünscht sie sich 1818, dass man ihr die Badewanne aus Wiepersdorf nach Berlin bringen möge.[514] Im Juni 1820 hat sie sich in der preußischen Hauptstadt eine Badewanne geliehen und nimmt jeden zweiten Tag ein Bad. Badewannen gehörten also noch keineswegs zur Standardausstattung selbst bürgerlicher Wohnungen, und die Miete eines Badebottichs scheint günstiger gewesen zu sein als der Ankauf. Die Hauptarbeit war die Erhitzung des Wassers und das Befüllen der Wanne, was das Personal zu erledigen hatte. Bettine meinte, Bäder schwächten zwar auch, könnten aber gesund sein. Außerdem habe sie sich ein Fläschchen Rheinwein zugelegt und singe „den grösten Theil des Tags we[lches] mich in den 3ten Himmel erhebt denn ich hör keine Stimme so ger[n] wie die meine".[515] Ob sie weiter Marcellos Psalmen sang, wie früher in München? Weniger optimistisch war Bettine 1820 übrigens im Hinblick auf kommende Zeiten: Beim Gedanken an die zukünftigen Reize ihrer Tochter Maxe sinniert die 35-jährige Mutter über das Verblühen ihrer eigenen Attraktivität.[516]

Auf dem Höhepunkt der Ehekrise wollte Bettine auf Vorschlag Savignys mit nach Frankfurt und 14 Tage zur Kur nach Schlangenbad fahren, da sie „eine große Schwachheit in den Hüften, ja in jedem Glied des Leibes" habe. Wenn sie „unter den Linden gehe, sehe" sie „jede Bank mit Sehnsucht an", aber es sei teuer und sie schäme sich, etwas für sich allein zu genießen und zu vertun. Die Reise werde mindestens

150 Taler kosten. Das entspricht fast der halben Jahresmiete einer großen Wohnung für die kinderreiche Familie Arnim. Sie müsste Achim vier bis fünf Wochen alleine lassen. Der Hauslehrer Greim werde bis Ende Oktober bleiben. Auch wolle Savigny nach Wiepersdorf zu gemeinsamen Ferien kommen, um ihm die Zeit zu verkürzen. Letztlich erklärte sie im Postskriptum allerdings, lieber zu Hause zu bleiben.[517]

Achim hingegen riet ihr großzügig zu der Reise, die sie sicher schon länger im Herzen getragen hätte – und dachte gleich wieder an andere Familienmitglieder. So bat er darum, den Säugling vorher zu entwöhnen, sonst fürchte er manche Störung. Tatsächlich entschied sich Bettine, nachdem sie endlich in Wiepersdorf angekommen war, am 16. August, mit der kleinen Armgart nach Frankfurt zu fahren.[518] Achim hält die lange Fahrt für „eine Gefahr für das liebe kleine Kind, das von so einer Reise nur Qual empfinden kann“.[519] Bettine antwortet darauf mit passenden Berichten über den guten Schlaf und Appetit des Kindes auf der Reise.[520] In Rödelheim bei Frankfurt sucht sie sich im Gartenreich ihres Bruders George zwischen blühenden Granat- und Zitronenbäumen eine Bank am Wasserfall, wo die „Sonne so warm scheint und noch so sehr verbrennt, dass ich die Behaglichkeit der Wärme, der Schönheit vorziehend, ganz braun geworden“.[521] Blässe war damals noch die distinguierende Hautfarbe des Bürgertums, nicht etwa die Sonnenbräune des Strandurlaubs. Bettine unterstreicht hier wieder ihr von den gesellschaftlichen Erwartungen abweichendes Verhalten.

Savigny war in diesem Sommer ebenfalls „Strohwitwer“, da Bettine mit seiner Frau Gunda in die hessische Heimat gereist war: Achim bedauerte ihm gegenüber die Abwesenheit seiner Frau, denn der Sommer wäre die einzige Zeit gewesen, die man dieses Jahr gut hätte zusammen verbringen können. Außerdem machte er sich weiter Sorgen um Armgart. Achim überwachte in der zweiten Augusthälfte und im September weiter die Ernte. Er war auf sich allein gestellt, da sein Inspektor seit sechs Wochen krank war. Außerdem musste er sich „noch der gesammten Kinderzucht unterwerfen“. Der Hauslehrer Greim war nämlich im September abgereist. Zur Unterweisung der Kinder stellte Achim deshalb kurzfristig einen 28-jährigen Theologen aus dem Nachbardorf ein, der auf eine Pfarrstelle wartete.[522]

Gleichwohl schrieb er seinem Schwager Savigny, er sei ihm mitsamt seinem Sohn Carl sehr willkommen. Der Jurist zog aber während der vorlesungsfreien Zeit, in der auch weniger Geselligkeiten in der Stadt anstanden, die Arbeit an seiner Geschichte des Römischen Rechts im Mittelalter vor.[523] So blieb für den mit Ernte und Kindern befassten Landjunker von Bettines schöner Idee, dass die Schwäger in Wiepersdorf gemeinsam die Zeit verbrächten, nichts. Auch der Hauslehrer tat nicht, was Bettine versprochen hatte. Ihre Reise hingegen dauerte doppelt so lang, wie sie es ursprünglich ihrem Mann angekündigt hatte. Davon zurückgekehrt, nahm sie wegen „allerlei kleiner Kränklichkeit“ im Dezember 1821 Schlempebäder (= Schlämpebad), welche man aus Destillierrückständen herstellte, die auch als Tierfutter geschätzt waren. Achim hielt das nach besonders anstrengenden Tagen ebenso.[524]

Im November 1822 wieder in Berlin, meinte sie: „[…] bekömmt mirs hier recht wohl, ich weiß nicht, ists der Wein, den ich mittags und abends nicht spare, oder

ists Zerstreuung".[525] Im folgenden Januar liest man erneut zumindest von allabend-
lichem Glühweingenuss: „[…] seit Du weg bist, brocke ich alle Abend ein Stück
Schwarzbrod Zitron und Zimmet in den Wein[,] lasse ihn kochen und nehme ihn
dann in meinen Magen mit zu Bett, ich schlafe dabei recht lang und gut und besinne
mich nicht eher[,] dass Du fort bist als biß es bald Zeit ist[,] wieder Wein zu trinken
[…]". Das ist die klassische Beschreibung des Pegeltrinkens.[526] Sie meint dazu lediglich: „Ich trinke Wein, der tut mir gut."[527] Im warmen August hat dann das Getränk
gewechselt, nicht unbedingt der Alkoholkonsum: „Mit meiner Gesundheit geht's so,
ich trinke Bier von Josti, das bekömmt mir ziemlich."[528] Gegenüber den Münchener
Zeiten haben sich Bettines Praktiken zur Gesundheitsförderung also verändert: Sie
macht nicht mehr Molkekuren, um ihre Stimme zu schonen und sich vom ewigen
Husten zu befreien, sondern zieht vor allem seit den 1820er Jahren immer häufiger
Alkohol vor, um ihre Stimmung anzuheben. Ansonsten sind Bäder wichtig, sei es vor
Ort oder als Badekur, die man mit einer langen Reise in die Heimat verbinden kann.

Bettines Krankheiten

Selten liest man von konkreten organischen Befunden, wie Anfang 1815. „Gestern
ein sehr wehes Auge, ganz geschwollen, das Schreiben bei Lichte tut mir weh."[529]
Schon früh stehen allgemeinere Beschwerden wegen Überforderung durch die Kin-
der im Vordergrund. So heißt es z. B. im Oktober 1815, dass ihr die Krankheit zweier
Kinder auf die Nerven ging und Verkrampfungen auslöste. Dagegen rieb sie sich
ganz mit Wacholderöl ein, was ihr gutgetan habe.[530] Wacholderöl galt als Mittel zur
Förderung des Blutumlaufs und zur Besänftigung von Gichtschmerzen.[531]
  Die offenbar massive Auseinandersetzung mit Achim bei dessen kurzem Besuch
Ende Juli 1821 in Berlin, bei der man sich u. a. um ein gutes Stück Butter „zankte",
verdarb den beiden „die letzte gute Stunde", die sie gemeinsam verbrachten. Bettine
reagiert auf den Streit mit erheblichen körperlichen Symptomen. Ihr Brief beginnt
ohne jede Anrede entsprechend dramatisch so: „Es schwindelt mir, es brennt mein
Eingeweide. […] Seit Deiner Abreise bin ich krank, recht krank, bettlägrig, aus Verzweiflung aufgestanden, aus Ermattung wieder niedergelegt."[532] Weiter schildert sie
Achim „Schlaflosigkeit bis 4 Uhr morgens, Fieberperioden […], Husten, der zweimal mit Krampf begleitet mir die Verzweiflung eines Erstickenden fühlbar machte,
doch auf Wolfarts Medizin sich verlor." Sie habe den alljährlichen Umzug der Familie nach Wiepersdorf aus dem Bett dirigiert, sei „kurzatmend", könne „meist nur sitzend schlafen", und was „das Unangenehmste" sei, auch die Kinderfrau sei krank.[533]
Beruhigend fügt sie hinzu, er solle sich keine Sorgen machen, sie sei schon öfter so
krank gewesen, habe ihm das aber nicht erzählt. Das klingt recht rücksichtsvoll.
Implizit suggeriert sie Achim aber, er sei durch seine Abwesenheit an ihrer derzei-
tigen Krankheitsepisode mit schuld. Dieser hatte allerdings bereits im vorherigen
Schreiben erklärt, dass es ihm dringende Geschäfte unmöglich machten, nach Berlin
zu kommen.

Bettines Brief markiert einen Höhepunkt der zumindest teilweise selbst verursachten Überforderung. Noch wenige Tage vorher hatte Achim ihr geraten: „Brauche Deiner Gesundheit wegen alle Vernunft, laß die Kunstlaufereien nach dem Lagerhause. Bade Dich, im Tiergarten am Potsdamer Wege ist ein sehr schön eingerichtetes öffentliches Bad, wo Männer und Frauen schon durch die Überschrift gesondert sind, [...] der Weg dahin ist nicht halb so weit wie nach dem Badehause in der Stadt."[534] Anscheinend machte sie sich immer wieder unnötige Wege, die Achim, darin typisch männlich, durch pragmatische Ratschläge abzukürzen versuchte. Er hält ihr gleichzeitig implizit mangelnde Organisationsfähigkeit entgegen – und das nicht nur in diesem Schreiben.

Nach diesem Umzugsdesaster hatte sich das Ehepaar auf Bettines Kurreise nach Frankfurt geeinigt. Von dort beschwerte sie sich über die Anstrengungen der nächtlichen Kinderpflege. Sie liege seit sechs Tagen im Bett und laboriere an einer Rose im Mund, befinde sich ansonsten aber wohl.[535] „Das Bett ist auch nur von mir so standhaft gehütet, weil ich überzeugt bin, dass ich so am schnellsten werde damit fertig sein, und nicht weil ich's bedarf, ich glaub indessen gewiß, dass 9 Tage zur völligen Zeitigung dieser Krankheitsfrucht nötig sein werden, die ich dann von mir abschüttle." Das ist für einen Laien eine erstaunlich präzise Prognose über den Krankheitsverlauf. Danach wolle sie schleunigst zu Achim fahren, dessen Person und Erscheinung sie wieder idealisierend ausmalte.[536] Gepflegt wurde sie in der alten Heimat übrigens von Claudine Piautaz – in der ihr eigenen Treue.

Auch trotz und nach der Erholungsreise nach Hessen bleibt sie zum Jahresende bei der bereits zitierten Selbstdeutung ihrer „12 Jahre Ehe als Marterstand".[537] Ihre Schwächezustände mit Erbrechen, Anwandlungen von Ohnmachten und Brustschmerzen hielten auch in den Sommer 1823 hinein an, so dass Bettine, wie sie schreibt, geradezu weinen möchte. Der Hausarzt Wolfart verordnete ihr dagegen Kampferbäder, die sie in Wiepersdorf brauchen solle, wenn sie kein Bad zu besuchen vermöge.[538] Man kann sich fragen, ob mittlerweile schon die Perspektive, während des Sommers auf dem Land zu wohnen, derartige Abwehrreaktionen auslöste.

Ein uns bekannter unerfreulicher Begleiter ihres Lebens war bereits in Münchener Zeiten der dauernde Husten, der auch in Berlin und Wiepersdorf immer wieder erwähnt wird. War es im Juli 1819 noch ein Husten, der sie aber nicht an ziemlich gutem Appetit hinderte, so trieb sie im September des folgenden Jahres ein Brechhusten abends schon um halb neun ins Bett.[539] 1823 quält sie das eine Mal „unbändiger Husten", „3 Tage und Nächte" lang, dann treibt sie ein Krampfhusten aus dem Theater.[540] Sie „glaubte die Welt verlassen zu müssen und erwartete jede Minute, es würde mir ein Blutstrom aus dem Hals kommen". Dann habe sie eine halbe Stunde den Anfall abklingen lassen, lag „die ganze Nacht fieberhaft wach, den andern Morgen noch einen Anfall, Wolfart verschrieb ein Wässerchen, ich nahms, trank aber für meine Ansicht auch noch ein gut Teil, Flieder und Kamillen, zweitens schluckte ich 2 Kruken Emser Wasser und diese haben mir den besten Dienst geleistet. Das Tollste ist, dass Wolfart gar nicht von der Kraft des Emser Wasser [sic!] wußte und es lediglich für eine heiße Badquelle hielt, daher auch verlangte, ich sollte es zum Gebrauch warm machen lassen, da ich ihm sagte: ich habe es mir verschrieben."[541] Das Emser Wasser wurde wie andere Mineralwässer in Krügen, noch nicht in Flaschen geliefert.[542] Es war vor allem bei chronischen Erkrankungen der Atemwege indiziert.[543] Bettine setzte bei der Therapie ihres Leidens stark auf Selbstmedikation, die sie parallel zu der vom Arzt ordinierten Medizin praktizierte. Als selbstbewusste Patientin war sie außerdem überzeugt, dass ihr vor allem das Emser Wasser geholfen habe, das sie sich selbst verordnet hatte und auch bei späteren Anfällen wieder nahm.[544] Dem Arzt erklärte sie ihre Verschreibung keck mit genau dem Begriff, der für das Handeln des ordinierenden Fachmannes verwendet wird.

Interessant ist auch, dass sie außerdem Flieder und Kamillen wohl in Form von Tees einnimmt. Das scheint ein Tipp aus dem Patientenumfeld zu sein, jedenfalls war es wohl keine ärztliche Empfehlung. Selbst Achims schwache alte Tante Luise Caroline von Schlitz (1774–1832), die Bettine vorher öfters besucht hatte, kam gleich nach dem Anfall und bot ihr als Hilfe ihre Kammerjungfer an, was Bettine aber ablehnte. Stattdessen besuchte Bettine sie nun jeden Nachmittag: Achim sollte möglicherweise zu verstehen gegeben werden, dass die Alten und Kranken sich gegenseitig helfen mussten, weil die eigentlich dazu Verpflichteten abwesend waren. Einem Besuch von Achims Bruder Pitt verdankte Bettine dann ihre „plötzliche Wiederherstellung". Er setzte sich an ihr Bett und irritierte ihre „Nerven durch abgeschmackteste Reden so, dass" sie „in Tränen ausbrach, ihn fortjagte, auf der Stelle aufsprang und" ihren „Verdruß und Krankheit bei der Tante wegplauderte". Geselligkeit mit den richtigen Leuten kann auch gesund machen, während sich der Schwager offenbar mal wieder danebenbenahm.

Im Juni 1824 hat Bettine wegen „fortwährendem Mangel an Nachtruhe einen bösen Brust- und Magenkrampf bekommen, der" sie „des Tags 3 bis 4 mal befällt und" sie „ganz entkräftet". Sie hofft jedoch, sich seiner durch Bäder zu entledigen.[545] Kurz danach „stürzte sie bis zu zwanzig Tassen Kamillentee" gegen die Krämpfe hinunter und knüpfte damit an ihre Selbstbehandlung aus dem Vorjahr an. Zur Pflege eines kranken Kindes hätte sie nun keine Kraft mehr. Aber an Achim gerichtet schreibt sie trotzdem: „Hab Dir noch nicht gesagt, wie sehr ich um Deine Gesundheit besorgt bin."[546]

Dieser hegt eher Zweifel hinsichtlich ihrer Selbstdiagnose: „Was Du Brustkrampf nennst ist gewiß nur Magenkrampf, aber darum nicht minder fatal." Man mag über eine solche Ferndiagnose erstaunt sein, die der Kranken unterstellt, den Schmerz zweier nicht gerade direkt nebeneinanderliegender Organe nicht auseinanderhalten zu können. Resigniert nach vergeblichen früheren Versuchen, sie zur gesundheitlichen Vernunft zu bringen, fügt er hinzu: „Dir Vorsichtsregeln in Briefen zu geben, würde nichts helfen, da sie selbst mündlich nichts fruchten, und des Menschen Herz bekanntlich ein verzagt und trotzig Ding in der Bibel genannt wird."[547] Achim deutet ihre Krankheit also anders und betrachtet sein immer wieder geäußertes Bemühen, sie zu mehr Schonung zu veranlassen, mittlerweile als erfolglos. Unstreitig ist die hohe Kinderzahl eine erhebliche Belastung, aber die Art, wie man sie mit Hilfe des Personals bewältigt, gab unter den Partnern immer wieder Anlass zu Diskussionen. Offenbar überfordert sich Bettine weiter ständig, ohne dass dies notwendig gewesen wäre. Sie antwortet, viel Kamillentee getrunken zu haben, was zeige, dass ihr Herz nicht so trotzig sei – demnach war das offenbar einer von Achims Ratschlägen.[548] Zerknirscht gesteht sie sogar ein, ihre guten Vorsätze nicht erfüllt und keine Verdienste zu haben. Bei solchen Bekenntnissen fallen wieder Bettines Gemütsschwankungen zwischen „himmelhoch jauchzend" (sehr selten) und „zu Tode betrübt" auf.[549] Sie dürften ebenfalls auf eine mangelnde Fähigkeit hindeuten, mit ihren Kräften maßvoll umzugehen, so dass sie immer wieder krank wird.

Mit den eigenen Krankheiten nicht genug, regt sich Bettine in diesem fatalen Monat auch noch über die Abreise der Familie Savigny auf, die sich nicht verabschiedet hätte: „Wenn ich krank bin, kränkt mich jeder erneute Beweis von Lieb- und Anteillosigkeit, dessen ich schon lange gewohnt bin; wenn ich gesund bin, möchte ich gern jedem dienen und nichts dafür gewinnen."[550] Achim meint recht kritisch zu dieser Bemerkung, sie solle nicht die „gesellschaftliche Vernachlässigung von der Gundel" rügen, vielmehr habe sie sich das wegen eigener „Scherze und Umgangsmanieren", bei denen sie „selbst jede Rücksicht beiseite gesetzt" habe, zuzuschreiben.[551] Und prompt geht dann alles wieder gut, wie wir umgehend erfahren: Ihre Taubheit habe sie ganz plötzlich verloren, indem sie sang. Nun fühle sie sich wie neugeboren.[552] Bettines Gesundheitszustand ist also einerseits durch eine deutliche Verschlechterung seit Anfang der 1820er Jahre gekennzeichnet, die sich aus der Überforderung durch Familie und getrennten Wohnsitz erklären lässt. Ansonsten überwiegen die beiden Konstanten: Husten und Atemwegsprobleme bis zur Beklemmung sowie die starken Gemütsschwankungen. Sie entwickelt aber immer wieder Kräfte, um sich – nicht selten sogar recht plötzlich – aufzurappeln, und unterstützt das durch entschiedene Selbstbehandlung.

Krankheit und Krankheitsbewältigung der Familie des Schwagers Savigny

Bettines kritischer Blick auf das Medikalverhalten der Verwandten soll hier noch kurz dargestellt werden, um so einige implizite Aussagen über ihre eigenen Wertvorstellungen zu erschließen. Dazu gehörte auf jeden Fall auch, sich aus schlechten Stimmungen immer wieder aufzuraffen und von allzu künstlichen Therapien Abstand zu nehmen. Im Gegensatz zu ihren eigenen, manchmal sprunghaften Veränderungen der Befindlichkeit standen die Beschwerden des Schwagers Savigny. Sein „schleichendes Nervenfieber" taucht in der Arnimschen Korrespondenz fast vom ersten bis zum letzten Tag mit einer ebensolchen Gleichförmigkeit auf, wie dieser Mann zuverlässig, unerschütterlich freundlich und fleißig gewesen sein soll. Die Zeitgenossen verstanden darunter eine fieberhafte Krankheit, bei der das Nervensystem des Betroffenen „schwer ergriffen ist".[553] Auch die Gesundheitstipps für die Verwandten füllen Seiten: Einmal meint Achim, Milchsuppe kuriere jedes Nervenfieber.[554] In heutige Begrifflichkeiten übersetzt äußerten sich die Beschwerden bei Savigny als diffuses Kopfweh und Gereiztheit.[555] Savigny kurte von Ende Juli bis Anfang November 1818 u. a. in Schlangenbad, Wiesbaden, aber auch in den Niederlanden, wozu ihm Achim gute Wünsche übersandte: „Auf gute Wirkung des Bades bey Dir und den Deinen."[556] Ein Jahr später stellt man erleichtert fest, dass „Savigny jetzt viel teilnehmender und heiterer als im Frühjahr" geworden sei.[557] Später muss man sich dann doch damit abfinden, dass Savignys „verstecktes Nervenfieber, gerade weil es ganz unmerklich fiebert, nur sehr langsam geheilt werden kann".[558] Immerhin hatten die Kranken der damaligen Zeit und ihre Angehörigen mit dieser Erklärung einen Weg zur Geduld gefunden, die vielleicht die Krankheit erträglicher machte.

Allerdings gibt es auch kritischere Töne, vor allem von Bettine, die die Familie Savigny als etwas hypochondrisch charakterisiert: „Der kleine Leo ist auch krank und Savignys wissen sich bei solchen Beschwerden, die doch noch nicht zum Beschweren sind, gar nicht vor lauter Einrichtung zu helfen", weshalb sie noch nicht den Schlüssel zum Gartenzimmer erhalten habe.[559] Dieser besonders besorgte Gesundheitsstil im Hause Savigny könnte mit der leidvollen Erfahrung der Familie zu tun haben, die früh ein Kind sterben sah. Auch mag die traumatische Erfahrung des Vaters, der sämtliche Geschwister durch frühen Tod verloren hatte, eine Rolle spielen. Bettine spießt außerdem Gundas Hang zur Depression auf: „[...] wie verzweiflungsvoll sie alles nimmt, die geringste Ungelegenheit wirft sie nieder, ich habe genug an ihr zu trösten", weil Vater und Sohn Savigny gleichzeitig krank waren.[560] Bettine liest dem gereizten Rechtsgelehrten vor, der ihre Stimme sehr schätze. Damit begründet sie denn auch, dass Achim den Wagen zu ihrer Abholung erst später nach Berlin schicken möge. Bettine nutzt Krankheit – auch diejenige Dritter – hier als Ressource für eine ganz andere Agenda, nämlich nicht zu früh aufs Land zurückkehren zu müssen. Sie möchte außerdem „den Einfluß, den der Mond auf Frauen hat, erst vergehen lassen". Ihre Gesundheit habe sich gebessert, sei aber noch schwach. Als Beleg für die Genesung führt sie wieder wie in Münchener Tagen an, dass sie dicker geworden sei. Ende 1823 hatte „Savigny statt seinem Kopfweh jetzt Magenkrampf, hat schon zweimal das Kolleg aussetzen müssen".[561] Das „Nervenfieber" zeigt sich nun an anderer Stelle.

Die bereits erwähnte gemeinsame Reise zur Kur in die Frankfurter Umgebung bekommt mit Blick auf die Gesundheitszustände in der Familie Savigny noch einen weiteren Sinn, der sich im Lauf der Korrespondenz erschließt: Zunächst erfahren wir von der „Gradehaltungsmaschine", die Betinchen von Savigny auf der Kutschfahrt bis zur Ohnmacht trug.[562] Solche Apparate zur „Aufrichtung des Rückgrates" und zur „Streckung der Wirbelsäule" waren nicht erst seit der Aufklärung in Gebrauch.[563] Die Nichte hatte sich dieses nach Ansicht von Bettine höchst ungesunde orthopädische Gerät von ihrem Taschengeld gekauft, offenbar um ihre Figur zu korrigieren. Das kritisiert Bettine, die natürlichen Körperwuchs für besser hielt. Außerdem ärgerte es sie, dass die Nichte „nicht vermögend war etwas einen halben Schuh entferntes zu erreichen". Die sperrige Formulierung soll vielleicht das Streckverfahren ebenso wie die gesellschaftlichen Prätentionen der 16-jährigen Savigny zusätzlich ironisieren. Unpraktisch war es für Bettine wohl auch, weil die junge Dame sich alles anreichen lassen musste. Später „laboriert sie an Kopfweh und Melancholie", wie Bettine spitz vermutet, möglicherweise aus Sehnsucht nach ihren Liebhabern oder „Skrupel über die Religion", denn bei den Brentanos in Frankfurt war sie unter überzeugten Katholiken, die häufig von der „allein selig machenden" Religion redeten.[564] Schließlich erklärt Bettine Achim, warum sich nach Wochen immer noch kein Abreisetermin finde, denn: „Die ganze Reise war berechnet auf Bettinchens Narbe, die sie von der ersten Liebeswunde erhalten, sie hatte bis beinah vor acht Tagen mit einem melancholischen Kopfweh zu tun. Jetzt, da sie heiter ist, weiß Gunda nicht recht, wo sie die Heilkur ohne Gefahr abbrechen kann, und giebt immer Tage und Tage zu, auch hat sie die ganze Stadt in Arbeit gesetzt mit Korsettchen, Hauben, Hosen, Überröcken, Lampen [...]."[565] Kompensatorischer Konsum war also auch schon damals eine der Methoden, Melancholie zu bearbeiten – und die jungen Frauen wurden früh entsprechend sozialisiert.

Die Äußerungen zur Familie Savigny erbringen schließlich auch noch ein bei Bettine nicht erwartetes Bekenntnis zur gesunden Landluft, das nach allem, was dazu bisher von ihr zu erfahren war, überrascht. So fuhren die Eltern Savigny im Juli 1823 wieder nach Schlangenbad und Frankfurt. Ihre Söhne Carl und Franz sollten unter der Obhut des Hofmeisters Brühl in Berlin bleiben. Bettine lädt in einem Brief an ihren Schwager den achtjährigen Carl mit erheblichem rhetorischem Aufwand nach Wiepersdorf ein. Man habe schon bei einem früheren Aufenthalt gesehen, wie „wohltätig ihm die Landluft ist". Es sei viel besser für ihn, hier mit ihren eigenen Kindern zu spielen und etwas weniger zu lernen. Für die Studien sei sein Aufenthalt in Berlin nicht zwingend. Dort sei er doch verlassen. Auch der 15-jährige Franz sei willkommen. Und wenn der Hofmeister nicht wegen Franz in Berlin bleiben müsse, könne er ebenfalls gern nach Wiepersdorf kommen und einige ihrer Kompositionen ins Reine schreiben. Offenbar hatten die Savignys aber Bedenken, denn Bettine versichert mehrfach, „doppelte Wachsamkeit für Gesundheit und Zufriedenheit" der Kinder aufzubringen, die sie sogar durch Eidschwur bekräftigen will.[566] Savignys hielten ihren Erziehungsstil offenbar für geradezu gesundheitsgefährdend. Jedenfalls gingen sie anscheinend nicht auf das Angebot ein. Bettine hatte aber zumindest für den Sommer und zumindest für die Kinder zugegeben, dass der Aufenthalt auf dem Land durchaus gesundheitsförderlich sein konnte.

Ärzte, Heiler und Therapien

Mustert man die Inanspruchnahme von Ärzten während der ersten 13 Ehejahre, dann waren „Schulmedizin", die damals noch nicht so hieß, und Magnetismus, den der Hausarzt Wolfart praktizierte, die beiden bevorzugten Verfahren. Das war nicht selbstverständlich, denn manche Zeitgenossen lehnten diese relativ neue Richtung heftig ab.[567] So meinte der örtliche Prediger in Wiepersdorf, das Wort und die Sache Magnetismus wolle er aus sich „herausschrothen".[568] Der später in der bayerischen Regierung für Gesundheit zuständige Mediziner Ringseis nutzte das Verfahren auf ausdrücklichen Wunsch des Grafen Constantin von Stolberg (1779–1867) bei einer von anderen Ärzten bereits aufgegebenen Patientin.[569] Auch Bettine versuchte sich bekanntlich selbst an dieser Therapie, die Achim Savigny gegenüber eher amüsiert erwähnt.

Daneben hat das Paar auch reges Interesse an religiösen Heilweisen. Bettine berichtet 1821 begeistert aus Berlin über den Fürsten Alexander Hohenlohe-Waldenburg-Schillingsfürst (1794–1849): „Der Kronprinz von Bayern hat hierher geschrieben und verbürgt sich für mehr als 70 Wunderkuren, die er gesehen und untersucht hat."[570] Unter anderem sei eine seit 28 Jahren erblindete Person nach dem Gebet sehend geworden. Kein Wunder, dass ihn der Berliner Hofprediger Sack (1738–1817) zum falschen Propheten erklärt. Achim äußert sich für einen Evangelischen erstaunlich differenziert zu den Heilwundern. Es habe sie immer gegeben, und im Falle Hohenlohe-Schillingsfürst täte die bayerische Regierung gut daran, sie örtlich zu begutachten und genau und ruhig zu untersuchen. „Welche Wunder jährlich an heißen Quellen, durch Kräuter geschehen, die Gott dem verbrannten Hirne eines Arztes zur Heilung der Leidenden übergeben, das achtet die Welt nicht; wie der Mensch durch tausend Wunder in tausendfacher Lebensgefahr täglich erhalten wird, bis er sein Ziel erreicht, das erkennt die Blindheit nicht, wenn aber ein Lahmer durch Gebetsfeuer erwärmt wird, dass er gehen lernt, da wüten die Leute, der eine will den Betenden vergöttern, der andere ihn verlästern."[571]

Auch die Katholikin Bettine hat Zweifel hinsichtlich der Heilung des Bonner Professors Karl Josef Windischmann (1775–1839), den beide 1808 besucht hatten: Der Mann, immerhin Mediziner und Philosoph, habe im vorherigen Jahr einen „Fall über dem Auge" gehabt und Gunda gegenüber persönlich behauptet, „durch das Gebet von Hohenlohe wieder gesund geworden zu sein [...]. Ich weiß nicht, warum ich die Geschichte von Windischmann nicht glauben kann."[572] Achim legt im nächsten Frühjahr nach: „Bei dem Krankheitswesen fällt mir ein, daß Franz an Heilwunder der Protestanten nicht glauben wollte. Heute las ich in Bisch[of] von Grönland, dass viele, die aus der Bibel die Heilungen durch Handauflegen und Gebet erfahren, ihn baten, dass er in gleicher Weise heilen möchte, er ließ sich bewegen, und sie wurden gesund."[573] Franz dürfte der katholische Schwager aus Frankfurt sein, dem nun ein schriftlich belegtes Beispiel für Wunderheilungen angeblich aus der evangelischen Kirche präsentiert wird. Beide schließen offenbar nicht aus, dass es Wunderheilungen geben könnte, wenn sie auch, unabhängig von der Konfession, skeptisch bleiben.

Demgegenüber sind die Berichte über einen der bedeutendsten Mediziner der Zeit, den Phrenologen Gall, weniger optimistisch. Bettine hatte seinen öffentlichen Vorträgen in Frankfurt gelauscht, und auch Achim kannte diesen erfolgreichen Popularisator der neuesten Mode in der Medizin. Er versuchte sich an der Behandlung von Karl, dem jüngsten Sohn des Franz von Brentano. Achim hatte dieses Kind bei seinem Aufenthalt in Winkel am Rhein kennengelernt und Bettine beschrieben. Es war erheblich behindert, musste immer halb liegen, hatte offenbar eine zu lange Zunge, die er immer im Munde herumwälzte, und entsprechende Artikulationsschwierigkeiten. Trotzdem verstand und sprach er im Alter von acht Jahren Deutsch und Französisch. Nach Meinung der Frankfurter Ärzte habe er Wasser im Rückenmark,

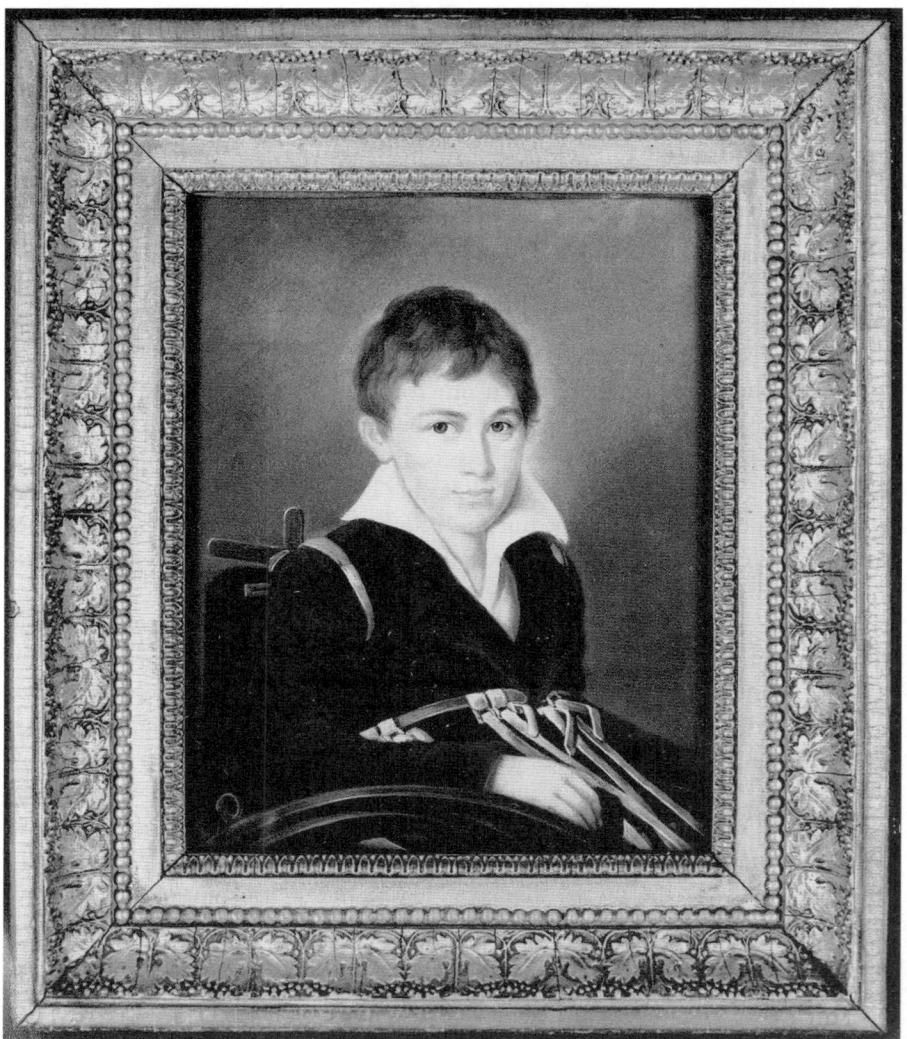

Abb. 5: Karl Brentano, Ölportrait

weshalb sie „brennen wollen". Mit dieser Reizmethode wollte man innere Entzündungen zur Oberfläche der Haut hinlenken. Achim meint, „wäre es bloß eine fehler-
hafte Entwicklung, so wäre Magnetismus zu versuchen".[574] Ein Jahr später berichtet
Bettine: „Gall giebt große Hoffnung, sein Kind zu heilen, deswegen bleibt Toni
[die Ehefrau] noch in Paris, ich wollte ihm wünschen, dass es was hülfe, doch ist zu
befürchten, dass Gall diese Geldquelle besser zu seinem Wohlsein anwende, als dass
dem Kind Heil daraus erwachsen dürfte."[575]

  Und dann wird tatsächlich „gebrannt": „Karl hat Moxa von Gall gesetzt, wo-
nach er auf den Füßen hat gehen lernen, er soll noch 13 mal gebrannt werden. Gall

hat große Hoffnung. Die Toni wird durch dieses Kind aus einer intriganten mokanten Frau zu einem Leidensengel."[576] Moxa war ein leicht brennbarer Stoff, der zur Ableitung innerer Entzündungsherde auf der Haut verbrannt wurde. Das Verfahren verlangte dem Patienten eine hohe Schmerzresistenz ab, weshalb es auch als heroische Kur bezeichnet wurde. Der Begründer der Homöopathie, Samuel Hahnemann, lehnte es deshalb ebenso wie andere schmerzhafte Behandlungsmethoden mit zweifelhafter Wirkung explizit ab. Arnim äußert literarisch ebenfalls Kritik an solch nutzlosen Verfahren.[577] Bettine scheint hier aber der Erfolgsnachricht glauben zu wollen, denn diese gibt sie unkommentiert weiter. Ansonsten fällt ihre Skepsis gegen unnötige Behandlungen wieder auf, denen sie mehr Nutzen für das Portemonnaie der Ärzte als für die Patienten zutraut.

Zweieinhalb Jahre später liest man, Karl sei gesundet: Der mittlerweile fromm gewordene Bruder Clemens meint natürlich, dies sei der Erfolg seiner Gebete; Karls Krankheit deutet er umstandslos als Sündenstrafe für das Verhalten der Töchter, womit er sich einer ganz klassischen Erklärung für die Entstehung von Krankheiten anschließt![578] Aber die erhoffte Heilung trat nicht ein. Stattdessen war – wieder vier Jahre später – „der unglückliche Karl durch seine Würzburger Kur um nichts gebessert, der Arzt ist nach Holland gegangen, um dort ein orthopädisches Institut zu gründen". Außerdem kam es – man vermutet durch die Geräusche der Maschinen – zum epileptischen Übel. Und der „treue Schweizer, der ihn so lange verpflegt", war selbst „tödlich krank an Schwindsucht".[579] Auch erwies es sich als schwierig, für ihn einen Ersatz zu finden. So war der mittlerweile 15-Jährige nun auf sein Zimmer beschränkt, da er alle anderen störte.[580] Er verstarb wesentlich später mit 37 Jahren.

1824 greift Achim wieder das Thema religiöser Heilungen auf. „Vom Torgauer Wunderdoktor [Schäfer Grabe] habe ich hier viel vernommen, die meisten Personen müssen sich nackt auskleiden, wenn er sie streicht, er spricht dabei etwas leise und die Genesenen versichern eine eigne Einwirkung empfunden zu haben, wissen aber nicht recht wie. Die Ärzte in Torgau benutzen ihn jetzt als Geldquelle und lassen sich teuer für die Erlaubnis bezahlen, ihm zu nahen. Wenn sie ihm nur davon etwas sammelten, aber bis jetzt haben sie ihm nur einen feinen Rock angeschafft. Wenn der Mensch viel mit ekelhaften Kranken verkehrt hat, lässt er sich nackt in die Erde eingraben, wodurch er sich von aller Ansteckung zu befreien meint."[581] Das dieser Praktik zugrundeliegende Prinzip ist, dass Gleiches durch Gleiches, also Dreck durch Dreck getilgt werden kann. Bettine meint, dem Torgauer Schäfer werde „sehr mitgespielt. Es ist schon unter seinen Widersachern die Rede davon, dass er den Staupbesen bekommen werde", also öffentlich am Pranger ausgeprügelt werde.[582] Darüber habe der Dichter Tieck, den Bettine früher in München gepflegt hatte, bei Pistor getönt. Der Wunderdoktor war also Berliner Tagesgespräch. Achim und Bettines Befassung mit diesen Wunderheilungen entsprach demnach einem weiter verbreiteten öffentlichen Interesse an diesen Vorgängen. Grabes Vorgehensweise und seine Methoden wurden im Sommer auf Wunsch der preußischen Medizinalverwaltung von einer Kommission über sechs Wochen an der Charité überprüft. Sie kam zu dem Ergebnis, dass er weder magnetische Heilkraft besaß noch nennenswerte Heilerfolge vorweisen konnte.[583] Seine Anhänger forderten trotzdem weitere Untersuchungen, da seine Heilkräfte möglicherweise durch „die Umstände in der Charité" geschwächt worden sein könnten.[584] Die Entscheidungen solcher Fachkommissionen wurden vom Publikum also noch nicht ohne Widerstand akzeptiert. Die Deutungsmacht der Ärzte in medizinischen Angelegenheiten war noch keineswegs sicher etabliert.

Bei ihrem Interesse an solchen Heilungen erstaunt es nicht, dass die Arnims auch von den Leipziger Diskussionen um den Begründer der Homöopathie erfuhren, über die Achim an Bettine im Juni 1824 schrieb. „Merkwürdig ist, dass in Leipzig ähnliches Lob und gleiche Verfolgung gegen Hahnemann und seine Schüler, wie in Berlin gegen den Schäfer Grabe obwaltet. Adam Müller glaubt sich, seine Frau, seine Kinder, den Herzog von Köthen usw. durch ihn gerettet. Sein Hauptmittel ist der frische ausgepresste Kamillensaft mit *vielem* Wasser verdünnt, wobei man sich aber aller Reizmittel wie Kaffee enthalten muß. Müller rief freudig aus, dass mit wenigen Kamillen so viele Menschen geheilt werden könnten, dass nun die Apotheker viel zu viele wären. Und auch der Kamillen viel zu viele in der Welt fügte ich hinzu. Übrigens scheint mir seine Diät sehr bedeutend, er verbannt, um seine Mittel wirksam zu machen, alle störenden Einwirkungen auf lange Zeit, so dass die Müller versicherte, ihr sei diese Kurmethode zwar sehr nützlich gewesen aber auch höchst angreifend. Seine ganze Apotheke kostet etwa fünf Gulden."[585]

Der mit Achim seit langem befreundete Publizist und Staatswissenschaftler Adam Müller (1779–1829) war seit 1819 k. k. Geschäftsträger bei den Herzoglich Anhaltischen und Fürstlich Schwarzburgischen Höfen mit Sitz in Leipzig.[586] Herzog Ferdinand von Anhalt-Köthen (1769–1830) erlaubte Hahnemann wenig später die Niederlassung in seinem Territorium.[587] Müller hat durch seine Intervention bei dem Herzog entscheidend dazu beigetragen, Hahnemann das Recht zur eigenen Herstellung und Verabreichung von Medikamenten an die Patienten – ohne Vermittlung durch die Apotheker – zu verschaffen (Selbstdispensierrecht).[588] Dies war nach Hahnemanns Verständnis für die Qualität der homöopathischen Behandlung – übrigens auch für seine eigenen Finanzen – zentral.

Nach Achims Vorstellung heilte Hahnemann vor allem mit einem sehr stark verdünnten Kamillenextrakt. Der Staatswissenschaftler Müller äußert bei dieser Gelegenheit Kritik an den Apothekern und hofft, dass man sie weitgehend überflüssig machen werde. Auch der sparsame Achim notierte, wie kostengünstig das Verfahren sei. Ihm imponierte, dass Hahnemanns Diät gut durchdacht war. Man musste während der homöopathischen Kur auf manches verzichten, was sich störend auf die eingesetzten Arzneimittel auswirken konnte – die bekannten Antidote. Das war der Gesandtengattin Sophie Müller (1775–1849) allerdings schon etwas zu viel – auch wenn sie ihre trotz dieser Einschränkungen überstandene homöopathische Kur ebenfalls für erfolgreich hielt.[589] Im Ergebnis hielt Achim Hahnemanns Heilweise für interessant, weil sie offenbar wirkte, günstig war und eine angemessene Diätetik umfasste. Diese Überlegungen führen in der Familie Arnim zur Entdeckung einer neuen Heilweise, welche die Nutzung medizinischer Angebote in den folgenden Jahren grundlegend neu prägen wird.

Gesundheit, Krankheit und Medikalverhalten

Die Arnims haben sich in diesen ersten 13 Ehejahren ziemlich viel zugemutet. Zunächst noch durch die napoleonischen Kriegszüge belastet, mussten sie für ihre Verhältnisse stets mit knappen Geldmitteln auskommen. Sechs Schwangerschaften, die doppelte Haushaltsführung in Berlin und auf dem Land, alljährlich Umzüge im Sommer auf das Land sowie der von Bettine durchgesetzte überwiegende Aufenthalt der Kinder in Berlin überforderten die häufig „alleinerziehende" Mutter beizeiten. Achim mühte sich derweil mit der Meliorierung des Landgutes ab und litt teilweise auch unter der Landeinsamkeit. Spätestens in den 1820er Jahren verschlechterte sich Bettines Gesundheitszustand. Die Spannungen in der Beziehung nahmen ab 1821 stark zu, was sich bei ihr häufig in körperlichen Symptomen niederschlug. Trotz einer gewissen Entfremdung erhielt sich zwischen Bettine und Achim im Grunde ein zugewandter Stil gegenseitiger Unterstützung.

Beide engagierten sich in Gesundheitsfragen der Familie oder auch des Personals und hielten sich für gleich kompetent in Bezug auf Krankheiten, Pflege und Therapien. Beide haben gelegentlich „Ahndungen" von bevorstehenden Unfällen oder Krankheiten. Beide halten es für möglich, dass Ärger oder Schreck Krankheiten verursachen oder Föten schädigen können. Beide mischen bei der Erklärung der Entstehung von Krankheiten humoralpathologische Körperkonzepte mit neueren Vorstellungen über die Bedeutung der Nerven. Von anderen popularmedizinischen Vorstellungen grenzt sich Achim ab, von Bettine sind keine entsprechenden Äußerungen überliefert. Beide schätzen die eigene Erfahrung sowie alles, was sie als „natürlich" betrachten, höher als Künstliches. Sie betonen die Selbstheilungskräfte des Körpers und nutzen Hinweise anderer Laien für die Therapiewahl oder auch zur Vermeidung von Therapien. Sie haben beide eine Präferenz für arzneifreie Therapien, greifen danach zur Selbstmedikation und akzeptieren allenfalls nachrangig den Einsatz von Medikamenten. Ihre Erwartungen an Ärzte sind klar: Sie sollen gelegentlich nur die selbstgestellte Diagnose bestätigen, ansonsten diagnostizieren und eine möglichst unaufwendige Therapie auswählen, die den Patienten nicht über das gebotene Maß hinaus belasten soll. Offenheit gegenüber dem Kranken wird erwartet, Verschwiegenheit gegenüber Dritten ebenso. Beide, aber insbesondere Bettine, üben Kritik an komplizierten, „heroischen" und invasiven Therapien, besonders bei der Behandlung von Säuglingen oder Kindern. Sie befürchten, dass solche Verfahren eher dem ärztlichen Geldbeutel als dem Patienten dienen. Insgesamt setzen beide auf ihre Autonomie und bewerten als kritische Patienten die medizinischen Angebote ausschließlich unter dem Gesichtspunkt des Nutzens für den Kranken.[590] Dem menschlichen Körper trauen sie ein hohes Selbstheilungspotential zu.

4
Auf dem Weg zu einer neuen Therapiepräferenz
in den letzten Ehejahren (1824–1831)?

Aus heutiger Sicht kann es als wichtige Patientenentscheidung gelten, eine alternative oder komplementäre Heilweise in Anspruch zu nehmen. Bereits die Adjektive verweisen auf die unterschiedliche Reichweite solcher Entscheidungen: Manche Patienten ergänzen nur ihr bisheriges Arsenal medizinischer Möglichkeiten, andere wenden sich einer Alternative zu und lassen die bisher genutzten Verfahren beiseite. Wir werden in diesem Kapitel sehen, wie sich die Entdeckung der Homöopathie bei Bettine und Achim auswirkte. Da dieses medizinische System 1824 erstmals erwähnt wird, haben wir für die Gesundheitsbiographie des Paares hier den zeitlichen Schnitt für ein neues Kapitel gelegt. Man hätte auch erst das Jahr 1828 nehmen können, als sich das Interesse an der Homöopathie deutlicher manifestieren konnte, weil zu diesem Zeitpunkt offenbar erstmals ein Arzt in Berlin diese Heilweise anbot. Wichtiger war und blieb die „Selbstsorge" der beiden, also ihr Versuch, das eigene Leben mit all seinen Schwierigkeiten möglichst erträglich zu bewältigen – und dabei ihre körperliche und seelische Leistungsfähigkeit nicht allzu sehr zu überfordern. Wir müssen uns deshalb zunächst wieder dem alltäglichen Lebenszusammenhang zuwenden.

Weiterhin unterschiedliche Bewertung getrennter Wohnsitze

Bettine bleibt bei ihrer – wie immer – kritischen Haltung zu Achims Dasein in Wiepersdorf: Recht pathetisch – und ziemlich abwertend für das Landgut – schreibt sie im Dezember 1824: „Dich hier in der Wüste sehen, das ist mein schwerster Stein", und wirft dem Gatten vor, er habe sich auf dem Land vernachlässigt.[1] Fuhr er mal nach Berlin, während sie in Wiepersdorf blieb, so ermutigte sie ihn, ruhig länger in der Stadt zu bleiben (bzw. zu „wirken"), in der er wegen des engeren Ausschusses des Provinzial-Landtages weilte. Bei dieser Gelegenheit besuchte er gerne eine Antiquariatsmesse und einige Schauspiele, hörte Vorlesungen des mit ihm seit langem bekannten Naturforschers und Novellisten Heinrich Steffens (1773–1845) und besorgte eine Zeichenschule (Lehrbuch) für Bettine.[2] Er partizipierte also aktiv am Kulturbetrieb, teilte aber nicht ihre negative Bewertung des Landlebens.

Vielmehr berichtet er aus Wiepersdorf von Zeit zu Zeit über Baufortschritte: Er tut dies allerdings meist in defensiver Absicht, um zu erklären, warum er noch nicht Bettines Drängen nachgeben kann, nach Berlin aufzubrechen. So heißt es z. B. im Oktober 1826, die „Häuser sind alle gerückt, der Brunnen wird jetzt eingesenkt, nur die Grabenarbeit auf den Hütungen hält mich noch und ein Termin."[3] Und wenige Monate vor seinem Tod geht es im November 1830 um „[...] ein paar Doppelfenster für mein Zimmer, die immer noch nicht fertig werden und doch vor dem Frost durchaus noch eingesetzt werden müssen. Ich hoffe dabei einige Holzersparnis und manche Annehmlichkeit, da ich mich in der Frostzeit meinen alten verwitterten Fensterrahmen gar nicht nähern durfte, also wie ein Bratapfel mich zum Ofen halten mußte."[4] Der Wohnkomfort des fleißigen Gutsherren dürfte hier in seinem Raum, ähnlich wie vorher und später in Berlin, sehr gering gewesen sein.

Wichtig(er) musste ihm wohl oder übel der Zustand des (Bärwalder) Stalls sein, der dringend neu zu erbauen war, denn er hatte die Sorge, „dass ein Sturm mein Vieh zusammenschlagen kann".[5] Mangels anderer Zugtiere musste im gleichen Sommer ein Eselsgespann mit Wagen fuderschwere Kleefuhren ziehen.[6] Später erklärt er Vorzüge dieser Tiere, die „mit ihren dünnen Beinchen keine tiefen Eindrücke am Boden zurücklassen, auch nicht wie Pferde übermütig stampfen, sondern nur schreien, wenn ihnen geniale Gedanken einfallen".[7] Auch reflektiert er über die Agrarmodernisierung der letzten Jahrzehnte. So macht er sich beim Gespräch mit einem 80-Jährigen, das er anlässlich des Kaufes von Schafen führt, klar, dass neue Kulturpflanzen, die Wechselfruchtwirtschaft sowie die verstärkte Düngung relativ neue Errungenschaften sind: „Er hatte noch ohne Kartoffeln, Klee, Rübsen [Elternart des Rapses], ohne seine Schafe usw. angefangen zu wirtschaften, er erzählte, wie sie die ersten Kartoffeln herausgehoben und meinten, weiter gäbe es keine, als die mit der Pflanze herausgezogen würden."[8] Und durchaus für Neuerung offen, brachte sich Achim aus dem Zuchthaus Lichtenburg im 40 km entfernten Prettin „Samen von neuseeländischem Spinat" mit nach Wiepersdorf. Gleichzeitig bemerkt er, dass man in der Anstalt mit eingefangenen Sperlingen erfolgreich die Flohplage bekämpfe.[9] Ansonsten nutzte er auch Fahrten, die dem Kauf eines Schafbocks in Machern (bei Leipzig) dienten, um „literarische Zwecke in Leipzig" zu verfolgen, Gemäldegalerien zu besichtigen und sich gleichzeitig über die Absatzchancen und Preise für Wolle kundig zu machen.[10] Von „Wüste" kann nicht die Rede sein. Vielmehr sind Herausforderungen, Anregungen und Neuerungen für ihn auch auf dem Land ganz evident.

Für die ins Haus stehenden Kinder beschreibt Achim das Leben in Wiepersdorf in den schönsten Farben. Im März 1826 schreibt er Bettine, die Teiche seien voll, Lämmer würden „täglich zu Dutzenden geboren so auch Kälber und Lerchen. Pflaumenbäume und Kirschbäume habe" er „zu Hunderten gepflanzt, auch Abreschen [Ebereschen], um Krammetsvögel zu fangen".[11] Man spürt geradezu seine Lust am Landleben und die Freude am Erwachen der Natur im Frühling – und den Sinn für den erwarteten kulinarischen Nutzen seiner Tätigkeit. Allerdings wünscht er sich spätere Osterferien, denn die wären Mitte April für „Kinder, Studenten und Professoren" – Anspielung auf einen geplanten Besuch Savignys – viel angenehmer. Im Sommer heißt es dann, „die Kinder fischen, reiten auf den Eseln, die vollständig gesattelt werden, auch zuweilen auf Pferden, lauern auf Hirsche und Reiher, die immer dann kommen, wenn sie nicht da sind."[12] Auch berichtet er über ihre Aktivitäten, um Bettine mit einem Motiv für ihre Zeichnungen zu locken: „Die Kinder hatten sich eine schwimmende Insel aus Schilf gemacht und Du hättest daraus ein gutes Bild machen können."[13]

Unter den Kindern hat die 1818 geborene Maxe eine Beschreibung der Zeit auf dem Land aus ihrer Sicht hinterlassen. „Das Herrlichste in Wiepersdorf war, daß der Vater dort ganz für uns da war. Was war das jedesmal für ein Jubel, wenn zu Ferienanfang unser großer Reisewagen [aus Berlin], vollgepackt mit der lustigen Kinderschar, der Heimat und dem Vater entgegenfuhr." Während der Berliner Aufenthalte „nahm ihn Geschäftliches und der gesellige und geistige Verkehr so in Anspruch, daß für uns nicht viel Zeit blieb. In Wiepersdorf gehörte er ganz uns."[14] Im Folgenden beschreibt sie die liebevolle Zuneigung, die er zu ihr und den anderen Kindern hatte. Es fällt allerdings auf, wie stark sie die Begeisterung über die Ferienzeit von der relativen Distanz absetzt, die offenbar während der Berlinbesuche herrschte. Immerhin hat sie die Sommerferien in der Rückschau sehr genossen, was man auch von den anderen Kindern annehmen muss, denn sie drängten immer wieder auf Fahrten nach Wiepersdorf, selbst während der eisigen Winterzeit.

Manchmal kamen sie sogar dort an, während der Vater noch unterwegs war. Der erfuhr dann von wenig erfreulichen Ereignissen: Als die halbwüchsigen Söhne Ende April 1828 in Wiepersdorf mit dem Hauslehrer Leffen weilten, erwies sich ein gewisser Bosch als wenig zuverlässig, denn er händigte die Flinten den Kindern aus, ohne sich „nur im mindesten um die Art zu kümmern, wie sie damit umgingen". Auch für den 14½-jährigen Siegmund war das Erlernen des Waffengebrauchs also selbstverständlich, allerdings unter entsprechender Anleitung. Die Kleineren seien bis abends 10 Uhr herumgelaufen und hätten mit den Bauernjungen Zoten geredet. „Die wenigen Viertelstunden am Tisch Mittags ausgenommen, sind sie ganz dem Gesinde preisgegeben, ohne Umgang mit anständigen Kindern ihres Alters." Für sie „wäre wohl ein ernster Führer oder eine billige Kostschule nötig".[15] Auch Arnim scheint nun den dauernden Umgang mit den Landkindern nicht mehr für so unproblematisch zu halten, wie er das früher in Abgrenzung von den fragwürdigen Einflüssen der Stadtkinder formuliert hatte. Maxe selbst schätzt das im Rückblick als sehr viel weniger problematisch ein und betont eher die Vorteile ihrer Kinderfreiheiten: In Wiepersdorf habe man mit dem Schäfer, in Berlin mit Straßenkindern und außerdem täglich mit Savignys Kindern gespielt.[16]

Ernährung, Lieferung und Verwendung von Lebensmitteln

Dem regen Austausch zwischen Stadtwohnung und Landgut verdanken wir vielfältige und seltene Informationen zur Ernährung und Zubereitung von Nahrungsmitteln in den Haushalten eines Landjunkers. So bat Achim im Mai 1826 um Blumenkohl-, Astern- und Levkojensamen.[17] Offenbar sind also selbst für den seit dem 16. Jahrhundert in Europa eingeführten Blumenkohl in der benachbarten Landstadt Jüterbog oder in Dahme Samen nicht so leicht zu beschaffen wie in Berlin.[18] Kurz danach bedankte er sich für sechs Apfelsinen, Cognac, Kaffee und Sämereien.[19] Später bittet Bettine, Achim möge die „großen Hambutten vor der Gartentür abmachen und mitschicken" lassen; sie seien in Berlin sehr teuer, und Bettine will sie mit ihrer Schwester, die sie im Juli 1828 distanziert als „die Savigny" bezeichnet, gern – wohl zu Hagebuttenmarmelade – einmachen.[20]

Achim versucht sich offenbar nicht erfolglos als Winzer. Stolz meldet er: „Mein Weinpunsch erntete großes Lob, denn mein geringer Wein ist durch das Liegen auf Flaschen edel geworden. Du erhältst davon vier Flaschen mit eingekerbtem Pfropfen."[21] Immerhin scheint er noch nicht so gut zu schmecken, dass man ihn pur trank, sondern – wie damals noch häufig – mit Gewürzen als Warmgetränk zubereitete. Einige Jahre später erfahren wir von dem zeitgenössischen Problem, den Wein länger zu konservieren. „Bei den 20 Flaschen Wein sind vier von älterer Sorte, durch einen Querschnitt bezeichnet, die zum Kochen bestimmt. [...] Zwei Flaschen mit dem Essig für die Pflaumen müssen wieder drüber gegossen werden."[22] In Essig eingelegte Pflaumen waren als Beilage zu Wildgerichten beliebt. Bettine schickte im Gegenzug zwei Flaschen Lünel (Muskatwein aus Südfrankreich) mit der Bemerkung aus Berlin: „Mehr wirst Du in 14 Tagen nicht herunterbringen", denn dieses Geschenk von Servière war offenbar überzuckert.[23] Außerdem fügt sie eine Flasche „Riechwasser" hinzu, ohne dass wir erführen, wofür dieses Duftwasser verwendet werden soll.[24]

Demgegenüber empfiehlt Achim gelegentlich aus seinen Sendungen etwas besonders, wie im Oktober das Kalb. Nebenbei erfahren wir bei dieser Gelegenheit, dass er Kuchenkränze für die Kinder backen ließ – allerdings fehlen noch die Mandeln, die Bettine offenbar in Berlin hinzufügen lassen könnte oder sollte; vielleicht waren sie auf dem Land nicht zu bekommen. Gleichzeitig weist er darauf hin, dass er die Kuchenschachtel zurückgebe.[25] Auch bei der Lieferung von Masthähnen zu Weihnachten folgen Empfehlungen zur Zubereitung: „Die drei Kapaunen lasse nicht braten, da werden sie gemeiniglich verdorben, sondern dämpfen mit einer Trüffelsauce. An die Pastete drücke etwas Zitronensaft und trinke vom weißen Burgunder dazu am Weihnachtsabend und laß die Kinder anstoßen auf ein gutes künftiges Jahr."[26] Er selbst erlebte nur noch dessen erste drei Wochen.

Wildprodukte kehren bei den Lebensmittellieferungen immer wieder. Achim hat auch selbst „Straßburger Gänseleberpastete gebacken, wovon ich Dir, wenn es irgendwie zu packen, ein Stück sende".[27] Offenbar nahm der Gutsherr die Herstellung dieser Spezialität selbst in die Hand. Zu den eine Woche vor Weihnachten gelieferten Bratgänsen wünscht er sich, dass sie für 20 gr bis 1 rx[28] auf dem Markt verkauft werden. Ansonsten bittet er: „verehre Savignys eine Gans und einen Puthahn, sonst aber schenke nichts fort, wir brauchen es selbst."[29] Diese Geschenke waren üblich und zeigen die Bedeutung von Landprodukten für die Pflege des sozialen Netzwerkes. So werden im folgenden Jahr 1830 Hasen an Serviere, die Varnhagens und an Schinkel geschickt.[30] Man könnte über die Jahre anhand solcher Empfehlungen nachvollziehen, welche Bekannten gerade hoch im Kurs standen, aus welchen Gründen auch immer. Manchmal musste oder wollte man vielleicht auch bestimmte Leute nach einem Konflikt oder aus anderen Motiven wieder milder stimmen. Das könnte hinter Achims explizitem Wunsch, Schinkels zu versorgen, stecken: Bettine hatte im Sommer des Vorjahres mit einer Therapieempfehlung für die kranke Gattin Schwierigkeiten gehabt.[31] Allerdings bremste Achim Bettines Gebefreudigkeit, die aus seiner Sicht wohl manchmal zu großzügig war. Schließlich wurde in Wiepersdorf sicher auch Wurst hergestellt, obwohl man sonst fast nie etwas über Schweinezucht liest. Bezeichnenderweise erfahren wir davon, als sich Bettine über schlechte Wurstqualität beschwert. Hintergrund sei Unterschleif des Wiepersdorfer Personals, das offenbar die besseren Qualitätswürste abgezweigt habe. Jedenfalls sei die gelieferte Wurst so schlecht gewesen, dass selbst „die Leute" sie „nicht einmal mochten".[32]

Bei anderer Gelegenheit hatte Achim Bettine mit der Begründung kein Bier mitgeschickt, dass sie es nicht ehre. Gegen diese Vorgehensweise und die Schuldzuweisung protestiert sie: „Wenn es nicht für mich ist, so war es doch für die Kinder, die alle gern Bier trinken, und so oft wir Bier von Wiepersdorf hatten, ist es auch von ihnen getrunken worden. Ich will jedoch viel lieber glauben, dass Dein Bier Dir nicht geraten ist und Du Dich nun ein wenig hinter mich versteckt hast."[33] Eine kleine Provokation gegen den auf seine Braukünste zu stolzen Gatten und der Verweis auf das Familienwohl, das er zugunsten der Kinder beachten möge, statt seiner Verletztheit nachzugeben, sollen ihn wohl zu weiteren Lieferungen veranlassen. Man wird sich übrigens Leichtbier mit wenigen Prozent Alkohol vorstellen müssen, denn sonst wäre es für die Kinder als Getränk wenig geeignet gewesen. In diesem Juli 1829 folgen gleich weitere Reklamationen über unzureichende Versorgung: „Hühner und Enten und Gänse werden uns nicht geschickt, stoße doch die Wirtschafterin ein bisschen mit der Nase darauf, dass sie schon vor zwei Monaten etwas dergleichen hätte schicken müssen. Vom harten Rindfleisch kann man nicht alle Tage leben, Kalbfleisch kostet vier Silbergroschen und Federvieh ist teuer, Enten ermangeln uns jetzt schon im zweiten Jahr."[34] Eine Woche später kommt dann Entwarnung: „Jetzt, wo die Fresskompanie [gemeint sind die Kinder] nicht mehr hier ist, brauchen wir auch weiter keine Fourage, als bis sie wiederkommen."[35]

Lieferschwierigkeiten ganz unterschiedlicher Art gab es aber von Zeit zu Zeit. Ein Problem, das alle Jahre wieder angesprochen wird, ist das Verpackungsmaterial, das hin- und hergeschickt werden muss. Achim schreibt: „In Hinsicht der Flaschen, Buttertöpfe und Beutel flehe ich Dich an, doch nur einen Blick in die angekommenen Sachen zu tun, um die ich mich, oft unwohl, tagelang in allem Kot herumtreiben muß. Selten kommen Töpfe zurück, fast niemals Flaschen, der Johann denkt nicht zu rechter Zeit daran, die Kasten müssen dableiben, mit den Töpfen und Flaschen, die leer sind, vollgepackt werden von Johann, so auch das leere Bierfaß, dann holt der Knecht bei Abreise die Sachen ab."[36] Bettine packt angeblich sorgfältig aus, beschwert sich aber z.B. im März 1827 über die Kälte und „fürchterliche Zugluft der Speisekammer", in der sie sich „den Tod hätte holen können".[37] Man fragt sich, warum sie sich nicht einfach warm anziehen konnte, statt zu klagen. Im Dezember dieses Jahres erfahren wir dann den Grund: Sie hatte keinen warmen Mantel.[38]

Im kalten Dezember 1829 schreibt Achim: „Gern hätte ich Wein, Bier, Garten-
früchte heute gesendet, aber der Frost ist noch zu stark.“[39] Kurz danach heißt es: „Ich
wäre gern mitgekommen, wenn ich nicht noch etwas Geld durch Verkauf zusam-
mentreiben müßte. Wem wirst Du die Aufsicht über die Speisekammer geben, wenn
Freimund [nach Wiepersdorf] fort ist?“[40] Der älteste Sohn hatte in diesem eisigen
Dezember nämlich Lust, aufs Land zum Vater zu fahren, und offenbar mittlerweile
von Bettine diese in der Hauswirtschaft entscheidende Aufgabe delegiert bekommen. So sollte der angehende Gutsherr wohl lernen, den Unterschleif des Personals
zu vermeiden, denn die Hauptaufgabe bestand in der kontrollierten Ausgabe der Le-
bensmittelmengen nach dem jeweiligen Tagesbedarf. Bettine selbst fand bekanntlich
den Raum zu zugig.

Manchmal fehlten Achim die Transportmittel: „Wie bald ich Lebensmittel
schicke, kann ich nicht sagen, da wegen der Saatzeit die Pferde sehr im Gedränge
sind.“[41] Ein anderes Mal ist es die Heuernte, deretwegen er keinen Wagen zur Verfügung hat.[42] Im Frühjahr heißt es dann: „Selbst durch zwei Stuten, die gefohlt
haben, bin ich in meinen Sendungen beschränkt und kann diesmal nur 2 Pferde
vorspannen. Das Hühnervieh und die Enten legen jetzt, Puten sollen brüten.“[43]
Möglicherweise soll diese Reihung von Beispielen für den Nachwuchs in der Tier-
welt darauf verweisen, dass es noch ein paar andere Bedürfnisse gibt als die aus Berlin
vermeldeten.

Sparsame(re) Verwendung von Lebensmitteln

Achims stete Sorge waren unvernünftig hohe Lebensmittelausgaben. Im Rückblick
auf einen Berlinaufenthalt schreibt er 1825 voller Ärger über die Wirtschafterin, es
sei „unglaublich, was für die schlechte Küche in den wenigen Tagen ausgegeben
wurde, besonders für Semmel oder Milchbrot u. dgl. – Hier [also in Wiepersdorf]
denkt keins der Kinder an Semmel, und weil sie Abends regelmäßig etwas Warmes
zu essen bekommen, so denkt keiner daran, den schädlichen Tee zu verlangen oder
ein paar Pfund Butter auf Brot herunterzuschlingen wie ich es mit Grauen in Berlin
erlebte.[44] Überhaupt frage ich keinen, was er essen will, so ißt jeder, was vorhanden
ist, und der Gedanke, daß eins oder das andere nicht schmeckt, verliert sich allmählich gänzlich.“[45] Achims Empfehlungen zu Regelmäßigkeit und Ordnung der
Mahlzeiten sowie einem weniger libertären Umgang mit den Wünschen der Kinder
fallen bei Bettine aber offenbar nicht auf fruchtbaren Boden. Vielmehr geht es ein
Dreivierteljahr später genauso weiter wie gehabt: Damals aß man fast ein Pfund Butter pro Tag bei Arnims.[46] Bettine verwahrte sich schon bei der ersten Kritik am familiären Butterkonsum 1825 mit dem Hinweis, sie verschwende nicht, und stellte eine
Gegenforderung auf. Sie will Klarheit über ihr Haushaltsbudget. „Wenn ich einmal
im reinen darüber wäre, was ich auszugeben berechtigt bin“, dann wäre ihr geholfen.
Sie unterstreicht ihren Wunsch mit dem gern zitierten Lamento vom „Hauskreuz bis
ans Ende meines Lebens“.[47]

Der Wunsch nach regelmäßigem Haushaltsgeld ist sehr verständlich, aber offenbar nicht mit der Unregelmäßigkeit der Einkünfte aus der Gutswirtschaft zu vereinbaren, wie wir später noch genauer sehen werden. So bleiben auch spätere Berechnungen über ihr theoretisch zustehende monatliche Summen ziemlich hypothetisch. „Wenn Du aufs ganze Jahr drei bis viertausend Taler rechnest, so würden auf den Monat doch an 300 Taler kommen."[48] Wir können aus diesem Ansatz entnehmen, dass die Kosten für den Arnimschen Haushalt seit den ersten Kindern erheblich gestiegen sind.[49] Bettine wünscht jedenfalls im Dezember 1828 erneut entschieden „monatlich ein gewisses Geld". Sie sei keine Verschwenderin, und die „paar Scheffel Äpfel" kaufe sie aus dem guten Grund, „daß die Natur der Kinder für ihre Gesundheit Vorteil dabei hat, die Hypochondrie und Hämorrhoidalbeschwerde so vieler junger Leute glaube ich dadurch zu hindern."[50] Die Ausgaben – übrigens wieder für die von beiden hochgeschätzten Äpfel – werden mit dem Ziel begründet, gesundheitlich vorzubeugen. Leider erfahren wir nicht, woher sie die Hoffnung nimmt, den genannten Symptomen auf diesem Wege zu begegnen.[51] Etwas dramatisch fügt sie noch hinzu, sie müsse nunmehr auch dem 16½-jährigen Freimund Taschengeld geben, damit er nicht stehle. Ansonsten sei er sehr bescheiden.[52]

Das Butterthema taucht ansonsten auf der Einnahmeseite auf: Der bereits aus früheren Ehejahren bekannte Arnimsche Butterhandel wird z. B. 1825 weitergeführt und macht wegen Qualitätsmängeln – unzureichendem Salzzusatz – erneut Schwierigkeiten.[53] Zwei Jahre später soll dann die Wirtschafterin in Wiepersdorf allerdings wegen guter Butter auch einmal gelobt werden.[54] Das ist eines der seltenen Beispiele für eine positive Erwähnung des Personals in diesem Ehebriefwechsel. Kunden in Berlin waren z. B. die Varnhagens, die 1827 trotz eines Zerwürfnisses mit Bettine bei Ankunft von Besuch umgehend Butternachschub bei ihr einkauften.[55] Aber hinsichtlich des familiären Konsums bleibt es 1829 bei Achims Cantus firmus: „Mit der Butter gehe sparsam um, die Kälber kommen in diesem Jahre viel später als sonst."[56]

Produktion von Eselsmilch mitten in Berlin.
Ein Projekt zwischen Gesundheitsvorsorge und Verbesserung der Einnahmen

Nach einigen Gesundheitsnachrichten über Savigny teilt Bettine recht unvermittelt im April 1826 mit: „Was mich anbelangt, so denke ich die Eselsmilchkur zu gebrauchen, und zwar glaub ich ihrer sehr zu bedürfen, dann muß ich Dich aber bitten, mir Futter dazu zu geben, sowie ich eine Eselin gemietet, werde ich Dir schreiben."[57] Erst später erfahren wir mögliche Gründe für diesen Vorschlag: Achim wünscht ihr „herzlich das Aufhören der Gesichtsschmerzen und den Anfang des Frühlings".[58] Dann vermutet er, dass ihre Beschwerden beim zu intensiven Zeichnen entstanden sein könnten. Bettine selbst meint, ihr „Unwohlsein rührt wohl auch mehr von der Sehnsucht nach dem unbekannten Lande her, vom Singen kömmt es nicht."[59] Es lässt sich also nicht genau ermitteln, wofür oder wogegen Bettine die Eselsmilch haben wollte. Allerdings meinten die Zeitgenossen, sie nutze bei Lungenproblemen, zur Hautpflege und gegen das Altern.[60] Sie konnten sich bei Carl F. A. Daehne in einer erstmals 1817 erschienenen Publikation kundig machen, die bezeichnender-weise zum „gemeinnützigen Gebrauch für Ärzte und Nichtärzte geschrieben" war.[61] Außerdem erinnert man sich, dass Bettine in ihrer Münchener Zeit mehrere Wo-chen eine Molkekur, allerdings mit Geißenmilch, gemacht hatte, um ihre Stimme zu verbessern.

Demgegenüber werden die technischen Details dieses Projekts für Achim bald klarer. „Futter für die Eselin ist schwer herauf zu schicken, außer etwa Haber, den Du erhalten sollst."[62] Allerdings muss Bettine noch im Mai das Projekt „Eselsmilch" aufgeben; „denn es ist über alles Erwarten teuer"[63] Im Oktober 1826 kauft sie dann trotzdem für zwölf Taler eine Eselin nebst Fohlen und will „2 Scheffel Haber und etwas Heu" geliefert bekommen. Dies geschieht in einer Zeit, in der der Hafer sich derart verteuert, dass deshalb die Pferdepreise fielen. Savigny hatte daher Schwierig-keiten, seine Pferde zu verkaufen.[64] Achim wusste in der Folgezeit nicht, ob sie wirk-lich eine Eselin gekauft hatte. Er hätte ihr gerne „etwas gesendet, aber das Futter, was wir noch schuldig sind dem Tiroler, nimmt allen Platz ein".[65] Die Transportka-pazitäten waren also ausgeschöpft, weil man einem Händler in der Stadt noch Ware zurückgeben musste. Im Dezember hatte sie dann tatsächlich eine Eselin mitten in Berlin stehen.[66]

Im folgenden März 1827 fühlte sich die mittlerweile im vierten Monat schwan-gere Bettine als Packesel der Familie. Sie nutzte diesen Vergleich, um bei Achim nachzufragen, ob er dafür gesorgt habe, dass ihr Esel in Wiepersdorf trächtig werde, denn diese Eselin solle ja Milch geben.[67] Man hatte das Tier dafür wohl nach Wie-persdorf gebracht. Trotzdem kritisiert sie im Mai anlässlich eines in Aussicht ge-nommen Kaufes eines Esels den mit 30 Talern zu hohen Preis, fügt aber maliziös hinzu: „Wenn ich bedenke, was mir bevorsteht, und wie wenig ich auf meine Kräfte rechnen kann, so glaube ich es mir schuldig zu sein."[68] Wenig später ist ein Esel, „der milcht", angeschafft. Neue Vorwürfe an Achim folgen wegen dieser besonders schwer erträglichen Schwangerschaft auf dem Fuß.[69]

Erst etwa zwei Jahre später erfahren wir Neues zur Eselsmilch. Im April 1829 schreibt sie: „Verzeih mir mein Geseufze, ich bin schon seit heute Morgen mit Ma-genkrampf und Kolik geplagt, dies mag mich auch wohl traurig stimmen."[70] Achim antwortete verständnisvoll, er fühle mit und habe sehr wohl ihres Geburtstages ge-dacht. Für ihre Gesundheit verweist er auf die „nun bald zu hoffende Eselsmilch", da die „Eselin in der Osternacht von einer kleinen Eselin glücklich entbunden" sei. In vier Wochen werde er sie nach Berlin schicken.[71] Offenbar hat man sich diesmal wieder für die eigene Aufzucht statt für einen Kauf im teuren Berlin entschieden.

Erstmals hören wir im Juni 1829 auch von einer weiteren Person, die in den Genuss der Eselsmilch kommen konnte. Bettine hatte sie zehn Tage lang mit der todkranken Gräfin Keyserling geteilt, die sich „sichtlich gebessert" habe. Bettine stellt zwar keine Kausalität zwischen ihrer Kurempfehlung und der Gesundung her, legt sie aber nahe. Jedenfalls scheint sie der Eselsmilch ziemlich umfassende the-rapeutische Wirkungen zuzuschreiben. Unverständlich bleibt, warum das Personal dann eigenständig über das Tier entscheiden konnte: „Unglücklicherweise haben die Leute meinen gemieteten Esel verkauft." Deshalb bittet sie Achim Anfang Juni dringend um baldige Lieferung der Wiepersdorfer „Eselin mitsamt dem Jungen" nach Berlin.[72] Sie drängt, er möge bis Ende der Woche einen Wagen mit der Eselin schicken. „Um ihretwillen [der Kinder, die nach Wiepersdorf kommen wollen] ist es nicht nötig, sie gehen ebenso gut zu Fuß."[73] Dazu bemerkt Achim hintersinnig: „Deinem Wunsche gemäß sende ich die Eselin mit ihrer Tochter, der Wagen kann dann meine beiden Söhne als Rückfracht laden, die sich noch mit einer dicken, guten wollenen Decke versehen können, damit der besorgliche Regen sie nicht durchdringen und auskälten kann."[74] Anscheinend wird die Eselin hier als der besondere Liebling Bettines den gemeinsamen Söhnen gegenübergestellt, die Achim als die „Seinigen" bezeichnet und vor dem schlechten Wetter schützen will, damit sie sich nicht erkälten. Zur Eselin sendet er Heu und Kleie mit und kündigt Schrot für die nächste Fuhre an.

Schließlich entwickelt Bettine aus dem Eigenbedarf an Eselsmilch eine Geschäftsidee: „Die Eselsmilch wird jetzt häufiger verlangt als je, ich glaub es wäre keine schlechte Spekulation, diese Tiere zu vermehren, da sie in der Wirtschaft nützlich sind und nachher sehr gut können vermietet werden. Sie gelten dies Jahr 10 Taler und 15 Taler im Monat. Jetzt sind wir schon im Besitz zweier Eselinnen, wahrscheinlich wird noch eine dritte hinzukommen, nämlich die, welche ich die ganze Zeit über hatte, und die jetzt von der Gräfin Egloffstein benützt wird."[75] Bettine hat also vielleicht auch diese Bekannte aus Weimar, Caroline (1789–1868), die nur für zwölf Tage in Berlin zu einem Besuch weilte, mit Eselsmilch versorgt. Die Marktpreise für Eselsmilch variierten von Ort zu Ort und Jahr zu Jahr so stark, dass man die Erfolgsaussichten von Bettines „Spekulation" schwerlich einschätzen kann.

In diesem Fall kann man mal den Hintergrund der Personen etwas genauer darstellen, die von Bettines Gesundheitsförderung profitieren. Line beruhigt in einem Schreiben kurz nach der Abreise aus Berlin ihre Schwester Julie, sich um Ausgaben für ihre Gesundheit, „das unschätzbare Gut", keine Sorgen zu machen. „Die Mittel zum Zweck können hier nicht in Anschlag kommen."[76] Das Geld sei ja vorhanden. Julie hatte damals in Murhof im Schwarzwald eine Molkenkur begonnen, die sie aber nach einem Monat abbrach – und dachte über eine Reise nach Baden in der Schweiz nach, die ihr Goullon empfohlen hatte.[77] Das war der homöopathische Arzt Heinrich Conrad Ludwig Goullon (1801–1883), der nach einer Tätigkeit als Amts- und Badearzt in Berka seit 1826 in Weimar als homöopathischer Arzt praktizierte. Er hatte sich – wohl nach seiner Promotion in Berlin und einer Parisreise 1823 – u. a. durch Selbstversuche mit der Brechnuss, Nux vomica, in diese Therapierichtung eingearbeitet.[78] 1830 wurde er auch Stadt- und Amtsphysikus in Weimar, gründete 1833 einen Thüringischen homöopathischen Ärzteverein und war mit dem Herausgeber der damals wichtigsten homöopathischen Zeitschrift, Johann Ernst Stapf (1788–1860), befreundet. Julie war ebenso wie Caroline bereits im Spätherbst 1827 in seiner Behandlung und „glaubte, dem homöopathischen Arzte [...] ein Verdienst an der Aufheiterung ihres Gemüts beimessen zu sollen".[79] Im Februar 1830 schickte Caroline ihrer Schwester nach Italien Arzneien von Goullon, die sie „nach der Vorschrift pünktlich gebrauchen soll".[80] Der sei sehr für Seebäder und wünsche, dass sie die Gelegenheit dazu nutzen möge. In Rom macht Julie dann, wohl auf Goullons Rat, eine „antipsorische" Kur, die von Grund auf eine der von Hahnemann angenommenen Ursachen chronischer Krankheiten heilen sollte. Auch Goullon behandelte also per Korrespondenz.

Entgegen Bettines Zusicherungen wurde übrigens für die Jungtiere nicht gut gesorgt, denn im Dezember starb ein nach Wiepersdorf gebrachtes „abgehungertes" Tier umgehend.[81] Ein weiteres Problem waren die erheblichen Kosten für die Tierhaltung in Berlin. Dazu sind nur Zahlen aus einem früheren Jahr, nämlich 1826, überliefert. Damals hatte Bettine einen Stall für ein halbes Jahr gemietet, den sie dann aber gar nicht brauchte. Sie ärgerte sich entsprechend: „Wir haben unseren Stall zu meinem großen Verdruß nicht vermietet, ich weiß nicht ob ich ausgemacht, daß ich zu Oktober wieder ziehe; denn natürlich ist es für diesen Preis zu teuer."[82] Sie hatte gehofft, im Gegenzug zu einem früheren Auszugstermin im Oktober den Stall an den Vermieter loszuwerden. Er kostete damals 50 Taler pro Halbjahr.[83] Das hätte 1829 fast den gesamten Ertrag für den zu zehn Talern pro Monat vermieteten Esel verbraucht, wenn man ihn überhaupt für die ganze Zeit vermietet hätte. Dazu kämen dann ggf. noch Kosten für die Fütterung, jedenfalls in mietfreien Monaten. Bettines Geschäftsmodell wirkt auf den zweiten Blick also weniger überzeugend. Es ist, wie sie schreibt, durchaus „spekulativ", also risikoreich. So mag man mit Achims beruhigender Nachricht aus Wiepersdorf vom Mai des folgenden Jahres schließen. „Die alte Eselin ist tragend, aber wie bald sie jungt, noch unbekannt."[84]

Probleme mit Kleidung und Haushaltstextilien

Ein anderes auch gesundheitlich grundlegendes Bedürfnis war eine angemessene Ausstattung mit Kleidung, die allerdings bei den Arnims nicht durchgehend gewährleistet war. Jedenfalls ging es finanziell im Sommer 1825 so knapp zu, dass zehn von Achims 26 Hemden, die Bettine durchsah, so abgebraucht waren, dass sie sie nicht mehr flicken lassen wollte. Die Vorstellungen über den notwendigen Bedarf waren aber zwischen den Eheleuten recht unterschiedlich. So wollte Achim Freimunds Hose auswaschen lassen. Sie sei dann wieder gut zu tragen, während Bettine eine neue kaufen wollte.[85] Ähnlich verhielt es sich anscheinend mit Bettines Bettdecke. Die hatte unter der Krankheit der Kinder gelitten und musste nach 22 Jahren im Gebrauch für vier Taler ersetzt werden.[86] Sie hatte die junge Frau also seit ihrer Rückkehr von der Offenbacher Großmutter nach Frankfurt begleitet. Achim hatte derweil eine Decke aus Klunterwolle, einer minderwertigen Sorte, machen lassen und bot an, sie nach Berlin zu schicken, wenn die dort bereits bestellte noch nicht fertig sei.[87] Aber solche Lieferungen aus Wiepersdorf erwiesen sich wegen Unstimmigkeiten über die Maße, wie schon früher bei der Kinderkleidung, als problematisch. Nunmehr waren die dort gefertigten Oberbetten Gegenstand von Bettines

Kritik. Sie „legen kein gut Zeugnis für der Wirtschafterin ihre gesunde Vernunft ab, sie sind voll Flecke, zweitens verbrannt und drittens viel zu klein [...]; ich hatte die Inlette geschnitten wie ich sie brauche."[88] Für die Wäschepflege möge Achim im November 1827 Seife schicken, „denn da die ganze Woche gewaschen wird, so wird sehr verbraucht".[89] Demnach war Seife leichter oder billiger auf dem Land als in der Stadt zu beschaffen.

Bereits am 26. Oktober 1826 war Bettine wieder „blank". Von 100 Talern blieben direkt nach Erhalt des Geldes von Achim nur zehn übrig. Bettine stellt die Lage so dar: „Die Kinder gehen mit zerrissenen Kleidern und Freimund macht mir die größten Vorwürfe, dass er so elend in der Schule erscheinen müsse."[90] Was für ein geradezu klassisches Bild der Not! Der älteste Sohn des Landjunkers schämt sich im Unterricht vor seinesgleichen! So konnte die Mangelerfahrung sogar zur psychischen Belastung werden. Auch die Köchin muss noch bezahlt und peinlicherweise von einem Tag auf den nächsten vertröstet werden, worunter Bettine leidet. Schicke er ihr Geld, so solle er bedenken, dass am 1. des Monats „Meister und Domestiken 30 bis 40 Taler bekommen müssten, daß die Knaben Kleider haben sollen, dass die Mädchen Hemden und Kleider und wollene Unterkleider zum Winter haben müssen, und dass 100 Taler dabei wie nichts weg sind."[91] Etwas knapper, aber praktisch identisch, formuliert sie ein Jahr später: „Lieber Alter, heute ist der 1te. Alle Leute wollen bezahlt sein. Ich küsse Dich."[92] Und gut einen Monat danach brachte Bettine erneut ihre Notlage auf den Punkt: „Ich trage nur Schwarz, auch keine Mützen, um die Wäsche nicht zu vermehren, trage jetzt einen 6 Jahr alten Winterhut; ich habe keinen warmen Mantel und lasse mir auch keinen machen, gehe nicht ins Konzert und Oper, obschon Musik mein einziger Lebensgenuß ist, kurz ich weiß keinen Artikel, der mich anklagte; aber Hemden muß ich für die Kinder kaufen."[93] Hier handelt sie wohl durchaus altruistisch. Im Frühjahr 1830 geht es gerade so weiter: „Ich habe bei Rosenwald eine neue Kutte für Kühnemund aus einem alten aufgefärbten Mantel von mir machen lassen, mehr Beweise meiner Ökonomie kann ich dir nicht geben."[94] Sie fühlte sich ungerecht als Verschwenderin behandelt. Die Auseinandersetzung über den Kleidungsbedarf ist in gewissem Maß also auch ein Streit über die Anerkennung ihrer Fähigkeiten als sparsame Hausmutter.

Auch Mangel bei Heizung und Brennholz

In der Wohnung hätte man die fehlende warme Kleidung zumindest mit mehr Heizung etwas ausgleichen können, aber auch daran mangelte es. So beklagt Bettine 1825, die Berliner Wohnung sei schlecht. Wegen Durchzug habe sie Gicht in beiden Armen.[95] Achim bietet im Dezember 1827 bei ähnlicher Gelegenheit eine pragmatische Lösung an: „Sollte es wieder so kalt werden, so bette die vier Knaben wieder zusammen in die Kammer bei der Stube, wo jetzt Freimund und Friedmund hausen, sie halten einander besser in Aufsicht und Ordnung, und dahinter ist es kaum ohne Heizung möglich zu schlafen. Die Konsumption von Brennmaterial ist ungeheuer in unserer Wirtschaft. Vielleicht tätest Du auch besser, für die kalte Zeit wieder Deine ehemalige Stube zu beziehen, sie heizt sich besser als die Mittelstube." Und weiter bemerkt er im Zusammenhang mit sinkenden Pferde- und steigenden Futterpreisen, die er bei einem Verkauf seiner Tiere im 20 km entfernten Herzberg bemerkte: „Überhaupt, so wie Du jetzt wohler bist, lasse Dir möglichst die Beschränkung täglicher Ausgaben ans Herz gelegt sein. Die Kinder brauchen immer mehr und sind sie an unnütze Bedürfnisse gewöhnt, so schmeckt die künftige Entbehrung umso härter."[96] 1830 wiederholt er die Empfehlung, die Jungen zu viert in einem Zimmer schlafen zu lassen.[97]

Zu den damit verbundenen allgemeinen Sparsamkeitsempfehlungen bei Lebensmitteln meint Bettine: Das mache sie „schon so genau, dass es nicht strenger einzurichten geht [...] Jetzt wird jeden Tag 3 Pfund Fleisch für uns geholt und 2 Pfund für die Leute, von weniger kann ich nicht leben, wir sind 13 Menschen im Hause." Demnach arbeiten fünf Hausangestellte für sieben Personen und einen Säugling. Der Fleischverbrauch liegt bei 200 Gramm pro Tag und Person inklusive der sechsjährigen Armgart, was durchaus gehobenem bürgerlichen Standard entspricht.[98] In diesem Zusammenhang kommt auch wieder die Versorgung mit Brennholz zur Sprache: „Mahne mich nicht mehr zur Sparsamkeit, ich gehe täglich nach dem Herde, nehme das überflüssige Holz zurück, lehre die Leute, wie man wenig Holz bei dem Einheizen braucht [...]." Jenseits der Ablenkung durch ihr Zeichnen lebe sie sonst „wie in der Bastille, nur mit mehr Sorgen und Unbequemlichkeit wie die Gefangenen. Ich bin jedoch zufrieden und verlange nicht besser [sic!] und sehe mit großer Ruhe und Gelassenheit dem Ende meines Lebens entgegen. Ich hoffe, dass wer von uns den anderen überlebt, doch überzeugt sein wird, dass der geschiedene es gut gemeint hat."[99] Das sind große Worte, die mit einem Vergleich, der immerhin auf den Ausbruch der Französischen Revolution verweist, gleichzeitig ihre depressive Stimmung bezeugen. Die Erwiderung von Achim kennen wir nicht, aber die Probleme blieben auch im Angesicht des imaginierten Todes ein Vierteljahr später die gleichen. Achim kann nur versprechen, was er umsetzen kann: „Sobald ich Geld habe, komme ich, heute waren nur diese siebzig Taler beisammen, welche ich mitsende."[100]

Sparen bei Portokosten und Transportmitteln?

So nimmt es nicht wunder, dass Achim auch andere Einsparpotentiale in den Blick nimmt. Er ermahnt seine Kinder, sie sollen Briefe nicht mit der Post, sondern mit dem Familienwagen schicken, der eh regelmäßig zwischen Wiepersdorf und Berlin hin- und herfuhr. Anderenfalls zehre das Postgeld die Weihnachtsgeschenke auf.[101] Das Briefporto war damals vergleichsweise sehr viel höher als heutzutage. So fand Achim Bettines Expressbrief zu einer in Aussicht genommenen Mietwohnung, der 6 sgr. (Silbergroschen) kostete, zu teuer.[102] Das entsprach den Kosten einer halben Unterrichtsstunde für Siegmund bei dem Hauslehrer Püllemann, die Bettine 1827 als zu teuer verwarf. 1823 hatte sie ihn noch engagieren können.[103] Achim verband den Dank an Freimund „für seinen lateinischen Brief" mit der Bitte an Bettine, „sag nur den Kindern, dass sie öfter schreiben, aber mit Gelegenheit, nicht durch die Post".[104] Drei Jahre später praktizierte das zumindest Bettine, die einen Brief vorzeitig mit der Bemerkung beendete: „Adieu, ich breche ab, um das Porto zusparen."[105]

Wegen der privaten Transporte interessierten sich die beiden auch für die Straßenverhältnisse zwischen Berlin und Wiepersdorf. So berichten sie, dass die 19 km lange Chaussee von Treuenbrietzen nach Jüterbog vor des Königs Reise nach Teplitz fertig sein solle. Allerdings wäre das für Arnims Fuhren, die über Luckenwalde gehen, ein Umweg, der allenfalls bei besonders schlechten Wetterverhältnissen in Frage kommen könnte.[106] Nicht immer klappt das in einem Tag. So waren im Juli 1828 „die beiden Söhne […] glücklich angekommen, nachdem sie die Nacht bei einem Feldhüter kampiert […] haben. Für Freimund war in Hinsicht des Fiebers einiges Risiko."[107] Achim machte sich also wieder Sorgen um die Gesundheit seiner Söhne. Seine Kritik bezieht sich darauf, dass der „Jüngling" bereits seit Mai „kaltes Fieber", also Wechselfieber, hatte. Als die Kinder im folgenden Sommer – mit der teuren Schnellpost – in Wiepersdorf angekommen waren, kritisierte Achim: „Es hätte weniger gekostet und wäre ihnen nützlicher gewesen, wenn sie zu Fuß gegangen."[108] Er setzte also mit dem Einüben des Sparens gleichzeitig auf körperliche Ertüchtigung, wenn die Söhne gesund waren.

Mangelerfahrungen als Gesundheitsbelastung oder lediglich als eingeschränkte gesellschaftliche Teilhabe?

Man kann sich fragen, ob die dauernde Mangelwirtschaft die Familie nicht auch psychisch ziemlich belastete. Dagegen könnte zunächst sprechen, dass Bettine im gleichen Brief aus dem Mai 1826, der von dem nicht vermietbaren Stall handelt, den Wunsch äußert, zu Goethe zu reisen, wenn es ohne große Anstrengung einzurichten sei. Offensiv erklärt sie vorab gegen mögliche Einwände: „Man muß nicht Alles, was nicht zum Notwendigsten zu gehören scheint, zum Unnützen rechnen; ich habe schon diesen ganzen Winter eine geheime Lust danach."[109] Solche Reisewünsche mögen als imaginierte Kompensation für eine schwer erträgliche Lebenslage zu deuten sein, sind aber in Anbetracht der familiären Finanzsituation doch erstaunlich. Immerhin waren das die Monate, während derer man sich mit dem zu hohen Butterverbrauch und der zu teuren Berliner Wohnung auseinandersetzen musste. Im folgenden Frühjahr begründete Bettine ihre Bedürfnisse präziser: Nach Aufzählung vieler hoher, aber notwendiger Ausgaben und der Bemerkung, sie habe nichts verschwendet, heißt es: „Diese Sünde haftet nicht auf mir, im Gegenteil glaube ich, dass ich manches nicht ersparen sollte, wobei Gesundheit und auch die Seele leidet, die doch ihre Bedürfnisse hat, besonders bei einer so beengten Lage wie die meinige."[110] Immerhin hatte sie mit dem jungen Historiker Leopold von Ranke (1795–1886) bereits seit zwei Monaten einen Gesprächspartner, der bis zur mitternächtlichen Rückkehr Achims

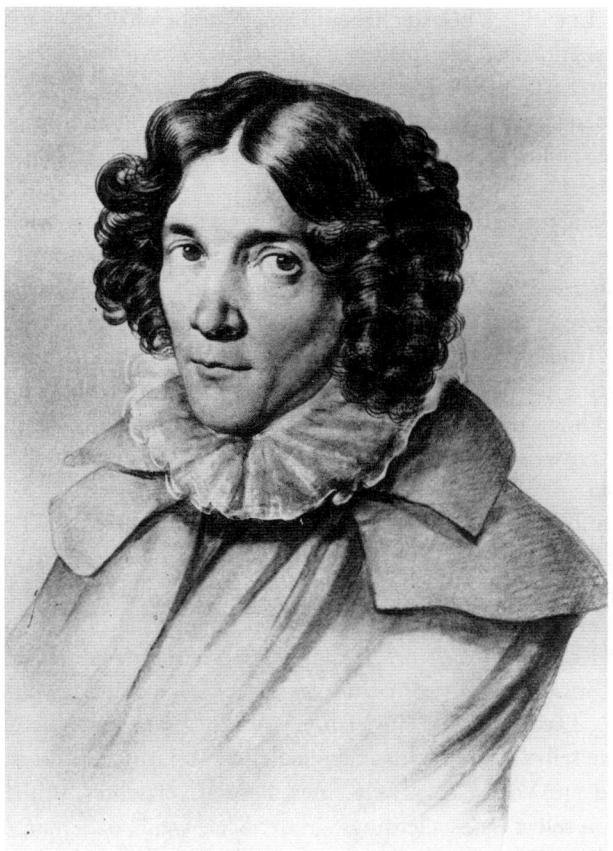

Abb. 6: Bettine von Arnim 1826, Kreidezeichnung von Johann Josef Schmeller

von seinen Besuchen bei ihr saß, weil er ihre Beredsamkeit, Anmut und ihren Eigensinn schätzte. Hinsichtlich ihrer Liebenswürdigkeit war er sich weniger sicher.[111]
Jedenfalls meinte Bettine, sie gönne sich zu wenig und knapse sich – und den Kindern – zu viel ab, was sie bereits 1823 ihrer Schwester Gunda gegenüber erklärt
hatte.[112] Dadurch würden auch gute Anlagen bei den Kindern verkümmern, die man
durch „zärtlichste Pflege ihrer geistigen Existenz" besser fördern könnte.

Freimund hatte gerade in dem Jahr, in dem Bettine gern zu Goethe gereist wäre,
über seine Scham geklagt, die es für ihn bedeutete, mit schlechter Kleidung in die
Schule zu gehen. Das ist allerdings auch der einzige derartige Hinweis auf entsprechende Ausgrenzungserfahrungen von den Kindern selbst. Ansonsten lesen wir über
Sparbemühungen bei den Kindern weniger Schwerwiegendes: „Die Jungens haben
zwei Badeabonnements, wo sie alle 4 abwechselnd baden."[113] Dass das ihren Spaß
wesentlich gemindert hat, ist nicht auszuschließen, aber nicht unbedingt wahrscheinlich. Ältere Brüder gehen manchmal ganz gerne ohne die jüngeren weg. Jedenfalls

dürfte es sie nicht wirklich belastet haben. Die Freizeitbeschäftigung für die Mädchen war noch kostengünstiger: Sie spielten nachmittags in Savignys Garten – und waren damit gleichzeitig vor „unerwünschten Einflüssen" geschützt.

Es ist denn auch eher Bettine, die mögliche Entbehrungserfahrungen der Kinder an deren Stelle schildert. Wenige Tage vor dem Fest schreibt sie 1829: „Weihnachtsgeschenke habe ich nicht kaufen können, da ich kein Geld habe, und es tut not, daß Du kommst, heut hab ich das letzte Geld ausgegeben."[114] Aber wie immer war es dann doch nicht ganz so dramatisch, wie es zunächst schien. Kurz vor dem „Putzen" des Weihnachtsbaums heißt es: „Dem Kind habe ich etwas Spielzeug gekauft und für Alle Zuckerwerk, und so wird es denn auch ganz gut gehen, allein Geld habe ich nicht mehr."[115] Und ob Achims frühere, vielleicht etwas dramatisierende Bemerkung, das Postgeld zehre die Weihnachtsgeschenke auf, genauso bedrohlich weitergegeben wurde, wie sie klingt, wissen wir nicht.[116] Jedenfalls spricht wenig dafür, dass die Kinder wegen der zeitweise bestehenden häuslichen Knappheit psychischen Schaden genommen hätten.

Demgegenüber dürften eher die Eltern die finanziell eingeschränkten Möglichkeiten als belastend empfunden haben. Bettines Äußerungen zum fehlenden warmen Mantel und ihre Zurückhaltung gegenüber Konzert- und Opernbesuchen wurden schon erwähnt. 1825 hatte sie gegen das Drängen ihrer Freundinnen auf die Teilnahme am Kolleg von Steffens, zu dem der „beau monde esprit" gehe, verzichtet, weil ihr der „Louisd'or, den's kostet, notwendiger" sei, als sich „zweimal die Woche zu langweilen". Das war noch ein leichter Verzicht. 1826 hatte sie allerdings trotzig bemerkt, sie selbst koste nichts, habe lediglich 20 Groschen für die Ausstellung verwendet und am Vortag sogar auf einen Besuch verzichtet, um den Wagen zu sparen.[117] Achim selbst tat es allerdings „in der Seele weh", dass man die steinreiche Frankfurter Schwägerfamilie Guaita nicht in Berlin empfangen konnte, obwohl Bettine und er bei ihren Aufenthalten in Frankfurt doch „so viele Zeichen des Wohlwollens empfangen" hätten.[118] Bettine hielt seine Sorge allerdings für unangemessen, da niemand von „einer Frau, die mit 7 Kindern meist allein ist und soviel ermüdende Beschäftigungen hat", erwarte, Gäste zu haben und eine „Fête" zu geben. Vielmehr hätten sie ja beobachten können, dass sie auch sonst nicht an Gesellschaften außer Haus teilnahm.[119]

Andere Einnahmemöglichkeiten?

Hätten die Arnims nicht andere Möglichkeiten gehabt, um sich und den Kindern die psychischen und gesundheitlichen Belastungen der dauernden Knappheit zu ersparen oder sie zumindest zu verringern? Bettine kam immerhin aus einer sehr wohlhabenden Familie und hatte eine entsprechende Aussteuer bekommen. Während der ersten Ehejahre hatte sie noch vorgeschlagen, dieses Vermögen für aktuelle Bedürfnisse anzutasten. Achim hatte sich damals, 1813, strikt dagegen verwahrt. 14 Jahre später hatte Bettine andere Prioritäten. Offenbar hatte sie in diesem Jahr bereits Ende Mai aus ihrem Vermögen bzw. wohl eher aus dessen Zinsen Haushaltsdefizite in Höhe von 300 bis 400 Talern ausgeglichen. Das wollte sie 1827 nicht mehr fortsetzen, denn dieses Geld sei den Mädchen zugedacht, „da ihr Los so unentschieden ist und immer von andern abhängt, dass ihnen Geld oft große und nötigere Unterstützung ist wie den Jungen".[120] Achim solle lieber einen weiteren Schuldschein auf Mendelssohn ausstellen.[121] Das war das bedeutendste Bankhaus, das sich damals außerdem besonders die Entwicklung des Giro- und Inkassogeschäfts zur Aufgabe machte. Allerdings hat Bettine zwei Jahre später wieder auf ihre eigenen Vermögenszinsen zurückgreifen müssen, was sie mit dem dramatischen Geldmangel in Berlin erklärt. Nun waren es im August 400 Taler. Diesmal ermahnt sie erneut ihren Mann, sich eine Badereise zu gönnen. Der plagte sich derweil mit Berichten über fallende Getreidepreise aus Holland ab und sah deshalb auch seine eigenen Chancen, Geld zu verdienen, sinken. Deshalb ist er ganz froh, nicht abgereist zu sein.[122] Sie hingegen scheint weiterhin solche Reisen trotz der knappen Finanzen für eine gute Idee zu halten, sei es für sie selbst oder ihn.

Geschäftsideen hat von Zeit zu Zeit auch Bettine. Die Eselvermietung wurde schon erwähnt. Im November 1824 drängte sie Achim aus Berlin, Getreide nach Berlin zu verkaufen, wo der Preis nun besonders hoch sei.[123] Als sie im Dezember in Wiepersdorf weilte, wollte sie am liebsten gleich selbst mit Hafer und Gerste spekulieren, um es im folgenden Frühjahr teurer zu verkaufen. Achim solle ihr dafür aus Berlin ein paar hundert Taler ihres eigenen Geldes mitbringen, damit man die Probe aufs Exempel machen könne, dass sie „gut spekuliere".[124] Aber er werde ihr „für diesen guten Rat [...] gewiß keinen Dank" geben.[125] Das Risikogeschäft scheint nicht zustande gekommen zu sein.

Schulden und Kleinkredite

Da die Einnahmeseite nicht leicht zu verbessern war, blieb den beiden nur die Möglichkeit, Kredite aufzunehmen. Diese Praxis ist auch im Rahmen einer Gesundheitsbiographie belangvoll, weil dabei die Tragfähigkeit eines Netzwerkes aus Verwandten und Freunden sichtbar werden könnte, dessen Existenz den von Geldsorgen Geplagten das Leben erleichtern und durchaus salutogenetisch wirken kann. Umgekehrt vermögen Empfindungen von Peinlichkeit beim Aufnehmen von Krediten ein relevanter Indikator gesundheitlicher Belastungen zu sein. Außerdem werden wir später auf das Netzwerk aus Freunden und Bekannten zurückkommen, wenn es um Gesundheitstipps geht. Möglicherweise ergeben sich dabei Überschneidungen mit dem Netz der Kreditgeber.

Erstmals erfahren wir im Juli 1825 von Bettine, es sei bei niemandem möglich, Kredit zu bekommen, denn – der wohlhabende Schwager und immer verlässliche Freund – Savigny sei abgereist.[126] Savigny hatte schon während der Jahre ihrer Rechtsunmündigkeit (bis zum 25. Geburtstag) ihr Geld verwaltet. Achim entgegnet, dass „sicher Alberti mit Vergnügen einen kleinen Vorschuss machen" würde.[127] Im September weist Bettine erneut auf die Abwesenheit von Savignys hin; sie hatte bereits ihren Bruder Franz Brentano, der das Vermögen der Schwester in Frankfurt verwaltet, gebeten, einen Kredit anzuweisen.[128] Im März 1826 hatte Bettine sich dann von Savigny von ihrem Geld geben lassen, weil 100 Taler Mietquartal sowie die Bezahlung des Personals anstanden, die aus den übrig gebliebenen 114 Talern Zinsen aus Staatsschuldpapieren nicht zu bestreiten waren.[129] Achim erinnert sie bei dieser Gelegenheit daran, dass sie die Coupons der Staatsschuldscheine sorgfältig aufbewahren solle, weil der Verlust sonst schwer gutzumachen sei.[130] Bis 1826 blieben die Kreditaufnahmen also im Familienkreis. Außerdem ist nicht immer klar erkennbar, ob es sich lediglich um – allenfalls etwas vorzeitige – Auszahlungen aus ihren Vermögenszinsen handelte. Lediglich der Staatsrat Karl Alberti (1763–1829), Mitglied der Tischgesellschaft, mit dem Achim schon seit Studienzeiten befreundet war und in Berlin regelmäßig verkehrte, fällt aus diesem Rahmen.[131] Wiederholt taucht er mit gegenseitigen Hilfeleistungen und Tipps auf, wird als möglicher Vermittler zum Schauspielintendanten genannt und bevorzugt mit Wiepersdorfer Produkten beliefert. Bei einer solchen Gelegenheit erfährt man auch, dass Fliedermus Rumohrs Lieblingsgericht sei; den Alberti habe es auch schon kuriert, weshalb Bettine im März 1826 um Nachschub bat.[132] Es handelt sich dabei um einen stark eingekochten Saft ausgepresster Holunderbeeren. Gemeinsame Aktivitäten und gegenseitige Besuche runden dieses Bild vielfältiger enger Beziehungen ab. Vor diesem Hintergrund ist Achims Einschätzung, dass Alberti gerne einen Kleinkredit gegeben hätte, gut nachvollziehbar.

Er reagiert wohl auch deshalb ziemlich ironisch, er habe all ihrer „Kühnheit" gedacht, mit der sie „von den Geschicken spricht, [...] weil das Geld ein paar Tage ausgeblieben. Und diese Not, in die Du nimmermehr zu versinken wünschst, nicht etwa in der Fremde, sondern unter einer Menge von Bekannten, die Dir sehr leicht diese kleine, gesellige Freundlichkeit eines Vorschusses für wenige Tage gewähren würden, wenn Du nicht etwa in der Zwischenzeit mit ihnen gesellig zerfallen bist, was ich nicht wissen kann. So nenne ich Dir einen nahen Verwandten, La Roche, ferner Alberti, [Bethmann-]Hollweg, Serviere, alles Leute, die ohne geniert zu sein, Dir gewiß auf einige Tage einhundert Taler vorstrecken, wenn Dir das Geld ausgeht. Ferner bedürfte es nur eines Briefes an Franz oder George, um Dir bei irgend einem Handelshause in Berlin einen solchen kleinen Kredit zu eröffnen."[133] Achim nennt neben ihrem Onkel, dem Oberbergrat Georg Carl von La Roche (1766–1839), mit Hollweg und wohl auch Serviere weitere Frankfurter Bekannte Bettines und verweist ansonsten auf ihr eigenes Vermögen, das die Brüder dort verwalten. Drei der bisher für die Kreditvergabe Genannten wurden früher ebenfalls im Zusammenhang mit Lebensmittelgeschenken bzw. -lieferungen erwähnt. Man sieht, wie hier Gegenseitigkeit auf mehreren Ebenen das Netzwerk stärkt. Achims Andeutung, dass Bettine zwischenzeitlich mit ihnen „gesellig zerfallen" sein könne, spielt auf die Schwächung dieses sozialen Zusammenhalts durch Bettines gelegentlich unkonventionelle Umgangsformen an, die Achim immer wieder als beunruhigend empfand, als schädlich für die Familie einschätzte und ggf. kritisierte. In diesem Zusammenhang war er besorgt, dass sich das handfest auf ihre Kreditmöglichkeiten auswirken könnte.

Bettine hingegen hätte konkret in Berlin bei diesen Verwandten, Freunden oder Bekannten um Kredit bitten müssen, was ihre Position weniger angenehm machte, als es für Achim vielleicht schien. So schreibt sie denn auch: „Ich tue nichts weniger gern als Geld leihen, wenn auch nur für einige Tage; in meinem Pult sind nur noch 4 Taler und im Rechnungsbuch sind schon viele Schulden."[134] Sie kommt also direkt auf die Ebene der alltäglichen Versorgung mit Bargeld zurück. Außerdem weist sie umgehend den Vorwurf zurück, dass sie gar nicht merke, wenn sie bestohlen werde. Dazu erzählt sie länger von einem gemeinsam mit einer vertrauenswürdigen Angestellten durchgeführten Versuch, einer Diebin eine Falle zu stellen. Sie hatte nach der Feststellung eines Fehlbetrages in ihrer Wohnung den Schlüssel ihrer Geldkassette offen herumliegen lassen, allerdings die von ihr verdächtigte Täterin doch nicht entlarvt.[135] Demgegenüber habe Frau Schinkel drei Jahre lang nicht bemerkt, dass sie von ihrer Köchin bestohlen worden sei – und diese dann nach der Entdeckung pikanterweise auch noch Bettine empfohlen, ohne sie zu warnen.

Achim hat vielleicht auch deshalb mit dem Kreditwesen weniger Skrupel, weil er seit Jahren ununterbrochen Schulden hat. Er weiß um die Notwendigkeit, ständig umzuschulden, und betreibt das offenbar virtuos, indem er sich als sehr verlässlicher Schuldner verhält. So verzinst er auch seinem Schwager Savigny geliehenes Geld tagesgenau.[136] Die Kaufmannstochter Bettine hingegen stilisiert sich als völlig unwissend in Kreditangelegenheiten. So bittet sie ihn im Mai 1827: „Schreibe mir eine Quittung an Mendelssohn auf 200 Taler, denn ich verstehe dies nicht gut."[137] Achim erläutert ihr dazu: „Bei Mendelssohn bedarf es meiner Quittung nicht, der Kredit ist auf Dich bestellt, Du brauchst nur zu schreiben: Von Herrn Mendelssohn und Fränkel für Rechnung des H. Franz Brentano zu Frankfurt die Summe von … Taler bar ausgezahlt erhalten zu haben bescheinigt hierdurch."[138] 1830 erklärt er ihr erneut die erforderliche Formulierung für eine solche Geldabhebung: „In der Quittung, die Aaron wahrscheinlich fordern wird, sage ausdrücklich, daß Du durch ihn den Betrag der von mir übersandten Coupons mit 186 rh 15 Gr. erhalten. Wird solche Quittung allgemein ausgestellt, so bleibt sie liegen und kann nach Jahren als eine Anleihe mißverstanden werden."[139] Offenbar hielt er es also für notwendig, Bettine zu instruieren, da er befürchtete, sie beachte diese Sachverhalte nicht genügend – oder kenne sie tatsächlich nicht. Nunmehr antwortet sie aber zur Quittungsform kühl: „Wie ich dabei verfahren bin, wirst Du bei Savigny vermerkt finden."[140]

Mögen die ausgehenden 1820er Jahre die finanziell bisher schwierigsten im Hause Arnim gewesen sein, so musste Achim im Herbst seines letzten Lebensjahres erneut ankündigen: „Viel hat die Ernte gelitten, es wird ein knappes Jahr."[141] Als Achim 1830 zum letzten Weihnachtsfest vor seinem Tode schließlich doch nicht nach Berlin kommen konnte, schrieb er: „Versichere allen in meinem Namen, daß ich die ernsten Wünsche, soweit es mein Beutel gestattet, gleich nach meiner Ankunft berücksichtigen werde."[142] Allerdings muss er schon Anfang Januar aus Wiepersdorf, wo er immer noch wegen Getreideverkäufen und eines Gerichtstags weilt, die Erwartungen dämpfen: „Die Anforderungen der Kinder sind nach Siegmunds

Schreiben in Beziehung auf Weihnachtsgeschenke zu groß, sie werden sich mäßigen.“[143]

Leidet jemand unter der Trennung?

Man kann sich fragen, ob die Trennung jenseits der ständigen Überspannung der Familienfinanzen durch die doppelte Haushaltsführung die Partner auch direkt belastete. Zumindest während der ersten Ehejahre sind Sehnsuchtsäußerungen beider immer wieder überliefert, dann eher von Bettine. 1824 lässt sich Bettine sogar zu der wenig glaubwürdigen Äußerung hinreißen, sie wolle lieber im Winter auf dem Lande sein, als sich Achims Vorwürfe zuzuziehen.[144] In späteren Jahren wirbt er mit den Schönheiten des Frühjahrs auf dem Land um ihre Gegenwart: „Alles grünt und blüht. Besuche mich hier auch einmal.“[145] Indirekt verweist er mit dieser Formulierung darauf, dass er viel häufiger in Berlin ist als sie in Wiepersdorf. Einmal parallelisiert er die Fruchtbarkeit der Natur mit dem menschlichen Begehren: „Alles grünt mit alter Lieblichkeit, der Spargel steigt und die menschliche Sehnsucht.“[146] Oder er stilisiert die Natur als Entschädigung für entgangene Zweisamkeit. „Mancherlei Pflanzungen, die ich hier mache, müssen mich für die Einsamkeit trösten.“[147]

Dieses Thema kehrt auch bei Bettine immer wieder: „Mich wandelt zuweilen eine Hypochondrie an, wenn ich mein vieles Alleinsein empfinde.“ Die Frustration, dass Achim ihr nicht zum Geburtstag gratuliert habe, spinnt sie folgendermaßen weiter: „Manchmal bilde ich mir ein, dass ich Dir nur eine Last bin und kein Trost, besonders wenn ich bedenke, dass ich das Geld ausgebe und Dich also immer an das Unangenehmste mahne. [...] Besonders diesmal kränkt mich, dass ich so allein bin, und ich wollte doch, dass sich eine Möglichkeit fände, dass Du nicht gar zu viel von Deinen Kindern und Deiner Frau entfernt wärst; ich krieg manchmal einen Schreck wie vor einem Gespenst, wenn ich denke, wie sehr ich allein bin, und wie ich auch niemand habe, der mir zusagt, im Gegenteil sind mir alle Menschen zur Last, und ich glaube, daß ich nicht weniger den Menschen gleichgültig bin, als sie mir. Wer hätte das denken sollen?“[148] Achim macht ihr zunächst Hoffnung mit dem Hinweis auf konkrete Verbesserungen ihrer Stimmungslage durch Eselsmilch, fügt dann aber recht kritisch hinzu: „Deine Einsamkeit, musst Du eingestehen, ist doch wohl Deine Schuld allein, es sind Dir viele freundlich entgegengekommen, die Du mit ungeselligem Übermut zurückgestoßen hast, bis wir nun endlich völlig vereinsamt sind. Suche Dich keinem interessant darzustellen, so werden wir alle interessant scheinen.“[149] Und fährt kurz danach mit den Kindern zu ihr nach Berlin.

Ende August 1829, also zum Abschluss der Haupterntezeit, beschwert sich Bettine über ein anderes wiederkehrendes Ärgernis, das sich aus der Trennungssituation ergibt, nämlich die Unsicherheit über den Termin des nächsten Wiedersehens. Achim sei nun schon zwei Monate in Wiepersdorf, und sie wisse immer noch nicht, wann er komme: „Die arme Giesel hat wirklich ein Schicksal wie eine arme Waise, wenn ich doch auf die Zukunft rechnen könnte, daß Du in etwas mehr der Familie zuteil würdest."[150] Das kleinste Kind wird wie in früheren Jahren als Opfer besonders stilisiert und als Argument für ein baldiges Wiedersehen angeführt.

Wenige Monate vorher klangen Bettines Schreiben noch ganz anders: „Du kannst meine Sehnsucht für Dein Glück, für Deinen Genuß nicht hoch genug stellen; obschon ich diesem Bedürfnis in mir nicht immer entspreche, so sind es doch Sünden, die mich drücken, wenn ich daran denke und ich halte es für Unrecht, nicht jede Minute Dein Dasein als heiliger zu halten wie alles andere [...] Drum gehe, wohin die Lust Dich führt, und mache Deinem Jugendmut keine Einwürfe, sei doch einmal nachsichtig und freundlich gegen den lieben, interessanten Arnim, von dem man garnicht [sic!] weiß, was man Herrliches in ihm untergräbt, wenn man ihn nicht gewähren läßt."[151] Da ist wieder das Bild des verherrlichten jugendlichen Achim. Und kurz darauf legt sie nach: „Reise nach Dresden und Meißen und wo Dir sonst Deine kurzgeschnittenen Flügel möglich machen hinzuflattern."[152] Bereits Ende 1828 gelobte Bettine, weniger zu klagen: „Wie könnte ich mir ein größeres Glück wünschen, als wenn ich die Beruhigung hätte, dass Du in Deinem täglichen Leben keine Störung mehr hättest."[153] So imaginiert sie sich selbst jedenfalls immer wieder in ihren besten Momenten. Aber ihre Signale an Achim sind höchst ambivalent: Mal soll er reisen, mal soll er bald nach Berlin kommen, und außerdem waren größere Reiseprojekte jenseits des notwendigen Ankaufs einiger Schafe in Anbetracht der realen Finanzlage des gemeinsamen Haushaltes wenig passend.

Achim selbst empfindet seine Abwesenheiten von Berlin als problematisch. „Bin ich fort von Berlin, so mache ich mir Vorwürfe, dass ich mit den Kindern nicht mehr zusammengelebt habe, aber die Frivolität der dortigen Lebensweise gestattet es nicht anders, und wäre sie mir dabei genussreich, ergreifend und anregend, aber zumeist nichts als eine äußere Beweglichkeit."[154] Er empfindet also die gesellschaftlichen Verpflichtungen als einengend und bedauert, deshalb zu wenig Zeit für die Kinder zu haben. Zumindest von seiner Tochter Maximiliane wissen wir, dass sie das ebenso empfunden hat.[155] Letztlich sind ihm aber auch seine Wünsche nach Distanz zur Berliner Gesellschaft wichtig. Zurück in Wiepersdorf, schlägt Achim nach einigen Monaten in Berlin dann aber auch etwas andere Töne an: „Seltsam ist mir hier die Stille, ich lauere zuweilen, ob nicht in den Nebenzimmern irgend ein großer Streit mit widersetzlichem Gesinde ausbricht, und dann habe ich das behagliche Gefühl eines aus der Schlacht glücklich entkommenen Kriegsmanns. Übrigens fehlt es hier auch nicht an Kontroversen, nur mache ich es nach meiner Art mit wenig Worten ab."[156] Es bleibt bei ihm also eine Ambivalenz zwischen dem Wunsch, mit der Familie zusammen zu sein, und der Art der Haushaltsführung durch Bettine, die er geradezu als „Schlachtfeld" und anstrengender empfindet als seine eigenen Methoden zur Konfliktlösung.

Bereits 1826 hatte sie sich deutlich beschwert, mit den Kindern überfordert zu sein. Jedenfalls verdiene sie keine Vorwürfe. „Die Max kann ich nicht aus den Augen lassen, sie hat Tage, wo man glaubt, sie sei wahnsinnig. Ich beklage mich nicht, aber ich beteure Dir, dass ich unter der Last, die auf mir liegt, aufseufze, und dass es mir nicht zu verdenken."[157] Und entnervt meint sie ein Jahr später: „Dein Brief erfreut mich, weil er der erste war seit langer Zeit, der nichts Betrübliches, Besorgliches enthielt."[158] Offenbar empfand sie die Nachrichten des Partners damals weniger als Entlastung denn als zusätzliche Belastung. Demgegenüber wurden die Briefe früher zumeist aber positiver kommentiert, vor allem wenn sie gute Nachrichten wie im Sommer 1826 enthielten: Da waren die Kinder in Wiepersdorf „baden, schwimmen, jagen und ich [Achim] muss sie sehr ernst zum Schulfleiß ermuntern". Bei dieser Gelegenheit charakterisiert er die Funktion des kurzen Schreibens abschließend so: „Mein Brief sollte Dir ohnehin nur als Gesundheitsattest für uns alle dienen."[159] Trennung bedeutete also immer auch Unsicherheit über den aktuellen Gesundheitszustand der anderen Familienmitglieder. Ähnliche Informationsdefizite beklagte Achim auch hinsichtlich der Schulsituation seiner Söhne: „Die drei Söhne können mir wohl mit dem Wagen ein Wort schreiben, wie es in der Schule steht."[160] Auch die jüngste, gerade des Schreibens mächtige Tochter wird früh daraufhin orientiert, die Entfernung voneinander durch Korrespondenzen erträglicher zu machen, wie Bettine stolz berichtet: Die siebeneinhalbjährige Maxe habe einen ersten Brief eingelegt.[161] Dafür dankt Achim und kündigt an, er werde bald antworten.[162] Als sie knapp elf Jahre alt war, kommentierte der Vater kritisch: „Danke der Max für ihr Briefchen, doch sollte sie jetzt schon lange Episteln schreiben können."[163]

Im Hinblick auf Bettine zweifelt Achim aber bald an seinen Möglichkeiten, Bettine durch gute Ratschläge in seiner Korrespondenz zu beeinflussen: „Doch wozu schreibe ich das alles, vielleicht liest Du es nicht einmal und es bleibt nur zum Spiel für die Kinder liegen, die mir nachher erzählen, was in meinen Briefen gestanden. Lieber küsse ich Dich in Gedanken."[164] Diese Sorge um den unzureichenden Schutz der Vertraulichkeit trieb ihn immer wieder um. So beschwerte er sich drei Jahre später erneut über Bettines Schlamperei bei der Aufbewahrung der Briefe, aus denen wieder die Kinder berichtet hätten: Immer noch habe sie kein Schloss an der Schublade angebracht, in der sie die Briefe aufhebe.[165]

Die „Hirnentzündung" der Kinder in Berlin

Die Trennungssituation beschert uns erneut interessante Einblicke in die Rolle der Laien bei der Diagnostik und in ihre Überlegungen zur Deutung einer Krankheit. Normalerweise erfahren wir hier und da von Krankheiten, die sich schnell erledigen. So berichtet Achim im August 1824 zufrieden aus Wiepersdorf an Bettine, dass Kühnemund sich von seiner „Berliner Schwächlichkeit ganz erholt und sein altes Gesicht wiederbekommen" hatte.[166]

Ende Mai 1825 allerdings hatten sich bei Armgart Anzeichen einer Krankheit eingestellt, die das Ehepaar einige Monate sehr beschäftigte und belastete.[167] Armgart hatte drei Wochen lang Fieber, das als „Mittelding zwischen schleichendem und Nervenfieber" gedeutet wurde, und fantasierte.[168] Anfang Juli hatte sich dann diese merkwürdige Krankheit in der ganzen Kinderschar eingenistet. Die Kinder fantasierten, schrien und polterten so laut, dass Bettine sie einzeln auf die Zimmer verteilen musste.[169] Achim hatte empfohlen, sein Zimmer für diesen Zweck zu nutzen, denn

es sei „luftiger als die Schlafkammer der Kinder", und sie könne sie leichter aus ihrem Zimmer bewachen.[170] Außerdem erbrachen sich die Jungen. Siegmund hatte in
Viertelstundenabständen, manchmal alle fünf Minuten Tag und Nacht Durchfall.[171]
Die Mutter musste selbst die Nachttöpfe ausleeren, da das Personal teilweise aus-
fiel.[172] Siegmund „glaubte bei seiner Heiserkeit und Husten zu ersticken", weshalb
er nicht von seiner Mutter ließ. Als das Fieber und der Husten nachgelassen hatten,
schlief er mehr. Bettine badete ihn auf Empfehlung von Wolfart, „worauf er ganz
sanft schläft".[173]

Nach Achims Abreise hatte sich nämlich diese ansteckende Durchfallerkrankung, die mit hohem Fieber einherging – auch zum Erstaunen des Arztes –, sehr
schnell entwickelt. Ein starkes Nasenbluten sei nach Bettine die Rettung der Kinder
gewesen, denn es habe wie ein Blutsturz gewirkt. Sonst hätten sie das Fieber nicht
so schnell hinter sich gelassen. Sie hält einen Überschuss an Blut entsprechend dem
Verständnis der Humoralpathologie also für problematisch.[174] Bettine trug zur Senkung des Fiebers mit Kopfumschlägen von kaltem Wasser und Salmiak bei. Jedenfalls hatten die jungen Patienten so „fürchterliche Durchfälle", dass der Hausarzt
Wolfart dreimal täglich nach ihnen schaute.[175] Das trieb die Kosten in die Höhe.
Bettine nennt drei Taler pro Tag und hielt es für ein Wunder, dass sie selbst noch
so gesund sei.[176] Nach der geltenden Medizinaltaxe von 1815 sollte der Erstbesuch
des Arztes „nach dem Vermögenszustand des Zahlungspflichtigen" 16 Groschen bis
einen Taler kosten, jeder Folgebesuch acht bis 16 Groschen, bei der Behandlung
weiterer Kranker aus der gleichen Familie im gleichen Haus nur die Hälfte.[177] Alle
Preise konnten bei stark ansteckenden Krankheiten verdoppelt werden.

Nachdem er selbst die Kinder zu Beginn der Misere erlebt und dann mehrere
Briefe mit Symptombeschreibungen über den weiteren Verlauf erhalten hatte, bestritt Achim im Juli Bettines mittlerweile gefestigte Interpretation der Krankheit als
„Hirnentzündung". Er vermutet, „da alle [Kinder] in der Verdauung gestört sind,
eher Unordnung der Leber durch Nahrungsmittel und Erkältung veranlasst", und
will „die Einwirkung auf den Kopf für sekundär halten, wenigstens Hirnentzün-
dungen, von denen ich gehört, hatten alle einen andern Charakter".[178] Die Krankheitszeichen zu diesem Zeitpunkt waren: Fieber bis hin zu Fantasien, Durchfall,
Erbrechen, Ohrenschmerzen, Nasenbluten und später noch Husten. Bettine berichtet allerdings, der Arzt Wolfart halte es für eine Hirnentzündung, und entgegnet
Achim: „Diesmal ist deine Ansicht von der Krankheit der Kinder nicht die wahre,
und ich fühle mich bewogen, dem Wolfart Glauben beizumessen, der es für eine
Hirnentzündung in aller Form erkannt, besonders da die Folgen auch so bedeutend
sind, die Krankheit 21 Tage dauert, eh das Fieber sie verlässt."[179] Sie argumentiert
stärker mit der Schwere der Symptome und insbesondere mit der Dauer des Fiebers,
zu dessen Bedeutung es vielfältige ältere Theorien gab. Auch übernimmt sie – mit
der bezeichnenden Einschränkung „für dieses Mal" – die Ansicht des Mediziners.
Achim bezieht sich mehr auf die gestörten Körperfunktionen, die sich eben sowohl
im Verdauungsbereich als auch im Kopf bemerkbar machten, und bevorzugt dann
Reflexionen zur Entstehung der Krankheit. Wegen unterschiedlicher Schwerpunkt-

setzungen bestanden also verschiedene Möglichkeiten, eine Krankheit so zu deuten, dass durchaus rational begründet ganz unterschiedliche Diagnosen dabei herauskamen. Bemerkenswert ist noch, dass Achim als der Laie, der nicht im – teilweise dreifachen – täglichen Austausch mit dem behandelnden Arzt steht, hier länger an seiner Deutung festhält.[180] Er blieb jedenfalls auch im folgenden Januar den Grimms gegenüber bei seiner Deutung der Krankheit und führt sie auf „Erkältung beim Baden und Schwimmen" zurück.[181] Die im Juli Bettine gegenüber noch vertretene Mitverursachung durch verdorbene Lebensmittel erwähnt er nicht mehr.

Verlauf und Therapie

Sehen wir uns nun die angewandten Therapien an. Sie bestanden neben den oben bereits erwähnten Bädern im Wesentlichen in unterschiedlichen Lebensmitteln – und in einer Vielfalt alkoholischer Getränke. Die zuerst erkrankte Armgart wünschte sich eine Krebs- und Käsediät. Ihr Bruder Siegmund hatte nämlich in der Spree einen Krebs gefangen, den sie gekocht mit großem Verlangen aß. Seither wechselte sie Krebse und weißen Käse, wohl ein Frischkäse, ab.[182] Die „Kinder" – gemeint sind offenbar nur die Jungen – gingen damals „alle Morgen um 5 h. schwimmen", an den Pfingsttagen sogar zweimal täglich.[183] Achim schickte der kranken Tochter umgehend eine Tonne „Schmalbier". Er empfahl zur Behandlung ihrer Magenprobleme allerdings ausdrücklich „kleine Mengen" dieses Getränkes, das nur einen sehr geringen Alkoholgehalt gehabt haben dürfte.[184] Zwei Tage später meldet dann aber Bettine schon, dass sich das (vierjährige) „Armgärtlein" langsam erholt habe. Zu diesem Zweck musste sie Champagner trinken.[185] Ähnlich hatte Friedmund seinen Brechkrampf „nur durch alten Malaga" verloren.[186] Kurz vorher hatte Bettine noch an Friedmunds Bett erfolgreich gegen Keuchhusten magnetisiert.[187]

Ende Juli war Freimund nach Bettines Eindruck „durch". „Kühnemund macht mich jetzt wieder mehr bedenklich als Siegmund, er ist auch sehr schwer zu regieren, sie haben beide öfter noch Fieberanfälle, Zittern an allen Gliedern und können die Stimme kaum erheben; jetzt fangen sie an, mitunter Fleischbrühe zu genießen, bisher habe ich sie mit Orangen, Pfirsich und Aprikosen ernährt. Wein trinkt Siegmund [knapp zwölfjährig], aber Kühne [achtjährig] will noch keinen." Armgart schläft nachts schlecht und stört Bettine, weil sie drei- bis viermal trinken will.[188] Freimund glaubte zeitweise, er müsse sterben, weil er so viel Blut verloren hatte, und konnte den Kopf nicht mehr halten, gesundete dann aber.[189] Der 13-Jährige trank den Tag über drei Flaschen Weißbier.[190] Der achtjährige Kühnemund hatte ungestüm nach Kuchen verlangt, den Bettine ihm denn auch gab. Achim kritisierte ihre Bereitschaft, dem Kind eine „Annehmlichkeit zu verschaffen", als sehr schädlich, denn „besonders beim Frühstück" sei „bei schwachem Magen ein kleines Stück so nachteilig wie sonst ein großer Kuchen, und Kühnemund besonders klagte in letzter Zeit allein über die Magengegend, wenn man ihn da berührte."[191] Sie rechtfertigt sich damit, dass sie die Erlaubnis von Wolfart eingeholt habe, und bemerkt etwas

spitz, Kühnemund „hat mehr davon gesehen als gegessen". Das Kuchenstück soll
also nicht sehr groß gewesen sein. Der Arzt agierte demnach hier als Ernährungs-
berater und unterstützte Bettine auch gegen die ihr vielleicht bekannten Bedenken
ihres Mannes. Da Achim beim Einsatz anderer Nahrungsmittel nicht protestiert hat,
wissen wir nicht, ob Bettine generell den Rat des Mediziners eingeholt hatte oder
über den Einsatz z. B. der teuren Südfrüchte sowie der verschiedenen Alkoholika –
Champagner für eine Vierjährige – und über die konsumierten Mengen – immerhin
täglich drei Flaschen Weißbier bei einem 13-Jährigen – zwischen ihr, dem Arzt und
ihrem Mann Konsens bestand.

Sehnsuchtsträume der kranken Kinder

Neben der Zuteilung besonderer Lebensmittel hält die Kinder der Gedanke an die
Ferien in Wiepersdorf am Leben. Bereits bevor die Krankheit bei ihm Anfang Juli
richtig ausgebrochen war, wollte Siegmund unbedingt im Sommer wieder nach
Wiepersdorf. Noch zwölf Tage später berichtete Bettine allerdings von weiter andauernden Fieberanfällen. Dabei habe er sich „häufig in seinen Fantasien dahin versetzt gefühlt".[192] Mitte Juli war es dann der noch nicht genesene Freimund, der für
die Ferien aufs Land wollte.[193] Achim war nach der Abreise aus Berlin mit seinem
Kopf auch mehr bei der Familie, als ihm lieb war: „Die quälendsten Gedanken,
wie es Euch allen ergeht, machen mir die Geschäfte oft zur Höllenpein."[194] Bettine
kontert etwas kühl postwendend am übernächsten Tag: „Du hättest alle Geschäfte
liegen gelassen, wenn Du die ungemeine Sehnsucht der Kinder in ihren Fantasien
besonders des Siegmund, erfahren hättest."[195] Im nächsten Schreiben berichtet sie,
dass sie wegen völliger Erschöpfung nicht schreiben konnte, und fügt dann hinzu:
„Du wußtest nicht, wie krank die Kinder waren, so konnte Deine Besorgnis nicht so
groß sein."[196] Das kann man als Relativierung ihrer früheren Äußerung deuten, aber
auch als Feststellung, dass Achim eigentlich gar nicht wisse, was wirklich los sei, und
deshalb nicht so über die Last seiner Gedanken klagen solle. Ergänzend unterstreicht
sie, dass alle Kinder nach ihm seufzen und nach Wiepersdorf kommen wollen, sobald sie wieder gesund sind, was dann auch geschieht.[197]

Allerdings waren die Realitäten vor Ort manchmal weniger gesundheitsförderlich, als es den von der „Hirnentzündung" schwer gebeutelten Kindern zu wünschen gewesen wäre. Ausgerechnet der vom Leben auf dem Landgut so begeisterte
Siegmund wurde „von seinem Lehrer aus Versehen durch beide Beine mit Schro-
ten geschossen". Dieser unaufmerksame Hauslehrer „hatte einige Liebhaberei zum
Kümmel und brachte ihn zur Vergeltung für diese Schmerzen in seine Kümmelge-
sellschaften, weswegen ich ihn entlassen musste".[198] Wahrlich eine bemerkenswerte
Schnapstherapie gegen die Schmerzen für den damals noch nicht Zwölfjährigen!
Immerhin erholte sich Freimund in Wiepersdorf gut und half dem Vater, indem
er Rebhühner für den Onkel schoss, der sich wie immer als anspruchsvoller Gast
aufführte.[199]

Bettine war während des ganzen Monats August selbst krank, betreute aber Ende des Monats trotzdem den nach Berlin zurückgekehrten Freimund, der fleißig für die Schule arbeitete, und ein weiteres Kind, wahrscheinlich Armgart. Achim war Anfang September dann in Wiepersdorf wegen nicht eingehender Gesundheitsnachrichten so beunruhigt, dass er aus dieser Sorge heraus auf eine mit den Kindern geplante Fahrt zum 66 km entfernten Markt in Lorenzkirchen an der Elbe verzichtete.[200]

Der zweite Wohnsitz: Scharlachquarantäne für die gesunden Kinder und Weitwanderziel

Der zweite Wohnsitz erwies sich also als sehr praktisch, wenn es darum ging, die gesunden Kinder von den kranken zu trennen. Das war nicht nur während und nach der „Hirnentzündung" so, sondern auch im Dezember 1826, als der Scharlach in der Familie Arnim ausbrach. Das getrennte Wohnen wurde dann von der Belastung zur Gesundheitsressource. So kamen die Jungen an Weihnachten ohne Bettine nach Wiepersdorf, denn diese blieb mit den Mädchen und Kühnemund, der Scharlachfieber hatte, in Berlin. Ihre Ferien sollten 14 Tage lang dauern. Das sei nach Wolfart die Ansteckungsfrist. Der Arzt deutet diesmal die Krankheit, vermittelt Vorstellungen über ihren Verlauf und empfiehlt der Familie Vorbeugung. „Die Kinder haben von Wolfart ein Preservationsmittel bekommen, ich bitte Dich sehe darauf, dass sie es morgens nüchtern noch ein paar Tage nehmen."[201] Bettine glaubt also an diese Medikamente und ermahnt Achim, die regelmäßige Einnahme zu überwachen, was sie nach sechs Tagen schon wiederholt: „Ich glaube, dass die Ansteckung noch länger als 8 bis 10 Tage währt – ich bitte Dich daher sehr, darauf acht zu geben, dass die Kinder die Preservationspulver Morgens nüchtern schlucken."[202]

Achim hingegen bedauert, dass sie die Mädchen nicht mitgeschickt habe, damit auch sie vor Ansteckung geschützt würden. Kühnemund solle sich nicht erkälten und die Augen nicht zu frühzeitig anstrengen.[203] Zwischenzeitlich bekommt Kühnemund noch schwere Schmerzen, freut sich an dem nur für ihn „geputzten" Weihnachtsbaum, und die Mädchen haben etwas Kattarhalfieber, stecken sich angeblich – nach Wolfart – aber nicht an. Zur Vermeidung der weiteren Verbreitung des Scharlachfiebers wird die Rückkehr der Kinder vom 1. auf den 8. Januar verschoben.[204] Auch in der Berliner Wohnung wird eine kleine Quarantäne eingerichtet: Kühnemund schläft in Achims Zimmer, das einzige, wo Bettine ihn „so absondern konnte, dass Ansteckung verhindert wurde".[205] Achim hat dann aber weitere Bedenken betreffs einer baldigen Rückkehr und will nun erst am 9. kommen, da „Kühnemund noch im Bette ist, also sich und seine Kleider noch nicht gelüftet hat. Ich selbst erinnere mich nicht, ob ich Scharlachfieber gehabt habe; von Masern und Röteln habe ich bestimmte Erinnerung, das Scharlachfieber wurde erst später allgemeine Kinderkrankheit." Er nimmt also an, dass eine nachträgliche Auslüftung der Kleider und wohl auch Bettwäsche die Krankheitskeime vertreiben würde. Dies hält er für die Voraussetzung, um eine Ansteckung der anderen Kinder und auch seiner selbst zu vermeiden.[206]

Auch im Frühjahr 1826 wollten die Kinder wieder nach Wiepersdorf, das sich noch auf ganz andere Weise als gesundheitsrelevant erweist: So kündigt Bettine Mitte März an, „wenn Du mir in dieser Woche den Wagen nicht schickst, so werden die 3 ältesten zu Fuß marschieren". Die elf- bis knapp vierzehnjährigen Jungen sollten allerdings auf dieser über 90 km langen Strecke von einem Hausangestellten namens Hohl begleitet werden. Den Wagen schickte Achim bewusst später, da er noch neues Personal anstellen und einen Scheunenausbau überwachen musste, wobei die Kinder nur gestört hätten.[207] Im folgenden April meint Bettine erneut: „Die Kinder möchten die Pfingstferien gern wieder hinlaufen; sie dauern 10 Tage, und ich wollte es ihnen noch gönnen, denn ich glaube, es ist ihrer Gesundheit wesentlich."[208] Ob sie auch den langen Fußmarsch oder nur die Ferientage auf dem Land für gesundheitsförderlich hielt? Achim kündigt an, den Wagen am Pfingstsamstag nach Berlin zu schicken: Wenn er bis Pfingstsonntag nicht eingetroffen sei, dann „ist dies ein Zeichen, dass sie sich zu Fuß aufmachen. Der [neunjährige] Kühnemund ist für solche Fußreise eigentlich noch etwas zu klein, doch ist es freilich hart, wenn er sich sehr danach sehnt. Übrigens sind die Pfingstferien sehr kurz und ist die Reise kaum der Mühe wert."[209] Achim rät, dass die Kinder Pfingsten keine unnötigen Bücher mitbringen sollten.[210] Er setzt offenbar mehr auf den körperlichen Ausgleich und Welterkenntnis durch Reisen. So macht er, nunmehr unbeschwert von früheren Gesundheitssorgen, mit ihnen eine Reise in das 120 km entfernte Dresden und fühlt sich als ihr Prinzenhofmeister: Die Kinder hörten dort dem Dichter Tieck, den ihre Mutter seit 1806 verehrte und später in München gepflegt hatte, beim Vorlesen zu. Sie besuchten die Gemäldegalerie, hörten eine katholische Messe mit Gesang und besichtigten die Rüstkammer, die besser ankam.[211] Offenbar erhielten die neun- bis vierzehnjährigen Jungen bei dieser Gelegenheit einen recht kompakten Eindruck von der sächsischen Kulturmetropole.

Im Winter stellten sich die Verhältnisse aus Achims Sicht 1828 dann anders dar. „Denen Kindern habe ich geschrieben, dass ich zu Weihnachten hier keinen dulden kann, die beiden älteren müssen fleißig sein, den jüngeren nützt es hier gar nicht." Erneut scheinen nur die Jungen für diese Expedition aufs Land überhaupt in Frage zu kommen. Aber in dieser Jahreszeit steht nach Achim Arbeit für die Schule an. Für die beiden Mädchen schlägt er eine Gouvernante vor.[212] Bettine selbst nennt er noch einen „Nebengrund": Es sei „ein schlechtes Beispiel [...], wenn die Söhne des Herrn an den Feiertagen auf der Jagd umherlaufen", was sonst sicher geschehen werde.[213] Es geht ihm also auch um die angemessene gutsherrliche Außendarstellung, während die 15- und 16-jährigen jungen Herren sich lieber der Jagd als den Schulbüchern gewidmet hätten. Immerhin hatten sie sich mit ihrer Neigung zur Jagd mittlerweile den männlichen Habitus eines Landjunkers angeeignet.

Bettine drängt demgegenüber, dass Achim Weihnachten stattdessen nach Berlin kommen solle. Dazu führt sie wieder auch die Kinder ins Feld: „erwarten Dich die Kinder und ich sehnsüchtig". Außerdem haben die „Kinder außer den beiden Mädchen denen ich Puppensachen versprochen, Verzicht auf ein Weihnachtspräsent getan (indem ich kein Geld dazu verwenden kann) in der Hoffnung, ihre Feiertage in Wiepersdorf zu verbringen". Zudem wünschten die Kinder, die dort nunmehr nutzlos herumstehende Drechselbank wieder in Gang zu setzen und ebenso wie einen Schiefertisch für Bettine nach Berlin zu schicken.[214] Handarbeiten gehören also auch zum Programm dieser durchaus auch körperlich vielseitigen Erziehung. Offenbar war Achim an Weihnachten dann tatsächlich in Berlin – und blieb dort anschließend weiter bis Anfang März 1829.

So muss sich Bettine bei einer späteren Gelegenheit für einen gesundheitsförderlichen Landaufenthalt im Sommer 1830 nur noch Sorgen um die Ausstattung des Transportmittels machen. „Wenn Du den Wagen schickst, der Friedmund und Freimund abholen soll, dann bedenke, daß ersterer krank war, und noch schwach ist und durchaus in gedecktem Wagen fahren muß. Die Krankheit hat ihn sehr angegriffen."[215]

Gesundheitsverhalten und Krankheiten der Kinder nach der „Hirnentzündung"

Das fatale Jahr der „Hirnentzündung" ging ähnlich ungut weiter. So hatte Armgart im September 1825 „schlimme Augen". Bettine meinte, sie bei dem kalten Wetter den ganzen Tag im Haus halten zu müssen, und empfand das als noch lästiger als die vorherige Krankenpflege.[216] Es ist nach den früheren Disputen bei ähnlichen Gelegenheiten wenig erstaunlich, dass Achim „nicht begreifen" konnte, „dass ihr die Luft nachteilig sein sollte bei einer wie es scheint unbedeutenden Augenentzündung".[217] Das Mädchen erhielt mehrfach Glaubersalz für die Augen, was aber nach Bettines Eindruck nichts besserte.[218] Dieses 1625 entdeckte schwefelsaure Natron, das auch als Karlsbader Wasser firmierte, wurde (und wird) als starkes Abführmittel verwendet. Welche indirekten therapeutischen Effekte man sich hier erhoffte, muss offenbleiben. Achim bat Bettine dann im Dezember, mit Wolfart zu reden, „ob der Armgard nicht ein ganz schmales Blasenpflaster, nur ein Strohhalm breit, von der Haarwurzel bis zur Schulter an Nacken u. Rückenwirbeln zu legen? Ich las kürzlich, daß ein Quäker auf diesem Wege sogar rheumatische Blindheit kuriert habe. [...] ich empfehle Dir gleichfalls dies Mittel, wenn jenes gichtische Gefühl im Kopfe, das Du wackeln nennst, nicht nachläßt."[219] Als interessierter Laie ließ Achim sich also durch Zeitungsberichte zumindest so weit beeinflussen, dass er beim Hausarzt nachfragen wollte. Indikationen für Blasenpflaster waren damals recht vielfältig. Man verwendete es neben anderen Zwecken auch, um eiternde Wunden an Augen zu behandeln.[220]Ob es angewendet wurde, wissen wir nicht. Jedenfalls werden Ausgaben für Medizin für Armgart in Höhe von drei Talern, außerdem weitere vier Taler für Emser Wasser in Bettines Abrechnung über 120 Taler aus dem Dezember aufgelistet.[221] Im Mai 1827 lesen wir dann wieder über Armgart. Damals hatte sie sehr starkes Fieber, und das über sechs Jahre alte Kind schlief zwei Nächte lang nur in Bettines Bett.[222] Achim bemerkte bedauernd: „Die Krankheit der Armgard hat mich betrübt, weil sie so oft dergleichen Anfälle hat."[223]

Die Gesundheit der Kinder machte phasenweise Sorgen, ohne dass es immer die jüngeren oder immer wieder bestimmte Kinder waren, während andere generell gesunder gewesen wären. So lesen wir zunächst über Maxe, angeblich damals Achims Liebling, Bettines Rat, „sei ihr ein zärtlicher Vater, weil ich ihr oft eine ärgerliche Mutter war".[224] Die Tochter hat das später in ihren Memoiren nie anklingen lassen. Im Sommer 1827 kommt es allerdings zu einem veritablen Desaster: Maxe bekam von Personal, das über die mühselige Vorbereitung eines Bades unwillig war, kochendes Wasser über die Hüfte – statt ins Badewasser – gegossen. Sie trug tellergroße Verbrennungen davon. Anscheinend war das für Maxe und Armgart an diesem Sonnabend geplante Bad eine Ausnahme, denn die Mädchen sollten statt Bettine baden, da sie sehr schmutzig waren. Demnach wird man annehmen müssen, dass die Kinder normalerweise nicht wöchentlich badeten.[225] Bettine hatte jedenfalls schwierige Zeiten der Krankenpflege vor sich. Sie habe die „Brandwunde die ganze Nacht mit Bleiweiß gewaschen und heute am Tage mit Lilienöl, dieses tut sehr gut. Sie [Maxe] ist heute Nachmittag im Garten herumgegangen und empfindet gar keine Schmerzen."[226] Was sich Bettine genau von der Anwendung des seit der Antike bekannten Hautbleichmittels Bleiweiß erwartete, ist schwer erkennbar. Immerhin wurden seit dem 18. Jahrhundert die problematischen Giftwirkungen dieses Stoffs kritisiert, der ihr möglicherweise aus Schönheitsratgebern für Frauen bekannt war.[227] Das ebenfalls in der Kosmetik geläufige Lilienöl wird auch heute noch bei Brandwunden angewendet. „Die Brandwunde der Max, von der Du keine Notiz nimmst, obschon es wirklich das Schreckhafteste war, was mir, seit ich Kinder habe, begegnet ist, ist heil, Dank sei es der unendlichen Sorgfalt, mit der ich sie pflegte; sie drohete erst unter sich zu eitern, ich habe ganze Nächte an ihrem Bette zugebracht, es kamen alle Tage neue Blasen, bis es endlich in einem Schorf abfiel."[228] Nach zwölf Tagen hatte sie das Kind gesund gepflegt, war nicht ausgegangen und lobte sich selbst, da Achim es nicht tat.[229] Sein einziger Brief stammt ganz vom Ende der Verletzungszeit, berichtet über die Ankunft der Kinder in Wiepersdorf und handelt tatsächlich länger die Beerdigung eines gemeinsamen Bekannten ab.

Später im März 1828 erhalten wir die etwas widersprüchliche Nachricht, dass Maxe Scharlachfriesel habe, dabei aber gesund sei.[230] Nach zeitgenössischem Verständnis handelte es sich dabei um eine Art Scharlach mit weniger Bläschen, die außerdem weiß statt rot waren. Anscheinend hat sie diese Krankheit nicht sehr eingeschränkt. Schließlich tauchen die beiden älteren Mädchen in einem anderen Zusammenhang mit dem Thema Gesundheit auf. Sie verfertigen im Dezember 1828 für Achim ein Paar wollener Strümpfe. Damit üben die Zehn- und die Siebenjährige früh das Rollenverhalten ein, sich auch für andere – Partner oder Kinder – gesundheitsförderlich zu engagieren. Dazu passt das Programm der Lehrerin, die man für sie gefunden hat: Sie erteilt vormittags „Unterricht in Handarbeit, Lesen, Schreiben, Rechnen, Franz[ösisch] pp.".[231]

Von Kühnemund erfährt man zunächst nur Erfreuliches. Anscheinend etwas amüsiert schreibt Bettine, er speise alle Sonntage mit dem kleinen König von Hannover und werde von einem Kammerhusaren heimgebracht.[232] Allerdings herrscht bei ihm im folgenden Frühjahr „über 10 Tage gänzliche Appetitlosigkeit: Wolfart versuchte Dein beliebtes Bitterwasser und andre Mittel, die alle nicht anschlugen. Madeira hat ihm geholfen."[233] Demnach scheint hier der Arzt eine Anregung von Achim aufgegriffen zu haben, die aber ebenso wenig wie die originär ärztliche Therapie zum Ziel führte. Wer die Idee hatte, dem Zehnjährigen portugiesischen Süßwein zu geben, bleibt offen. Im Frühsommer des gleichen Jahres hatte sich der Junge jedenfalls so gut erholt, dass er nun als unbändiger Schwimmer beschrieben wird, der sonntags von „Morgens 6 Uhr bis Mittags im Wasser" ist. Außerdem habe er selbst schwimmen gelernt, wofür Bettine „bei den Andern 5 Taler bezahlen mußte".[234]

Achim charakterisiert den 1825 zehnjährigen Friedmund wenig vorteilhaft: Während sein jüngerer Bruder Kühnemund „in Geist und Körper wachse", schieße er „in Tölpelei empor".[235] Außerdem sei er verstockt. Zum Umgang mit dieser Neigung rät Bettine eindringlich, Achim solle besonders freundlich zu ihm sein, damit sein Starrsinn durch Güte gebrochen werde.[236] Das sei ihm auch bei Maxe gelungen. Im folgenden Frühjahr muss der arme Junge mehrfach zum Zahnarzt Hesse, da seine Gaumenverletzung Bettine größer geworden schien: Der Zahn soll nach Empfehlung des Arztes gänzlich abgefeilt werden, wenn das Wetter besser ist.[237] An diesem Therapieplan ist bemerkenswert, dass offenbar auch für geplante Zahnbehandlungen auf das Klima Rücksicht genommen wird. Ob sich das auf die Widerstandsfähigkeit des Patienten bezog, lässt sich ebenso wenig klären wie die Frage, ob es eine (magische?) Vorstellung vom besten Termin für diese Maßnahme gab, die der Arzt oder der Vater des Patienten oder gar beide teilten.

Von Siegmund erfahren wir lediglich, dass er im März 1826 in einer heißen Stube ohnmächtig wurde, als eine Magd die Tür weit aufgesperrt hatte, was zu einem starken Luftzug führte.[238]

Freimund wird immer wieder als sehr fleißig und etwas körpervergessen beschrieben, denn er isst mittags lieber wenig, um nicht erhitzt in der Schule anzukommen. Nach einer längeren Mahlzeit hätte er sonst rennen müssen.[239] Im gleichen Frühsommer 1825 hatte er so viel zu tun, dass er nicht mehr schwimmen konnte und sich weiterhin keine Zeit zu essen nahm.[240] Offenbar vergaß er denn auch, seine Effekten nach Wiepersdorf mitzubringen, nahm aber zu Achims Befriedigung dort gut zu. Der Vater schrieb ganz optimistisch, die anderen könnten gerne auch kommen und der knapp zwölfjährige Siegmund könne Hasen und Rebhühner schießen.[241] Ende August war Freimund bereits zurück in Berlin und wieder sehr fleißig. Bettine half ihm bei seinen Französischaufgaben.[242] Achim hatte derweil mit den anderen nach Dachsen gegraben und dabei einen Fuchs gefangen, wozu er sich Freimunds Anwesenheit gewünscht hätte.[243] Im folgenden Frühsommer meint Freimund, er habe sich vor Überhitzung bei dem langen Schulweg einen Ausschlag, Cristal-Friesel, zugezogen.[244] Das war ein mit Fieberfrost einhergehender Hautausschlag, bei dem die Bläschen – wie Kristall – durchsichtig waren.[245] Bei dieser Gelegenheit wurde ausnahmsweise in dieser Korrespondenz der sonst als eher anspruchsvoll und nichtsnutzig charakterisierte Bruder Pitt positiv erwähnt: Pitt besuchte ihn mehrfach während dieser Krankheit.[246] Im folgenden Jahr hat der nunmehr fast 15-jährige

Freimund durch die Begeisterung für „die Jagd seinen Fleiß verloren und möchte nun gerne der Schule die Schuld aufbürden. Ich fürchte, die nächste Zensur wird viel schlimmer lauten als die vorjährige."[247] Allerdings erweist sich diese alterstypische Umorientierung der Interessen von der Schule fort auf andere Felder bereits eine Woche später als weniger durchgreifend, als Achim es erst befürchtet hatte. Bettine teilt nämlich optimistisch mit: „Freimund hat ein sehr gutes Schulzeugnis bekommen, ich hoffe, ihn damit unterzubringen in Joachimsthal", also auf dem Joachimsthaler Gymnasium, das Arnim besucht hatte.[248] Ende April des folgenden Jahres machte sich wieder Achim um Freimunds Gesundheit Sorgen, der „in den letzten Tagen sehr bleich aussah", und empfahl, „dass ihm Wolfart aus Vorsorge wohl ein wenig Chinin geben könnte, da kalte Fieber wieder sehr häufig werden".[249] Zwei Wochen später hat sich denn Freimund nach Achims Abreise aus Berlin wegen der Probleme mit einem Knecht, der sich als Trunkenbold entpuppte, „vor Ärger das kalte Fieber geholt", also Schüttelfrost. Bettine rechtfertigt sich: „Ich hatte zwar auf Dein Geheiß geachtet und ihm bei Wolfart eine Medizin zur Vorsorge machen lassen, allein er war nicht zu bewegen, sie zu nehmen, weil er glaubte, dass er dann krank werde." Allerdings handele es sich nur um einen sehr leichten Anfall.[250] Offenbar hatte Bettine also die Idee, mit Chinin vorbeugen zu lassen, aufgegriffen, aber der 16-Jährige, der sich bis zu diesem Zeitpunkt als Bettines „rechte Hand" erwies, leistete erstmals aktenkundigen Widerstand gegen eine von ihr angebotene Medikation![251] Er befürchtete, dass sie ihm mehr schaden als nutzen werde.

Mutter und Vater als gesundheitskompetente Verantwortliche für ihre Kinder

Schon aus dem stetigen Austausch über Gesundheitsbelange der Kinder geht hervor, dass beide Elternteile dieses Thema sehr wichtig nahmen. Sie hielten sich auch jeder für gleich kompetent, von einer Alleinzuständigkeit der Mutter kann nicht die Rede sein.[252] Dementsprechend übernimmt Achim im Sommer 1824 die eigentlich unangenehme Aufgabe, mit den Kindern zum elf Kilometer von Wiepersdorf entfernten Lebuse – immerhin im neuen Wagen – zum Zahnreißer zu fahren. Dort wurden „dem Freimund ein Backzahn [sic!], woran sich ein Geschwürchen bildete, dem Friedmund zwei Reste von zwei schlechten Zähnen und dem Kühnemund ein loser Vorderzahn in wenig Augenblicken ausgezogen […] unter vielem Lachen. Es sind lauter Wechselzähne, und hier bekommen sie keinen Zucker, sodaß die neuen gewiß ganz gesund erscheinen werden."[253] Achim konnte während Bettines Abwesenheit also seine Rationalisierungsmethoden bei den sieben- bis zwölfjährigen Söhnen umsetzen und in „einem Aufwasch" die Zahnentfernung durchführen, wie er auch das gleichzeitige Impfen mehrerer Kinder für ökonomisch hielt.[254] Anscheinend waren die Milchzähne aber schon so überfällig, dass das Ganze sogar unter Lachen abging. Vielleicht hatte auch der – wahrscheinlich ambulante – Zahnreißer ein gewisses pädagogisches Talent, denn das alles mussten die Kinder ja ohne Betäubung geschehen lassen. Achim weiß offenbar um den Zusammenhang von Zuckerkonsum und Schädigung der Zähne und spielt auf Bettines Praxis an, Gehorsam der Kinder gelegentlich durch Zucker zu belohnen.[255] Das hält er offenbar nicht nur erzieherisch für falsch, sondern auch für gesundheitsschädlich. Kritik am „Zuckerschlecken" beinhaltet nicht erst in der bürgerlichen Gesellschaft einen gewissen moralischen Überschuss.[256]

Umgekehrt kann sich Bettine selten Ratschläge verkneifen, wenn die Kinder außerhalb ihrer Kontrolle in Wiepersdorf sind. So weist sie Achim an, er solle die Bonne, also das Hausmädchen, inspizieren, ob sie die Kinder gehörig kämme.[257] Weiterhin trägt sie ihm auf: „küsse meine Kinder" – nicht etwa: „unsere" – und dankt, „dass Du sie [= die Kinder] mir vor allem Unfall bewahrt hast".[258] Man könnte das so deuten, dass sie Achim hinsichtlich der Gesundheitsvorsorge beim Kämmen (gegen Läuse und andere Schädlinge) unterstellt, nicht sorgfältig genug zu überwachen; außerdem werden die Kinder etwas ausschließlich für die Mutter reklamiert, und der Vater wird lediglich als Gehilfe bei der Vermeidung von Gefahren eingestuft. Jedenfalls könnte man den dativus ethicus so deuten, dass er die Kinder für sie vor einem Unfall schützt. Das liest sich so, als hätte der Vater daran kein eigenständiges Interesse. Man könnte es aber auch als Ausdruck von Dankbarkeit verstehen, dass er alles, was er für die Kinder leiste, auch für sie tue. Bettine argumentiert hier m. E. trotzdem etwas maternalistisch. Dem Mann wird dadurch tendenziell ein untergeordneter Rangplatz zugewiesen.

Ansonsten berichtete Achim ganz selbstverständlich über die Krankheit seiner Kinder an die Gebrüder Grimm. So heißt es im April 1825, als er seinen Sohn Freimund in die Tertia des Grauen Klosters, einer Berliner Schule im Stadtteil Cölln, gebracht hatte: „Ein paar Kinder litten an Schafhusten."[259] Und er bringt sein technisches Wissen ein, um Schaden von den Kindern abzuwenden. In die Berliner Wohnung sendet er nämlich einen Ofen für Bettines Zimmer nur mit der ausdrücklichen Empfehlung für eine Kindersicherung. Ein kleiner Lattenzaun aus Holz soll sie vor dem heiß werdenden Rohr schützen.[260]

Eltern als Lehrer, Hauslehrer oder Besuch des Gymnasiums?

Die Schul-, Lebens- und Erziehungsperspektiven für die Kinder sind ein Thema, das das Elternpaar immer wieder belastet. Auch werden Gesundheitsbelange der Schüler dabei immer wieder angesprochen. Offensichtlich ist bei Arnims knapper Haushaltskasse der Finanzaspekt.

So koste der Hauslehrer Kallenbach zwar 200 Taler, könne dem Freimund aber schon nichts mehr beibringen, weil dieser Älteste in Mathematik schon zu weit war. Bettine meint, die Hälfte ginge auch und sogar für einen, „der mehr weiß".[261] So nimmt es nicht wunder, dass Achim ein Loblied auf Eltern als Erzieher und Lehrer anstimmt, die den Kindern näherstünden als bezahlte Personen oder gar die Pensionsanstalten.[262] Auch im nächsten Herbst 1825 ist noch keiner für den Gang aufs Gymnasium in diesem Vierteljahr ausreichend vorbereitet.[263] Im April hakt Achim allerdings nach und plädiert nun entschieden für eine formale Schulbildung: „Die Aufnahme der Kinder ins Gymnasium scheint mir höchst wichtig. Nach ihrer Verwöhnung durch schlechte Lehrer werden sie ohne Schule zu gar nichts kommen, ja ich möchte beinahe versichern, dass auch das schlechteste Quartal ihnen mehr nützen wird als diese unordentliche Stümperei ohne Aussicht und Ernst, in der sie bisher ihre Zeit verloren haben, alle Nachteile einer großen Stadt ohne die aufwiegenden Vorteile empfinden mußten."[264] Mit den „Kindern" waren offenbar bisher immer nur die Söhne gemeint.

Beschulung der Mädchen als besonderes Problem?

Die Töchter waren allerdings auch erst fünf und sieben Jahre alt. „Was aus den Mädchen werden soll, weiß der liebe Himmel, der es meist besser lenkt als der Mensch denkt." Immerhin fällt Achim denn noch Klavierunterricht für Maxe ein – allerdings auch für den jüngsten Sohn Kühnemund.[265] Bettine berichtet kurz danach von einer Hauslehrerinnenlösung: Sie habe die Verdier vorübergehend von Savigny übernommen. Sie lehre die „beiden Mädchen sehr regelmäßig schreiben, lesen, nähen", mache selbst den Garten (vielleicht mit den Mädchen, so dass auch die es dann lernen?) und sei heiter.[266]

Zwei Monate nach der letzten Geburt beschwert sich Bettine, dass Achim zu wenig schreibe; sie wolle mit ihm über die Schulperspektiven für die neunjährige Maxe reden: „Ich bin im Herzen unglücklich, keinen Menschen zu haben, der mit mir ist, der mein ist."[267]

Nach Beobachtungen zur Liebeskrankheit Betinchens von Savigny, die allenthalben mehr Probleme mit scheiternden Hoffnungen auf Liebhaber hatte, und ihrer Unentschlossenheit in Heiratsangelegenheiten resümiert Bettine: „Es ist doch besser, wenn die Mädchen früh heiraten, darum werde ich nächstens die meinigen auf die Brautschau führen."[268] Ob das wohl ironisch gemeint war? Maxe war damals knapp elf, Armgard acht Jahre alt. Jedenfalls erfahren wir später nichts mehr über einen kontinuierlichen Unterricht der Mädchen, denen insofern Zukunftschancen jenseits der Rolle als Ehefrau weitgehend vorenthalten wurden. Daran hatte sich offenbar seit der Generation ihrer Mutter wenig geändert.

Gesundheitsbelastungen durch Schulbesuch?

Hatte man sich, zumindest hinsichtlich der Jungen, für den regelmäßigen Schulbesuch entschieden, dann ergaben sich neue Probleme. Achim drängte im April darauf, dass die Kinder zu Hause – also nicht in der Nähe der Schule – essen sollten. Er kenne „die Lokal und Verhältnisse" und habe mit dem Schulleiter und den Lehrern geredet.[269] Demgegenüber halte er das „Laufen ihnen [den Jungen] für recht nützlich, auch sind sie gewohnt, nicht all zu lang zu tafeln". Wenn das Essen zu Hause pünktlich bereitstehe, sei das kein Problem. Anderenfalls würden sie zu vollständigen Gassenbuben. Hier steht also die Gefahr einer gewissen Verrohung im Vordergrund, und Achim argumentiert vorbeugend gegen die aus dem vorherigen Jahr berichteten Probleme von Freimund, trotz des langen Schulweges genug Zeit zum Essen herauszuholen, was übrigens auch im folgenden Juni wieder Anlass einer Erkrankung wurde.

Die Länge der Schulwege bot auch später Anlass zur Sorge. Im Sommer und Herbst 1826 plädierte Achim dafür, Bettine solle ein alleinstehendes, deshalb allerdings kälteres, außerdem teureres Haus (Dorotheenstr. 31) anmieten, obwohl es sich weiter weg vom Gymnasium befand. Er wünscht sich aber, dass sie im folgenden Jahr schon im Winter ein Quartier suche, welches der Schule näher und wohlfeiler ist! Entnervt konstatiert er den Dauerstress durch den Geldmangel mit seinem Ausruf, „dass wir nie ein Quartier finden, welches unseren Vermögensumständen angemessen ist!"[270] Achim bat dann übrigens wiederholt um die Mitteilung der Hausnummer und musste schließlich sogar Geld (100 Taler) an eine unbekannte Adresse schicken.[271]

Auch die sonstige Organisation des weiteren Tagesablaufs beunruhigte ihn. Dass die Kinder wegen der Schulaufgaben nachts nicht vor 2–3 Uhr fertig würden, sei Anlass, um ihre Gesundheit zu bangen.[272] Bettine schlug gegen diese Überlastung vor, Achim solle kommen und die Kinder vom Geschichtsunterricht suspendieren, da sie da viel abschreiben müssten; stattdessen sollten sie für Latein arbeiten.[273] Bettine kritisiert also die Lernmethode und den dadurch entstehenden Zeitaufwand für das Fach Geschichte und hält Latein für wichtiger. Als Achim während der Sommerferien seine vier Jungen in Wiepersdorf betreut, konstatiert er einen eklatanten Mangel an Disziplin, den er wohl für das größere Problem hält. Die Kinder seien „wahre Musterbilder von aller Art Nachlässigkeit, Unordnung und Unreinlichkeit. Wenn sie bis in die Nacht hinein arbeiten, so ist dies nur Folge ihrer Unordnung und ihres Umherlaufens. Ich suche nach allen Kräften, sie in Ordnung zu bringen, aber das Jagd- und Badewesen vereitelt alle meine Erziehungspläne. Sie sind alle wohl gesund, aber ich selbst leide etwas am Fuß an einer rosenartigen Entzündung, die aber schon vergeht, als Folge eines leeren Schrecks durch Unvorsichtigkeit des Siegmund." Achim hatte Hose und Hemd eines Kindes am Teich gefunden, aber nicht den Friedmund, und befürchtete, der sei ertrunken. Bei Befragung von Siegmund stellte sich heraus, dass der am Vorabend die Kleider am Teich hatte liegen lassen. „Ein paar Schwefelbäder taten mir sehr gut, um mir dieses [sic!] Schrecken aus den Gliedern herauszutreten."[274] Hier scheint er auf eine unspezifische Wirkung des Schwefelbades zu setzen, das äußerlich wegen seiner schleimlösenden Wirkung gegen Katarrhe und Husten, innerlich außerdem bei Gicht genutzt wurde.[275]

Länger mit den Mühen der täglichen Kindererziehung konfrontiert, treiben auch ihn nunmehr die Disziplinmängel der Kinder an den Rand seiner Belastbarkeit. „Die Kinder sind schrecklich faul und unwissend, ich quäle mich jeden Tag und Nacht, wie ich es bessern soll, dabei kann ich sie wegen der Plumpheit ihres

Betragens keinem anständigen Besuche vorstellen, ja nicht einen Bissen wissen sie in gesitteter Weise zum Munde zu bringen und in ihrem Zimmer hausen sie wie die Schweine. Du musst es mit meiner Verzweiflung entschuldigen, wenn ich so offenherzig bin, aber heute war kein Auskommens, so wie sie denn diese Ferien ohne allen Nutzen für ihr Fortkommen hingebracht haben."[276] Demnach teilten die Eltern offenbar die Vorstellung, dass die Kinder während der Ferien für die Schule arbeiten sollten.

Achim sinniert nach der Rückkehr aus Berlin ausführlich „hier in meiner einsamen Sparsamkeit" über die Notwendigkeit von Konsequenz in der Erziehung – „gegen das Kaffeetrinken und Nichtbrotessen der Kinder, alles dies Anfänge von dem, was Menschen unbrauchbar und unglücklich macht". Den Konsum des anregenden Erwachsenengetränks Kaffee kritisiert er nicht wegen gesundheitlicher, sondern wegen moralischer Implikationen. Dabei huldigt er vor allem dem Grundsatz, dass man den Anfängen schlechten Verhaltens wehren muss. Das lateinische Diktum „Principiis obsta" dürfte ihm bekannt gewesen sein. Er plädiert für Ernst und Strenge – ggf. auf einer entfernten Schulanstalt – statt Späße zur Erziehung der Kinder, um dem angehenden Sittenverfall entgegenzutreten. Er fügt dann aber resigniert hinzu: „Kümmernisse, [...] denen ich doch nicht begegnen kann, weil Du mir aus beliebter Konversationsform in solchen Dingen immer entgegen wirkst, bis der böse Erfolg da ist und Du mit Staunen wie bei Max bemerkst, dass sie nun noch ärger vom Geist des Widerspruchs besessen ist. Genug davon, ich spreche aus Pflicht, nicht um Dich zu kränken, da Du ohnehin leidend genug bist, nur um Dich zum Ernst, zur belehrenden Mitteilung an die Kinder zu bewegen, die Du mit Späßen doch nicht groß ziehen kannst."[277] Bettine verweist wohl auch wegen solcher Kritik gelegentlich auf erfreulichere Erfahrungen. So seien die Kinder bei Tischgesprächen mit General von Helvig (1764–1844) anständig gewesen, und Siegmund sei seit Achims Besuch mehrfach in der Schule belobigt worden.[278]

Lernüberforderung?

Die bereits erwähnten, bis in die Nacht dauernden Schularbeiten der Kinder hatte Achim zunächst eher als Ergebnis schlechter Arbeitsorganisation gedeutet, während Bettine bald annahm, dass die Kinder von dem Hausaufgabenpensum überfordert waren – und sei es nur, weil sie zu wenig von den wechselnden Hauslehrern vorbereitet waren. Die Abmeldung von einzelnen Fächern war offenbar aber keine hinreichende Lösung. So rang sich auch Bettine schließlich zu dem Gedanken – trotz gewisser Standesvorurteile – durch, die Gewerbeschule für ihre Kinder in Betracht zu ziehen. Ihr Hauptargument war, dass sie dann der unsinnigen Latein- und Griechisch-Paukerei auf dem Gymnasium entgingen.[279] Dabei gibt sie ein Gespräch mit dem General Ernst Heinrich Adolf von Pfuel (1779–1866), dem Begründer der Militärunterrichts- und Schwimmbadeanstalten, wieder. Dies war einer der ganz wenigen liberalen Generale, der auch bei Rahel Varnhagen (1771–1833) verkehrte, die nach ihrer Rückkehr nach Berlin 1819 ihren sogenannten zweiten Salon eröffnet hatte. Er meinte, die derzeitige Art des Unterrichts führe dazu, dass das Latein nur „als Ballast den Kopf beschwert und auch alle sonstigen Organe untüchtig macht". Bettine unterstreicht dessen Bewertung mit einem Bericht von Siegmunds verzweifeltem Versuch, ein Kapitel von Cornelius Nepos auswendig zu lernen.[280] Der 13-jährige Siegmund strengte sich sehr an, um den Erwartungen des Vaters zu genügen, weil er „besonders Liebe und Ehrfurcht" vor ihm habe. Auch erzählt Bettine von der Kooperation zwischen Friedmund und Freimund beim Lernen. Andererseits belasteten sie Kühnemunds Eigenheiten: „wenn's die Andern nicht leiden wollen, so schlägt er um sich und brüllt schrecklich, es ist possierlich anzusehen, welche Curiosa ihm einfallen; wenn ich nicht schon manche Periode hätte so vorüber gehen sehen, so würde mir bange werden, ob und was er lernt weiß ich nicht, Freimund meint Unarten und sonst nichts, er selbst ist aber sehr überzeugt von seinen Fortschritten und meldet, dass er bald versetzt werde."[281] Achim meint zum Thema Siegmund: „Glaubst Du denn, dass Siegmund, der vor ein paar Seiten Latein, die er auswendig lernen soll, zurückbebt, irgendetwas anderes gründlicher lernen wird? Er wird an allem etwas auszusetzen haben, und Du wirst ihm immer beifällig zuhören."[282] Dann fährt Siegmund erstaunlicherweise aber nicht nach Wiepersdorf, sondern lernt während der Ferien in Berlin, was sein Vater dankbar zur Kenntnis nimmt.[283] „Es freut mich dass Siegmund zur Arbeit den Entschluß gewinnt, die Lust daran wird folgen."[284]

Achim kritisiert dann im Sommer in einem Schreiben an Savigny noch umfassender den von den Schulen geforderten zu hohen Einsatz für das Fach Griechisch. Gleichzeitig seien die Mathematikanforderungen gestiegen und das Lateinpensum bestehe weiter: Dadurch würden die „jungen Leute frühzeitig alt und abstudirt [sic!], blind und nervenschwach" und hätten keine Zeit mehr für neue Sprachen und für „Künste (die sie wesentlicher bilden)". Später nennt er noch Physik und Chemie sowie Geschichte als wünschenswerte Bildungsinhalte. Dazu kämen in der großen Stadt Berlin noch die langen Schulwege, aber gute Hauslehrer finde man auch nicht.[285] Achim befürchtete also ebenfalls körperliche Auszehrung durch zu viel Stubenhockerei für die Erfüllung von Hausaufgaben, während er bei anderer Gelegenheit die langen Schulwege kritisiert. Bewegung wird also als Gesundheitsressource eingeschätzt, allerdings in Maßen.[286]

Bettine kümmerte sich dann wegen Achims Abwesenheit von Berlin im Herbst dieses Jahres tatsächlich um Freimunds Wechsel auf die anfangs von Karl Friedrich von Klöden (1786–1856) geleitete Gewerbeschule, die auch drei Jahre nach dessen Abgang noch mit seinem Namen verbunden war.[287] Dies war eine neue Einrichtung, die als Alternative zur humanistischen Bildung galt. Gleichzeitig stand noch der Klassenwechsel für Friedemund und Kühnemund an.[288] Diese Aufgaben trieben sie geradezu in eine „Schulverzweiflung", wie sie Ranke schrieb.[289] Im folgenden Frühjahr machten sich die Jungen dann ganz gut auf der Schule. „Kühne und Friede sind in der Schule öffentlich gelobt worden."[290] Und auch im Herbst 1828 heißt es wieder beruhigend: „Friedmund hat von seiner Klasse das Zeugnis Nr. 1 bekommen, Kühnemund auch nicht schlecht."[291]

Später kann Achim zwar wegen Gerichtsangelegenheiten nicht umgehend nach Berlin kommen, um sich um Freimunds Versetzung zu kümmern, schreibt aber an den Schulleiter (?) Wiegand, warum ihm „Freimunds Versetzung wünschenswert scheint".[292] In diesem Zusammenhang wird auch erwogen, ob Siegmund „besser in ein anderes Gymnasium passt oder zum Militär".[293] Bettine betätigt sich derweil wieder als Anwalt der Kinder und rät Achim zu besserer Gesinnung für Friedmund: „Er ist sehr rechtlich, macht mir keinen Verdruß, seine Schulpflichten gehen ihm über alles; seine Lehrer sind mit ihm zufrieden, mehr kann man von einem Kind nicht erwarten."[294] Das ist konkret und einleuchtend. Achim hält seine Erziehungsempfehlungen allgemeiner: „Ermuntere die Kinder zum Fleiß und zu frommen Sitten, zu Bescheidenheit und Verträglichkeit. Dich küsse ich herzlich."[295] In diesem Sinne hatten die Jungen bereits ein Jahr zuvor vier Bibeln erhalten – schön paritätisch zwei Basler und zwei Hallesche Ausgaben, Orte, die auf eine reformatorisch und eine pietistisch geprägte Fassung verweisen.[296] Und im Juli 1829 folgen weitere gute Schulnachrichten aus Berlin: „Gestern kam die Zensur von Kühne und Friede, beide sehr gut, ihre Ferien gehen schon nächsten Sonntag an." Bettine werde die drei losschicken. Erneut gibt es Schwierigkeiten mit dem Jüngsten: Kühnemund sei „überhaupt am aller eigenwilligsten. Ich bitte Dich, und wenn Du willst, dass es fruchten soll, so rede ihm freundlich zu und sage ihm, wie viel davon abhängt, dass er noch Latein lerne."[297] Daran scheint man also auch für ihn festhalten zu wollen.

Immerhin kann man das Thema der Schulüberlastung noch mit einer versöhnlichen Note für diese Institution beschließen. Der Unterricht konnte sogar dazu beitragen, die Gesundheitsressourcen der Jungen zu stärken: „Die Käferwut des Lehrers Grothe kostet mich viel Geld; gestern war wieder die halbe Schule über Land, sie waren alle auf die Kalkberge gefahren, für jeden 12 Groschen Fahrgeld hin und zurück, und noch außerdem ein Taler Reisegeld war vom Lehrer ausbedungen; Friede und Kühne haben daher Leibesbewegung und Zerstreuung genug."[298] Das ist doch immerhin ein Vorteil, auch wenn Bettine die Nebenkosten des Schulbetriebs in finanzieller Hinsicht bedauert.

Personalprobleme und Personalgesundheitsprobleme

Waren gerade keine Schulsorgen der Kinder zu bewältigen, dann blieben in den beiden großen Haushalten die Schwierigkeiten mit dem Personal und dessen Krankheiten. Der Umgang der Arnims mit krankem Personal ist schwer generell einzuschätzen. Mal zeigen sie sich als Herrschaften großzügiger, mal weniger. Es sieht meist so aus, dass dies im Wesentlichen mit einer längeren zufriedenstellenden Beschäftigungsdauer der betroffenen Person zusammenhängt. Jedenfalls äußert sich Bettine anlässlich ihres Aufenthaltes in Wiepersdorf im Dezember 1824 gleich über mehrere Hausangestellte, was uns einen differenzierten Eindruck ihrer Einstellungen ermöglicht. So meint sie über einen gewissen Konrad, der auf der Reise zu viel Geld ausgab, mit ihm habe man sich eine Last aufgebürdet; man solle ihn gehen lassen, solange er noch auf zwei Beinen stehe, und anderes Personal nehmen. Offenbar war er schon ziemlich alt und kurz vor einem Zustand, in dem er nicht mehr arbeitsfähig war. Einem anderen Knecht, dessen Namen Stolzenhain sie hier wohl ironisch in Stolzenhahn umformt, habe sie einen „scharfen Verweis" erteilt, als er sich weigerte, einen schwierigen Auftrag auszuführen, woraufhin dieser gegenüber der „Mamsell" in der Küche mit der Möglichkeit seiner Kündigung gedroht habe.[299] Später berichtet Bettine von ähnlich robustem Umgang, sogar mit der von ihr als ehrlich bezeichneten Hausangestellten Stobwasser. Sie habe bemerkt, dass, „wenn man sie tüchtig ausputzt, sie sich wie die Hunde, die Prügel kriegen, mehr attachiert".[300] Bettines auch von Achim überlieferte laute Auseinandersetzungen mit dem Personal waren jedenfalls für alle Beteiligten und auch noch im Nebenzimmer nervenaufreibend. Demgegenüber sei der Verwalter Gruhl ein „treuer Diener; trotz seinem Kranksein und schlechtem Wetter macht er seine Ronde" und sei nun wieder wohl.[301] Wer sich auch noch im Krankenstand für die Herrschaft pflichtbewusst aufopfert, findet ihr Lob. Von der „Mamsell" erfährt man, dass sie „brav" sei und „sich mit ihrer einen Kuh mit Ach und Krach durchhilft". Bettine täte es leid, sie zu verlieren. Achim muss ihr dann aber kurz vor Ostern mitteilen, dass sie „gichtische Schmerzen an den Füßen und an der Brust" habe und zu Ostern kündigt.[302] Die Benennung als „Mamsell" dürfte auf die Bezeichnung der Küchenchefin als Küchenmamsell zurückgehen und scheint nicht ironisch auf ein damenhaftes Verhalten anzuspielen, das man dem Personal nicht zugestand. So warnt Achim später vor dem Engagement eines „vornehmen Bedienten". Man solle ihm klarmachen, dass er Hausknecht sein werde, „sonst weigert er sich nachher aller Arbeit".[303]

Die Nachfolgerin der o. g. Ausgeberin erhielt 40 Taler.[304] Achim findet, dass sich diese „bescheidene, gesunde und sparsame" Person gut eingearbeitet hat, nachdem er sie in der Küche (!) unterrichtete.[305] Das blieb kein Einzelfall, denn der Gutsherr buk im folgenden Jahr eine Gänseleberpastete für eine Jagdgesellschaft und musste während eines Separationstermins erneut „kochen helfen".[306] Das kann sich nicht nur auf organisatorische Aspekte beziehen, denn er macht auch anlässlich der Übersendung eines Rehbratens detaillierte Vorschläge zu dessen Zubereitung.[307] Von seinem letzten Erntefest berichtete er sogar stolz, er habe „mit neuen Erfindungen" gekocht.[308]

Die von Bettine in Folge eines Missverständnisses in Berlin gleichzeitig engagierte zusätzliche Ausgeberin hingegen lässt sich in Wiepersdorf bedienen, wiegelt das Personal auf und ist unfähig, Nähzwirn herzustellen oder Seife zu kochen.[309] Achim hatte das bereits bei seinem Lob auf die von ihm gewonnene Küchenkraft befürchtet. In seiner Bemerkung schwingt die oft geäußerte Vorstellung mit, dass das Personal vom Land gelehriger, fleißiger und ehrlicher wäre. Die Stadt erscheint hier also wieder als die große Verderberin – der Sitten und der „Moral" – wie schon bei der Gesundheit der Kinder. Später war die Ausgeberin dann auch „noch zu schwach und fiebernd", um sie mit nach Berlin zu schicken, wohin sie offenbar innerhalb der Arnimschen Haushalte versetzt werden sollte.[310]

Im folgenden Sommer beschwert sich Bettine erneut über Ungemach mit krankem Personal. „Die Hanne ist schon seit 8 Tagen krank, sie muß das Bette hüten, erst glaubten wir es sei Scharlachfieber, nachher ist es wie ein Nervenfieber, und heute hat es sich ins kalte Fieber umgewandelt."³¹¹ Man war also mit der Diagnose der Fieber wie früher bei den Kindern erneut im Unklaren. Die Hausangestellte lag schließlich elf Tage lang krank im Bett und bekam wegen der oben erwähnten Brandverletzung der Mädchen beim Zubereiten des Bades einen solchen Schock, dass sie vier weitere Tage mit kaltem Fieber bettlägerig war. Bettine bringt in dieser für sie eh schwierigen Situation verallgemeinernd ihre Frustration über das Personal auf den Punkt: „Ich habe kein großes Zutrauen in unsere Leute, sie sind eigensinnig, diebisch, gefräßig, faul, gemein p. p. und daher geeignet, einem das Hauswesen zu verderben."³¹² Insgesamt empfindet sie „die Leute" also eher als Last denn als Hilfe. Dazu passt, dass Achim ihr im nächsten Frühjahr bei einer Neueinstellung rät: „Auch brauchst Du ihm [dem neuen Hausknecht] nicht so viel Geld zu geben wie dem Johann, der das auch erst später erhielt, weil Du mit ihm besonders zufrieden warest.³¹³ Der Himmel weiß allein, wie es bei den steigenden Ausgaben für die Kinder künftig werden soll."³¹⁴ Der Johann sei immerhin bescheiden gewesen und habe den Kindern kein „böses Beispiel durch freche Reden" gegeben. Das Personal wird also auch als Gefahr für die sittliche Erziehung der Kinder gesehen.

Bettines Gesundheitszustand

Bettines Äußerungen über die Schwierigkeiten mit dem Personal und ihre Angestrengtheit wegen Kindererziehung, Umzügen und Geldsorgen belegen, dass sie sich oft überfordert fühlte. Ihre Tochter Maxe charakterisiert Bettine rückblickend Anfang der 1890er Jahre – wohl gezielt gegen gewisse negative Zuschreibungen – wie folgt: Sie sei als Mutter kein Blaustrumpf, sondern als Köchin, Weberin, Schneiderin, Bastlerin der Weihnachtskrippe vielseitig und geradezu „genial" gewesen.³¹⁵ Mit anderen Worten hat sie die Erwartungen, die Kinder an sie haben konnten, sogar übererfüllt, so dass die damalige frauenfeindliche Kritik, die auf Bettines intellektuelle Ansprüche zielte, nach Ansicht der Tochter keine Grundlage hätte. Das schließt kritische Bemerkungen der Tochter zu einer gewissen Unordnung im mütterlichen Haushalt nicht aus.³¹⁶ Achim lobt sie zeitnäher ähnlich für den erfolgreichen Zeichen- und Musikunterricht, den sie Söhnen und Töchtern erteilt habe.³¹⁷ Bettines Gesundheitszustand war gleich zu Beginn des hier untersuchten Zeitraums im Juni 1824 schlecht. Sie hatte häufig Magenkrämpfe und bekämpfte diese mit zehn bis zwölf Tassen Kamillentee am Tag.³¹⁸ Kurz vor diesen Beschwerden hieß es schon: „Ich möchte auch mit Dir besprechen, ob wir eine Reise machen."³¹⁹ Stattdessen entschied sie sich dann, ohne Achim eine Kur zu machen.³²⁰

Nachdem die Kinder nach Wiepersdorf gebracht worden waren, brach sie bereits Ende Juli über Weimar nach Frankfurt am Main auf. Auf der Fahrt an den Ort ihrer Goetheverehrung habe sie bei jeder Poststation Pfefferminztee trinken müssen. Außerdem regnete es durch das Wagendach, weshalb sie häufiger einkehren musste.³²¹ Achim weist sie später auf eine einfache Möglichkeit hin, wie man sich des Wassers leicht entledigen kann, und fragt sich, ob vielleicht das Fenster nicht richtig geschlossen war.[322] Demnach scheint er zu unterstellen, dass sie das ggf. nicht bemerkt. Es dürfte sie stimmungsmäßig gehoben haben, dass sie in Weimar den verehrten Dichter traf, der auch Achim grüßen ließ. Achim gibt ihr für die geplante Kur Bade- und Brunnentrinkempfehlungen, die sie „nach Vorschrift" einhalten solle, denn „die Krankheit fürchtet sich nicht davor, wenn sich einer seltsam anstellt. Eine Hauptsache beim Brunnentrinken ist regelmäßige Speisung, weswegen alles Essen außer der Mahlzeit zu meiden ist."[323] Ansonsten solle sie sich nicht auf Streit einlassen. Achim scheint hier in seinem Element. Wir haben ihn ja als erfahrenen Kurgast in Karlsbad in Erinnerung, wo er selbst, wenn auch mit etwas ironischer Distanz, den strengen Regeln der Kur nach lebte. Hier empfiehlt er Bettine das Gleiche. Man kann sich allerdings fragen, ob der Tipp, auf Zwischenmahlzeiten zu verzichten, die beste Idee für ihren Magen war. Weiterhin empfiehlt er ihr auch generell Schonung: Sie solle weder zeichnen noch des Nachts lesen.[324] Offenbar hält er selbst die von ihr so geliebte künstlerische Tätigkeit für zu anstrengend.[325] Der verschobene Tag-Nacht-Rhythmus konnte tatsächlich schädlich sein, was man seit den antiken Überlegungen zu einer gesundheitsförderlichen Lebensweise wusste. Ziemlich verärgert reagierte er auch auf ihre Nachtreisen, die bei einer „Reise zur Herstellung der Gesundheit" ganz unangemessen seien, „denn mit dem Magenkrampf kämpfend solltest Du wohl keine Nächte durchgereist haben, insbesondere bei Regenwetter".[326] Als er später von ihrem Umweg „in krankem Zustande" über Kassel zu den Gebrüdern Grimm erfährt, bemerkt er nur, das könne er nicht loben.[327] Sie selbst hatte berichtet, dass sie über die Scherze der Grimms vor Schmerz nicht lachen konnte. Achim bemerkte passend, sie wäre besser ins Bad gefahren, um sich dort einige Tage mehr zu erholen. Unangemeldet mit der dreijährigen Armgart, die sie aus Berlin mitgenommen hatte, bei ihrer ebenfalls kranken, außerdem derzeit stillenden Schwester Meline in Frankfurt aufzutauchen, deren Mann außerdem dauernd kränkele, sei auch kein Ausweis vernünftiger Planung. Für den dortigen Aufenthalt rät er ihr erneut, sich zu schonen, auf „wilde Sprünge" zu verzichten und sich durch all die angenehme Geselligkeit nicht angreifen zu lassen. „Gesellschaften [...] regen unvermeidlich zu sehr an, während der Brunnen alle Lebensgeister ins Gleiche und Gemäßigte bringen soll."[328]

Insgesamt hält er sie wohl für nervlich überbeansprucht. Diese Vorstellung passt gut zum zeitgenössischen Konzept der wegen ihres „schwachen Geschlechts" schonungsbedürftigen Frau.[329] Man mag seine Äußerungen von Sorge um die Ehefrau für paternalistisch halten, nachvollziehbar sind sie im Lichte von Bettines früher so dramatischer Selbsteinschätzung ihres Gesundheitszustandes und ihrer in Frankfurt weiter andauernden Magenkrämpfe. Die hielten sie „an Brust und Magen" noch eine Woche derart im Griff, dass sie nun gar nicht mehr fahren konnte.[330] Bettine scheint jedenfalls mit dieser Reise zur Kur entschieden weitere persönliche, familiäre und gesellige Zwecke zu verfolgen, die letztlich übrigens genauso gesundheitsförderlich wirken mochten wie die Bäder selbst. Sie passten aber nicht gut zu Achims eher an strengeren Gesundheitsregeln orientierten Verhaltensmustern.

Jedenfalls entschieden sich nach einem Zwischenaufenthalt im Sommerhaus der Brentanos in Winkel am Rhein Mitte August einige Verwandte, Bettine nach Schlangenbad, der traditionellen Sommerfrische der Familie, zu begleiten. Das sei weniger überfüllt und deshalb auch preislich günstiger als das ursprünglich in Aussicht genommene Bad Ems. Auch Claudine Piautaz war wieder von der Partie. Achim hatte gehofft, dass sie dabei sei, denn ihre Präsenz werde Bettine guttun. Belangvoll für die Wahl des Ortes mag auch gewesen sein, dass ein Arzt Bettine empfohlen hatte, Emser Wasser zu trinken, in Schlangenbad aber zu baden und anschließend Schwalbacher Wasser zu trinken. Demgegenüber wären Bäder im Emser Wasser in ihrer Lage schädlich.[331] Die einzelnen Mineralwässer und -bäder wurden also differenziert als Trink- oder als Badekuren genossen. Offenbar hatten die Ärzte sehr genaue Vorstellungen von deren Wirkungen.[332] Sie konnten sich dabei auf die zeitgenössischen chemischen Analysen stützen, die therapeutischen Wirkungen wurden in der Bäderliteratur beschrieben.

Bettine hatte offenbar gehofft, Armgart bei ihrer Schwester Meline zu lassen. Deren Kinder hatten aber Keuchhusten, so dass man sie tunlich fernhielt.[333] Bettine lobt nun die Briefe Achims und der Kinder mit ihren guten Nachrichten als Krönung ihrer „Gesundheits Kuhr [sic!]" in Schlangenbad. Magen- und Brustkrämpfe seien ausgeblieben.[334] Sie sei so krank angekommen, dass sie sich „kaum aus dem Wagen erheben mochte".[335] Bereits nach dem ersten Bad sei es ihr aber viel besser gegangen. Achim berichtet daraufhin auch seinem Schwager Savigny erleichtert, aber offenbar noch ein bisschen skeptisch, Bettine „meint eine recht wesentliche gute Einwirkung von Bad und Brunnen zu spüren".[336] Im September beginnt Bettine dann ein ambivalentes Spiel um die Verschiebung des Rückreisedatums, zunächst von Mitte auf Ende September.[337] Am 9. September heißt es dann: Die Ärzte seien zwar mit dem Ergebnis des Bades schon zufrieden, würden aber noch zwei weitere Wochen in Bad Schwalbach empfehlen. Bettine ziehe es aber vor, nach vier Wochen Badekur lieber zu ihrer Frankfurter Familie zurückzukehren, die Ende August aus Schlangenbad abgereist war, denn die Verwandten seien eine so angenehme Gesellschaft gewesen, dass ihr das jeden Tag einen „Zuwachs an Gesundheit" erbracht habe.[338] Drei Tage später berichtet sie ganz gelöst, sie sei jeden Tag anderthalb Stunden in naturbelassenem kalten Wasser mit Sophie, der 18-jährigen Tochter ihres Bruders George, „tanzend oder auch duellierend", während sie anfangs noch lauwarm gebadet hatte. Abends bade man erneut, verzichte auf das Abendessen, mache aber „wohl eingehüllt im Mondscheine eine Promenade".[339] Von ihrem erstgeborenen Sohn Freimund erwartet sie Briefe, „damit er sich gewöhnte, Nachricht von sich zu geben".[340] Dann schiebt sie das Datum der Rückkehr auf den 10.10. hinaus.[341] Beruhigend fügt sie hinzu: „Mein Aufenthalt im Bad hat mich nicht viel gekostet; so hab ich Dir denn zwei Fäßchen Wein bestellt. Ein Aarbleicher und ein Mosel."[342] Ahrwein und Moselwein – eine reizende Entschädigung für den Gatten von der „treuen Frau und Freundin Bettine".

Bettines Gesundheitszustand und Gesundheitsvorsorge nach der Kur

Kaum einen Monat von der Kur zurück, die schließlich zweieinhalb Monate dauerte, beschwert sich Bettine im November, das Wetter sei zu schlecht und ihre Gesundheit ebenfalls, um eine neue Wohnung zu suchen.[343] Das Einzige, was Achim für sie tun konnte, war, ihr weitere Reisestrapazen zu ersparen: Er schickte ihr wegen des schlechten Wetters einfach keinen Wagen, um sie zu schonen.[344] Im folgenden Jahr hoffte er übrigens, dass die Kälte sie von ihren Nervenübeln heilen möge.[345]
    Jedenfalls hat sie wohl nach der Kur wieder verstärkt an ihre künstlerischen Interessen angeknüpft. So ließ sie sich im Februar 1825 ihren Zeichentisch nach Berlin schicken.[346] In dieser Zeit erfahren wir eher indirekt auch etwas über Bettines Gesundheitsvorsorge. Damals wies Achim bei Überlegungen zur Beschäftigung von Personal beiläufig darauf hin, dass Bettine wieder bade. So gebe es für die Dienstboten ja genug zu tun.[347] Im April setzte er allerdings kritisch hinzu, ins Freie zu gehen, sei besser als alle Bäder.[348] Offenbar hatte Bettine aber eine sehr hohe Meinung von den heilsamen Wirkungen des Badens. Achim lockt sie schließlich im Sommer 1826 zu sich nach Wiepersdorf mit dem bezeichnenden Argument: Die Badewanne stehe vor ihrem Zimmer bereit, damit sie „mit Bequemlichkeit diesen heilgen Dienst verrichten" könne.[349]

Bettines Gesundheitszustand im folgenden Sommer
während der „Hirnentzündung"

Die familiären Belastungen ließen aber offenbar keine richtige Erholung zu. So brach im Jahr nach der Schwalbacher Kur bei den Arnims die bereits erwähnte „Hirnentzündung" der Kinder mit den extremen Belastungen für Bettine aus. In diesem Mai hatte Bettine wieder Magenbeschwerden, zu deren Heilung Achim „Schmalbier" sandte.[350] Im Juli fühlte sie sich „stark zu allem wie jede Bauersfrau", da sie schlicht niemanden hatte, der ihr helfen konnte.[351] Dann müsse es eben so gehen. Aber im August, nachdem alle Kinder die Familienepidemie durchgestanden hatten, klagte sie über Kopfweh und Fieber.[352] Es folgte ein Rückfall mit Kopfweh und Zittern, weshalb sie drei Tage im Bett verbrachte und von Wolfart schließlich Opium erhielt, was ihr recht bald aufgeholfen haben soll. Auch fragte sie sich angstvoll, ob sie schon wieder schwanger sei, weil der Arzt „merkwürdige Umstände" so deutete. Offenbar irrte der sich, wie wir mittlerweile wissen. Das zeigt aber, wie unsicher damals auch ein Mediziner über den Beginn einer Schwangerschaft sein konnte. Die Ängste bezüglich einer weiteren Schwangerschaft waren auch jenseits der damit zusammenhängenden Anstrengungen sehr reell. Im Monat zuvor hatte sie berichtet, dass die Frau Canitz (1787–1825) im Kindbett verblutet sei, was sie natürlich niederschlug.[353] Das war die Mutter, mit deren Kindern die Achims nicht mehr spielen durften, weil sie bereits vor der Geburt ihres Kindes eine Ansteckung mit Masern befürchtete.[354] Das Sterberisiko stieg jedenfalls bei jeder weiteren Geburt an.[355] Eine andere

Variante des Unglücks berichtete Bettine später. Damals war der mit ihr weitläufig verwandten „Berta Lützow [1793–1830] ihr jüngstes vier Monate altes Knäbchen in 24 Stunden an der Lungentzündung und wahrscheinlich an den heftigen Mitteln gestorben". Entsetzt ließ sich Bettine sogar während einer ihrer besonders schwierigen Lebensphasen im Frühjahr 1830 zu dem Ausruf hinreißen: „Gott sei Dank für alles Hauskreuz, wenn damit die Schuld, die wir an das Schicksal abzutragen haben, getilgt ist, und ich will gern mich mit der Wirtschaft placken und Notstreiche, die die Kinder in ihrem Übermut begehen, ertragen, wenn es damit abgemacht ist."[356]

Jedenfalls bemerkte sie im Sommer 1825 erfreut, ihre Melancholie, ein wiederkehrendes Motiv, habe sich gemildert.[357] Fieber und Erbrechen blieben aber, Brausepulver half nicht viel weiter, und sie konnte nicht essen und nicht schlafen, so dass sie sich bald wieder miserabel fühlte.[358] Im kalten Dezember wünschte sie sich lieber Lämmerwolle aus Wiepersdorf für einen Wintermantel, den sie damals vermisste, als Baumwolle.[359] Das war fraglos eine vernünftige Überlegung, wenn man einen richtig warmen Mantel haben wollte. Im Dezember beschrieb sie ihren Gesundheitszustand erneut als mäßig, tröstete sich aber damit, dass es ihr ja auch schlechter gehen könnte; wieder war sie schlaflos.[360] Deshalb mache sie auch keine Anstalten, ein Logis zu finden, und wartete lieber auf seinen für Weihnachten vorgesehenen Besuch.[361]

Achim zeigt im folgenden Januar durchaus Gespür für ihre Bedürfnisse. An die Grimms schreibt er, Bettine kränkele immer noch etwas, doch scheine „es jetzt etwas besser zu gehen, seit sie wieder Marcellosche Psalmen singt, oder vielmehr dient dies als ein gutes Zeichen".[362]

Aber sie kränkelt auch im Frühjahr weiter: „Ich [...] habe Gichtschmerzen am Kopf, das ganze Gesicht mit Gichtpapier belegt und mich dadurch sehr garstig gemacht, die Zeit wird hoffentlich alles wieder ins Gleis bringen."[363] Gichtpapier wurde mit öligen Extrakten bedampft, denen man Heilwirkungen zusprach. Sie wusste also eines der gängigen Hilfsmittel zu nutzen, für die damals auch in den Zeitungen geworben wurde. Kurz danach „tobt" es trotzdem schon wieder in Bettines „Zähnen und geschwollenem Gesicht".[364]

Ansonsten taucht beim Nachdenken über ihre Lage wieder der Wunsch nach einer Reise, „der Sehnsucht nach dem unbekannten Lande", auf. Im folgenden Abschnitt erklärt sie dann genauer, dass sie sich wünscht, im Sommer noch einmal zu Goethe zu reisen, bevor dieser sterbe.[365] Die Lust, ihn wiederzusehen, beschäftige sie schon den ganzen Winter. „Ich möchte gar zu gern diesen Sommer noch etwas für meine Gesundheit tun, wenn ich also bald einen Abschluß machen kann, so tue ich's gewiß. Neues kann ich Dir auch nichts mitteilen, als dass die Wanzen in solchem Maß bei uns zugenommen haben, dass die Nacht gewöhnlich zwei bis drei Mal Jagd auf sie gemacht wird. Dies ist mir gar nicht gesund, und schon deswegen möchte ich mich von hier entfernen." Sie will also nach der Anmietung eines neuen Quartiers schleunigst die Stadt verlassen.[366] Im folgenden Schreiben legt sie noch einmal nach: „Die armen Kinder sind oft ganz übersät und ich muss sie [die Wanzen] ihnen absuchen."[367] Sie selbst sei krank vor Müdigkeit.[368] Man ahnt, was sie für gesundheitsförderlich hielt: Ende August 1826 reist sie tatsächlich für zwei Wochen zu Goethe nach Weimar und erfreut sich der Geselligkeit seines Kreises.[369] Das mag sie etwas für ihre einsamen Pfingstfeiertage entschädigt haben. Da war sie, als die Kinder in Wiepersdorf weilten und auch die Savignys nach Kunersdorf abgereist waren, „mit einer Zeichnung beschäftigt, die zu einem Frauenverein für die Griechen verkauft wird“.[370] Man sammelte in Berliner Schulen nämlich für deren Freiheitskampf, mit dem sich auch Bettine identifizierte. Das mochte sie an den Tiroler Widerstand erinnern, für den sie in München geschwärmt hatte. Gleichzeitig zeigt sich hier erstmals ein – wenn auch noch indirektes – politisches Engagement, das Bettine trotz ihrer familiären Beanspruchungen einging.

Erneut Familienzuwachs (1827)

Das nächste Jahr brachte in dieser Hinsicht neue Herausforderungen für die schon am Rande ihrer Möglichkeiten laborierende Mutter von bereits sechs Kindern. Sie litt Anfang Januar 1827 „an angegriffenen Nerven, so dass mir immer grün und blau vor den Augen ist; manchmal befällt mich der Wahn, ich sei schwanger, und dann erfüllt mich eine unsägliche Angst, die ich gern mit einer anderen Krankheit umtauschen möchte. Du kannst denken, wie einsam es bei mir ist, meine Wohnung wird geflohen von Alt und Jung, wie wenn die Pest darinnen wär.“[371] Kühnemund hatte nämlich Scharlachfieber, allerdings seine Brüder und die Mädchen noch nicht. Diese Krankheit führte also sofort dazu, dass andere wegen der Ansteckungsgefahr ihr Haus mieden. Aufgrund ihrer früheren Erfahrungen vermutet Bettine sehr früh eine Schwangerschaft, denn das Kind kommt erst achteinhalb Monate später zur Welt. Im Gegensatz zum Arzt irrte sie nicht. Jedenfalls stellt sie sehr deutlich klar, dass sie keine weitere Schwangerschaft mehr will. In Anbetracht der bisherigen Schwangerschaften, die teilweise unerwartet waren, fragt man sich allerdings, welche Kenntnisse das Paar über Verhütungsmethoden hatte. Achim kam jedenfalls umgehend am 9. Januar 1827 mit den Kindern für fast zwei Monate zurück nach Berlin. Er riet ihr: „Schone Dich, nimm Dich vor Gesellschaften in Acht, sie greifen Dich an, suche Dir freundlichen, belebenden Umgang.“[372] Offenbar bangte er erneut um Bettines Neigung, sich in Gesellschaften aufzuregen, was ihm während der Schwangerschaft besonders problematisch erschien. Er kam später darauf zurück.

Bettine erbrach sich im dritten Monat 20-mal an einem Nachmittag und schlief schließlich über dem Gefäß, in das sie sich erbrochen hatte, ein. Wegen Zahnschmerzen von Maxe konnte sie aber in der folgenden Nacht nur anderthalb Stunden bis zur Ankunft des Wagens aus Wiepersdorf morgens um 8 Uhr schlafen. Sie bat sich im März ein zusätzliches Bett aus, das für einen Krankenwärter oder Arzt notwendig sei.[373] Immer wieder beschwerte sie sich wegen der anstehenden Wohnungssuche, die notwendig geworden sei, weil man die geforderte Mieterhöhung umgehen wollte. Sie schlug deshalb vor, einen Hauskauf zu erwägen, fand aber die Angebote eines Agenten ganz unbefriedigend.[374] Bereits Mitte März „fangen die

Leute an zu merken, dass ich sehr dick werde".[375] Ärger mit dem diebischen Personal veranlasste sie, die „Speisekammer und alles selbst unter Schlüssel" zu nehmen, verwies aber gleichzeitig auf ihre nunmehr bessere Gesundheit.[376] Arnim kommentierte das, gewürzt mit diätetischen Empfehlungen: „Über Deine bessere Gesundheit und Heiterkeit bin ich herzlich erfreut, erhalte Dich darin. Überlauf Dich nicht, aber nimm Dir täglich das Besehen von ein paar Quartieren oder Häusern vor, so hast Du Bewegung, die Dir sonst wohl fehlt."[377] Erneut unterstreicht er hier seine auch zu anderen Gelegenheiten geäußerte Hochschätzung täglicher Spaziergänge. Bettine hingegen schämte sich, „in solcher Gestalt" allein durch die Straßen zu gehen. Demnach entsprach es ihrem großbürgerlichen Selbstverständnis nicht, als (erkennbar) Schwangere unbegleitet auf der Straße unterwegs zu sein.

Stattdessen beschwerte sie sich, der Packesel der Familie zu sein, und klagte über einen Mangel an Gesellschaft – statt über ein Zuviel an Geselligkeit, wie Achim anscheinend annehme: „Wenn mich etwas krank macht, so ist es eher diese unausgesetzte Einsamkeit, dieses Brüten und Nachdenken über meinen Zustand. Zu nervenschwach, um mit der Nadel zu arbeiten, ohne Bücher, ohne Menschen, ohne Aussicht in die Ferne als bloß Schmerzen, ist die modernde grüne Wand meines Zimmers der trübe Spiegel meiner Seele [...] es ist keine Frau, die weniger Prätensionen macht, allein mein Leib erlaubt mir nicht, mich über mich selbst zu erheben."[378] Das nächste, siebte Kind werde das letzte sein. Als neutraler Leser ist man nach all diesen Beschwerden doch etwas erstaunt, zu erfahren, dass sie meint, keinerlei Ansprüche zu stellen. Diese Spannung zwischen einer Selbstdarstellung als bedürfnislos und dem steten Klagen über ihren Zustand bzw. Vernachlässigung durch Achim prägt den Briefwechsel bis zur Geburt.

Im April weilte Achim erneut in Berlin. Direkt nach seiner Abfahrt beschwerte sich Bettine gleich wieder, dass er nicht schreibe und damit ihren kurzatmigen Zustand verschlimmere.[379] Dem Partner wird hier vorgeworfen, für eine Verschlechterung ihres Gesundheitszustandes verantwortlich zu sein. Gleichzeitig berichtet Bettine stolz von ihrem Abend „mit Schlegel, Schinkel, Rauch, Tieck, Varnhagen pp. bei der Helvig", der sicher besser als Achims ländliche Vergnügungen gewesen sei.[380] Zwar schafft man, wie berichtet, nun einen Esel, „der milcht", an, aber Achim wird ständig mit neuen Vorwürfen bearbeitet: „Du müsstest etwas besorgter um mich sein den Umständen nach." Schließlich habe sie „die ganze Nacht mit Erbrechen und Durchfall" zugebracht. Und als seine Rückkehr nach Berlin wieder länger auf sich warten lässt, als ihr das recht ist, kommentiert sie: „Ich habe mich schon darauf gefaßt gemacht, Dich nicht eher zu sehen bis zum Wollmarkt, aber dann sollst Du auch gleich Deinen Dienst zum Wochenbett antreten."[381] Der Wollmarkt war für Achim ein wichtiger Termin, weil er sich damals darum bemühte, seine Wolle meistbietend in Leipzig oder Berlin abzusetzen. Gleichzeitig insinuiert Bettines Formulierung, dass Achims Besuche in Berlin offenbar nur in Verbindung mit Absatzbemühungen für die Landwaren zustande kommen.

Ihre eigene Situation empfand sie im Mai als dramatisch: Unterleibskrämpfe hätten sie alle Viertelstunde auf den Nachtstuhl gezwungen, wo sie „falsche Wehen hatte […] Wolfart meinte, ich dürfe mich unter 3 Wochen nicht vom Fleck rühren." Offenbar hält sie der Hausarzt für sehr ruhebedürftig und will möglicherweise eine Frühgeburt verhindern. Bettruhe hätten die Hausangelegenheiten aber nicht zugelassen, so habe sie „die Krankheit in 6 Tagen stehenden Fußes abgemacht".[382] Bettine war also tapferer, als es der Arzt empfahl.

Achim hatte offenbar von den gegenwärtigen und den weiteren zu erwartenden Belastungen auch genug. In Gedanken wünschte er sich Anfang Juni auf die Schnellpost zu den Grimms, was sich aber wegen seiner Vaterpflichten nicht machen lasse. So klagt er, „kaum habe ich ein paar freie Tage hier, so finden sich die Kinder als Ferienreisende hier ein und ich bin festgenagelt. Und im Herbst, da wird wieder eins erwartet, da geht die Sorge wieder an, die diesmal nicht klein ist, da meine Frau sehr schwächlich geworden."[383] Offenbar spielt er damit auf das Sterberisiko im Kindbett an, das bei jeder weiteren Geburt stieg. Statistisch wurde der Eintritt eines solchen fatalen Ereignisses nun immer wahrscheinlicher, was den beiden einfach aus der Beobachtung ihrer Lebenswelt nicht verborgen geblieben sein dürfte.

Bereits am 9. Juni rechnete Bettine sich aus, dass die Geburt auf Ende August zu terminieren sei. Diese Annahme traf sehr genau zu.[384] Sie empfand es als besonders bitter, dass ihr nun durch einen Brief der Savignys aus Italien, den der neue Gärtner streng interpretierte, der Zutritt zu deren Garten untersagt worden war. Achims Versuche, das als Missverständnis aufzuklären, beruhigten sie nicht, so dass ihm nichts anderes blieb, als gesellig mitzuweinen, „wie es einem anständigen Ehemanne geziemt".[385] Am 19. Juli verlangt Bettine, dass Achim bald die Kinder abholen lassen soll: „Es ist meiner Gesundheit das Wesentlichste, dass ich zum wenigsten in etwas die Last gemindert habe, und wenn ich auch bis jetzt noch nicht zu Grund gegangen bin, so vermehrt es meine Kräfte nicht, und ich werde bei der Niederkunft dran zu leiden haben." Auch sie spielt also auf die Möglichkeit des Todes im Kindbett an. Es folgt der Hinweis auf mehrtägige Halskrämpfe, die sie am Essen hinderten, und Erbrechen.[386] Achim solle die Kinder dann auf dem Landgut behalten, bis er selbst nach Berlin zurückkomme, sonst würde ihr alles zu viel.

Dieser schlug vor, in Wiepersdorf eine Amme zu suchen, da dort „böse Krankheiten" sich fast nie fänden, „wie mir noch neulich der Dr. Wustand versicherte".[387] Johann Traugott Ernst Wustand (1785–1878) war aus Dahme gebürtig und hatte nach dem Medizinstudium in Halle und Berlin als Militärarzt in Napoleons Diensten, u. a. beim Übergang über die Beresina, praktische Erfahrungen gesammelt. 1817 kehrte er als approbierter Arzt und Operateur in seine Heimatstadt zurück, wo schon sein Vater Amts- und Stadt-Chirurgus gewesen war.[388]

Achim hatte zu dem fast gleichaltrigen Mediziner also Kontakt und setzte den Hinweis auf ihn also als Bekräftigung für die eigene Argumentation ein, ähnlich wie Bettine das früher tat. Gegen Bettines Unlust am Essen empfahl Achim: „Sonst rate ich Dir, alle Tage Dir irgend eine Speise von Jäger oder aus dem Caffee Royal holen zu lassen, das kostet wenig und reizt die Esslust als eine Neuigkeit z. B. Beefsteak, Makkaroni, Pasteten. Auch halte Dir etwas zum Imbiß an Zervelatwurst, einen bitteren Magenschnaps. Frage die Pistor, was gut schmeckt, und genieße es mit Heiterkeit."[389] Bemerkenswert, dass hier u. a. einige Pastasorten als kulinarische Neuigkeiten in Berlin aufgezählt werden. Von der Gefährdung von Föten durch Alkoholgenuss wusste man damals noch nichts.

Skeptisch zur Wirkung seiner Essensempfehlungen fuhr Achim fort: „Das sind alles gute Vorschriften aber nicht immer ausführbar, so ist es auch der Wunsch, dass Du Dir gute Freundinnen hättest schaffen können und erhalten. Leider hast Du alle den vorübergehendsten Eindrücken und Scherzen hingegeben, keiner ein dauerndes Gefühl zugewendet." Er ergänzte dies durch eine Aufzählung der guten Seiten der in Frage kommenden Freundinnen: die Bärensprung, Schleiermacher, Pistor, La Roche, Lützow, „alles Leute, von denen Du Dich getrennt hast um nichts". Bettines wiederholte Beschwerden über Vereinsamung konterte er also mit dem Hinweis auf erfreuliche und förderliche Kontakte: „Ich verlange [statt Scherzen und Geistprunkerei] stilles, festes, wohlwollendes und treu bewahrtes Vertrauen in jeder Gesellschaft, wo ich mich wohlbefinden soll" – und legt ihr für ihren Umgang eine entsprechende Orientierung nahe, die man auch als Beschreibung seines eigenen Verhaltens in Gesellschaft interpretieren kann.[390] Ihr wirft er Witze zu Lasten Dritter als mangelnde Rücksichtnahme und außerdem intellektuelle Angeberei vor.

Damit hatte er allerdings ein Themenfeld eröffnet, das Bettine zum Anlass einer langen Epistel nahm. Nunmehr mit „felsenfester" Konstitution und in ungewohntem Hochgefühl, antwortete sie: „Ach wie wenig kennst Du diese Menschen und mich, wenn Du glaubst, daß mir aus solchem Umgang Heil erwachsen könnte."[391] Die Freundinnen würden sie allenfalls darin bestärken, sich über die Zumutungen ihres Daseins zu beschweren, was sie aber keineswegs tun wolle.[392] Die Meusebach sei ihr besonders lieb, könne ihr aber nicht helfen, die Pistor sei ihr auch lieb, La Roche und Lützow hingegen zum Gähnen langweilig. Die Gattin des Bürgermeisters Bärensprung scheint sie für so wenig interessant zu halten, dass sie sie nicht einmal erwähnt. Dann holt sie zu einer Grundsatzerklärung aus: Sein Hinweis auf fehlende Freundinnen zeige nur sein schlechtes Gewissen. Großmütig fuhr sie – im sprachlichen Duktus eines Gerichtsurteils – fort: „Ich spreche Dich hiermit frei von aller Pflege, aller Sorge um mich, so wie ich im Herzen schon lange getan habe; nie hab ich Dir einen Vorwurf daraus gemacht, dass Du nicht wie andere Ehemänner manches für mich tust, aber die Menschen, die Du mir zur Gesellschaft aufdringen willst, die kommen mir häufig mit solchen Klagen über Dich, und wundern sich, dass ich es zugebe, so allein gelassen zu werden." Da sie eine Entbindung in Wiepersdorf ausschließt, scheint sie mit dem Hinweis auf die erstaunten Freundinnen hier erneut zu beanspruchen, den Aufenthaltsort für die ganze Familie zu bestimmen.

Was sie wirklich belaste, sei ganz anderes: „Wäre Deine Sorge [um mich] begründet, so wäre es eine Schande, wenn Dir irgendein Geschäft dringender erschiene als das, mich zu erhalten." Statt sich im Kleinkram der Gutswirtschaft zu verbrauchen, solle er sich um sie kümmern. Schlimm sei, „was er an sich selbst versäume".[393] Statt wieder „verjüngt unter den Göttern zu wandeln", rede er vom Altwerden und erfülle pedantisch die Landgeschäfte. Offenbar entsprach er immer weniger dem Bild, das sie sich von ihm weiterhin zu machen wünschte. Sie könne das Gut mit dem Verwalter genauso erfolgreich wie er bewirtschaften. Und zur Bekräftigung dieser Aussage führt sie als Beweis ihre Selbständigkeit in ihrem Ressort an – und charakterisiert paradoxerweise Achims Präsenz als geradezu überflüssig, da er nur allenfalls „mitseufzen" könnte: „Ich habe Dir schon oft bewiesen, dass ich der Not gewachsen bin; wenn die Kinder krank waren, so hab ich besser allein ausgehalten, als wenn einer an meiner Seite geseufzt hätte, und wenn mir ein größeres Unglück widerfahren sollte, wofür mich Gott gnädig in Schutz nehmen möge, so will ich das Bitterste gern allein schmecken."[394] Nach dieser Formulierung scheint sie hier eher an die Möglichkeit zu denken, dass er oder ein Kind stirbt, denn an eigene Risiken im Kindbett. „Die Stunde der Schmerzen wird so glücklich vorübergehen wie die 6 andern, ich werde ein schönes Kind haben, auf das ich mich schon im voraus freue, stillen will ich es selbst, nur wenn ich keine Milch habe oder es nicht gedeiht, nehme ich eine Amme."[395] Die Auseinandersetzung um das Stillen beginnt diesmal schon vor der Geburt – nicht erst zum Zeitpunkt des Abstillens. „Wenn ich mäßig stille und eine gute Wärterin bei dem Kinde habe, wird es wahrscheinlich besser gehen, als Du denkst."[396] Bettine erwartet, dass er nach der Geburt sechs Wochen lang in Berlin bleibt, deshalb solle er nicht zu früh kommen.[397] Im Juli wird dann der junge Ranke als die „treuherzigste, wohlwollendste Gesellschaft" charakterisiert, der „kömmt die Woche ein paar Mal".[398] Als Beitrag zu den Geburtsvorbereitungen wird Achim aufgetragen, ein Federbett und 20 Ellen ungebleichte Leinwand zu schicken.[399] Anfang August teilt sie mit: „Eine Kinderfrau habe ich mir gemietet, dafür geht das Hausmädchen ab."[400] Und schließlich bittet sie als „anständiges Wochenpräsent" um einen Spiegel, der hinter Achims Pult in Wiepersdorf verborgen sei, nimmt aber an, dass er ihn ihr nicht überlassen werde.[401]

Gisela wurde am 30.8.1827 geboren, nicht ganz genau an Goethes Geburtstag, wie es sich Bettine gewünscht hatte. Geburtshelfer war diesmal Georg Ph. G. Hauck (1783–1848), wohl der beste Fachmann vor Ort, denn er leitete seit 1817 das Berliner Hebammeninstitut. Außerdem war eine Wickelfrau zugegen. Bereits am Tag nach der Geburt stand fest, dass Bettine stillen konnte, wie Achim seinem Schwager von Savigny mitteilte.[402] Die Anzeige der Geburt bei den Freunden in Kassel gab Achim Anlass, den Grimms ein Sprichwort mitzuteilen: „Das Vieh und die Kinder soll man nicht beschreien, sagt unser Landvolk, das heißt seine Gesundheit und Schönheit nicht rühmen, weil das dem Teufel einen Lusten macht, es zu verderben."[403] Anschließend lobt der stolze Vater trotzdem sein „kleines Mädchen als einzig" und meint, es soll „allen Teufeln zum Trotz zu einem frommen Kinde, Jungfrau, Frau, Mutter, Großmutter gedeihen – alles durch Gottes Gnade".[404] Die Lebensbahn des weiblichen Kindes hätte in ihrer damals scheinbar so zwingenden Perspektive nicht zu einem früheren Zeitpunkt charakterisiert werden können.

Bald stellte sich ein alter Freund, den Bettine seit einem Treffen in Giebichenstein im Jahr 1811 kannte, bei der jungen Mutter ein. „Steffens ist auch hier, er besuchte mich gerade wie ich meinem Kindchen die Brust gab, ich machte keine Umstände, ihn anzunehmen, es rührte ihn diese Scene so, dass er mir den reinsten Kuß der Unschuld auf die Stirn drückte. So erzählte er bei einem Diner bei Albertis, wobei er sich sehr wunderte, dass ich meine Kinder selbst pflegte; ich ward daher zum allgemeinen Gespräch."[405] Steffens selbst beschrieb seine Beziehungen zu Bettine im neunten Band seiner 1844 veröffentlichten Erinnerungen so: „Ihre reiche, höchst eigenthümliche, seltsame, aber zügellose Phantasie riß mich hin, ich konnte mich ihr dann völlig hingeben, wir gelangten gemeinschaftlich in wunderbare Regionen, und ich erwachte aus einem solchen Gespräche, wie aus einem leichten anmuthigen Traume. Blitzähnliche Gedanken fuhren während des Traumes durch meine Seele, wanden sich aus den mancherlei wechselnden bunten Gestalten hervor, und erhielten sich wohl auch in der permanenten Form des Begriffs nach dem Erwachen." Mittlerweile seien ihre Lebensansichten aber so unterschiedlich, dass es keinen derartigen geistigen Austausch mehr gebe.[406]

Es ist nicht ganz klar, worauf sich Steffens' Verwunderung und diejenige der Berliner Gesellschaft beziehen kann, dass Bettine ihre „Kinder selbst pflegte". Es könnte das Stillen sein, das allerdings gerade damals eine von bürgerlichen Frauen erwartete Leistung war. Jedoch weist der oben zitierte Vorschlag von Achim, eine Amme zu nehmen, darauf hin, dass man diese Verpflichtung vielleicht doch weniger eng sah, als es das Preußische Landrecht regelte. Ansonsten hatte Bettine ja Personal. Ob man der 42-Jährigen nicht mehr zutraute, zu stillen, wäre eine andere Möglichkeit. Jedenfalls war der Weimarer Herzog erstaunt, dass Bettines „Zeit des Gebärens noch nicht versiegt" sei.[407]

Wie dem auch sei, bald charakterisiert sie sich in einem Schreiben an Ranke ganz gelöst, wenn auch etwas erschöpft in ihrer erneuten Mutterrolle: „Heute ist der fünfte Sonntag seit meines Kindes Geburt. Arm und Bein müde, die Augen voll Schlaf, die Kehle voll Wiegenlieder, werde ich selbst zum Kinde, das sich wundert, in dieser heimvollen Welt zu sein, statt sich zu beklagen."[408] In dieser guten Stimmung teilt sie ihrer „liebsten Schwester" Meline sogar mit: „Ich bin glücklich, obschon alle andre Menschen die so von weitem meinem Tagwerck zusehen nicht in meiner Haut steken mögten meine Haut hat aber noch eine ganz besondere Eigenschaft die diesem Gelichter wohl besonders wünschenswerth seyn mögte, […] nehmlich: sie veraltet nicht, Du glaubst nicht wie schön weiß ich bin und wie jung ich aussehe und auch bin; das macht die Jahre haften nicht an mir ich ducke mich so unter der Zeit weg."[409] Wenig später wähnt sie sich „sehr glücklich" über die guten Ergebnisse ihrer Kinderpflege: Gisela sei ein Vierteljahr alt und noch nicht einmal krank gewesen. Gleichzeitig beschwert sie sich bei Achim über seine Abwesenheit: „Du siehst vielleicht nicht ein, wie wesentlich mirs ist, dass Du hier bist, weil ich Dich so selten habe."[410] Nach sieben Monaten hat die nun „Heiderlitzchen" Genannte „ein Zähnchen ohne Kranksein", wird allerdings zwei Monate später „sehr krank bei Durchbruch des zweiten Zahns".[411]

Achim erkundigt sich nach neun Monaten Stillzeit wieder vorausschauend nach einer Kinderfrau, die er „zum Entwöhnen des Kindes empfehlen könnte".[412] Bettine meint dazu zwei Monate später abwehrend: „Unser Heiderlitzchen hat sich zum Erstaunen der Welt auf die Beine gemacht und läuft seit 8 Tagen alleine; noch will es die Brust nicht missen."[413] Sie wäre eines der äußerst seltenen Kinder, das derartige

Wünsche hätte und äußern würde. Nach gut elf Monaten ist das Laufen eigentlich wenig erstaunlich, die Begeisterung der Mutter aber nachvollziehbar. Zum Geburtstag des nunmehr bereits laufenden Säuglings sieht sich Achim erneut veranlasst, an das Ende der Stillzeit zu erinnern: „Herzlich freut mich daß Heiderlitzchen läuft, jetzt ist es Zeit zum Kuhpockenimpfen und dann zur Entwöhnung."[414] Gleichzeitig unterstrich Bettine wieder aus Berlin, wie erschöpft sie sei: „Abends bin ich immer so müde, dass ich mich nicht anziehen mag, um zu Savigny's zu gehen, besonders da ich weiß, dass ich Niemand dort versäume, der mir interessant wäre."[415] Und weiter: „Heiderlitz spricht schon, ans Impfen und Abgewöhnen denk ich vor der Hand nicht."[416] Offenbar sieht sie keinen Zusammenhang zwischen dem Stillen und ihren Ermüdungserscheinungen, jedenfalls thematisiert sie das nie so. Im Dezember hat sie dann beim Nachhausegehen von der Helvig sogar einen Unfall: „die ganze Treppe herunter gefallen, Ellenbogen, Knie, Kopf und Hüfte geschunden, geschwollen oder braun und blau".[417] Über Bettines Umgang mit der fast Dreijährigen erfahren wir später, dass Achim sich wieder Sorgen um die Zuckerportionen macht, die Bettine bei Maxe bekanntlich als Belohnungsmethode eingesetzt hatte. Nach allgemeinen Erziehungsempfehlungen für die anderen Kinder rät er explizit: „Dem Gieselchen gib nicht zuviel Zucker."[418]

Achims Gesundheit

Wie bereits in den ersten Ehejahren erfahren wir wenig über Achims Gesundheitszustand. Immerhin macht er deutlich klar, was er sich wünscht, damit es ihm gutgehe. Bei Bettine beschwert er sich nämlich, dass sein Bruder ihn unsinnigerweise mit einem Pächter besuche und das mal wieder ausgerechnet zu einem Zeitpunkt geschehe, zu dem er arbeiten wollte. Es scheine ihm gerade so, als gebe es einen Anti-Genius, der ihn und sein „bescheidenes Wirken nicht mehr auf der Welt dulden wolle".[419]

Nutzte Achim früher Schwefelbäder, die rheumatische Beschwerden lindern sollten, so erfahren wir während Bettines Badereise nach Frankfurt, dass er während des Sommers in Wiepersdorf zwei Sorten Bäder brauche, das Schwitzbad und ein Hühnerschlammbad.[420] Leider sagte er nicht, für welche Zwecke. Im Winter 1825 plagten ihn wieder rheumatische Schmerzen am linken Ellenbogen, die er zunächst nicht beachtete. Dann habe ihn „der Kerl" so stark gepackt, dass er nicht mehr reisen konnte. Auf Wustands Rat hin habe er acht Blutegel gesetzt. Daraufhin habe die Heftigkeit des Schmerzes fast augenblicklich nachgelassen, allerdings nicht die Empfindlichkeit.[421] Achim nahm für seinen Arm nun wieder Schwefelbäder und wollte Mitte Dezember noch nicht nach Berlin reisen, um sich nicht zu erkälten.[422] In einem Dankesbrief an Wilhelm Grimm für ein Buch mit irischen Elfenmärchen greift Achim amüsiert ein Motiv aus diesem Werk auf, um die Herkunft seiner Beschwerden einzuordnen: „Ich erhielt es, als ich an gichtischem Schmerz im Arme litt, und wußte nun gleich, woher dieses Uebel. Es war nämlich die Strafe der Elfen für den mit künstlichem Pfluge umgerissenen Rasen, worauf sie zu tanzen pflegten."[423] Immerhin klingt darin auch als romantisches Motiv eine gewisse Skepsis an, sich mit großem Gerät die Erde untertan zu machen.

Im Oktober dieses Jahres plagten ihn ähnliche Beschwerden, die er aber eher ironisch kommentierte: „Ich bekam heftigen rheumatischen Schmerz im Fußgelenk und kurierte mich mit Schilling'schen Schriften und Separations-Terminen."[424] Leichte Unterhaltungsliteratur von Friedrich Gustav Schilling (1766–1839), dessen gesammelte Werke in den 1820er Jahren erschienen, und die von Achim wenig geschätzten Arbeiten zur Landaufteilung mit den Hintersassen waren hier als gezielte Ablenkung also das Mittel der Wahl, denn viel anderes blieb ihm nicht übrig: „Einige rheumatische Schmerzen halten mich inne; der Fliedertee und ein Bad taten gute Wirkung. Gern hätte ich in diesem Jahr eine Heilquelle besucht, aber die schlechten Wollpreise machten es untunlich."[425] Achim nutzt also ebenfalls Gesundheitstees. Ansonsten muss er akzeptieren, dass er wegen der geringen Einnahmen keine Badereise antreten kann. Aus Krankheitsgründen verzichtete er sogar auf eine Tour zu seinem Verleger und Freund Hartmann (1794– noch 1865). „Durch mein Unwohlsein ist mir die Fahrt nach Leipzig, welche ich vorhatte, gehindert worden; mit Hartmann hoffe ich alles abzumachen."[426]

Bettine bleibt offenbar auch in diesen Jahren überzeugt, dass Achim unbedingt aus der von ihr so gesehenen Enge des Landlebens befreit und zu größeren Taten und besserer Gesundheit gebracht werden müsse. So empfiehlt sie wiederholt im Mai 1825 eine Fahrt in die Sächsische Schweiz, die Achims Wohlbefinden fördern soll.[427] Er hingegen versagt sich wegen der Kinder im September eine Reise dorthin, die dafür noch zu klein seien, so dass es dann für alle kein Genuss würde.[428] Im folgenden März empfiehlt Bettine erneut eine Reise, diesmal nach Kassel, was gemeinsam mit Savigny gut zu organisieren sei. Sie nimmt das zum Anlass, ihm wieder ins Gewissen zu reden. Er mache in Wiepersdorf aus sich einen „schlechten Ackergaul". Die Kinderbetreuung sei nur eine Ausrede, das könne Kampz mit dem Auftrag, diese genau zu beaufsichtigen, ebenfalls machen; ansonsten müssten die Kinder halt rechtzeitig wieder nach Berlin geschickt werden. Sie wisse nicht, was die Kinder dann noch entbehrten.[429] Aber auch aus diesem aufgenötigten Reiseprojekt wird nichts.

Stattdessen betont Achim immer wieder, wie zuträglich er das Landleben für sich findet. So heißt es im Herbst des Jahres ziemlich provokativ an die Adresse der fernen Ehefrau, „war ich vorgestern beim Prediger zur Kirmes, wo in Pfänderspielen viel geküsst wurde, was mir sehr wohl schmeckte".[430] Ein halbes Jahr später wurde der Gutsherr Gevatter bei der Tochter seines Gutsnachbarn auf Hohenahlsdorf, Alexander Ferdinand von Erdmannsdorf (1774–1845), namens „Anna Isidora, deren Heil ich künftig bedenken soll und wahrscheinlich ebenso vergessen werde wie das meiner übrigen taufbescheinigten Kinder, denn wer hat zu allem Zeit, Bökkekaufen und Kindtaufen, das geht nicht zusammen."[431] Ziemlich launig kommentiert er diese „Ehre" und gibt sich als leicht überforderter Junker und nicht sehr pflichtbewusster Pate zu erkennen. Bettine reagiert postwendend: „Ich schicke Dir Crème de Perse, eine Pomade, die ganz vortrefflich für die Haare ist, ich bitte Dich reib Dir den Kopf dann und wann damit ein, damit Du Dein Haar nicht zu früh verlierst."[432]Anscheinend legt auch sie Wert darauf, dass an dem mittlerweile 46-jährigen Achim die Spuren des Alterns nicht zu leicht sichtbar werden. Dessen pragmatische Gesundheitsregeln lernen wir anlässlich einer Lieferung zu enger Stiefel aus Berlin kennen: „Alle verdorbenen Füße kommen von zu engen Stiefeln in der Jugend."[433] Auch hier wird die Gesundheitsvorsorge wieder längerfristig gedacht.

Eine Badereise aufdrängen

Im Jahre 1827 steht bei Bettine eine Erbschaft an. Sie erklärt, mit diesem Geld im Rükken werde sie Achim eine Reise „befehlen". Dieser stuft solche Perspektiven schlicht als Luftspiegelungen ein und verweist auf seine Verpflichtungen, die er recht amüsant als „das ehrenvolle aber sehr schwere Gehänge von Kindern" charakterisiert.[434]

Im folgenden Jahr hören wir wieder nur wegen einer verschobenen Abfahrt nach Berlin über ein kleines Unwohlsein: „Mich überdeckte nämlich in einer Nacht bei geringem Fieber eine Art Ausschlag, rote Flecken über den ganzen Körper, besonders dicht auf der Brust, wie ihn hier die Kinder in der Umgegend, unter anderem bei Kessler hatten, ohne dass man aber von Gefahr hört. Ich brauche deswegen auch keinen Arzt, nahm abends Fliedertee und die Schwitzpulver von Wolfart und wurde in vier Tagen, doch nicht ohne Fieber, von dem Übel frei. Ob dies nun Scharlachfieber gewesen oder ein Friesel oder was sonst, weiß ich nicht, denn Kesslers hatten ebenso wenig einen Arzt befragt, sondern Flieder und den lieben Gott walten lassen." Er freut sich, so Gisela nicht gefährdet zu haben.[435] Fliedertees wurden getrunken, um zu schwitzen, was hier also durch Tee und das vorrätige Pulver des Berliner Arztes doppelt befördert werden soll. Mus von Fliederblüten wurde auch gegen leichte Masern- und Scharlachkrankheit eingesetzt.[436] Diesmal wagt Bettine eine Diagnose seiner Krankheit, die „gewiß nichts anderes als das Scharlachfriesel ist, da Du gar kein Halsweh noch Übelkeit gehabt. Maxe hatte es auch."[437]

Im folgenden April war Achim wohl den ganzen Monat in Berlin. Im Mai wurde es dann mit Bettines Drängen auf eine Reise ernster. Sie hatte einen Kredit von George, ihrem älteren Halbbruder, erhalten. Bezeichnenderweise wird das ihrem Schwager, Savigny, nicht ihr selbst direkt mitgeteilt: Sie werde diese 500 Taler nun bei Mendelssohn bis zu seiner Badereise stehenlassen, „damit dir dies kein Hindernis wird, etwas für Deine Gesundheit so Notwendiges zu tun; also richte Dich ja ein, dass Du dieses Jahr es nicht versäumst, ich kann und darf es nicht dulden, dass Du in deinen besten Jahren, mit einem so kräftigen Leib so viel Krankheitsstoff in Dir beherbergst." Offenbar soll die Kur also dem Abführen von „schlechter Materie" aus dem Körper dienen. Durchaus paradox schließt sie diesen Brief aber mit dem Hinweis: „Unser Kindchen scheint Dich diesmal nicht so schnell zu vergessen. Wenn es in Deine leere Stube kommt, so ruft es ernsthaft: Papa!"[438] Ob er da länger wegfahren sollte? Achim meint derweil abwägend: „Mit meiner Gesundheit geht es im Ganzen besser, doch abwechselnd nach der Witterung."[439]

Bei seinen rheumatischen Beschwerden dürfte ihn die Feuchtigkeit weiter geplagt haben. Außerdem schläft er vor lauter Sorgen nicht mehr gut. „Wenn ich
nachts erwache, quält mich wie eine seltsame Schwermut, was die Kinder in den
Schulen werden pecciert haben, diese Leiden hatte ich nie geahndet, ich kannte
aus meiner Natur, welcher Eifer zur Ordnung mich mit der Schule ergriffen, und
dachte, es müsse so mit allen Menschen sein."[440] Ihm wurde nun langsam klarer,
dass mit der Überstellung der Jungen in eine öffentliche Bildungsinstitution externe
Anforderungen und Bewertungen an die Kinder herangetragen wurden, die bei der
früheren Erziehung im Haus keine so große Bedeutung erlangen und zu Problemen
führen konnten.

Ansonsten zieht er sich auf seine Unentschlossenheit bezüglich der von Bettine
gewünschten Kur zurück und möchte die Kosten in einem engen Rahmen halten:
„Über meine Badereise bin ich mit mir selbst noch nicht einig, in jedem Fall würde
ich für den Juli nicht fortkommen und wähle vielleicht als das Wohlfeilste eines
der schlesischen Bäder."[441] Bettine legt umgehend entschlossen nach: „Mache Dich
übrigens gefasst, dass ich Dich diesmal nicht loslasse von Deiner Badereise. Denn
mir jeden Augenblick eine Wahrscheinlichkeit zu denken, dass Du unter fremden
Menschen krank liegst, ist mir zu peinigend. Deine Anlage zur Gicht hat jährlich zugenommen, ich würde mich schämen, je an meine Gesundheit zu denken, wenn ich
nicht alles täte, um Dich zuvörderst zu einer so wesentlichen Fürsorge zu bewegen,
und so könnten unsere Kinder um Vater und Mutter zu früh gebracht werden."[442]
Sie hat also offenbar recht weitgehende Befürchtungen. Jahr für Jahr nähmen seine
rheumatischen Beschwerden zu, und das könne die Kinder noch um ihren Vater –
merkwürdigerweise auch um die Mutter – bringen. Dabei beruhigt sie ihn hinsichtlich seiner Sorgen. Die gemeinsamen Kinder seien besser, als er denke: „Ich muß
Dich also nochmals vermahnen, nicht noch Deine Gesundheit mit Sorgen zu schwä-
chen, sondern Dich Deines Glückes zu freuen."[443]

Das hängt für den Großagrarier durchaus auch vom Wetter und von Tierplagen
ab. Hatte er im Juni noch auf eine gute Ernte gehofft, wenn keine Heuschrecken
kämen, so war im Juli diese Hoffnung dahin, denn „Heuschrecken, Hagelschlag
und Bauten hemmen noch alle meine Schritte zu den Bädern. [...] Gegen die Heuschrecken wird der Krieg in Gräben geführt", was sicher keine gute Rheumatherapie
war.[444] Statt zu kuren, muss er sich mit den Folgen des Hagels in der Assekuranzsa-
che wegen eines Feldes befassen.

Bettine rührt das alles wenig, sie drängt umgehend weiter auf die Reise, schließlich habe er im letzten Winter keinen Tag ohne Leiden zugebracht; im nächsten
Jahr würden die Beschwerden sicher noch schlimmer werden. Außerdem meint sie,
dass die beiden älteren Söhne gegen ein Versprechen, gefährliche Verhaltensweisen
zu meiden, sogar ein paar Tage allein in Wiepersdorf bleiben könnten: „Ich sage
Dir zum letzten Mal, Du bist Dir und Deinen Angehörigen schuldig, diesen Sommer menschlich mit Menschen und für Deine Gesundheit zu verwenden. Und nun
verliere ich kein Wort mehr, denn es kränkt mich, dass Du, der krank an Leib und
an irdischen Sorgen ist, gar nicht dazu kommen kannst, einmal diesen Sorgen zu

entgehen […] Du musst Dir die größten Vorwürfe machen, wenn Du im nächsten Winter krank wirst. Du lebst nicht wie ein Mensch, Du kannst Dir nichts zu Gefallen tun, und deine eigene Seele wird Dich einmal anklagen, dass Du unmenschlich gegen Dich gehandelt hast."[445] Das ist sehr streng und soll offenbar bei dem verantwortungsbewussten Gutsherren und Familienvater Schuldgefühle wecken, damit er endlich auch einmal an sich selbst denkt. Konsequent drängt sie bereits im nächsten Brief wieder auf die Reise, indem sie auf Achims Freund Pistor als möglichen Reisepartner verweist. Nach einem weiteren Aufenthalt in Berlin hat sie Achim dann offenbar überredet. Zur Fahrt mit den Kindern nach Wiepersdorf berichtet er: „Bis zum Halleschen Tor musste ich weinen über das trostlose, sich immer neu gestaltende Gesindeelend unserer Berliner Wirtschaft, so etwas giebt es in ganz Berlin nicht."[446] Er fügt dann aber hinzu: „Sobald das Dringendste hier verrichtet, reise ich."

Achims Badereise nach Aachen im Juli 1828

Tatsächlich fuhr er dann trotz der anstehenden Erntezeit Ende Juli aus Wiepersdorf ab. Er muss also das Gefühl gehabt haben, dass er durch den Verwalter ausreichend vertreten werden konnte, und es dürfte ihm wirklich nicht mehr gutgegangen sein. Allerdings war seine Abreise mit neuen Aufregungen verbunden, denn Freimund wollte dem Vater wohl etwas besonders Gutes tun und veranstaltete ein Feuerwerk. Das hätte fast zu einem Unfall geführt, da in der dafür verwendeten Kiepe eine Flasche mit einem halben Pfund Pulver lag, die „leuchtete, knallte, prasselte". Sie platzte zum Glück nicht auf, da sie gut verkorkt war – anderenfalls hätte sie alle schwer verletzen können. Achim nahm das zum Anlass einer – wie üblich etwas – strengen Bewertung dieser gutgemeinten Verabschiedung durch seinen 16-jährigen Erstgeborenen: „Vielleicht ist der Unfall doch so viel nütze, dass sich die Kinder überzeugen, wie viel nötige Vorsicht ihnen zur Feuerwerkerei noch fehlt."[447]

Aus Giebichenstein, wohin er Ende Juli aufgebrochen war, schreibt er in Erinnerung an die dort gemeinsam mit Bettine verbrachte Zeit, insbesondere vor der Geburt des ersten Kindes: „Wenn wirs auch an den Kindern nicht merken, daß wir alt werden, so merken wirs doch an den Bäumen, sagte ich zu Bartels. Der verstand aber an den Beinen und ich sagte, dass er auch recht habe, denn wenn ich's nicht an den Beinen merkte, so hätten mich keine acht Pferde nach Aachen fortgerissen."[448] Das Rheuma steckte also nicht nur in den Armen, die bisher ausschließlich in der Korrespondenz erwähnt worden waren. Bereits in dem nahe bei Halle gelegenen Giebichenstein nutzte Achim zwei Tage lang das Solebad, was ihm guttat.[449] Der lange geplante Besuch bei den alten Freunden in Kassel kam auch zustande. Ähnlich wie vorher Bettine schätzt auch Achim den Wert der Geselligkeit mit ihnen höher ein als die direkte Umsetzung therapeutischer Kurmaßnahmen: „Drei gute Tage, die ich hier mit Grimms verlebte, haben mich mehr erfrischt als drei Bäder, die ich dadurch versäumte."[450] Während Bettines Reise zur Erholung von ihren Magenbeschwerden hatte er jedoch solche Präferenzen bei ihr kritisiert. Die Frau von Wilhelm Grimm „stillt selbst" den kleinen Herman, der übrigens später Gisela von Arnim heiraten wird.[451] Interessant ist hier, dass ihr Name, Dorothea (geb. Wild), von Achim nicht genannt wird. Jakob Grimm sei trotz eines rheumatischen Schmerzes in der Brust zu einer „Badereise, die ihm gewiß wohltäte, nicht zu bewegen, doch braucht er einzelne warme Bäder, die ihm wohltun".[452] Nachdem Achim sich selbst zur Kur entschlossen hat, wird er offenbar auch zum Propagandisten für diese Art der Gesundheitspflege – oder er will zeigen, dass andere ebenfalls sehr lang zögern, bevor sie sich zu solchen Aufwendungen entscheiden.

In Aachen angekommen, schickt er umgehend die Vollzugsmeldung: „Zweimal habe ich schon den Zauberbecher getrunken, zweimal lag ich im Schwefelbade. Es scheint, dass das Wasser eine bedeutende Einwirkung hat, ich fühle mich von den heftigen Schweißen, die es erregt, fast ermattet."[453] Als Indikationen für das Aachener Wasser nannte der Badearzt unter 15 anderen auch Rheumatismen und Hämorrhoidalbeschwerden.[454] Ansonsten betonte er, wie sehr sich das Bad auch baulich während des letzten Jahrzehnts verbessert habe. Dort traf Achim den leberkranken Johann G. Schadow (1764–1850), der das Modell für die Quadriga auf dem Brandenburger Tor modelliert hatte. Das Ehepaar habe eines ihrer drei Kinder verloren, mit den beiden anderen machte sie nun die Kur. Achim würde sich gerne wie sie im einige hundert Meter entfernten Burtscheid einmieten, aber die dortigen Quellen böten kein Schwefelbad, um das es ihm besonders gehe. Das einzige Zimmer, das er in Aachen ergattern konnte, war klein und hatte nur wenig Sonneneinstrahlung, und das während ziemlich regnerischer Wochen. Ansonsten freut er sich, seinen alten Freund Steffens wiederzutreffen, und berichtet angetan vom Einfluss Schinkels auf den örtlichen Theaterneubau.[455]

Bettine liegt sicher richtig mit ihrem Schreiben von Mitte August, dass „das einzige, was Dir zu Deiner vollkommenen Glückseligkeit mangelt, wahrscheinlich die Überzeugung ist, daß es uns allen wohlgehe, dessen kann ich Dich nun versichern." Nach Informationen über eine geplante Reise von Clemens, der aber zeitig wieder in Frankfurt zurück sein werde, fügt sie streng hinzu: „Bei dieser Gelegenheit mahne ich Dich und bitte mirs aus, dass Du nicht aus übelverstandener Sparsamkeit allenfalls zu früh wieder wegreisest, sondern ich erwarte, dass Du Dich umsehest und was Dich gelüstet zu sehen Dir nicht versagest [...] dass Du menschlich gegen Dich wärest."[456] Erneut legitimiert sie ihr Ansinnen damit, dass Achim nur das menschlich Richtige tue. Vielleicht war ihre früher erwähnte Bemerkung, er mache sich zum Ackergaul, nicht nur metaphorisch gemeint. Sie hält die – übrigens bei Männern weitverbreitete – Tendenz, sich ständig zu viel aufzuladen, schlicht für unmenschlich. Damit vertritt sie dezidiert ein Konzept, das heutzutage unter dem Label „work-life-balance" propagiert wird.[457]

Achim nutzt tatsächlich die Gelegenheit, etwas zu sich selbst zu kommen und sich genauer um seinen Körper zu kümmern: „Ich habe eine Berieselungsmethode mit dem heißen Wasser erfunden, die Nachahmer findet. Indem ich nämlich die Dusche für die meisten Fälle zu gewaltsam glaube, brauche ich das allerdings auch empfindliche Überströmen der kranken Teile mit dem heißen Quellwasser."[458] Demnach hatte er offenbar immer noch akute Beschwerden. Interessant ist übrigens die damalige Laufzeit eines Briefes für die 630 km von Berlin bis nach Aachen. Sie betrug nur fünf Tage.

Der Regen in Aachen beunruhigte Achim erheblich, denn er fürchtete, dass auch seine Ernte in Brandenburg darunter leiden würde. Aber mit guten Nachrichten zu diesem existentiellen Problem und einer Verlängerung des Mietkontraktes für die Wohnung in Berlin im Rücken drängte Bettine erneut auf eine Fortdauer der Reise. Achim könne das ggf. mit Savigny organisieren, der die Niederlande bereisen wolle:[459] „Wenn Du vernünftig bist und Dich nicht gebärdest wie ein kleines Kind, was schreit wenn es sich so weit verläuft, dass es des Vaters Haustür nicht mehr erkennen kann", so werde sie einen weiteren Teil ihrer Erbschaft dafür bereitstellen. Achim, dessen Verhaltensweisen hier nun metaphorisch immerhin vom Tier zum Kind aufgewertet werden, bemerkt dazu, offenbar bereits ziemlich erholt: „Auch hat das ganze sorgenlose Umherschweifen einen so eigenen Reiz, dass ich am Ende die Sorgen verlerne."[460] Nach den gezielt beruhigenden Nachrichten aus Berlin entschließt er sich denn auch, eine vierte Woche in Aachen zu vollenden.[461]

Zwei Wochen später kommt er auf seine Berieselungsmethode zurück, bei der er sich „vom Kopfe am Rückgrate, nach Armen und Beinen, das heiße Wasser so lange ich es ertragen kann, überlaufen" lässt. Dabei sei „das Seltsamste, dass während die Badebücher sehr ängstlich sind wegen Eintauchung des Kopfes in ein gewöhnliches Bad, umgekehrt der Kopf am allerunempfindlichsten gegen das heiße Wasser sich zeigt, was sich ganz natürlich erklärt, da er den verschiedensten Wärmegraden von Jugend an ausgesetzt wird. Die Ärzte hier und in den Niederlanden sind noch viel dümmer als die unsern. Der berühmteste der Niederlande verbot einem Niederländer, der an einem mäßigen Rheumatismus litt, alles Ausgehen, so dass der Mann gänzlich elend wurde, vor jeder kalten Luft erbebte und sich viel schlechter befand, als da er angekommen."[462] Demgegenüber habe ihn sein Freund Steffens zu einem zehnstündigen Ausritt animiert, der ihm sehr gutgetan habe. Achim hatte sich offenbar mit schriftlichen Anleitungen zum Baden auseinandergesetzt, hielt aber seine eigenen Erfahrungen für aussagekräftiger und zutreffender. Mit seiner Art, das Wasser zu nutzen, versuchte er offenbar noch eine etwas andere Anwendung als die „aufsteigende Douche", die das im gleichen Jahr erschienene „Taschenbuch für Badegäste" empfahl.[463] Dort waren außerdem Trinkkuren und Halbbäder neben den Vollbädern vorgesehen.

Seine eigenen Erfolge nahm er zum Anlass einer verallgemeinernden Ärzteschelte, die deren unzureichende Beachtung der Abhärtung und der Körperertüchtigung aufspießte. Demgegenüber sei die Empfehlung des offenbar in Aachen praktizierenden holländischen Arztes, den Patienten ganz zur Ruhe zu verpflichten, grundfalsch, ja geradezu gesundheitsgefährdend. Sie widersprach auch der gängigen Diätetik, die auf einen Ausgleich zwischen Bewegung und Ruhe, also Balance, setzte. Diese konnte man nach Ansicht des mittlerweile gesünderen Achim auch durch einen einmaligen weiteren Ausritt erreichen.

Bettine betonte in einem weiteren Schreiben aus Berlin erneut, wie gut alles in Wiepersdorf auch ohne Achim funktioniere. „Gruhl schickt sehr regelmäßig den Wagen und besorgt alles aufs beste, wenn er auf dem Lande ebenso ist, wirst Du nichts versäumt finden."[464] Achim solle sich während seiner mittlerweile angetretenen Rheinfahrt an dem schönen Herbst erfreuen und den „Refrain" seiner „jugendlichen Begeisterung am Rhein" nicht überhüpfen und so viele Trauben essen, wie er könne, denn „da bleiben, wo es einem zu sein wohlgefällt, ist nach Gottes Willen leben, denn da ist eine innere Stimme, auf die man horcht." Damit bekommt ihr Wunsch, Achim zu mehr Lebensfreude und Geselligkeit zu veranlassen, auch noch himmlische Weihen. So beglückwünscht sie sich Ende September selbst zu ihrem erfolgreichen Projekt, Achim wieder ihrem idealisierenden Bild seiner Person angenähert zu haben: „Deine Briefe weisen es aus, wie höchst nötig Dir eine Ausflucht war, Du bist wieder zu Dir selbst gekommen [...] Verlasse den Rhein nicht, ohne die Weinlese mitgemacht zu haben, und exerziere Dich ein wenig im Vagabundenleben, das Deiner höheren Existenz so notwendig ist."[465]

Achim laborierte derweil sehr viel prosaischer in Wiesbaden wegen seines Schmerzes am Arm, der mit Bädern erfolgreich und schneller als normalerweise bekämpft wurde.[466] Bei dieser Gelegenheit erlebt man ihn wieder als Laiendiagnostiker: Bettines Bruder Christian, mit dem er die Zeit dort zusammen verbrachte, „badet wegen Schmerzen, die er in der Nierengegend zu empfinden glaubt, die ich aber für einen sehr unbedeutenden Rheumatismus halte".[467] Ansonsten hält er ihn für einen eingebildeten Kranken.[468] Auf der Rückreise traf er Mitte Oktober noch seinen alten Freund Clemens von Brentano in Leipzig bei Geselligkeiten im Hause Görres. Clemens sei ganz der Alte, wenn auch etwas rundlicher und ergraut. Er neige leider weiterhin dazu, in Gesellschaft über Leute so zu scherzen, dass sie sich nachher unter vier Augen darüber beschweren. Da er aber den witzigen Effekt bevorzuge, könne man befürchten, dass er trotz seines großen Talents für Geselligkeit später allein bleibe.[469] Erinnert man sich an Achims frühere Kritik an Bettines Verhalten in der Berliner Gesellschaft, muss man annehmen, dass er mit dieser Charakterisierung seines alten Busenfreundes durchaus Nebenabsichten mit Blick auf seine Gattin verfolgt. Gleichzeitig unterstreicht er damit noch einmal die hohe Bedeutung von Geselligkeit, nicht nur für den Kredit, sondern auch für ein gedeihliches Altern.

Die Bilanz der insgesamt fast dreimonatigen Badereise fällt nach der Rückkehr im Dezember allerdings dann doch ziemlich ernüchternd aus: Anlass ist der „Gram unserer unglücklichen Hauswirtschaft" und das „elend im Hause" sowie das Gefühl verpasster Chancen: „Ich habe durch die Sommerwitterung sehr viel von meiner Schäferei verloren, vielleicht hätte ich das Übel mindern können, wäre ich nicht ins Bad gereist. Es sollte nun einmal nicht sein, wenn ich nur irgend eine Frucht spürte von dem Bade."[470] Zu diesen „Nachwehen" über seine Badereise liest ihm Bettine mächtig die Leviten, wie sie selbst schreibt.[471] Er hätte die Tiere dort lediglich sterben sehen und seine „Gesundheit doppelt zerrüttet. Schiebe nur mir nicht zu, daß Du bist nach Aachen gegangen, denn es war Dein Wille, und meiner war nur der einer Reise mit dem Gebrauch eines Bades verknüpft, und wenn es mir nach geht,

so machst Du nächsten Sommer noch eine Nachkur."[472] Damit verschiebt sie Achims wenig konstruktive Trauer über die entgangenen Möglichkeiten von der Reise
an sich auf den – wohl von ihm eigenständig ausgewählten – Ort Aachen, der es
ihm ermöglichte, einen alten Freund wiederzutreffen. Immerhin geht er jagen und
berichtet: „Mit meiner Gesundheit geht es jetzt gut, ich bin gestern von Morgen bis
fünf Uhr umhergelaufen, habe aber keine Folgen in den Beinen gespürt. Außerdem
habe ich mir einige Methoden angewöhnt, die mich schützen; ich lasse mich beim
Mittagessen durch nichts stören und empfange ich Abends Briefe, die mich irgend
beunruhigen, so lasse ich sie bis zum Morgen liegen, so wird der Frieden der Nacht
erhalten."[473] Er nimmt sich also mehr Zeit für ungestörte Mahlzeiten und schottet
sich ein bisschen gegen die belastenden Nachrichten ab, beides für Achim offenbar
neue Techniken der Selbstsorge. Im folgenden Sommer entscheidet sich Achim jedoch – mit Verweis auf die Schäfereiverluste im Vorjahr – gegen eine Reise.[474]

Fragt man danach, welche Störungen und Sorgen sich Achim lieber vom Leibe
halten wollte, dann ist eine der möglichen Antworten die folgende Mitteilung an
Bettine: Siegmund hatte bei der Ankunft in Wiepersdorf eine Geselligkeit des Ver-
walters und seines Bruders Freimund mit einigen Nachbarn demonstrativ gemieden und stattdessen unbesonnen und gedankenlos dahergeredet, was die Leute sehr
verärgert habe. Das tue er öfter. „Wenn ich nun denke, […] wie er mir in Schulen
und mit den Bedienten mehr Ärger gemacht, sich selbst mehr Zurücksetzung und
erniedrigende Behandlung zugezogen hat als all die anderen Kinder zusammenge-
nommen, wenn ich sein aufsätziges [sic!] Wesen gegen Dich sehe, so kommt mir
eine Art Grauen, was aus dem Siegmund werden soll. In sich trägt er ein unseliges Selbstgefühl, als wenn er schon etwas sei, spricht höhnisch über die Jüngeren
ab und hat nicht die kleinste Ahnung, was ihm nicht bloß in Kenntnissen gegen
andere seines Alters fehlt, sondern wieviel von wohlwollender Gesinnung gegen andere ihm abgeht. Ihm wäre eine strenge Klostererziehung wie in Schul-Pforta zu
wünschen gewesen, doch nun ist es zu spät. Versuche wenigstens, wenn Du ihn
aufmerksam machst auf sein verkehrtes Wesen, und was wirkt, ob Du ihn zur Vernunft bringst."[475] Allerdings fand Bettine bei Freimund heraus, dass die Ausgangs-
geschichte für diesen väterlichen Ausbruch von Sorgen ganz anders war: Siegmund
wollte Leute meiden, die ihn mit Zoten traktierten, die anzuhören er als beleidigend
empfand.[476] Der 16-Jährige mochte sich zwar noch unausgewogen selbst einschätzen, aber er versuchte jedenfalls, eine gewisse Distanz zu den „unanständigen Reden"
des Personals zu entwickeln, und verschwieg dem Vater gegenüber aus Scham deren
Gegenstände, was seine Mutter zu einer Lobrede auf den charakterstarken Filius veranlasste. Die Episode deutet darauf hin, dass Achim sich vielleicht manchmal doch
etwas mehr Sorgen machte als notwendig, was sicher seiner Gesundheit nicht guttat.

Savignys Leiden, Kuren und Behandlungen

Einstellungen zu Gesundheit und Krankheit werden zusätzlich sehr gut anhand der Einschätzung des Verhaltens Dritter erkennbar. Gleich zu Beginn unseres Untersuchungszeitraumes taucht der Schwager Savigny im November 1824 mit einem ziemlich massiven Gerücht wieder in der Korrespondenz auf. Es heißt, er sei auf der Reise wahnsinnig geworden; tatsächlich war er in guter Gesundheit.[477] Das hielt aber nicht lange an, denn im folgenden Januar fühlt er sich so unwohl, dass er tagelang auf dem Sofa liegt.[478] Sobald er aufstand, hatte er Erstickungsanfälle, gegen die er ein Brechmittel verschrieben bekam, das bei einer anderen Patientin aus dem Bekanntenkreis geholfen hatte. Allerdings hält der gemeinsame Hausarzt Wolfart die Symptome nicht für schwerwiegend.[479] Achim wollte seinem Schwager gerne helfen und ließ sich „viele Arzneimittel" durch den Kopf gehen. Schließlich riet er ihm, „Blutegel an den Hintern zu setzen, die ihm in Töplitz so wohltätig waren"; seine „Beklemmung" sei „nur gehemmter Blutumlauf". Achim stellt also auf der Basis der Humoralpathologie seine Diagnose. „Dann aber soll er zu Hahnemann nach Koethen reisen, denn gerade Savigny, der sich in seiner Lebensweise so genau nach ärztlicher Vorschrift richten kann, würde von seiner Methode am leichtesten gründlich zu kurieren sein. Spanische Fliegen auf dem Rückgrat täten ihm auch gut, hauptsächlich aber Entwöhnung vom Staatsrat, mit dessen langweiligen Sitzungen er sich nun lange genug gequält hat."[480] Diese Art Arbeit hält Achim also für geradezu gesundheitsschädlich. Man mag seine Arzneiempfehlungen für relativ beliebig halten und ihnen im Einzelnen keine zu große Bedeutung beimessen. Trotzdem ist es interessant, welche Mischung Achim hier anbietet. Es sind gängige Verfahren, die Savigny wie die Blutegel offenbar bereits an einem renommierten Kurort ausprobiert hatte. Den spanischen Fliegen schrieb man eine aktivierende Wirkung zu, um störende Materie aus dem Körper zu ziehen, was lokal, aber auch z. B. gegen rheumatische Kopf- und Gesichtsschmerzen wirken sollte.[481] Alles das wären recht indirekte Zugänge zu den berichteten Symptomen. Offenbar hatten die Beteiligten die Vorstellung, dass man diese nicht direkt, sondern eher auf Umwegen behandeln musste.

Interessant ist in diesem Zusammenhang Achims Einschätzung der Homöopathie. Der mittlerweile in Köthen lebende Arzt Samuel Hahnemann hatte diese Heilweise in den 1790er Jahren entwickelt und dank seiner Publikationen und Heilerfolge, die sich herumsprachen, zu einer weithin bekannten Methode gemacht. Achim nahm an, dass für eine erfolgreiche Behandlung ein besonders regelkonformes Verhalten nach Anweisung des Arztes notwendig sei. Das traute er Savigny möglicherweise zu, weil ihm seine beruflichen Verhältnisse große Freiräume gestatteten, vielleicht aber auch, weil er seine Persönlichkeit für passend hielt. Er nahm wohl an, dass er bereit war, solche Vorgaben genau zu beachten. Wir wissen nicht, ob Savigny diesem Rat damals folgte, jedenfalls taucht er bis Ende März nicht in den Krankenjournalen auf, in denen Hahnemann die Behandlung seiner Patienten sorgfältig notierte.[482] Das spricht eher gegen eine Behandlung. Auch dem Staatsrat, dem der Rechtswissenschaftler seit 1817 angehörte, hat der pflichtbewusste Jurist nicht entsagt. Dort wurden Gutachten zur Beratung der Regierung angefertigt, und es sollte die Einheitlichkeit der Verwaltung gewährleistet werden.[483] Die ermüdenden Sitzungen hinderten ihn aber an der Forschung, die politischen und Hofintrigen frustrierten ihn zunehmend. Die dadurch entstandene fortdauernde Überforderung hielt er selbst für eine Ursache seiner besonders seit 1822 zunehmenden Krankheiten.[484] Jedenfalls versuchte er sich seit Februar und weiter im April mit russischen Bädern gegen seine andauernden Kopfschmerzen zu helfen.[485] Es dürfte sich dabei um Dampfbäder gehandelt haben. Nach einem Bad in Branntweinschlempe fühlte er sich „ganz vollkommen wohl", aber das hielt offenbar nicht lange vor.[486] Als Savigny mit Bettine im November 1825 im Tiergarten spazieren ging, meinte sie, dass er trotz seines Kopfwehs mittlerweile immerhin humaner als vor seiner Reise zur Kur nach Wiesbaden sei.[487] Offenbar war er trotz seines Dauerschmerzes zwischenzeitlich umgänglicher geworden.

Aber auch diese Tour hatte keinen dauerhaften Erfolg, so dass er im April 1826 wieder mit Kopfweh nach Göttingen abreiste.[488] Bettine macht sich Sorgen um seinen Zustand und hofft, dass er eine Kur in Karlsbad antritt. Sie befürchtet aber, dass ihre Schwester Gunda das hintertreiben könnte, weil sie „keinen Glauben zu dem Gebrauch dieses Bades hegt".[489] Die ältere Brentanotochter war also weniger als Bettine vom Sinn der Badekuren überzeugt und hatte vielleicht die dauernden längeren Aufenthalte der Familie außerhalb Berlins satt. Savigny selbst hegt bald weitere Reisepläne, die ihn im Winter nach Neapel, ggf. auch einen Teil der Familie nach Paris bringen könnten.[490] Bereits im Herbst des Vorjahres hatte er von einer Reise nach Florenz und dann weiter durch Italien gesprochen.[491] Mochte Bettine vielleicht für sich und Achim ähnliche Möglichkeiten erträumt haben, die ihr finanziell verschlossen waren, so wird ihre Einschätzung der tatsächlichen Leiden des Schwagers im weiteren Lauf des Frühsommers doch kritischer: „Seine ganze Krankheit besteht jetzt in Hypochondrie, die freilich auch Krankheit ist."[492] Hypochondrie hatte damals nicht die Bedeutung einer nur eingebildeten Krankheit, worauf schon ihre Formulierung hindeutet.[493] Sieht man sich die verschiedenen Stellen an, wo Bettine den Begriff gebraucht, dann lässt er sich wohl am besten als Niedergeschlagenheit oder Melancholie deuten, die – besonders bei ihren Beschreibungen von Achim – mit einer Antriebsschwäche verbunden wird. Allerdings korrigiert sie sich auch bald wieder: „Er hat manchen leidenden Augenblick, wo er vor Schmerzen stöhnt."[494]

Mitte Juli reist er dann, mit einem neuen hellgrünen Reiserock angetan, tatsächlich mit der ebenfalls neu eingekleideten Gattin und Tochter ab. Der verdienstvolle Hauslehrer Rudorff, der auch Bibliotheksrecherchen für den großen Gelehrten erledigt hatte, wurde nach Bettines Eindruck von ihrer Nichte und dem wohlhabenden Ehepaar geizig abgefertigt, indem man ihn kühl verabschiedete und umgehend aus seinem Zimmer komplimentierte.[495] Auch hatte man den Haushalt so von Vorräten entblößt, dass Bettine Lebensmittel und Holz nachliefern musste. Den Geiz bei den anderen bemerkte sie offenbar sehr wohl. Bettine hatte sich allerdings vorher geärgert, dass sie das Logis von Savigny nicht während deren längerer Abwesenheit übernehmen konnte. Sie bemerkte, sie wolle mit dieser Anfrage „dem Savigny, dem nun das Glück geworden ist, die schöne Zeit für seine Gesundheit zu verwenden", keine unangenehme Viertelstunde machen.[496] Vor dem Hintergrund ihrer eigenen „gänzlich zerrütteten Nerven" und Schlaflosigkeit mag man das auch als eine etwas neidische Bemerkung deuten.

Wie geplant verbringt man zunächst vier Wochen in Karlsbad, wo der gesundheitlich angegriffene Savigny aber zeitweise das Bett hüten muss.[497] Achim beruhigt den nach Italien weitergereisten Schwager später über die Effekte der Karlsbader Kur: Da er selbst nach seiner Badekur den Durchfall ohne Blut gehabt habe, müsse Savigny sich keine Sorge um eine etwaige Ruhrerkrankung machen.[498] Da hätten sich die italienischen Ärzte sicher geirrt, denn sie würden die Wirkung des Karlsbader Wassers nicht kennen. Bettine wird bald wieder skeptisch, ob Savignys Unwohlsein wirklich so schlimm sei, legt Achim aber trotzdem nahe, auch er solle ihm raten, noch möglichst lange in Italien zu bleiben.[499] Sie baut erneut auf die doppelte Wirkung der längeren Abwesenheit vom Wohnort: Neben dem direkten Kureffekt kann man sich legitimerweise auch den normalen Alltagsanforderungen entziehen. Achim antwortet, er habe ihm „sogleich alles Lustige mitgeteilt", um ihn aufzumuntern.[500] Tatsächlich versorgte er ihn mit einer Fülle von Informationen über das Berliner politische und kulturelle Leben. Dem stellte er eine amüsierte Einleitung zu den Krankenständen in der eigenen und Savignys Familie sowie zu einem Stolperunfall des Königs auf einer Schlosstreppe und einer Epidemie in den Niederlanden voran: „Also Krankheit überall, nicht blos in Gröningen, sondern auch in Berlin und Florenz, so daß die Erde endlich doch ihren Proceß verlieren und umgeschaffen werden muß."[501] Von Savignys Krankheit hatte er durch den gemeinsamen Hausarzt Wolfart erfahren. Ansonsten wünscht sich Achim so umfassende Informationen über das Landleben in der Toskana, dass man aus den Antworten ein ganzes volkskundliches Kompendium hätte zusammenstellen können.

Im Februar beruhigt er Savigny, dass die Verlängerung seines Urlaubs sicher genehmigt würde, auch wenn dann, wie derzeit üblich, die Besoldung halbiert würde.[502] Anfang März 1827 war Savigny von Florenz nach Rom abgefahren, hatte „bei eintretendem schlechten Wetter wieder Schmerzen",[503] was auf Wetterfühligkeit hinweist. Im Mai soll er bei einem deutschen Arzt in Rom in Behandlung sein und sich viel besser fühlen. Man verschiebt aber die Abreise nach Neapel, weil Gunda meint, sie könne das Klima nicht vertragen, außerdem habe Carl Augenweh.[504] Auch diese Informationen erhielten die Arnims über Dritte, diesmal aus einem Brief Savignys an Henriette von Bardeleben (1780–1852). Ein großes Netzwerk Berliner Freunde organisierte also eine intensive Berichterstattung, beschwerte sich manchmal auch gemeinsam über mangelnde Informationen aus Italien und hielt sich über den Gesundheitszustand der befreundeten Familie Savigny gegenseitig auf dem Laufenden. Das belegt gut, wie „privatöffentlich" diese Probleme innerhalb der Oberschicht behandelt wurden, deren Briefe ja auch sonst oft zirkulierten oder gegenseitig vorgelesen wurden.[505] Achim stellt sich dann im Mai Savigny am Vesuv vor und empfiehlt ihm, die warmen Quellen dort zu benutzen, wenn ihm „das Seebad nicht volle Genesung schafft".[506] Anscheinend war er über die lokalen Bademöglich-keiten gut informiert.

Bettine gegenüber meint er, Savigny solle, statt sich nach Bayern berufen zu lassen, in Berlin „dem Staatsrat absagen, der ihn anstrengt, er könnte sich ja immer noch zu schriftlichen Arbeiten dafür anheischig machen, und da seine Gesundheit ein so bestimmter Grund ist, so würde es niemand für eine Zurücksetzung hal-ten."[507] Das ist ein schönes Beispiel, wie Achim das Argument Krankheit als Ge-sundheitsressource nutzen lassen will: zwar sich keine Sitzungen mehr zumuten, aber doch Einfluss behalten. Das hätte auch den allgemein eher als männlich kon-notierten Kontrollwünschen des einflussreichen Juristen entgegenkommen können. Aus Savignys Rückfall in Neapel, den dieser Bettines Onkel, Georg Carl von La Roche, mitgeteilt hatte, schließen beide messerscharf, dass das Berliner Klima doch nicht die Ursache seiner Krankheit sein könne.[508] Ende Oktober waren die Savignys dann von ihrer Reise zurück.[509] Aber die Gesundheitsprobleme Savignys waren of-fenbar immer noch nicht gelöst.

Neue Hoffnungen durch den homöopathischen Arzt Necher

So blieb den Arnims für ihren Schwager nur die Hoffnung auf eine neue Heilweise. Im Zusammenhang mit Savignys Kuren lesen wir im Februar 1828 erstmals etwas mehr zur Homöopathie. Achim teilt in einem Brief an die Grimms mit, Savigny „hat einen Homöopathen, Doktor Necker aus Prag, der mit dem Herzog von Lukka in Berlin ist, zu brauchen angefangen, aber noch war kein Erfolg sichtbar".[510] Allerdings fügt er hinzu, dass ihm auch die ganze Reise nach Italien eher geschadet habe. Vorher habe er sich nur ein paar Stunden lang hinlegen müssen, nunmehr aber bereits jeden Morgen nach Beendigung seines „Collegienlesens" um 11 Uhr für den ganzen Tag. Achim hielt seine Krankheit für ein „Gichtübel, das sich im Kopf fixiert hat, und leider hat er und seine Frau gegen alle ernste Mittel dagegen den entschiedensten Widerspruch". Leider wissen wir nicht, welche Maßnahmen ihm empfohlen worden waren. Savigny wollte vielleicht nicht solche Arzneien nehmen, die vom Patienten „heroische" Qualitäten verlangten, weil sie teilweise schmerzhafte Wirkungen entfal-teten oder schwer zu ertragende Effekte hatten. Achim hingegen erweist sich implizit als Anhänger einer Therapie, die mit kräftigen Mitteln die Krankheit bekämpft, und bleibt skeptisch sowohl gegenüber der Homöopathie wie gegenüber den Wirkungen der Bäder und des Klimawechsels nach Italien.

Demnach kam die Homöopathie des Sachsen Hahnemann auf dem Umweg über den kleinen norditalienischen Hof in Lucca mit Aplomb nach Berlin – und das dank eines Leibarztes aus Prag. In der preußischen Hauptstadt hatte zudem erst ein anderer Mediziner zumindest begonnen, die neue Heilweise auszuüben![511] Was für ein internationaler Austausch!

Der homöopathische Arzt Georg Friedrich von Necher (nicht Necker, wie Achim zunächst schreibt) wurde in Melnik (Böhmen) zu einem nicht bekannten

Zeitpunkt als Spross eines dorthin aus Schlesien ausgewanderten Adelshauses geboren.[512] Dass Achim Prag nennt, könnte auf den Studienort hinweisen. Necher selbst
gab an, von Hahnemann von einer Lungenvereiterung geheilt worden zu sein.[513]
Ob er sich die Homöopathie aus Büchern oder durch Famulatur bei einem homöopathischen Arzt angeeignet hatte, ist nicht bekannt. Jedenfalls hätte es zu solchem
„Learning by doing" damals schon etliche Ärzte in Böhmen gegeben. Im Mai 1822
als Leibarzt des Feldmarschalllieutenants Baron von Koller (1767–1826) in Neapel
angekommen, promovierte er zunächst an der dortigen medizinischen Fakultät. Er
eröffnete in seiner „Behausung" ein homöopathisches „Clinicum", das nach eigenen
Angaben für 40 bis 50 chronisch Kranke gedacht war. Er verschwieg den Patienten
gegenüber, dass es sich um homöopathische Behandlungen handelte, und wurde in
diesen Jahren von mehreren österreichischen und neapolitanischen Ärzten besucht.
Seine guten Kurerfolge hätten ihm viel Zuspruch eingebracht, selbst vom Leibarzt
der Königin, Cosmo M. de Horatiis (1771–1850), der dort zwei Jahre lang bei ihm famuliert habe. Auch orientierten sich nun weitere italienische Ärzte auf die Homöopathie um.[514] De Horatiis überzeugte nach erfolgreichen Heilungen der Herrscher-
familie später den König, die Homöopathie in der Klinik überprüfen zu lassen, und
konnte nach 1828 weitere Kollegen für die neue Heilweise gewinnen. Bereits 1822
wurde in Neapel eine erste Darstellung der Homöopathie veröffentlicht. Es folgten
1829 eine Zeitschrift und 1832 die Übersetzung von Hahnemanns Grundlagenwerk
„Organon" ins Italienische.

Die günstigen Rahmenbedingungen für die Homöopathen in der Hauptstadt
des Königreiches Sizilien hingen damit zusammen, dass die habsburgischen Truppen 1821 zur Niederschlagung eines Aufstandes ins Land geholt worden waren und
damals bereits mit der Homöopathie in Berührung gekommen waren.[515] Hahnemann selbst hatte nämlich den Oberbefehlshaber der habsburgischen Truppen bei
der Völkerschlacht in Leipzig, den Generalfeldmarschall Karl Philipp von Schwar-
zenberg, 1820 behandelt.[516] Necher selbst hatte für die Verbreitung einer neuen
medizinischen Lehre den doppelten Vorteil, nicht direkt als Teil der Besatzungs-
truppen wahrgenommen zu werden und italienische Sprachkenntnisse zu haben.[517]
Necher heilte in Neapel auch den König von Württemberg, der sich daraufhin
ebenfalls einen homöopathischen Leibarzt, einen Dr. Schmidt, empfehlen ließ.[518]
Necher nahm 1826 nach dem Tod von Koller das Angebot des Herzogs von Lucca,
Karl Ludwig von Bourbon (1799–1883), an, sein Leibarzt zu werden. Dieser Klein-
staat war aus den nachnapoleonischen Umstrukturierungen hervorgegangen. Der
Herzog war 1824 von Necher in Neapel erfolgreich behandelt worden und behielt
den Arzt bis 1848.[519] In Lucca wurde eine weitere homöopathische Zeitschrift veröffentlicht und Ende der 1820er Jahre ein homöopathisches Krankenhaus gebaut. Der
dortige Herzog galt zeitweise als Patron aller italienischen Homöopathen. Beim
Besuch seines Fürsten in Berlin Anfang 1828 griff offenbar auch die dortige geho-
bene Gesellschaft das Angebot Nechers, eine neue Therapie auszuprobieren, gerne
auf. Jedenfalls war es damals für einen auswärtigen Arzt überhaupt kein Problem,
in Berlin zu behandeln.

Bettine berichtet bereits Anfang März Erstaunliches. „Nachdem der Doktor Necher die Stob vollkommen hergestellt, die Bettina [Savigny] sehr auf Besserung gebracht, ist es ihm endlich gelungen in Savigny's Krankheit zuvörderst eine Veränderung hervorzubringen, und seit 8 Tagen fühlt er sich ganz ohne Schmerz, nur noch eine Ermattung an dem Ort seiner Schmerzen und eine Melancholie, die zuweilen noch eintritt, jedoch nicht anhält. Necher hält ihn zwar noch nicht für geheilt, behauptet aber steif und fest, dass er ihn heilen werde."[52c] Die Gewissheit über die erreichbare Heilung zu vermitteln, ist bekanntlich ein wichtiges Argument des Arztes, diese auch tatsächlich zu befördern.[521] Dieses Vorgehen beeindruckte die Patienten, konnte aber bei den ärztlichen Konkurrenten selbst bei einem absehbar nur vorübergehenden Aufenthalt gleich die Alarmglocken schrillen lassen. So bangte offenbar der führende Modearzt seiner Zeit, Wolfart, um seine Klientel und versuchte die Homöopathie ad absurdum zu führen. „Wolfart wollte pfiffig sein und gab Fischenich die Medizin, welche Necher verschrieb, jedoch in größerer Dosis, dieses brachte eine sehr üble Wirkung hervor und Necher putzte ihn herunter, wobei Wolfart wie ein Schulkind war."[522] Wolfart selbst meinte wahrscheinlich, dass mehr Arzneisubstanz auch besser wirken würde. Damit hatte er aber eine Grundüberlegung der Homöopathie bewusst ignoriert, nämlich mit möglichst geringen Dosen die vitalen Kräfte des Körpers zu einer Selbstheilung anzuregen. Hahnemann hatte diese Idee aus seinen Behandlungsbeobachtungen empirisch entwickelt. Jedenfalls zeitigte Wolfarts Behandlung in diesem Fall ziemlich negative Folgen, was dem angegriffenen Homöopathen sehr die Verteidigung erleichterte. Er konnte den Platzhirsch offenbar ziemlich deutlich deklassieren. Der Patient Bartholomäus Ludwig Fischenich (1768–1831) war ein treuer Freund Schillers und mittlerweile Geheimer Oberjustizrat für die rheinischen Angelegenheiten im Berliner Ministerium.

Bettine führte dem Arzt aus Neapel umgehend weitere Patienten zu: „Ich habe die Frau Kuberg zu Necher gebracht, er hat ihr etwas verschrieben und ihr sichere Hoffnung gegeben, dass sie in kurzem gesund sein werde; die Schinkel ist darüber erbittert und sagt, wenn sie auch gewiß wüsste geheilt zu werden, so würde sie nie etwas einnehmen."[523] Erneut setzt Necher hier Heilungsgewissheit als Beeindruckungsstrategie ein. Die Patientin Karoline Kuhberg, geb. Berger, war die Schwester von Frau Schinkel und zu diesem Zeitpunkt verwitwet.[524] Interessant ist Bettines kritische Bemerkung zur Frau des berühmten Architekten, die offenbar nicht gesund werden wollte. Sie wird uns später wieder begegnen. Jedenfalls ist Necher auch mit dieser Patientin wieder in der Berliner Hautevolee tätig.

Nechers Behandlungsergebnisse werden von Bettine weiter sehr zeitnah beobachtet. Bereits drei Tage später schreibt sie: „Savignys Kopfweh ist am 8ten Tag wieder eingetreten, jedoch vermindert, zum Glück hatte dies der homöopathische Arzt vorausgesagt, und so wurde das Vertrauen nicht gestört; er giebt jetzt nicht nur Hoffnung sondern behauptet mit Gewissheit, dass er ihn gänzlich herstellen werde."[525] Möglicherweise wird hier auf die Erstverschlimmerung angespielt, die bei der homöopathischen Behandlung auftreten kann bzw. sogar soll. Da durch die Arzneisubstanz zusätzlich zur bestehenden Krankheit eine Arzneikrankheit ausgelöst wird, kann diese die Symptome zunächst verstärken. Dies wird von den Homöopathen aber als ein erstes Zeichen für die beginnende Besserung interpretiert.

Fischenich macht die gleiche Erfahrung. „Fischenich, der sich ihm auch anvertraut hat, wurde durch seine Mittel sehr krank und wollte verzweifeln. Seit 3 Tagen bessert er sich merklich."[526] So vielversprechend hörte sich das Behandlungsergebnis noch im März an. Allerdings scheint es dabei nicht geblieben zu sein. Im Juli des folgenden Jahres stand es um ihn nämlich sehr viel schlechter, wie Bettine mitteilt: „Gestern war ich bei Fischenich, er weinte bittere Tränen über seine Krankheit, und bat um Verzeihung, dass er so weinen müsse, nun will er noch einmal die Homöopathie gebrauchen, aber nicht auf mein Zureden, denn ich habe dessen genug getan. Die alten Vorurteile sind wie die lernäischen Schlangen, wenn man ihnen den Kopf abgeschlagen, ja wenn man sie begraben hat, so stehen sie auf einmal wieder da."[527] Bettine hatte bei ihm also offenbar immer wieder erfolglos für die neue Heilweise geworben. Erst nach weiteren unbefriedigenden Erfahrungen mit anderen Heilweisen überwand Fischenich bestehende Bedenken und entschloss sich, der Homöopathie eine zweite Chance zu geben.

Mit solchen Widerständen setzte Bettine sich mehrfach auseinander. So meint sie noch im März 1828 kritisch: „Es ist nicht der Rede wert, was einer mehr begreift wie der andere. [...] Daran gemahnt mich besonders der gebildete Offizier, der mit großer Überzeugung, dass er nicht fehlgehen könne, sagt, die Homöopathie sei die lächerlichste aller Charlatanerien, während dem Dr. [Friedrich] Necher die bedeutendsten Kuren gelingen."[528] Und weiter bleibt sie hoffnungsfroh: „Möge Necher sein Meisterstück an Savigny vollenden."[529] Im gleichen Monat mobilisiert Bettine einen weiteren Patienten für Necher, den Juristen und Philologen Karl Hartwig Gr. Meusebach, immerhin Präsident des Rheinischen Kassationsgerichtshofes in Berlin. Das war erneut ein Angehöriger der preußischen Elite, die sich in der „Gesetzlosen Gesellschaft" von 1809 traf, zu der auch Fischenich gehörte. Ihr Name bezog sich darauf, dass sie keine Statuten hatte. Achim von Arnim verkehrte dort seit 1813, nachdem er von Savigny erstmals in der Sitzung vom 22. Dezember 1810 als Gast eingeführt worden war.[530] Man traf sich in Meusebachs Salon. Der Gastgeber stand außerdem in engem Kontakt mit den Grimms. Mit der Frau des Juristen war Bettine sogar befreundet. „Meusebach hat sich in die Kur des Doktor Necher begeben, ich muss die Correspondenz zwischen beiden besorgen, weil sie zu weit voneinander wohnen. Mit Savigny geht's in aufsteigender Linie, jedoch mit Unterbrechung; sein Vertrauen ist indessen nicht gemindert, und der Arzt hat die feste Überzeugung, ihn zu heilen."[531] Bettines Engagement für die Homöopathie wird also noch umfassender, wenn sie sogar die Arzt-Patienten-Korrespondenz für einen Bekannten führt. Ob sie die Briefe überbringt oder gar (teilweise?) schreibt, bleibt dabei unklar. Jedenfalls beschwert sich Meusebach, dass er in Strafepisteln den Rat erhalte, mehr zu laufen. Leider erfahren wir nicht, von wem diese brieflichen Ratschläge stammen. Es ist nicht auszuschließen, dass es Bettine war.

Bereits am 19. März hat der Zauber des böhmischen Arztes und der neuen Heilweise in Berlin aber vorübergehend ein Ende, und Bettine kann bilanzieren. „Der

Doktor Necher ist heute morgen mit seinem Herzog abgereist, zum Jammer aller Kranken und mit tausend Segenswünschen begleitet; Savigny ist nicht ganz herge-stellt aber bedeutend besser. Auf Betina Savigny hat es außerordentlich gewirkt, Frau von Alopeus ist durch ihn von einer langwährigen Krankheit geheilt; Fischenich hat große Erleichterung erfahren, was Wolfart bekennt. Er hat über 300 Medizinen ausgeteilt, von niemand einen roten Heller genommen; ich hab ihn noch gestern Abend an sein Haus begleitet, er ist von Charakter ein sehr angenehmer, freundlicher Mensch."[532] Insgesamt also eine sehr positive Bilanz. Mit Jeanette Caroline Alopäus (1783–1869), der Gattin des russischen Gesandten, zeigt sich, dass die Patientenrekru-tierung noch weitere Kreise zog. Möglicherweise entstand der Kontakt über den Sa-lon der Elisabeth von Staegemann (1761–1835), den sowohl die Arnims als auch David Maximovitsch Alopäus (1769–1831) frequentierten.[533] Auch Fischenich war zu diesem Zeitpunkt offenbar zufrieden, und selbst die sehr schwierige Betina von Savigny zeigt Besserung. Außerdem war der Arzt in einem geradezu vorbildlichen Maße großzü-gig. Er behandelte offenbar gratis und verschenkte außerdem die Arzneien, statt für diese zu „liquidieren". Fast noch wichtiger ist aber, dass selbst der Hauptkonkurrent in Berlin, der Mesmerist Wolfart, die Erfolge des Konkurrenten anerkennen musste.

So kann Bettine dem von ihr offenbar verehrten und mit ihr verbundenen Arzt die große Gunst erweisen, ihn an Goethe zu empfehlen. In ihrem Schreiben an den Dichterfürsten charakterisiert sie ihn wie folgt: „Necher, Leibarzt des Herzogs von Lucca, von Tausend Menschen gesegnet, unter allen der wärmste Menschenfreund, ohne Fehl in seiner Wissenschaft, nur ein weiches Herz, sonst alles im edelsten Gleichgewicht, ist der Überbringer dieses Briefs."[534] In dieser Arztbeschreibung steht die positive Wahrnehmung durch die Patienten sowie sein humanistisches Ethos im Vordergrund, erst dann folgen Hinweise auf die wissenschaftliche Fundierung seines Handelns und eine Referenz an Goethes ästhetische Idealvorstellungen des Maßes. Jedenfalls fand das Zusammentreffen statt, das Goethe in seinen Tagebüchern kühl kommentierte: „[...] ein entschiedener Hahnemannianer, welcher mir das bekannte Credo umständlich mit vollkommener Überzeugung vortrug".[535] Er fühlte sich da-durch wohl eher genervt.

Nachträglich stilisiert Bettine im Goethe-Buch diese Gelegenheit des Dichters, Necher zu treffen, als eine einmalige Chance, viel von diesem wertvollen Menschen zu lernen. Das mag ihrem Wunsch entsprochen haben, muss aber nicht Goethes Intention gewesen sein. Um ihr Anliegen zu unterstützen, konstruiert sie eine be-sondere Nähe des Dichterfürsten zur Homöopathie: „So fühle ich, daß die Weisheit der Homöopathie Dir näher liegt wie jedem andern. Dein Leib und Dein Geiste werden durch ihre Bekanntschaft gewinnen. – Keine will ans Wunderbare glauben, und doch ist die Wahrheit ein Wunder."[536] Tatsächlich hielt Goethe, seitdem er 1818 in Karlsbad erstmals über die Homöopathie informiert worden war, durchgehend eine durchaus ironische Distanz gegenüber der neuen Heilweise, weil auch er, zu-mindest mit den hohen Verdünnungen, wenig anfangen konnte.[537] Gleichzeitig wird hier aber erkennbar, dass Bettine sich bis 1835 zu einer geschickten Propagandistin der Homöopathie entwickelt hatte, die die Prominenz Goethes und das Medium

Buch nutzt, um der von ihr favorisierten Heilweise Ansehen zu verschaffen. Aktuell muss sie aber erleben, dass ihr Schwager Savigny „wieder eine schlimme Zeit" hat, die bereits „seit 3 Tagen" andauert.[538] Der hatte schon im Februar wieder alle zwei Tage russische Bäder genommen und sich der Arbeiten im Staatsrat enthalten, was ihm sein Schwager Achim bereits 1825 empfohlen hatte.[539]

Auch hinsichtlich der Kinder ist sich das Paar nicht immer einig, wie die Wirkung der homöopathischen Behandlung einzuschätzen ist. So berichtete Bettine kurz nach der Rückkehr Nechers im August 1828 ziemlich überzeugt: „Nun kann ich Dir sagen, dass mir Siegmund während 10 Tagen sehr viel Sorgen gemacht hat, schon in Wiepersdorf und zwar am Tag Deiner Abreise bekam er das kalte Fieber; es blieb 8 Tage hier weg, dann bekam er alle Tage Frost, heftig aber kurz, dann Hitze beinahe 24 Stunden, was ihn sehr peinigte und ganz den Charakter eines Nervenfiebers hatte; ein homöopathisches Pülverchen ist die einzige Arznei, die ihn wieder zurechtgebracht hat, [...] gestern hat ihn jede Spur des Fiebers verlassen."[540]

Ein halbes Jahr später hatte Siegmund dann wieder Fieber. Achim regt dazu an: „Ob bei der eintretenden feuchten Witterung ein paar Bäder dem Sohn nicht gut täten gegen Fieber? Im Hause geht das nicht gut, Du müßtest Ihnen etwas Geld dazu spendieren im Badehause, wenigstens dem Freimund und Siegmund."[541] Bettine antwortet aus Berlin: Siegmund hatte „wieder zweimal das kalte Fieber. Es ist zwar mit Nechers Pulver vertrieben, indessen halte ich es für gut, dass er eine Luftänderung macht."[542] Sie relativiert also die Arzneiwirkungen und wünscht zusätzlich eine Luftveränderung, die wegen der Schulferien nur eine Woche lang dauern kann. Achim berichtet von den Tagen, die Siegmund daraufhin in Wiepersdorf verbracht hatte. „Er hatte hier wieder etwas Fieber, es scheint aber vergangen von der schönen Frühlingsluft, die Heilung in sich trägt."[543] Er schätzt also den Klimawechsel als den entscheidenden Beitrag zur Besserung ein.

Achims Skepsis gegenüber der Homöopathie

Kurz nach der Abreise Nechers äußerte Achim sich sehr kritisch zur Homöopathie. Er holt dazu mit Bemerkungen zum Wasser eines angeblichen „Wunderbrunnens" im 60 km von Wiepersdorf entfernten Mühlberg aus. Halbe Dörfer aus dem Ländchen seien dorthin gewandert. Ob dieser heile oder nicht, das wisse er nicht. Den Leuten sei das hier einerlei, der Brunnen solle „für Alles dienen". Er selbst hatte nur jeden Morgen ein Glas dieses Wassers probiert, das allenfalls nach dem Pfropfen schmeckte, mit dem früher die Branntweinflasche verschlossen worden war. Offenbar hatte man ihm das Wasser in diesem Behältnis gebracht. Er fährt dann fort: „Nach Hahnemanns Ansicht muß das Wasser eben drum viel wirken, weil nichts darin enthalten ist."[544] Auch er stößt sich also vor allem an den hohen Verdünnungen. Diese scheinen in der Fremdwahrnehmung der Homöopathie zentraler als jeder andere Aspekt. Immerhin lässt er sich dann aber wohl doch auf die Einnahme von Homöopathika ein. Bettine beruhigt ihn: „Daß Du Homöopathie gebrauchst, ist sehr gut, da es nichts zu sagen hat, ob man daran glaubt oder nicht, so kann es immer seine beste Wirkung tun."[545]

Von seiner Reise im September 1828 nach Frankfurt berichtet er dann: „Die Rödelheimer [also die Familie von Georg Brentano] sind unverändert, nur kränkelt die Sophie ungeachtet des homöopathischen Rats von Necher."[546] Möglicherweise hatte man für Georges Tochter bei dem in Berlin weilenden Arzt über Bettine Ratschläge erbeten oder sie hatte ihm empfohlen, auf der Rückreise bei ihren Verwandten vorstellig zu werden. Außerdem bieten Beobachtungen zum Krankheitsverlauf seines Schwagers Achim im November wieder Gelegenheit zur Kritik am Arzneimittelmissbrauch: „Christian leidet an Hämorrhoidalübeln, vielleicht selbst an den Nieren, doch möchte ich seine Krankheit, die er wahrscheinlich durch steten Gebrauch starker Heilmittel genährt hat, nicht für so bedeutend halten, als er meint."[547] Er ist gegenüber einem zu hohen Medikamentenkonsum also ebenso kritisch wie gegenüber den ihm zu klein erscheinenden homöopathischen Dosierungen.

Das hält ihn nicht davon ab, sich im folgenden Frühjahr 1829 doch gründlicher mit der neuen Heilweise auseinanderzusetzen. So bestellt der skeptische Achim, nicht die bereits durch Beobachtungen von erfolgreichen Kuren weitgehend überzeugte Bettine, das Grundlagenwerk des Erfinders der Homöopathie, wie sie aus Berlin begeistert berichtet. „Ich habe ein Buch, was für Dich gekommen – Organon der Homöopathie – mit ungemein vielem Interesse gelesen, und demnach beschlossen, mein kleines gesundes Heiderlitzchen jetzt in der Zahnperiode nicht impfen zu lassen. Gott wird mirs noch ein paar Jahre gesund erhalten, die vielen Erfahrungen, die bei dem Impfen der Kuhpocken gemacht werden, von Drüsen und dergl. und die sich zum Teil auch an unsern Kindern bewährten, sind nicht einladend."[548] Bevor sie auch nur irgendetwas anderes zum Inhalt des Buches geschrieben hätte, zieht Bettine weitgehende Schlüsse. Dabei insinuiert sie, dass sie die Lektüre zu der Überzeugung gebracht habe, die Impfung hinauszuschieben. Eine generelle Abwehr von Impfungen kann man aber dem Text des Organon schwerlich entnehmen.[549] Hahnemann behandelt lediglich unter dem Gesichtspunkt der gegenseitigen Überlagerung (Verdrängung) von Krankheiten die Wirkungen der Kuhpockenimpfung. Drüsenprobleme, auf die Bettine sich im Brief mit Achim bezieht, werden nur in der ersten Auflage von 1810 erwähnt, nicht aber in der aktuellen vierten Auflage von 1829, die Bettine vorgelegen haben könnte. Jedenfalls lässt sich nur diese in der Arnimschen Bibliothek, heute in Weimar, nachweisen.

Bettine greift mit ihrer Weigerung, das Kind impfen zu lassen, allerdings einen älteren Konflikt des Paares wieder auf und will ihn diesmal alleine entscheiden. Achim hält mit dem warnenden Beispiel des verstorbenen Kindes eines früheren Pächters dagegen: „Versäume nicht das Impfen der Gisella [sic!], ich habe gestern 100 Schafe eigenhändig geimpft. Birkner hat sein jüngstes Kind verloren."[550] Offen bleibt bei diesem indirekten Hinweis auf Gefahren allerdings, ob eine Pockenerkrankung die Ursache war.

Bettine rät auch Achim zu einer Behandlung bei einem Homöopathen: „Um nun von Deiner Krankheit zu sprechen, die doch durchaus nicht kann vernachlässigt werden, und immer nur abgewartet, ob sie wiederkömmt; so muß ich Dich bitten, doch einmal mit Groß in Jüterbog zu sprechen, dieser Mann hat einen so großen Ruf für chronische Krankheiten; Stüler, dem ich von Deiner Krankheit gesprochen, sagt, daß er glaube, daß Groß die glücklichste Kur an Dir machen würde. Du bist auf dem Lande, wo Du nicht leicht in Versuchung geführt wirst mit der Diät; was hilft alles Schwitzen und Laxieren; nimm Dir nur recht fest vor, es ein paar Monate durchzusetzen, ich glaube gewiß, daß Du ganz von Deinem Übel befreit wirst, und was ist Dir wesentlicher, was mir wichtiger, als Deine Gesundheit!"[551] Offenbar hatte Achim Bedenken wegen der Diätanforderungen der Homöopathen, während Bettine hier auf ein strenges Regime drängt. Sie wiederholt später noch einmal den Hinweis auf die besonderen Kompetenzen von Groß für Achims Beschwerden und beschwört ihn drei weitere Male, den Arzt zu kontaktieren sowie ggf. auch in das 250 km entfernte Kurbad Warmbrunn in Niederschlesien zu fahren.

Seine Skepsis hinderte Achim nicht, in seinen Erzählungen mit einem positiven Bild eines Homöopathen zu experimentieren.[552] So wird in dem allerdings nicht veröffentlichten „Polypendoktor Purpur" ein alter, habgieriger und unfähiger Arzt geschildert, der völlig gefühllos und desinteressiert mit den Sorgen eines Bauern um sein krankes Kind umgeht und ihm dann schnell, ohne sich wirklich nach dem Zustand des Kindes zu erkundigen, ein Rezept verschreibt.[553] Demgegenüber wird sein Sohn als junger Mediziner geschildert, der offenbar Hahnemanns Werke studiert hatte und sich genau von dem Landmann die Symptome beschreiben lässt. Dabei stößt er aber auch auf die Schwierigkeit, die Krankheitszeichen herauszufinden, die er für die Mittelwahl kennen muss. Seine Fragen nach Symptomen weisen deutliche Bezüge zur homöopathischen Fachliteratur auf. Allerdings endet das bohrende Fragen für den Jüngeren mit einer doppelten Enttäuschung, die er mit einem Seufzer auf den Punkt bringt: „Armer Hanemann, was helfen dir alle Beobachtungen, die Welt ist zu dumm um nur sagen zu können, was ihr fehlt."[554] Ist schon die differenzierte Anamnese für den ländlichen Patienten eine Überforderung, so folgt auf die Kritik des jungen Arztes an der massiven Verschreibung auf dem väterlichen Rezept eine weitere Frustration. Der Bauer meint nämlich, dass die stattdessen von dem jungen Homöopathen vorgeschlagene kleinere Dosis sicher nichts bewirken werde, und zahlt lieber den überhöhten Preis für die Behandlung, weil genau diese Vorgehensweise bisher mit dem alten Arzt immer gut geklappt habe.

In der zweiten, ausweislich der Analyse des Schreibpapiers zwischen 1824 und 1830 entstandenen Variante wird der Polypendoktor als skurrile Gestalt in merkwürdiger Kleidung und mit selbst erfundenen Orden dargestellt. Als Vater freut er sich, dass sein Sohn, der junge Homöopath, zum Doktor der Hahnemannschen Heilmethode promoviert wurde, was aber auch Anlass zu allerlei Lästerei über Hahnemanns Weinprobe ist.[555] Das war ein bereits 1788 vom späteren Begründer der Homöopathie veröffentlichtes Verfahren, Verfälschungen des Weins mit Bleizucker nachzuweisen. Es wurde 1791 für die Weinhändler in Berlin von der Regierung verbindlich vorgeschrieben.[556] Stolz zeigt der junge Arzt dem Dorflehrer, der als einziger Latein lesen kann, das – möglicherweise nicht einmal echte – Diplom. Gleichzeitig erweist er sich als

Vater großzügig und bereit, dem Sohn Geld zu geben und, im Angesicht des bevorstehenden eigenen Todes, die ärztlichen Aufgaben und Titel an den Jüngeren weiterzugeben. Insgesamt also eine Geschichte über die schwierige Durchsetzung einer neuen Heilweise, die auch als Generationenkonflikt und dessen Lösung gerahmt wird. Immerhin impliziert die Struktur der Erzählung entsprechend den Modellen der (Volks-)Aufklärung auch, dass sich die Homöopathie als die neue und mit der Jugend verbundene Heilweise trotz der beschriebenen Schwierigkeiten durchsetzen wird. Dabei ist die Figur des Dorflehrers bedeutsam, denn wenn das von ihm vermittelte Wissen unter das Volk kommt, dürfte es auch eher dazu in die Lage versetzt werden, im Krankheitsfall als Patient die differenzierten Fragen der Anamnese zu beantworten.

Ein zweiter Hausarzt – auf dem Weg zur Präferenz für die Homöopathie

Der bereits oben von Bettine erwähnte Arzt Gottfried Wilhelm Stüler, 1798 in Mühlhausen geboren, hatte in Jena und Berlin studiert, in Halle promoviert und war nach einer Tätigkeit als Geburtshelfer Leibarzt des regierenden Fürsten von Hohenzollern-Hechingen geworden. Dort hatte er bereits Publikationen zur Homöopathie studiert. Er gab 1826 die Leibarztstelle auf, erlernte während der zweiten Jahreshälfte bei dem homöopathischen Arzt Johann Ernst Stapf in Naumburg gründlich die Homöopathie, um sie dann ab 1827 in Berlin auszuüben.[557] Dort war er auf einem mit 250 Ärzten dichtbesetzten Markt der erste Homöopath, der sich dauerhaft niederließ.[558] Klugerweise überzeugte er durch präzise Diagnostik und trat sehr defensiv auf. Ein französischer Mediziner berichtet einige Jahre später rückblickend, Stüler habe nur durch gute Behandlungsergebnisse überzeugen wollen, Diskussionen mit den anderen Ärzten gescheut und nichts publiziert.[559] Gleich zu Beginn empfahl er außerdem seinen Patienten, den bisherigen Hausarzt beizubehalten. Das beruhigte sicher die Konkurrenten. Seine Klientel habe sich anfangs – wie bei Necher – ebenfalls aus der Oberschicht rekrutiert.[560] Innovationen scheinen sich auch auf medizinischen Märkten zunächst auf diesem Weg durchzusetzen. Bettine hatte sich offenbar erst nach der erneuten Abreise Nechers aus Berlin, von dessen Pulvern sie letztmals im April 1829 berichtet, an Stüler gewandt und holte im Frühsommer nun häufiger seinen Rat ein.[561]

Sie begründet das Achim gegenüber im Juni mit einer interessanten Charakterisierung des Mannes: „Eine Neuigkeit muß ich Dir erzählen; Stüler, der Homöopath, ist nun Hausarzt bei mir, zwar hab ich ihn nicht für mich gebraucht, sondern nur für die Hausmagd Marie und Mine, die bei dem Kinde ist, erstere ist von einem langwierigen Übel geheilt, und zwar auf der Stelle, die zweite fängt morgen die Kur erst an. Er gefällt mir besser wie Necher, bescheiden, aufrichtig, wie er ist."[562] Es ist jetzt nicht mehr das beeindruckende Auftreten und die Heilungsgewissheit, die Necher verbreitete, sondern das persönlich bescheidene Wesen, das sie an diesem Mediziner überzeugt. Nachrichten zur Rolle als neuer, zusätzlicher Hausarzt neben Wolfart folgen nun zügig. „Der 18jährige Sohn des Mundschenks Egloffstein ist gleich in den ersten Tagen seiner homöopathischen Kur gestorben. Es quoll ihm während drei Tagen verdorbenes Blut aus dem Halse bis zu seinem letzten Augenblick, wir glaubten anfangs, es würde dem Stüler Verdruß zuziehen, allein im Gegenteil waren die Eltern sehr zufrieden mit ihm bis zum letzten Augenblick."[563] Erneut wurde Stüler zunächst also für das Personal, diesmal der befreundeten Familie Egloffstein, eingesetzt. Die offenbar einsichtigen Eltern des Patienten hätten demnach anerkannt, dass der Arzt machtlos war, weshalb ihm diese gescheiterte Kur nicht zum Nachteil gereichen konnte.

Kurz danach kommt eine Erfolgsmeldung über die Behandlung der eigenen Tochter: „Maxe hat vor ein paar Tagen Würmer verloren, hat Kopfweh und Übelkeit, morgen bekommt sie Stülers Pulver." Davon berichtet Bettine fünf Tage später, dass es ihr geholfen habe.[564] Selbst der uns bereits wegen ihres Liebeskummers bereits begegneten Tochter Savignys, Betina, über deren aktuelles Techtelmechtel sich Bettine von Arnim ausführlich auslässt, hat Stüler „auch etwas gegeben, worauf sich eine geschwollene Lippe zeigte und an mehreren Orten ihres Leibes Ausschlag, welches er für Radikalkur hält".[565] Wahrscheinlich meint Bettine die von den Homöopathen erwartete Erstverschlimmerung, die bei bestimmten Symptomen die Wirkung des richtig gewählten Arzneimittels anzeigen kann; man geht anschließend von der Besserung durch Anregung der Selbstheilungskräfte des Körpers aus. Und schließlich fehlt auch nicht das ewige „Sorgenkind" in der Sammlung der nahestehenden Patienten, Savigny selbst. Er „ist wieder unwohl. Stüler ist wieder hier, hat kein Gutachten von Hahnemann mitgebracht."[566]

Demnach hätte er sich nach Bettines Vorstellung beim Begründer der Homöopathie um eine Stellungnahme zu dem Fall Savigny bemühen sollen. Tatsächlich war Stüler seit dem 7. Oktober 1827 selbst bei Hahnemann in Behandlung.[567] Das erlaubt uns seltene Einblicke in die Gemütslage und die Sorgen eines behandelnden Arztes, die normalerweise in der medizingeschichtlichen Forschung nicht erhalten sind. Schon in seinem ersten Lebensjahr war er mit einer „Brustkrankheit" geschlagen, die der Autor seines Nachrufs mit einer „hohen Wölbung der Brusthöhle" in Zusammenhang bringt.[568] Bei Hahnemann tauchte er mit genau diesen Symptomen auf. Dank der sorgfältig geführten Krankenjournale des Begründers der Homöopathie und seiner Methode, sehr viel zu dokumentieren, wissen wir ziemlich genau, was Stüler beunruhigte.[569] In der ausführlichen Erstanamnese berichtet er von dem bereits seit dem elften Lebensjahr bestehenden „Brustschmerz, besonders in der Nacht, vorzüglich nach Genuss von Saurem", was im Folgenden genauer lokalisiert und die Art des Schmerzes charakterisiert wird: „von der linken Achsel über die linke Brust ein Ziehen", das mit „Beängstigung und Herzklopfen" „zwischen den Schulterblättern" einherging und dann „hinab in den Unterleib" ausstrahlte.[570] Weiterhin notiert Hahnemann Aufstoßen und Gähnen, die ebenfalls als Krankheitszeichen galten. Es folgt dann der Blick auf die individuelle Krankengeschichte seit der Geburt: Als Einjähriger habe Stüler Krätze, als Elfjähriger Wechselfieber gehabt, „auch viel Kopf- und Zahnweh"; „neulich entweder Rücken-, Kopf- oder Brustschmerzen oder akute Zustände". Gemütssymptome galten – vor der Entwicklung der Psychoanalyse – als ebenso wichtig wie die körperlichen Zeichen und wurden dementsprechend genau abgestuft notiert:„Viel Gemütsmilde, kein eigentlicher Kummer"; dann ·werden die Begleitumstände genauer geklärt: „wenn er auf der rechten Seite liegt, meist Beängstigung und Herzklopfen", „Gedächtnisschwäche, schon lang – in den letzten Jahren am meisten, Mangel an Phantasie", „Klopfen, wenn er aufgeregt ist, in allen Theilen des Körpers, selbst im Unterleib, Herzklopfen stärker, vor den Augen schwarze Punkte und Funken und trübe, diesen Winter zwei starke Anfälle gehabt". Im Sinn der Diätetik hält Hahnemann das Schlafverhalten für sehr wichtig: „Schlaf viel – bald ein, doch nach einiger Unruhe erst", „beängstigende Träume", „schwarze Punkte der Hautdrüsen auf der Brust, Rücken, Arm", „auf dem Kopf Schuppen und Haarausfallen". Hahnemann hat also auch körperlich untersucht und interessierte sich außerdem neben der psychischen Gesamtverfassung – streng diätetisch – für Schlaf und Stuhlgang. Stüler ist offenbar durch die Atembeschwerden, die besonders nachts bei einer bestimmten Körperlage auftreten, immer wieder beängstigt, was ihn bis in die Träume verfolgt; die Schmerzen scheinen großräumig auszustrahlen und phasenweise den gesamten Oberkörper zu befallen.

Er wurde in der Folgezeit kontinuierlich, lediglich mit einer Unterbrechung von einem Dreivierteljahr ab August 1828, immer wieder wegen „Brustbeschwerden, asthmatischen Zufällen, aber auch Kopfleiden, die bereits oben erwähnten Schwindel bis an die Grenze der Ohnmacht beim Gehen", „Gedächtnismangel", Gedankenlosigkeit, betäubende Unruhe in den Augenhöhlen etc. behandelt.[571] Im Februar 1830 hatte er sogar Befürchtungen, wegen schwerer Kopfschmerzen bettlägerig zu werden. Dieser von Bettine so geschätzte, bescheidene Arzt hatte also offenbar schwer mit seinen Gesundheitsproblemen und Ängsten zu kämpfen.

Und wieder der kranke Schwager Savigny – diesmal zu Hahnemann vermittelt

Er hatte aber auch seinen Auftrag, zu Savigny den Rat eines erfahreneren Fachmannes einzuholen, ernst genommen. Stüler hat sehr wohl am 18. August 1829 über dessen Symptome an Hahnemann berichtet, wie wir seinem Krankenjournal D 33 entnehmen können.[572] Stüler tat dies sogar, bevor er sich selbst wieder mit seinen Beschwerden an den Arzt wandte. Wir werden hier Savignys Leiden einmal so detailliert darstellen, wie Hahnemann sie notierte, damit man am Beispiel dieses berühmten Juristen nachvollziehen kann, wie genau Hahnemann die Symptome erfasst und wie er dann zur Wahl des Arzneimittels kommt. Wir folgen dabei auch seinen Zeilenumbrüchen, die jeweils den Beginn eines neuen Symptoms signalisieren:
    „Trockener Schorf außen Kopfe
    Allgemeine schmerzhafte Eingenommenheit des Kopfes mit Betäubung und Schläfrigkeit und Unvermögen zu produciren, zu denken und anhalenderes lesen", zu „Eingenommenheit" ergänzt er: „bei der angeh[enden] K[rank]h[eit] etwas Nießen und 1/4stündiger Schnupfen ohne Erkältung (da er vordem stets an Schnupfen litt)".

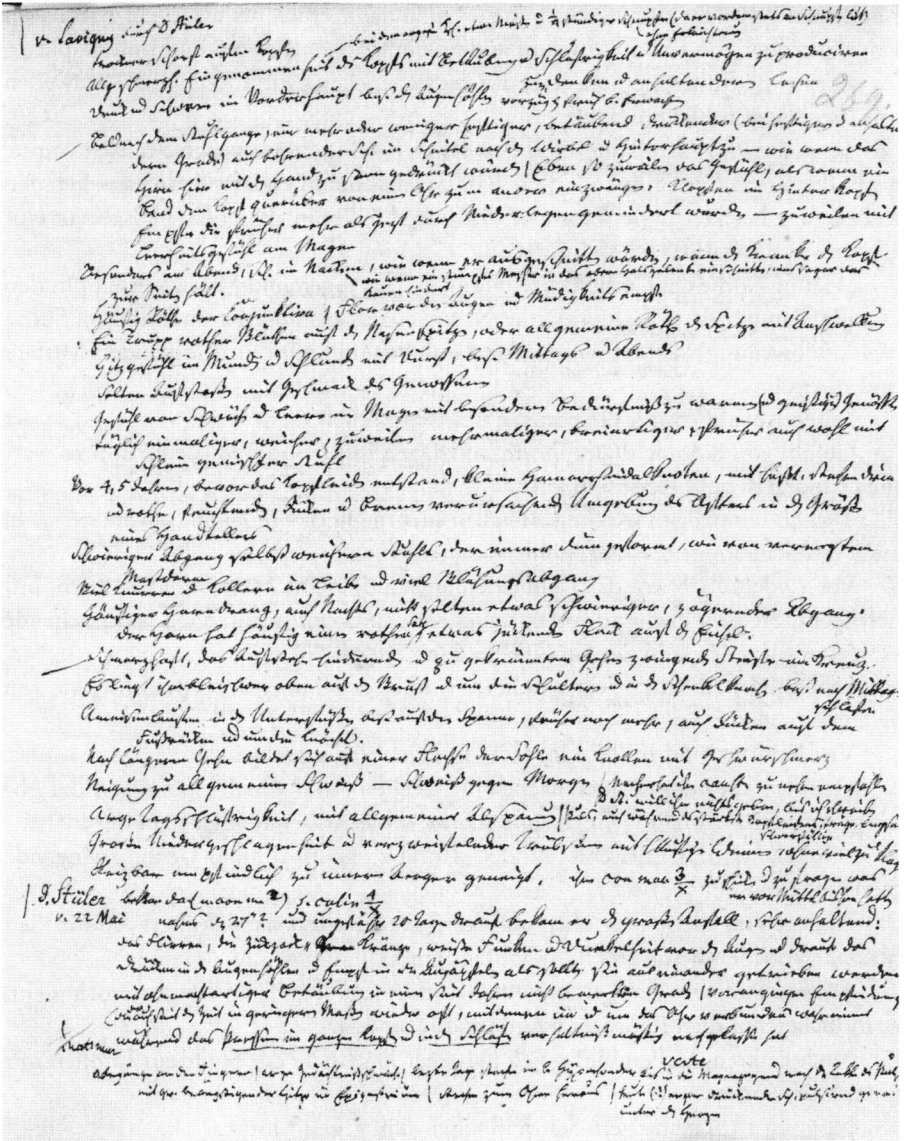

Abb. 7: Eintrag der Behandlung Friedrich Carl von Savignys im Krankenjournal
von Samuel Hahnemann

„Druck und Schmerz im Vorderhaupt besonders den Augenhöhlen vorzüglich früh
beim Erwachen

bald nach dem Stuhlgange, nun mehr oder weniger heftiger, betäubend drük-
kender (bei heftigem und anhaltendem Grade) auch bohrender Sch[merz] im Scheitel nach dem Wirbel und Hinterhaupt zu und wie wenn das Hirn hier mit der Hand

zusammen gedrückt würde. Eben so zuweilen das Gefühl, als wenn ein Band vom Kopf querüber von einem Ohr zum andern einzwänge. Klopfen im Hinterkopfe
Engste die früher mehr als jetzt durch Niederlegen gemindert wurde – zuweilen mit Brecheitsgefühl am Magen
Besonders am Abend Sch[merz] im Nacken, wie wenn er ausgeschnitten würde, wenn der Kranke den Kopf zur Seite hält". Hahnemann ergänzt dann zwischen den Zeilen zum Nacken: „wie wenn ein stumpfes Messer in das obere Halsgelenk einschnitte und sogar das kaum lindert".
„Häufig Röthe der Conjunktiva, Flou vor den Augen und Müdigkeitsempfinden
Ein Trupp rother Blüthen auf der Nasenspitze, oder allgemeine Röthe der Spitze mit Anschwellung, Hitzgefühl im Mund und Schlund mit Durst, besonders Mittags und Abends
Selten Aufstoßen mit Geschmack des Genossenen
Gefühl von Schwäche und Leere im Magen mit besondrem Bedürfniß zu warmen (und geistigen) Genüssen
Täglich einmaliger, weicher, zuweilen mehrmaliger, breiartiger schwarzer, wohl auch mit Schleim gemischter Stuhl
Vor 4,5 Jahren, bevor das Kopfleiden entstand, kleine Hämorhoidalknoten, mit heft[igem] Stechen drin und rothe, stauchende, Jucken und Brennen verursachende Umgebung des Afters in der Größe eines Handtellers
Schleimiger Abgang selbst weicheren Stuhls, der immer dünn geformt, wie von verengtem Mastdarm
Viel Knurren und Kollern im Leib und viel Blähungsabgang
Häufiger Harndrang, auch nachts, nicht selten etwas schwieriger, zögernder Abgang; der Harn hat häufig einen rothen Satz, etwas jückender Fleck auf der Eichel
Schmerzhaft das Aufstehen hindernd und zu gekrümmtem Gehen zwingende Steife im Kreuz
Es liegt ihm bleischwer oben auf der Brust und um die Schultern und in den Schenkelknochen besonders nach Mittagsschlafe
Ameisenlaufen in den Unterfüßen, besonders auf dem Spann, früher noch mehr, auch Jücken auf dem Fußrücken und um die Knöchel.
Nach längrem Gehen bildet sich auf einer Flachseite der Sohle ein Knollen mit Geschwürschmerz
Neigung zu allgemeinem Schweiß – Schweiß gegen Morgen,
Arge Tagschläfrigkeit, mit allgemeiner Abspannung
Große Niedergeschlagenheit und verzweifelnder Trübsinn mit häufigem Weinen ohne viel zu klagen
Reizbar, empfindlich zu innerm Ärger geneigt"
Am Ende der Fallaufnahme hat er an den Rand nachgetragen: Der Arzt „Necher hat ihm causticum zu nehmen empfohlen, D St[üler] will ihm nichts geben bis ich schreibe, Pulsatilla, auch während des starken Kopfleidens, träge langsam schwerfällig; ihm con[ium] mac[ulatum] 3/X zu schicken und zu fragen, was er von Mitteln bisher hatte." Er sollte also ein Zuckerkügelchen in der C 30 übersenden.

Hahnemann hatte sich die auf den Stuhlgang bezogenen Symptome und die Beschwerden nach dem Aufstehen angestrichen. Diese hielt er also für besonders wichtig. Das verschriebene Mittel, der gefleckte Schierling, ist ein Doldenblütler, der Absonderungen fördert und Gasstauungen in Darm und Lunge lösen sollte. Als Symptome nennt Hahnemann in seiner Arzneimittellehre: „Betäubung: er versteht das Gelesene schwer." „Scharfer Druck auf einer kleinen Stelle der Kopfbedeckungen. Stiche in der Stirne." „Brennen auf der innern Fläche der Augenlider." „Nach dem Essen, Brecherlichkeit und Schlucksen darauf." „Beim Gehen thut's über den Hüften weh." „Kneipendes Bauchweh, doch nicht unmittelbar vor, und nicht gleich nach dem Stuhlgange." „Häufiger Ausfluss des Nasenschleims, mehre Tage, wie bei Schnupfen." „Die Nacht, ein Zucken und eine Unruhe in den Füßen, und nach dem Zucken derselben jedesmal Schauder." „Grosse Mattigkeit." „Er ward roth im Gesichte und am ganzen Körper, ohne sonderliche Hitze, schwitzte aber über und über, vorzüglich an der Stirne." „Starker Schweiß nach Mitternacht. Immerwährender Mißmuth und Aerger."[573] Es fällt auf, wie genau die Symptome auf Savigny passen. Allerdings wurde der einschlägige vierte Band der Arzneimittellehre bereits 1825 in zweiter Auflage publiziert, so dass es sich bei den Einträgen in diesem Werk nicht um die klinischen Symptome des Rechtsgelehrten handeln kann. Hahnemann vermochte bei seiner Behandlung vielmehr auf die bereits von ihm erarbeiteten Beobachtungen zurückzugreifen. Die Wahl des Arzneimittels ist im Lichte der umfänglichen Fallaufnahme gut nachvollziehbar. Wegen der Komplexität der Symptome kann man sich auch vorstellen, dass Hahnemann mehr Zeit als nur bis zur Abfahrt von Stüler brauchte, um das richtige Mittel auszuwählen, das er ihm dann nachschickte. Bescheiden verzichtete der „Homöopathieschüler" darauf, eigenständig eine Entscheidung über ein Mittel zu treffen, und wartete ab. Außerdem erkundigte sich Hahnemann bei Stüler nach der früheren Verschreibung des böhmischen Arztes Necher und beauftragte den Berliner Kollegen, nach weiteren vom Patienten eingenommenen Arzneimitteln zu fragen. Homöopathen legten immer Wert darauf, darüber Bescheid zu wissen, um Nachwirkungen vorgängiger Medikationen einschätzen bzw. ausschalten zu können. Es bestand die Vorstellung, dass der Körper eines Patienten durch solche Effekte „verdorben" sein könnte.

Unter den zwei Hausärzten wird der Homöopath immer wichtiger

Man kann sich nun fragen, wie die weitere Inanspruchnahme der beiden Ärzte im Hause Arnim konkret vonstattenging und ob dabei die eine oder andere Therapie die Oberhand gewann. Genauso wäre ja auch denkbar, dass Bettine als unabhängiger Kopf je nach Bedarf die eine oder andere Option auswählt, vielleicht mit einer gewissen Präferenz. Sehen wir uns dazu zunächst die Gesundheitsprobleme der Kinder an. Bettine nahm die Ärzte Stüler und Wolfart gleichzeitig im Mai 1830 für ihren Sohn Kühnemund in Anspruch. Er habe seit 14 Tagen „das kalte Fieber", das „weder durch Stüler noch Wolfart bisher geheilt ist".[574] Im Juli erklärte sie explizit, dass

Wolfart in Frankfurt sei, weshalb sie sich in der gleichen Angelegenheit nur an Stüler wenden konnte, der allerdings auch nicht gerade in Form war.[575]

So erzählt Bettine: „Ich gehe soeben zu Stüler, der bis jetzt so sehr krank war, daß er gar nichts unternehmen konnte."[576] Kurz vorher war er wieder brieflich bei Hahnemann in Behandlung gewesen. Schon im Februar hatte er geklagt über „große Unruhe und Bangigkeit, Angst und Muthlosigkeit zuweilen bis zum Lebensüberdruß genommen mit jener Geistesunfähigkeit, wobei er keinen Gedanken sicher erfassen und festhalten kann", ansonsten weiterhin über starken Druck im Scheitel und über den Augen.[577] Ende Mai spitzte sich das zu mit „Zunahme des Uebelbefindens, was mit üblen Vorzeichen einen vollkommen Ausbruch seines gewöhnlichen Frühjahrsleidens befürchten ließe"; immerhin hatte das von Hahnemann verschriebene Mittel aber Erleichterung hinsichtlich des „Kopfs und seiner Gemütsstimmung" gebracht. Trotzdem hat Stüler weiter starke Kopfschmerzen und Verdauungsbeschwerden mit Aufstoßen.[578] Stüler wies Hahnemann gegenüber auch darauf hin, dass er sich nicht selbst bei solchen Anfällen helfen könne, da er das verschriebene Mittel nicht mitgeteilt bekommen habe. Hahnemannn hat demnach seine Arztkollegen genauso wie die Patienten behandelt: Er ließ sie im Unklaren über die von ihm gewählte Arznei. Er wollte sich also nicht durch Patienten kontrollieren lassen. Diese sollten auch nicht – nach Kenntnis des Mittels – aus den Arzneilehren die Symptome rekonstruieren können, die er für entscheidend hielt. Versuche, ihn zur Nennung des Mittels zu veranlassen, wehrte er ab, erst recht, wenn Patienten meinten, sie könnten Druck auf ihn ausüben.[579] Hahnemann verfuhr ebenso bei Arzneigaben für Dritte, zu denen Stüler um einen Rat gebeten hatte.[580] Das Ergebnis war, dass Stüler bei Wiederauftreten der gleichen Probleme bei einem seiner Berliner Kranken diesem kein Mittel empfehlen konnte. Der Berliner Homöopath war jedenfalls insgesamt nicht gerade in einer guten Verfassung für die Behandlung von Patienten. Gleichzeitig war Wolfart „schon 8 Tage in Frankfurt a. M. Giesel hat ein Katarrhalfieber gehabt, jedoch geht's jetzt wieder gut."[581]

Im Juli bittet Bettine dann Achim um Schonung ihres Drittältesten: *„Eins beherzige recht sehr*, gehe ja freundlich mit dem armen Friedmund um und zanke nicht, wenn er auch manchmal was Dummes sagt oder tut, sein Kopf ist in der Krankheit ganz schwach geworden, er konnte zuletzt gar nicht mehr zusammenhängend sprechen, Wolfart, der ihn mehrfach besuchte, glaubte, er habe ein halbes Nervenfieber, er ist auch noch so gereizt, daß er sehr leicht weint."[582] Nach Ende des anschließenden Ferienaufenthaltes in Wiepersdorf erfahren wir dann über die abgereisten Kinder: „Friedmund hatte sich hier vollständig erholt und Kühnemund sah sehr wohlgenährt aus, als er von hier zog, obgleich ich hier nie mehr als zwei Gerichte dulde."[583] Achim nutzt also die Gelegenheit, mal wieder en passant Bettines Liberalität hinsichtlich der Mahlzeiten zu kritisieren.

Später taucht in dem Ehebriefwechsel Stülers Name wieder auf, als Achim Bettine aus Wiepersdorf im Dezember 1830 empfiehlt, seine Schutztabletten gegen die Cholera zu beschaffen.[584] Offenbar versprach er sich etwas von den allenthalben angepriesenen „Präventivmitteln", deren guter Wirkung sich ihre Erfinder mit der Hoffnung auf Einnahmen rühmten. Parallel dazu betont Bettine im gleichen Monat, dass Stüler mittlerweile „manche ausgezeichnete Kuren gemacht, die ihm sehr viel Ruhm eingeerntet haben".[585] Offenbar wurde er von den Patienten also als ziemlich erfolgreich eingeschätzt. Seit der Ernennung zum „zweiten" Hausarzt hatte sie ihn deutlich häufiger erwähnt. Demnach vollzog sich ihr Wechsel hin zu einer Präferenz für die Homöopathie schleichend, wurde aber seit dem Juni 1829 immer deutlicher. Der Homöopath war von einem weiteren Hausarzt zum vorrangigen Familienarzt geworden. Dabei ist auffallend, wie ausschließlich sie die praktischen Behandlungserfolge thematisiert: Auf Erkenntnisse aus der Lektüre des „Organon" nimmt sie nie Bezug. Sie interessiert der Nutzen dieser Heilweise im Leben, nicht deren wissenschaftliche Selbstdarstellung oder Einordnung in die zeitgenössischen medizinischen Debatten.

Schon im Vorfeld dieser Entscheidung hatte sie außerdem über Wolfart immer kritischer berichtet. So litt Franz von Savigny im Mai 1829 an sehr empfindlichen Ohrenschmerzen, „die ihm Wolfart durchaus nicht zu lindern vermag trotz aller Prophezeiungen, dass sie in wenig Tagen vorbei sein werden".[586] Das Heilungsversprechen des Arztes, das bei Necher stimmig schien, zeigt hier bei Wolfart eine Glaubwürdigkeitslücke. Wolfart macht sich dann auch noch mit fragwürdigen Ratschlägen unbeliebt. So empfiehlt er im Juni für das Impfen das weniger starke Serum von Rindern, denen die Nabelschnur nicht abgeschnitten worden sei. Zu dieser uns merkwürdig erscheinenden Verdünnungsempfehlung erklärt Bettine kritisch, ein solcher Impfstoff habe dann auch keinen Effekt mehr, und fährt spitz fort: „Ich glaub, dass wenn er [Wolfart] seine Clairvoyanten nicht hätte, er würde sich gleich in die Homöopathie werfen".[587] Sie vermutete also hinter dem neuen Interesse Wolfarts an Verdünnungen schon eine innere Neigung zum Wechsel zur neuen Heilkunde, wovon ihn nur noch seine weiblichen Medien für das Magnetisieren abhielten. Das mag alles gut oder auch etwas bösartig phantasiert sein. Es zeigt aber, wie skeptisch sie schon im Juni gegenüber seinem Verfahren war und wie viel mehr sie damals bereits von der Homöopathie überzeugt war.

Bettines Werbung von Patienten für den Homöopathen

Nicht nur für eigenes und das Personal Dritter, die eigenen Kinder und sich selbst nahm Bettine den Homöopathen Stüler in Anspruch, sondern sie machte offenbar auch wieder aktiv in ihren Kreisen Werbung für den Neuen. Im Juni dieses entscheidenden Jahres 1829 diagnostiziert sie, ähnlich wie schon Achim, Medikamentenabusus als Krankheitsursache oder zumindest Grund für Verschlimmerungen des Gesundheitszustandes einer Patientin. „Die arme Schinkel ist noch krank von den vielen Medizinen um ihre falsche Schwangerschaft, ich war gestern mit ihr, Max, Armgard und Heiderlitzchen im Grunewald, ihre Kinder waren auch mit, er war aber in Potsdam mit Humboldt, um Bilder auszusuchen".[588] Auch die Gattin des berühmten Architekten hatte sich also in der Frage der Schwangerschaft getäuscht, war aber offenbar unter Mediziner geraten, die ihr etwas zu viele Arzneien gaben.

Allerdings erfuhr Bettine bei dieser Gelegenheit auch, dass solche Empfehlungen unangenehm auf sie zurückfallen konnten. Stüler beschwert sich bei Bettine über die Schinkel, „dass sie nämlich so mißtrauisch ist; dass sie behauptet, kränker zu sein, nämlich melancholischer wie je. Gott weiß, die Frau zeigt unendlich viel Unarten, von denen ich weiß, dass sie längst vor ihrer Krankheit in ihr gesteckt haben; sie hat sich immer eingebildet, dass sie unendlich vortrefflich sei, nun dies alles nicht klappen will, so schiebt sie die Schuld auf den Arzt und nicht einmal auf die Krankheit; sie hat die größte Sehnsucht, wieder zum alten Kunzmann umzusatteln, und ahndet im voraus, dass sie dann wieder zu Stüler möchte."[589] Das ist das erste Mal, dass Bettine einen Arzt gegen die Ansprüche einer Kranken in Schutz nimmt. Sie unterfüttert diese kritische Analyse des Krankheitsverhaltens ihrer Freundin durch weitere Ausführungen: Sie beschwere sich darüber, anderen nichts zu bedeuten, außerdem wegen der Überforderung durch ihre Haushaltsführung, obwohl die Kinder schon groß seien. Sie beklage Appetitlosigkeit beim Essen, die sie abmagern lasse. Bettine kritisiert den unreflektierten „Egoismus" der eingebildeten Kranken und hält dagegen etwas spitz die Selbstdisziplin hoch, „dass der Geist doch etwas Gewalt über den Körper auszuüben habe. Ja dass die Krankheiten gerade dazu geeignet sind, den Geist einmal daran zu üben, zumal wenn er sonst auf keine Proben gesetzt wird."[590] Natürlich sagt sie damit mindestens genauso viel über ihr Selbstbild aus.

Der vielbeschäftigte Architekt Schinkel macht ebenfalls Erfahrungen mit der neuen Heilweise. Er zögert, ob er nach Potsdam, wohl zu einer Revue, fahren solle. „Sein Hauskreuz, wie auch, dass er homöopathische Medizin, welche ihn sehr angreift, genommen hat, haben ihn gestern noch unschlüssig gemacht."[591] Konkret befürchtet er, wenn er dort auftaucht, mit dem Monarchen auf eine Reise gehen zu müssen. Jedenfalls scheint er eine starke Wirkung der Homöopathika anzunehmen.

Währenddessen geht es mit seiner Gattin weiter bergab: „Mit der Schinkel ist's sehr merkwürdig ergangen, seit vier Wochen brauchte sie Homöopathie und wurde nicht besser, zuletzt behauptete sie, wahnsinnig zu sein, sie sterbe in kurzem, sie habe die Wasserscheu, Stüler war ganz verwirrt; ich beschwor ihn, den Dr. Müller aus Leipzig, der auch Homöopath ist, hinzubringen. Dieser gab ihr auf der Stelle ein anderes Mittel, worauf sie ganz besser wurde."[592] Das Ehepaar beschließt daraufhin, doch in zwei Tagen nach Dresden aufzubrechen und über Leipzig zu fahren, um dort Moritz Wilhelm Müller (1784–1849) noch einmal zu konsultieren. Dieser erfolgreiche homöopathische Arzt leitete in der Messestadt das Jacobsspital, begründete 1822 mit anderen Ärzten die erste homöopathische Fachzeitschrift, das „Archiv", und hielt ab 1829 Vorlesungen an der Universität. Später war er Mitbegründer des Zentralvereins homöopathischer Ärzte und leitete die homöopathische Klinik in Leipzig. Die Schinkels hatten sich also einen Spitzenmediziner für ihre Konsultation auf der Reise ausgewählt.

Achim, wohl von den abfälligen Äußerungen Bettines, die selten ein Blatt vor den Mund nahm, beunruhigt, riet derweil dringend zur Diskretion betreffs Schinkel, während sie bereits neue Schrecken erlebt hatte. „Noch in den letzten Tagen hat sie mir einen fatalen Streich gespielt, der mich ganz krank gemacht hat, sie tat nämlich, als glaube sie, ich hätte sie mit Stüler zusammen vergiftet. Da sie sich nun mehrere Tage anstellte, als sei sie im Begriff wahnsinnig zu werden, so glaubte ich, sie sei wirklich schon toll, jeden Augenblick erwartete ich, sie werde aufspringen, und zügellos rasen, jedoch hatte ich mich geirrt, und es war nur hysterische Bosheit; Du mußt auch nicht glauben, daß ich aus eigenem Antrieb zu ihr gegangen bin, sie hatte mich mehrmals darum ersucht." „Die Ärzte belog sie" – so Bettine – „fortwährend, sodaß diese nicht klug aus ihrer Krankheit wurden, und die Ursache, warum sie alles dies tat, war wohl die lächerlichste auf der Welt; sie hat ihre Reinigung verloren und will sie wiederbeleben und will mit Gewalt noch einmal schwanger werden, hast Du so was gehört!"[593] Anscheinend hatte Bettine es hier mit beginnenden Menopausal-beschwerden der Endvierzigerin zu tun.

Achim bleibt skeptisch

Bei der bereits zitierten Empfehlung eines homöopathischen Arztes für Achim in Wiepersdorf bezog sich Bettine auf Stüler als Autorität, um ihrem Mann die große Qualität des ganz in seiner Nähe wohnenden homöopathischen Arztes Gustav Wilhelm Groß (1794–1847) klarzumachen.[594] Groß hatte in Leipzig studiert und in Halle promoviert. Mit Hahnemann war er persönlich bekannt und praktizierte die Homöopathie seit 1818 in Jüterbog. Mit Stülers Lehrer Stapf war er Herausgeber der damals führenden homöopathischen Zeitschrift. Man kann gut nachvollziehen, dass Bettine große Hoffnungen für Achims damals sehr angeschlagene Gesundheit hatte, als sie erfuhr, dass dieser hochkarätige Spezialist nur 33 km von Wiepersdorf entfernt praktizierte. Außerdem unterstrich sie Achims gute Rahmenbedingungen für eine genaue Befolgung der Diät, da er nicht durch Einladungen zu Diners daran gehindert würde, wie das sicher in der Stadt der Fall wäre.

Damit lag sie ganz auf Stülers Linie, der nur wenige Jahre später im Vorwort zu einem homöopathischen Kochbuch im Hinblick auf die „arzeneilichen Einmischungen in Speisen und Getränken, auf Reinerhaltung des eigentlichen Nahrungsmittels" setzte und zu Hahnemanns Diätvorschriften schrieb: „Die strenge Beachtung derselben ist aber für Kranke, die sich einer homöopathischen Kur unterwerfen, um so unerlässlicher, da dergleichen arzneiliche Einflüsse, wie sie das Gleichgewicht im gesunden Zustande aufheben, auch nothwendig die ursprüngliche Einfachheit jeder Krankheit aus den Heilbestrebungen des Organismus, folglich auch die Wirkungen der Arzneimittel, welche diese Bestrebungen unterstützen sollen, stören müssen."[595] Danach werden die Selbstheilungskräfte des Körpers zur Wiederherstellung eines als ursprünglich gedachten gesunden Gleichgewichts geschwächt, weil man durch falsche Ernährung eine ebenfalls zunächst als einfach konzipierte Krankheit zusätzlich verkompliziert.

So insistierte Bettine im nächsten Brief weiter: „Ich habe gehört, daß es notwendig sein soll, Aachen zweimal hintereinander zu brauchen, weil man sonst in der selben Zeit, wo man im vorigen Jahr gebadet hat, wieder Gicht bekommt, und daß es nur im zweiten Jahr ganz vertrieben wird."[596] Sie wollte ihn also ein weiteres Mal zu einer Kur im Rheinland motivieren. Ende des Monats bestätigte sie ihre Einschätzung von der Wiederkehr der Krankheit, denn Achim hatte „gerade um diese Zeit den Gichtanfall".[597] Derweil wirbt Bettine bei Achim weiter mit im Großen und Ganzen positiven Nachrichten über homöopathische Kuren. So berichtet sie über den Schwager Savigny, er habe „Kopfweh gehabt und ist noch leidend, Stüler hat ihm vor ein paar Tagen das erste Mittel gegeben, und wie es scheint mit Erfolg."[598] Tatsächlich äußert sich Savigny im Dezember 1831 sehr positiv über die Behandlung: „Nach siebenjährigen schweren Kopfleiden, die mich oft zu allem Denken unfähig machten, bin ich vor drey Jahren durch die Homöopathie wieder so hergestellt worden, daß ich mit frischer Luft und Kraft arbeite, und wenngleich ich in materieller Kraft der Arbeit bey weitem nicht mehr leisten kann, was ich in früheren Jahren vermogte, so fühle ich doch Gottlob im Centrum, wovon alles Schaffe ausgeht, keine Abnahme, vielleicht in manchem eine Leichtigkeit, die mir früher abging."[599]

Ansonsten ermahnte Bettine Achim wieder, Groß in Jüterbog aufzusuchen. Zwei Tage später sollte es dann der Kurort Wiesbaden sein – und auch Achims Bruder Pitt wird als Fürsprecher der Badereise mobilisiert.[600] Aus ihren drängenden Schreiben spricht erneut existentielle Sorge um sein Leben: „Ich sehne mich, daß Deine Schmerzen, Deine Opfer Dir durch etwas Lebensgenuß möchten ersetzt werden, und hier ist es ja Deine Pflicht, denn Du mußt doch alt werden und daher jetzt alles tun, um es Deiner Seele wohnlich zu machen."[601] Obwohl sie beruhigende Nachrichten erhielt, insistierte sie weiter auf der Badereise. „Brauche es lieber 8 Wochen als 14 Tage, es ist sehr übel angebrachte Sparsamkeit, etwas so Wichtiges nur obenhin oder nur halb zu tun, da die Quelle Deiner ganzen Wirksamkeit bloß aus Deiner Gesundheit entspringt."[602] Dazu entgegnet Achim kühl, wegen des schlechten Wetters verzögere sich die Ernte, und es sei ein Glück, dass er „noch nicht in irgend ein Bad gegangen" sei.[603] Er schreibt kein Wort zu Groß in Jüterbog oder zur Homöopathie. Bettine blieb hart: „Wenn ich Dirs nur begreiflich machen könnte, daß Du Dich an Dir selbst versündigst, indem Du alle Deine höheren Bedürfnisse Dir als Luxusartikel versagst, da doch alles Andere Luxusartikel ist, eher als das, was dem Gemüte zusagt, und dem Geist wohl bekömmt und dem Körper zugleich."[604] In ihrem Gesundheitsverständnis ist seelisches Gleichgewicht also vorrangig wichtig; das wirke sich dann auch auf Geist und Körper förderlich aus.

Fünf Tage später war Achim dann doch bei Groß in Jüterbog, der ihm „12 Pülverchen gab, einen Tag um den anderen zu nehmen. Sei es nun Wirkung dieser Pulver, die das fast vergessene Übel in meinem Fußgelenk wieder hervorriefen oder Einwirkung der Witterung, genug, ich habe seit voriger Nacht wieder Schmerzen und Fieber, so daß ich meine Ankunft in Berlin, die ich auf Morgen bestimmt hatte, um noch ein paar Tage aussetze, um der Wirkung dieser Heilmethode nicht in den Weg zu treten, da ich ohnehin kein sonderliches Vertrauen zu derselben habe. Ich hoffe übrigens, daß ich bald nachfolgen kann, da sich der Schmerz vermindert."[605]

Groß hatte ihm offenbar mit Arzneistoff beträufelte Zuckerkügelchen mitgegeben, die abgepackt und nummeriert waren, damit der Patient wusste, in welcher

Reihenfolge er sie nehmen sollte. Teilweise verwendeten Homöopathen gezielt Placebos: Hahnemann händigte häufig ein Zuckerkügelchen mit Verum nur am ersten, achten und 15. Tag aus, während die Globuli, wie sie wegen ihrer Form hießen, keinen Arzneistoff enthielten. Da die Patienten auf den Tag genau notieren mussten, welche Symptome sie erlebten, konnte der Arzt dann feststellen, ob die Arzneien angeschlagen hatten oder nicht.[606] Die Zuckerkügelchen ohne Arzneistoff sollten dem gegebenen Mittel ermöglichen, „auszuwirken". Sie waren ein Kompromiss mit der schon damals bestehenden Erwartung der Patienten, jeden Tag etwas einzunehmen, um dadurch an ihrem Heilungsprozess mitzuwirken. Achim nutzt hier den Verweis auf die Homöopathie ansonsten etwas ironisch, um die Rückkehr nach Berlin hinauszuzögern. Er spielt damit auch auf die diätetischen Anforderungen an, die für eine homöopathische Kur vorgeschrieben wurden. Stark reizende Speisen oder Getränke sollten die Arzneiwirkung nicht beeinträchtigen.

Nach einer Woche hatten die Schmerzen nachgelassen: „Ob nun diese letzte Erscheinung Wirkung der Pulver gewesen oder nicht, genug, sie hatte das Seltsame, daß dieselben Schmerzen, aber in minderem Grade sich alle wiederholten und in einem flüchtigeren Übergang. Groß hat etwas Eigenes in der Art, wie er die Pulver giebt, was ich bei Savigny nie hörte, entweder abends drei Stunden nach dem Essen, oder morgens ein paar Stunden vor dem Frühstück. Allerdings scheint dies bei der kleinen Portion sehr wesentlich zu sein. Den Abend zieht er vor, freilich bleibt der Körper eine Reihe von Stunden ungeniert jeder Einwirkung übergeben."[607] Im Geschmack seien die Pulver nicht unterscheidbar. Achim beginnt also, sich für die Einnahmemodalitäten zu interessieren.[608] Bei dieser Gelegenheit erfahren wir auch mehr über Achims Diät: Er vermied damals schon „seit Wochen Wein, Bier, Kaffee, Gewürze". Groß meinte, „mehr könne man nicht verlangen und schien weder Petersilie noch ähnliche Kleinigkeiten zu fürchten, auch nicht Tee, weil ich daran gewöhnt sei. Sieben Pulver sind verschluckt, ich soll ihm erst Nachricht geben, wenn alle 12 herunter."[609] Groß scheint also einen Zweiwochenrhythmus bei dieser Behandlung zu praktizieren, während Hahnemann die Patienten meistens für vier Wochen mit Arzneien versorgte und anschließend berichten ließ.[610]

Am 20. September tanzte Achim bei Erntefesten in Bärwalde und Wiepersdorf, woraus Bettine schließen könne, dass seine Beine wieder mobil seien. Bei dieser Gelegenheit habe er auch einen Kuchen gebacken nach einem alten Rezept aus der Gerichtsregistratur, der vortrefflich gewesen sei. Am folgenden Tag, dem ersten ohne Regen, reiste er tatsächlich nach Leipzig und dann weiter nach München ab, das er 27 Jahre lang nicht mehr gesehen hatte.[611] Bettine freut sich sehr darüber und rät ihm großzügig, doch bis nach Tirol weiterzufahren: „Um mich und die Kinder brauchst Du Dich nicht zu sorgen, meine Gesundheit hat sich gebessert, und sonst geht ja alles den alten Gang." Siegmund habe sein Examen sehr gut bestanden.[612] Achim berichtet über den alten Freund Ringseis und das Oktoberfest, das er mit Frau Görres besucht, bei der er auch wohnt. Die historisch erste Erwähnung des Oktoberfestes stammt übrigens von Bettine von Arnim. Das Ehepaar Görres war nach der Berufung auf eine Professur 1827 dorthin verzogen, der Publizist und nunmehr konservativ

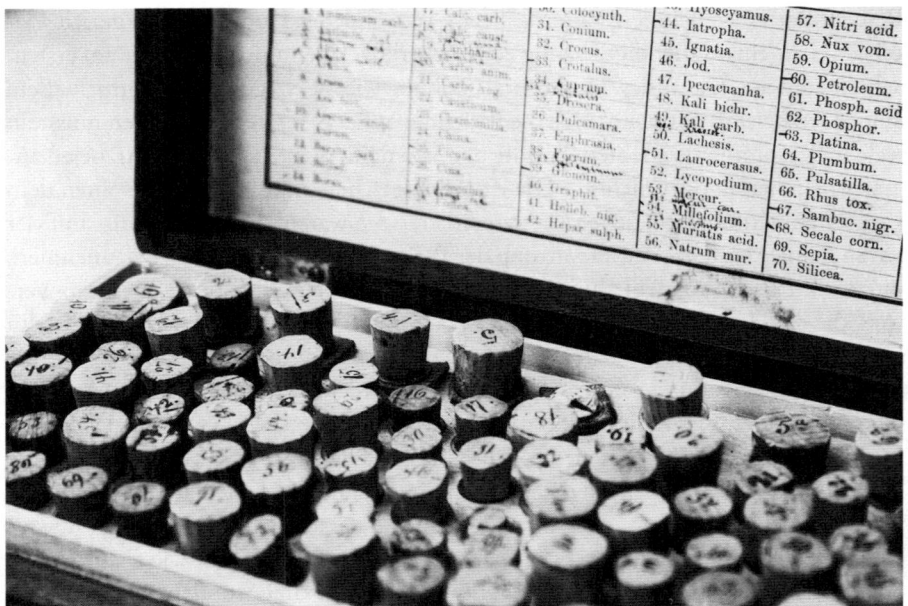

Abb. 8: Hausapotheke aus der Zeit um 1860

gewendete Historiker weilte aber gerade in Bozen. Anschließend reiste Achim über Salzburg nach Wien weiter. Er hat sich also gegen eine weitere Kur in Aachen und für eine Erholungsreise entschieden und zog damit ähnlich wie vorher Bettine die gesundheitsförderlichen Wirkungen der Geselligkeit denjenigen der Kurbäder vor.

Entlastung für die Mutter: die älteren Töchter ziehen 1829 zu Verwandten nach Rödelheim

Vor der Abreise hatten sich die Arnims darauf geeinigt, die beiden älteren Mädchen zur Nichte Sophie nach Frankfurt zu schicken. Diese hatte das während ihres Besuchs in Berlin vorgeschlagen. Maxe benannte in ihren Lebenserinnerungen später das Motiv: Die Frankfurter wollten dem „völligen Mangel an Erziehung", den die beiden „reinen Naturkinder" aufwiesen, entgegensteuern.[613] Auch gab Achim in einem zunächst noch hinhaltenden Schreiben im Mai zu, „dass sie [Bettine] zur Erziehung der Kinder so wenig Anlage hat wie ich selbst". Das ist ein seltenes Eingeständnis elterlicher Überforderung, in das er sich explizit einschließt. Außerdem konnte die Unterbringung der beiden Mädchen in Frankfurt Bettine bei ihren Pflichten als weitgehend alleinerziehende Mutter von sieben Kindern etwas entlasten. Bereits die vier Söhne empfand sie zeitweise als Überforderung. Maxe war mittlerweile elf Jahre, Armgart achteinhalb Jahre alt. Maxe war – jedenfalls im Rückblick – von der Perspektive begeistert, von Armgart wissen wir es nicht.

Bereits Ende 1828 war erstmals die Rede davon gewesen, „dass die Kinder zum Frühjahr nach Frankfurt können".[614] Nun im Herbst 1829 schreibt Bettine von unmittelbaren Reisevorbereitungen und nimmt schließlich die beiden Kinder selbst Anfang November mit in ihre Heimatstadt, um sie nicht „diesen Winter […] noch länger alles entbehren zu lassen, was ihnen hier [in Frankfurt] so reichlich zugemessen ist […] Die Liebe der Sophie, die Pflege der Claudine, alles was hier in jeder Hinsicht für die Kinder getan wird, ist mehr als eine fürstliche Erziehung wert."[615] Nach der Ankündigung, noch eine Woche in Frankfurt zu bleiben, fährt sie hochgestimmt fort: „Ich hoffe, die Homöopathie soll Dir noch ein Pulver gegen die unnötigen Sorgen reichen, und dann bist Du ganz geheilt und ich glücklich; mich kann nichts ergötzen, als wenn ich auf irgend eine Weise erkenne, daß Dein Jugendquell, den Du manchmal mit Hypochondrie verstopft hast, durchdringt und mit neuer Macht emporspringt." Und dann weist sie ihm wieder seine eigentliche Lebensaufgabe zu: Sein „Beruf" sei es, sich „in dem Element zu bewegen, was die frühesten Regungen" seiner „Seele wieder zur Begeisterung steigert; so warst Du mein, so hab ich Dich leidenschaftlich geliebt, vertausche Dich daher nicht und schwinge Dich auf zu allem, was Dir Genuß gewährt."[616]

Mitte November trafen sich beide in Wiepersdorf wieder. Nach Weihnachten schrieb der Vater einen reizenden Brief an die in Frankfurt bei den Verwandten lebenden Töchter, in dem er seine keineswegs so geplante, eisige Weihnachtsnacht in einem Rasthaus zwischen Wiepersdorf und Berlin witzig aufspießte. Die Tochter Maxe charakterisierte ihn später als „herrlichen Mann mit seinem treuen, reinen Herzen und seinem kühl besonnenen Wesen".[617]

Achim schrieb: „Zur Abwechslung hatte ich wieder einmal Schmerzen im Fuß, hatte mich aber schon mit homöopathischen Pulvern im voraus versehen, sodaß es rasch vorüberging. Kommt der Schmerz nicht wieder, so denke ich, den 20. in Berlin einzutreffen." Falls er nicht komme, solle sie sich keine Sorgen machen: „So wichtig sind die Pfandbriefangelegenheiten nicht, daß ich mir darum eine schmerzliche Reise machen sollte."[618] Er hatte sich also selbst mit Homöopathika versorgt, setzte erneut auf Schonung und nutzte damit Krankheit immer wieder als Argument für seine eigenen Zwecke: „Ein Schmerz im Knie und im Fuße hinderte mich an der Abreise. Ich hoffe, es soll bald wieder vergehen, da ich mich ernst des Schwitzens befleißige." Fünf Tage später heißt es dann: „Es geht mir besser, aber ich bin noch immer nicht ganz frei von Schmerzen und die Jahreszeit fordert natürlich Vorsicht bei einer Reise nach Berlin." Bettine kontert diese Hinhaltetaktik mit dem Wunsch, jeden Posttag Nachrichten zu erhalten.[619]

Homöopathie überzeugt im Vergleichstest: Typhus in Rödelheim
im August 1830[620]

Welche Rolle spielte die Homöopathie nun seit dem Frühjahr 1829, in dem sich Bettine immer deutlicher für diese Therapierichtung entschied? Wie zu erwarten, kam das bei den Zahnleiden der Kinder, die damals erwähnt wurden, noch nicht zur

Sprache. So erfahren wir im März nur, dass „der Zahn von Max verdient, recht bald ausgezogen zu werden, sonst wird sie für ihr ganzes Leben durch einen schlechten Zahn entstellt, der doch auch nur Folge des frühen Zuckeressens ist."[621] Achim lässt die Gelegenheit nicht aus, einmal wieder seine Unzufriedenheit über den von Bettines Erziehungsmethoden geförderten Zuckerkonsum auszudrücken. Bettine meldet im August, dass Giselas „Augenzähne [= Eckzähne] im Durchbrechen" sind, was zu leichter Unruhe während der Nacht führt.[622]

Im Sommer erneut auf dem Weg in ihre Heimatstadt, blieb Bettine acht statt nur ein paar Tage in Brückenau, weil der bayerische König Ludwig I. sich dort aufhielt, den sie aus ihrer Münchener Zeit kannte. Er besuchte sie mit dem Kanzler Müller (1779–1849), manchmal sogar unbegleitet, auf ihrem Zimmer und bestätigte ihr großes Zeichentalent, wie sie stolz mitteilt.[623] Sie zeigte ihm ihr Bild vom Oktoberfest. Er habe es gar nicht fassen können, wie ihr ohne jede künstlerische Ausbildung eine so großartige Komposition gelingen konnte. Endlich erhielt sie einmal eine Anerkennung ihres Talents, das jenseits des „Hauskreuzes" lag. Außerdem kam es auch noch aus hochrangigem Munde.

Demgegenüber war Bettines Ankunft in Frankfurt diesmal nicht gerade angenehm: Sie kam in einer „bösen Stunde" in ihr „väterlich Haus", und die Ereignisse spitzten sich schnell zu. Soeben war der älteste, 21-jährige Sohn von George Brentano, Franz, an einem Fieber mit „Kopfweh, Frost, Hitze, Schwindel, Laxieren" verstorben, das der von Friedmund und Kühnemund durchgestandenen Krankheit ähnelte. Maximiliane war kurz vor ihm erkrankt, und er hatte ihr „am Krankenbett treulich Gesellschaft geleistet".[624] Bettine selbst bezeichnet die Krankheit als Typhus. „Mein Mäxelchen liegt schon 14 Tage im Bett und hat ein ähnlich Fieber wie Friedmund hatte, ich habe mir alle ärztliche Hilfe verbeten und pflege sie selbst, ich hoffe auch zu Gott, sie wieder herzustellen, allein ich muß den Vorteil für meine Gesundheit, das Bad zu gebrauchen einbüßen, denn ich kann die Maxel nicht verlassen; die arme Sofie ist nicht fähig, irgend etwas zu tun, als mit dem Vater zusammen zu weinen."[625] Das lässt sich nach dem Verlust des „Stammhalters" in dieser traditionsbewussten Familie gut nachvollziehen.[626]

Grund für Bettines Abwehr gegen den Arzt ist ihr Verdacht, dass die Einnahme ungeeigneter Medizin für den Tod des Neffen mit ursächlich gewesen sein könnte: „Sonderbar ist es, daß er erst anfing zu phantasieren, als man ihm starke Portionen Naphta gab, mit Ekel und Widerwillen nahm er diese Medizin, und nur die dringendsten Bitten des Vaters konnten ihn dazu vermögen, und wenn der Vater weg war, sagte er immer: Ihr werdet sehen, ich muß dran sterben, jetzt macht sich der alte George die ärgsten Vorwürfe und schreit immer: Ach, hätte ich ihm gefolgt, so hätte ich ihn noch! Maxe, die ganz bedeutend krank ist, hat nun gar keine Medizin genommen, außer von Kesselbach, der Homöopath ist, in den letzten Tagen und es tut ihr sehr gut."[627] Naphtha war Bergöl oder Vitrioläther, das allerdings nur mit höchster Vorsicht anzuwenden war, wie man in Hahnemanns Apothekerlexikon auf vielen Seiten nachlesen kann. Es war nach seiner Ansicht bei Erscheinen des Werkes im Jahre 1793 bereits lediglich „ehedem" für Krämpfe, rheumatische Schmerzen, hitzige Fieber innerlich gebraucht worden.[628] Lediglich für äußere Anwendungen lässt er es gegen Mundgeschwüre und „Schwämmchen der Kinder" gelten. Bei „Kesselbach" dürfte es sich um den späteren Arzt Ernst Carl Kiesselbach (1808–1856) handeln, der, damals noch 22-jährig, Medizin studierte und anlässlich eines Besuches bei seinem Onkel in Hanau gerade die Homöopathie kennenlernte.[629] Später unterstreicht Bettine dann noch einmal, dass mit „Naphta, Blutigel [sic!], Eis auf den Kopf und Moschus, […] die Ärzte ihn geliefert" hätten, und beschwört Achim, „um alles in der Welt keinen Arzt außer einem Homöopathen, lieber gar keinen" zu nehmen, wenn ähnliche Symptome bei Friedmund wieder auftauchen sollten.[630]

Achim wusste von all dem noch nichts und machte sich Sorgen um Bettines Gesundheitszustand, der durch eine weitere Badekur gehoben werden sollte. „Ich hoffe, daß du gleich nach dem Bade geeilt bist und Deine Zeit nicht mit Redensarten in Frankfurt verlierst. Trifft Dich mein Brief am Badeorte, so möge Dir meine Erinnerung zur rechten Zeit kommen, daß Du Dich den anerkannten Baderegeln fügst, nicht wie früher einmal in Schlangenbad aus dem Wunsche nach Seltsamkeit halbe Tage im Wasser bleibst und dadurch die Wirkung des Bades aufhobst. Es kommt beim Baden wie bei aller Medizin fast nie darauf an, wie man sich augenblicklich befindet, sondern wie die Einwirkung auf die Zukunft sich vermuten läßt. Dasselbe gilt fürs Trinken der Brunnen, wenn Dir dies empfohlen ist. Meide insbesondere gesellige Anstrengung, ebenso wenig überlasse Dich der Lässigkeit, die so leicht an Badeorten sich einfindet, auch ist Vorsicht im Essen und Trinken nötig."[631] Was für eine Philippika, Disziplin zu halten und tatsächlich etwas für die Gesundheit zu tun! Auch enthält sie die klare Vorstellung, dass Bäder nur längerfristig wirken, und das auch nur dann, wenn man die Baderegeln genau einhält.

Bettine hatte ganz andere Sorgen. Wegen der fortdauernden Krankheit von Maxe war trotz Besserung „ans Bad in diesem Augenblick nicht zu denken, sondern ans Pflegen bei Tag und Nacht". Ansonsten musste sie den Leichnam des Franz mit eigenen Händen in Tücher hüllen und nebst ein paar Scheuerfrauen und Handwerksleuten die Stiege hinunterbringen, denn die nächsten Angehörigen waren abgereist und das gesamte Personal krank. Bettine erweist – und stilisiert – sich hier wieder als ausgesprochen handfest im Umgang mit den Herausforderungen von Krankheit und Tod, während die eigentlich Zuständigen offenbar alle versagen. „Ich habe den Sarg bestellt, die katholischen kirchlichen Gebräuche mit der Einsegnung des Leichnams besorgt, den Toten geschmückt, ihm den Myrtenkranz, den ihm die Rödelheimer Jungfrauen geflochten, aufgesetzt, endlich noch alle Blumen in den Sarg gelegt." Das alles musste nach ihrer Ansicht ohne Wissen von Maxe geschehen.[632]

Sie habe nicht Gesellschaft gesucht, sondern „ich habe immer klüger gehandelt für die Gesundheit meiner Kinder als die philisterhaften Ärzte samt aller Erfahrung, wenn ich denen hätte ängstlich folgen wollen, so hätten sie vielleicht auch ins Gras beißen müssen, also weise mich nicht an, nach Vorschrift der Badeärzte zu leben."[633] Diese Einschätzung des ärztlichen Wissens als kleinlich und ziemlich wertlos mag man für die Hybris eines medizinischen Laien halten. Bettines Äußerungen zeigen aber auch geradezu klassisch, wie wenig überzeugend für die Damaligen noch die Behauptung einer grundsätzlichen Überlegenheit des Fachwissens gegenüber der Laienerfahrung war. Jedenfalls scheint ihr der Todesfall ihres Neffen zu bestätigen, dass auf die Künste der akademischen Fachleute kein Verlass ist. Einmal in Fahrt, holte Bettine dann zu einer Grundsatzerklärung aus: „Was das Essen anbelangt, so weißt Du, daß ich sehr mäßig bin. […] ich begreife nicht, daß Du alle möglichen Verkehrtheiten an mir entdeckst, und nie die geringste Eigenschaft, die das Zutrauen, was Du mir geschenkt hast, Deine Frau und die Mutter deiner Kinder zu werden, rechtfertigt. Indessen hat mir nun Gott andere Verhaltungsregeln gegeben, die die deinigen umstoßen, und ich hab das große Zutrauen in mich, daß ich's allein besser durchführen werde und unsere Kinder, ohne der Vorschrift des Arztes Gehör zu geben, gesund verlassen werde. Ich habe gleich die vorgeschriebene Diät aufgehoben, Maxe, die im Gesicht so verzerrt war, daß ich sie nicht mehr erkannte, hat sich sehr erholt, sei also ohne Sorge und baue auf mein Glück, wenn auch nicht auf meinen Verstand."[634] Bettine fühlt sich also weder in ihrer Gesundheitskompetenz noch in ihrer mütterlichen Fürsorge anerkannt. Und zur Begründung ihres arztkritischen Verhaltens führt sie an, ihre Regeln geradewegs von Gott bekommen zu haben – eine erstaunliche Legitimation, die sie abschließend noch mit einem Seitenhieb gegen das Verstandeswissen würzt. Intuition hält sie, durchaus im Sinn etlicher Romantiker, für den besseren Weg. Abschließend verweist sie auf ihre Fortune bei der Gesundheitspflege ihrer Kinder, sieht sich also wohl geradezu von einer Glücksgöttin getragen.

„Ich habe mir gestern den Kieselbach aus Hanau kommen lassen, der hat mir Mittel gegeben, die er mit großer Zuversicht anempfiehlt."[635] Der angehende Homöopath wurde also erneut um Hilfe gebeten und galt Bettine mehr als jeder fertig ausgebildete Arzt vor Ort. Erneut bat sie Achim, die Kinder in Berlin zu besuchen, damit sie nicht sich selbst überlassen blieben. Achim war „mit Herzklopfen" sechsmal auf das Postamt in das elf Kilometer entfernte Dahme gefahren, um schließlich gleich zwei Briefe Bettines zu erhalten. Er war über den Tod von Franz erschüttert, aber auch sehr erleichtert, dass Maxe überlebt hatte. Hinsichtlich der Krankheiten von Friedmund und Kühnemund diagnostizierte er ein lokales Wechselfieber, das manche Leute in Wiepersdorf bereits seit zwei Jahren hätten. Er las mit „Schaudern", wie Bettine sich „ohne Nutzen der gefährlichen Ansteckung bei der Leiche des Franz ausgesetzt, indem" sie „sie ankleiden helfen, sie tragen heben usw. Wo so ein Unglück geschehen, möchte der Gutwillige gern etwas leisten an Beihülfe, wenn es auch etwas ganz Verkehrtes wäre. Vergebens habe ich Dir von der Nervenfieberpest in Königsberg so manchesmal erzählt, so wenig helfen Erfahrungen. War Max an Nervenfieber krank, so lasse weder Armgard noch Giesel zu ihr, am wenigsten in der Zeit des Schweißes. Aber du wirst das aufnehmen, wie meine Warnungen wegen der Bäder, als müßige Redensarten, worauf Du wieder andere müßige Redensarten antworten mußt […] nur das eine weiß ich, daß ich guten Rat, selbst wenn ich ihn nicht brauchen konnte, nie mit Hohn abgewiesen habe."[636] Die Stimmung war zwischen den beiden damals also ausgesprochen gereizt. Achim konnte wegen des schlechten Erntewetters nicht nach Berlin zu den Kindern fahren, da das Gespann ständig bereitstehen musste, um die wenigen guten Tage zu nutzen.

Immerhin will er sich aus der Ferne als mitfühlender Vater erweisen und bittet Bettine: „Der Maxe kaufe in meinem Namen irgendetwas, was ihr lieb ist zur Genesung."[637] Am 31. August hatte man Maxe erstmals aus dem Bett an die frische Luft gebracht, Bettine meint aber, das sei noch zu früh und sie werde noch 14 Tage zu liegen haben. Sie selbst könne „an der Familie keinen Anteil nehmen, weil" sie „Mühe habe, die Pflege der Meinigen durchzusetzen".[638] Erst später im Brief erklärt sie dies: „alle anderen sind in großer Furcht und wollen, daß ich einen hiesigen Arzt nehme, ich aber bin überzeugt, daß die Homöopathie allein hier ohne Versündigung angewendet werden kann und bleibe dabei, ihre Krankheit ist der von Friedmund sehr ähnlich, sie hat alle 24 Stunden einmal Öffnung mit Leibweh und Durchfall, sie hat abwechselnd Fieber, in Hitze und Kälte sehr gering, ist sehr mager und empfindlich, und sehr, sehr schwach, dies alles hat Friedmund auch gehabt."[639] Sie besteht demnach auch auf einer ausschließlich homöopathischen Therapie – ohne Hinzuziehung weiterer Mittel.

Den Franz habe man „in 4 Tagen durch diese ganze Krankheit durchgejagt", trotzdem dränge die Familie, insbesondere George schon wieder, auf schnelle Besserung zu setzen. In dieser besonderen Notlage erklärt Bettine deutlich wie nie ihre klare Präferenz für die Homöopathie, zu der offenbar auch ein Krankheitsverständnis beiträgt, das dem Körper eine gewisse Zeit zur Genesung einräumt. Gerade weil sie die geringe Effizienz oder gar Schädlichkeit – wie sie meint – der anderen Arzneitherapien am Beispiel ihres verstorbenen Neffen beobachten musste, ist sie zu einer „überzeugten" Anhängerin der neuen Heilweise geworden. Mitte des Monats beklagt sie, dass sie mit dieser Ansicht allein stand und sich damit durchsetzen musste, nunmehr aber George, dem Vater des Verstorbenen, vermitteln konnte, dass die ärztliche Therapie seines Sohnes fatal schädlich war.[640] Er würde aber wohl wieder inkonsequent handeln – also nicht die notwendige Geduld aufbringen. Bettine pflegt derweil Maxe weiter nach ihrem Plan – und besucht drei Leute von George, die an derselben Krankheit daniederliegen, „denn sie meinen Alle, wenn ich käme, so gehe es ihnen besser".[641] Bettine übernimmt hier erneut mehr Verantwortung, als sie unbedingt müsste, und verhält sich gegenüber den Leuten, also den Hausangestellten, fürsorglich wie eine Haus- oder Gutsherrin. Zu ihrem eigenen Zustand in Rödelheim und der Tatsache, dass sie nicht nach Frankfurt fahren könne, um Görres endlich einmal kennenzulernen, meint sie, das tue zwar ihrer Gesundheit nicht gut, „allein ich bin überzeugt, daß nichts schädlicher ist als Angst und Sorge um den eigenen Leib, insofern man sich nicht schonen kann".[642] Damit benennt sie nun ein sehr rationales Prinzip, die Belastungen zu akzeptieren, die man nicht ändern kann. Das dürfte ihr bei den vielen Herausforderungen als oft alleinerziehende Mutter von sieben Kindern, die sie zu bestehen hatte, häufiger geholfen haben. Später berichtet sie allerdings von dreifachem starkem Blutverlust, den sie aber, trotz mehrfacher Unterbrechungen ihres Nachtschlafes wegen der Pflege von Maxe und Giesel, aushalten werde. Da sie gleichzeitig darauf hinweist, dass sie kein Blut speie und keine Brustschmerzen habe, kann man vermuten, dass sie eine neue Schwangerschaft zu diesem Zeitpunkt immer noch nicht ausschloss, möglicherweise aber auch darauf hinweisen wollte, dass sie keine Lungenkrankheit hatte. Jedenfalls belegen diese Informationen erneut, dass der Zusammenhang von ausbleibender Monatsblutung und Schwangerschaft nicht sicheres Wissen war. Zwei Wochen im Bad hätte sie zwar „nötig", aber daran sei derzeit nicht zu denken.

Zu Maxes Pflege kann sich Achim auch aus der Ferne gute Ratschläge nicht verkneifen: „Nahrung tut da das Beste, Stärkungsmittel wenig. Vielleicht wäre ein Luftwechsel günstig, obgleich die Pflege und Beihülfe an einem anderen Ort mehr fehlen möchte; Rödelheim ist sehr schön, aber etwas feucht gelegen."[643] Es beunruhigt ihn also wieder das Klima, diesmal die Nähe der Nidda, an der das Haus der Brentanos in einem Park lag. Mitte September war Achim dann für drei Tage in Berlin, um dort nach dem Rechten zu schauen. Die Kinder waren gesund und die Haushaltsausgaben im Rahmen.[644] Bis zum Ende des Monats hatte sich Maxe erholt, so dass Bettine die Krankenwache Claudine Piautaz überlassen konnte, mit der sie schon in ihrer Jugend bei solchen Gelegenheiten kooperiert hatte. Mehrfach ging sie nun in die Stadt und besuchte dabei auch Görres in Frankfurt, der als Schulkamerad von Clemens während dessen Koblenzer Zeit in Kontakt mit der Familie Brentano gekommen war.[645] Von dem Treffen berichtet sie ganz launig und ließ sich von ihm sogar die sechs Kilometer nach Rödelheim zurückbegleiten. Allerdings fand sie seine Fragen nach ihren Glaubenserlebnissen ebenso absonderlich wie eine Geschichte, die der Bruder Clemens ihr am Vorabend vorgelesen hatte. Der wollte ihr klarmachen, dass die mystische Ehe einer Nonne mit Gott viel realer als Bettines Ehe sei, wozu diese kühl bemerkte, dass diese ihr schon „reell genug" sei.[646]

In Rödelheim angekommen, wollte Görres auch noch am Krankenbett der Maxe „über die Homöopathie losziehen und meinte, sie sei ebenso albern, wie die Zeiten; dies hab ich ihm nun abdemonstriert, und da er sich nie die Mühe gegeben sie zu untersuchen, so hat er versprochen, von nun an sie zu untersuchen."[647] Bettine hat hier offenbar ganz dezidiert die neue Heilweise verteidigt und den mittlerweile konservativ gewendeten Publizisten als Schwadronneur abgekanzelt. Das scheint bei ihm allerdings nicht gerade die Bereitschaft erhöht zu haben, sich mit der Homöopathie zu befassen. Jedenfalls finden sich in seinem Briefwechsel eher Belege für das Festhalten an dem traditionellen Prinzip, dass viel Arznei auch viel hilft. So schrieb er ein knappes halbes Jahr später an seine Tochter Sophie, deren Sohn kurz zuvor gestorben war: „Daß der Arzt die Sache ernst genommen, sieht man an der Menge der angewendeten Mittel, und sollte er sich trotzdem in den Mitteln vergriffen haben, so muß es dem tückisch Täuschenden im Lauf der Krankheit zugeschrieben werden."[648]

Bettine holt derweil offenbar weiteren fachlichen Rat bei jedem nur greifbaren Homöopathen ein. Im gleichen Brief berichtet sie nämlich, dass der homöopathische Arzt Kieselbach, nachdem Maxe drei Tage aus dem Bett sei, nun empfehle, „sie zum wenigsten auf 8 Tage ins Bad [zu] bringe[n], um Luft zu wechseln".[649] Damit schlägt er nicht viel anderes als kurz zuvor Achim vor. Ärztliche und Laienvorstellungen von den gesundheitsschädigenden Wirkungen des Klimas lagen also nah beieinander. Gleichzeitig kann man aber auch sehen, wie bereits die relativ kleinen Kinder aus diesem Milieu an die Praxis gewöhnt werden, sich nach Krankheiten im Kurbad zu regenerieren.

Tatsächlich fährt Bettine aber nicht ins Bad – und auch nicht nach Winkel zu den Verwandten im Rheingau –, obwohl sie den Luftwechsel für die nur langsam gesundende und weiterhin mit leichtem Fieber belastete Maxe für wünschenswert hält. Grund sind die zu hohen Kosten und ihre Zweifel an der therapeutischen Wirksamkeit der auch dort feuchten Luft so spät im Jahr. „Die Krankheit der Max läuft sehr ins Geld, da der Arzt immer drei Meilen geholt werden muß." Offenbar ließ sie also Kieselbach aus dem gut 30 km entfernten Hanau an das Krankenbett ihrer Tochter nach Rödelheim kommen. Zur Vermeidung der feuchten Luft an der Nidda will sie nun zu Firnhabers am Rhein.[650] Für den Winter wünscht sie sich Ruhe, die sie wirklich nötig habe. Achim war währenddessen 22 Tage lang ohne Brief und der Verzweiflung nahe. Hätte sie ihm nur wenige Worte geschrieben, wäre er „ungestört" in seinen „ohnehin oft wenig erfreulichen Geschäften", in seiner „schwermütigen Einsamkeit".[651] Den Grimms gegenüber äußert er, er sei „von den Meinen hier ganz verlassen, die vier Söhne in Berlin auf den Schulen, meine Frau mit den drei Mädchen in Frankfurt, wo sie allerlei Leid mitzuerleben hatte".[652]

Bettine meint, es seien nur 13 Tage ohne Brief gewesen. Außerdem war „die Giesel krank, sie litt nämlich an Verstopfung und weinte den ganzen Tag, wohl 20 Mal hatte sie Lust etwas zu machen und konnte nicht, ich mußte das schwere Kind den ganzen Tag herumtragen und auch die Nacht; dabei lag Maxe im Bett und litt unsäglich an angegriffenen Nerven, sie weinte beständig um das Kind."[653] Ob das Herumtragen des über drei Jahre alten Kindes wirklich notwendig war? Jedenfalls meinte Bettine offenbar, sich das zumuten zu müssen. Gleichzeitig wollte sie in dem etwas hellhörigen Haus Kinderlärm vermeiden, den der um seinen gestorbenen Sohn trauernde ältere Bruder nur noch besonders schwer ertrug. „Wenn Du Dich also geängstigt hast, so liegt es mehr in Deinem Charakter und in Deinem Mißtrauen in meine Handlungsweise als in meinen Briefen." Sie weist also die nicht unberechtigten Sorgen ihres Mannes ziemlich ruppig zurück, indem sie sie in ein Misstrauensvotum gegenüber ihren Pflegefähigkeiten umdeutet und ihn als überängstlich abwertet. Schließlich hätte sie ihn über die Krankheit, „die man hier für unheilbar hielt und mit dem Namen zehrendes Fieber belegte", informieren müssen. Das war nun ganz offenbar nicht Achims Problem. Vielmehr beschwerte er sich über die lange Unterbrechung des Informationsflusses.

Statt, wie zwischenzeitlich erhofft, bereits zur Mitte des Monats hatte sich Maxe schließlich Ende Oktober erholt.[654] Sie selbst war überzeugt, dass der homöopathische Arzt sie gerettet habe.[655] Erst zu diesem späten Zeitpunkt klärte man das zwölfjährige Kind über den Tod ihres Vetters auf, der die gleiche Krankheit wie sie gehabt haben soll.[656] Das ist nicht nur als schonender Umgang zu verstehen, sondern man muss sich vor Augen halten, dass die Zeitgenossen durchaus die Entstehung von Krankheit durch Schockwirkungen für möglich hielten. Das sollte offenbar vermieden werden.

Bettines (Gesundheits-)Zustand im letzten gemeinsamen Jahr (1830/31)

Bettine selbst war in dem letzten gemeinsamen Jahr des Paares nicht gerade in guter Verfassung. Eine Nachbarin hatte im Mai einen handfesten Skandal mit Beleidigungen vor Bettines Tür und mehrfachem Eindringen in ihre Wohnung ausgelöst und es so weit gebracht, dass Bettine ein neues Quartier zu Johanni (24. Juni) suchen musste. Leider erfahren wir nichts von der Substanz der Vorwürfe. Jedenfalls seien nach Eindruck des Vermieters Gericke auch andere Mieter, wenn Bettine bleibe, zum Auszug entschlossen. Nach dieser Mitteilung wurde der Beauftragte des Vermieters von Friedmund der Wohnung verwiesen. Offenbar muss der 15-Jährige hier den „Mann im Haus" mimen. Auch eine gemeinsame Intervention ihres Schwagers Savigny und von Achims Bruder konnten am Entschluss des Vermieters nichts ändern. Hier scheinen erneut die geschäftsfähigen männlichen Verwandten in Aktion zu treten. Resigniert kommentierte sie: „Bin nun sehr erschöpft, das Beste ist, daß ich endlich abgestumpfter geworden bin."[657] Ähnlich, aber wieder etwas ermutigender für den Gatten ergänzt sie einige Seiten weiter im gleichen Schreiben: „Daß ich Überwasser habe und mich nicht der Verzweiflung hingebe, beweist Dir schon, daß ich so manches zeichne, und dann sind die Leute auch noch bis jetzt sehr gut."[658] Schließlich kamen auch noch Unsicherheiten dazu, ob sich erneut eine Schwangerschaft einstellte. Allerdings wurde sie von ihrer Schwester Gunda beruhigt, der es vor ein paar Jahren ähnlich gegangen sein soll.

Als Lösung des ganzen Mieterelends träumt sie Anfang Juni von einer radikalen Lösung: „Ein Eigenhaus […] ist auch das einzige, was einem etwas Haltung in der Welt gibt, wenn der Mann nicht fortwährend die Stütze der Familie sein kann."[659] Sie hatte es also wirklich satt, dass sie im Ernstfall, wie bei dem beschriebenen Skandal, immer auf die Hilfe von Männern angewiesen war. Gleichzeitig wirft sie Achim wenig implizit vor, dass er ja eigentlich in Berlin zu sein und die Interessen der Familie dort jederzeit zu verteidigen hätte. Wegen Gieselas Husten hat sie diese „beinah' den ganzen Tag auf dem Schoß". Das ist die übliche Selbstüberforderung und mangelnde Abgrenzung gegenüber den Bedürfnissen der Kinder, über die sie sich aber auch gerne beschwert. Ihre eigene Ambivalenz soll so wohl dem Partner als sein Problem vermittelt werden. Das ist dann eine gute Gelegenheit, eine weitere Reise vorzuschlagen, die tatsächlich nach Rödelheim führte, aber nicht zu der gedachten Badereise wurde: „Überlege doch, ob ich vielleicht diesen Sommer eine kleine Reise machen kann, erholen möchte ich mich, ich hab's nötig."[660] Dabei wird das Gesundheitsthema zum Lackmustest für Interesse und Zuneigung des Gatten, dem sie das so mitteilt: „Deine Besorgnis um meine Gesundheit tut mir unendlich wohl und macht mich wirklich sehr disponiert, gesund zu sein; weil ich empfinde, daß Dir an mir gelegen ist, und ich will auch gern so sein, wie es Dir am besten zusagt, also gesund. Zu diesem Behuf habe ich gestern ein Pulver von Stüler eingenommen, der mir jetzt mehr Vertrauen einflößt, er hat dem Friedmund rasch vom Fieber geholfen."[661] Möglicherweise insinuiert sie hier Zweifel, ob Achim noch etwas an ihr gelegen sei – und verlässt sich ansonsten zunehmend auf den Homöopathen.

Ein von ihr ausgedachtes Sparmodell für die Badefahrt scheitert an der Hypochondrie ihrer Nichte Betina von Savigny. Die wird von Wolfart und Barthels für so
krank gehalten, dass sie nach Schwalbach zur Kur muss – Bettine aber nicht mitrei-
sen kann, da die Nichte keinen „Lärm im Wagen ertragen könnte".[662] So muss die
Tante denn im August auf eigene Faust nach Rödelheim fahren, nachdem die Kinder
bereits Ende Juli nach Wiepersdorf geschickt worden waren.

Achims letzte Wochen

Entschieden optimistisch schloss Achim in einem Brief vom 15. Dezember 1830 das
Jahr mit dem Satz: „Das gefährliche Jahr neigt sich zu seinem Ende, die goldne Zeit
soll nun kommen."[663] Aber Mitte Januar 1831 berichtete Bettine, dass erst Niebuhr
selbst, dann seine Frau in kurzer Folge gestorben seien: „Man sagt, bei Niebuhr und
seiner Frau habe das viele Aderlassen Schuld gehabt."[664] Eine Skepsis, die nunmehr
auch gut zu ihren homöopathischen Präferenzen passt, denn Hahnemann hatte
immer wieder Kritik am Aderlass geübt. Kontrastiv verweist Bettine auf „manche
ausgezeichnete Kuren", die der Homöopath Stüler gemacht habe, „die ihm sehr viel
Ruhm eingeerntet haben. Ich danke Gott, dass Du keinen übermütigen Arzt in
Deiner Nähe hast, indessen fürchte ich auch, daß Du nicht soviel an Dich wendest,
um den Groß von Jüterbog holen zu lassen, dies wäre sehr unrecht von Dir und ich
bitte Dich echt sehr, es doch nicht zu versäumen und mir zu schreiben, daß Du ihn
geholt hast […] Wenn ich nun nicht die Überzeugung habe, daß Du wirklich ganz
auf der Besserung bist, so muß ich Dich besuchen."[665] Achim selbst meint zu seinem
Zustand in einem Schreiben an Savigny am 18. Januar: „Mit meiner Besserung geht
es langsam, dennoch bessert es sich, ich habe viele Schmerzen ausgestanden und
dieses Gichtübel noch nicht so beständig gehabt. – Niebuhrs Tod hat mich betrübt,
auch Deinetwegen."[666] Drei Tage später, am 21. Januar, verstarb Achim „an einem
Nervenschlag plötzlich und schmerzlos", kurz vor seinem 50. Geburtstag.[667] Von
Leopold von Ranke wissen wir, dass Achim nach der Rückkehr von einer Gesellschaft in sein Zimmer gegangen war, „Sternbalds Wanderungen" von Tieck in die
Hand nahm und dann wie ohnmächtig zusammenbrach und sofort starb.[668] Bettine
war außer sich und zunächst untröstlich.
    Aber bald hatte sie sich gefasst und deutete Achims Sterben in einem Schreiben
an die Gebrüder Grimm geradezu christologisch: „‚Wenn zwei in meinem Namen
versammelt sind, so bin ich mitten unter ihnen,' so sagt Christus, der für die Seinen
gestorben ist. Arnim ist auch für die Seinen gestorben, denn sein Tod hat uns alle in
ihm versammelt, und sein Wort ist lebendig in uns geworden; und jedes Ereigniß in
seinem Leben giebt Zeugniß von seiner Liebe. Sein Tod ist auch kein schreckliches
Ereigniß, sondern ein schönes und wohlthätiges für mich und seine Kinder, und als
ein ganz besonderes Zeichen, daß Gott Wohlgefallen an ihm habe, gilt mir sein Tod.
Der göttliche Meister hat ein Kunstwerk aus seinem Leben gebildet, und sein schöner Geist reifte ihm ungestört entgegen, und es erwuchsen ihm die Flügel in Folge

seiner Reife und so ist er seinem Schöpfer entgegengeflogen, ohne Schmerz ohne Abschiedswehmut, leicht wie ein Kind, das der Vater von der Erde aufnimmt, um es zu küssen."[669] Die Apotheose Achims als romantischer Dichter beginnt also bereits wenige Tage nach seinem Tod und orientiert sich an dem von ihr immer hochgehaltenen Jugendbild, das sie sich von ihrem Mann zeitlebens gemacht hatte. Gleichzeitig drückt sie eine Hoffnung aus, ihm in Zukunft wieder näher sein zu können.[670]

Zunehmende Belastungen, etwas mehr Selbstsorge und die wohlbedachte Entscheidung für eine neue Heilweise

Das letzte Drittel der Ehejahre weist zunächst eine Reihe von Konstanten auf: Weiterhin lebt das Paar getrennt an zwei Wohnsitzen, was beide zeitweise auch als Vereinsamung empfinden und Trennungsschmerz artikulieren. Für die Kinder wird Wiepersdorf als Ferienziel zum Sehnsuchtsort und der Fußweg dorthin gelegentlich für die älteren Jungen sogar eine gern gemachte, allerdings herausfordernde Wanderung. Beide Elternteile betätigen sich weiter als kompetente Gesundheitsratgeber füreinander und für die Kinder, wobei gelegentliche Dissense über Krankheitsursachen und -therapie offen ausgetragen werden. Die Arnims teilen weiterhin einen kritischen Blick auf Ärzte. Personal- und Gesundheitsprobleme der Hausangestellten belasten allenthalben überwiegend Bettine, deren weibliches Hauspersonal öfter krank ist als Achims Mägde und Knechte auf dem Landgut. Auch die Sorgen um Savignys Krankheiten und Überlegungen zu Therapien begleiten die beiden durch die letzten sieben gemeinsamen Jahre fast durchgehend.

In diesen Jahren von 1824 bis 1831 musste Bettine nur noch eine Schwangerschaft durchstehen, obwohl sie diese auf keinen Fall mehr wollte, denn die Belastungen durch die sechs anderen Kinder wuchsen ihr immer mehr über den Kopf. Außerdem hatte sie guten Grund, im Umfeld der Geburt um ihr Leben zu fürchten. Nachher war sie aber mit ihrer Mutterrolle wieder sehr versöhnt. Belastender Hintergrund war die tagtäglich zu spürende Geldknappheit, die sich mit dem Älterwerden der Kinder in allen Lebensbereichen zuspitzte. Dieser Dauerstress war gleichzeitig eine stete Herausforderung für ihre Gesundheit, was sie auch immer wieder beklagte. Dazu kamen ihre Schamgefühle, immer wieder kleine Überbrückungskredite bei ihrem Schwager, Freunden oder Banken annehmen zu müssen, was ihr als Tochter reicher Kaufleute schwerer fiel als ihrem adelig geprägten Gatten.

So sollte ihr Projekt, im gemieteten Stall mitten in Berlin Eselsmilch zu produzieren, sowohl der eigenen Gesundheitsförderung als auch der Verbesserung ihrer Einkünfte dienen. Eine besondere Belastungsprobe war die monatelang dauernde „Hirnentzündung" der Kinder, die sie rund um die Uhr vorbildlich pflegte und denen sie den Hausarzt dreimal täglich zuführte. Später organisierte das Paar für die Kinder teilweise an den beiden Wohnorten eine Quarantäne gegen die Ausbreitung von Scharlach. Die Schulprobleme der Kinder galten teilweise der Auswahl des richtigen Schultyps, dann einer zu hohen Lernbelastung, zeitweise auch zu langen

Schulwegen. Achim konnte ihr von Wiepersdorf aus in diesen Angelegenheiten nur sehr bedingt beistehen. Es ist also gut nachvollziehbar, dass sich Bettines Gesundheitszustand in diesen Jahren verschlechterte.

Als Kompensation für die dauernde Selbstüberforderung machte sie mehrfach längere Reisen zu ihrer Familie in Frankfurt und zu Freunden und hielt sich länger in Kurbädern auf. Diese kombinierten Urlaube und Kuren taten ihr sehr gut, obwohl sie ebenfalls unter dem Signum der Sparsamkeit organisiert wurden. Bettine sorgte sich außerdem sehr um Achims Kreativität, die sie durch sein Landleben bedroht sah. Sie drängte ihm, schließlich erfolgreich, eine Badereise auf, die Achim, nachdem er sich von seinen Verpflichtungen losgerissen hatte, dann u. a. in Aachen sehr genoss. Bei solchen Projekten zur längerfristigen Vorsorge für die eigene Gesundheit ist Bettine entschiedener, während Achim aufgrund seines Pflichtbewusstseins gegenüber den Ansprüchen der Gutswirtschaft, die letztlich der Familie zugutekommen, und aus finanziellen Gründen viel vorsichtiger war. Hier mögen genderspezifische Verhaltensdispositionen eine Rolle gespielt haben, die bei Männern oft dazu führen, die Versorgerrolle wichtiger zu nehmen als ihre eigene Gesundheit. Bettine hat demgegenüber ein ganzheitlicheres Gesundheitsverständnis, in dem die Gemütsverfassung gegenüber dem geistigen und körperlichen Zustand sogar vorrangig ist. Insgesamt haben beide während der letzten Ehejahre mit solchen Reisen besser für sich selbst gesorgt als vorher. Dazu gehörte auch die längerfristige Unterbringung ihrer beiden älteren Töchter bei Verwandten in Rödelheim bei Frankfurt.

Bettine nahm für die Familie, die Hausangestellten und sich selbst häufig Ärzte in Anspruch. Achim setzte bei seinen rheumatischen Beschwerden und gelegentlichen Unfällen zumeist auf Selbsthilfe und beklagte sich wesentlich weniger über sein Los. Es mag seinem Wohnsitz auf dem Land geschuldet sein, aber sein Gesundheitsverhaltensstil ist wesentlich arztferner als derjenige von Bettine.[671] Vor diesem Hintergrund sind die Hoffnungen, die in diesen Jahren zweimal homöopathische Ärzte auslösen, beachtlich. Bettine charakterisiert sie als zwei recht unterschiedliche Arzttypen, die mit ihren Heilungsversprechen und geglückten Kuren schnell eine Berliner Eliteklientel überzeugt haben. Der später auftretende bescheidenere Arzt weckt bei Bettine noch größeres Vertrauen als sein Vorgänger, der nur auf der Durchreise in Berlin behandelte. Jedenfalls wird der dauerhaft niedergelassene Homöopath zunächst zum zweiten Hausarzt. Innerhalb weniger Monate verschiebt sich Bettines Präferenz klar vom Vertreter des Magnetismus hin zum Homöopathen.

Dafür waren ihre praktischen Erfahrungen mit einer „Typhuserkrankung" in Rödelheim sehr wichtig: Während ihr Neffe daran starb, gelang es mit Hilfe homöopathischer Ärzte vor Ort, ihre Tochter zu retten. Diese von ihr geradezu als Vergleichstest erlebte, existenziell belastende Situation muss sie von der Überlegenheit der neuen Heilweise massiv überzeugt haben. Es stärkte ihr Engagement, für den Berliner Homöopathen Patienten anzuwerben, wobei sie auf das Netzwerk ihrer Freunde zurückgriff. Außerdem artikulierte sie ihren Widerstand gegen uninformierte Kritiker deutlich. Achims Skepsis gegenüber der Homöopathie blieb bis zu seinem Tod bestehen, obwohl ihm Bettine einen nach ihrer Meinung exzellenten homöopathischen Arzt in der Nähe von Wiepersdorf dringend empfahl. Trotz der Lektüre des Grundlagenwerkes der Homöopathie blieb Achim zurückhaltend, was man wohl u. a. aus seiner allgemeineren Arztskepsis erklären kann, die auch mit der weniger leichten Zugänglichkeit von Ärzten auf dem Land zusammenhing. Inwieweit sie jenseits seiner Sparsamkeit einem Männern zugeschriebenen Gesundheitshabitus geschuldet ist, aus Autonomiewünschen heraus ärztliche Hilfe weniger gern in Anspruch zu nehmen, ist schwer zu entscheiden.[672] Jedenfalls wissen wir aufgrund des plötzlichen Todes des fast 50-jährigen Gutsherrn und Dichters nicht, wie die Geschichte seiner Arztpräferenzen weitergegangen wäre.

5
Öffentliches Wirken für die Homöopathie
während der Witwenjahre (1831–1847)

Die Familie, die Güter und zusätzliche historische Quellen

Direkt nach Achims Tod fand Bettine den Gebrüdern Grimm gegenüber tapfer und gefasst den Ton für ihre nächsten Jahre: „Bedauert mich nicht, Ihr lieben Brüder, ich bin sein Weib und habe seine Kinder unter dem Herzen getragen, es ist sehr viel Schönes in diesen Kindern, ich soll noch eine Weile mit diesen Kindern sein, und diese Prüfung meiner Liebe soll mich ihm neu vermählen." Freimund als der „wahre Erbe von Achims Milde, Güte, anspruchsloser Selbstverleugnung" werde ihr Trost spenden. Wilhelm Grimm möge Achims Nachlass edieren, wo es noch viel zu entdecken gebe, da er mit Publikationen sehr scheu gewesen sei.[1]

Nach dem Ende des Ehebriefwechsels werden andere Korrespondenzen und Quellen für die weitere Geschichte der medikalen Kultur der Familie Arnim zentral: Insbesondere sind hier die Briefwechsel mit den Kindern zu nennen, die teilweise während Bettines Abwesenheiten von Berlin, insbesondere in Bärwalde, Frankfurt oder bei Kuraufenthalten, entstanden, andere bei Reisen oder Studienaufenthalten der Kinder. Bettine selbst wollte, dass von diesen Korrespondenzen nichts verlorengeht.[2] Dieser schriftliche Austausch, der häufig auch andere Familienmitglieder betrifft oder sogar aktiv einbezieht, beginnt, auch wegen des Alters und beruflichen Werdegangs der Kinder, zu unterschiedlichen Zeitpunkten und weist verschiedene Intensitäten auf. Der älteste Sohn Freimund war, als der Vater starb, 18 Jahre alt, also minderjährig wie alle anderen Kinder, so dass der Schwager Savigny die Vormundschaft übernehmen musste, wozu nur ein Mann berechtigt war.[3] Nach ausgedehnter Militärzeit und etwas Erfahrung in der preußischen Administration übernahm Freimund schließlich mit der Volljährigkeit (damals 25 Jahre) 1837 die Verwaltung der von den Kindern geerbten Hälfte des Familiengutes in Bärwalde, womit er faktisch zum Familienoberhaupt wurde.[4] Bis auf ein einzelnes Schreiben beginnt seine überlieferte Korrespondenz mit Bettine auch erst in diesem Jahr. Wiepersdorf fiel für 13 Jahre (ab 1831) dem Onkel zu. Der ein Jahr jüngere Siegmund ging wegen seiner Juristenausbildung bald aus dem Haus; der Briefwechsel mit ihm setzt bereits 1832/33, teilweise schon aus Paris, ein und wird ab 1836 intensiver.[5] Auch Friedmund schreibt nach zwei ersten Briefen ab 1832 regelmäßig und lebt ab Frühjahr 1845 in Blankensee bei Gerswalde, etwa 100 km nordnordöstlich von Berlin. Die beiden älteren Töchter (knapp zehn- und zwölfjährig) kamen im Oktober 1834 aus Rödelheim nach Berlin zurück und blieben während der folgenden Jahrzehnte noch lange zu Hause.[6] Lediglich Maxe heiratete 1853 – Armgart und

Gisela, beim Tod des Vaters noch nicht vierjährig, blieben bis zu Bettines Tod in ihrer Nähe, wenn sie nicht bei der Frankfurter Familie oder in Bärwalde weilten. Beide heirateten erst nach 1859. Das gilt auch für den Bettine politisch und in seinen medizinischen Ansichten besonders nahestehenden Sohn Friedmund. Insofern erhält man unterschiedlich dichte Informationen, außerdem ganz ungleichgewichtig zu den einzelnen Kindern und deren Beziehungen zu ihrer Mutter. Insbesondere ist das Fehlen einer Edition des Briefwechsels mit den Töchtern, der wegen seiner gegenseitigen Bezugnahmen und Überschneidungen besondere Probleme aufweist, misslich. Allerdings gibt es von Maxe einen Band mit Lebenserinnerungen und zu Gisela eine Biographie.[7]

Ergänzen kann man das Bild der familialen Medikalkultur weiter durch den Rückgriff auf die Briefwechsel mit Dritten. Zur Person Bettines sind zumeist punktuelle Beobachtungen Dritter aussagekräftig. Für unsere Fragestellung nach Gesundheit, Krankheit und medikalem Verhalten sind sie allerdings nur sehr selten aufschlussreich. Das gilt auch für weitere Briefwechsel Bettines, die sie seit den 1830er Jahren mit angehenden Juristen, Dichtern oder Thronfolgern sowie Adeligen unterhielt. Man schätzt derzeit das Gesamtkorpus der Briefe auf etwa 2500 Stücke, von denen knapp die Hälfte veröffentlicht ist.[8] Schließlich sind hier und da ab 1835 auch die Tagebuchaufzeichnungen von Varnhagen wertvoll, zu dem sie großes Vertrauen hatte.[9] Seit der Zeit, in der sie immer mehr öffentlich in Erscheinung trat, werden auch Gerichts- und Verwaltungsakten für ihr Handeln aufschlussreich.

Bettines öffentliches Engagement in der Armenversorgung und für die Homöopathie, insbesondere während der Cholera-Epidemie (1831)

Bettine entwickelte sehr bald nach Achims Tod Handlungsräume in der Öffentlichkeit, die sie gleich auch wieder für ihr Engagement für die Homöopathie nutzte. Aktuelle Inspiration bot ihr der Theologe, Philosoph und Schulreformer Friedrich Daniel Schleiermacher (1768–1834), dessen Apologie der Religion und Plato-Übersetzung sie schon früh rezipiert hatte.[10] Sie hatte ihn über Achim kennengelernt; nach 1820 war daraus Freundschaft geworden, die ihr nach Achims Tod immer wichtiger wurde.[11] Zeitweise soll Bettine ihn täglich besucht und auch seine Predigten sehr geschätzt haben. Seine Theologie betonte die gegenseitige Abhängigkeit von Gefühl und Anschauung als Zugang zum Religiösen. Das entsprach auch Bettines Wunsch nach einer neuen Art der Religion, die den spirituellen Bedürfnissen der Menschen eher entgegenkommen sollte als die gängige Kirchlichkeit. Schleiermachers Stiefsohn Ehrenfried von Willich (1807–1880) bemerkte dazu allerdings, dass Bettine sich auch hier nur das herausgepickt habe, was ihr passte. „Kultus des Genius in allen Gestalten und Äußerungen, das war die Welt in der sie lebte.“[12] Jedenfalls hatte sie mit dem Theologen nach Achims Tod eine Bezugsperson gefunden, an der sie sich wie ein Kind an einer „höheren Macht“ orientieren konnte.[13] Als Begründer der praktischen Theologie vertrat Schleiermacher die Ansicht, Religion müsse im moralischen Handeln konkret werden. So fungierte er neben seinen vielen anderen Aufgaben auch als Armenverweser und machte Bettine auf die großen Missstände in den Armenvierteln aufmerksam.[14]

Bettines Disposition, sich für das Thema Armenfürsorge zu interessieren und ggf. auch zu engagieren, könnte man auch aus einem kurzen „Rückblick" auf frühere Jahrzehnte ihres Lebens schließen. Allerdings handelt es sich bei diesen von ihr berichteten Episoden durchgehend um spätere Literarisierungen, bei denen nicht feststellbar ist, was davon Dichtung und was Wahrheit ist: Immerhin hat sie in den 1840er Jahren die „Veilchen"-Episode aus ihrer Offenbacher Zeit veröffentlicht. Damals habe sie einer armen Jüdin unter Verletzung ihrer eigenen Standesobliegenheiten beim Straßenkehren geholfen, was ihre Familie sehr erbost habe.[15] Maxe charakterisiert ihre Mutter so: Sie sei „immer ein Anwalt der Armen und Unglücklichen, der Unterdrückten und Verfolgten gewesen", worin „auch ihre politischen und sozialen Ideen" wurzelten.[16]

Anlässlich ihres Geburtstages am 4. April 1831 finden wir in diesem Jahr einen ersten Hinweis auf Bettines Bereitschaft, Schleiermacher bei seiner Tätigkeit in der Armenfürsorge zu unterstützen. In dem einzigen derzeit bekannten Brief an ihn erklärt sie, sie habe sich „einen bescheidenen Griff in Arnims Casse erlaubt", um sich damit ein Geschenk zu machen, das ihr zukomme.[17] Dann fährt sie fort: „Sie sind Armenverweser, und ich gehöre zu den Armen im Geist; verwenden Sie die kleine Summe so, daß sie meiner Armuth zustatten komme durch den Segen den sie in Ihren Händen bringen wird." Man mag das als etwas kokette Anerkennung der moralisch-theologischen Überlegenheit Schleiermachers lesen. Ansonsten will sie, dass etwas Gutes geschieht. Nach ihrer Vorstellung vom Leben nach dem Tod waren die guten Taten das Einzige, worin der Mensch weiterlebt.[18]

Nicht nur der Tod, sondern massenhaftes Sterben kündigte sich in diesem Jahr in Europa immer deutlicher an. Bereits 1830 war die Cholera in Russland ausgebrochen und rückte nun gen Westen vor. Dagegen hatten die Regierungen an den Grenzen den Seuchenkordon wiederbelebt, der seit dem Ende der Pestwellen in der ersten Hälfte des 18. Jahrhunderts nicht mehr zum Einsatz gekommen war. Sämtliche Personen und Waren, die aus verseuchten Gebieten eintrafen, wurden dort vorbeugend für eine gewisse Zeit in einer Quarantäne festgehalten, obwohl man sich über die Ansteckungswege sehr unsicher war. Trotzdem erreichte die Epidemie im Mai die östlichen Provinzen Preußens. Als in Europa völlig unbekannte Seuche löste die Cholera größte Ängste aus, weil sie sich sehr schnell im Raum ausbreitete, als „Brechruhr" entwürdigende Symptome bei den Erkrankten und mit über 50 % Letalität eine sehr hohe Sterblichkeit bei den einmal Infizierten aufwies. Da man keine wirksame medizinische Therapie kannte, waren auch die Ärzte machtlos. Geradezu kompensatorisch boomte der Markt für Kleinschriften, in denen die Fachleute ebenso wie jeder, der sich dazu berufen fühlte, angeblich erfolgreiche Gegenmittel anpriesen.[19] Schließlich befürchtete man wegen der Cholera auch den Ausbruch von sozialen Unruhen. So verband sich hier die Angst um das eigene Leben mit politischen Befürchtungen. Beides zusammen dürfte die Menschen mehr beunruhigt

haben als der von der „allgemeinen Geschichtsschreibung" stärker beachtete We-
beraufstand oder die 1848er-Revolution.[20] In diesen beiden Fällen konnte man sich
individuell leichter schützen.

Der Ausbruch der Cholera in Berlin war auch für Bettine der Anlass, sich nun
ganz in Aktivitäten für die Armen zu stürzen. In ihren Lebenserinnerungen berichtet ihre Tochter Maxe von einem Beitrag, den Bettine später für die gemeinsame
„Kaffeterzeitung" schrieb, eine Sammlung von Texten, die sie sich gegenseitig bei
regelmäßigen Treffen mit einigen Freunden vorlasen und diskutierten. Darin erzählt Bettine drei Episoden aus dem Cholerajahr, in denen sie – auf recht originelle
Weise – hungrigen Kindern mal mit ein paar Münzen, mal mit dem Kauf eines
Pflaumenkuchens half. Schließlich schenkte sie noch den Kupferstich eines Soldaten, der während seiner Exekution seinen Hund schützt, anderen Soldaten, die das
Bild wie sie in einem Laden bewundert hatten. Sie fanden die Geste dieses zum Tode
Verurteilten ebenso bewegend wie Bettine.[21] Losgegangen war sie allerdings, um für
sechs Taler „Vorkehrungsmittel gegen die Krankheit" einzukaufen, wofür dann nicht
mehr viel übrig geblieben sein kann.

Dazu gibt es einen späteren, von ihr selbst geschriebenen Bericht, in dem angeblich „mehrere Freunde" und „Verehrer" „der Frau von Arnim" 1847 darlegten,
was diese für das öffentliche Leben in Berlin geleistet habe. Zweck dieser Eloge war,
den Magistrat von Berlin während eines laufenden Prozesses gegen Bettine zu beein-
drucken. Dieser als „Presseerklärung" geplante Text, den angeblich Freunde verfasst
haben sollen, wurde damals aber nicht veröffentlicht. Da wir es mit einer 16 Jahre
nach den tatsächlichen Ereignissen entstandenen Quelle zu tun haben, muss nicht
jedes Detail stimmen. Allerdings legt der Zweck auch nahe, dass es sich nicht um
bloße Erfindungen handeln dürfte, denn bei einer Veröffentlichung wäre eine pure
Fälschung schnell entlarvt worden. Außerdem sind Teile der Aktion indirekt durch
einen Spendenaufruf Savignys belegt.[22]

Bettine schreibt aus der Perspektive der Freunde über sich: „Es war im Jahr der
Cholera, wo sie zum ersten Mal und zwar ohne Vorbedacht mit den verschiednen
Gilden hiesiger Stadt in Berührung kam; dies geschah auf so natürlichem Weg, daß
sie gar nicht den bisher so beschränkten Kreis, worin sie sich bis dahin bewegt hatte,
verlassen zu haben meinte, als die Proletarier der ganzen Stadt von dem verehrlichen
Müllergewerk an durch alle Farben hindurch bis zu dem der Schornsteinfeger morgens vor Sonnenaufgang schon ihre Thüre belagerten, um die wohltätigen Mittel
der Homöopathie, Bella Donna als Präservativ gegen die Cholera, sich zu holen.
Wie man auch von dieser Heilmethode noch heute urteilen mag, so mag wohl die
Sicherheit, mit welcher diese Mittel von ihr vertheilt worden sind und zugleich die
Bedingungen, unter welchen diese allein wirksam sein konnten, nemlich die Mäßigkeit in allen Beziehungen, nicht wenig zur Gesundheit und zur Beschwichtigung
der aufgeregten Gemüther beigetragen haben; wie dies auch daher zu entnehmen
ist, daß nach dieser Schreckenszeit verschiedne dieser Gilden ihr eine Deputation
schickten mit Danksagungen, weil kein einziger von ihnen von der furchtbaren und
mehr noch gefürchteten Krankheit befallen worden war!"[23]

Es fällt auf, dass Bettine ihre medizinischen Bemühungen in diesem ersten Teil der Cholera-Eloge platziert, bevor sie zu Arbeitsbeschaffungsmaßnahmen kommt. Sie inszeniert sich als hochkompetente Laienheilerin, die durch die richtige Mittelwahl und durch die „Sicherheit", mit der sie die Medikamente verteilt, zu deren Wirkung beigetragen habe. Das orientiert sich an der Gewissheit des Arztes, den Kranken heilen zu können, die in ihrem Arztbild zentral war. Diese psychologische Komponente war ihr sehr wichtig – und sie schreibt sie sich selbst in diesem Text so entschieden zu, dass sie damit gleich Vorbehalte, die man gegen die Homöopathie haben mag, ausräumen konnte. Die Heilerpersönlichkeit wird damit gegenüber der Heilweise besonders herausgestellt. Ergänzend weist sie auf die guten diätetischen Voraussetzungen einer homöopathischen Behandlung bei den niederen Ständen hin, was man auch als Spitze gegen die Unmäßigkeit der Herrschenden interpretieren kann. Ästhetisch wird das Ganze durch den bunten Reigen von weißen Müllern bis zu schwarzen Schornsteinfegern gerahmt, die ihr nach den Schreckenstagen der Seuchenzeit sogar gedankt haben sollen. Selbstverständlich suggeriert sie mit der Behauptung, keiner sei erkrankt, die Wirksamkeit ihres „Präservativs" gegen die Cholera.

Das soll nach ihrer Erinnerung, angeblich derjenigen der Freunde, Belladonna gewesen sein. Man kann sich fragen, wie Bettine ausgerechnet auf dieses Mittel gekommen sein kann. Dazu hätte sie sich nach gängiger homöopathischer Praxis zunächst einen Eindruck von der Symptomatik der Cholera machen müssen. Heutzutage wird dieser Gallenbrechdurchfall wie folgt beschrieben: „Infektionskrankheit, die durch plötzliches Auftreten, profuse Durchfälle und Erbrechen, rasche Exsikkose mit Elektrolytverlust und eine hohe Letalität (bis 70 %) gekennzeichnet ist; asymptomatische Infektionen sind häufig."[24] Für eine homöopathisch korrekte Mittelwahl hätte Bettine dann nach einem Leitsymptom suchen müssen.

Zwar ist es wenig wahrscheinlich, dass sie zu diesem Zeitpunkt ihres aufblühenden Interesses an der Homöopathie bereits eine komplette Arzneimittellehre studiert hat, es ist aber auch nicht auszuschließen, da sie sich immerhin bei ihren Kindern bereits im Jahre 1825 mit einer „Hirnentzündung" mit teilweise ähnlichen Symptomen und im August 1830 in Rödelheim mit Typhus auseinanderzusetzen hatte.[25] Zumindest in diesem späteren Fall hatte sie einen homöopathischen Arzt konsultiert. Auch könnten Empfehlungen aus homöopathischen oder anderen Arzneimittellehren auf mündlichem Wege verbreitet worden sein.

Sieht man sich das sachlich nächstliegende Werk, Samuel Hahnemanns „Reine Arzneimittellehre", an, so findet man dort in der ersten Auflage auf den elf Seiten eigener Beobachtungen über Wirkungen der „Belladonne" mehrere Arten von Leibschmerz und „krampfhafter Spannung von der Brust an bis tief in den Unterbauch, welche den Körper auch nicht im mindesten zu bewegen verstattet", notiert.[26] Es folgen gegensätzlich wirkende Feststellungen zum Stuhl: einerseits „unterdrückter Stuhl- und Harnabgang, vergebliches Drängen zum Stuhle", aber andererseits auch „nöthigt beständig zum Stuhle, eine Art Stuhlzwang, ein beständiges Drücken und Drängen nach dem After und den Geschlechtstheilen zu, abwechselnd mit schmerzhafter Zusammenziehung des Afters"; schließlich auch das passendere „Erbrechen nach vergeblichem Drang zum Stuhle". Auf Seite 20 folgen dann: „Oefters des Tags wiederholte Fieberparoxysmen: auf Erschütterungsfrost erfolgt allgemeine Hitze und Schweiß über den ganzen Körper, ohne Durst weder im Froste, noch in der Hitze." Falls Bettine die aktuellere zweite Auflage von 1822 benutzt haben sollte, hatte sie sogar 20 Seiten Symptome zur Auswahl.

Etliche dieser Beobachtungen treffen zu und kommen auf den folgenden 25 Seiten als „Beobachtungen anderer", die Hahnemann aus der Literatur kompiliert hat, ebenfalls vor – der Umfang wuchs bis 1822 auf 54 Seiten an. Es ist also nicht auszuschließen, dass Bettine diesen Wirkstoff für pasend hielt – er hatte nicht zuletzt den Vorteil, der erste zu sein, der in dem genannten Buch abgehandelt wird. Hat sie es mit einer gewissen Begeisterung für die neue Heillehre gelesen, dann mag eine solche Mittelwahl nachvollziehbar sein.[27] Ich bin aber sehr skeptisch, dass sich Bettine zu diesem Zeitpunkt ihres Lebens mit mehrbändiger Fachliteratur beschäftigt haben soll. Das entspräche nicht ihrer Art des Zugangs zur Welt und auch nicht zur Homöopathie. Durchaus denkbar scheint mir, dass sie hier eine falsche Fährte legen wollte, die beglaubigen sollte, dass die Eloge tatsächlich von Dritten stammte, die ja auch ihre Vorbehalte gegen die Homöopathie in den Text geschrieben hätten. Sie hätten dann, in Verkennung des Sachverhalts, der Einfachheit halber das neben Arnica bekannteste homöopathische Mittel erwähnt. Jedenfalls dürfte Bettine 1847, als dieser Text entstand, bekannt gewesen sein, dass Belladonna nur ganz ausnahmsweise in wenigen Spezialfällen eine Rolle bei der Cholerabekämpfung gespielt hat, auf die allerdings ihr Hausarzt Stüler hingewiesen hat, wie wir weiter unten sehen werden.[28]

Lesen wir aber zunächst weiter über die Verdienste, die sie sich in der geplanten Presseerklärung selbst zuschreibt. Zu deren Verständnis ist es wichtig zu wissen, dass bereits für den 10. September 1831 in der Presse eine schnell steigende Arbeitslosigkeit gemeldet wurde: So hätten „viele Meister von verschiedenen Gewerken, die sonst 20 bis 30 Gesellen hielten [...] deren jetzt kaum zwei oder drei".[29] „Frau von Arnim zusammen mit mehreren Frauen dieser Stadt hatten bald ohne weitere große Berathungen eine ganz umfassende Hülfe für alle Hülflosen organisiert, was ohne ihren eigenen wohlorganisierten Kopf, ihre thätige Unermüdlichkeit wohl nie zu Stande gekommen sein würde. Man war übereingekommen, Geldsammlungen zu machen und von diesen alle Bedürfniße der Kleidung des Nachtlagers und der Nahrung der Armen zu befriedigen. Sie übernahm den Einkauf und die Beschaffung der Sachen, bei welcher sie eine [?] Energie entwickelte."[30] In der Folge wird beschrieben, wie Bettine in Begleitung einer weiteren Dame den ganzen Schuhmarkt zu einem günstigen Preis, dafür aber en gros, leerkaufte. Triumphierend fuhren sie dann mit einem vollen Wagen in das „Hôtel de Savigny ein, ins Magazin für die fertigen Sachen". Gegen den Widerstand der Hofschuhmacher, die den angebotenen Schuhmacherlohn für zu gering hielten, setzte sich Bettine durch, indem sie auswärtige Gesellen aus der Herberge holte und veranlasste, von ihr erstandenes und von einem Schuhmacher zugeschnittenes Leder zu diesem Lohn zu Schuhen zu verarbeiten.[31] Auch bei den Juden habe sie sehr erfolgreich Leinwand eingekauft, denn sie nahm immer gleich große Mengen ab. „Ihre Wohnung war in eine kleine Fabrikstadt um-

gewandelt, in welcher die Gewerke Tag und Nacht ununterbrochen fortgingen."
Damit bot sie Beschäftigungsmaßnahmen, was in der Berliner Armenordnung von
1826 „als Aufgabe der Armenverwaltung festgelegt" war.[32] Das wussten sicher auch
die imaginierten Adressaten des Pressetextes.

Außerdem habe Schleiermacher Bettine Briefe der Armen übergeben, woraufhin
sie „an jeden Ort ging", Arbeit austeilte und die Hauswirte beschwichtigte, indem
sie ihnen einen Teil des Lohns direkt für die ausstehende Miete aushändigte. Auch
hier muss offenbleiben, wie viel Ausschmückung in diesem Text steckt. Jedenfalls
ist das Ziel erkennbar, eine pfiffige und entschlossene Kaufmannstochter zu zeigen,
die sich höchst geschickt am Markt verhält und dadurch umso erfolgreicher für die
Armen engagieren kann.

Gleichzeitig weist sie Ansprüche der etablierten Handwerker zurück – und des-
avouiert in der folgenden Episode dann noch einen Stadtrat, der mit Wolldecken
spekulierte, statt sie ihr für die Armen zu einem akzeptablen Preis zu verkaufen.
Bezeichnenderweise habe der Betroffene trotz einer Szene, die sie an seinem Lager
gemacht habe, nie wegen Injurien geklagt. Sie habe bewusst im Prozess (1847) davon geschwiegen, um den Magistrat zu schonen. Klassisch charakterisiert sie sich
dann als ethisch überlegene Antipolitikerin, „die aus Gutmüthigkeit und morali-
schem Sein, aber auch mit kaltem Blut das Unrecht verurtheilt, während vielleicht
die Schuld des Politickers durch sein verpfuschtes Machwerk sich selbst das Urtheil
spricht und keine Rechtfertigung in den Augen der Unbefangenen findet!"[33]

Allerdings folgte die Rache auf dem Fuß: „Kurz nach jener kleinen Reibung
mit dem Stadtrat ward sie belangt wegen dem Geldsammeln, man forderte das gesammelte Geld, weil es der Armenverwaltung angehörte, und eine so bedeutende
Summe nicht ad libitum könne verwendet werden; allein hierauf wurde nicht geachtet, das Unternehmen wurde nach wie vor zu Ende geführt. Die Vertheilung wurde
von Herrn von Savigny übernommen, er ließ die Commissionen der gesamten Bezirke kommen, um das Nothwendige für ihre Armen auszunehmen!"[34]

Hier reibt sie sich an dem uneingelösten Anspruch der Armenverwaltung, das
Nebeneinander von privater, kollektiver und städtischer Wohltätigkeit zumindest zu
kontrollieren. So drängte die Administration bereits 1826 auf eine Verbesserung der
Kooperation mit den Vereinen, hielt diese aber auch noch 1847 für so schwierig, dass
sie eine allgemeine Revision ankündigte, um endlich Klarheit über die Unterstüt-
zungslisten zu erhalten.[35] Auch während des Seuchenzuges wies die Armen-Direktion den Magistrat darauf hin, dass in den „wohlhabenden Bezirken viel gesammelt
und zu viel gethan" würde, während das Geld woanders fehle. Gleichzeitig sinke der
Ertrag der Armenkollekte durch die Privatsammlungen.[36]

Mit dem adeligen Professor und späteren Justizminister hatten die Verwalter aber
wohl ein Gegenüber, das sich keine Vorgaben machen ließ. Einem Freund und Kollegen schrieb Savigny, er habe seine „juristischen Studien ganz aufgegeben", denn er
war „in die Dienste eines Frauenvereins getreten, der sich mit der Verfertigung und
Vertheilung von Kleidern an die Armen beschäftigt. So wird noch Curioses aus mir in
meinen alten Tagen."[37] Es wäre deshalb auch nicht erstaunlich, dass sich in den vie-

len Akten der Armen-Direktion im Berliner Landesarchiv zu Unterstützungssachen, Kollekten etc. keine Spuren der ad-hoc-Gründung von Bettine und ihren Bekannten nachweisen lassen.[38] Allerdings rief Savigny am 30. September sogar in den „Berlinischen Nachrichten von Staats- und gelehrten Sachen" „wohlthätige Einwohner unserer Stadt ohne Rücksicht auf ihren besonderen Wohnort" dazu auf, bei ihm weitere Spenden für den Kauf von Kleidern für Arme der genannten Bezirke abzugeben, die – immerhin „unter Mitwirkung der Armenbehörden" – „vertheilt" werden sollen. Der „Frauenverein in der Friedrich- und Neustadt" habe seine Kollekte fast abgeschlossen, aber nicht alle Personen zu Hause angetroffen.[39] Offenbar geht er also davon aus, dass eigentlich jeder moralisch verpflichtet sei, etwas zu spenden. Auch hätten der Kronprinz und die Prinzessin ihm huldvoll ein Geschenk von 1500 Talern anvertraut. Bei der „Collecte" des Frauenvereins dürfte es sich um die von Bettine beschriebene Sammelaktion handeln. Man sieht, wie hier die mehr oder minder spontane Wohltätigkeit aristokratischer Kreise mit Unterstützung des Hofes parallel zum Magistrat aktiv wird. Dessen auf rationale Ressourcenallokation orientierte Armenversorgung wird dadurch faktisch konterkariert. Die Armen-Kommission machte sich außerdem Sorgen, dass nicht wirklich Bedürftige die geschenkte Kleidung weiterverkaufen könnten, und forderte deshalb die „edlen Geber" auf, von Zeit zu Zeit zu überprüfen, ob die „verabreichten Kleidungsstücke, Betten Decken u. s. w. noch vorhanden sind".[40]

Savigny schrieb Mitte Dezember im Rückblick an Jacob Grimm: „Mir und meiner Tochter haben die Armenversorgungen in diesem Herbst unglaubliche Arbeit gemacht. Ich habe an der Spitze eines Bekleidungsvereins gestanden, über dessen Erfolge Sie eine kurze Notiz in unserer Staatzeitung vom 30. Nov[ember] lesen können."[41] Im Rückblick sah er sich also nicht mehr als Dienstleister für den Verein, sondern – ganz männlich – gleich als dessen Spitze. So unterzeichnet er auch die o. a. Pressemitteilung als „Geheimer Oberrevisionsrat" und teilt darin mit, dass die beschriebene Sammlung 5753 Reichstaler und zehn Silbergroschen erbracht habe, etwa die Hälfte übrigens durch Zustiftungen. Damit wurden gekauft: 220 wollene Bettdecken, 663 Tuchjacken, 816 lange Tuchbeinkleider für Männer und Knaben, 108 komplette Knaben-Habite, 618 warme Jacken und 950 wollene Röcke für Frauen und Mädchen, 671 wollene Mädchenkleider, 2127 Hemden, 1310 Paar wollene Strümpfe (aus 256 Pfund Wolle von Damen gestrickt), 88 Pfund Strickwolle, 1163 Paar Schuhe und 539 Paar Pantinen. Damit fehlt jeder Hinweis auf das von Bettine behauptete Arbeitsbeschaffungsprogramm für die Handwerker, denn die genannten „Damen" dürften Damen der Gesellschaft gewesen sein. Die Kleidung sei mitsamt ausgesonderter Militärkleidung durch die 53 Armenkommissionen der Stadt verteilt worden. Die Rechnungen würden der Armen-Direktion übergeben, stünden Interessierten derzeit aber bei ihm noch zur Einsicht zur Verfügung.[42]

Savignys Frau Gunda hatte sich aus Sorge um ihre Gesundheit nach Frankfurt in Sicherheit gebracht. Der treusorgende Gatte wollte „sie der ausbrechenden Krankheit nicht aussetzen". So hatte er sie „denn fast gezwungen, zu ihren Geschwistern nach Frankfurt zu reisen", wo sie im Dezember immer noch weilte.[43] Er habe mit seiner Tochter, die ihm „Haus gehalten" habe, „der Sache ruhig und ohne Furcht zugesehen".[44] Wie es Bettine selbst bei diesen Aktionen ging, beschrieb sie in einem undatierten Schreiben aus dem September 1831: „Alles ist fort wegen der Cholera [...] Alles stirbt wie Fliegen. [...] meine Kinder sind alle nach Frankfurt, Savignys sind eben abgereist, ich bin allein im Haus mit der traurigen, furchtsamen, schwarz gekleideten Russin [...] Tages Arbeit, nachts Wachen bei Kranken, jeden Augenblick andere Forderungen, Trost für kranke Herzen, die keine Sprache verstehen, Trost für Schmerzen, die mit dem Blick um Erbarmung flehen; [...] also darum schrieb ich nicht, weil Särge zu bestellen waren, russische Totenfeiern zu halten – [...] und ich fragte mich, bin ich müde? – Wie sollte ich müde sein! Laß den Leib liegen und setze Dich mit dem Geist darauf."[45] Sie charakterisiert sich auch hier wieder als bis über die Grenzen ihrer körperlichen Möglichkeiten hinaus voll im Einsatz befindliche Person.

Tatsächlich waren aber nicht einmal alle Familienmitglieder bei Savignys abgereist. Im Februar 1832 mokiert sich Bettines Bruder Clemens darüber, dass sie während der Cholera „die Bewunderung von ganz Berlin gewesen" sei und „jetzt ihre Zeichnung zum Octoberfeste zum Besten der Cholerawaisen" radiere.[46] Sie verfolgte also auch nach dem Abflauen der Epidemie das Thema weiter und wollte mit eigenen Werken für wohltätige Zwecke Geld erwirtschaften, eine Idee, auf die wir häufiger stoßen werden. Dabei überforderte sie sich wieder so, dass sie selbst meinte, sie habe sich an ihrem „Octoberfest [...] kranck gearbeitet". Ihr Ziel war, eine erste Platte ihrer Radierung fertigzubekommen, so dass ihr Sohn Siegmund in Paris Subskriptionen für das geplante Gesamtwerk anregen konnte.[47]

Familienhäuser, Cholera und Homöopathie

Für die Homöopathen bot die Cholera auch sonst ein neues Aktionsfeld, in dem sie – nicht nur in Deutschland – so erfolgreich waren, dass ihnen das in den Folgejahren die entscheidende Anerkennung als Heilweise einbrachte.[48] Dieses Ergebnis wird aus heutiger Sicht teilweise auf das Unterlassen schädlicher Behandlungen, teilweise auf das Nichtverbot des Trinkens, schließlich auch auf Wirkungen der homöopathischen Medikation zurückgeführt. In Berlin waren wie überall vor allem die Bewohner der Stadtviertel mit besonders schlechten hygienischen Verhältnissen gefährdet, einem Cholera-Ausbruch zum Opfer zu fallen. Außerdem spielte ein bestimmtes Berliner Armenquartier in Bettines späterer Wahrnehmung der Armut während der 1840er Jahre eine zentrale Rolle. Die Berliner Auseinandersetzungen um die Cholerabehandlungen sollen deshalb bereits hier ausführlich vorgestellt werden, weil sie den Stellenwert von Bettines späterem öffentlichen Engagement für die Homöopathie besser situieren. Außerdem wurde auch ihr Hausarzt Stüler 1831 in den „Familienhäusern" tätig, stand in engem Kontakt mit Hahnemann und spielte für diesen und seine Strategie zur Stärkung der Homöopathie in der Öffentlichkeit eine beachtliche, bisher nicht bekannte Rolle.

Die von 1821 bis 1825 entstandenen „Familienhäuser" hatte der Baron und Kammerherr Heinrich Otto von Wülcknitz bauen lassen.[49] Sie lagen westlich der Gartenstraße nahe dem Hamburger Tor und gelten als die ersten Berliner Mietskasernen. Das Wohngebiet wurde als Vogtland bezeichnet, weil auf der anderen Straßenseite seit den 1750er Jahren vor allem von dort stammende Bauarbeiter mit ihren Familien gewohnt hatten. Die neuen Bauten zogen sehr arme Handwerker, zumeist aus der Textilbranche, und Tagelöhner, die sich die Mieten in der Stadt nicht mehr leisten konnten, als Bewohner an. Die „Wohnungen" bestanden aus 21 m² großen Einzelstuben mit je zwei Fenstern, die sich manchmal mehrere Familien teilten. In manchen musste auch noch Platz für einen Webstuhl gefunden werden. In den etwa 400 Stuben der fünf Bauten lebten 1824 weit über 3800 Personen, im Jahre 1831 „nur noch" 1450 Personen. Die unhaltbaren Zustände waren bereits 1824 Gegenstand eines Polizeiberichts, in dem auf die dort grassierenden epidemischen Krankheiten hingewiesen wurde.[50] Neben der unglaublichen Konzentration sehr vieler Menschen auf engstem Raum waren auch die sanitären Zustände Gegenstand mehrerer kritischer Berichte der Stadträte und des Armenarztes. Die Höfe waren nicht gepflastert, deshalb oft matschig, und führten Oberflächenwasser. Die nur über den Hof erreichbaren Aborte waren nach Beobachtung des Armenarztes so weit von vielen Wohnungen entfernt, dass die Leute aus der vierten oder fünften Etage gleich gar nicht dort hingingen. 1831 kam auf 29 Bewohner eine Toilette. Die Abwässer der Häuser flossen offen in eine Sickergrube direkt neben dem Hauptgebäude ab. Diese in der Planung als „Garten" bezeichnete Wiese verwandelte sich deshalb in einen Sumpf. Die Behörden versuchten zwar Auflagen gegen den Eigentümer durchzusetzen, aber dieser wehrte sich erfolgreich. Schließlich setzte er sich nach Aufnahme hoher Hypothekenkredite mit dem Geld sogar nach Paris ab. Der gefürchtete Seuchenherd blieb in Berlin.

Anfang 1831 übernahm dann der Gutsbesitzer Dr. Heinrich Ferdinand Wiesecke die Familienhäuser und ärgerte sich alsbald über die erheblichen Mietrückstände, die seine erwartete Rendite reduzierten.[51] Er schlug ein Desinfektions-, Umsetzungs- und Sanierungsprogramm der „Wohnungen" wegen der aus Russland heranrückenden Cholera vor, worauf der Magistrat aber nicht einging. So veranlassten Wiesekkes erste Exmittierungen Ende Juli massive Widerstandsaktionen vieler, nicht nur der betroffenen Mieter; Mitte August wurden 38 Personen in das schon überfüllte Arbeitshaus umgesetzt, was zu Protesten der Anstaltsleitung wegen Überforderung führte.[52]

Jedenfalls waren die sanitären Zustände in diesen Familienhäusern weiterhin so miserabel, dass der Ausbruch der Cholera bereits nach dem damaligen Kenntnisstand als Katastrophe mit Ankündigung bezeichnet werden kann. Das sah offenbar auch der Eigentümer der Häuser selbst so und schrieb am 28. August 1831 an den Begründer der Homöopathie, Samuel Hahnemann, nach Köthen, dass man „in der Stadt [...] als unumstößlich gewiss voraussetzt, daß die Colera, wenn sie hier ausbricht, sich zuerst in meinen von ca. 500 armen Familien bewohnten Häusern zeigen und größte Verherungen [sic!] anrichten müsse. Wenn es mir nun gelänge – nachdem ich sieche oder der Völlerey ergebene Individuen vorher ausscheide, diese große Menschenzahl durch das von Ihnen empfohlene Schutzmittel vor Ansteckung zu schützen und während der Dauer der Epidemie gesund zu erhalten oder bei einigen vorkommenden Krankheitsfällen doch zu retten, so wäre dieß ein so glänzend großes Problem für den Hof, und die Behörden, daß selbst der befangenste Anti-Homöopath zu unserer Fahne schwören würde. Ja ich hoffe sogar, es würde mir alsdann durch meine Verbindung mit den Ministerien und den einflussreichsten Familien gelingen, unseren Monarchen dafür zu vermögen, eine Cabinets Ordre zu erlassen, kraft dessen [sic!] auf hiesier [sic!] Universität ein besonderer Lehrstuhl der Homöopathie errichtet würde."[53]

Wiesecke war nach einer erfolgreichen Selbstheilung auch als Laienheiler tätig. Er berichtete im weiteren Schreiben von seiner geradezu wunderbaren Heilung eines Webers Wrede, der von den Ärzten als schwindsüchtig und halb blind aufgegeben worden war. Der Mann hatte also Großes vor. Nach Aussonderung der – wegen bereits bestehenden Siechtums oder wegen Ess- oder Trinksitten, die eine homöopathische Behandlung hindern – nicht für heilbar erachteten Personen wollte er flächendeckend das von Hahnemann empfohlene Präventiv- und danach seine Heilmittel zur Behandlung der Cholera einsetzen. Er kannte beide offenbar aus Hahnemanns Choleraschriften. Er wünsche aber den Fragen und Einwürfen „einiger befreundeter Familien", die sich wie er „ausschließlich diesem Verfahren zuversichtlich" anvertrauen wollten, antworten zu können. Er habe verstanden, dass das sicherste Vorbeugungsmittel auch das sicherste Heilmittel bei der Cholera sei – wie Belladonna bei Scharlach. Nun sei aber Kampfer als Heilmittel und Kupfer als Vorbeugungsmittel angegeben. Aus Hahnemanns Schrift schließe er, dass Kampfer in den ersten Stunden eingesetzt und erst später mit Kupfer ergänzt werden müsse. Der Laienheiler wollte genau wissen, bei welchem Symptom oder Krankheitsgrad Kampfer, wann Kupfer einzusetzen sei. Außerdem fragte er nach den Regeln zur Lebensführung (Diätetik) und ob andere homöopathische Arzneien abzusetzen seien.

Als Ergebnis dieses klinischen Feldversuchs an den Bewohnern seiner Häuser, in denen auch die Öffentlichkeit die ersten Opfer der Seuche erwartete, erhoffte er sich sogar die Institutionalisierung der Homöopathie an der Berliner Universität. Außerdem plante er mit Freunden den Aufbau einer Privatklinik. Das wäre die Erfüllung aller Wünsche der damaligen Homöopathen, jedenfalls in Berlin, gewesen.[54] Bemerkenswert ist auch die militärische Metaphorik des Hausbesitzers bei der Beschreibung des Konfliktes zwischen Homöopathie und Allopathie: Da soll auf die eigene Fahne geschworen werden – wie bei der Vereidigung von Soldaten. Hahnemann antwortete auf diesen elf Seiten langen Brief und erläuterte seine Therapievorstellungen.

Jedenfalls wurde an dem gleichen Tag, als Wiesecke an Hahnemann schrieb, nämlich am 28. August, der erste und fortan Tag für Tag und Woche für Woche in Berlin neue Cholerafälle gemeldet.[55] Das Desaster begann mit zwei Spreeschiffern und einem Obdachlosen. In den folgenden Tagen wurden wegen schnell steigender Fallzahlen Choleralazarette eröffnet, nicht zuletzt auf dem Gelände der Familienhäuser an der Gartenstraße. Bis zur dritten Oktoberwoche erkrankten wöchentlich fast 300 Personen, danach ebbte die Seuche etwas ab. Fast zwei Drittel der 2200 bis Ende November Erkrankten starben, die anderen erholten sich wieder.

Die Choleraschrift, aus der sich Wiesecke informiert haben könnte, dürfte wohl einer jener Aufsätze und Broschüren Hahnemanns gewesen sein, die dieser ab Juni

1831 veröffentlicht hatte.[56] Darin war immer wieder dem Kampfer eine entscheidende Heilwirkung zugesprochen worden, die dieser gegenüber einer Reihe anderer Mittel, wie insbesondere dem Kupfer, voraushabe. Die Prüfergebnisse an gesunden Personen passen tatsächlich gut zu den Cholerasymptomen.[57] Auch vor Hahnemann war schon die antiseptische und anregende Wirkung des Kampfers bekannt. Hahnemann empfahl Einreibungen mit einer Lösung im Mischungsverhältnis von einem Teil Kampfer in zwölf Teilen Spiritus, außerdem die ständige Bedampfung des Krankenzimmers mit Kampferdüften, so dass der Patient auch dann noch die innerliche Wirkung zu spüren bekomme, wenn er gar nichts mehr einnehmen könne, ohne es gleich auszuscheiden. Ob diese Vorgehensweise mit dem Arzneimittel Kampfer nun der reinen homöopathischen Lehre entsprach oder nicht, wurde sofort intensiv diskutiert, so dass Hahnemann bereits am 11. Juli eine Klarstellung publizierte, was uns hier aber nicht weiter beschäftigen muss.[58] Für ihn war entscheidend, dass der Kampfer mehrere Wirkungen in Frage kommender Arzneien vereinte, so dass die mühselige Suche nach einem dieser vielleicht spezifischeren Mittel damit nicht notwendig war. Er argumentierte also eher pragmatisch als dogmatisch.

Obwohl das Problem seit dem Jahreswechsel anstand, hatte bis zum Juni unter den Homöopathen ziemlich große Unsicherheit über die richtige Mittelwahl bestanden. Hahnemann hatte mit Ärzten und Laienheilern in Russland, Wien und Galizien korrespondiert, um sich schon vor dem Ausbruch der Seuche in Deutschland hilfreiche Informationen zu beschaffen. Noch am 20. Juli glaubte er selbst an keine andere Möglichkeit der Vorbeugung als an eine gesunde Lebensweise und die Vorsichtsmaßnahme, sich von den Infizierten fernzuhalten.[59] Erst Anfang August hatte er seine Meinung geändert. Aber auch nach der Veröffentlichung des „Meisters" war man für Berichte dankbar, die die Wirksamkeit von Kampfer bestätigten.

Das geht u. a. aus dem Briefwechsel zwischen Stüler und Hahnemann hervor. Stüler war in der ersten Jahreshälfte wieder bei Hahnemann in Behandlung, hatte sich im Februar bei Groß in Jüterbog mit einer vollständigen Garnitur von Arzneimitteln eingedeckt und die gebräuchlichsten selbst eingesetzt.[60] Anfang August fühlte er sich als Arzt aber immer noch unsicher und fragte sich in einem Brief an Hahnemann, ob er sich nicht ein Jahr länger wissenschaftlich und physisch auf die Praxis hätte vorbereiten sollen. Wohl auch deshalb überlegte er, welche anderen Homöopathen man zur Niederlassung in Berlin bewegen könnte.[61] Er und der aus Sachsen angereiste Adolph Ferdinand Haynel[62] (1796–1877) waren im großen Berlin die einzigen Homöopathen. Haynel war ein enger Vertrauter Hahnemanns und wollte in Berlin Cholerafälle sehen und Kranke behandeln.[63]

Außerdem wies Stüler Hahnemann in zwei Briefen im August auf weitere bestätigende Publikationen zur „untrüglichen Wirkung" von Kampfer, teilweise in einer Spirituslösung, hin.[64] Er spielte dabei auf seine guten Beziehungen zu einem Herrn Philippsborn, Zeitungsredakteur bei der Staatszeitung, an. Dort werde – auf Veranlassung der Cholerakommission – eine Heilmittelempfehlung eingerückt, die derjenigen Hahnemanns entsprechen solle, was Stüler aber bisher nicht habe nachprüfen können. Außerdem schlägt er etwas sehr Modernes vor, nämlich eine Packungsbeilage in Apotheken für Kupfer, das von den Homöopathen als Vorbeugemittel gegen die Cholera empfohlen wurde. Der Zettel solle Informationen über Cholerasymptome, Verhaltensempfehlungen und Angaben zu Nebenwirkungen enthalten. Das war wohl auch notwendig, denn in Wien etwa liefen viele Menschen herum, die sich mit Kupferplättchen behängt hatten.[65]

Anfang September sind dann die Auswirkungen der homöopathischen Propaganda für bestimmte Mittel spürbar: Die Nachfrage nach cuprum, das ihm Groß geschickt habe, sei sehr groß.[66] Dementsprechend fand es Stüler erfreulich, dass kleine Mengen Kampfer für die Therapie genügten, denn sonst könnte bei der riesigen Nachfrage das Angebot nicht mehr reichen. Am 25. September hatte Stüler ein kleines „Werkchen" des Homöopathen Johann Carl Röhl (1800–1834) in Querfurt mitsamt einem Brief des Autors an den „für das Gute sonst so empfänglichen König" „auf dem geeigneten Wege" weitergeleitet.[67] Den Ärzten und auch dem König müssten die Augen geöffnet werden, damit sie ihre erlernten Vorurteile überwinden könnten. Er erwarte umso eher Erfolg, als es „innerhalb der Abgränzungsbarriere für den Hof in Charlottenburg" einen Cholerafall gegeben habe und nun allgemein bekannt sei, dass die Behandlung mit Kampfer gut wirke.[68] Das habe er kürzlich wieder beobachtet, als er eher zufällig zu einem Cholerakranken gerufen worden sei, den man immerhin schon äußerlich mit Kampfer eingerieben habe.

Für die Wirkung des Kupfers spreche auch, dass in Wieseckes Familienhäusern, wo 2000 arme Menschen wohnten, bisher keine wahre Cholera ausgebrochen sei. Das sei auch bei einer „Conferenz der Policey- und Medicinalbehörde zur Sprache gebracht" worden. Bis zum 23. September wurden in Berlin 649 Cholerafälle, mit zuletzt ca. 30 Neuerkrankungen pro Tag, gezählt. Tatsächlich lässt sich aus den Quellen bis zu diesem Zeitpunkt kein Fall in den Familienhäusern nachweisen. Die ersten beiden Erkrankten werden erst später für den 21. September gemeldet.[69]

Weiter berichtet Stüler detailliert über Obduktionen von Cholerakranken, denen er in einem der Spitäler beigewohnt habe. Er beklagt, dass er bisher nicht behandeln konnte, was daran liege, dass sein Wohnbezirk von der Cholera verschont sei. So konnte er nur einen Distrikt-Arzt bitten, ihn „bei ferner vorkommenden Fällen" hinzuzuziehen.[70] Tatsächlich hatte er noch am 5. Oktober über fehlende Möglichkeiten, Cholera-Kranke zu behandeln, geklagt, etwas später aber erste Erfahrungen über die begrenzten Wirkungen des Kampfers gesammelt, die bald publiziert wurden.[71]

In dem Brief an Hahnemann folgt eine Beschreibung einer „Abart der Cholera", bei der alle Ärzte nicht über kurzzeitige Besserung hinauskämen. Dort hat Hahnemann die ihm wichtigen Symptome unterstrichen. Man sieht auch daran, wie dringend er auf solche Berichte von Zuträgern angewiesen war, da er selbst nie einen Cholerakranken gesehen hatte, denn auch sein Wohnort Köthen blieb von der Seuche verschont. Stüler bat Hahnemann um Hilfe bei der Lösung dieser Art Fälle, die dieser in dem nicht erhaltenen Antwortschreiben drei Tage später auch gab.[72]

Eine Polemik um homöopathische Behandlungen
in den Familienhäusern

Da die Familienhäuser unter besonderer öffentlicher Beobachtung standen, wissen wir über den dortigen Verlauf der Epidemie und der Behandlungsversuche aus Regierungsakten und einer Zeitungspolemik viele Einzelheiten. Das beginnt mit einem Artikel über „die homöopathischen Kuren in den Wiesekeschen Familienhäusern", den ein Anonymus namens „Verus" in der Berliner Cholera-Zeitung Nr. 19 am 5. November publizierte, um darin massiv gegen angeblich nicht eingetretene Heilerfolge Stülers zu polemisieren.[73] Dieses von Johann Ludwig Casper (1796–1864), Medizinalrat und Professor an der Friedrich-Wilhelms-Universität in Berlin, herausgegebene Blatt enthält die offiziellen Erkrankenlisten und fast ausschließlich öffentliche Verlautbarungen wie z. B. Berichte aus den Cholera-Heilanstalten, Kurznachrichten und wenige sonstige redaktionelle Beiträge. Insofern ist eine Veröffentlichung an dieser Stelle für die medizinalpolizeiliche Atmosphäre in der Stadt durchaus beachtlich.

Verus bezieht sich auf eine Erklärung dankbarer Patienten, die am 31. Oktober in einigen Zeitungen veröffentlicht worden sein soll.[74] Tatsächlich findet sich diese Danksagung in der Nummer 260 des Berliner Intelligenzblattes, nicht, wie von Verus angegeben, in der Nr. 160. Dort bedanken sich „Die Familienvorstände der von der Cholera befallenen Wohnungen in den Wiesekeschen […] Häusern vor dem Hamburger Tor" bei „dem Herrn Medizinalrath Dr. Stieler [sic!], dem einzigen homöopathischen Arzte in Berlin, für seine milde, doch fast wunderbar und schnell wirksame Behandlung in der fürchterlichen Cholera-Krankheit" und finden sich veranlasst, auch „Herrn etc. Wieseke in Ermangelung jeder andern Möglichkeit der Vergeltung, den gerührtesten Dank für seine bereitwillige uneigennützige Hülfe abzustatten, mit welcher er nicht allein seinen Hausarzt, den genannten Medizinalrath, veranlaßte, uns in der Krankheit beyzustehen, sondern auch selbst mit der beflissensten Tätigkeit unser Elend zu erleichtern und den nothwendigsten Bedürfnissen abzuhelfen suchte. Auf diesem Wege gelang es dem vereinten Bestreben der beyden edlen Menschenfreunde von ein und dreißig bis jetzt unter uns behandelten Kranken fünf und zwanzig herzustellen, und zwar ohne alle zurückbleibende Kränklichkeit, so daß sie wieder ihrem Geschäft ungehindert nachgehen konnten. Unter den Gestorbenen aber, die wir betrauern, waren zwey schon mehr als zwey Tage krank, und ein Kind zu schwacher Natur, um nicht jedem Krankheitsanfall zu erliegen. – Mit dem gerührtesten Herzen flehen wir zum Himmel, der diese beyden edlen Menschen zu unseren Rettern ausersehen […]." Als Familienvorstände zeichnen: „Weber Franck, Schneider Grabenhorst, Wittwe Schulz, Wittwe Bowe, verehelichte Kolack, Wittwe Weiß, Wittwe Ekert, Weber Geiß, Weber Langbein, Wittwe Probst, Wittwe Kagemann, Raschmacher Löffler".

Nach Verus hätte ein „Verein von Familienvorstehern" den Herren Dr. Stüler, Dr. Haynel und dem Besitzer der Familienhäuser für „wundersame homöopathische Kuren" gedankt. Tatsächlich dankten sie nur Stüler und Wiesecke. Dementsprechend muss Verus Hintergrundinformationen über die Kooperation zwischen Stüler und Haynel gehabt haben, die er hier unversehens – oder absichtlich – einfließen ließ. Die Unterschriften unter diesen Artikel seien bei Bezahlung der Wochenmiete von den Bewohnern des Familienhauses geleistet worden, ohne dass sie überhaupt von der Veröffentlichungsabsicht gewusst hätten. So sei es „der homöopathischen Heilkunst auch hier gelungen, ein so herrliches Ergebnis, wie überall, bei der Behandlung der Cholera zu gewinnen, welches die Alleopathie zu erreichen sich vergeblich bemüht, nämlich: von 31 Kranken [...] 25 so schnell und vollkommen herzustellen, daß die Genesenen ohne zurückbleibende Kränklichkeit, sogleich wieder an ihre Arbeit zu gehen vermochten."

Allerdings habe die „eigentlich vorgesetzte Behörde, der Schutz- und Armenarzt, welcher jedesmal bestimmen soll, ob der Kranke an der Cholera wirklich leide und in eigener Wohnung behandelt werden könne", von der Erkrankung „entweder gar keine Anzeige" erhalten „oder doch erst nach einer und mehreren Stunden, wo alsdann durch die Zauberkraft der Homöopathie, alle dem (alleopathischen) Arzte sinnlich wahrnehmbaren Zeichen, gänzlich verschwunden waren". Einige Kranke seien in ihrer Wohnung eingesperrt worden. Einer habe „mit gewaltsamem Ausbruch aus seinem Zimmer" gedroht, wozu ihm die „auf Flur und Hof versammelte Menge behülflich" sein wollte, da keinerlei Krankheitssymptome zu erkennen gewesen seien. Außerdem hätten die „edlen Homöopathiker" es mit „Zeit- und Kraftaufwand" vorgezogen, die „Cholera-Armen-Kranken in ihren Wohnungen zu besuchen", „obgleich die Behörde ihnen zwei Zimmer in der Heilanstalt Nr. 5 (welche bis heut noch unberührt geblieben sind) zum alleinigen Gebrauch angeboten hatte". Der angegebene Grund sei, dass man den Kranken den „weiten Transport zur nahegelegenen Heilanstalt" ersparen wolle, eigentlich aber „um einer lästigen Controle zu entgehen, welche sie [die Homöopathen] von den Alleopathen befürchten mußten, die mit ihrer schwerfälligen Diagnose den feinern Forschungen der Homöopathie zu folgen freilich außer Stande gewesen wären".

Bevor die Polemik von Verus im Cholera-Tagebuch beantwortet wurde, berichtete Stüler in der offiziösen Berliner Cholera-Zeitung am 17. November betont sachlich und sehr differenziert über seine Heilungserfolge. Der Text trägt den treffenden Titel „Zur Erwiderung und Widerlegung eines in der Cholerazeitung Nr. 19 enthaltenen Aufsatzes, die homöopathischen Kuren in den Wieseckeschen Familienhäusern betreffend".[75] Rhetorisch geschickt erklärt Stüler gleich zu Beginn, er wolle keinen „Federkrieg". Ihm gehe es nur um die Wahrheit und um Tatsachen. Er stellt dann drei von ihm behandelte Patienten ausführlicher vor, die Verus als unglaubwürdige Fälle bezeichnet hatte. Auch Stüler nennt die Namen mit folgender Hoffnung: „Erkennt man in diesen drei Krankheitsbildern die Cholera, so wird man gewiß umso leichter den übrigen Glauben beimessen." En passant bemerkt er, dass eine vierte namentlich genannte Person nie bei ihm wegen der Cholera in Behandlung gewesen sei. Der Polemiker hatte also ungenau recherchiert, was Stüler mitteilt, um dessen Glaubwürdigkeit zu diskreditieren.

Es folgen die detaillierten Krankheitsbilder des 20-jährigen Maurerlehrlings Karl Knitte (Gartenstraße 92, Zimmer 60), der 28-jährigen Frau Bergner (Gartenstraße 92a, Zimmer 23) und der 41-jährigen Frau des Kleidermachers Grabenhorst (Gartenstraße 92a, Zimmer 7). Die ersten beiden stellten sich am 27. Oktober vor, Frau Grabenhorst war bereits am 3. Oktober erkrankt „in Folge von Schreck und Kummer über die Erkrankung und den Verlust eines ihrer Kinder, welches von der Cholera befallen, in die Heilanstalt Nr. 5 gebracht worden und daselbst gestorben war".[76] Stüler selbst sei bei Nacht gerufen worden.

Mit diesem geschickten Eingehen auf die inkriminierten Fälle und einer Rhetorik der Genauigkeit sollten die gegnerischen Anwürfe ausgehebelt werden. Allerdings fällt auf, dass die Namen der von Stüler explizit genannten Knitte und Bergner nicht als Unterzeichner der Petition auftauchen. Auch die sonstige Zielrichtung seines Aufsatzes ist klar: Voraussetzung für Ergebnisse der homöopathischen Behandlung, die beide Seiten hätten akzeptieren können, wäre eine einvernehmliche Diagnose der Cholera gewesen. Genau dies misslang aber offenbar, da der „Schutzarzt" Thümmel entweder nicht früh genug gerufen wurde oder nicht pünktlich eintraf, wie wir weiter unten erfahren werden. In einem Fall begründete hier die Nachtzeit zusätzlich die Eilbedürftigkeit ärztlichen Handelns. Außerdem wird bei dieser Gelegenheit daran erinnert, dass eine Patientin bereits schlechte Erfahrungen mit der offiziellen Cholera-Heilanstalt gemacht hatte und auch wegen dieser psychischen Belastung krank geworden war.

Im Folgeartikel am 22. November stellte Stüler nunmehr verallgemeinernd drei Schweregrade der Erkrankung vor, die er symptomatisch ebenfalls sehr genau beschrieb. Auf Leibschmerzen folgende „sehr heftige Diarrhoen mit meist außerordentlich copiösen, sehr schnell aufeinanderfolgenden, oft schon jetzt auch unwillkürlichen Abgängen wäßriger Consistenz" bezeichnete er als charakteristisch, aber minder hochentwickelt. In dieser Kategorie habe er elf Personen, die er namentlich und mit genauer Adresse aufführt, behandelt „und meist sehr schnell hergestellt".[77] Als hochentwickelte Cholera beschrieb er, wenn dazu noch „unauslöschliches Verlangen nach [...] Getränk [...]; Schreien über Schmerzen und Durst, allgemeine Totenkälte und Erstarrung [...]; beständig nach oben sich drehende Augen, starrkrampfartige Zusammengezogenheit der Finger [...]; zuweilen convulsivische Bewegungen [...]; fadenförmiger, nicht selten vorübergehend schwindender, etwas beschleunigter Puls [...]" zusammenkomme.[78] Hier führt er ebenso genau acht homöopathisch behandelte und geheilte Fälle auf.

Als höchstentwickelten Krankheitsgrad nennt er das Ausbrechen kalten Schweißes auf der Stirn oder am ganzen Körper auch bei Nachlassen der Ausleerungen, während sich die sonstigen Symptome aber im Extrem darstellen, der Puls auch in den kleinen Schlagadern ganz aufhört und sich zuweilen ein „typhoser Zustand" herausbildet. Dann könne Schlafsucht auftreten, auch brauner Schleim an den Mundwinkeln oder Schaum vor dem Mund. Das könne bis zu „krampfhafter Verzerrung der Gesichtsmuskeln" oder „Irreden [sic!, also Irre-Reden], Klagen über Brennen im Leibe" gehen. Für diese schwerste Symptomatik der Cholera nennt er sechs Personen als von ihm geheilt, sechs als verstorben, darunter den Bäcker Kagermann aus der Gartenstraße 92a.[79]

Dann schließt er durchaus selbstkritisch damit ab, er sei keineswegs zufrieden, weil diese Fälle „verhältnismäßig viel minder günstig ausfielen als" in Lemberg und

Wien. Damit weist er geschickt auf noch bessere Erfolge der Homöopathen an anderen Orten hin. Er legt abschließend dar, dass die Gründe aber nicht in der homöopathischen Behandlung zu suchen seien. Vielmehr habe die Vielgestaltigkeit der Cholera in Berlin es verhindert, bereits bekannte Spezifika übernehmen zu können und so zu „gewissen Normen in der Behandlungsweise zu gelangen".[80] Zweitens seien diese Fälle bei besonders armen, schlecht ernährten und geschwächten („cachectischen") Leuten aufgetreten. Drittens sei dies durch „erweislich einige verderbliche Vernachlässigungen" oder falsche Behandlung wie „allzugroßes Warmhalten" durch die, „anfangs wenigstens, nicht zuverlässigen und ungeübten Wärter und Pfleger in unserer Abwesenheit" vorgefallen. Hier wird erneut auf Probleme der Cholera-Heilanstalt hingewiesen: mangelnde Qualifikation des Personals und unzureichende Aufsichtsmöglichkeit durch den abwesenden Homöopathen. So wird implizit die Forderung nach homöopathischen Behandlungen ausschließlich unter fachgerechter Aufsicht in eben dieser Anstalt erhoben.

Wir können jedenfalls festhalten, dass nach seiner Bilanz aller von ihm als Cholerafälle behandelten 31 Kranken 25 Personen als geheilt entlassen wurden, während nur sechs verstarben. Das sind nur knapp 20 %.

Dem Bericht Stülers ist allerdings eine von Verus mitgeteilte Notiz unter dem Titel „Letztes Wort" angefügt.[81] Darin erklären elf der zwölf Unterzeichner vor dem „Vorsteher der 59. Cholera-Schutz-Commission" am 18. November in dessen Wohnung, sie hätten von der Veröffentlichungsabsicht der Dankeserklärung an die Homöopathen, die der Ausgangspunkt der ganzen Polemik war, nichts gewusst und hielten die Verwendung ihres Namens für missbräuchlich. Sie seien dazu allerdings auch nicht durch Drohungen oder Versprechungen veranlasst worden. Nur eine Person, der Schneider Grabenhorst, sei von der Bekanntmachung unterrichtet und „mit der Behandlung des Herrn Dr. Stüler sehr zufrieden" gewesen. Insofern war zumindest der Text, der die Polemik, die uns so erfreulich viele Informationen beschert hat, auslöste, offenbar auf fragwürdige Weise zustande gekommen.

Nach den Berliner Rechtfertigungen legte Stüler in einem Schreiben an Stapf noch einen vorläufigen Bericht über seine Behandlungsergebnisse vor, der das Datum vom 10. November 1831 trägt, allerdings erst am 7. Dezember veröffentlicht wurde.[82] Darin präzisiert er, 32 Erkrankte behandelt zu haben, „sechs im äußersten Entwicklungsgrade der Krankheit", von denen „zwei durch offenbare diätetische Vernachlässigung gestorben" seien. Damit liegen die Sterbefälle wieder unter einem Fünftel aller Erkrankten, worauf er hier aber gar nicht eingeht. Vielmehr erläutert er detailliert die Arzneimittelwahl und Behandlungsstrategien. So relativiert er die Wirkung des Kampfers in Akutfällen je nachdem, wie weit die Ausleerungen schon eingetreten waren. Veratrum album sei häufig hilfreich gewesen, unter bestimmten Bedingungen auch Kupfer, Arsenik, Phosphor und Schwefel. Im typhösen Stadium, bei „höchster Unruhe, [...] Wegwerfen der Decken, [...] Klagen über besonders stechende Seiten- oder auch brennende Unterleibsschmerzen" usw. habe sich lediglich Belladonna bewährt. Canthariden hätten danach weiterbestehende Unruhe behoben. Das ist die einzige mir bekannte Stelle, in der in der homöopathischen Literatur Belladonna als

Heilmittel für eine bestimmte Variante der Cholera genannt wird. Allerdings ist nicht von einem Mittel zur Vorbeugung die Rede wie bei Bettines Presseerklärung.

Antipathisch habe man auch noch heißen Haferschleim trinken lassen. „Kalte Begießungen" seien wegen der Örtlichkeiten nicht möglich gewesen. „Reichlich kaltes Trinken brachte in dem Falle wo Kupfer paßte, im spätern Verlauf, offenbar die sonst durch nichts zu erzielende vollkommene Ruhe." Durch Flüssigkeitszufuhr konnte man erfolgreich der durch die Cholera verursachten Dehydrierung entgegenwirken. Schließlich kündigt Stüler an: „einen höchst lügnerisch-verläumderischen Aufsatz in einer Berliner Cholerazeitung, welcher ein sehr zweideutiges Licht auf meine Leistungen wirft, werde ich durch die einfache Darlegung der Thatsachen widerlegen und nur wenige Worte der gebührenden Verachtung hinzufügen."[83] Das waren offenbar die oben ausgewerteten Artikel vom 17. und 22. November in der Berliner Cholera-Zeitung.

In einem späteren Artikel, der von einem Schreiben vom 26. November begleitet wird, erklärt er, außer den bereits genannten 32 Kuren noch zwei weitere glückliche Kuren in seiner Privatpraxis durchgeführt zu haben.[84] Er stellt voran, „keineswegs vollkommen" zufrieden zu sein, und wiederholt die o. a. Gründe. Ansonsten werden Fragen der homöopathischen Arzneiwahl noch gründlicher dargelegt, wie das in dieser „Zeitung der homöopathischen Heilkunst für Aerzte und Nichtaerzte" auch sinnvoll ist.

Die weitere Auseinandersetzung um die in dem polemischen Artikel bestrittenen Heilerfolge Stülers veröffentlichte das Konkurrenzblatt „Tagebuch" vom 18. bis zum 21. November 1831 in drei Folgen, also genau zwischen dem ersten und dem zweiten Teil von Stülers genauen medizinischen Fallbeschreibungen und Bilanzen. Die Redaktion des Tagebuchs hielt eine lange Vorbemerkung für angemessen, um auf den eigentlich nicht akzeptablen Stil der bisherigen Polemik des Verus hinzuweisen, dann aber trotzdem den Abdruck wegen der hohen Bedeutung der Angelegenheit zu begründen. Die am Vortage begonnenen sachlichen Darlegungen Stülers in dem Konkurrenzblatt dürften das Leserinteresse für diese wohlinformierte Replik erhöht haben. Sie über drei Tage auszudehnen, könnte man als journalistische Verkaufsstrategie deuten. Gleichzeitig mag es eine Doppelstrategie der Homöopathen gewesen sein, Stüler sachlich berichten zu lassen und gleichzeitig in einer Gegenpolemik die pikanten Details zu streuen.

Die Redaktion äußerte sich völlig einverstanden mit den Bedingungen, die die Homöopathen für eine klinische Überprüfung ihrer Erfolge in einem Lazarett aus ihrer Sicht akzeptieren müssten.[85] Schon daran lässt sich erkennen, dass es nicht nur um Polemik konkurrierender Ärztegruppen und Cholerabehandlungen, sondern grundlegender um die Einschätzung der Homöopathie als Heilweise und um ihre klinische Brauchbarkeit ging.

Im Hintergrund der Pressepolemik lässt sich dieser Stellenwert des Streits auch an den Akten der Regierung verfolgen. Schulmediziner wie der Cholera-Schutzarzt und „Dirigent der Cholera Heilanstalt Nr. V", Karl Eduard Thümmel (1796–1864), befürchteten tatsächlich, „daß die Homöopathen aus Liebe und Enthusiasmus für ihr System alles aufbieten würden, um dasselbe, durch Erlangung günstiger Resultate, in den Augen des großen Publikums zu erheben".[86] Er schrieb eine Woche nach dem Start der Auseinandersetzung am 12. November an den zuständigen Minister und bat die Homöopathen, „ihre Curen nicht privatim, sondern öffentlich in der Anstalt unter einer angemessenen Controlle zu beginnen auch sich die Heilungen schwerer und der schwersten Cholerakranken zu unterziehen, um zu einem gehörigen Resultate zu gelangen und zu erfahren, ob die Homöopathie in dieser schweren Krankheit wirklich etwas leiste, oder ob zuweilen innere Mittel überflüssig, das Uebel sich allein durch äußere Heilmittel und ein zweckmäßiges Regime, besiegen ließe." Tatsächlich hatte man ab Mitte Oktober Stüler gestattet, in zwei Räumen der von Thümmel geleiteten Cholera-Anstalt V in den Familienhäusern an der Gartenstraße 93, die seit dem 29. September eröffnet war, unter seiner Aufsicht zu behandeln.[87] Nach Hufelands Ansicht konnte „nur dadurch jeder Täuschung, jedem Unterschleife und künftigem Streite vorgebeugt und glaubwürdige Resultate, die der Wissenschaft ersprießlich sind, erzielt werden".[88] Auch die Anzahl der bereits behandelten Fälle in dem zitierten Artikel des Verus sprechen dafür, dass die Räume einige Zeit vor dem 5. November bereitgestellt worden sein müssen.

Die Initiative zu den Cholera-Behandlungen in den Familienhäusern ging ausweislich eines Polizeiberichts nicht von Stüler, sondern von Wiesecke aus.[89] Der Besitzer der Familienhäuser setzte offenbar statt der früher angebotenen großen Vorbeugeoffensive nach Ausbruch der Seuche lediglich auf die homöopathische Behandlung bereits Erkrankter. Der Polizeipräsident hatte für die Überlassung der Zimmer allerdings drei Bedingungen gestellt. Erstens sollten die Kranken und ihre Angehörigen sich frei entscheiden können, ob sie sich auf eine homöopathische Behandlung durch Stüler einlassen wollten, zweitens sollte Thümmel die eingelieferten Kranken daraufhin untersuchen, ob sie tatsächlich an der Cholera litten; drittens sollte er über diese Fälle eine getrennte Liste führen. Nach dem Polizeibericht starben dort nur vier von 19 Kranken, also gut 21 %.[90] Diese Sterblichkeit von nur gut einem Fünftel war sehr viel geringer als bei den sonstigen Behandlungen. Von allen in Berlin erfassten Erkrankten starben nämlich 63 %, unter den Tagelöhnern lag die Quote etwas darüber, bei den Handwerkern darunter. Demnach hätte man in den Familienhäusern mindestens einen Wert, der etwa in Höhe des Berliner Bevölkerungsdurchschnitts lag, erwarten können.[91] Die dreimal besseren Ergebnisse der Homöopathen mussten die Schulmediziner alarmieren. In dem Presseartikel von Verus wurden sogar nur fünf Sterbefälle bei 28 Behandelten bis zum 5. November genannt – ein mit weniger als 18 % noch besseres Ergebnis.[92]

Jedenfalls war es offenbar bereits am 18. Oktober, also vor der Veröffentlichung der Polemik, zu Spannungen zwischen Stüler und Thümmel gekommen, so dass am 31. Oktober ein Ministerialerlass erging und beide im Dezember erneut angewiesen wurden, die dort festgelegten Regeln strikt einzuhalten.[93] Außerdem beauftragte man einen anderen Amtsarzt, Dr. Eck, zur Inspektion. Dessen Bericht belegt allerdings, dass in dem Cholera-Spital Nr. 5 (?) gar nicht nach Stülers Vorgaben behandelt worden war.[94]

Am Tag nach den sachlichen Darlegungen von Stüler wurde also im Choleratagebuch die Polemik fortgesetzt. Der Autor der langen, deshalb in drei Teilen abgedruckten „Erwiderung des Aufsatzes" meint, „eine wissenschaftliche Untersuchung soll ja nicht wie eine Pöbelrauferei durchgefochten werden, wo die gröbsten Fäuste entscheiden, sondern wie ein ehrlicher, ritterlicher Kampf, wo keine vergifteten Waffen gelten".[95] Zunächst weist er die Unterstellung, die Erklärungen zufriedener Patienten seien als Täuschung und unter Druck zustande gekommen, als unbegründet zurück.

Weiter wird die Kritik an angeblich falschen Zahlenangaben zu geheilten Cholerafällen, die die Homöopathen gemacht haben sollen, aufgegriffen.[96] Dazu verweist der Autor zunächst auf den Fall eines gesunden Vagabunden, der sich fälschlich als Cholerakranker ausgegeben und fünfmal in eine städtische Heilstätte eingeschmuggelt hatte, um sich dort behandeln und verpflegen zu lassen. So habe er im Ergebnis geholfen, die Statistik der allopathisch Geheilten zu schönen. Weiterhin gibt er zu bedenken, dass der „Schutz- und Armenarzt" nicht allein kompetent sei, die Cholera zu diagnostizieren, sondern „jeder rite promovirte Arzt".[97] Außerdem könne auch jeder Arzt irren. Vor allem könne ein hilfsbereiter Arzt nicht die üblichen sechs Stunden abwarten, bis der Armenarzt zur Diagnose erscheine. Schließlich komme es auf schnelles Handeln in den ersten Stunden an. Aus „Sendschreiben auswärtiger Ärzte" sei bekannt, dass manche Kranke schon nach sechs Stunden wieder arbeiten konnten. Außerdem werde der Fall erzählt, „daß dem Raschmacher Willemofsky (Gartenstraße 94, Stube No 88) am 22sten September, Morgens 8 Uhr, ein Kind an der Cholera erkrankte, daß zur Stunde die Mutter es selbst dem nahe wohnenden Arzte meldete, und daß dieser gleichwohl erst um 1 Uhr sich einstellte, nachdem das Kind bereits gestorben und ein zweites dem Tode nahe war".[98] Weiterhin habe Stüler den Weber Probst, der von den Ärzten bereits als inkurabel der Cholera überlassen und zwei Tage ohne Therapie geblieben sei, behandelt und gerettet.[99] Ein Sohn des Seidenwirkers Probst taucht tatsächlich in Stülers Liste am 22. November auf.[100]

Zum Vorwurf, die Homöopathen hätten nicht die Vorgabe beachtet, unter Kontrolle in der städtischen Cholera-Anstalt zu behandeln, erläutert er, Stüler habe die Behandlung in den Familienhäusern aufgenommen, weil er Hausarzt von Wiesecke sei.[101] Bei einem Besuch habe er dort erfahren, dass einer der Bewohner sich der Einweisung in die Heilanstalt widersetzt habe. Entgegen den Anweisungen der Regierung habe man dem Kranken daraufhin erklärt, nun sei er von jeglicher Behandlung ausgeschlossen.[102] „Das jammerte den Besitzer der Häuser, und er veranlasste seinen Arzt, doch etwas bei dem Kranken anzuwenden, wozu sich jener auch bereit erklärte. [...] – wo ist nun hier etwas von Absicht, Eigennutz, Ruhmsucht oder Systemwuth zu finden? – Wollen Sie es dem Besitzer der Familienhäuser zum Verbrechen machen, dass er sich bei eigenem Unwohlseyn dem Dr. Stüler anvertraut?"[103]

Auch werden mehrere Einwirkungsversuche der „Alleopathen" berichtet: Sie seien zu von Stüler behandelten Kranken gegangen und hätten diese entmutigt, überhaupt noch Arzneien zu nehmen, weil sie sowieso sterben würden. Tatsächlich hätten diese Patienten aber – nach Tröstung durch Dritte – überlebt.[104] Man könne diese und andere Kranke ja befragen, ob sie die Cholera gehabt hätten. Außerdem sei es unmöglich, „mitten unter planvollen Widerstrebungen erbitterter Widersacher glücklich zu operiren [also handeln]". Weiter fragt der Autor rhetorisch: Wer hätte die erwünschte Zurückhaltung der Lazarettärzte überwachen sollen? „Wer hätte die Patienten bloß vor aufgedrungener alleopathischer Arznei geschützt, da sie selbst vor solcher gewaltsam eingenöthigten nicht in ihren eigenen Wohnungen sicher waren; anderer Gewaltstreiche und Drohungen gegen die vom Dr. Stüler angestellten Wärter nicht zu gedenken, welche Wärter ja alle darüber noch abzuhören sind."[105] Offenbar hat es also im Umfeld der Cholera-Heilanstalt Nr. 5 einen ziemlich wüsten, teilweise handfesten Kampf um Patienten gegeben. Außerdem soll der vorstehende Schutzarzt „gerade heraus gesagt" haben, „er würde, um sich von der Trefflichkeit der Homöopathie zu überzeugen, nur solche Kranke dem Dr. Stüler überweisen, welche er selbst bereits als unheilbar aufgegeben hätte".[106]

Diese öffentlich dargelegten Beschwerden erweisen sich als eine zielgenaue Kritik sämtlicher Maßnahmen der Gesundheitsbehörde. Diese glaubte, durch ihren Ministerialerlass alles bestens geregelt zu haben, während Stüler beweisen will, dass die praktische Umsetzung ganz offensichtlich unmöglich war: So sollte Thümmel dreimal am Tag in dem für den Homöopathen bereitgehaltenen Behandlungszimmer erscheinen und durfte sich dabei nicht von Assistenzärzten vertreten lassen.[107] Das hätte tagsüber tatsächlich den Rhythmus von etwa sechs Stunden zwischen den Kontrollbesuchen ergeben – Stüler setzt dem aber die höherwertige ärztliche Pflicht zur schnellen Hilfeleistung – und seine eigene diagnostische Kompetenz – entgegen.

Weiter regelte der Erlass: Die Cholerakranken mussten von Thümmel in eine Liste eingetragen werden. Stüler sollte sie zu Ende behandeln. Die Behandlung durfte weder von anderen Ärzten noch vom Personal beeinflusst werden. Allerdings durften der „Schreiber Arendt und der Barbier Kernbach" in die Zimmer, da Stüler „deren Assistenz bei seinen homöopathischen Kuren dringend nothwendig ist", wenn sie sich „jedesmal vorschriftsmäßig desinfizieren". Man kann sich fragen, ob deren Hilfe für den homöopathischen Arzt wirklich „dringend notwendig" war. Weiter heißt es: Stülers Wünsche seien zu berücksichtigen. So wurde ihm auch erlaubt, dass Wiesecke ihn „durch seine Gegenwart innerhalb der Krankenstuben unterstützen und durch seine persönliche Mitwirkung den Erfolg seiner Anordnungen erleichtern und sichern" darf, allerdings nur in Anwesenheit dieses Arztes. Der Erlass las sich tatsächlich als umsichtige Anordnung, scheint aber die von scharfer Konkurrenz und Intrigen geprägten Verhältnisse vor Ort nicht realistisch genug eingeschätzt zu haben.

Jedenfalls dürften diese Auseinandersetzungen die, wenn auch erst ab dem 18. November veröffentlichten, Hintergründe sein, die Hahnemann mitbekommen haben könnte und wohl nicht zu Unrecht als Behinderung der Homöopathen deutete. Es fällt jedenfalls auf, dass praktisch sofort nach dem Ministererlass die Polemik des Verus am 5. November begann, dann Hahnemanns „Offenes Sendschreiben an die Majestät des Königs Friedrich Wilhelm des Dritten" vom 7. November entstand und am 12. November 1831 publiziert wurde. Er setzte sich darin für die Homöopathie ein und wetterte – wie üblich – gegen die Allopathen. Der König wird in dem Text munter geduzt: „Erkenne aus den fürchterlichen Sterbelisten, daß Deine Ärzte vielleicht Mancherley können, nur heilen nicht."[108] Bei Verbot der Privatliquidation würde der Eifer der Allopathen sicher umgehend aufhören, außerdem könne man die Kosten für die nutzlosen und sogar gefährlichen Arzneien sparen. „Du hast fast keine Homöopathen (wahre Heilkünstler) in Deinen, freye Thätigkeit der Geister sonst musterhaft begünstigenden Staaten. Deine medicinischen Gewalten alter Zunft haben sie möglichst erdrückt, fürchtend, von ihnen verdunkelt zu werden. Laß sie nicht erdrücken, menschenfreundlicher Monarch! […] In tiefster Ehrfurcht, die nur dem an Tugend ausgezeichnetsten Könige gebührt, schrieb dieß Samuel Hahnemann". Der Appell an die preußische Tradition von Aufklärung und Liberalität wird hier mit einer Lichtmetaphorik unterstrichen, die die Schulmediziner als Dunkelmänner dastehen lässt. Aufgrund des „Sendschreibens" wurden weitere Berichte und Voten angefordert.

So leitete Hufeland Hahnemann einen Brief des Ministers weiter, in dem dieser Ende November erklärte, Stüler und Hainel (Haynel) stünden bereits seit sechs Wochen – demnach etwa seit Mitte Oktober – eigene Lazarettzimmer für diese Behandlung zur Verfügung.[109] Auch darüber findet sich Genaueres in der zeitgenössischen Presse: Haynel konnte in Berlin Cholera-Kranke nur unter Stülers formaler Verantwortung behandeln, da sein Diplom in Preußen nicht anerkannt wurde.[110] Über seine Behandlungserfahrungen berichtete er bereits in einem Schreiben vom 31. Oktober an einen Kollegen in Leipzig, das allerdings erst viel später, am 30. November, veröffentlicht wurde. Aus ihm erfahren wir einiges über die Behandlungsbedingungen in der Cholera-Anstalt. So sei Stüler so glücklich gewesen, von rund 30 Kranken nur fünf zu verlieren. Unter denen war „einer, von Aerzten als rettungslos verlassen, [der] zwar von der Cholera genesen" war, weshalb die „Aerzte, die ihn früher verlassen hatten, ihn nun wieder behandeln wollten und ihm zwei Pulver auf einmal aufzwangen. Es war dabei mit unserer Wärterin eine Balgerei vorgefallen, der Kranke hatte sich sehr geärgert und das Zimmer blieb einen ganzen Tag gesperrt, bis der Streit zu unseren Gunsten entschieden war; inzwischen hatte sich der Kranke so verschlimmert, daß ihm nicht mehr zu helfen war." In einem weiteren Fall hätten die „Allöopathiker auch versucht, hinderlich zu sein, indem sie einer „schwächlichen Frau ins Gesicht gesagt" hätten, „daß sie bald todt sein würde"; aber alles sei zugunsten der Homöopathen entschieden worden, „da die Kabalen zu gemein waren". Offenbar wurde der Kampf um Patienten also ziemlich handfest ausgetragen, wobei die öffentlich bestellte Krankenwärterin der Cholera-Anstalt kräftig mitwirkte. Bemerkenswert ist auch, dass Ärger des Kranken für eine wesentliche Mitverursachung des letalen Krankheitsverlaufes gehalten wird. Haynel berichtet dann weiter über die je nach der Symptomatik beobachtete Anwendbarkeit bestimmter Wirkstoffe. Interessanter für die institutionellen Kontexte sind die weiteren Informationen: Stüler sei derzeit in seiner Privatpraxis zu beschäftigt, um ebenfalls zu schreiben. Er habe aber von Hufeland soeben ein „verbindliches Schreiben erhalten, worin er sich über die glücklichen Resultate unserer Kuren freut und um einen Bericht für sein practisches Journal bittet".

Es spricht manches dafür, dass diese, bereits Ende Oktober vorliegende, Aufforderung des Leiters der Medizinalverwaltung Stüler zu seiner faktenorientierten Berichterstattung über seine Behandlungsergebnisse veranlasst hatte.

Was machte nun Hufeland, der Leiter der Abteilung Gesundheitswesen im preußischen Innenministerium, aus den ihm vorliegenden Berichten und Behandlungsergebnissen?[111] In dem von ihm herausgegebenen „Journal der practischen Heilkunde" hatte er in den vorangegangenen Jahren die Homöopathie möglichst neutral vorzustellen versucht. Daran knüpft er im April 1832 explizit an. Außerdem bezieht er sich in der Einleitung auf Hahnemanns Wunsch nach königlicher „Protection der Homöopathie" und verweist auf die darauf ergangene Antwort des Monarchen: „Heilen Sie nur recht viele Kranke" und „Ihre neue Methode bedarf meiner Protection nicht", die Hufeland für weise hält.[112] In der Medizin komme es allein auf die Wirkung und Erfahrung an. Deshalb habe die preußische Regierung den Homöopathen „durchaus kein Hindernis in den Weg" gelegt, das Selbstdispensierrecht erteilt und „eine eigene Heilanstalt zu Anstellung ihrer Versuche eröffnet". Gegenteilige Behauptungen, die in mehreren Zeitungen veröffentlicht wurden, seien öffentliche Lügen. Der Artikel ist also als hochoffizielle Antwort auf die Kritik der Homöopathen in der Presse zu verstehen.

Er begründet dann noch einmal die Notwendigkeit einer Aufsicht über die homöopathischen Heilversuche durch Amtsärzte. Das sei die preußische Regierung sowohl den Kranken als auch dem Interesse der Homöopathen schuldig gewesen, um Vorwürfen der Einseitigkeit zuvorzukommen. Dieser Zweck sei nicht vollkommen erreicht worden, da die Symptome sich oft schneller änderten, als der kontrollierende Arzt herbeieilen konnte. „Am meisten hinderlich aber war es, daß die meisten Kranken eine Abneigung hatten, sich in die Heilanstalt bringen zu lassen, und es vorzogen, in ihren Wohnungen zu bleiben, wodurch die Controllirung verhindert wurde."[113] Offenbar hat sich hier wieder das alte Misstrauen der Bevölkerung gegen die Lazarette und Sonderkrankenhäuser in Seuchenzeiten durchgesetzt. Insbesondere die Ärmeren fürchteten manchmal, die Anstalten könnten dazu eingerichtet sein, sie umzubringen.

Zunächst argumentiert Hufeland gegen die angeblich guten Ergebnisse der Homöopathen in vielen Städten mit der Nichtvergleichbarkeit der erhobenen Werte. Fälle aus der Privatpraxis seien nicht mit denjenigen aus den Hospitälern zu vergleichen. Es seien nämlich viele leichte Fälle vorgekommen, die sich gar nicht zum Vollbild der Cholera ausgebildet hätten, und diese könnten dann auch bei den Mortalitätsverhältnissen nicht mitgezählt werden. Ein einziger Vergleich mit einer Privatpraxis aus Dünaburg zeige, dass dort bei allopathischer Behandlung sogar noch günstigere Ergebnisse erzielt worden seien. Die leichten Fälle bewiesen aber nichts. „Der eigentlich entscheidende Punkt ist: Die Wirkung der homöopathischen Methode in dem schweren Grade von wirklich constatirter orientalischer Cholera." Die leichteren Fälle seien unabhängig von der Arzneigabe oft „bloß durch ruhiges warmes Verhalten und schleimige Getränke [...], desgleichen bei der verschiedenartigsten Behandlung, glücklich verlaufen".[114]

Deshalb werde er nur die Fälle „der wirklichen orientalischen Cholera in ihren höchsten Graden", bei denen „die reine Anwendung und Wirkung der homöopathischen Methode völlig beglaubigt dargestellt ist", vorführen. Dies sei hier durch den Dr. Thümmel erfolgt, der als einer „unserer achtungswerthesten Aerzte" charakterisiert wird. Er berichtet dann detailliert über nur vier Fälle.

Person	Alter	Beginn	Medikation	Ende	Ergebnis
Sohn d. Witwe Schulz	10	1.10.	Cupr., Veratr. alb., Arsen.	8.10.	vollk. genes.
Bäcker Kagemann	49	3.10.	spir., vin. Camphor, Cupr. met., Ver. alb., Arsenic. Alb.	7.10.	†, suffocat.
Seidenwirker Probst, Greis	62	21.10.	Sulf., Arsenic.	24.10.	† nach Rezid.
Frau Langbein, schwächl.	46	15.10.	Veratr. alb., Arsenic., Sulf.	16.10.	genesen

Dabei wird zugestanden, dass es sich um sehr schwere Fälle gehandelt habe, bei denen teilweise wenig Aussicht auf Erfolg der Behandlung bestand. Die Auswahl ist trotz der angegebenen Kriterien schwer nachvollziehbar. So wurde der Sohn der Witwe Schulz von Stüler selbst nur als mittlerer Fall eingestuft, von Hufeland und Thümmel aber als schwerer Fall gewertet.[115] Offenbar unterscheiden sich die Kategorisierungen – in dieser offiziellen Stellungnahme zugunsten der öffentlichen Bewertung der Homöopathie. Bei den drei weiteren Fällen stimmt die Einstufung als höchster Schweregrad überein.

Allerdings wird in Bezug auf Probst völlig widersprüchlich berichtet. Bei Stüler gilt er als geheilt, bei Hufeland verstarb er – allerdings erst nach einer Neuerkrankung, die dieser so charakterisiert: „Eine heftige Gemüthsbewegung und seine unerwartete, außer unserm Einfluß und unserer Macht stehende sehr bedeutsame Störung der für den Kranken so heilbringend gewesenen Wirkung der empfangenen Mittel weckte jedoch in dem ohnehin so geschwächten und im höchsten Grade empfindlichen Organismus, das ursprüngliche Leiden in einem, aller fernern Kunsthülfe spottenden Grade. Die asthmatischen Zufälle nämlich kehrten, bald nachdem jene höchst nachtheiligen und störenden Einflüsse vorgefallen waren, vom 4ten Tage der übernommenen Behandlung an, heftiger als je zurück, und zugleich erneuerte sich die Wasseransammlung, wie höchst wahrscheinlich in der Brusthöhle [...] und nahm schnell zu.“[116] Er starb dann abends. Demnach hatte Stüler hier das – auch nach Hufelands Bericht – offenbar positive Ergebnis seiner Behandlung festgehalten. Derartige Inkongruenzen, selbst bei Darstellung nur weniger Fälle, zeigen, wie schwierig es war, von allen akzeptierte Vergleichswerte zu erstellen. Jedenfalls ist auch noch in dieser Minimalauswahl das Ergebnis der Homöopathen nicht schlechter als das der Schulmediziner, worauf Hufeland nicht hinweist. Allerdings sind die Werte auch zu gering für Verallgemeinerungen. Dementsprechend behält er sich vor, weitere Resultate von verifizierten Beobachtungen mitzuteilen.

Somit ging der Qualitätsvergleich wie das Hornberger Schießen aus. Keiner konnte die Ärzteschaft von der Leistungsfähigkeit der Homöopathie überzeugen.

Der preußische „Gesundheitsminister" ließ alles offen, versuchte aber vor allem die Glaubwürdigkeit einer neutralen Position der Regierung darzustellen. Die Homöopathen hatten immerhin beim allgemeinen Publikum etwas an Ansehen gewonnen. Dem Besitzer der Familienhäuser, Wiesecke, wurde jedenfalls klar, dass mit den Häusern nicht wirklich Geld zu verdienen war. Er setzte sich Anfang 1832 nach der gleichen Methode wie der Vorbesitzer nach Paris ab.[117]

Bettines Entwicklung zur „politischen" Schriftstellerin

Bevor wir Bettines weiteres Engagement für Arme und für die Homöopathie darstellen, müssen wir ihren weiteren Werdegang kennenlernen. Sie konnte nur so wahrnehmbar weiter für die Homöopathie wirken, weil sie vorher den entscheidenden Durchbruch zu öffentlicher Wirksamkeit auf einem ganz anderen Feld schaffte. Dieser nächste wichtige Schritt in Bettines Neuerfindung ihres Lebens nach Achims Tod war 1835 die Publikation des „Goethebuchs", in dem sie ihren stark überarbeiteten Briefwechsel mit Goethe veröffentlichte. Ausgangspunkt war ein früherer Bruch in ihrem Leben. So hatte sie nach der Selbsttötung ihrer Freundin Karoline Günderrode zwei Jahre lang, von Juli 1806 bis zu deren Tod, in Goethes Mutter eine wichtige Bezugsperson gefunden und diese regelmäßig besucht. Bei diesen Gelegenheiten erzählte die „Frau Rat" über Kindheit und Jugend des Dichters. Später übersandte Bettine auf Goethes Bitte hin ihre Aufzeichnungen dieser Anekdoten, die er in „Dichtung und Wahrheit" verarbeiten wollte. Ab 1807 hatte die damals 22-Jährige mit dem 36 Jahre älteren Dichterfürsten korrespondiert. Bis 1811 hatte sie ihm 41 weitschweifige Briefe geschickt, die er in der Regel recht knapp beantwortete. In den Jahren 1807, 1810 und 1811 begegneten sich die beiden und kamen sich 1810 in Teplitz auch erotisch nahe. Die Originalkorrespondenz aus der direkten Folgezeit hat Goethe vernichtet, so dass diese Episode allein in Bettines nachträglichen Literarisierungen überliefert ist.[118] Allerdings kam es 1811 zu einem Eklat zwischen Bettine und Goethes Ehefrau Christiane, der den Dichter dazu veranlasste, elf weitere Briefe Bettines nicht mehr zu beantworten. Von 1821 bis 1826 empfing er sie noch viermal, nach einem längeren Aufenthalt 1826 aber – erneut verärgert – nicht mehr, selbst als sie 1829 und 1830 in Weimar weilte. Bettines Selbststilisierung als Kind(frau) in dem Buch „Goethe's Briefwechsel mit einem Kinde" – so der Titel des Goethebuchs – verweist neben „Unmündigkeit und passiver Unschuldigkeit auf göttliche Naturverbundenheit und Keuschheit".[119] Außerdem schließt sie an die frühromantische Vorstellung vom Kind, das dem Erwachsenen überlegen ist, an. Auch deshalb kann man das Goethebuch als autobiographischen Entwurf einer Emanzipation Bettines deuten.

Ihr war klar, dass sie mit dem – übrigens anonym – veröffentlichten Buch Außergewöhnliches tat, und beruhigte vorab die Familie, die um ihren Ruf bangte. Sie tat das gegenüber ihrem Bruder Clemens ausgesprochen selbstbewusst: „[...] alles schwere und Bedrängnißvolle meiner Lage habe ich immer ohne den Rat andrer allein getragen und eingerichtet; und habe also gar nicht nothwendig bei einer so geringen ganz unverworrnen unschuldvollen und geheiligten Sache mich nach dem Rath solcher umzusehen die sich für Klüger ansehen und mich für dumm und unberathen, was doch gar nicht wahr ist."[120] So äußert sich nur eine jüngere Schwester, die sich von dem früher bewunderten älteren Bruder absolut nicht mehr in ihre Angelegenheiten hineinreden lassen wollte.

Ursprünglich hatte sie gehofft, dass Hermann Ludwig Heinrich Fürst von Pückler-Muskau (1785–1871) das Goethebuch publizieren würde.[121] Bettine lernte ihn nach Ablauf ihres Trauerjahres in Berlin kennen. Beide entwickelten bald eine leidenschaftliche Beziehung. Pückler animierte Bettine mit seiner Frage nach ihrer Verbindung mit Goethe bald zu einer Phase hoher Kreativität, die sich stark aus ihren Erinnerungen an frühere Jahre speiste. Zwar kam es nicht zu der gemeinsamen Publikation, aber Pückler trug dazu bei, dass Bettine sich freischrieb und das Werk schließlich allein herausbrachte. Das im Februar 1835 erschienene Goethebuch machte sie umgehend zur öffentlichen Person, die sich zeitweise vor Besuchen von Verehrern nicht retten konnte. Später mühte sie sich an einer Übersetzung des Werks ins Englische ab: „Dabei habe ich eine eiserne Ausdauer, denn ich arbeite jetzt von Morgens bis in die Nacht ununterbrochen an der englischen Uebersetzung; da ich gemerkt habe, daß die Engländer das Buch nicht verstehen, ich selbst kein Englisch kann, so erfinde ich drauf los um möglich zu machen, was vorher unmöglich war."[122] Das Missverhältnis zwischen tatsächlichem Können und notwendigen Kenntnissen nimmt hier fast groteske Züge an, denn sämtliche wohlmeinenden Einwände ihrer Ratgeber missachtete sie.[123] Auch die Teilübersetzung ins Russische zeigt mehr das von ihr imaginierte internationale Interesse an dem Werk als seine realen Absatzchancen, denn vor allem die englische Ausgabe endete wirtschaftlich in einem Desaster.[124] Das alles ging aber immer wieder mit einer Selbstüberforderung einher, die sie bis tief in die Nächte hinein vom Schlafen abhielt. Tagsüber nahm sie sich dann kurze Schlafpausen, legte sich aber nicht ins Bett, „um nicht ein paar unschätzbare Lebensstunden zu vergeuden".[125] So ergänzte sie in dem o. a. Schreiben an Clemens, dass sie in den Nächten zwischen 10 und 3 Uhr (!) eine Zeichnung gemacht habe, mit der sie dessen Freund Görres und seine Mystik karikierte. Johanna Kinkel (1810–1858) berichtet, dass sie „zuweilen 2 Uhr Nachts noch ein eiskaltes Bad nahm, um sich wach zu halten".[126] Ihre Gesundheit sei damals „eisenfest" gewesen. „Sie bedurfte so wenig Speise, daß" man „nicht begriff, wie sie davon leben konnte. Nichts verminderte ihre Lebenskraft, weder das entbehren des Schlafs bei Nacht, noch die unerhörte Aufregung, in der sie lebte und webte."

Unterbrochen wurde die Welle des rasant wachsenden öffentlichen Interesses an Bettine durch den plötzlichen Tod ihres jüngsten Sohnes Kühnemund im Juni 1835.[127] Geschildert wird der Vorfall folgendermaßen: „Die herbe Trauer um seinen Verlust zitterte in der Mutter noch jahrelang nach. Er war ein kühner Schwimmer gewesen und erregte durch allerlei Künste in der Schwimmanstalt die Bewunderung der Genossen. An einem Nachmittag stürzte er sich von einem hohen Gerüst in die Spree und brach durch den bloßen Widerstand der Wasserfläche das Genick. Man

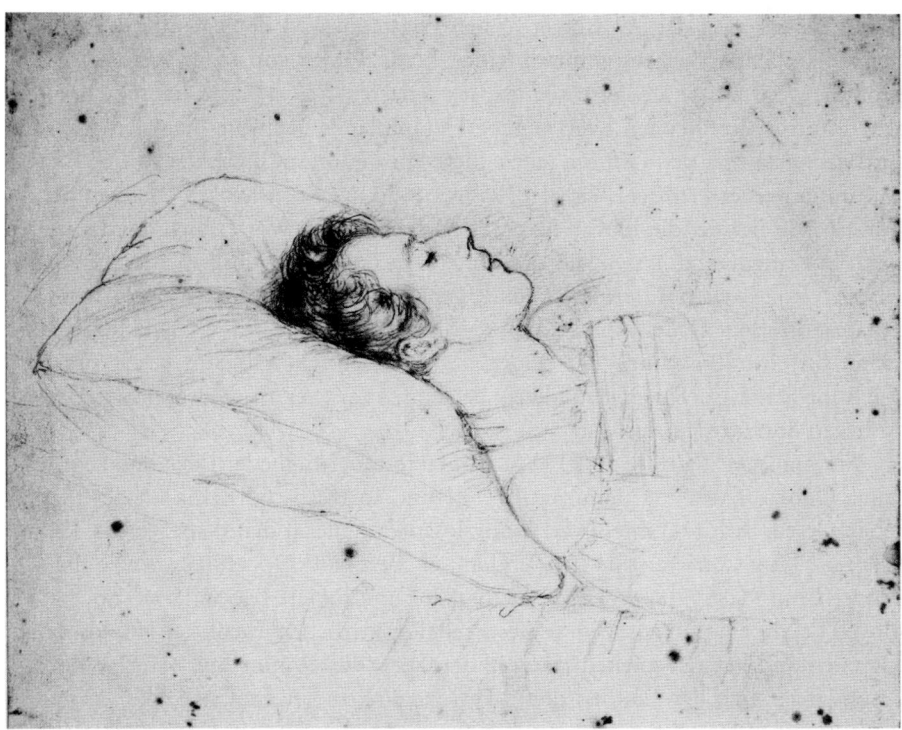

Abb. 9: Kühnemund von Arnim auf dem Totenbett 1835, Zeichnung unbekannter Hand

brachte den Sterbenden heim, und nach einer furchtbaren Nacht und langem Todes-
kampf verschied er in den Armen der Mutter. Das Zimmer, in welchem sie mit dem
geliebten Sohn den Schmerz des Todes durchgekostet, wurde mit Allem, was ihm
gehört hatte, verschlossen und sollte von Niemand wieder betreten werden."[128]

Nach dem Ende des Trauerjahres um Kühnemund entwickelten sich seit dem
Sommer 1836 aus diesen Besuchen oft auch junger Verehrer Gespräche, insbesondere
zu politischen Themen. Wegen der Zusammensetzung – oft waren es nur einzelne
Gäste –, der fehlenden Regelmäßigkeit und des thematischen Schwerpunkts ist es
umstritten, ob man diese Treffen als Salon oder lediglich als salonartige Gesellschaft
bezeichnen soll.[129] Bettines „rhetorische Begabung, Mutterwitz und Schlagfertigkeit,
Exzentrizität, geltungsbewusster Mutwille, Ironie [und] Doppelbödigkeit im Kontakt mit ihren Gästen" inspirierten die Anwesenden an diesen Abenden.[130] Bettine
diente diese Geselligkeit auch dazu, ein weiteres Briefbuch vorzubereiten. Aus diesem ab 1838 entstehenden Günderrode-Buch las sie vor – und arbeitete damit gleichzeitig einen weiteren Teil ihrer eigenen Biographie auf.

Spätestens seit dem Sommer 1838 war die im Dezember 1837 erfolgte Entlassung
der Gebrüder Grimm für Bettine das große Thema ihrer Gespräche und ihres Engagements. Die beiden Sprachforscher hatten ihre Professuren an der Universität in

Göttingen als zwei der „Göttinger Sieben" verloren, weil sie gegen die Aufhebung der freiheitlichen Verfassung durch König Ernst August von Hannover (1771–1851) protestiert hatten. Er kassierte den erst 1833 erlassenen Text gleich bei seinem Herrschaftsantritt. In liberalen Kreisen ganz Deutschlands bemühte man sich nach der Entlassung darum, den Grimms eine andere Versorgungsmöglichkeit zu verschaffen. Auf Initiative der Leipziger Verleger Reimer und Hirzel wurde nach längeren Bemühungen von Reimer die Idee wieder aufgegriffen, sie ein Wörterbuch der deutschen Sprache erarbeiten zu lassen, für das im ganzen Land um Subskribenten geworben wurde. Ursprünglich waren sechs Bände geplant. Bettine setzte sich erfolglos für die Finanzierung des Drucks durch die Preußische Akademie der Wissenschaften und später für eine Einstellung der beiden an der Friedrich-Wilhelms-Universität ein. Auch ihr Schwager Savigny sondierte bei Hof, kam aber zu dem Schluss, dass das Anliegen dort aussichtslos war.

Sie hingegen hatte seit Mai 1839 Kontakte mit Mitgliedern des junghegelianischen „Doktorclubs", in dem sich liberale und sozialistische Kritik an der preußischen Gesellschaft und ihrem verfassungslosen Zustand in den 1840er Jahren kristallisierte. Moriz Carriere (1817–1895), Heinrich Bernhard Oppenheim sowie die Gebrüder Bruno (1809–1882), Edgar (1820–1886) und Egbert Bauer (1809– noch 1882) gingen bei ihr ein und aus. Einige dieser religionskritischen Theologen, Philosophen, Literaten und Juristen spielten später in der 1848er-Revolution eine wichtige Rolle.

Es mag auch der Einfluss dieses Personenkreises gewesen sein, der Bettine in ihrer Auseinandersetzung mit den von ihr als opportunistisch kritisierten Berliner Wissenschaftlern bestärkt hat, die sich nicht offen für die Grimms engagieren wollten. Jedenfalls malte sie ihre Entschlossenheit, den Gebrüdern treu zu helfen, im März 1839 in einem Brief an sie geradezu martialisch aus. Sie werde von sich ein Portrait für die Familie und die Nachwelt malen lassen, das sie bei einem Schwur mit der Unterschrift „Ich schwöre einen Manneseid" darstelle. Mit der linken Hand werde sie in Dornen greifen, bis es blute.[131] Das solle ihren Entschluss ausdrücken, „der ganzen Welt gegenüber auf[zu]treten" und diejenigen, die die Grimms verleugneten, „zurechtzuweisen". Dafür gab es viele Adressaten. So unterstützten sie z. B. weder der seit vielen Jahren mit ihr bekannte Kunsthistoriker Carl Friedrich von Rumohr noch Leopold von Ranke, der 1827 häufiger bei ihr gewesen war, bei ihren Bemühungen.[132] Jedenfalls stilisiert sie sich hier schon sprachlich als – sehr mannhafter – Praeceptor Germaniae, der allen anderen zeigen kann, was das einzig richtige Verhalten ist.[133]

Ganz in diesem Sinn verfasste sie dann im November 1839 eine veritable Philippika, die sie in mehreren Abschriften u. a. an den preußischen Kronprinzen sowie an die Grimms selbst schickte. Der Brief verdient besondere Aufmerksamkeit, weil sie den Adressaten explizit erlaubte, ihn weiterzugeben.[134] Er ist also als ein Statement zu werten, das in der Öffentlichkeit wirken sollte.[135] In dem Schreiben rechnete sie mit ihrem Schwager Savigny ab, der in der Causa Grimm gleichermaßen seine Jugendüberzeugungen, seine früheren Marburger Studenten und alte Freunde verraten habe. Sie schildert demgegenüber ihre eigenen Bemühungen, die liberal gesonnene

Kurfürstin von Hessen-Kassel, Auguste von Preußen (1780–1841), eine Schwester des preußischen Königs Friedrich Wilhelm III., für das Projekt zu gewinnen. Dann stellt sie die materiellen Sorgen, Armut, Krankheit und Ängste, aber auch die Vaterlandsliebe und die aufrechte Haltung der Grimms in ihrer aktuellen Krisenzeit dar, die umso kräftiger mit dem Opportunismus Savignys kontrastieren. Sich selbst traue sie zu, die Berufung der Grimms durchzusetzen. Ihre Mission beschreibt sie nicht nur als das moralisch bessere, sondern auch als das reinere und gesündere Verhalten: „Die Energie, die aus einem reinen Trieb entspringt, hat schon manches Unmögliche möglich gemacht. Das Große kann nur durch solche Energie hervorgehen, die das Gesundheitselement der Seele ist."[136] In ihrem Überschwang wagt sie auch noch einen Vergleich mit Christus, der als „kleines Kind die Weltkugel getragen" habe, und fährt dann – wie so häufig ohne Kommata – fort: „[…] und ich sollte mich fürchten in seinem Namen die Geschicke tragen zu wollen die er mir auferlegte?"

Dann erinnert sie an die unbedingte Solidarität der auch damals bereits sehr armen Grimms, die ihr 1816 geholfen hatten, als sie wegen Achims Krankheit nicht mehr aus noch ein wusste. Das ist also ihr Maßstab wahrer Freundschaft, der – auch für Savigny – gelten sollte. Statt sich mit der Ablehnung des Königs, die Grimms zu berufen, abzufinden, müsse man den Fürsten „die Wahrheit" vorhalten, um sie überhaupt zu selbständigen Herrschern zu machen. Mit diesem weitgehenden Anspruch, auch die Fürsten aufzuklären, positioniert sich Bettine dezidiert als Schriftstellerin, die politisch auf die Öffentlichkeit wirken will.[137] Im November 1840 berief der Thronfolger dann tatsächlich, sogar schon vor seinem Herrschaftsantritt, die Grimms nach Berlin, was Bettine auch als persönlichen Triumph gegenüber ihrem Schwager empfunden haben dürfte.

1840 folgte die Veröffentlichung des Günderrode-Buchs. In unserem Zusammenhang ist nur die Widmung an die „suchenden und irrenden Studenten" bedeutsam, denn damit zeigt sie erneut ihr Ziel, dank ihrer Lebenserfahrung den Jüngeren Orientierung zu geben. Ihr Insistieren auf sinnlich-erotischer Sprache in dieser und weiterer Publikationen wurde von der Öffentlichkeit allerdings als anstößig empfunden.[138] Das ist aber Ausdruck eines vernunftkritischen Bildungsverständnisses. Jedenfalls wurde sie immer berühmter und traf nach dem Tod ihres Bruders Clemens Ende 1842 auf einer Reise nach Süd- und Westdeutschland angeblich Karl Marx (1818–1883), aber auch König Ludwig von Bayern, den sie aus seinen Jugendjahren noch kannte.[139] Das zeigt erneut die politische und soziale Spannweite ihrer Bekanntschaften während der letzten Vormärzjahre.

Die Gutsherrin Bettine agiert als Laienheilerin

Parallel zu dem literarischen und öffentlichen philanthropischen Engagement wirkte Bettine seit Achims Tod aber auch im Stillen weiter für die Verbreitung ihres bevorzugten medizinischen Heilsystems. Wir hatten in früheren Kapiteln bereits gesehen, wie intensiv sich Bettine um die Gesundheit ihrer Kinder kümmerte. Sie pflegte sie nicht nur aufopferungsvoll, kannte und nutzte viele Hausmittel, sondern hatte zu Krankheitsursachen, Diagnose, Medikation, zu Apothekern, Ärzten oder Laienheilern sowie zu medizinischen Systemen eine eigenständige und oft sehr kritische Meinung. Vor diesem Hintergrund einer breiten Erfahrung in der eigenen Familie boten sich für eine Frau in ihrer Position vielfältige Gelegenheiten, ihre Kompetenzen auch anderen zugutekommen zu lassen.

Heutige Leser mag es erstaunen, dass bis 1831 mehr von Achims Bemühungen, sein Personal zu behandeln, die Rede war, denn man erwartet das vielleicht weniger von einem Mann als von einer Frau. Wir hatten gesehen, dass er Brechmittel für seine Armenpraxis kaufte, Laiendiagnosen stellte und Rhabarberpulver als Hausmittel einsetzte. Das wurde offenbar ebenso von dem Gutsherrn wie Krankenbesuche erwartet. Es musste nicht selbstverständlich von der Gutsherrin geleistet werden, die tatsächlich ja auch viel seltener in Wiepersdorf war als er, denn Bettine lebte in Berlin. Die häufigeren Hinweise auf Achims Tätigkeit als Laienheiler lassen sich außerdem daraus erklären, dass er auf dem Land viel mehr auf seine eigenen Fähigkeiten angewiesen war als Bettine in der Stadt. Dort konnte sie das Personal zu Ärzten oder anderen Heilpersonen schicken. Selbst scheint sie nicht versucht zu haben, Dienstboten zu behandeln. Allerdings schrieb sie an Varnhagen, von „einem meiner Leute", der sich „gerade am Sonntag [...] auf sehr gefährliche Weise das Bein verbrannt" hatte: „[...] ich mußte also selbst Chirurg sein und heilen und verbinden."[140] Gesundheitskompetenzen waren jedenfalls auf einem Landgut noch nicht so einseitig den Frauen oder bestimmten Fachleuten zugeschrieben, wie man das heutzutage etwas zu schnell annimmt.[141]

Bettine mag sich während ihrer Aufenthalte auf dem Land auch um die „Leute" gekümmert haben. Dafür gibt es jedenfalls Hinweise aus den späten 1830er Jahren. Ihre Tochter Maxe berichtet in ihrer Autobiographie: „Besonders bei unseren Besuchen in den Häusern unserer Leute lernten wir das Landvolk in seiner Eigenart, seinen Freuden und seinen Nöten kennen. Sobald es hieß, der oder jene sei krank, gingen wir mit der Mutter hin und sorgten für den Patienten – natürlich immer mit homöopathischen Mitteln, auf die wir mit der Mutter schworen. Wenn einer unverschuldet in Not geraten war, half ihm die Mutter."[142]

Diese Beobachtungen müssen sich auf die Jahre nach der Rückkehr der beiden Töchter aus Rödelheim im Oktober 1834 beziehen, denn Maxe spricht ausschließlich von ihrem Bruder Freimund als Gutsherr.[143] Der hatte wohl 1837 nach Erreichen der Volljährigkeit mit 25 Jahren diese Aufgabe übernommen.[144] Bettine hat demnach so lange als Mutter des Gutsherrn ihre „Leute" bei Gelegenheit mit Medikamenten versorgt und behandelt, wie eine neue Gutsherrin noch nicht in Sicht war – fast ein Jahrzehnt lang. Dazu musste sie Vorstellungen von Krankheitsursachen und Krankheitsbildern haben, also Laiendiagnosen stellen. Auf dem Land betätigte sie sich faktisch als Laienheilerin. Allerdings nahm sie kein Geld an, sondern half umgekehrt den Beschäftigten des Landguts in Notlagen, die besonders oft durch Krankheiten entstanden, sogar finanziell aus. Ihre Tochter Maxe schreibt dazu im Rückblick durchaus kritisch: „Ich möchte wohl wissen, welche Summen sie mit ihrem mitleidigen Herzen im Laufe der Jahre dort geopfert hat."[145] Diese Befürchtungen muss Bettine gespürt haben, denn zu ihrer eigenen Finanzlage schrieb sie am 11. Juli 1838 an Bethmann-Hollweg: „Ich selbst habe nichts, was mein eigen wäre, das schmale Erbe meiner Kinder darf durch meine Großmuth nichts an seiner Breite verlieren."[146] Immerhin kam damals ein gutes Drittel ihres Haushaltseinkommens aus den Zinsen ihres eigenen Vermögens.[147]

Die jugendlichen Töchter wurden jedenfalls ganz selbstverständlich in diese Krankenbesuche einbezogen und wuchsen so in eine spätere mögliche Rolle als Gutsherrin hinein. Außerdem schlossen sie sich dem entschieden positiven Urteil der Mutter über die Homöopathie an. Die 1818 geborene Maxe war damals um die 20 Jahre alt. Sie machte auch alleine mit ihrer neun Jahre jüngeren Schwester Gisela Krankenbesuche bei der „Mairose", ihrer alten Kinderfrau, die über den Besuch sehr glücklich war.[148] Von Arzneimitteln ist hier keine Rede – weder überbrachte die minderjährige Tochter Medikamente noch empfahl sie welche. Gisela soll damals aber Katzen homöopathisch behandelt haben.[149] Krankenbesuche waren also auch schon für die jüngeren weiblichen Mitglieder der Familie des Gutsherren selbstverständlich und wurden auch erwartet.[150]

Anfang Oktober 1845 bat Bettine aus Wiepersdorf in einem Brief ihre mit voller Titulatur als „Frau Minister" adressierte Schwester Gunda ziemlich ungeduldig, „augenblicklich nach Empfang dieses [Schreibens] zum Doctor Reißig zu schicken und ihn um die Belladonnapulver gegen die Gichter der kleinen Kinder zu ersuchen und auch darauf zu bestehen, daß er sie gleich Dir schicke, und sie mir oder dem Freimund auch sogleich zu schicken. Diese Pulver tun Wunder hier! und der Krampf ist sehr häufig. Eben sind zwei Mütter ganz trostlos wieder fort, weil kein Pulver mehr da ist; gestern hatte Freimund das letzte gegeben. Du weißt, daß die Kinder meist daran sterben. Also kommt es auf die Beschleunigung dieses Auftrags an, um mehrere junge Menschenleben zu retten."[151] Adolph Reisig (1799–1876) war ursprünglich ein dezidierter Gegner der Homöopathie. Dieser promovierte Schüler Hufelands hatte sich dann aber anders entschieden und praktizierte vor seiner Emigration in die USA einige Jahre in Berlin.[152] Bettines Schreiben endet mit Nachdruck: „Vergeß nicht Belladonna, ruft Dir zu deine Dich herzlich liebende Schwester Bettine." Ministerin hin oder her – Bettine verleiht ihrer Bitte allerhöchste Dringlichkeit und will jede Verzögerung ausschließen, weil sie sich als Retterin von Menschenleben sieht. Offenbar hat sie die selbst beobachtete Wirkung des Medikaments aus der schwarzen Tollkirsche davon überzeugt. Erneut erweist sich, dass der Gutsherr Freimund ebenfalls Arzneien an „seine Leute" verteilt hatte. Die Zuständigkeit für Hilfen im Krankheitsfall lag nun also sowohl beim Gutsherrn wie auch seiner Mutter. Später dürfte die Gattin von Freimund als neue Gutsherrin diese Aufgaben übernommen haben. Hinsichtlich der Töchter kann man aber beobachten, wie der gutsherrliche Habitus des Krankenbesuchs bis hin zur Laienbehandlung von Kindsbeinen an durch Teilnahme erlernt wurde.

Bettines Empfehlungen der Homöopathie an Dritte und ihre Begründungen

Bettines Engagement für die Homöopathie zeigte sich aber nicht nur bei Behandlungen „ihrer Leute", die froh sein mussten, wenn sich überhaupt jemand medizinisch um sie kümmerte. Vielmehr machte sie auch aktiv Propaganda bei Gleich- und sogar Höherrangigen. Direkt zu Beginn ihrer Korrespondenz mit Pückler kritisierte Bettine im Februar 1832, dass der Fürst nicht früh genug geantwortet habe. Der entschuldigte sich mit „entsetzlicher migraine".[153] Bettine nutzte diese Gelegenheit, dem ebenfalls in Berlin Weilenden ihren Arzt anzudienen: „Wenn Sie kein Narr sind [...], so lassen Sie sich den Homöopathen holen für Ihre Migraine, eben war er bei mir, wir haben von Ihnen gesprochen, ich habe ihm dringend anempfohlen Geduld mit Ihnen zu haben, und so leise wie möglich jedes Mittel zu versuchen Herr über Ihr Kopfweh zu werden, Sie werdens einsehen lernen daß ich recht habe in dieser Ansicht die eine Erkenntniß ist, wie in der Erkenntniß Ihres Innern die eine Ansicht ist."[154] Das Schreiben belegt gut, wie unmittelbar diese Briefbeziehung in das Gespräch mit dem Arzt eingeht und wie daraus wieder ein Brief entsteht. Bettine begründete ihre Überzeugung der Wirksamkeit der Homöopathie mit ihrer gewachsenen Erkenntnis, die sie deutlich von einer Ansicht, also einer eher beliebigen Meinung, abhebt. Pückler reagierte postwendend abwehrend und erklärte das so: „[...] ich könnte eher, meiner Natur nach, auf einmal einen Giftbecher leeren, als täglich ein Billiontheil Pülverchen zu mir nehmen, und überdem mit Enthaltsamkeit geschoren werden."[155] Er traute also weder den Hochpotenzen noch wollte er sich der Mühe unterziehen, dauernd kleine Gaben einzunehmen und eine strenge Diät zu beachten. Außerdem lässt er die erotischen Komponenten ihrer Korrespondenz anklingen. In doppelter Umkehrung der Geschlechterpositionen und der Bedeutung von Krankheit und Ärzten setzt er noch nach: „Lieber Mann, bedenke, dass ich ein schwaches Weib bin, meine Migraine curiert der gute Doctor gewiß nicht, die Migraine curiert mich."

Anfang Juni desselben Jahres zieht er sich erneut elegant aus der Affäre: Bettine möge dem Arzt für das Pulver danken. Pückler werde es sorgsam für Rezidive aufheben, da ihn „diesmal eine spanische Fliege schon curiert" habe.[156] Das ist zwar auch ein Ausgangsprodukt für homöopathische Wirkstoffe, allerdings dürfte Pückler das auf Bettines Initiative geschickte Pulver gerade nicht verwendet haben. Dieses Eingeständnis überspielt er geschickt mit dem Hinweis, es für Wiederholungsfälle aufzubewahren.

Ende August 1833 schrieb Bettine dem alten Freund Professor Ringseis in München und lobte darin die von ihr bevorzugte Heilweise in den höchsten Tönen. Sie nannte die „Homöopathie, das heiligste Geschenk, was der Gott der Christen und Heiden seinen Erdensöhnen geben konnte. Geist ist göttlicher Ausfluß; wo er Platz findet, da sickert er durch. So hat er sich durch die Homöopathie einen Weg durch die Medizin gebahnt. Es kommt darauf an, daß der felsige Widerspruch gesprengt werde. So haben wir ein klares und stolzes Bett, in dem das Heil der Menschheit dahinfließt."[157] Ringseis war seit Anfang des Jahres mit der Gründung eines homöopathischen Krankenhauses in München befasst. Vermögende Stifter hatten sich mit der Bereitschaft an das Ministerium gewandt, eine solche Klinik zu finanzieren. Die Kreisregierung wollte unter Kontrolle der Allopathen, aber ohne diesen direkte Möglichkeiten zur Behinderung der Homöopathen oder zur Einwirkung auf die Patienten zu geben, einen „scharf beobachteten und kontrollirten Versuch" unternehmen, um die „ganz Europa beschäftigende Controverse" der Wirksamkeit der Homöopathie zu klären. Ringseis hielt es für unzureichend, den Homöopathen lediglich einige Räume in einem bestehenden Krankenhaus zuzuweisen, da dort die Voraussetzungen für eine auch diätetisch korrekte Behandlung nicht gegeben seien. Er könnte u. a. aus Reibereien bei den Berliner Versuchen seit 1821 und den eigenen Münchener Erfahrungen seit 1830 gelernt haben.[158] Bei deren Publikation waren die vielen Hindernisse recht explizit beschrieben worden, die man den Homöopathen in den Weg gelegt hatte.[159] So fand man nunmehr nach einigem Widerstand des Magistrats zwar Räumlichkeiten außerhalb bestehender Kliniken, und die Homöopathen legten schließlich im März 1834 einen Detailplan vor, aber im Dezember stellte sich heraus, dass die vollmundig angekündigten Finanzmittel des bayerischen Adels doch nicht für eine Spitalgründung ausreichten.[160] Damit war das Projekt gestorben.

In den Jahren zuvor hatte Ringseis selbst mit homöopathischen Methoden gewisse Heilerfolge erzielt und war grundsätzlich offen gegenüber dieser neuen Heilweise. Deren Grundsatz, „Ähnliches mit Ähnlichem" zu heilen, sei eigentlich alte medizinische Tradition. Deshalb wandte er sich gegen eine einseitige Bevorzugung dieses Prinzips auf Kosten des „anderen Satzes ‚Contraria contrariis'", dem man sein „durch mehrtausendjährige Erfahrung verbürgtes Recht" lassen solle.[161] Die große Bedeutung des Traditionsarguments wird bei diesem Konservativen hier gleich zweifach betont. Auch eine medizinische Neuerung hat dann bessere Aussichten auf Anerkennung, wenn für sie bereits konsolidierte Erfahrung früherer Generationen spricht. Ringseis kritisierte aber auch die Methoden der Gegner der Homöopathie: „Wenn ein sehr gelehrter und sehr gescheidter Mann wie Hahnemann etwas aufstellt, so ist es nicht am Platz, einfach geringschätzig darüber wegzusehen, wie viele Aerzte thun; seichter Spott über eine Sache, die man der näheren Kenntnißnahme gar nicht würdigt, ist immer die wohlfeilste Art, nach etwas recht Gescheidtem auszusehen."[162] Stattdessen sei gründliche Auseinandersetzung mit der Sache selbst gefordert.

Im April 1834 versuchte Bettine dann ihre in Frankfurt lebende Schwester Lulu von der Homöopathie zu überzeugen. Sie lockte sie damit, dass Georg Johann Friedrich Guaita (1772–1851), der mit ihrer Schwester Meline verheiratete Frankfurter Bürgermeister, „gute Erfahrungen an der Homöopathie gemacht" habe. „Dir würde sie auch dienlich sein, hier die wohlgelungenen Kuren Dich gleichsam umtanzen, vielleicht würde dann aus Deiner Furcht vor dem Reisen das Organ des Reisens geweckt, denn homöopathisch ist Dein Übelbefinden auf der Reise eine in ihrer Entwicklung gestörte Reiselust."[163] Das ist eine sehr originelle Art, den möglichen Nutzen der Homöopathie als leichte Reiztherapie bei Reiseübelkeit zu begründen.

Ende 1834 ging es Bettine um konkrete Hilfe für Auguste Franke, die kranke Schwester ihrer Freundin Pauline Franke (1810–1866). Mit dieser frommen Tochter aus einem mecklenburgischen Superintendentenhaus hatte sich Bettine angefreundet. Die Schriftstellerin ermutigte sie, an ihrem Wunsch, Künstlerin zu werden, festzuhalten. Die angehende Malerin hatte bei Bettine ihren späteren Mann, den Bildhauer Carl Steinhäuser (1813–1879), kennengelernt, mit dem sie sich 1834 verlobte. Beide heirateten erst 1841 in Rom. Bettine setzte sich 1843 beim König dafür ein, dass er das erste große Bild von Pauline bei der Berliner Ausstellung wahrnahm. Das tat er und kaufte es sogar.[164] Auch hier nutzte sie ihr Netzwerk von Beziehungen sehr geschickt. Carl Steinhäuser wird uns später bei Bettines Denkmalsprojekten wieder begegnen. Im November 1834 stand Bettine Pauline Franke immerhin so nahe, dass sie diese bei Anmietung einer neuen Wohnung fragte, ob sie wieder mit ihr im gleichen Haus wohnen wolle.[165]

Ansonsten hat sich Bettine bei ihrem Hausarzt Stüler für Auguste erkundigt.[166] Mehr erfahren wir aus dem nur gekürzt publizierten Briefwechsel nicht.[167] Bedauerlicherweise waren solche Verstümmelungen der Briefinhalte eine verbreitete Praxis von Herausgebern bis in die Gegenwart.[168] So werden oft Nachrichten zum Alltag und zu Krankheiten nur paraphrasiert, selbst wenn sie, wie in diesem Fall, am Anfang des langen Briefes an die verreiste Freundin stehen. Man kann wegen dieser Positionierung sogar annehmen, dass die akuten Gesundheitsprobleme der in Berlin verbliebenen Schwester der Anlass für das Schreiben waren. Immerhin belegt der Brief, dass Bettine die Beziehungen zu ihrem Hausarzt auch für Freunde einsetzte. Dabei war ihr sicher klar, dass die beste Werbung für eine Heilweise „glückliche Kuren" waren. Sich selbst traute sie zu diesem Zeitpunkt und für die Symptomatik von Auguste kein Urteil zu.

Phantasievolle Ideen und heftige Einmischung zur „Rettung"
des Malers Carl Blechen

Das änderte sich entschieden in einem wesentlich schwereren Fall. Bettines Therapieempfehlungen an Freunde und Bekannte werden in den ausgehenden 1830er Jahren umfassender und hinsichtlich der Homöopathie entschiedener. Ein gut dokumentiertes Beispiel ist ihr Engagement für den Berliner Maler Carl Blechen (1798–1840). Sie hielt ihn bereits 1832 – entgegen der Mehrheitsmeinung der Besucher des alljährlichen Berliner Salons, in dem die aktuellsten Bilder der Künstler ausgestellt und diskutiert wurden – für sehr begabt und kaufte ihm ein Bild, den „Nachmittag auf Capri", ab.[169] Die Kunstkritik ging aber weiterhin eher streng mit dem Maler um. Jedenfalls konstruiert Bettine einen Zusammenhang zwischen der Ablehnung Blechens durch die „Philister" und der Verschlechterung seines Gesundheitszustandes.[170] Tatsächlich hatte Blechen sich 1830 zutiefst gekränkt und gegenüber Kollegen zurückgesetzt über das geringe Preisangebot gefühlt, das ihm die Akademie für ein Bild gemacht hatte.[171] Im folgenden Jahr wurde er aber an diese Berliner Institution als Professor für die Landschaftsklasse berufen und war durchaus erfolgreich. Trotzdem trank er seit Beginn der 1830er Jahre immer mehr. Freunde meinten im

Rückblick, auch seine Ehe, die er aus Dankbarkeit mit einer älteren Putzmacherin geschlossen habe, sei nicht glücklich gewesen.[172]

Blechen wurde 1835 depressiv und musste ab 1836 vertreten werden. Ein Behandlungsversuch in der Berliner Klinik des Psychiaters Dr. Ernst Horn (1774–1848) endete 1837 mit der baldigen Entlassung als unheilbar wegen längerer Phasen völliger geistiger Umnachtung. Aus einem Bittbrief Bettines vom 11. Juli 1838 an Moritz August von Bethmann-Hollweg (1795–1877), der bei Savigny studiert hatte und mittlerweile Professor für Zivilrecht in Bonn war, erfahren wir mehr über die „strengen" Behandlungsmethoden: „Zwangsjacken Spannische Fliegen hohe Touschen auf die Wunden, Hunger, harte Arbeiten unter züchtigender Aufsicht häufige Brechmittel, dies alles ist während 4 Monaten mit Vernachlässigung aller reinlichen Pflege an diesem sanften Weichherzigen Kranken täglich verübt worden."[173] Aus den spanischen Fliegen (Kanthariden) wurde eine Substanz gewonnen, die man auf die Haut applizierte, um so einen heilenden Reiz zu erzeugen. Bei den „Touschen" dürfte es sich um kalte Duschen (frz. Douche) handeln, die Horn aus einer gewissen Höhe hier sogar auf die – wohl durch die Kantharidenbehandlung entstandenen – Wunden aus entsprechenden Eimern verabreichen ließ.[174] Solche Sturzbäder konnten aus bis zu 200 eiskalten Schüttungen bestehen. Horn hielt sie bei unheilbar Geisteskranken für unentbehrlich und begründete sie bereits 1818 so: „Es beruhigt und besänftigt den Rasenden; es kühlt den von Blutkongestionen stets heißen Kopf des Kranken; es befördert die Haltung, Folgsamkeit und Ordnung des Wahnsinnigen; es gibt dem Stummen die Sprache wieder; [...] es führt den stillen Schwermüthigen der nur für sein Grübeln zu leben scheint, zum Selbstbewußtsein zurück; es richtet den zum Blödsinn Geneigten kräftig auf."[175] Die Brechkuren sollten das Nervensystem erschüttern und „Kongestionen zum Kopf mäßigen, und nächtliche Ruhe und Schlaf, womit so viel gewonnen wird, befördern". Insgesamt wandte er also eine somatische Therapie an. Er hielt die Geisteskrankheiten gleichzeitig für körperliche Krankheiten und hoffte deshalb bei entsprechender Behandlung des Körpers zumindest ein zusätzliches Hilfsmittel für eine Heilung gefunden zu haben.

Im Frühjahr 1838 folgte ein Behandlungsversuch durch den Homöopathen Dr. Paul Wolf (1795–1857) in Dresden, den Bettine empfohlen hatte, obwohl sie Blechen persönlich wohl nicht kannte.[176] Wolf stand Hahnemann ursprünglich besonders nahe und wurde dann ein renommierter Vertreter der naturwissenschaftlich-kritischen Richtung der Homöopathie, die den Anschluss an neuere Entwicklungen in der Medizin suchte. Dazu verwarfen die Kritiker die Hochpotenzen und distanzierten sich von anderen, nach ihrer Ansicht überholten Vorstellungen Hahnemanns.[177] Wolf sollte die Pflege durch die Gattin ärztlich überwachen, enttäuschte Bettine aber durch ein inhaltsleeres Schreiben zu dem Patienten.

Damals muss Blechen noch „Perioden geistiger Klarheit" erlebt haben.[178] Bettine nahm persönlich Kontakt zu ihm auf, besuchte ihn mehrfach und beobachtete ihn ganze Tage lang. Sie hielt die Art Pflege, die ihm seine Frau angedeihen ließ, für sehr problematisch. Angeblich behandle die Gattin ihn aus „Unverstand und Ungeduld, aus heftigem Temperament, auf die unverständlichste Weise". Dann stilisiert sie ihre eigene Rolle als Retterin: „Ein guter Schutzengel hat mich zu diesem armen Schutzverlassenen geführt, ich habe gleich seine Lage durchschaut, ich habe Ärzte zu ihm geführt und von diesen erfahren es sei noch ein Strahl von Hoffnung allein es müsse schnelle Hülfe sein und er dürfe durchaus nicht mehr in der Lage bleiben in welcher sein Geist so gedrückt sei."[179] „Ich [...] hab auf blosen innern Antrieb ohne zu wissen wie mirs möglich sein würde, das ganze Geschick des Malers auf mich genommen, obschon ich kein Geld habe über das ich frei disponiren könnte."[180] Er ertrage von seiner geizigen und geldgierigen Frau tägliche Schmach; früher habe sie ihm „gespenstisch jede Hoffnung verleidet", jetzt züchtige sie ihn „wie ein Kind, wenn er nicht folgen will, ihm jeden Genuß raubend, denn sie reißt ihm den Apfel aus der Hand", führe ihn „an der Kette" oder steche ihn mit Nadeln.[181]

Andere Zeitgenossen wie Blechens Freund, der Kunsthändler Friedrich Louis Sachse (1798–1877), der ihn finanziell unterstützte und die Verhältnisse vor Ort gut kannte, berichteten demgegenüber sehr positiv über die Ehefrau. Bettine hielt, nach ihrem Verständnis dazu von den Ärzten (im Plural) angeregt, die sie für ihn engagiert hatte, einen Ortswechsel für den entscheidenden Schritt zur Lösung seiner Gesundheitsprobleme. Deshalb dachte sie sich als Rettung für ihn eine Reise nach Italien aus. Bettine glaubte jedenfalls, dass das innere Licht Blechens, das sich in seinen Italienbildern ausgedrückt habe, noch weiter vorhanden sei und wirken könne: „Wie ist es möglich daß der Geist, der diesen großen Maler einst beseelte, ganz verschwunden sey? – sollte nicht ein Wurzelkeim noch in der krancken Seele verborgen liegen, aus welcher er bei Freundespflege wieder aufzublühen vermöchte?" So frage sie sich oft, wenn sie „vor seinen Bildern in Betrachtung versincke".[182] Auf der Grundlage einer Art meditativer Versenkung, die wir wieder antreffen werden, beschreibt sie mit großer Empathie, wie „Düster Verlassen Hilflos" es „im Innersten des Armen Malers" aussehen müsse.

Zur Finanzierung seiner Reise nach Bad Gastein und weiter nach Italien wollte Bettine im Juli 1838 eines seiner Bilder verlosen. Sie ärgerte sich über die Verteilung des Ertrages aus nachträglichen Wertsteigerungen von Bildern, die fast ausschließlich den „abgehärteten" Kunsthändlern, dem Künstler aber praktisch nie zugutekämen. Dieser Ungerechtigkeit wollte sie nun entgegensteuern, indem die Wohlhabenden, die sonst von ihren Kunstkäufen profitierten, nun einmal etwas in einer Kunstlotterie zugunsten von Blechen riskierten.[183] Sie durchschaute also die Mechanismen des Kunstmarktes sehr gut und wollte sie entsprechend ihrer Gerechtigkeitsvorstellungen umkehren. Dafür hatte sie eine kleine Szene aus dem „Parck von Terni" mit zwei Badenden gekauft. Um wohltätige Teilnehmer für die Aktion zu gewinnen, schrieb Bettine eine ganze Reihe vermögender Personen an, nachdem sie selbst bereits 36 Lose zusammengebracht, teilweise allerdings erst weitergegeben hatte, damit die von ihr kontaktierten Bekannten zusätzliche Interessenten werben könnten. Wenn sie den anderen Empfängern ebenso lange Briefe wie an Bethmann-Hollweg geschrieben hat, muss sie Tage bzw. bei ihr vor allem viele Nächte daran gesessen haben. Ihr Ziel war es, den Unterhalt für mindestens drei Jahre zusammenzubekommen. Jedes Los sollte einen „Louis d'Or" kosten, die Gesamtzahl der Lose war auf 300 festgelegt, die Ziehung für den September vorgesehen.[184] Phantasievolle Kalkulationen kann man ihr wirklich nicht absprechen!

Bettine zielte aber nicht nur auf diese Reise, sondern hielt vor allem die vorübergehende Trennung Blechens von seiner Gattin, Henriette, für notwendig. Die Behauptung, dass sie ihn schlecht behandle, wies die Frau zunächst entschieden zurück. Aber auch der von Bettine eingeschaltete Arzt Reisig plädierte für eine Beobachtung in Abwesenheit der Ehefrau.[185] Außerdem würde dieser Behandler „aus reiner Achtung für mich [= Bettine], ohne alles Interesse als blos für die Menschheit und für die Ehre der Homöopathie, die Kur übernommen haben, wenn man sie ihm auf eine legale Weise übergeben hätte und wir würden dabei die Besoldung des Arztes erspart haben; auch war es nur um die so wesentliche Trennung während der Kur zu beschleunigen, daß wir einen auswärtigen Arzt vorzogen." Die vorherige Reise zu Wolf nach Dresden hatte Bettine also auch erdacht, um den Einfluss der Ehefrau zu verringern, die mit ihrem Misstrauen angeblich bereits mehrfach Ärzte vergrault hätte, die zu einer Behandlung bereit waren.

Als Frau Blechen später zumindest noch auf einem bestimmten Reisebegleiter für ihren Mann bestehen wollte, drohte ihr Bettine, sich dafür einzusetzen, den Künstler unter Kuratel stellen zu lassen, was sie bisher mit zu verhindern gewusst habe; man werde ihn außerdem in eine Anstalt einliefern lassen, ihm und ihr sein Akademiegehalt aberkennen und die Ehefrau wegen Verkäufen seiner Bilder vermögensrechtlich belangen.[186] Dazu werde sie „bisher zurückgehaltene Zeugnisse der Ärzte, die den Blechen für blödsinnig und die Kuratel für notwendig erklären, sofort der Akademie ausliefern müssen".[187] Tatsächlich hatte sich Bettine bisher erfolgreich beim zuständigen Minister Karl Sigmund von Stein zum Altenstein (1770–1840) dafür eingesetzt, Blechens Gehalt trotz seiner Arbeitsunfähigkeit unter der Bedingung weiterzuzahlen, dass er tatsächlich eine Reise anträte.[188]

Außerdem versuchte sie, einen anderen Reisegefährten für Blechen zu finden als den von der Gattin bevorzugten Freund des Kranken, nämlich den Maler und Restaurator an den Königlichen Museen in Berlin Christian Xeller (1784–1872). Dieser hatte im letzten Moment die Reise abgesagt. Er glaubte diese schwierige Aufgabe nicht bewältigen zu können. Bettine hatte mit Hilfe eines der Söhne von Savigny einen bescheideneren Begleiter gefunden, der bereit gewesen wäre, ohne zusätzliche Bediente zu reisen und sich ganz dem Kranken zu widmen.[189]

Schließlich wollte Frau Blechen Ende Juli 1838 noch einen anderen homöopathischen Arzt in Jüterbog kennenlernen – es muss sich um den Homöopathen Gustav Wilhelm Groß handeln, den früher auch Achim von Arnim konsultieren sollte.[190] Jüterbog bot sich vielleicht auch deshalb an, weil es ganz in der Nähe der Arnimschen Güter lag. Tatsächlich suchte Blechen, allerdings begleitet von seiner Frau und vielleicht auch seinem Freund Sachse, den Homöopathen auf.[191] Als die Idee dieser zusätzlichen Konsultation aufkam, sagte Bettine gleich voraus, dass Groß auch wieder nur – wie die anderen Ärzte – eine längere Beobachtung des Kranken ohne Anwesenheit seiner Gattin vorschlagen könne.[192] Blechens Frau blockierte jedenfalls Ende August die geplante Reise definitiv. Im November war sie von der ausbleibenden Wirkung der Therapie sehr enttäuscht und bedauerte, dass Bettine sich keinen Eindruck von dem schlechten Ergebnis der Behandlung machen konnte. Bettine war nämlich gerade bei den Grimms in Kassel. Henriette Blechen schrieb einen ihrem Mann sehr zugewandten Brief an Sachse. Groß hatte die Depression mit zunehmenden Phasen der Umnachtung also nicht beseitigen können.[193] Bettine hingegen traute erfahrenen Homöopathen zu, eine schon länger dauernde starke Melancholie erfolgreich zu behandeln. Eigentlich setzte sie mit der Reise aber auf eine vorübergehende völlige Veränderung der Lebensumstände des Malers.

Ihr Wunsch, zu helfen, veranlasste sie einerseits zu einem bewundernswerten Einsatz für diesen Menschen, andererseits aber auch zu einer massiven Einmischung in das Leben, die Ehe und die persönliche Sphäre des Kranken – bis hin zum Versuch, die Ehefrau zu erpressen. Fontane, der für eine Biographie recherchiert hatte, beurteilte jedenfalls Frau Blechen sehr positiv.[194] Bettine glaubte wohl auch, eine beachtliche diagnostische Kompetenz zu haben. Als der Berliner Arzt Horn Blechen schon als unheilbar entlassen hatte, meinte sie immer noch, bessere Wege zur Heilung zu kennen. Der Homöopathie traute sie eine umfassende therapeutische Wirkung zu.

Insgesamt mag auch hinsichtlich dieses Engagements eine zeitnahe Charakterisierung Jacob Grimms auf sie zutreffen, mit dem sie Pläne für die Zukunft der Brüder Grimm nach deren soeben erfolgter Entlassung aus den Diensten der Universität in Göttingen besprochen hatte. Bettines „Gedanken und Reden sind immer geistreich und aufregend, aber maßlos und über den Rand des Gefäßes fließend; sie erfreut, tröstet, aber kann doch nicht recht helfen."[195] Grimm hebt ebenfalls die andere Seite ihres Wesens, die hier auch wirksam wurde, stärker hervor: „[…] aber das ist ihr auch schwer nachgetan, so viel treuen Anteil warm und unermüdlich zu erweisen. Ich sehe nicht, was sie ausrichten soll oder kann, danke ihr doch für ihre liebevolle Sorge und Verwendung. Wir rücksichtsvollen verhältnisscheuen Männer sind zu solcher hingebenden Freundschaft viel unfähiger."[196] Blechen starb im Juli 1840 in geistiger Umnachtung. Für die Berufung der Grimms an die Berliner Universität setzte sich Bettine aber letztlich mit mehr Erfolg ein.

Ein Kampf um Schinkels Behandlung

Noch während der Bemühungen um Blechen erhielt Bettine beunruhigende Berichte über den schlechten Gesundheitszustand des seit vielen Jahren mit ihr befreundeten Karl Friedrich Schinkel, der wohl auch wegen seiner Krankheit immer mehr von der Öffentlichkeit abgeschirmt wurde.[197] Bereits im letzten Kapitel hatten wir ihre Versuche aus dem Jahr 1829 geschildert, das Ehepaar für die Homöopathie zu gewinnen. Bei dem Architekten hatte sie einen gewissen Erfolg, während Susanne Schinkel sich teilweise heftig gegen diese Heilweise ausgesprochen hatte. Ende September 1838 machte Bettine einen neuen Ansatz und schrieb an sie einen fulminanten Werbebrief für den Gebrauch der Homöopathie. Sie entschuldigte sich gleich

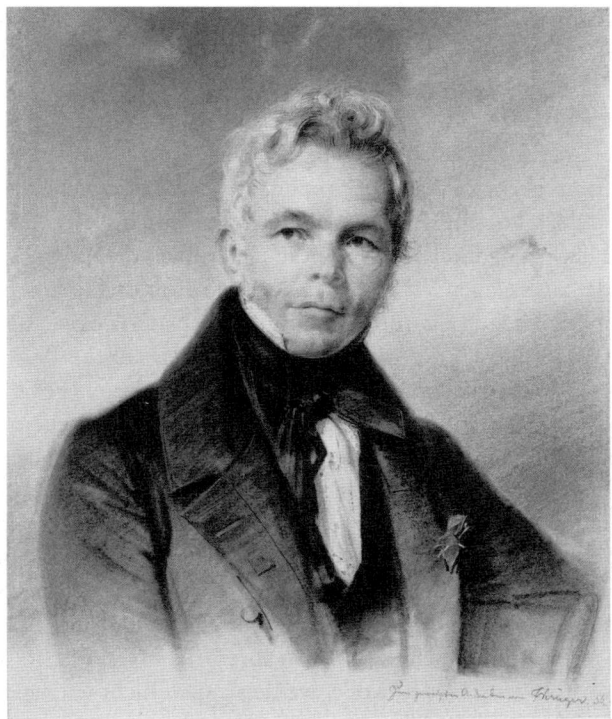

Abb. 10: Karl Friedrich Schinkel 1836, Zeichnung von Franz Krüger

eingangs, dass sie „Frau Schinkel" wieder mit unerwünschtem Rat belästige. Es gehe ihr aber um die ganze Familie. Und dann folgte eine ausführliche Beschreibung der mit ihr verwandten Familie Laroche, die wegen des hartnäckigen Widerstands des Onkels (Georg Carl von La Roche) erst ihr Kind von Kur zu Kur geschickt und schließlich verloren habe. Dann sei auch noch die Gattin zugrunde gegangen, weil sie nicht wagte, gegen den Willen ihres Mannes Homöopathie zu gebrauchen. Und schließlich habe dieser selbst Blut gespuckt und sich erst in einem Zustand am Rande des Todes dazu durchgerungen, der Arzneimittelwahl ihres Arztes Reisig zu folgen. Und siehe da, der Kranke genas und laufe nun wieder munter herum. Natürlich erzählt sie das alles, um Susanne Schinkel ihre Chance klarzumachen, sich endlich zur wahren medizinischen Lehre, wie Bettine sie versteht, zu bekehren.

Dann führt sie das rhetorische Feuerwerk fort: Wie viel Schmerzen hätte man ihrem Mann bereits ersparen können, wenn er homöopathisch behandelt worden wäre! Wie viel besser ginge es auch ihr selbst, wenn sie seit dem Versuch mit Stülers Mitteln, deren guten Effekt sie fälschlich der späteren Badekur zugeschrieben habe, nicht immer wieder Schulmedizinern folgen würde! Die hätten „purgiert [.] Bäder Luftveränderung Senfpflaster spanische Fliegen haben die Natur geschwächt", und Frau Schinkel sei noch immer an diese „Unglückscuren gebunden", mit Aderlässen usw. „Aber warum wollen Sie nicht Homoeopathie gebrauchen die das eine Übel verhindert ohne dem andern den Eingang zu gewähren." „Aleopathen" meinten es zwar auch gut, aber verpfuschten die Gesundheit. „Die Homoeopathie thut keine so eigenmächtige Schritte in der menschlichen Natur drum verpfuscht sie auch nichts, sie renkt keine Glieder aus kehrt den Magen nicht um, zapft nicht das entzündete Blut ab, um es noch heiser zu machen, sie schneidet den Krebs nicht aus sie sticht den Staar nicht, und doch kommt sie all diesen Übeln bei, durch sanftes Anschmiegen an die Natur, und bewegt dadurch die Natur die Gesundheit die ihr viel gemäßer ist als Krankheit wieder zu erzeugen."[198] Dann schildert sie noch drei unterschiedliche Fälle schwerer Augenkrankheiten bis zur Erblindung mit Namen der Patienten und des behandelnden Arztes Reisig, der in allen Fällen ganz erhebliche Besserung bewirkt habe, obwohl es sich um ganz unterschiedliche Ausgangsbefunde gehandelt habe. Sie hatte einen 30-jährigen Uhrmacher an den Arzt vermittelt. Zwischenzeitlich erblindet und anscheinend zum Bettelstab verurteilt, könne der junge Mann nun wieder seinen Lebensunterhalt verdienen. Sie sammle übrigens Geld, damit der Mann, der wegen lauter Arztrechnungen verarmt sei, in seine Vaterstadt zurückkehren könne.

Susanne Schinkel antwortete, dass ihr Mann keineswegs die von Bettine beschriebenen heroischen Kuren gebraucht habe, sondern lediglich nach seinen eigenen Vorstellungen sehr maßvoll Bäder genommen habe, die „mehr als Erholungen zu betrachten" seien. Er sei keineswegs von ihrem Arzt verpfuscht. Wenn er sich für die Homöopathie entscheiden wolle, werde sie dem nicht entgegentreten: „[…] wenn ich auch nicht an all die Wunder glauben kann, so glaube ich noch viel weniger an das Wissen der anderen Aerzte."[199] Demnach äußert sich Frau Schinkel hier auch als durchaus arztkritische Beobachterin des medizinischen Marktes. Außerdem gehe es ihrem Mann gar nicht so schlecht, wie Bettine meine. Abschließend erinnert sie recht deutlich an die bereits seit längerem, nämlich 1829, mit Bettine bestehenden Konflikte u. a. um ihre Weigerung, sich homöopathisch behandeln zu lassen. Bettine habe ihr mit Indiskretionen in diesem Zusammenhang gesellschaftlich durchaus geschadet.[200] Ansonsten dankt sie aber für Bettines Engagement für die Gesundheit ihres Gatten.

Im Antwortschreiben weist Bettine die Behauptung zurück, sie habe Frau Schinkel mangelndes Interesse für die Gesundheit ihres Mannes vorgeworfen. Stattdessen präzisiert sie ihren „Vorwurf": „Sie nebst Schinkel sind nehmlich zu sehr überzeugt, daß Sie nicht irren wenn Sie der Homöopathie keine Wirkung als blos Diät und den Glauben daran zuschreiben."[201] Die Skepsis des Ehepaares Schinkel bezieht sich offenbar auf die von ihnen angenommene fehlende arzneiliche Wirkung der Homöopathie. Dagegen argumentiert Bettine mit dem Hinweis auf geheilte Patienten: „Warum gehen Sie nicht zu solchen Menschen die von der Homoepathie geheilt wurden, und fragen diese?" Dann verweist sie noch einmal genauer auf die Bekehrung ihres Onkels, der entgegen den früheren Vorwürfen nun meint: „es ist doch wohl nur Eigensinn, wenn man einmal so deutliche Beweise hat das Aleopathie nichts geholfen, daß man sich diesen einfachen Mitteln der Homoepathie nicht unterwerfen will, während man sich gefallen ließ alles was die Alleopathen verordneten

Jahre lang zu brauchen."²⁰² Dann folgt eine längere Ausführung über das Verhältnis von Geist und Vorurteil. Durchaus autoritativ fährt sie fort: „Genug liebe Schinkel Ich mache Ihnen die Aufgabe, gehen Sie in die Alexander Caserne zur Fr des Inspector Ruff, gehen Sie zum Oncle Laroche, [...] gehen Sie zur fr Kalb aufs Schloß und hören was diese Ihnen über die Wirkung der Homoeopathie sagen [...]." Um ihren Ausführungen noch eine etwas mildere Note zu geben, insinuiert sie im Folgenden, dass nicht Frau Schinkel, sondern vielleicht eher ihr Mann in dieser Angelegenheit „eigensinnig" sei. Immerhin gebe sie ja zu, dass ihr Mann seit zehn Jahren an einem unerkannten Krankheitszustand leide – der übrigens beweise, dass man auf der falschen Fährte sei. Die Homöopathie werde das „in wenigen Monaten" aufdecken.²⁰³

Dann folgt eine sehr aufschlussreiche Beschreibung ihrer eigenen Rolle: „Ich habe so vielen Menschen durch meine bessere Einsicht durch meine feste und deutliche Wahrhaftigkeit zur Gesundheit verholfen, ich hab nicht nachgelassen, und sie haben mirs gedankt. Denn sie erfreuten sich der Gesundheit. Schinkel ist mir als kranker nicht wichtiger als jeder andre, der der Gesundheit entbehrt, ich muß ihm mit allen Kräften das Evangelium des Heils predigen weil er ein Mensch ist, der dem Leiden unterworfen ist." Für Bettine rückt die Heillehre Homöopathie hier ganz in die Nähe einer Heilslehre, die es wie das Wort Gottes zu verbreiten gelte.

Es sei nur naheliegend, dass sie sich an Frau Schinkel wende, denn ihr müsse es doch sehr darum zu tun sein, dass er wieder gesund werde. Auch Bettine statuiert also eine gewisse zusätzliche Verantwortung von (Ehe-)Frauen für die Gesundheit ihrer als weniger einsichtig eingeschätzten Männer. So hatte sie auch ihre Rolle bei diesen Fragen im Umgang mit ihrem Mann Achim gesehen. Insofern betreibt sie aktiv die vorrangige Zuschreibung von Gesundheitskompetenz an Frauen, wie das die dichotomische Geschlechteranthropologie im Laufe des 19. Jahrhunderts ebenfalls immer weiter verbreitet.

Es folgt dann noch etwas Naturphilosophie: „Krankheit ist Unnatur, Gesundheit ist Natur, das Natürliche ist kein Wunder, das Unnatürliche ist hier auch keins, denn der Unverstand der Ärzte ist Schuld daran." Eine Heilung durch Homöopathen wäre deshalb auch kein Wunder, sondern nur das konsequente Ergebnis eines richtigen Ansatzes. In Bettines emphatischem Naturbegriff gehört Krankheit also nicht wirklich zur Natur – und die Homöopathen stellen lediglich die eigentliche Natur wieder her.

Schließlich verknüpft sie noch das Argument der angeblichen „Unschuld" des behandelnden Schulmediziners, der aber schon seit zehn Jahren nichts bewirkt habe, geschickt mit dem Hinweis auf die Nebenwirkungsfreiheit der Homöopathie: „Sie können überzeugt sein, daß in einem einzigen Löffel voll Mixtur des unschuldigen Doktor Kunzmann mehr überflüssige wo nicht schädliche Heilmethode steckt, als die Homoeopathen, wenn sie auch eben so blind und unschuldig wie Kunzman [sic!] über Schinkels Zustand wären, sich je zu verantworten getrauten."²⁰⁴ Das ist ein anschauliches Bild, wie man mit der Schulmedizin geradezu löffelweise Schädliches einnimmt. Der in Halle promovierte Johann Heinrich Lebrecht Kuntzmann (1775–1838) war immerhin Hofmedikus und seit über 30 Jahren in Berlin als Arzt tätig.[205] Schließlich weist Bettine noch alle Vorwürfe übler Nachrede ziemlich scharf zurück und erklärt ausdrücklich, ihre Briefe aus „Theilnahme" an Frau Schinkel, weniger „aus Liebe zu" ihm geschrieben zu haben.[206]

Der Architekt konsultierte tatsächlich 1838 einen anderen Arzt, der später einen Bericht über die erfolglose Behandlung und die Todesursache drucken ließ. Aus diesem geht hervor, dass „der bekümmerten Gattin und Familie mehr als ihm selbst an dem verlangten ärztlichen Rath gelegen war, da er die vorhandenen Störungen [...] als geringfügig und als natürliche Folgen des herannahenden Alters betrachtete".[207] Da der Zeitpunkt des Beginns dieser Behandlung nicht angegeben ist, kann man nicht selbstverständlich davon ausgehen, dass Frau Schinkel erst auf Bettines Intervention hin gehandelt habe.[208] Der Arzt selbst war von Schinkels Zustand, den er nach vielen Jahren erstmals wiedersah, erschüttert. Das mag ein Topos sein, um die spätere, tatsächlich schädliche Behandlung u. a. mit mehreren Aderlässen, die den Patienten entscheidend geschwächt haben dürften, weniger problematisch erscheinen zu lassen.[209] Es lässt aber auch die Frage offen, wie ernst es bereits um den Architekten bestellt war, als sich Bettine so engagiert um seine Gesundheit bemühte. Deuteten sich bei dieser Werbeaktion für die Homöopathie schon mit dem Hinweis auf die von einem Homöopathen geheilte Frau Kalb auf dem Schloss Beziehungen zum Hof an, so werden diese im folgenden Beispiel noch deutlicher erkennbar.

Bettine als medizinische Ratgeberin für Berliner Hofkreise?

Einige Jahre später erhielt Bettine eine angeblich geheime Botschaft der Fürstin Liegnitz, einer geborenen Auguste Harrach (1800–1873), die Friedrich Wilhelm III. 14 Jahre nach dem Tod der vielbeweinten Königin Luise als zweite Frau morganatisch geheiratet hatte. Sie wollte 1846 Bettine sprechen. Diese vermutete „wegen Homoeopathischen Angelegenheiten", denn die Bekannte sei „unter den Händen der zwei Ärzte [Namen geschwärzt] bei verstärktem Mediziniren plötzlich ihrem Ende nahe gerückt".[210] Man habe ihr in der letzten Zeit „so starke Mittel gegeben daß sie in einem fortwährenden Taumel" sei. Aus einem „richtigen Instinckt" habe sie die Ärzte gebeten, sie damit zu verschonen, weil es sie sonst umbrächte. Bettine dachte zwar daran, den homöopathischen Arzt Groß aus Jüterbog nach Berlin zu bitten, fragte sich aber – ganz auf der Linie der Homöopathen –, was der „in diesem von Gift und Krankheit zermarterten Körper noch trostreiches Wirken" könne. „Aber Doch würde ichs für unrecht gehalten haben auch bei dem verzweifelsten Extrem nicht noch das meinige dazu gethan zu haben. Aber ich glaube es wird umsonst sein." So schlimm kam es dann nicht, denn die Betroffene lebte noch bis 1873.

Wichtig daran ist, dass Bettines Rat gelegentlich auch aus höchsten Hofkreisen erbeten wurde.[211] Das macht es wahrscheinlicher, ihren Briefentwürfen Glauben zu schenken, in denen sie auch dem alternden Friedrich Wilhelm III. Ende Mai 1840 zu einer homöopathischen Medikation riet. Angeblich war der Leibarzt des Königs bei ihr gewesen und hatte sie zunächst über den Verlauf der Krankheit des Herrschers beruhigt. Nach Verschlechterung seines Zustandes wollte sie sich dann über seinen Sohn indirekt an ihn wenden.[212] Dazu holte sie sich, unter Wahrung des Inkognito des hochrangigen Patienten, morgens um sechs Uhr (!) Hilfe bei dem homöopathischen Arzt Reisig. Man kann sich durchaus fragen, warum die hohen Herrschaften sich nicht direkt an die Ärzte als Fachleute wandten, sondern die Meinung einer medizinischen Laiin kennenlernen wollten. Immerhin belegt dies, wie hoch solche Laienmeinungen damals, insbesondere aber diejenige Bettines, eingeschätzt wurden, und dass ein ärztliches Monopol der Krankheitsdeutung noch wenig etabliert war.

Erstaunlich ist auch, dass Bettine offenbar nicht ihren damaligen Hausarzt Dr. Franz Xaver Melicher (1808–1853) befragte. Dieser praktizierte zunächst als Assistent des Homöopathen Gottfried Wilhelm Stüler, der 1827 seine Praxis in Berlin eröffnet hatte. Wegen des geringen Praxisanteils des Medizinerstudiums an den Universitäten erlernte Melicher, wie viele andere Ärzte seiner Zeit, die homöopathische Praxis zunächst als Assistent bei einem erfahrenen Arzt. Stüler war seit Juni 1829 Bettines Hausarzt. Melicher dürfte die Patientin Bettine mitsamt der ganzen Familie von seinem Mentor Stüler nach dessen Tod 1838 übernommen haben. Möglich ist, dass Melicher verreist war. Vielleicht sollte die Konsultation des weniger bekannten Arztes aber auch der Diskretion dienen, denn eine Visite des renommierten Berliner Homöopathen und späteren Vorsitzenden des homöopathischen Ärztevereins wäre sehr auffällig gewesen.

Jedenfalls erkundigte sie sich im Dezember 1838 bei dem in Jüterbog praktizierenden Arzt G. W. Groß auch wegen eines „Krankheitsfalls". Unklar ist, ob sie selbst oder jemand anders betroffen war. Sein Antwortschreiben ist interessant, weil es zeigt, wie der Homöopath der „hochverehrten Frau Baronin" Handlungsalternativen je nach Fortgang der Krankheit vorschlägt: Er empfiehlt Lachesis als das geeignete Mittel, das aber „nicht bloß innerlich sondern auch äusserlich angewandt werden" müsse. Komme „wieder Brennen in den Geschwüren vor, so muß Arsenicum, stellt sich aber viel Jucken ein, so muß Sulphur introduciert werden".[213] Daneben ist hier bemerkenswert, dass bei einem Geschwür mit demselben Medikament gleichzeitig äußerlich und innerlich behandelt werden sollte.[214]

Im Februar 1841 empfahl Bettine in einem Schreiben an den Verleger Dr. Hermann Härtel (1803–1875) in Leipzig sogar für die Behandlung eines Augenleidens sehr nachdrücklich die Homöopathie.[215] Sie zürnt, dass der Physiker und Psychologe Gustav Theodor Fechner (1801–1887), den sie 1837 kennengelernt hatte, ihren „dringenden Mahnungen nie Gehör gegeben" habe.[216] Der halte sie wohl für einen „Schwindelkopf", „von dessen Betheurungen man sehr närrisch sein würde Notiz zu nehmen". Sie würde sich aber gerade beim Augenlicht, einem Kleinod, nie Übertreibungen erlauben. Vielmehr beruhe ihre Ansicht auf Erfahrung: „Meine Cousine die Gräfin Bassewitz hat im 38ten Jahr nachdem sie vergeblich alle Mittel die ihr der Reichthum und die Ärzte angaben versuchte sich endlich auf mein dringendes Anrathen der Homoeopathie vertraut und so ein langwieriges Übel an dem sie von Jugend auf gelitten hatte, Augenentzündung die sie blind zu machen drohte gänzlich überwunden. Sie sieht jetzt so gut hat so schöne lange Augenwimpern die ihr vorher gänzlich gefehlt haben, daß sie sich eigentlich erst jetzt ihres Lebens freut nachdem sie zum erstenmal anfängt das Tageslicht ohne Schmerzen zu ertragen. Sie hat einen Grafen Flemming der nach Paris gereist war um dort einen Ansatz zum schwarzen Staar heilen zu lassen was aber vergeblich war, auch zur Homoeopathie veranlaßt und er hat dabei gänzliche Heilung erlangt." Dann verweist sie auf viele andere ihr bekannte Heilungen und schließt mit einem weiteren „Beispiel aus meiner Erfahrung" ab: „Meine Tochter Armgard hat zu meinem Glück auch durch diese Heilart ihr Augenlicht erhalten, der Staar war ihr schon gebrochen als unheilbar, und der Blindheit Opfer." Ihr stärkstes Argument waren also die selbst beobachteten Heilungen, die sie der Homöopathie zuschrieb. Das berechtigt sie dann auch zu dem Schlusssatz des Schreibens: „Dem Fechner schärfen Sie die Homöopathie ins Gewissen."

Eine politisch grundierte Apologie der Homöopathie

Zwei Monate später, im April 1841, erleben wir Bettine dann geradezu als Apologetin der Homöopathie, die sie als Medizin der Freiheit charakterisiert. Sie hatte ursprünglich einen Brief an die Gebrüder Grimm begonnen, den sie dann aber an den Philologen und Publizisten Adolf Stahr (1805–1876) weiterschrieb, der sein Geld als Konrektor am Gymnasium in Oldenburg verdiente. Dieser hatte Bettine im August 1839 besucht, korrespondierte seither mit ihr und wurde 1843 als Rezensent ihres Königsbuchs besonders wichtig für dessen Verbreitung.[217] Stahr hatte sich in seinem Schreiben an Bettine erfreut über die Berufung der Grimms nach Berlin geäußert und diese großmütige Tat des jungen Königs sehr gelobt. Sie werde Sympathien auslösen, die Deutschland stärker als Adelsbruderschaften und Diplomatie schützen würden. Dazu passte Bettines bereits begonnener, eigentlich hochgestimmter Brief an die Grimms, in dem sie sich über die unaufrichtigen feigen Biedermänner ausließ, die sich erst nicht für die Grimms eingesetzt hatten und nun schon wieder den Weg zu einer Verfassung gefährdeten.

Sie fährt dann fort: „Ich habe die Empfindung als müsse die sinnliche Periode einer geistigen Entwicklung immer ihr voranschreiten, drum hab ich mich mit so großer Leidenschaft an die Homoeopathie ergeben. Das schmerzliche Gefühl eines geistigen Druckes fand zum wenigsten eine analoge Erleichterung und Erläuterung in ihr, denn sie schwört den [sic!] medizinischen Zwang ab, keine Fontanell, kein Fliegenpflaster, keine periodische Aderlaß- oder Purgierkur, kein Wollenkamisol, frei muß der Mensch sein, sonst ist er nicht gesund, und eine gesunde Constitution muß ein Gesundheitsregiment zur Folge haben, sonst ist es selbst geistig krankhaft und der verwirrenden Übel unzählige bilden sich in ihm. Da nun jetzt die Homoeopathie uns die Wege bahnt, nicht mehr unter dem aussaugenden Kommando eines dummen oder eigennützigen Arztes zu schmachten, so hoffe ich mit Gott uns werde auch geistig ein homöopathisches Ingenium aufgehen und werden bloß durch Anregung natürlicher Disposition und durch Geltendmachen derselben eine wohlorganisierte Konstitution bilden, die das Vermögen der Seele frei gebe."[218] Im Folgenden beschreibt sie, wie entgegen diesen Hoffnungszeichen neuerdings Rangunterschiede am Hof allerorts wieder stärker betont würden, was sie als Zeichen reaktionärer Tendenzen deutet. Weiter entwickelt sie dann ein Programm der notwendigen Aufklärung des Fürsten – unter Umgehung der Hofkamarilla. Dabei folgt sie der jahrhundertealten populären Vorstellung, dass der König gut sei, nur von seiner direkten Umgebung falsch informiert und beeinflusst werde. Sie machte allerdings auch selbst entsprechende Erfahrungen.

Offenbar politisiert sie in diesem Brief massiv und tut dies in der Form, ein therapeutisches System zu beschreiben – vielleicht, um die Zensur zu narren. Zunächst werden noch Gefühl und sinnliche Erfahrung gegenüber kognitiven Prozessen als vorher vorhanden dargestellt, was Bettines romantisch geprägter Vernunftsskepsis entspricht.[219] Ihre Begeisterung für die Homöopathie erklärt sie als Leidenschaft für die Freiheit: Freiheit von „heroischen Therapien" wie Fontanell und Fliegenpflaster, also Heilmethoden, die dem Patienten Schmerz zufügen, aber nicht unbedingt zu seiner Heilung beitragen. Beim Fontanell sollen eiternde Wunden offen gehalten werden, um so gefährliche Flüssigkeiten aus dem Körper zu eliminieren. Fliegenpflaster dienten zur Hautreizung mit Kantharidengift. Die dadurch entstandene Blase sollte Gewebsflüssigkeit austreten lassen. Auch die anderen von ihr genannten ausleitenden Verfahren, der Aderlass und die Purgierkur, zielten darauf ab, dem Körper im Überfluss vorhandene und deshalb schädliche Stoffe zu entziehen. Das Wollkamisol schränkte die körperliche Bewegungsfreiheit ein. Frei sein wollte Bettine auch vom Kommando egoistischer und unfähiger Ärzte. Ihre Hoffnung richtete sie dann auf ein Ingenium, letztlich also einen Menschen mit besonderen geistigen oder schöpferischen Fähigkeiten, der geradezu naturwüchsig eine Verfassung einführen und die Seele freigeben soll – denn Erfindungsgabe allein könnte nicht handeln. Sie spielt dabei geschickt mit der Doppelbedeutung von – physischer und politischer – Konstitution, scheint sich den Weg zur Verfassung aber vorrangig als geistiges Ereignis vorzustellen.

Gleichzeitig lassen sich die zu harten Methoden, die der Krankheit nur scheinbar abhelfen, die medizinischen Kommandeure und die Profiteure der Unwissenheit des Volkes umstandslos als politische Chiffren lesen – vor allem, wenn man noch die im folgenden Abschnitt des Briefes zitierten „Königlichen Bedienten", die „jetzt Scharlachrothe Bäuche haben", in Betracht zieht. War der fette Bauch schon traditionell Zeichen von Wohlhabenheit, die nicht selten auf Kosten anderer erreicht wurde, wird er hier noch politisch durch den Stoff einer neuen Livree geadelt. Damit widerspricht er gleichzeitig dem diätetischen Gebot der Mäßigung beim Essen und Trinken, das in der Homöopathie therapeutisch sehr wichtig ist. Die folgende Luxuskritik an den Sechsspännern weist in die gleiche Richtung. Bettine parallelisiert also gesunde körperliche Konstitution eng mit guter staatlicher Verfassung. Die Charakterisierung politischer Verhältnisse entlang einer Krankheits- und Gesundheitsmetaphorik werden wir bei Bettines Beschreibung der 1848er-Revolution wiederfinden.

Im Mai 1841 scheint sich Bettine tatsächlich auch einmal etwas mit theoretischen Aspekten der Medizin befasst zu haben. Zumindest hatte sie in „des Ringseis Buch gelesen", was nicht heißen muss, dass sie das ganze Buch mit seinen fast 600 Seiten gelesen hatte. Die Bögen des Exemplars aus der Wiepersdorfer Guts-Bibliothek sind jedenfalls nur an einer Stelle geöffnet.[220] Der ihr seit Landshuter Zeiten vertraute Münchner Mediziner hatte 1841 ein „System der Medizin" veröffentlicht, in dem er die romantische Medizin gegen die naturhistorische Schule verteidigte. Letztere bemühte sich um einen stärker empirischen Zugang zur Krankheit, insbesondere durch genaue Beobachtung am Krankenbett. Ihr Hauptvertreter war der ursprünglich in Würzburg tätige Professor Johann Lukas Schönlein (1793–1864), der aus dem politischen Exil 1840 auf eine Professur nach Berlin berufen wurde und dort auch die Innere Medizinische Klinik an der Charité leitete. Bettine teilte Clemens jedenfalls mit, dass Ringseis „drei- und vierfach gebenedeit contra Schönlein" sei.[221]

Das mochte persönlich motiviert sein, passte aber auch zu ihrem Verständnis von Medizin. Ringseis „betonte den Vorrang des Glaubens und der Offenbarung vor der Vernunft" und „bekämpfte den naturwissenschaftlichen Fortschrittsglauben, die Vergötterung von Vernunft und Natur" und auch „die liberale Staatsauffassung".[222] Allerdings scheint ihr der Zusammenhang der medizinischen Vorstellungen mit der streng konservativen politischen Position von Ringseis entweder entgangen zu sein oder sie hielt das für weniger wichtig. Auch beachtete sie die hinsichtlich des Simile-Prinzips sehr abwägende Position von Ringseis nicht.[223] Jedenfalls sind von ihrem nächsten Besuch bei Ringseis in München im Herbst 1843 weder Debatten zur Homöopathie noch zur politischen Positionierung der medizinischen Richtungen überliefert.[224] Tatsächlich führte der konservative Ringseis auch 1844 geradezu liberale Argumente für die freie Therapiewahl zugunsten der Homöopathie ins Feld. Solange „die Nichtigkeit oder positive Schädlichkeit der Homöopathie nicht entschieden nachgewiesen" sei, habe keine Regierung „ein Recht, das mündige Publikum [...] zu bevormunden", welche Art der Medizin es bei „rechtmäßig promovierten Ärzten" in Anspruch nehmen wolle.[225] Das musste Bettine gefallen.

Bettines weiteres privates und öffentliches Engagement für Arme im Kontext ihrer literarischen Aktivitäten während der 1840er Jahre

Über die ganze Lebensdauer betrachtet erfahren wir nur gelegentlich etwas zu Bettines eigenem Gesundheitszustand. Zumindest zu Beginn der 1840er Jahre ändert sich dies. Das mag nicht nur mit einer tatsächlich höheren Belastung, sondern kann auch mit einer steigenden Zahl von vertrauten Korrespondenzpartnern zusammenhängen. So schrieb sie im Januar 1840 aus Bärwalde an den Juristen Julius Döring (1817–1893), der als Student häufiger bei ihr war. Sie präsentierte sich ihm als lebenserfahrene, liebende Ratgeberin, die ihn u. a. zu einem reformgesinnten Staatsbeamten erziehen wollte, was aber ein Jahr später bereits scheiterte.[226] So habe sie jeden Tag an ihn gedacht. An der Redaktion des Günderrode-Buches habe sie „angestrengt gearbeitet, und seltsamerweise viel mehr des Schlafs bedurft als sonst, oft bin ich mitten im Schreiben umgesunken."[227] Dies begreift sie aber als Chance, sich der alten Zeiten zu erinnern, und als eine Möglichkeit, in Gedanken der entschlafenen Freundin zu begegnen, so wie sie auch manches Mal bei Dörings Besuchen eingeschlafen sei. Der Schlaf ist hier weniger ein Ausdruck von Erschöpfung als ein Zustand und Medium besonderer Nähe.[228]

Dem Virtuosen Franz Liszt (1811–1886), der anlässlich seiner Berliner Konzerte im Januar 1842 bei Bettine und ihren Töchtern so häufig zu Besuch war, dass andere neidisch wurden, beschrieb sie ihren Alltag im Juni 1842 wie folgt: „[…] ich war diese ganze Zeit über so beschäftigt, dass ich nie wusste, ob es Tag oder Nacht sei. Ja, ich glaube nicht, dass irgend ein Geschäftsmann in Kriegs- oder Friedenszeiten je ein solch Leben geführt wie ich jetzt. Vor drei Uhr nie zu Bett; Morgens um 6 Uhr am Schreibtisch, wo ich die heterogensten, kopfanstrengendsten Dinge betreibe."[229] Das ist fraglos Raubbau an der eigenen Gesundheit, außerdem eine explizit männliche Selbststilisierung. Dem stark beschäftigten Kaufmann werden auch noch die Kriegszeiten als weitere, besonders belastende Rahmenbedingung hinzugefügt. Kraftvolle Tätigkeit, also männliche Aktivität, allein reichte Bettine nicht mehr.

Tatsächlich hielten sie ihre Herausgebertätigkeit, Korrespondenzen und Verlagsaktivitäten bis spät in die Nacht in Atem. Sie schonte sich dabei nicht, da sie offenbar immer mehr an ihre Missionen glaubte, zu denen u. a. die Erziehung der deutschen Jugend gehörte. 1843 befürchtete sie sogar, nur noch sechs Jahre zu leben, wie sie dem Schweizer Studenten Heinrich Grunholzer (1819–1873) anvertraute. Dieser studierte von Oktober 1842 bis August 1843 in Berlin bei Wilhelm Grimm und lernte anlässlich eines Gaudeamus, also eines Ständchens, von 50 Studenten zu dessen Geburtstag in seiner Wohnung Bettine kennen. Bald besuchte er sie häufiger – und wurde zu demjenigen ihrer jüngeren Freunde, der am nachhaltigsten in die Geschichte ihrer Publikationen einging.[230]

1843 veröffentlichte sie nämlich das von ihr geschickt eingefädelte „Königsbuch". Es war von ihr dazu gedacht, dem Monarchen „die Wahrheit" über den Zustand seines Landes zu vermitteln, von deren Erkenntnis er durch den Hof und die Bürokratie angeblich abgeschnitten sei. Anscheinend glaubt sie dem alten monarchischen Mythos, dass der König gut, seine Berater aber böswillig seien, um ihr romantisches Verständnis eines Volkskönigtums aufrechtzuerhalten.[231] Hauptthemen ihres Werkes sind eine fundamentale Kritik des Gefängniswesens, die Religionsfreiheit und die Zensur.[232] Da Bettine sich Jahre zuvor mündlich eine Blanko-Vollmacht des Königs hatte geben lassen, dass sie ihm ein Buch widmen dürfe, konnte sie nun praktisch publizieren, was sie wollte. Alexander von Humboldt (1769–1859) war ihr als graue Eminenz am Hof im Vorfeld dieses Arrangements sehr behilflich. So war die Zensurbehörde machtlos, obwohl sie die angeblich von einer weisen alten „Frau Rath" vorgetragene Kritik an den Missständen im Land sofort durchschaute. Recht eigentlich gab die volkstümlich stilisierte Mutter Goethes natürlich Bettines eigene Meinung wieder.

Die Behörde begann umgehend mit der Überwachung ihres Briefverkehrs.[233] In Bayern wurde das Buch, trotz eines freundlichen Anschreibens von Bettine an

Ludwig I., den sie aus seiner Jugendzeit kannte, ebenso verboten wie selbst eine nur auszugsweise Publikation in Preußen.[234] Das traf auch eine Rezension des Oldenburger Freundes Adolf Stahr, in der die Inhalte ausführlich referiert wurden. Er hatte diesen Text als selbständige Broschüre auf den Markt gebracht, die umgehend von der preußischen Polizei konfisziert wurde. Bettine macht sich bei dieser Gelegenheit über den jungen Innenminister Adolf Heinrich Graf von Arnim-Boitzenburg (1803–1868) lustig, der „Nachts um 2 Uhr dem schlafenden Polizei-Rath ins Ohr schreien" ließ, er habe „in seinem Leben nichts unwürdigeres und abscheulicheres gelesen wie diese Ihre Recension". Dann rät sie Stahr noch: Wenden Sie diese Mitteilung „auf eine Weise an, daß die Verbreitung Ihrer Brochure um so rascher vor sich gehe. Melden Sie's Ihrem Verleger, damit er sogleich die Exemplare in Umlauf setze; hier werden sie jetzt wahrscheinlich doppelt gekauft werden, wenn nur mit Vorsicht wieder welche herbeigeschafft werden."[235] Sie spielte also gewieft auf der Klaviatur, im Gestrüpp der deutschen Kleinstaaterei politische Öffentlichkeit herzustellen, notfalls auch mit Hilfe des Schleichhandels, und kalkulierte dabei die Gewinnabsichten der entstehenden Presse und der Verlage mit ein.[236]

In unserem Zusammenhang ist vor allem der 65 Seiten starke Anhang des Königsbuches über die Lebensverhältnisse der armen Bewohner der Familienhäuser auf dem sogenannten Vogtland vor dem Hamburger Tor wichtig. Er stammt von dem Schweizer Studenten Grunholzer. Seinem Tagebuch verdanken wir auch eine Charakterisierung Bettines und ihrer Gesprächsführung: „Sie ist derb, klar, männlich fest. Man muss es sich gefallen lassen, wenn auf unbesonnene Antworten folgt: Sie sind noch unerfahrener Jüngling."[237] Es ist interessant, dass ihr ein junger Beobachter ebenfalls männliche Züge, diesmal wegen ihrer Umgangsformen, zuschreibt.

Ende März 1843 erzählte ihm ein Mitstudent von einem Hilfsverein für die Familienhäuser.[238] Grunholzer wollte nun die Berliner Armut kennenlernen. Bettine las ihm tags darauf aus dem entstehenden Königsbuch vor, worauf er beschloss, ihr eigenes Material zu verschaffen.[239] Er übergab ihr die ersten Notizen, u. a. über den öden Unterricht in der dortigen Kinderschule, der „in keinem Schweizer Dorfe geduldet" würde.[240] Sie forderte ihn auf, weiterzumachen, und schenkte ihm „einen Louis d'or zu Gaben für die Ärmsten"; er notierte, dass er aber auch ohne ihre Aufforderung die Besuche fortgesetzt hätte.[241]

Bettine erkannte den hohen Wert seiner Aufzeichnungen und rühmte sie: „Ihre Berichte sind mehr wert als mein ganzes Buch."[242] Folgerichtig kaufte sie ihm die Notizen über seine teilnehmende Beobachtung des Armutsmilieus ab.[243] Grunholzer ging weiter in die Häuser und beschrieb Stube für Stube die Familien-, Arbeits- und Einkommensverhältnisse sowie die Ausgaben der Haushalte, die bestenfalls knapp für die Miete und die Ernährung reichten, wenn die Familie nicht eh hungern musste. Mancher war gezwungen, sich Schuhe auszuleihen, wenn er auf die Straße gehen wollte. Außerdem wird von Krankheiten berichtet, die zu weiterer Verarmung und immer größerer Bedürftigkeit führen.[244] Andere Themen sind die nicht erfolgte Unterstützung für ausgemusterte Soldaten und selbst Invalide sowie die viel zu geringe Hilfe kirchlicher oder städtischer Vereine oder der Armen-Direktion.

Dieser gegenüber hielten sich die Bewohner nach Grunholzers Beobachtung eher zurück – oft aus Scham oder Stolz. Lieber sparten sie beim Kauf eines Sacks Mehl auf dem Land die Akzise und arbeiteten fleißig. Auch sonst wussten sie gut zu wirtschaften und zu sparen. Ihr festes Vertrauen in einen Aufstieg durch Bildung erstaunte den besonders an Schulfragen interessierten Grunholzer.[245] Außerdem wird belegt, wie „rührend" sich die Armen trotz ihrer geringen Mittel gegenseitig halfen. Bei einem späteren Besuch bei Bettine traf Grunholzer sogar einen Sekretär des Königs, der ihm ebenso wie Bettine und Armgart Almosen für die Armen übergab.[246] Neben den Diskussionen mit Bettine über Erziehung erfreuten den Schweizer immer wieder ihre charmanten Töchter. Gisela sei auch ohne jede Erziehung sehr gut geraten, was ihm als Beleg für die Richtigkeit von Bettines Erziehungsideen, die von Rousseau inspiriert waren, galt.[247]

Bettines Versuch, Grunholzer dem König vorzustellen, misslang.[248] Eine derart massive direkte „Aufklärung" des Monarchen ging denn doch über ihre Einflussmöglichkeiten hinaus. Allerdings korrespondierte sie damals in erstaunlicher Offenheit mit dem König, dem sie die Differenz zu ihrem eigenen Idealbild eines Königs nicht vorenthielt, und berichtete Grunholzer darüber.[249] Allerdings bezweifelte sogar der ihr nahestehende Schwager und Minister Savigny den Wahrheitsgehalt des Berichtes über die erbärmlichen Verhältnisse in den Familienhäusern. Bettine schloss daraus, dass die in Preußen Herrschenden „die Wahrheit" über die tatsächliche Armut vor ihrer Haustür nicht zur Kenntnis nehmen wollten – eine geradezu klassische Konstellation, in der Aufklärer sich oft radikalisieren, weil ihnen nicht zugehört wird. Als eine ihrer Gesprächspartnerinnen salbungsvoll meinte, wenn es die Armut gebe, dann habe sie sicher einen Sinn, Gott „werde wissen, zu welchem Zwecke!", replizierte Bettine darauf empört, „habe Gott die Armuth eingesetzt, nun so habe er auch die Revolution eingesetzt, die Guillotine, und darein müsse man dann eben so fromm sich fügen!"[250] Man kann sich vorstellen, wie solche Meinungsäußerungen in der „besseren" Gesellschaft ankamen, wo man sich, wie ihr Schwager, schon Sorgen über die Ausstellung eines Bildes mit dem Titel „Die armen Weber" machte.[251]

Bettine war keineswegs die Erste, die über die sozialen Zustände in den Berliner Familienhäusern berichtete. So war bereits 1842 in einer Berliner Feuilleton-Zeitung, der „Stafette", ein allgemeiner Artikel erschienen, und auch in linken Zeitungen wie der „Jungen Generation" und der „Rheinischen Zeitung" hatte man sich des Themas – nun erstmals mit überregionaler Verbreitung – angenommen.[252] Doch erreichte Bettine durch ihre Veröffentlichungsstrategie mit der Widmung an den König in einem Moment (1843), in dem noch Hoffnungen auf die Reformwilligkeit des jungen Monarchen bestanden, und mit ihren wesentlich ausführlicheren Darlegungen eine viel höhere Durchschlagskraft. Dazu trug auch das bisher ungekannte Maß an Konkretion der Darstellung, die Haushalt für Haushalt das Elend beschrieb, bei.

Jedenfalls enthält diese dokumentarische Darstellung der Armut im Kern bereits Bettines Folgeprojekt eines „Armenbuchs", das sie 1844 in Angriff nahm. Zunächst über diskrete Kanäle, dann ab Mai auch in Zeitungsannoncen, rief die mittlerweile renommierte Berliner Publizistin dazu auf, ihr Material für eine solche Sozialdokumentation zuzusenden. Sie wollte das Thema nun landesweit darstellen können. Liberale Kaufleute und Ärzte beteiligten sich durch Beiträge wie Zeitungsberichte und Denkschriften an dem Projekt. Die erst im ausgehenden 20. Jahrhundert edierten, oft lakonischen Auflistungen des Elends, vor allem in Schlesien, sind fast noch erschütternder als der sprachlich bereits von Grunholzer gut ausgearbeitete und von Bettine redigierte Bericht.[253] Bettine selbst verzichtete allerdings wegen des Anfang Juni ausgebrochenen Weberaufstandes auf eine Veröffentlichung des bereits weitgehend fertiggestellten Textes, denn vom Hof war ihr mitgeteilt worden, dass man nach dem Königsbuch keine zweite Publikation mit derartigem politischen Zündstoff durchgehen lassen werde.[254] Das Buch hätte sie wohl ins Gefängnis gebracht, wäre konfisziert worden. Es hätte damit sowohl den Zweck verfehlt, aufzuklären, als auch denjenigen, Geld für die Weber einzubringen.

Hilfe für einzelne Arme und für Homöopathen
in einem immer stärker politisierten Feld

Damit war sie auf individuelle Hilfen für Arme zurückgeworfen, wobei sie allerdings immer stärker in das Konfliktfeld politisierter Auseinandersetzungen geriet. Das ist besonders klar bei ihrem Engagement für die Witwe Otto, deren Geschichte sich Bettine von dieser selbst erzählen ließ. Die Frau war die Mutter eines Schneidergesellen, der wesentlich zu ihrem Lebensunterhalt beitrug. Er war auf dem Heimweg mitternachts zufällig in eine Auseinandersetzung zwischen seinen Gildengenossen und der Polizei geraten, an der er sich aber nicht beteiligt hatte.[255] Einer der Gendarmen verletzte ihn durch mehrere Hiebe so schwer am Arm, dass dieser noch in der gleichen Nacht in der Charité amputiert wurde. Daraufhin lag der Geselle dort vier Wochen lang unter schweren Schmerzen, ohne dass er je zu dem Vorgang verhört wurde. So konnte er seine völlige Unschuld nicht bezeugen. Stattdessen wurde der Mutter von der Polizei nachträglich eine Art Schweigerente angeboten, die diese aber aus Ehrgefühl ablehnte und lieber zur Bettlerin werden wollte.

Persönlich war sie von dem Fall so betroffen, dass sie weinte, als sie ihn Varnhagen erzählte.[256] Bettine schrieb im Juni 1844 an Alexander von Humboldt, um diesen zu bitten, am Hof einen königlichen Gnadenakt zu veranlassen. Sie konstruiert den Fall einerseits als Beispiel für besondere Sohnestreue des Gesellen, der mit dem mütterlichen Kampf um das Recht korrespondiere; andererseits als skandalösen Fall von Willkür, dem der König persönlich entgegentreten müsse. Sich selbst sieht Bettine dabei wieder als diejenige, die dem König, vermittelt durch Humboldt, die wahren Verhältnisse vor Augen führt. Außerdem schrieb sie eine Petition an die Königin. Bettine war letztlich erfolgreich, denn der König setzte eine Rente aus, überließ einige Zeit später die Abwicklung aber wieder der Armen-Direktion.[257]

Zum Jahresende 1844 bedankte sie sich für eine Spende, die ihr die Arztgattin Franziska Damerow aus Halle spontan zugesandt hatte, weil sie von den Armutsschilderungen im Königsbuch so beeindruckt war. Bettine beschreibt in dem Brief auf Grundlage eines ihr zugeschickten Berichts über mehrere Seiten ausführlich und emotional sehr engagiert den Fall einer Armenfamilie. Der Vater sei seit zwei Jahren arbeitsunfähig, die Kinder immer wieder länger krank; alle müssten in einem feuchten Souterrain leben.[258] Diesen „Armuthverstoßnen" habe sie die sechs Taler u. a. dazu übergeben, dass sie sich neue Betten kaufen konnten, da ihr die alten gestohlen worden waren. Sie hätten das Geld sogar noch mit einer Nachbarsfamilie geteilt. Solidarität also unter den Schwächsten, während ihnen eine Schule als Zukunftschance für die Kinder vorenthalten würde. Ihr imaginierter Ansatz zur Lösung der Probleme ist wieder „ein großer Monarch", der sich durch Veränderung dieser Zustände „glorreich" als „Menschheitsgenius apotheosieren" könnte.[259] Zwar werfe sich „ein gebildeter Staat [...] als Leitstern aller geistigen Fähigkeiten auf, das was er als Volk ansieht[,] läßt" er aber „am Hungertuche nagen. – wo zwei Drittheile seiner Kräfte geistig wie Körperlich theilweise verkümmert theilweise verwildert, oder gar erstorben vermodert; wo aus dieser modernden Kraftanlage der Natur, die Pest des Verbrechens aufdampft, die dann mit dem Schwerdt der Sinnlosen Gerechtigkeit nach dem bleiernen Gesetz vertilgt wird als ob dies vergossene Blut nicht der Pest noch Nahrung gäbe, welche so viel geistigen Mord in ihren Hinrichtungen verschuldet, daß sie als der ärgste Verbrecher an der Menschheit dasteht!"[260] Das ist eine klare Bewertung der eigentlichen Ursachen des Verbrechens, die sie in der Verzweiflung der Armen sieht. Dabei werden die gängigen Vorstellungen, dass Krankheit aus Bodenverseuchung entsteht, aufgerufen. Verbunden ist das mit einer sehr massiven Justizkritik, die der Härte der Urteile ein Mitverschulden an der Misere zuschreibt.[261]

Dem geht im gleichen Brief eine decouvrierende Philippika über den Zynismus der Armenverwaltung bei ihrer Verteilung des Heizmaterials an die Armen voran. „Nach Neujahr wird ihnen vom Armendirectorium eine Karre Holz zugewiesen. Vor Weihnachten wird nie Holz verteilt, weil man annimmt, daß mit der Hoffnung auf Feuerung das Frieren immer eine Weile auszuhalten sei, und dann nach Neujahr bei gelindem Wiederaufthauen die Gesundheit keinen großen Nachtheil davon spüre. – Ist im Januar und Februar das zugeteilte Holz verbrennt so muß im März und in den April hinein, die Hoffnung ihre Rolle wieder übernehmen, auf baldige Witterungsänderung vertrösten; und der Blick in die Zukunft [...] verwindet die traurigen Frosttage die mit zittern und beben nacheinander hin schleichen. So geht es durch die Bank mit allen Unterstützungen, alle Kräfte ja selbst die Hoffnung wird diesen armen Leuten ausgemergelt, daß sie den Verzweiflungstod sterben muß, und es wird gerade so viel gereicht, daß nur der wahre Erlöser im Tod erkannt wird."[262]

Liest man sich etwas in diese langen Briefe ein, dann kann man Varnhagens Urteil nachvollziehen, der sie im Dezember 1844 traf und mit ihr über solche Anliegen sprach. „Die größten Briefe, meist des schönsten Inhalts und der graziösesten Abfassung, verschwendet sie in solchen Angelegenheiten. So tapfer als edel! Ich muß sie darob preisen!"[263] Vorher hatte er aber nicht nur den unverhältnismäßigen Einsatz ihres schriftstellerischen Könnens kritisiert, sondern auch ihr starkes persönliches Engagement charakterisiert: „Sie ist unermüdet thätig, und wenn sie einen guten

Zweck im Auge hat, achtet sie nicht Zeit noch Arbeit, nicht Gänge noch Ansprachen."[264]

Hier soll nur noch auf eine ähnliche literarische Raffinesse hingewiesen werden, mit der sie sich im Frühsommer 1846 bei Anselm Meyer von Rothschild (1773–1855) für eine Spende für eine arme jüdische Familie bedankt.[265] Bereits früher hatte sie sich erfolglos bemüht, für die Mutter von acht Kindern Unterstützung beim König Friedrich Wilhelm IV. zu erreichen. Schon 1843 gibt es bei Grunholzer Hinweise dazu: Der König von Württemberg sei viel großzügiger als der Preuße gewesen. Rothschild hatte ihr 1842 nach einem Besuch in Frankfurt Hilfe zugesagt und geleistet.[266] Nunmehr will sie ihn mit Bibelzitaten zu heiligen Zahlen aus dem Alten Testament überreden, ihr eine schon früher erbetene zweite Hälfte einer großen Summe zu überweisen. Gleichzeitig droht sie ihm an, ihr Anschreiben zu publizieren. Rothschild erläutert ihr als erfahrener Verwalter der Familienstiftung ebenso witzig wie präzise und nachvollziehbar die Gründe für seine damalige Zurückhaltung – nicht zuletzt kämen die Antragsteller fast immer ein zweites Mal. Bettine unterstreicht hier ihren Einsatz für die Ärmsten aber auch mit recht unkonventionellen Methoden, Druck durch Herstellung von Öffentlichkeit zu erzeugen.[267]

Bei ihrem nächsten Engagement, das sich bereits im Sommer 1844 abzeichnete, verband sie ihren Einsatz für die Armen mit einer immer entschiedeneren Stellungnahme für die Homöopathie. Ein wichtiger Konfliktpunkt sind wieder „Armenbehandlungen". Der von Bettine als Arzt, von einem interessierten Potsdamer Patienten, dem Schuhmacher Müller, sogar als Professor bezeichnete Laienheiler Jean David Pantillon (1804–1856) war Anlass für erheblichen Wirbel in der Berliner Medizinalverwaltung.[268] Er war in Praz-Vully (bei Murten) in der frankophonen Schweiz geboren und hatte in Bern (allenfalls) Veranstaltungen der medizinischen Fakultät besucht, war aber nicht immatrikuliert.[269] Er soll dort polnische Nationalisten kennengelernt haben, mit denen er sich an deren revolutionären Aktivitäten beteiligte. Das brachte ihm in Polen eine Festnahme durch die russischen Besatzungsbehörden und Gefangenschaft in Sibirien ein, aus der er sich freikaufen konnte. Schließlich arbeitete er bei einem Adligen als Diener, gab sich dort später als Arzt aus, heilte die erkrankte Tochter und konnte mit neuen Papieren ins habsburgisch besetzte Galizien ausreisen. Dort praktizierte er ebenfalls als „Arzt" und lernte seine Frau Ludmilla von Hammermüller (1811–1883) kennen. Sie heiratete ihn gegen den Rat ihrer adeligen Eltern. Mit drei Kindern gingen die beiden 1842 wohl in die Schweiz, wo er in einem Nachbarort von Murten, in Muntelier, 1844 als „Arzt" wirkte.[270]

Ludmilla war Anfang der 1840er Jahre sehr krank und wurde von einem Homöopathen erfolgreich behandelt. Deshalb soll sich Pantillon in die Homöopathie eingearbeitet haben. Genaueres weiß man nicht. In Muntelier kam es nach der Geburt eines weiteren Sohns zu einem Konflikt, bei dem der „Arzt" nachts in den See geworfen wurde. Daraufhin verließ Pantillon mit seiner Familie das Land und tauchte im Sommer 1844 in der Umgebung von Potsdam in verschiedenen brandenburgischen Städtchen von Rheinsberg im Norden über Genthin im Westen bis nach Luckenwalde im Süden auf. Östlich von Berlin ist er nur einmal in Müncheberg nachweisbar. Er zog im Stil der früheren Wanderheiler mit großem Werbeaufwand in den Ort ein und behandelte, am besten am Markttag, in einer zentral gelegenen Wohnung oder Gaststätte.[271] Das waren zwar übliche Formen der ambulanten Versorgung der Bevölkerung, sie irritierten aber eine Medizinalverwaltung, die immer stärker darauf hinwirkte, ein Ärztemonopol durchzusetzen. Er tat das alles nicht allein, sondern war zusammen mit dem früheren Postsekretär und später sehr berühmten Laienheiler Arthur Lutze (1813–1870) unterwegs, der sich damals bereits in Glienicke mit einer homöopathischen Kinderheilstätte zu etablieren versuchte.[272] Die beiden finden sich gemeinsam in Akten der Gesundheitsbehörde zur Verfolgung von „Charlatanerie" wieder. Schon der Aktentitel gibt die Bewertung durch die Behörden treffend wieder: „Btrf den medizinischen Unfug der homöopathischen Afterärzte Arthur Lutze und Johann Pantillon".[273]

Zunächst war Pantillon in Potsdam wegen öffentlicher Wiedertäuferei aufgefallen, denn die „Vollziehung des Taufakts in freien Gewässern" war in Preußen verboten. Im Juli 1844 bemühte sich der Potsdamer Patient Müller, am 14. Oktober dann sogar Pantillon selbst um eine Erlaubnis zur Niederlassung in dieser Stadt. Diese wurde im November abgelehnt. Auf besondere Bitte der Mutter eines Büchsenmachers, der sich den Arm in der Gewehrfabrik gebrochen hatte, erlaubte der König – an der zuständigen Behörde vorbei – Ende November aber dessen weitere Behandlung durch Pantillon – mit dem später immer wiederholten Vorbehalt, dass er sich baptistischer Umtriebe enthalten solle. Sie hatte um das „Gnadengeschenk" gebeten, ihren Sohn „ferner nach ihrer Heilweise behandeln" zu lassen.[274] Möglicherweise hatten es Pantillon und der verletzte Sohn aus der Rüstungsfabrik extra so geschickt eingefädelt, die Mutter als „Gnadenbitterin" zu mobilisieren, um so den König zu erweichen.

Eine weitere derartige Genehmigung erteilte er aber zunächst nicht mehr. Jedenfalls kann man schon in dieser Phase eine gewisse Unentschiedenheit der Staatsorgane beobachten: Während die Medizinalbehörde streng die Niederlassungsregeln und dann bei dem verletzten Arbeiter das Behandlungsmonopol des Fabrikarztes durchsetzen wollte, nutzte der König sein Recht, Ausnahmen zuzulassen.[275] Ende November wurde dann zwar die Ausweisung des Ausländers Pantillon beschlossen, aber umgehend für die Dauer der Geltung der königlichen Ordre sistiert.[276]

Ende Januar 1845 beschwerte sich der uns aus Cholerazeiten als Armenarzt bekannte Dr. Thümmel, der mittlerweile zum Kreisphysikus in Niederbarnim, also in dem direkt östlich an Berlin angrenzenden Landkreis, aufgestiegen war. Dieser erklärte Gegner der Homöopathie berichtete, Pantillon und Lutze würden mitten in Berlin, in der Besselstraße, einer Querstraße der Friedrichstraße, behandeln. Sie nähmen dort in der Wohnung eines jungen homöopathischen Arztes, Dr. Burchardt, zweimal die Woche „Absteigequartier, um daselbst in abenteuerlicher Tracht tausende von Kranken aus der Nähe und Ferne ärztlich zu behandeln".[277] Dies geschehe unter den Augen der Polizei. Außerdem verkauften die beiden Arzneien, was nur den Apothekern gestattet war. Diese homöopathischen Laienheiler nahmen also ein Selbstdispensierrecht in Anspruch. Schwerwiegender war, dass sie sogar komplette homöopathische (Haus-)Apotheken anboten und „in kekkem Übermuthe die Ärzte schmähten", um ihr „auf Wunderglauben der Menge beruhendes Verfahren" zu verbreiten. Thümmel wies darauf hin, dass dieses Treiben die Existenz der Konzessionierten – also der Ärzte und Apotheker – schmälere, und verlangte Bestrafung der Übeltäter. Grundlage seines Berichtes waren auch Aussagen des Dr. Burchardt, der selbst über diese Konkurrenz wenig erfreut gewesen sein dürfte.[278] Tatsächlich soll Pantillon „Broschüren", wahrscheinlich diejenige seines Compagnons Arthur Lutze über die Heilung der „häutigen Bräune" (Brustbeklemmung, Atemnot), verteilt haben.

Ende März beklagte sich die Polizeiverwaltung, dass sie diese Umtriebe täglich in größte Verlegenheit versetzten. Vier approbierte Ärzte, darunter die Homöopathen Dr. Melicher und Dr. Reisig, verlangten ebenfalls eine Beendigung des Skandals. Man dürfe diesen „Charlatanismus" nicht der Homöopathie zurechnen. Das Bestreben der homöopathischen Ärzte um Anerkennung durch die Fachgenossen verband sich hier geradezu beispielhaft mit den Interessen der Medizinalbehörde, die Patientenversorgung den approbierten Medizinern vorzuhalten. Dabei argumentierten sie mit dem Schutz des Publikums. Gleichzeitig hatten die homöopathischen Ärzte Angst um die Reputation ihres Heilsystems, das bekanntlich bei den Berliner Behörden spätestens seit den Cholerajahren nicht sehr gut angesehen war.

Dieser gerade aufblühende Skandal war Kenntnisstand der Polizei, als Anfang Mai eine Petition eintraf, die den König bat, Pantillon unter seinen Schutz zu nehmen, denn dieser habe die Behandlung eines schwer erkrankten Predigersohns, des Theologiestudenten Tiede, übernommen. Unterzeichner waren drei Studenten, die erklärten, sie hätten sich an Bettine gewandt, nachdem die Schulmediziner – auch an der Charité – den Kranken aufgegeben hatten.[279] Die Schriftstellerin hätte zur Homöopathie geraten und zunächst den Arzt Adolph Reisig empfohlen. Als auch der kapituliert habe, hätte sie den Doktor Pantillon bei den Studenten „eingeführt". Das ist ein gängiges Inanspruchnahmemuster: Patienten aus dieser Schicht nutzen oft zuerst die universitär ausgebildeten Mediziner, dann die zeitgenössischen Alternativen und schließlich nicht approbierte Heiler.

Tatsächlich hatte Bettines Sohn Siegmund seine Mutter am 28. Februar über den Fall Tiede informiert. Der Student war ein Jugendfreund von Siegmund, dem sie Ende April noch die große Heilungszuversicht, die Pantillon nach Übernahme des Falls vermittelte, schilderte. Die Ärzte hätten aber „fortwährend Hinderniße in den Weg gelegt, daß Pantillon diese Kur nicht unternehmen solle, sie mögen es geahnt haben daß es sie arg compromitiren werde; [...] Sie wollen daß es incurabel bleibe, um ihrer eigenen Haut willen da sie es als krebs behandlen mit Turbiren aetzen Schneiden Brennen und endlich Arsenik eingeben. Und nun heißt es: Ihr selbst [= die Ärzte] habt den Schaden angerichtet; und die Sache wäre nie dahin gekommen hättet Ihr sie verständig behandelt."[280] Bettine bekräftigt hier ihre Ablehnung der „heroischen Therapien".

Zu dem schließlich empfohlenen Pantillon berichten die Studenten der Behörde Anfang Juni weiter: Er habe sich „unseres jungen Kranken mit dem höchsten Interesse angenommen, sein Uebel nicht für Krebs, sondern für Blutschwamm erklärt und ihm Rettung verheißen. Unsere Überzeugung war groß und konnte nur durch die Wirkung der Heilmittel übertroffen werden." Das „Gewächs, das eine bedeutende Schwere erreicht hat, fängt jetzt an, sich mit den Wurzeln abzulösen".[281] Sie lobten also das Engagement des Laienheilers, der offenbar eine neue Chance gekommen sah, sich nützlich zu machen und seine Ausweisung hinauszuzögern, und erbaten folgerichtig, „den treuen Arzt, von dem wir hören, dass er des Landes verwiesen werden soll, so lange unter Euer Majestät Schutz zu nehmen, bis dieser Heilversuch entschieden ist".

Bettine hatte anscheinend selbst diese Petition entworfen. Außerdem intervenierte sie mehrfach bei Hof – mal über ihre Tochter Armgart, die dort gute Kontakte hatte, mal über Alexander von Humboldt und Otto Rühle von Lilienstern (1780–1847), immerhin der Generalinspekteur des gesamten Militärerziehungs- und Bildungswesens. Im Mai tat sie es sogar bei einem direkten Treffen mit dem König, das wegen des verweigerten Freiherrentitels für ihren Sohn Siegmund anberaumt war, den dieser allerdings nicht erhielt. In Bezug auf Pantillon hingegen hatte sie Erfolg und erwirkte die gewünschte Sondererlaubnis – unter den bekannten Kautelen, keine sektiererischen Umtriebe zu entfalten.

Erneut gab der König also dem Begehren von Petenten nach, eine laufende Behandlung nicht zu unterbrechen und dadurch Heilungschancen zu verweigern. Die Medizinalverwaltung, die über die königliche Sondererlaubnis alles andere als begeistert war, wünschte wieder die Kontrolle durch einen Arzt – wie bei den homöopathischen Behandlungen während der Cholera. Die Angst vor sensationellen Heilungen ging also weiter um. Ein Dr. Schutz wurde beauftragt, alle 14 Tage zu berichten. Anfang August heißt es, Pantillon verwende homöopathische Streukügelchen, feuchte Umschläge und ein Pflaster. Der Patient lobte, die Geschwulst sei in Folge der homöopathischen Mittel in Eiterung übergegangen. Der Berichterstatter meldet auch eine Verkleinerung des Geschwürs.[282] Allerdings starb Tiede nach anfänglicher Besserung noch im August.

Pantillon hingegen blieb trotzdem im Land und behandelte weiter. Außerdem soll er sogar Gebetsversammlungen abgehalten haben. Ende September teilt Bettine ihrer Tochter Armgart aus Wiepersdorf mit, dass es nicht möglich sei, Pantillon um ein Mittel gegen das Magenleiden von Maxe zu bitten, da man ihm wieder übel mitspiele.[283] Die Arnimfamilie war also selbst ebenfalls bereit, sich von ihm behandeln zu lassen. Im November bat Bettine wieder um Aufschub des erneut angeordneten Landesverweises, im Dezember erhielt Pantillon vom König tatsächlich eine letzte Nachfrist von sechs Wochen bis zur Ausreise mit seiner Familie. Diese erfolgte dann auch – aber noch im Mai 1846 ließ die Medizinalbehörde sicherheitshalber strafrechtliche Ermittlungen gegen ihn weiterlaufen, denn wer konnte wissen, ob er wirklich über Bremerhaven nach Island und in die USA ausgewandert war? Tatsächlich war er dorthin gelangt und behandelte später u. a. Indianer.

Die Motivation von Bettines intensivem, mehrfachem Einsatz für Pantillon, bei dem sie alle Register zog, ist besser zu verstehen, wenn man ihre Einschätzung seiner Person kennt. Diese ist gleichzeitig eine Aktualisierung ihres Bildes vom guten Arzt, das sie in einem langen Schreiben im Oktober 1845 an ihre Töchter zu Papier brachte: „Wie viele Arme hat dieser Mann umsonst geheilt, ja sie noch unterstützt mit dem was er von anderen erhielt, ist er nicht in Löcher und Höhlen des Elends gekrochen wo kein anderer Arzt seine delikate Nase hineingesteckt hätte; war ich nun nicht seit einem Jahr lang Zeuge daß ihm keine Mühe zu groß war? – wenn er Morgens früh um 4 Uhr schon anfing seine Kranken zu besuchen, wenn er sich nicht wie andere Arzte die Mittagsruhe gönnte [...] wenn er das alles that für Kranke die weil sie arm waren und ihrer Gesundheit bedurften um sich und ihre Familie zu erhalten, von ihm immer als die wichtigsten behandelt wurden wenn er auch selbst da wo er nicht mehr helfen konnte, es für seine Pflicht hielt, Trost Hoffnung Erleichterung zu geben! – wie er das an dem armen elenden Studenten Tiede bewiesen hat, von dem er wußte, dass er unrettbar war."[284] Und dann rechnet sie vor, was er hätte verdienen können, wenn er nur von jedem Kranken ganz wenig Geld genommen hätte. Tatsächlich hatte die Polizei ihre Energie darauf verwendet, die Behandelten zu befragen, ob er Geld genommen habe, was aber alle verneinten. Möglicherweise verweist die Formulierung „Löcher und Höhlen des Elends" auf Behandlungen in den Familienhäusern.

„Dieser Mann! Der einzige thätige und practische Christ den ich in meinem ganzen Leben auf allen Wegen als Arzt begegnet habe, der seine Mühe und Fleiß auf die vom Staat vernachlässigte Klasse der Menschheit, die Proletarier verwendet hat und zwar am meisten auf die verkrüppelten Kinder wird von einem lumpigen Polizeischranzen condemniert zu 50 Thlr Strafe und wenn er sich nicht sofort auf die Beine macht und mit samt seiner Familie das Land verläßt so soll er vier Wochen in die Blechkammern eingesperrt werden!" Dies sei der Auszug eines Schreibens, das sie an den König senden wolle. Sie sei das Pantillon schuldig, denn „er hat unentgeltlich allen Menschen Beistand geleistet, die ich ihm anempfahl, und trotz allem Kummer und Verdruß hat er noch Geistesstärke genug keinen meiner Armen zu versäumen! Die arme Wasserträgerin deren unschuldiger Sohn vom Gensdarmes ist zusammengehauen worden, hat er auch von Wassersucht an den Beinen gerettet [...]."[285]

Hier ist es also vor allem der unentgeltliche Einsatz für die Ärmsten, der diesen „Arzt" als tätigen Christen auszeichnet. Dieses von Schleiermacher inspirierte Motiv tritt ganz in den Vordergrund, verbunden mit dem Hinweis auf den Trost als eine Form ärztlicher Zuwendung. Bettine benutzt aber auch die Begriffe Klasse und Proletarier – Letzteren sogar von ihr selbst unterstrichen. Aus dieser Beschreibung spricht außerdem eine geradezu sympathetische Verwandtschaft mit Bettines teilweise selbstzerstörerischer Arbeitsweise, denn sie weist noch darauf hin, dass er sich mittags nicht einmal richtig die Zeit zum Essen nehme. Die erfolgreiche Kur der oben erwähnten Witwe Otto wird als Argument für Pantillons medizinische Kompetenz aufgeführt. Bettine fühlt sich offenbar wieder als die Beschützerin „ihrer Armen", die sie ihm direkt anempfiehlt – wie während der Cholera gegenüber Savigny. Schließlich schreibt sie, dass sie das Geschehen offenbar seit einem Jahr genau beobachtet habe. Demnach wäre sie seit langem und sehr genau mit der Causa

Pantillon vertraut gewesen. Außerdem hat sie in diesem Fall konkrete Belege dafür, dass die Polizeibehörden die – wenn auch nur mündlich gegebene und durch Dritte übermittelte – königliche Ordre mehrfach hintertreiben, was ihr Bild vom gutwilligen König und der böswilligen Verwaltung – denn hinderlich ist hier ja nicht die Hofkamarilla – bestärkt haben dürfte. Insgesamt sind ihr in dieser Angelegenheit Teilerfolge gelungen, die vielen Patienten genutzt und die Medizinalverwaltung ziemlich geärgert haben dürften.

Gesundheitsbelastende Ärgernisse – vor allem mit Behörden

In der Zeit ihres Engagements für Pantillon war Bettine selbst Mitte September 1845 „erleichtert von unendlichen Sorgen und Beschwerden, womit die Menschheit in Berlin mich fast erdrückte, meine eigenen An- und Ungelegenheiten nicht gerechnet", völlig erschöpft und hatte sich nach Wiepersdorf zurückgezogen. Von dort schrieb sie ihrer Schwester, der Frau Minister, nach Berlin. In Wiepersdorf habe sie zunächst „zwei Drittel des Tages" geschlafen und wenig gearbeitet. Auch sonst geschähe dort viel im Schlaf. So dösten angeblich die Maurer vor sich hin, bis ihnen Werkzeug vom Gerüst herunterfalle und die Scheiben zerbarsten, und die „versoffnen fleißigen Handwerker" kämen beim Weißeln des „Schlosses" entsprechend langsam voran.[286]

Es dürfte auch der Ärger mit ihrem Verlag, dem Buchhändler und den Absatzschwierigkeiten ihrer Bücher gewesen sein, die ihr zusetzten. Sie war damals in ziemlichen Geldnöten und unterstrich das Wort „Sparen" in einem Brief an die Töchter gleich dreimal.[287] Unzufrieden mit dem Vertrieb ihrer Werke, übernahm sie diesen im Dezember 1845 selbst. Unstimmigkeiten mit einem Teilhaber bzw. Mitarbeitern hatten sie zu diesem Schritt veranlasst.

Jedenfalls bemerkte sie an Friedmund Ende April 1846, sie „habe heute etwas seltnes, nemlich Kopfweh!" Deshalb könne sie nicht weiter schreiben.[288] Und im Juni 1846 erfahren wir en passant, sie habe sich beim Champignonsuchen in den Finger geschnitten, der wegen einer Vergiftung vorübergehend etwas geschwollen sei.[289] Allerdings erwähnt sie das als einziges Problemchen in einem Schreiben an ihre jüngere Schwester Lulu. Die befasste sich, von einem sehr reichen Mann geschieden, hauptsächlich mit ihren körperlichen Beschwerden: „Könnte ich Dich doch mit meiner Gesundheit tränken und speißen, ich kann seit Jahren über nichts klagen." Eigentlich will sie ihr nur sagen, dass sie glücklich sein und aufhören solle, sich zu beschweren. Bettine nutzt hier zweimal Krankheit bzw. Gesundheit als Argument; einmal, um sich zu entschuldigen, einmal, um aufzumuntern. Ob diese Formulierung über ihren tatsächlichen Zustand informiert, ist vor allem hinsichtlich einer Aussage über einen so langen Zeitraum mit Vorsicht einzuschätzen. Da wird halt geschrieben, woran man sich gerade erinnert und was gut passt.

Wegen ihrer Tätigkeit als Verlagsbuchhändlerin der „Expedition des von Arnimschen Verlags" forderte die Stadtverwaltung sie im August 1846 auf, das Bürgerrecht zu erwerben. Dies galt als rechtliche Voraussetzung für die Gründung eines Verlags. Bettine wies dieses Ansinnen schroff mit der Begründung zurück, sie verwalte nur das Erbe ihres Mannes, dessen Werke sie publiziert habe. Sie wolle durch den Kauf des Bürgerrechts nicht dem Irrtum Vorschub leisten, sie sei eine „Gewerbtreibende Person".[290] Man könne ihr das Bürgerrecht aber gerne als Ausdruck von Hochachtung schenken. Mit roter Tinte ließ sie auch ihren Geschäftsführer Jenatz in einem weiteren Schreiben an den Magistrat hinzufügen, er habe ebenfalls nichts mit dem Verkauf zu tun, der durch kommissionierte Buchhändler erfolge. Sie erläuterte, dass diese Tintenfarbe „der Beschämung auf den Wangen eines Hochlöblichen Magistrats wiederscheinen" möge, der sie der Widerrechtlichkeit beschuldige. Die Provokation wurde verstanden und mit Antrag auf Verfolgung wegen Beleidigung des Magistrats an den Staatsanwalt weitergeleitet.[291] Daraufhin wurde Bettine im August 1847 zu zwei Monaten Gefängnis verurteilt. Die Liberalen gratulierten ihr zur erfolgreichen Bloßstellung der Behörde.

Freimund half ihr damals immer wieder beim Entwurf von Mitteilungen an den Magistrat sowie bei der späteren Verfolgung ihres Widerspruchs.[292] Friedmund unterstützte sie ebenfalls in diesen schwierigen Zeiten, indem er z. B. Aufstellungen von Lagerbeständen und Lieferungen überprüfte.[293] Auch direkt nach Lektüre des Urteils versuchte er, sie aufzumuntern. Er lebte weiter in Blankensee auf dem väterlichen Landgut und teilte ihr mit, dass er gerne bereit wäre, an ihrer Stelle die Zeit im Gefängnis abzusitzen. Außerdem müsse man ihr nach diesem skandalösen Urteil „Genugthuung gewähren". Er fuhr fort: „Du bist ein geheiligtes Wesen. Dich kann kein Mensch und selbst die Justiz nicht antasten, ohne selbst zu ihrem Verderben immer mehr herabzusinken. Es sollte mir nur leid thun, wenn Du jetzt vielleicht selbst nicht ganz wohl oder deine Gesundheit wirklich darunter litte. Zu ihrer eigenen EntEhrung [sic!] würde die Justiz und alle Uebrigen noch ein großes Verbrechen auf sich geladen haben. Wer sein ganzes Leben Gesundheit und Reichthum nur dem Wohle Anderer der Betrübten gewidmet hat, der hat nicht verdient, daß die erbärmlich dummalberne Eitelkeit des Magistrats von Berlin sich groß drann reibt."[294] Sie habe schon viel längere Zeiträume als die zwei Monate für andere gelitten, so dass ihr das Gefängnis nichts anhaben könne.

In dieser etwas pathetischen Reaktion formuliert der ihr sehr verbundene Sohn besonders pointiert das Bild, das er sich von seiner Mutter macht: Er hält ihr ganzes Leben für einen Versuch, den Bedrängten unter Einsatz ihres Geldes und auf Kosten ihrer eigenen Gesundheit zu helfen, was sie in seinen Augen moralisch weit über die Logiken einer irdischen Justiz stellte. Welch eine Apotheose, die auch vor dem Begriff des Heiligen nicht zurückscheut! Oder doch nur adelige Arroganz gegenüber bürokratisch organisierter Staatlichkeit? Bettine überlegte übrigens, die Prozessschriften zu veröffentlichen, um so die Behörden bloßzustellen.

Neben uneingeschränkter Zustimmung zu Bettines Provokationen gegenüber der Stadtverwaltung gab es auch kühlere Köpfe und Vorstellungen über pragmatischere Vorgehensweisen. Nachdem Bettine, statt demonstrativ ins Gefängnis zu gehen, doch Revision eingelegt hatte, gelang es ihrem Schwager Savigny, sie durch einen Vergleich mit dem Magistrat vor dem Gefängnis zu bewahren. Sie bestand allerdings konsequent auf ihrer Position und verweigerte die Unterschrift unter einen Text, der eine Erklärung des Bedauerns enthielt. Deshalb zerstritt sie sich erneut mit ihrem wohlmeinenden Schwager, der ihr wohl zu paternalistisch agierte. Auch zahlte sie keinerlei Gebühren, kam aber schließlich glimpflich davon.[295]

Eine weitere Werbestrategie für die Homöopathie?

So konnte sie ihre Verlagstätigkeit 1847 mit der Veröffentlichung einer weiteren Briefdokumentation aus der Frühzeit ihres „Salons" unter dem Titel „Ilius Pamphilius und die Ambrosia" fortsetzen, deren Auslieferung allerdings von der Polizei bis in das Jahr 1848 verzögert wurde. Die Schrift dokumentiert ihren Versuch, jüngere Autoren zur Dichtung anzuleiten und dabei an die Sturm- und Drangphase des jungen Goethe anzuknüpfen, statt sich biedermeierlich nur auf seine späten Jahre zu beziehen.[296] Das überforderte künstlerisch und inhaltlich aber offenbar die Rezipienten, so dass deren Erziehung zur Aufmüpfigkeit scheiterte. Immerhin wurde der wohlhabende Unternehmersohn und Erbe des größten Tabakgeschäfts in Preußen, Philipp Engelhard Nathusius (1815–1872), der hier als Pamphilius firmiert, nach einer reaktionären Wende im Jahr 1848 später als evangelischer Journalist zu einem entschiedenen Aktivisten der kirchlichen Sozialbewegung und der Inneren Mission.[297]

Der finanzielle Ertrag von Bettines Publikation war ursprünglich für die Grimms vorgesehen. Nachdem diese mittlerweile gut in Berlin bestallt waren, sollte er nunmehr zur Unterstützung des Germanisten Hoffmann von Fallersleben (1798–1874) verwendet werden. Der hatte 1842 wegen der Veröffentlichung – angeblich – „Unpolitischer Lieder" seine Professur an der Breslauer Universität sowie sämtliche Pensionsansprüche verloren und war des Landes verwiesen worden.[298] Sie wollte mit diesem Geld helfen, dass er seine Bibliothek, den einzig übriggebliebenen Besitz des Gelehrten, nicht bandweise verscherbeln musste.

In unserem Zusammenhang ist bemerkenswert, dass sie nun auch ihre publizierten Briefwechsel als Instrument nutzte, Werbung für die Homöopathie zu machen. Beim „Ilius Pamphilius" hat sie die Originale weniger als sonst bearbeitet, so dass die Chronologie der Schreiben fast durchgehend erhalten blieb. In der im Jahr 1837 begonnenen Korrespondenz schreibt sie ihrem Schützling: „Über die Homöopathie bitte ich mir Bericht zu erstatten."[299] Pamphilius berichtet in einem mit dem 6. Mai datierten Schreiben, er habe „fast zwei Wochen die Homöopathie gebraucht. Der Brunnen darauf hat mir sehr wohlgetan. Seit vier Morgenden trink ich nun in heiliger Frühe Kastalischen Quell, zu Mariakreuz in Böhmen auf irdene Flaschen gezogen; aber noch keine Blüte ist mir der Lipp entsproßt […]."[300] Nathusius geht es also nicht nur um Nachrichten zur Gesundheit, sondern er lenkt auf das Thema Poesie ab und bedauert die literarisch wenig anregende Wirkung des Mineralwassers, die sich nicht mit der zur Dichtung inspirierenden Wirkung der Kastalischen Quelle in Delphi messen könne. Mariakreuz könnte eine ironische Version von Marienbad sein.

Dann ließ er sich auch noch von Schulmedizinern behandeln. Bettine hatte außerdem von seinem kalten Fieber bereits auf der Durchreise in Kassel erfahren und reagierte gleich nach Empfang seines Briefes darauf: „Gebrauche Homöopathie, damit Du nicht Dein ganzes Leben hindurch an der großen Menge China oder Chinin zu verdauen hast, was Dir die Alleopathen einpraktizieren."[301] Ihre Kritik an der Dauermedikation, dazu noch großer Arzneimengen, bleibt ohne Antwort. Nathusius versucht also, sich ihren medizinischen Ratschlägen zu entziehen.

Bettine hingegen lässt nicht locker und greift seine früheren ausweichenden Bemerkungen zur Homöopathie und die Bevorzugung der Mineralwässer wegen seiner kalten Fieber später wieder auf: „Glaubst Du das wäre Feuerwahnsinn, wenn ich Dir Homöopathie empfehle? So sage ich Dir, daß es Wasserwahnsinn ist aus jenem wellenschlagenden See [der Krankheit], wenn Du Jahr ein Jahr aus ein Kreuzbrunnen trinkst, alle Finger lang das kalte Fieber hast und wieder Kreuzbrunnen trinkst, dann Dich wie ein Schaf in die Gebirgslandschaft schicken lässest! Schäme Dich, so wenig Zutrauen zu meiner Einsicht zu haben. Wär's nicht Deine Gesundheit, wär's nicht Dein ganzer Lebensplan, der auf Deiner Gesundheit ruht wie Hannover auf dem Staatsgrundgesetz, wär's nicht die Entwicklung deiner sittlichen Kraft, die durch Homöopathie vom Druck der Hypochondrie wie ein Vogel von der Kette gelöst würde, wie sollte ich ewig darauf zurückkommen? – Mein Pamphil, Dein Geist wird sich gestalten in seiner eigentümlichen Weise, ob ich den Maßstab meiner Ansicht an ihn lege oder nicht. Aber Deine Gesundheit, dies heilige Kleinod, wird sich nur durch Homöopathie in die Fugen rücken."[302] Diese Passage zeigt gut ihre Selbststilisierung als Lehrmeisterin des jüngeren Korrespondenzpartners. In besitzergreifender Zuwendung („Mein Pamphil") gesteht sie ihm zwar die freie Entwicklung seines Geistes zu, in dem für seine ganze sittliche Konstitution fundamentalen Bereich der Gesundheit besteht sie aber – geradezu mütterlich streng – auf ihrer Kompetenz als medizinische Sachverständige.[303] Dazu appelliert sie sogar an sein Schamgefühl und gibt ihm zu verstehen, dass er sich eigentlich hypochondrisch verhalte. Ansonsten spielt sie hier wieder mit der Doppelbedeutung des Begriffs „Verfassung" – derjenigen des Staates oder des Körpers.

Der Belehrte reagierte umgehend, selbstbewusst und in der Sache kühl: „Homöopathie oder Allopathie – wir Menschen werden wohl immer ein schwächliches Geschlecht bleiben, ich sehe sie ja täglich beide unter Augen. [...] Das Beste ist, wenn man sein eigener Arzt ist: nun weiß ich schon mit dem kalten Fieber Bescheid und hoffe, ich will es mir nicht wiederkommen lassen. – Über Krankheit glaub ich Dir am allerwenigsten, denn ich meine, Du müssest gar nicht wissen, wie einem Kränklichen zumute ist, und eben Deine himmlische Gesundheit gäbe Dir die Freiheit vor uns übrigen Menschen voraus." Dann teilt er seine bevorstehende Abreise nach Kassel und Weimar mit und schließt: „Dank – mehr noch als für Deine Empfehlung für die Art, wie Du sie mir gibst!"[304] Damit wird die Konkurrenz der Medizinsysteme ins Allgemeine verschoben und die fürsorgliche Bevormundung in der Sache zurückgewiesen. Nicht nur sei grundsätzlich jeder selbst am besten sein Arzt, sondern er wisse auch in seinem aktuellen Krankheitsfall ausreichend Bescheid.

Er erinnert sie indirekt an seine frühere Äußerung, dass er sich über seine Krankheit nicht einfach mit Hilfe des Geistes hinwegsetzen könne, auch wenn er das noch lernen wolle, indem er Bettine erneut auf ihre exzellente Gesundheit hinweist. Damals schrieb er, sie sei eine „mit himmlischer Gesundheit von jeher Begabte".[305] Diesmal spitzt er das Argument noch weiter zu und stellt fest, dass Bettine deshalb eigentlich sein Krankheitsempfinden gar nicht nachvollziehen könne. Da das fast nach dem Vorwurf mangelnder Empathie klingen könnte, lenkt er in der Schlussbemerkung etwas ein und akzeptiert ihre guten Absichten. Zwischendurch hat er aber klargemacht, dass er ihr medizinisch am wenigsten zutraue. Was sie als ihre für sein Leben wichtigste Kompetenz behauptet hatte, weist er am weitesten zurück. Das ist ein sehr deutlicher Schritt zu Emanzipation – in Gesundheitsfragen will er sich buchstäblich aus ihren Händen befreien.

Bettine kam trotzdem bei Gelegenheit wieder auf ihr präferiertes Heilsystem zu sprechen, diesmal in Form einer paradoxen Intervention. Zusammen mit anderen kritischen Bemerkungen zu seinem „so trockenen Brief", in dem er ihre Fragen umgangen habe, fragt sie ihn: „Bin ich Dir noch immer trügerisch? – Fürchtest Du auch, Du könntest wie bei der Homöopathie vom Gesundwerden sterben?"[306] Sie bemerkte also seine generelle Distanzierung und formulierte sie interessanterweise noch einmal im Idiom einer Gesundheitsberatung. Nähe zu ihr solle wohl zur Gesundung verhelfen, wobei sie ihm nun implizit mangelnden Willen dazu unterstellte. Darauf erhält sie nach einigen weiteren Briefen spät eine ziemlich sachliche Antwort. Bettine solle sich wegen der „törichsten Gerüchte und Ansichten" über die Wasserkur nicht irremachen lassen. Sie sei „nichts als der zweite Schritt, zu dem die Homöopathie der erste war".[307] Damit positioniert sich Nathusius als der kompetent informierte und dadurch überlegene Korrespondenzpartner, der die Therapieangebote nacheinander ausprobiert und durchaus die Rolle der Homöopathie in seiner Behandlung als ersten Schritt anerkennt. Mit dieser Einordnung in eine zeitliche Abfolge hoffte er wahrscheinlich, das Thema endlich erledigen zu können. Es kam im weiteren veröffentlichten Briefwechsel dann auch nicht mehr vor.

Bettines Wirkungsabsicht und die Rezeption dieser wiederholten Hinweise auf die Homöopathie sind schwer einzuschätzen. Immerhin macht sie damit zumindest Werbung für dieses Heilverfahren und veröffentlicht – vielleicht gängige – Einwände von Nutzern der damals weitverbreiteten Wasserkuren, die von manchen als gleichwertige Konkurrenz betrachtet werden mochten. Dass ihr Korrespondenzpartner ihrem Ansinnen, die Homöopathie als überlegen darzustellen, hinhaltenden Widerstand entgegensetzte, musste die Werbewirkung nicht verringern. Sollte ein Leser tatsächlich über mehrere Hundert Seiten diesen Strang der Auseinandersetzung so genau verfolgen, wie hier geschehen, dann konnte er aus dem zuletzt zitierten Brief zumindest auf ein gewisses Einlenken des jungen Mannes schließen.

Und wieder Einsatz für Einzelne in Not

Im Fall des mit Bettine seit vielen Jahren befreundeten Präsidenten des Rheinischen Kassationsgerichtshofes, Karl Hartwig Gregor Meusebach, verbinden sich Bettines kulturpolitische Ambitionen mit dem Wunsch, individuelle Not abzuwenden. Bereits 1828 hatte sie diesem mit den Gebrüdern Grimm eng verbundenen literarhistorischen Dilettanten eine homöopathische Kur bei Necher vermittelt. Nunmehr hatte sie ihn noch kurz vor seinem Tod gepflegt.[308] Der 64-Jährige starb sechs Jahre nach seiner Pensionierung an einem Gehirntumor. Er hatte eine Witwe ohne Versorgungsansprüche hinterlassen, außerdem eine fast mittellose Tochter, die seit ihrer Verwitwung gelähmt war und drei minderjährige Kinder versorgen musste. Meusebach hatte sein ganzes Geld in ein Landhaus in Baumgartenbrück bei Potsdam und eine Bibliothek gesteckt, die Bettine für sehr beachtlich hielt: „[…] einzig in ihrer Art, ein National-Denkmal, das *dem* hohen Ruhm bringt, der es dem Vaterland erhält; aber ein nie genug zu beklagendes Zeichen der Barbarei würde es sein wenn dieser Nationalschatz zerstört oder auf fremden Boden verpflanzt werden müßte."[309] In ihrem Schreiben an den preußischen König lockt sie also den Herrscher mit seinem Streben nach Ruhm, imaginiert ihn nach des Tages Arbeit lesend in dieser Bibliothek und versucht im September 1847, ihn so für den Ankauf zu gewinnen. Nach einer langen Einleitung, in der sie schildert, wie sie sich dem Dahingeschiedenen in seinem Garten im Traum genähert habe, nachdem sie sein Traumtagebuch gelesen hatte, erklärt sie dem König ihr sicheres Gefühl, weiterhin sein Ohr für ihre gut begründeten Anliegen zu gewinnen. Sehr konkret schlägt sie die Weiterzahlung der Rente des früh Verstorbenen an seine Witwe sowie für diese ein Wohnrecht auf Lebenszeit in seinem romantischen Landgut als Hüterin der Bibliothek vor, so dass man die große Summe für den Kauf erst später aufbringen müsse. Das könne auch aktuell die Bürokraten beruhigen, die immer nur betonten, es sei kein Geld für diesen Zweck da. Tatsächlich war sie auch hier schließlich erfolgreich, denn die königliche Bibliothek kaufte 1850 einen Großteil dieser Sammlung.

Daneben kümmert sie sich immer wieder um einzelne Kranke, die auch aus dem Kreis ihrer jüngeren Bewunderer kommen konnten. So erzählte sie dem 19-jährigen Wilhelm Buchner (1827–1900), der später Schulleiter in Krefeld wurde, bei seinem Besuch im November 1846 „von einem Studenten der Philologie, der am Krebs erkrankt, von ihr täglich besucht und unterstützt worden sei". Buchner bekam außerdem mit, dass sie eine alte kranke Frau besucht und getröstet hatte. „Sie versprach" ihrem Mann, „die Frau noch einmal zu besuchen".[310]

Schließlich erleben wir – wohl im oder nach dem Herbst 1847 – Bettine erneut in ihrem Element, der handfesten praktischen Hilfe. Damals schickte sie ein Schreiben an ihren Hausarzt Melicher. Mittlerweile hatte sie zu ihm offenbar ein sehr gutes Verhältnis entwickelt, wenn man ihrer Anrede Glauben schenken kann: „Liebster Melicher obige Zeilen hat mir der kranke Jüngling von Oben zukommen lassen mit der Dringenden Bitte Sie zu einem Besuch zu bewegen, da er in diesem Augenblick so Übel ist daß ihm das Treppensteigen unmöglich ist. Gestern ist ein Pfarer aus

Brandenburg zum Besuch oben gewesen der sagte die Homoeopathie sei der beste
Gottesseegen dieses Jahrhunderts. Nun hoffen die Leute auf Ihre Vermittlung um
des Sohnes Gesundheit. – Sie werden mir keine abschlägigsche Antwort geben Sie
sind zu gut – Bettine".[311]

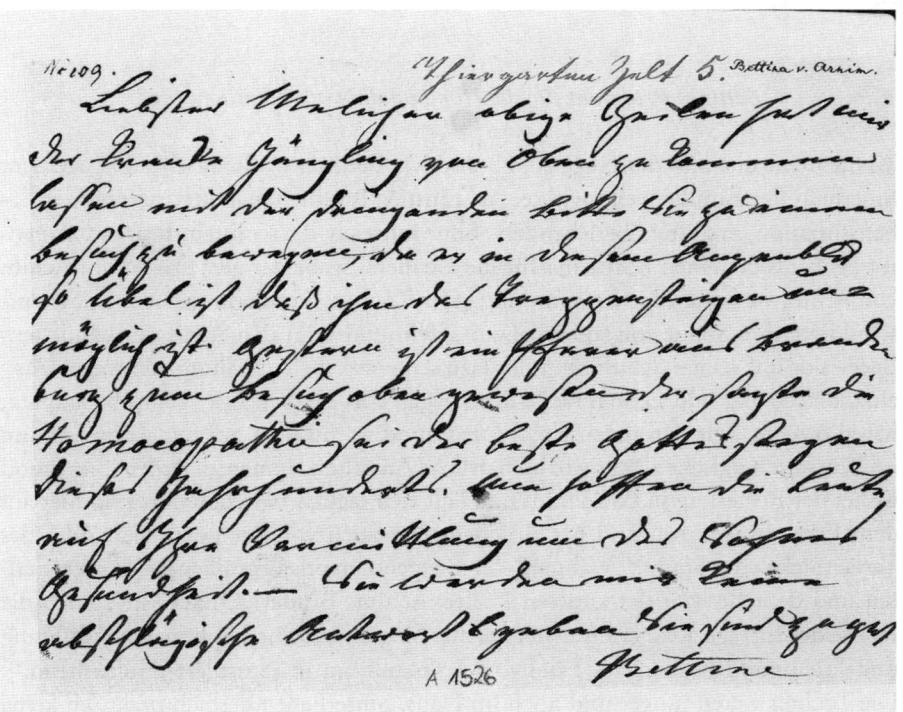

Abb. 11: Brief Bettines an Franz Xaver Melicher

Da der Brief an Melicher mit der Absenderangabe „Thiergarten Zelt 5" versehen ist,
Bettine von Arnim dieses Quartier mit seinen zehn Zimmern aber erst im Herbst
1847 bezog, stellt dieses Datum lediglich den frühesten Zeitpunkt dar, an dem er
geschrieben worden sein könnte.[312] Im Obergeschoss des Hauses wohnte außer dem
Verlagsgeschäftsführer Jenatz das Dienstpersonal der Familie. Die im Brief erwähnten
„obigen Zeilen" des Patienten sind nicht erhalten. Melicher selbst experimentierte
1847 übrigens mit Hochpotenzen, die er nach dem Reisebericht eines französischen
Kollegen aber nur bei bestimmten Indikationen erfolgreich einsetzen konnte.[313]
    Bettine beackert mit ihren philanthropischen Bemühungen zwar die ganze
gesellschaftliche Skala vom bedürftigen Bewohner der Familienhäuser über Nach-
barsjungen und verarmte Judenfamilien bis zur verarmten Witwe eines etwas zu
sammelwütigen Gerichtspräsidenten, aber selbst wenn sie sich für Hinterbliebene
von Polizei- und Justizwillkür (Witwe Otto, Schlöffel) oder Opfer restaurativer Po-
tentaten (Grimm) oder preußischer Provinzialverwaltungen (Apotheker in Münster-

maifeld)[314] einsetzt, bleibt ihr Engagement immer auf den Einzelfall bezogen und setzt auf Gnade, Einsicht oder Wohltätigkeit der Herrschenden bzw. Vermögenden. Dabei nutzt sie durchaus schon die Möglichkeiten einer entstehenden Öffentlichkeit, häufiger als Drohung denn tatsächlich – etwa durch Zirkulierenlassen ihrer Briefe –, aber das sich organisierende politische Feld der Assoziationen meidet sie.

Bettines Präferenz für die Homöopathie als Familienerbe?

Wenden wir uns nun der Frage zu, ob und wie Bettines medizinisches Engagement innerhalb der Familie weiterwirkte. Als Einstieg ist eine Charakterisierung der Lebenssituation ihrer drei überlebenden Söhne hilfreich, die sie ihrem Bruder Clemens 1839 gab, als der einen Bearbeiter für die Neuherausgabe der gemeinsam mit Achim von Arnim verfassten Liedersammlung „Des Knaben Wunderhorn" suchte. Sie entschuldigte ihre Söhne folgendermaßen: „Freimund trägt den Atlaß des Ländchens Beerwalde auf seinen Schultern muß dazu seine wehrhafte Stellung von wegen Auseinandersetzung und Lehngutverhältniß gegen den Titanen Pitt Arnim behaupten, hat also nicht Zeit sich umzusehen. Friedmund ist auf dem Sprung abzureisen um im Württembergischen Landwirthschaftliche Anstalten kennen zu lernen, Siegmund ist bei der Regierung in Potzdamm und läßt sich täglich zwischen dort und hier auf dem Dampfwagen hin und her rutschen. Hat auch von der poetischen Ader des Vaters nicht eine Spuhr." Während der Erstgeborene das Familiengut bewirtschaften und dem Besitzer der anderen Hälfte, Achims Bruder „Onkel Pitt", noch die Hälfte der Erträge abliefern musste, machte Siegmund seine Diplomatenausbildung und Friedmund begann das Landwirtschaftsstudium in (Stuttgart-)Hohenheim.[315] Die Töchter waren jünger und noch im Haus, hinterließen deshalb praktisch keine Briefe. Deshalb kann man für diese Jahre nur die Beziehungen zu den Söhnen untersuchen.

Gesundheit und Krankheit in ihren Beziehungen
zu ihrem ältesten Sohn Freimund

Zunächst erfahren wir noch aus dem Briefwechsel mit Siegmund, dass Bettine im Mai 1833 „4 bis 5 Nächte an seinem Bett gewacht" hat. Er habe „starcke Schmerzen gehabt, so daß er Tag und Nacht stöhnte und schrie".[316] Das erinnerte sie an frühere Krankheitsepisoden, und sie wünschte sich, dass er in diesem Jahr ein Bad besucht. Siegmund unterstützte diese Idee sehr.

Der schmale, bis auf ein einziges Schreiben erst 1837 beginnende, allerdings nicht vollständig erhaltene Briefwechsel mit dem damals 25-jährigen Erstgeborenen behandelt anfangs die englische Übersetzung des Goethebuchs. Freimund gönnte sich endlich eine Reise und sollte bei dieser Gelegenheit, wie die jüngeren Brüder auch, Auslandserfahrungen sammeln. Dort wollte er einen Kommissionär finden.

Ansonsten betrifft die Korrespondenz im Wesentlichen pragmatische Absprachen für die Reisen der Töchter, Besuche auf dem Gut sowie die laufenden Finanzen der Familie und Erbschaftsangelegenheiten anlässlich der von Savigny als Vormund vorbereiteten Aufteilung des väterlichen Erbes unter den Geschwistern. Freimund hatte Bettine bereits als 15-Jähriger in der von Achim getrennt lebenden kinderreichen Familie in Berlin sehr unterstützt, eine Aufgabe, in die er nach dem Tod des Vaters noch mehr hineinwuchs.[317] Nach Militärzeit und Verwaltungstätigkeiten für das Innenministerium, dem sein Onkel vorstand, hat er wohl nach dem Zeitpunkt der Volljährigkeit, also dem 5. Mai 1837, die Gutsverwaltung definitiv übernommen. Bis dahin waltete Savigny weiter als Vormund der Kinder.

Als Freimund nun wegen der Einwände der Geschwister zu der vorgeschlagenen Aufteilung des Erbes ernsthaft verärgert war, versuchte Bettine ihn mit dem Hinweis auf seinen bisher exzellenten Ruf als umsichtiger (faktischer) Familienvorstand und mit der Verpflichtung auf das Vorbild des Vaters bei der Stange zu halten. „Du hast so früh schon und so lange Vaterstelle an Deinen Geschwistern vertreten, dass es widernatürlich sein würde, dich von ihnen abzuwenden."[318] Er entsprach dann auch den an ihn gerichteten Erwartungen und blieb für die jüngeren Geschwister nicht nur wie schon bisher die Person, an der sie sich orientierten, sondern wurde durch die Erträge der von ihm geleiteten Gutswirtschaft auch zum Versorger der ganzen Familie. 1845 kaufte er von Onkel Pitt dessen Hälfte des Gutes, so dass er mit seinem eigenen Zwölftel nun Mehrheitsbesitzer wurde. Die anderen Kinder behielten jeweils ihr Zwölftel.

Im Mai 1841 taucht erstmals der Name des homöopathischen Arztes Reisig in dieser Korrespondenz mit Bettine auf.[319] Sie erwähnt ihn, weil sie ihm sofort nach Erhalt eines Briefes von Freimund ein Billet geschrieben habe. Daraufhin habe er ihr ein Attest geschickt, das sie nun beilege. Wer überhaupt eines solchen ärztlichen Schreibens bedurfte und zu welchem Zweck, bleibt im Dunkeln. Am Ende des Schreibens folgt allerdings eine weitere etwas kryptische Bemerkung, die einen Teil der Lösung enthält: „Daß ich dir heute nichts homöopathisches für die Epilepsie mitschicke ist weil die Schwestern nicht Habhaft sind, sie stecken ganz tief in den großen Vorbereitungen zum heutigen Zauberabend" bei Savignys. Bettine meint demnach Freimunds epileptische Anfälle, zu deren Behandlung er passende Arzneien erhalten sollte. Ob die erbetene Einschätzung bzw. Diagnose des Arztes sich darauf oder auf eine andere Person und/oder Krankheit bezieht, ist unklar.

Interessant ist jedenfalls, dass Freimund bei dieser Gelegenheit die von der Mutter bevorzugten homöopathischen Medikamente akzeptiert hätte. Außerdem scheint es sich bereits um eine erneute Arzneimittelsendung zu handeln, der andere vorausgegangen waren. Demnach muss er sich vorher ähnlich verhalten haben. Die Abwesenheit der Töchter hinderte wohl den Arzneiversand, wenn nur sie für den Weg zur Apotheke in Frage kamen. Bettine wollte das – vielleicht wegen der kranken Gisela – nicht an ihrer Stelle tun. Die 14-jährige Gisela hatte die Masern. Deshalb waren die beiden anderen Töchter zu Savignys umgezogen, um so die „Quarantäne" zu respektieren. Bettine hingegen war zu dem Fest gar nicht „geinfitiert", also eingeladen – womit sie das fran-

zösische Partizip „invité" durch eine Vorsilbe und Beugung des Verbs eindeutscht.[320]
Sie hatte bekanntlich seit 1839 durchaus distanzierte Beziehungen zu ihrem Schwager,
dem sie in der Grimm-Affäre öffentlich Opportunismus vorgeworfen hatte.

Zwei Monate später sorgte sie sich, weil Freimund eine Woche länger als erwartet nach der Rückkehr aus dem Badeurlaub in Helgoland ausblieb. Auch er partizipierte also an der neu aufkommenden Begeisterung für die Seebäder. „So ist es sehr
natürlich daß sich Besorgniße regen du möchtest krank sein. Mir kommt alle Nacht
solche Besorgniß die mich am Schlafen hindert, das einzige, was ich noch denken
kann ist, daß vielleicht die Dampfboote nicht regelmäßig abgegangen waren."[321]
Ende August 1843 lud sie ihn ein, an der Bäderreise für die 22-jährige Armgart nach
Landeck in Schlesien teilzunehmen. Man hatte sich nach langer Konsultation mit
dem Arzt für diesen Ort statt für ein Seebad entschieden. Freimund könne sich
nach Abschluss der dringendsten Erntearbeiten auf dem Gut von seinem Bruder
Friedmund vertreten lassen, der das gern übernehmen würde. Aufenthalt und Fami-
lienverpflegung würden für ihn recht preisgünstig. Gesund sei es außerdem, da der
Ort besonders für „Refma" [= Rheuma] angezeigt sei.[322] Einem Freund mit solchen
rheumatischen Beschwerden habe das dortige Bad sehr gut genutzt. Sie fuhr fort:
„Mach mir doch die Freude daß Wir wieder ein paar Wochen zusammen sein können", und schloss „in dem sehnlichen Wunsche dich dort in Landeck zu haben".
Sie wirbt in der ersten Hälfte der 1840er Jahre also intensiv um ihn, wünscht sich
durchaus mehr Nähe zu ihrem Erstgeborenen und sorgt sich um sein Wohlergehen
und um seine Gesundheit. Ähnlich wie gegenüber Achim dringt sie auf die ihr notwendig erscheinende Erholung auch mit dem Argument des günstigen Preises und
seiner Abkömmlichkeit vom Gutsbetrieb. Freimund kam aber nicht mit – und hatte
gut daran getan, denn die Mutter reiste mit ihren drei Töchtern nach einigen Tagen
wegen mangelhafter Hygiene aus Schlesien weiter nach Bad Gastein.[323]

Für den Juli 1845 sind nach fast zwei Jahren wieder Briefe überliefert, während
man für die Zwischenzeit Verluste innerhalb der Korrespondenz annehmen muss.
Diesmal ging es um die Einrichtung des Herrenhauses in Wiepersdorf. Freimund
musste dorthin umziehen, weil das bisher bewohnte Gebäude in Bärwalde abge-
brannt war.[324] Der Gutsverwalter hatte das Haus für ihn zu räumen. Bettine schickte
neue Möbel, auch damit sie und die Töchter bei Gelegenheit dort wohnen konnten.
In Berlin beschaffte sie weitere Haushaltsgegenstände und kümmerte sich um eine
Wirtschafterin für Freimund.[325] Dieser lud Bettine Anfang September herzlich nach
Wiepersdorf ein.[326] Gewisse Spannungen ergaben sich zwischen ihr und Freimund
während dieser Jahre durch die politisch gegensätzlichen Loyalitäten der beiden.
Freimund war streng konservativ, während Bettine den Liberalen unter den 48er-
Revolutionären näherstand. Diese Differenzen sollen angeblich von Dritten auch zu
Intrigen genutzt worden sein.[327]

Im April 1846 schickte sie ihm dann ein Klistier mit der bemerkenswerten Erläuterung, „[…] beikommendes Instrument wird der gesunde Menschenverstand dir
eingeben zu benützen nemlich: Du füllst es mit Wasser und streifst es vom Schlauch
aus durch die Finger, wo es sich dann entledigt."[328]

Außerdem drängten Bettine und einige Verwandte Freimund sehr entschieden zur Heirat und lancierten ihre jeweiligen Kandidatinnen.[329] Freimund äußerte sich abfällig zu diesem „Gänsemarkt" wie zu den Berliner Vergnügungen, die er ebenso wenig schätzte wie früher sein Vater. Er verlobte sich dann Ende 1846 mit Anna von Baumbach (1824–1848), in die er sich auf dem Landgut einer befreundeten Familie in Neuhof bei Gießen verliebt hatte.[330] Als Tochter eines königlich-württembergischen Generalleutnants war sie ebenso konservativ wie Freimund selbst.[331] Die etwas lyrische Ankündigung der Verlobung – zunächst durch den „Oncle George", Bettines älteren Bruder aus Frankfurt – schlug bei Mutter, den Schwestern und Friedmund als „Plaisirdonnerschlag aufs Herz" so sehr ein, dass sie bei Erhalt der Nachricht am Heiligen Abend im „weihnachtlich beschneiten Wald" in Wiepersdorf gemeinsam ein „Freudengeschrei" anstimmten.[332] Armgart und Gisela, die die Braut von früheren Familientreffen bereits kannten, hätten nach dieser „großen Schicksalswendung" eine „Sarabande mit wirklich überirdischen Luftsprüngen" getanzt.[333] Offenbar waren alle sehr darüber beunruhigt gewesen, dass der 34-jährige Bruder den Fortbestand der Familie gefährden würde, wenn er nicht bald heiratete. Gleichzeitig waren sie aber daran interessiert, dass die Braut des Familienvorstands auch zu ihnen passte. Siegmund erklärte die Heirat zu einer „sehr ernsten Sache" und situierte seine Perspektive eindeutig: „Ich freue mich übrigens sehr auf die ersten beiden Kinder, die Freimund bekommen wird."[334] Anna ist in seiner Familienstrategie offenbar so sehr Mittel zum Zweck, dass sie selbst als Gebärende aus dem Text verschwinden kann. Und weitere Kinder, die für die Erbfolge nicht mehr so wichtig wären, wenn die ersten beiden überleben, sind bedeutungslos.

Umgehend machten sich Bettine und die drei Schwestern des Bräutigams mit großem Engagement daran, das Haus für die Anfang Juni 1847 erwartete Ankunft der neuen Gutsherrin aufwendiger einzurichten.[335] Bettine reiste bis nach Leipzig, um Möbel, Stoffe etc. vorab zu besichtigen, damit Freimund eine schnelle Auswahl ermöglicht wurde, und brachte auch „88 Ziersträucher und Obst- und andere Bäume mit, um damit der Frau Anna ihren Landkäfig zu verschönern".[336] Aus Berlin berichtet sie Anfang Mai 1847 wie in einem Bestell- und Einrichtungsrausch: „Heut ist Sonntag Wo ich nichts machen kann; morgen am Montag werde ich noch mehr Bestellungen machen am Dienstag auch und am Mittwoch dencke ich wieder mit Dampf einzurücken bei Dir. Oelfarbe oder vielmehr Blei Weis Lackspiritus so wie Messing Drahtstifte sind auch bestellt. Auch habe ich Küchenustensilien welche sehr nothwendig sind schon auf dem Kauf – eben so sehr billige schöne Fenstervorhänge [...]."[337] So geht das weiter, noch intensiver als schon während der Einrichtungskampagne im Jahre 1845 nach dem Brand in Bärwalde. Die gesamte Einrichtung des Hauses scheint also Aufgabe der Frauen zu sein, während Freimund nur noch die vorbereiteten Entscheidungen traf.[338] Die Bilanz im Juli liest sich in einem Schreiben an ihre Freundin Pauline Steinhäuser so: „Dann hat mein Sohn geheirathet, ich habe seine Wohnung eingerichtet, ein demolirtes Landschloss zu einem Zauberpallast umgewandelt, mit eigenen Händen; ich habe von morgens 4 Uhr bis abends in die Nacht gezimmert, gemeiselt, gemahlt, geweisst, Tapeziert, geleimt und alle Handwerker instruirt und bin beinah alle Abend ohnmächtig vor Müdigkeit eingeschlafen und hatte vergessen zu essen zu trinken."[339] Was immer daran en détail zutrifft oder Stilisierung ist, erneut schreibt sie sich männlich konnotierte Tätigkeiten in einem Modus männlicher Schufterei zu. Für sich selbst scheint sie in dieser Zeit nicht gerade angemessen gesorgt zu haben.

Ein Hintergrund mag gewesen sein, dass Freimund offenbar Befürchtungen hatte, man könne bis zur Ankunft des Brautpaares nicht fertig werden und die Ausstattung sei nicht standesgemäß. Er selbst reiste für einige Wochen zur Braut nach Ludwigsburg und bewarb sich erfolglos um ein Landtagsmandat.[340] Die Hochzeit fand am 29. Mai 1847 in Nentershausen (15 km nordöstlich von Bebra) auf dem Stammsitz der Brauteltern Baumbach im kleinsten Kreis statt. Auf Wunsch Freimunds nahm lediglich seine auch bei Hof geschätzte Schwester Armgart teil.[341] Ob Freimund vermeiden wollte, dass seine Herkunftsfamilie durch schlechtes Benehmen auffiel? Anna wurde jedenfalls anschließend in Wiepersdorf fulminant von der ganzen Familie einschließlich des Diplomaten Siegmund, der Heimaturlaub machte, empfangen und lebte sich dank ihrer gewinnenden Art dort und in Berlin schnell ein. Siegmund hatte sie bereits anlässlich der Verlobungsnachricht als „sehr hübsch, gut gewachsen" charakterisiert und bemerkt, sie habe „schöne Hände [...] und gesunden Menschenverstand und eine reichliche Dosis heitern herzlichen Gemüths".[342] Maxe war ebenfalls „entzückt", und Bettine vermutete bald anhand der Briefe einen „liebenswürdigen Charackter".[343] Tatsächlich nahm nach ihrer Ankunft „die Liebe zwischen ihr und den Geschwistern täglich zu".[344]

Gesundheitssorgen um den der Homöopathie gegenüber kritischen Sohn Siegmund

Siegmund hatte nach einer schwierigen Schulzeit trotz großen Fleißes ein mäßiges Abitur gemacht und dann ein Jurastudium begonnen. Passend zu seinem adeligen Selbstverständnis strebte er, darin von seinem Vetter Carl von Savigny beeinflusst, den diplomatischen Dienst an. Auf die Verwaltung der Familiengüter wollte er sich nicht einlassen; lieber gab er sich als „Elegant".[345] Vormund und Mutter gewährten ihm deshalb eine längere Auslandsreise, die im März 1832 nach einem mehrtägigen Aufenthalt bei Goethe in Weimar und dann in Frankfurt zu seiner Tante Ludovica nach Paris führte, wo er den vorangereisten Cousin und dessen jüngeren Bruder Franz wieder traf. Da aus Paris Choleranachrichten kamen, versuchte Bettine ihn für ihre Propagandakampagne einzuspannen, denn er blieb im April länger in Frankfurt: „Den Franckfurthern präge nur recht ein, daß Homoeopathie die einzige sichere Heilmethode ist, damit wenn das Unglück wollte daß sie hinkäme sie sich nicht erst lange besinnen."[346] Das dürfte auf ihre eigenen Erfahrungen in Berlin zurückgehen. Eine Reaktion auf dieses Ansinnen ist aus den Briefen nicht zu entnehmen. Ansonsten hoffe sie, dass Stüler Kühnemunds kaltes Fieber bald vertreiben werde. Sie selbst habe „Frühlingskopfweh", was er wohl ihren matten Zeilen anmerken werde.

Auch wünscht sie im zwei Tage später folgenden Schreiben, dass er die Reise wegen der Cholera noch zwei Wochen aufschieben möge. Sie selbst musste im August nach vier Wochen Bettlägerigkeit wegen eines Fiebers ihre eigene Reise nach Frankfurt später antreten.[347] Nach der Rückkehr hatte sie im Januar „Noth Kummer Geschäfte Plackerein Kranckheiten aller Art". Ärger über Behinderungen bei der Herausgabe ihres Stichs mit der Darstellung des Oktoberfestes, der ihr wegen der Hoffnung auf hohe Erlöse sehr wichtig war, brachte ihr „die Rose" ein – wohl eine Art Gürtelrose.

Im Mai nahm dann Siegmund die Rolle des Gesundheitsberaters ein. Nicht nur sie solle unbedingt ins Bad gehen, auch Friedmund solle sie abhalten, „zu viel zu arbeiten, denn eine Gesundheit ist bald verdorben und mit dem Wiederherstellen ist es eine missliche Sache".[348] Von sich selbst meinte er, dass ihn die Berliner Verhältnisse wohl auch reif fürs Bad gemacht hätten, er sich jetzt in Paris aber wesentlich besser fühle. Im Sommer drückt er erneut Sorgen um ihre Gesundheit aus: „Deine Badereise unterlaß auf keinen Fall, dencke, daß Du 7 Kinder hast von denen eins 8 Jahr alt ist, und noch keines etabliert."[349] Das sind schöne Worte, denn im September muss sie ihn aus Geldmangel bitten, endlich nach Hause zu kommen, nachdem er bereits ein halbes Jahr länger in Paris weile als geplant. Sie selbst habe auf ihre Reise deshalb verzichtet, und Freimund, dessen „Gesundheit seit dem Tod des Vaters Tod noch nicht wieder fest geworden" und ihr so „herzschneidende Sorgen" gemacht habe, hätte längst Erholung verdient.[350] Sie hatte bereits auf ihre Erbschaft zurückgegriffen, um seinen Auslandsaufenthalt zu finanzieren, und musste nach vier Wochen in Dresden, wo sie sich erholt hatte, Anfang Oktober erneut Geschwistergerechtigkeit einfordern und ihm klarmachen, dass weder der Vormund noch sie aktuell eine Vorerbschaft austeilen könnten, da keinerlei Liquidität verfügbar war.[351]

Nach seiner Rückkehr aus Paris noch im selben Monat und dem Examen im Jahr 1836 in Berlin war dann Sigmunds erste Station als Jurist das Stadtgericht in Münster. Ende des Jahres war er dort von dem schlechten Wasser krank geworden und versuchte, sich mit einer Flasche Wein zu kurieren – ein Hausmittel, das an Bettines Praktiken erinnert.[352] Die Weinkur entpuppte sich im Februar allerdings auch als Rat des Arztes: Der habe ihm „gesagt, ich müße Wein trincken, um mich in diesem schändlich feuchten Klima, von der Grippe, die viele Leute hier sogar tödtet, frei zu halten".[353] Er nimmt diese notwendigen Mehrkosten zum Anlass, zusätzliche Zahlungen zu erbitten.

Kurz vor der Abreise „aus diesem langweiligen Neste" wütet er gegen ihr Goethebuch. Es werde die Druckkosten nicht einspielen, und er „sehe mit Sehnsucht der Zeit entgegen, wo" er „tausende von Exemplaren kreuzweise benutzen werde".[354] Trotzdem ist er bereit, zwei Wohltätern vor Ort je ein Exemplar zu überreichen, und bittet Bettine darum.

Tatsächlich litt er unter der Berühmtheit seiner Mutter, die nach Veröffentlichung des seiner Ansicht nach „infernalischen" Buchs entstanden war. Zu seinem großen Ärger brachte das dem adelsstolzen jungen Herrn von Arnim nämlich den Spitznamen „betinno" ein, den er für so beleidigend hielt, dass er darauf mit dem „Hundsfott" antwortete. Der Spottname ist ein deutlicher Hinweis auf die nun anscheinend überragende Rolle der mütterlichen Abstammungslinie, die auf immigrierte bürgerliche Aufsteiger vom Comer See verwies, die es „nur" zum Bürgerrecht in einer Reichsstadt gebracht hatten.[355] Das war im adeligen Verkehr eine dreifache Abwertung durch Verweiblichung, Degradierung und möglicherweise zusätzlich durch nationale Ausgrenzung mit der Italianisierung ihres Vornamens zu einem Männernamen. Statt gesellschaftlicher Anerkennung für seine adelige Abstammung väterlicherseits musste er sich nunmehr und zeitlebens mit den Folgen der Verletzungen gesellschaftlicher Etikette durch seine Mutter auseinandersetzen, was seinen recht deftig geäußerten Ärger nachvollziehbar machen soll. Dagegen klammerte er sich an Erinnerungsstücke seines Vaters – Schriften, Kleider und Papiere. Er hatte sie in Kisten und im Pult seines „keuschen Zimmers" aufbewahrt, das man allzu locker an eine Bonner „Studentens…", eine Klavierlehrerin, vermietet hatte. Anscheinend waren die Gegenstände sogar verstreut worden, obwohl er Friedmund um eine sorgfältige Behandlung gebeten hatte.[356] Er beklagt also ein schädigendes mütterliches und ein zerstreutes väterliches Erbe.

Mittlerweile in Aachen tätig, beschwerte sich Siegmund Ende Juli 1837 darüber, dass die von Bettine zugeschickten „Pillen" „bis heute noch nicht gewirkt haben".[357] Er habe „Nasenschnupfen" mit „Schleimauswurf", aber „Athmung", und befürchte, nicht die richtige „Diaet" zu halten, da er „rauche u Mittags Wein trinke". Er wolle um „jeden Preiß von diesem Uebel befreit" werden und habe schon „100 Flaschen Selters ohne Erfolg getrunken" und nunmehr „Lust den hiesigen Brunnen zu brauchen". Wegen des allmorgendlichen schleimigen Auswurfs und Hustens wollte sich Siegmund wohl doch noch auf die Homöopathie einlassen und regte einige Tage später an: „Du könntest Stüler fragen, ob er nichts dagegen weiß, da ich sonst fürchten muß, das Ding stärker oder schwächer Jahrelang noch zu behalten."[358] Interessant ist sein Motiv für diese Anfrage: „An einen hiesigen Arzt mag ich mich nicht wenden, da mich das Geld kostet, was ich nicht habe u zu Gerüchten Anlaß giebt, die ich nicht liebe." Erst genau einen Monat später berichtete Siegmund: „Ueber meine Gesundheit kann ich dich insofern beruhigen, als bis jetzt die homoeopath Pillen keine besondere Veränrung gebracht haben, obgleich ich sie regelmäßig Abends u zuweilen auch am Morgen noch genommen habe. Seit 3 tagen trinke ich den hiesigen Brunnen und nehme zugleich eine ziemliche Dosis von dem Thermal salz, was mich sehr stark purgirt, vielleicht hilft mir das. Das lange Anhalten dieser Geschichte, […] denn ich litt schon in Berlin daran und habe auch damals homoeopath gebraucht, stimmt mich sehr verdrießlich; und hindert mich sehr am Arbeiten."[359] Tatsächlich sei sogar eine Änderung zum Schlechteren eingetreten, denn er habe die Symptome nun auch abends. Auffallend sei seine große „Sehnsucht zum Schwitzen", weshalb er im Sommer seinen Pelz getragen habe. „[E]inige rußische Bäder, die ich früher genommen, brachten mich übrigens nur nach Auflegung von 8 wollenen Decken u nach längerer Zeit in Schweiß. Sage dies dem Stüler, wenn dich dieser Brief noch in Berlin trifft; vielleicht weiß er etwas." Es dürfte sich um saunaartige Dampfbäder gehandelt haben. Dann bittet er sie nochmals, wegen der Cholera aus Berlin abzureisen.

Siegmund hatte sich also schon früher in Berlin auf eine homöopathische Behandlung eingelassen, konnte bisher aber keine positiven Wirkungen feststellen. Ob er abweichend von der vorgeschriebenen Dosierung die Arznei zusätzlich oder nur unregelmäßig abends einnahm, lässt sich nicht feststellen. Es zeigt aber eine gewisse Lässigkeit gegenüber Einnahmevorschriften. Jedenfalls trat eine Verschlechterung ein. Er fürchtete bereits zu Beginn dieser Behandlung eine Chronifizierung, die nach seiner Vorstellung eine Erkältung befördert haben könnte. Dem Arzt lässt er einen Begleitumstand (Sehnsucht zum Schwitzen) mitteilen, der bei einer homöopathischen Behandlung belangvoll sein kann. Sein Motiv, überhaupt den Berliner Homöopathen zu befragen, zielt auf die Vermeidung von Kosten und soll der Diskretion vor Ort dienen. Der Hausarzt Stüler konnte also auch für die auswärtigen Familienmitglieder konsultiert werden. Siegmunds Skepsis gegenüber dem von der Mutter bevorzugten Heilsystem ist allerdings überall mit Händen zu greifen. So nutzt er auch parallel verschiedene Mineralwässer – äußerlich und innerlich – sowie Mineralsalze. Das hohe Vertrauen in die Wirkung der „Brunnen" als Ergänzung oder gar als zweite Behandlungsphase erinnert an das Verhalten von Pamphilius. Schließlich bittet er seine Mutter darum, diesen wie auch seine früheren Briefe zu zerreißen, da es ihm „später unangenehm" wäre, „so etwas wieder zu finden, wie Krankheitsbeschreibungen".[360] Das hat sie erfreulicherweise nicht getan und uns damit den Bericht über einen Patienten erhalten, der skeptisch einen Versuch mit der neuen Heilweise unternahm, was einen Monat später zu einem halbherzigen Therapiewechsel führte: „Die Homöopathie hat mir nicht geholfen; besser wirken die Mittel eines hiesigen Arztes."[361] Ende Oktober geht es ihm besser, denn die Brust ist weniger verschleimt und der Schleim, außer morgens, klar. Trotzdem will er weitere Mittel und Diäthinweise aus Berlin. Besonders fragt er sich, ob er rauchen darf. Ansonsten ist er wie immer „überhäuft mit Arbeiten" und knapp bei Kasse, was er im folgenden Brief zur Abwechslung mal mit hohen Arzt- und Apothekerrechnungen begründet.[362] Auch das lässt auf eine gleichzeitige Inanspruchnahme homöopathischer und anderer Verfahren sowie Medikamente schließen.

Ende des Monats schätzt er die Wirksamkeit der Homöopathie kurzfristig etwas positiver ein: „Das homoeopath Mittel wirkt etwas. Die früheren, die ich auch sehr regelmäßig gebraucht, haben mir keinen Effect gemacht."[363] Zwei Tage später heißt es aber nur noch: „Das homoeopath Mittel wirkt nur unbemerkbar." Ihm fällt dann allerdings auf, dass er sich seit dem bestandenen Examen besser fühlt. Immerhin kündigt er eine Rückkehr nach Berlin an, „wenn es auch nur wäre um mit dem Arzt zu sprechen".[364] Und als weitere charmante Ankündigung schließt er eine gemeinsame Reise mit der Mutter nach Italien mit der Begründung aus, „da wir uns nun einmal nicht vertragen". Zehn Tage später bekräftigt er dieses Urteil: Es gehe ihm zwar besser, „was ich aber mehr der strengen Diaet, die ich seit 4 Monaten durchführe, zu schreibe, als der Homöopathie".[365]

Nach dem Aufenthalt in Berlin zum Jahreswechsel schickt ihm die Mutter im Februar standhaft wieder „Medizin und Geld zu sammen".[366] Im Juli 1838 griff Siegmund letztmalig das Thema Homöopathie auf, als er sie – trotz recht guter

Gesundheit – um die Zusendung von „kali[um] carbo[nicum]" bat.[367] Er habe sich den Knöchel verrenkt, und sein Fuß sei schmerzhaft geschwollen. Zu diesen Symptomen passt die Arznei. Es ist nicht auszuschließen, dass er sich sogar für diese Akutbehandlung die Arzneien zuschicken ließ. Allerdings wurden auch Probleme der Atemwege mit diesem Mittel therapiert. Später erteilen sich Bettine und Siegmund zwar über viele Jahre hinweg immer wieder gegenseitig Gesundheitsratschläge, aber bis 1851 lesen wir nie mehr, dass er sich selbst auf Homöopathie eingelassen hätte.[368] Wir können deshalb annehmen, dass er diese Option zwischenzeitlich nicht mehr beachtete.

Das hinderte ihn aber nicht, alleine oder gemeinsam mit seinem Bruder Friedmund der Mutter streng ins Gewissen zu reden, auch für sich selbst zu sorgen. So meinten beide bei einem Treffen Ende August 1839 in Hohenheim, sie solle etwas für ihre Gesundheit tun und möglichst bald ins Bad abreisen. Friedmund setzte noch hinzu: „Daß du nicht […] wohl bist thut mir leid, aber kein Mensch kann dir helfen; du thust es doch nicht, wenn man dir etc sagt, du sollst ins Bad gehen."[369] Hintergrund dürfte ihre schlechte Finanzlage gewesen sein, die sich im Laufe dieses Jahres noch weiter zuspitzte und sie sogar an einen Umzug nach Kassel denken ließ.[370] Allerdings schaffte sie es, im Herbst 1842 eine Bäderreise nach Bad Ems und Kreuznach anzutreten. Von der Kurgeselligkeit war sie nicht angetan, zu sich selbst sei sie auch nicht gekommen, und die Mineralwässer hätten sie braungelb eingefärbt.[371] Immerhin habe der Arzt der mitgereisten Armgart „völlige Besserung ihrer Augen" versprochen – sie sei aber weiterhin leidend. Im August des folgenden Jahres sollte Bettine mit ihr eine Badereise nach Landeck in Schlesien antreten, weil sie „das Bad in Kreuznach zu starck gebraucht haben soll".[372] Die junge Dame und ihre Schwester Maxe wollen nicht mehr nach Bärwalde zum einsamen Bruder fahren, weil das Klima dort ungesund sei.

Um Siegmund machte sich die Mutter auch auf ihren Reisen weiterhin erhebliche Sorgen: „[…] ich dachte jeden Tag ob du auch gesund sein mögest und es war mir immer Angst um Dich."[373] Dem Vorwurf, „Baron Lauer sei eine bessere Mutter als" sie, widerspricht sie entschieden: „ich sage aber Nein ich bin besser." Es ging bei dieser Auseinandersetzung um die Vertretung von Siegmunds Ansprüchen in Berlin und Probleme mit mehreren nicht angekommenen Briefen Bettines. Sie bat ihn, sein „böses Vorurtheil" ihr gegenüber zurückzunehmen. Er hingegen fürchtete wegen des Königsbuches um seine Karriere. Pathetisch fährt sie fort: „Ich kann dir sagen, daß ich zu allem bereit bin was du von mir verlangst, und daß mir auch nichts ein Opfer ist sondern nur mein wahrer Beruf." Das ist eine frühe Formulierung von „Mütterlichkeit als Beruf", die man so vielleicht nicht als Erstes bei Bettine erwartet hätte.[374] Bei dieser Gelegenheit erleben wir dann auch erstmals Friedmund als Ratgeber für Gesundheitsangelegenheiten seines Bruders. Er empfiehlt ihm, gegen seine rheumatischen Beschwerden, besonders nachts, sich nicht zu erkälten und einen Schlafrock anzuziehen, wie er selbst. Offenbar war das also nicht selbstverständlich. Man sieht an diesem Beispiel gut, wie Gesundheitsnachrichten und Empfehlungen zu Gesundheitsproblemen die Familienmitglieder auch untereinander verbinden.

Auf diplomatischem Posten in Stockholm litt Siegmund wieder unter dem Klima. Von dort aus heizte er die Auseinandersetzung mit der Mutter in einer Schlussformel seines Briefes wieder an: „Behalte lieb deinen Sohn den du wahrscheinlich nicht mit soviel Schmerzen auf die Welt gesetzt hast, als er gegenwärtig Kummer u Sorge hat, um es darin auszuhalten."[375] Diese egozentrische Larmoyanz dürfte Bettines Gesundheit nicht gerade gefördert haben. Als sie sich später beim König siegessicher und höchstpersönlich, aber trotzdem erfolglos für seinen Freiherrentitel eingesetzt hatte, schrieb Siegmund ihrem kontraproduktiven Einsatz auch diesen Fehlschlag zu.[376]

Es mag dann für Bettine, die Siegmund u. a. ausführlich von ihrem Engagement für Pantillon berichtet hatte, eine Genugtuung gewesen sein, dass ihr Sohn von seiner neuen Station in Karlsruhe Folgendes berichtete: Sein ihm wohlgesonnener Chef sei „seit 14 Tagen in Francfurt [...] und dort einer Art von Homöopathen in die Hände gefallen [...] so daß es ihm seitdem mit seiner Gesundheit viel besser gehen soll".[377] Mag seine fortdauernde Distanz auch aus der unscharfen Formulierung „Art von Homöopathen" durchklingen, immerhin rang er sich mal zu einem vorsichtig positiven Urteil über dieses Heilsystem auf, für das sich seine Mutter gerade damals sehr einsetzte. Sie konnte sich im folgenden Februar mit Nachrichten über des Kronprinzen Neigungen zur Homöopathie revanchieren. Die Leibärzte hätten den Dresdener Homöopathen Wolf konsultiert, den sie aus dem Behandlungsversuch von Blechen kannte. Daraufhin setzten sie das Aderlassen aus, haben „die Medizinen auf Nichts reduziert und glauben so der homöopathischen Kur gänzlich entsprechend zu handeln".[378] Mag Bettine auch den Mangel des medikamentösen Teils der Therapie ironisieren, immerhin zeigt das Beispiel, dass Hahnemanns Kritik am Aderlass und an zu viel überflüssigen Arzneien auch bei den preußischen Leibärzten angekommen war und befolgt wurde. Schönlein, Heinrich Gottfried Grimm (1804–1884) und August Wilhelm von Stosch erkundigten sich jedenfalls bei einem namhaften Vertreter der Konkurrenz, der auch andere hohe Adelige behandelte. Sie taten das allerdings lieber im sächsischen Nachbarland bei einem Kritiker von Hahnemanns dogmatischen Tendenzen als vor der Haustür bei Berliner Homöopathen.

Friedmund – der gleichgesinnte Sohn für den Austausch über Gesundheitsthemen

Die Beziehungen zu dem Drittgeborenen Friedmund, der bei Achims Tod 1831 kaum sechzehn Jahre alt war, entwickelten sich ganz anders.[379] Früh orientierte er sich vorwiegend auf die Mutter hin, die den Übergang vom Gymnasium in die für ihn passendere höhere Gewerbeschule mit ihrer Konzentration auf praktische Stoffe durchsetzte. Dort machte er im Frühjahr 1833 Abitur. Konfirmiert wurde er von Schleiermacher, Taufpaten waren u. a. Schinkel, Clemens Brentano und Ringseis, die er beide bei einer kleinen Kavaliertour in München traf.[380] Dann studierte er zuerst in Berlin, 1839 ein knappes Jahr an der Landwirtschaftsakademie in (Stuttgart-)

Hohenheim, deren Verbindung von Theorie und Praxis als besonders fortschrittlich galt.

Kurz vor Abschluss seiner Studien meinte sein Bruder Siegmund bei einem Besuch: „Ich glaube dass Friedmund mit der Zeit ein recht tüchtiger Landwirth werden dürfte." Außerdem hob der angehende Diplomat, der wegen seines aufwendigeren Lebensstils immer in Geldnöten steckte, ein weiteres Charakteristikum seines jüngeren Bruders hervor: „Das Land hier ist nach meiner Erfahrung ungeheuer theuer und es bleibt ein wahres Räthsel, wie Friedmund mit so wenigem Gelde auskommen kann."[381] Andere ergänzten dieses Bild immer wieder um Friedmunds asketische, naturnahe Lebensführung: So berichtet Ludwig an Wilhelm Grimm Anfang November (!) 1841, dass sich der 26-Jährige nicht ganz wohl gefühlt habe und „sich durch 10 bis 12 Stunden lange Spaziergänge wieder kuriren" wollte. Diese hatten ihn tatsächlich schon von Braunschweig über den Harz nach Kassel geführt.[382] Wein wollte er auch nicht trinken und aß nur ein kleines Stück Kuchen.

Zu Beginn der 1840er Jahre reiste er viel, weil er noch kein Gut zur Bewirtschaftung erhalten konnte. Er litt 1841 unter Rheumatismus, fühlte sich Ende 1842 auf der Rückreise von Wien krank und erwog, etliche Bäder in Breslau zu nehmen.[383] Möglicherweise war ihm auf die Stimmung geschlagen, dass sein Bruder, der Diplomat Siegmund, meinte, er könne ihn in der Habsburger Hauptstadt nirgends in die Gesellschaft einführen. Siegmund fürchtete wegen des „Zustands seiner Toilette sowie originellen Art zu sein, und seiner Schwäche im Französischen" und der „Tactlosigkeiten, wie sie Friedmund fortwährend begeht", um Ansehen und Karriere.[384]

So beschäftigte sich Friedmund 1844 mit der Herausgabe von ihm gesammelter schlesischer Märchen. Damals fand die Region wegen des Weberaufstandes besonderes Interesse. Außerdem wählte er den als links geltenden Verleger Egbert Bauer. Die Zensur behinderte allerdings bereits die Auslieferung von Bettines dort publiziertem Werk „Clemens Brentanos Frühlingskranz". Inhaltlich folgte Friedmunds Märchensammlung dem Vater, verlagspolitisch der Mutter. Bis 1844 legte er dann mehrere sozialpolitische Reformschriften für eine gerechtere Eigentumsordnung vor, die nicht zuletzt von den französischen Frühsozialisten inspiriert waren.[385] In seiner Kritik an den untätigen Kapitalisten und der Hochschätzung von Arbeit und Tätigkeit stimmte er mit Bettines politischen Ansichten überein. Ihre jungen und zumeist eher linken Berliner Freunde attestierten dem Sohn zwar ein gutes Herz, aber mangelnde Klarheit des Gedankens.[386]

Nach Auslaufen einer Frist des lehnsrechtlichen Erbvertrages konnte er 1845 endlich die Bewirtschaftung des väterlichen Landgutes in Blankensee übernehmen. Dort fand er nur ein baufälliges Pächterhaus vor, das ihm aber viele Jahre als bescheidene Unterkunft diente. Seine Schwester Maxe lobte anlässlich eines Besuches auf dem von ihm bewirtschafteten Familiengut im Herbst 1847 zwar das hervorragende Verhältnis, das er zu seinen Leuten hatte. Diese behandele er ausgesprochen gut und setzte damit seine sozialen Vorstellungen zum Teil um. „Um so närrischer mutete" sie „die Rücksichtslosigkeit an, mit der er sich selbst nach seiner Naturmethode behandelte. Sein Bett bestand aus dem blanken Fußboden, auf dem eine Wolldecke lag und darauf ein Leinentuch, in das er sich einwickelt, dazu ein Buch als Kopfkissen. Das war so echt unser lieber Frieder: immer nobel und großmütig gegen andere und übertrieben anspruchslos für sich selbst!"[387] Was für ein Kontrast zu dem immer anspruchsvollen Siegmund! Friedmund lebte dort ohne Bedienung und investierte seine Erträge in die Melioration des Gutes. Später lesen wir zu seinen frugalen Mahlzeiten in Blankensee: „Mein Frühstück ist Roggen und Weitzenkaffe [sic!] mit Milch ohne Zucker und Brod eingetaucht, schmeckt delikat[.] ebenso Mittag *sehr* einfach, eine Suppe mit etwas dazu, des Abends ebenso oder Kaffe."[388] Friedmund setzte also ganz systematisch auf Naturnähe, Askese und Körperertüchtigung. In diese Richtung lässt sich auch seine Äußerung „Jagd ist eine herrliche Curmetode" deuten, mit der er einen Bericht über dieses gemeinsam mit seinem Bruder erlebte Vergnügen 1837 abschloss.[389] Der Mutter schickte er Naturalien zum Eigenverbrauch oder Weiterverkauf, sie ihm Möbel, Wäsche und Bücher.[390]

Friedmund entwickelte sich immer mehr zu ihrem eigentlichen Gesprächspartner bei allen medizinischen Themen. So sind auch Nachrichten über Krankheiten Dritter in diesem Briefwechsel häufig detaillierter als in den Korrespondenzen mit den anderen Söhnen. Gleich in den ersten überlieferten Briefen von 1830 und 1832 ging es um die Gesundheit von Maxe sowie der beiden anderen Schwestern und von Freimund.[391] Rücksichtsvoll war er auch gegenüber Bettine. Zwar erbat er 1837 aus seinem Urlaubsort an der Ostsee, in der er zweimal am Tag schwamm, Nachrichten von allen Familienmitgliedern und ihrem Gesundheitszustand, fügte aber einschränkend hinzu: „Mache Dir darum keinen müden Augenblick."[392] Er wollte Bettine offenbar nicht veranlassen, noch des Nachts Episteln zu verfassen, wie sie das so oft tat. Auch riet er ihr immer wieder, etwas für ihre Gesundheit zu tun.[393]

Bei anderer Gelegenheit berichtete die Mutter dem Sohn ausführlich über die Krankheit, die bei Friedmunds Patenonkel, dem Architekten Schinkel, schließlich 1841 zum Tode führte. Es habe sich nicht um eine Apoplexie gehandelt, sondern um „Markschwamm, der sich zweimal äußerlich gebildet hatte".[394] Das war eine bösartige, schnell wachsende Geschwulst, deren Bezeichnung auf die weiche markartige Beschaffenheit zurückgeht. Man habe nach einer Operation vor vier Jahren vergessen, ihm Medizin dagegen zu geben, so dass sie sich erneut „hinten am Hirnkasten bilden konnte". Dort „chirurgisch getödtet, wuchs er nun nach innen und spaltete den Hirnkasten". Bettine äußert also deutliche Kritik an angeblichen Behandlungsfehlern der Mediziner und traut sich erstaunlicherweise eine zutreffendere Diagnose als die Fachleute und Kritik am Behandlungsplan zu. Schinkel sei keineswegs geistesabwesend gewesen, sondern habe sie sehr wohl erkannt und freundlich angelächelt. Sie sei die „lezte Zeit [...] bis zum Tod immer bei Schinkels" gewesen; seine Frau habe sie gar nicht entbehren können. Bettine habe wieder alle Abende bei ihm zugebracht. Auch die Kinder seien „vortrefflich in der Pflege" gewesen.[395] Bettine hatte sich also erneut sehr in der Krankenpflege engagiert, diesmal bei einem langjährigen Freund aus ihren ersten Berliner Tagen. Zu ihrem eigenen Zustand meinte sie gegenüber ihrer Schwester Gunda: „Obschon ich ruhig und wacker Schinkels Tod mit ausgebadet habe, so hat es mich doch angegriffen, und daß ich mich gar nicht diesmal erholen kann, schreib ich mit [sic!] allen diesen Tourbationen zu.“[396] 1843 wird erneut die jüngere Schwester Armgart erwähnt, der ein Arzt statt des bisher üblichen Seebades einen Badeaufenthalt in Oberschlesien verschrieben hatte.[397]

Im August 1845 war Friedmund ein „paarmal krank, und hatte Leibschneiden“, dass ihm „aller Appetit verging“. Es habe ihn sehr heruntergebracht. Jetzt gehe es aber wieder. Erstaunlich war seine Therapie: „Eine Flasche von deinem Weiß Wein, den ich so tropfenweiß in mich schlürfe, denke ich soll alles wieder in Ordnung bringen.“[398] Wie wir bereits gesehen haben, war Wein damals generell sowie insbesondere bei Bettine ein gängiges Therapeutikum. Man kann sich allerdings fragen, ob diese tropfenweise Einnahme des Weins von Dosierungspraktiken innerhalb der Homöopathie inspiriert war. Kurze Zeit später war beim weiteren Genuss von Weißwein von diesen therapeutisch kleinen Dosen allerdings nicht mehr die Rede.[399] Stattdessen wurden ganze Gebinde gekauft.

In dem Schreiben zu der bereits erwähnten Verurteilung zu einer Gefängnisstrafe wegen Magistratsbeleidigung tauchte im August 1847 erstmals explizit die Homöopathie im Briefwechsel von Mutter und Sohn Friedmund auf. Er schrieb: „Du wirst viel zu tun haben, sonst wünschte ich du schicktest mir noch eine homeopathische Apotheke und ein Buch dazu. Die erste Sendung, davon habe ich das Buch an

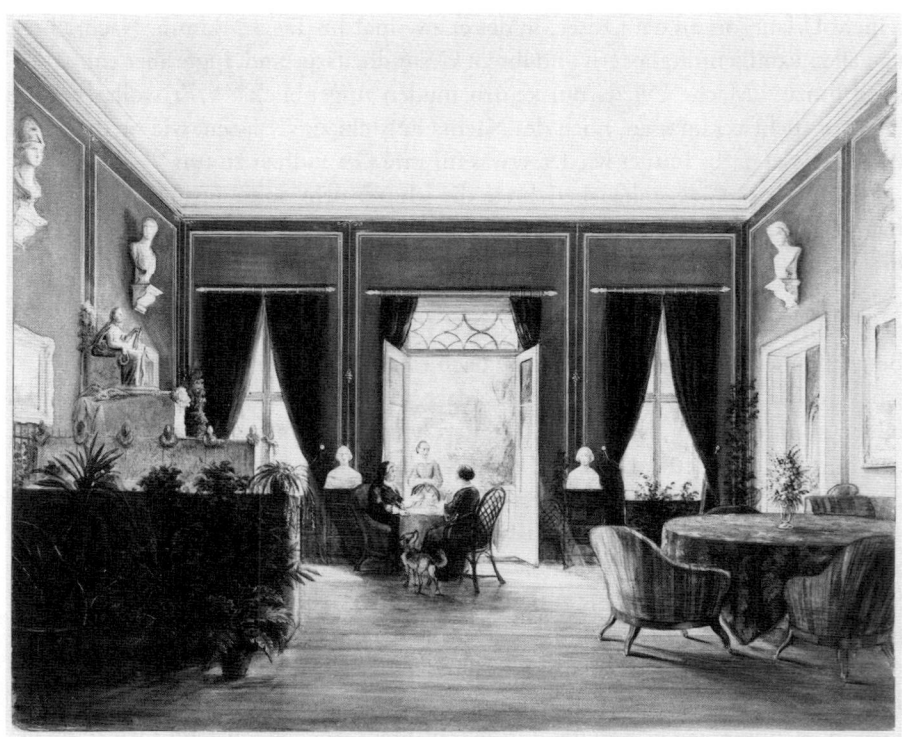

Abb. 12: Bettine in ihrer Wohnung In den Zelten im „Großen Saal“
mit ihren Töchtern Maximiliane und Armgart, Aquarell von Moritz Hoffmann

Jenatz bezahlt aber noch an dich nicht die Apotheke. Das kann dich aber durchaus
nicht abhalten meine Wünsche nochmals zu erfüllen."[400] Offenbar hatte Bettine bereits eine Hausapotheke mit homöopathischen Arzneien und einem dazu passenden
Buch übersandt. Es könnte sich um einen kleinen Ratgeber gehandelt haben, in dem
Indikationen und dazu passende Arzneien beschrieben waren. Friedmund scheint
also ebenfalls die Homöopathie zu nutzen. Wir wissen nicht, ob er sich zu diesem
Zeitpunkt lediglich selbst behandelte oder bereits Dritte versorgte. Jedenfalls hatte er
die von der Mutter so nachhaltig propagierte Arzneimitteltherapie übernommen und
wollte sich mit einem Buch mehr oder minder gründlich einarbeiten. Es spricht viel
dafür, dass er sich neben seinen strikten, naturheilkundlich orientierten Praktiken
medikamentös homöopathisch selbst versorgte.

Weiterhin fällt an seiner Formulierung auf, dass er bereits zum zweiten Mal eine
Hausapotheke und ein „Buch dazu" bestellte. Eine zusätzliche Apotheke wäre vielleicht noch für einen weiteren Aufbewahrungsort auf dem Gut zweckmäßig gewesen – etwa im Stall, um die Tiere zu behandeln –, ein zweites Buch verweist demgegenüber offenbar auf den Wunsch, es einer anderen Person zukommen zu lassen,
damit sie sich in die Homöopathie einlesen könne. Man darf daraus wohl schließen,
dass Friedmund nicht nur selbst „medizinierte", sondern bereits weitere Anhänger
für die Hahnemannsche Heilmethode warb. Auch könnte der Nachdruck, mit dem
er seine Mutter um diese homöopathische Grundausstattung bat, obwohl er ihr die
erste Hausapotheke noch nicht bezahlt hatte, auf eine solche Absicht hinweisen. Mit
seinem Werben für die von ihm bevorzugte Heilweise folgte er direkt dem Vorbild
seiner Mutter.

Vier Tage später antwortete Bettine, dass sie die homöopathische Apotheke bei
ihrem Hausarzt Melicher bestellt habe.[401] Siegmund könne, wenn er in zwei Tagen
Friedmund besuche, die „verlangten Bücher" für ihn mitnehmen. Dabei bleibt aller-
dings offen, ob es sich schon um Literatur zur Homöopathie oder anderes handelte.
Ansonsten solle er sich um ihre Gesundheit wegen „dergleichen Unfälle" – also des
Gerichtsurteils – keine Sorgen machen.

Und die Töchter?

Da Ende August 1845 auch noch Freimund schwerkrank gewesen war, resümierte
Bettine ihre Situation damals in einem Brief an Siegmund: „[…] eine Mutter schwebt
immer in Sorgen, bald ists der eine bald der Andre an den sie denckt ob er wohl in
diesem Augenblick gesund und vergnügt ist – und selten kommt ein Augenblick wo
eine völlige Beruhigung stattfindet."[402] Die Töchter werden zumindest nicht explizit
erwähnt. Sie waren im Haus, und deshalb gibt es keine Korrespondenz mit ihnen.
Erwähnt werden immer wieder Armgarts Beschwerden, insbesondere an den Augen,
und die dadurch veranlassten Badereisen sowie die schließliche Heilung durch einen
Homöopathen. Aber diese Sorgen waren vielleicht weniger drückend, weil Bettine
aufgrund der Nähe schneller handeln konnte. Außerdem wurde die Unsicherheit

über den weiteren Fortgang von Krankheiten nicht durch die Brieflaufzeiten oder das Fehlen weiterer Nachrichten verschärft. Über die Einstellung der Töchter zur Homöopathie lässt sich zumindest bis 1847 nichts Genaueres ermitteln, als dass sie die Mutter in Wiepersdorf bei der Ausgabe der Arzneien begleiteten. Insgesamt ist die Bilanz für Bettine in dieser Hinsicht also ganz ermutigend: Freimund und Siegmund akzeptieren ihre Präferenz leicht widerstrebend, Friedmund übernahm sie recht bereitwillig. Die wirklichen Auseinandersetzungen um die Homöopathie standen aber erst noch bevor. Bettines Einsatz für diese Heilweise war seit Achims Tod immer entschiedener geworden, und sie hatte alle erdenklichen Medien und teilweise sehr handfeste Methoden genutzt, um ihre Überzeugung anderen persönlich nahezubringen und zu verbreiten. Die eigentliche Zerreißprobe wartete in der eigenen Familie, als sie endlich Großmutter wurde.

6
Homöopathie als Familienerbe?
Bettines letztes Lebensjahrzehnt (1848–1859)

Die Märzrevolution im Jahre 1848, die Bettine ganz nah von ihrer Wohnung aus miterlebte, bietet sich aus zwei Gründen als wichtige Zäsur in ihrem Leben an. Politisch dürfte sie ihr die allerletzten Illusionen über die Reformfähigkeit Preußens und seines Königs geraubt haben. Während der revolutionären Umtriebe in Berlin wird aber auch – recht spät – ihr erster Enkel geboren, womit sich für die Familie neue Perspektiven auftun. Damit tritt außerdem eine Frage stärker in den Vordergrund, die sich im letzten Kapitel erst andeutete. Gelang es Bettine, ihren Kindern ihre medizinischen Präferenzen als Teil ihres familiären Erbes weiterzuvermitteln, oder entschieden sie sich für andere Wege?

Bettine hatte Siegmund, der als Gesandtschaftssekretär in Karlsruhe residierte, seit Anfang März mehrfach direkt über die revolutionären Ereignisse vor dem Berliner Schloss berichtet. Sie war von der politischen Reife des Volkes begeistert und hielt dessen Anliegen für sehr gerechtfertigt. Siegmund war allein auf dem Posten „im aufrührerischen Baden [...], weil der ordentliche Gesandte der Lebensgefahr halber sich zurückzog".[1] Nach dem ersten Höhepunkt der Revolution war Bettine erkrankt. „[...] ein Fieber was ich im Anfang für Übermüdung hielt, was aber jetzt auf den Gebrauch von Aconit gewichen ist, hat mich während 14 Tagen abgehalten an dich zu schreiben, da es in einer Art Schlafsucht sich meiner ganzen Zeit bemächtigte besonders konnte ihm meine Feder nicht wiederstehen wenn ich mich bis zum Schreibtisch hingeschleppt hatte so fiel ich mit dem Kopf aufs Papier und schlief ein. Jetzt bin ich viel besser!"[2] Offenbar hatte sie sich wieder, insbesondere durch zu wenig Schlaf, überfordert. Ihr Fieber hat sie mit Aconit behandelt. Wir wissen allerdings nicht, ob ihr das Mittel verschrieben worden war oder ob sie es selbst ausgewählt hatte. Ihr Tagesrhythmus war auch im folgenden Jahr so eingerichtet, dass sie nachts um 3 Uhr ins Bett ging, also zu dem Zeitpunkt, wenn die Hausangestellten geweckt wurden, und morgens um 7 Uhr wieder auf den Beinen war.[3] Damit war sie aber zufrieden und munter, wie sie ihrer zumeist griesgrämigen Schwester Gunda schrieb, und fühlte sich frohgemut als „Weltumwälzer".

Mitte Mai klangen ihre Kommentare in einem Brief an die alte Freundin Pauline Steinhäuser, die sich im fernen Rom befand, etwas banger. Sie sind auch deshalb interessant, weil Bettine hier erneut die Krankheitsmetaphorik auf den Zustand der öffentlichen Angelegenheiten anwendet: „Bleibt der König und fügt sich in die Wikkelbande der Constitution, so wird die Zeit kommen, wo wir sein gegebenes Wort in Anspruch nehmen dürfen; ich will's hoffen. Wird durch die Gewalt der convulsiven Bewegungen eine Umwälzung alles Bestehenden [erfolgen], was leider zu befürchten steht weil ungeheure Krankheitssymptome uns beherrschen, so werden vielleicht die Werke der Kunst auch samt den so hoch so fest gebauten Vorrechten des Bestehenden zusammenstürzen! – Wir liegen nicht ausserhalb des Laufs drohender Geschicke!"[4] Das war ihr nicht zuletzt deshalb klargeworden, weil 60.000 Menschen an ihrer Wohnung „vorbeitaumelten", um das neue Ministerium zu stürzen, während sie gerade den Brief schrieb. Bereits seit Anfang März hatte sie durch ihre Freunde genaue Kenntnisse über die Volksversammlungen in ihrer nächsten Umgebung.[5] Sie erlebte dies als „Zeit einer epileptisch gewordenen Tagesgeschichte", in der auch keine Bücher mehr gekauft würden. So war in einem Umfeld von Verlagsbankrotten auch ihre eigene verlegerische Tätigkeit tangiert, bei der sie schon des längeren mit unglaublichen Zensurschikanen zu kämpfen hatte, die sich nun noch verstärkten.[6] Zwar geißelte sie weiter die politische Unvernunft und Arroganz der Staatsspitze, spürte jetzt aber doch sehr deutlich, dass sich eine Revolution nicht mehr leicht durch das von ihr bevorzugte (gegenseitige) Band einer guten Konstitution einhegen lässt, wenn die Vorstellung einer Umwälzung aller Verhältnisse erst einmal entfesselt ist. Schon Anfang März hatte sie Friedmund gegenüber die Uneinsichtigkeit der herrschenden Stände ebenfalls mit einer Krankheitsmetapher belegt: „Nur scheint es durchaus nicht möglich, daß dort Licht sich verbreite über diese Verhältniße, wo die größte Dunkelheit herrscht und wo man das Prinzip als ein revolutionaires verpönt, die Wahrheit zu sagen. Gleich wie man einem Krancken auch die große Gefahr verbirgt, in der er schwebt. – Wie hart bin ich abgewiesen worden als ich davon sprach mit liberalen und Magnanimen [= großherzigen] Handlungen sich hervorzuthun, solange es nicht zu spät sein werde!"[7] Nach ihrem Selbstverständnis hatte man also die kluge Seherin Bettine nicht ausreichend angehört.

Geburt des Enkels und Lungenleiden der Schwiegertochter:
Kämpfe um die richtige Therapie

Die Schwiegertochter Anna war in Wiepersdorf zufrieden, wie wir aus einer Reihe von Briefen an ihre Mutter, die sie als „Herzens Mutterle" oder „liebe gute Mama" anredet, vom Juni 1847 an erfahren. So berichtet sie im September von der Obsternte, bei der die Brüder Siegmund und Freimund „ganze Tage auf den Bäumen" steckten. Armgart versuchte derweil, den dabei eingerissenen lockeren Ton zu zivilisieren. Als Strafmaßnahme sah sie vor, dass man jedem, der in diesen Ton falle, eine Prise Sodazahnpulver auf die Zunge streuen solle. Damit kuriere Siegmund nämlich alles – sogar einen Hundebiss. Zum allgemeinen Amusement streute man es auch in die Milch, die dann angeblich mehr Rahm bildete.[8] Im November pendelte Anna dann in Berlin abends mit den anderen Arnim-Kindern auch die Viertelstunde zu Savignys, um Siegmund zu verabschieden, ging aber nicht allein durch die Nacht zu Fuß zurück zu Bettines Wohnung. Sie besuchte mit Gisela die Oper und fand die Majestät in der Hofloge „dick [und] sein Äußeres wenig einnehmend". Schnupfen und ein etwas „geschwollenes Gesicht" verweisen auf eine Erkältung, zu deren

Behandlung sie eine Schachtel Hustenbonbons erhielt.[9] Freimund, der „seit seiner Grippe zu lieb ist", holte sie am Bahnhof ab und fühlte sich den ganzen Tag über in ihrem dunkelgrauen Schlafrock, den sie ihm wohl geschenkt hatte, sehr wohl. Auch charakterisiert Anna Berlin als den Ort der Intrigen, während das junge Paar in Wiepersdorf zufrieden sei. Sie bedauerte jedoch, dass ausgerechnet an ihrem Geburtstag, dem 19. November, wie an jedem Donnerstag und Freitag Gerichtstag sei.[10]

Gleich im Juni gab es aber auch kritische Töne Annas zu Bettines Umgang mit den Hausangestellten. Damals bemerkte sie, es gehe dem Personal seit Bettines Abreise mit der Apel, wohl der Chefköchin, besser.[11] Die Dienstboten habe Bettine so eingeschüchtert, dass die Köchin, „als sie zum ersten Male für uns [Anna und Freimund] kochte, vor Angst weinte".[12] Im November fand sie bei ihrem Aufenthalt in Berlin, dass Bettine die „Leute gleich definitiv" nehme, „ohne sich eigentlich recht nach ihnen zu erkundigen".[13] Damit weist sie ein weiteres Mal auf mangelndes Einfühlungsvermögen oder auch zu geringen Respekt vor den Hausangestellten hin. Außerdem bemerkt sie etwas spitz, dass Freimund den Prozess zu einem befriedigenden Ende bringen werde, „wenn die Mutter sich gar nicht mehr drein mischt".[14]

Diese Beobachtung mangelnder Zurückhaltung, um nicht zu schreiben: dauernder Einmischung, wird im Hinblick auf die bevorstehende Geburt wichtig. Dazu träumt Anna von Freiräumen. In der Wohnung von Bettine, die sie immerhin als Mutter bezeichnet, wolle man ihr nur zwei Räume freimachen, während das Schreibtisch- und Flügelzimmer weiter für die Töchter reserviert bleiben solle. Das fand sie „schofel", und auch Freimund nannte es „etwas stark".[15] So schlug sie ihrer eigenen Mutter, die aus einem holländischen Adelsgeschlecht stammte, vor, man solle, wenn sie dann zur Geburt komme, für zwei Monate ein Hotel garni mieten, wo man „schalten und walten" könne.[16]

Ende Februar reiste ihre Mutter dann aber in Wiepersdorf an, um bei der bevorstehenden Niederkunft zu helfen.[17] Anna gebar ihr erstes Kind, den kleinen Achim, am 24. März 1848, kurz nach dem Ausbruch der Revolution.[18] So berichtete Freimund ab dem 22. März, während er im Nebenzimmer auf die Geburt eines „Neu Deutschländers mit dreifarbiger Cocarde" wartete, gleichzeitig im raschen Wechsel vom Fortschritt der Wehen, den ihm „Baumbach", also die Schwiegermutter, meldet, und politisierte – wie sonst vorsichtigerweise nie in der Korrespondenz – über mögliche Revolutionsfolgen. „Es geht jetzt ziemlich laut in der Wochenstube her, die Schmerzen haben sehr zugenommen."[19] Nach „über 53 Stunden in Wehen" und unendlichem Leiden brachte Anna „den jungen Cravaller" zur Welt. Freimund beobachtet an ihm „ein Paar ungeheure Feuste" und hofft, „er wird dereinst dreinschlagen lernen, wenn [die] Deutschfranzosen seiner Zeit rappelköpfisch werden". Republikanische Revolutionäre handfest zu bekämpfen, wird dem zukünftigen Landjunker vom Vater also gleich nach der Geburt als Auftrag der Familie in die Wiege gelegt.

Die Savignys lädt er ein, sich in Wiepersdorf vor den Aufständischen in Sicherheit zu bringen. Ansonsten will der frischgebackene Vater die Gesundheit der Wöchnerin mit einem Hinweis auf einen ärztlichen Rat und durch ein wohlplatziertes Postscriptum schützen: „Wenn in den ersten Tagen noch niemand kommt, so hällt das der dr:

wegen etwaniger Aufregung für sehr zweckdienlich."[20] Dieser Wink mit dem Zaunpfahl war so erfolgreich, dass Bettine am 18. April, also dreieinhalb Wochen später, ihren Enkel immer noch nicht gesehen hatte, während Maxe sofort dorthin gefahren war, auch um räumliche Distanz gegenüber ihren Brautwerbern zu schaffen.[21] Bettine konnte nur in Erfahrung bringen, dass der kleine Stammhalter recht schön sein solle. Maxe, die wohl schon dort war, befand, Freimund „habe eine ganz andre Natur angenommen, nemlich lauter Gutmüthigkeit und Freundlichkeit, wenn er nur mit dem Kind spielen kann". Die Gesundheitsnachrichten über Anna seien nun besser.

Ansonsten beunruhigten Freimund die ökonomischen Auswirkungen der Revolution sehr, so dass er in einem Brief an seinen Bruder Siegmund sogar die Möglichkeit eines Bankrotts andeutete.[22] Innerhalb der Familie Arnim führten die Revolutionsereignisse in Berlin nun zu zwei getrennten Teesalons, denn dort war der „tolle Geist der Politik" eingekehrt: Bei Bettine trafen sich unter der Ägide des französischen Botschafters Emmanuel Arago (1812–1896), eines führenden Kopfes der französischen 1848er, die Republikaner, bei den Damen des Hauses die Söhne Savignys und andere Legitimisten aus dem Hochadel.[23]

In unserem Zusammenhang sind Freimunds Sorgen, die er sich um die Gesundheit seiner Frau machte, wichtiger. Sie erkrankte wenige Wochen nach der Entbindung an einem Lungenleiden.[24] Gepflegt wurde sie zunächst in Wiepersdorf durch ihre eigene Mutter sowie die Schwägerinnen Maxe und Armgart, die immer wieder von Berlin aus anreisten und wie selbstverständlich die Aufgabe der Krankenpflege innerhalb der Familie übernahmen.

In der Hauptstadt Preußens sorgte sich auch Bettine Anfang Juni um ihre Schwiegertochter und erklärte Friedmund, warum sie trotz der revolutionären Gärung in der preußischen Hauptstadt nicht nach Wiepersdorf ausweichen könne: Die „arme Anna" sei „auch in Folge vieler Arznei von Wustand in Dahme, sehr herunter gekommen, gestern war die Mutter Baumbach hier, um endlich zur Homoeopathie ihre Zuflucht zu nehmen da die vielen Purgier und Brechmittel die Anna so heruntergebracht haben daß sie nicht mehr gehen kann und in einem Sessel herumgetragen werden muß – die Mutter Baumbach wünscht nun zwar die Max und Armgardt dort zu haben aber nicht mich, weil sie das traurige Vorurteil hat daß ich Nervenangreifend sein könnte; es ist also natürlich daß ich auch wenn ich keine Geschäfte hier hätte lieber bis zur bessern Gesundheit der Anna anderswo bleiben würde."[25] Es dürfte für Bettine sehr bitter gewesen sein, dass sie so auf Distanz gehalten wurde, obwohl sie sich selbst in Gesundheitsangelegenheiten und Pflegefragen für besonders kompetent hielt. Die deutlichen Wünsche von Annas Mutter verweisen auf einen erheblichen Konflikt, nicht nur um die Deutungshoheit in medizinischen Fragen, zwischen den beiden Frauen, der bald noch offener ausbrechen sollte. Immerhin begann nun auch Mutter Baumbach sich für die von Bettine bevorzugte Heilweise zu interessieren, was eine gewisse Genugtuung bedeutete. Jedenfalls hatte Bettine in Friedmund einen verständnisvollen Korrespondenzpartner. Er dürfte ihre durch die Homöopathie geprägte Kritik an den „heroischen Therapien" des Schulmediziners Wustand, die die Patienten schwächten, ohne ihnen zu helfen, geteilt haben.[26]

Im Juni fuhr – statt Bettine – Maxe mit dem homöopathischen Hausarzt der Arnims, Melicher, nach Wiepersdorf, um sich ein Bild vom Zustand der kranken Anna zu machen. Es ist bemerkenswert, wie schonend für die Kranke sie mit ihren fatalen Eindrücken umging: „[...] ihr erster Anblick sagte mir, daß sie den Keim einer hoffnungslosen Krankheit schon in sich trage – – was halfen mir alle Beruhigungen des Arztes – ich hatte schreckliche Ahnungen – die ich alle verbergen mußte, und nur Nachts in meiner Einsamkeit gab ich mich dem Kummer darüber hin. Am Tage nur Lächeln Heiterkeit, Vorlesen – dann arbeitete ich selbst im Garten, u wir führten Anna auf u ab [...] so verging ein Tag nach dem andern, ohne Hoffnung u ohne Verschlimmerung"; wenn aber die Schwiegermutter Baumbach „Morgendsfrüh" zu ihr kam, konnte sie diese auch nicht trösten. „Diese schwere Zeit zerrüttete meine Gesundheit – u mein einziges Laabsal waren Georgs Briefe."[27] Das schrieb sie zwar so erst am Jahresende auf, als Anna bereits gestorben war, allerdings wird hier eine von Anfang an bestehende realistischere Einschätzung der Heilungsaussichten der Kranken gegenüber systematisch überspielt, um sie aufzumuntern. Dies sollte sie feinfühlig schonen, überforderte aber offenbar die psychische Gesundheit der pflegenden Schwägerin Maxe – und auch der Mutter. Allein die Liebesbriefe eines Prätendenten boten etwas Ausgleich.

Am 10. Juni, vielleicht am Abend des Tages mit dem Arztbesuch, schrieb Bettine erleichtert an Friedmund: „Anna die sehr kranck war, braucht Homoeopathie, die sehr gut angeschlagen hat bis jezt doch haben wir Heute weniger gute Nachricht; am nächsten Sonntag werden wir mit dem Docktor sie besuchen, Max ist schon Dort, Armgard wird dann auch dort bleiben ich denke aber mit dem Arzt wieder zurück zu kommen."[28] Offenbar hatte man tatsächlich mittlerweile in Wiepersdorf eine homöopathische Behandlung begonnen. Da der ortsnahe homöopathische Arzt, Gustav Wilhelm Groß, im Vorjahr verstorben war, dürfte sich Annas Mutter die entsprechenden Behandlungsempfehlungen während ihres Besuchs entweder direkt bei Bettine oder bei einem Berliner Homöopathen besorgt haben.

Bettine war jedenfalls entschlossen, noch intensiver in das Behandlungsgeschehen einzugreifen, indem sie ihren Berliner Arzt zu einem Besuch veranlasste. Nur knapp drei Monate nach der Geburt ging es Anna nämlich so schlecht, dass der Wiepersdorfer Hausarzt, der Allopath Wustand, und Melicher ihr empfahlen, sie wegen der besseren medizinischen Versorgung nach Berlin zu verlegen. Dorthin wurde sie Ende Juni von Freimund und ihrer Mutter begleitet und in der Wohnung von Bettine untergebracht.[29] Bei täglichen Arztbesuchen schätzte Melicher „Annas Krankheit gar nicht gefährlich" ein, so dass diese selbst ihre „traurigen Ahndungen nur wie einen schweren Traum" fühlte.[30] Maxe stilisiert sich in ihren am Ende des Jahres redigierten, oben zitierten Aufzeichnungen – ähnlich wie Bettine – also auch als eine Person, deren Vorahnungen treffender als die rationalen Einschätzungen des Arztes waren. Sie „sah ihre Krankheit ernster an wie alle anderen".[31]

Offenbar hielt Melicher die Krankheit aber immerhin für so gefährlich, dass er die Kranke täglich aufsuchte, was nicht unbedingt die gängige Praxis sein musste. So erklärte ein anonymer (angeblicher) Laie, dessen Schrift über „Vorurtheile und Mißverständnisse" über die „homöopathische Heilart" Melicher schon 1833 mit einem Vorwort und „medicinischen Anmerkungen" versehen hatte, dazu: „Jedem, insonderheit schwer Kranken, gewährt es immer Trost und Hoffnung, wenn ihn der Arzt so oft als möglich besucht, und sich von seinem Zustande mit eigenen Augen überzeugt; wenn er dem Arzte sein Leiden, seinen Schmerz selbst klagen und deutlich beschreiben kann, um ihn in den Stand zu setzen, den wahren Grund des Uebels, oder inwiefern sich der Krankheitszustand geändert hat, aus dem rechten Gesichtspunkte betrachten zu können. Die homöopathischen Aerzte thun dies auch in der Regel; thun sie es aber nicht, so ist es ein Umstand an den sich das Publikum schwer gewöhnen will."[32] Melicher geht dann auf eine weitere Befürchtung ein, dass ein Bote vielleicht dem Arzt Krankheitsnachrichten falsch übermitteln könnte und der Mediziner daraufhin „unrichtige Heilmittel" verschreibt. Leicht kritisch fährt er fort: „Ganz ist indessen in manchen Fällen eine kleine Vernachlässigung, besonders gegen arme Kranke, nicht zu verkennen, die freilich nicht stattfinden sollte. Ein dergleichen Vorwurf braucht den homöopathischen Arzt [nicht zu treffen], der die Kranken, wenn es nicht ausdrücklich verlangt wird und in wichtigen Fällen nöthig ist, gewöhnlich nur das erste Mal bei Eintritt der Krankheit besucht. Er ist mithin mehr zu Hause anzutreffen, und kann seine ganze Aufmerksamkeit dem Nachdenken der Krankheiten und den darüber eingehenden oder abzustattenden Berichten widmen, was die allopathischen Aerzte auch bei bestem Willen nicht können."[33] Diese müssten sich sogar den Vorwurf gefallen lassen, dass sie nach zu vielen Besuchen hintereinander die Angaben der Kranken verwechseln und sich nicht mehr an ihre Medikationen erinnern. Demgegenüber führten die Homöopathen bekanntlich ihre Manuale, also Krankenjournale, „der Einrichtung des Stifters der homöopathischen Heilmethode in Folge", in denen sie sorgfältig jedes Symptom und die verschriebenen Arzneimittel notierten.[34]

Der Text ist interessant, weil er die Patientenbedürfnisse und -befürchtungen mit den üblichen Verfahren allopathischer und homöopathischer Ärzte vergleicht. Dabei wird die in der Regel übliche – längere – homöopathische Erstkonsultation, auf die dann ausschließlich schriftliche Berichte folgen können, als Vorteil der homöopathischen Behandlung gedeutet. Der homöopathische Arzt habe dadurch mehr Zeit zum Nachdenken und stehe weniger in Gefahr, Patienten zu verwechseln. Das führe praktisch zu größerer Sicherheit bei der Wahl des Arzneimittels, die als entscheidend für die Therapie galt und gilt. Die genaue Protokollierung der Behandlung wird als weiterer Qualitätsvorteil für den Patienten dargestellt – übrigens dann auch als Hilfe bei der nachträglichen Rechtfertigung von unglücklichen Kuren. Immerhin wird als einziger Kritikpunkt vorsichtig angedeutet, dass Ärzte bei armen Patienten mit weiteren Besuchen zurückhaltender als sonst seien. So soll diese Argumentation geschickt für die Homöopathie werben.

Am 3. Juli berichtet Anna dem Freimund, dass es ihr etwas besser gehe, allerdings spucke sie Blut. Treppen könne sie nicht steigen, so dass auch ein „Promenädchen" nicht in Frage komme.[35] Mit einer gewissen Selbstironie beschreibt sie ihre Bauchschmerzen aufgrund der erneuten Schwangerschaft als „Folge eines sehr glücklichen

Symptoms", über das sie sich nicht beschweren dürfe. Der Arzt Melicher behandelte sie, obwohl er selbst „noch recht elend" sei. Er wird also als Arzt charakterisiert, der sich trotz des eigenen schlechten Gesundheitszustands für seine Patienten engagiert.

… und Kämpfe um die beste Säuglingspflege

Anna schrieb Freimund, wie sehr es sie belastete, dass Bettine sich absolut darauf versteift hatte, für den kleinen Achim (1848–1891) eine Amme anzustellen, obwohl das Kind vollkommen gesund und munter sei.[36] Bettine bestehe darauf, Anna zu entlasten, die allerdings ihren Säugling selbst stillen wollte. Die Schwiegermutter behaupte, ihre eigenen Kinder seien schon mit drei Monaten gelaufen, womit Achim nicht konkurrieren könne. Sie machte also mit – wenig glaubhaften – Hinweisen auf einen – erst zu befürchtenden – Entwicklungsrückstand des Enkels erheblichen Druck auf die gesundheitlich sehr geschwächte Schwiegertochter. Tatsächlich würden die Schwestern aber ganz anderes berichten. Sie verbünden sich also praktisch mit der kranken Schwägerin gegen die ziemlich übergriffige eigene Mutter.

Zwischenzeitlich habe Bettine Melicher entsprechend instruiert, der dann auch für die Amme votiert habe. Als der aber das Kind untersucht habe, sei er zu dem entgegengesetzten Schluss gekommen, dass nämlich eine Amme überflüssig sei. Danach habe Bettine Anna schlicht und ergreifend „mütterliches Gefühl" abgesprochen, was sie sehr schmerze. Sie sei bereit, das Kind einer Amme zu übergeben, „der Ausspruch des Arztes" sei ihr aber „weit wichtiger als der der Mutter", am allerwichtigsten sei ihr aber Freimunds Meinung. Er möge bedenken, dass sie zu viele schlechte Erfahrungen von Säuglingen im Kopf habe, die durch die Ammen angesteckt worden seien. Sie werde seinen Wunsch befolgen, hoffe aber, dass sie beide einer Meinung seien. Bettine wollte offenbar mit ziemlich harten Bandagen ihren Standpunkt durchsetzen und scheute dabei nicht vor schwersten Vorwürfen gegen die kranke und sehr geschwächte Schwiegertochter zurück.

Zehn Tage später war Anna erstmals fieberfrei und erhielt von Melicher ein Hustenpülverchen.[37] Von ihrem Sohn Achim berichtet sie, dass er alle im Haus sehr erfreue. Vier Tage später diagnostizierte Melicher sogar eine solche Verbesserung ihres Zustandes, dass er eine Rückkehr nach Wiepersdorf für möglich hält. Offenbar waren seine Beziehungen zu der kranken Anna mittlerweile so eng, dass er – im Ernst oder im Spaß – ein gemeinsames Fest zum Abschluss der glücklichen Kur in Wiepersdorf vorschlug.

Gleichzeitig hatten sich die Konflikte um die Ernährung des Enkels zugespitzt. Bettine habe der Hausangestellten Elise Geld gegeben, damit diese – gegen die klaren „Befehle" des Arztes und gegen den Wunsch der Kindseltern – ihren Ernährungsvorstellungen folge. Die „arme Person" sei ganz durcheinander, Melicher sei außer sich, denn „bei jeder Widerrede nenne Bettine ihn einen Esel". Sie mische konsequent als Getränk für Achim statt eines Drittels Milch und zweier Drittel Wasser genau umgekehrt; sie komme selbst nachts mehrfach, um dem Kind zu trinken zu geben, obwohl

es noch gar nicht an der Zeit sei, und halte schließlich Elise an, Achim nachts herum-
zutragen, was ihm eine Erkältung einhandeln könne. Nunmehr habe Frau Baumbach
durch die Schwestern Bettine androhen lassen, dass sie Achim mit zurück nach Wiepersdorf nehmen werde, wenn sie sich weiter „auf diese Art in die Verpflegung des
Kindes" einmische. „Sie soll sehr heftig geworden seyn." Bettine wolle nun aber für
acht Tage zu Meusebach abreisen, um in dessen Bibliothek ihren Studien zur Herausgabe von Achims Werken nachzugehen.[38] Abschließend bittet Anna Freimund noch
dringend um einen Besuch: „Lass Korn und Alles im Stich, es droht Gefahr, komm
her, es thut dringend Noth." Freimund besuchte sie in diesen Monaten immer wieder.

Anscheinend hatte Bettine erhebliche Ängste um eine ausreichende Versorgung
und das Wachstum des Enkels, weshalb sie mit wirklich allen Mitteln versuchte,
ihren Standpunkt durchzusetzen. Dabei schreckte sie auch nicht vor Beleidigungen
ihres langjährigen Hausarztes und vor eigenmächtigen Manipulationen und nächtlichen Umtrieben zurück. Schließlich scheint sie aber mit der angekündigten Fahrt
zu Meusebach einen Rückzieher gemacht zu haben. Gegen die Schwiegertochter
und deren Mutter konnte sie sich offenbar doch nicht durchsetzen und wollte nicht
riskieren, dass ihr der Enkel ganz entzogen würde. Die Atmosphäre muss für die
kranke Anna unerträglich gewesen sein.

Im nächsten Brief Mitte August heißt es, Achim sei, auch nach Ansicht von
Melicher, in bester Gesundheit, obwohl er zahne.[39] Eine Woche später geht es Anna
so gut, dass sie das Kind wieder tragen kann, und sie freut sich an den Kindsbewe-
gungen in ihrem Leib, also ihrer neuen Schwangerschaft.

Auch Friedmund scheint sich langsam von seiner schweren Krankheit zu erholen.[40] Allerdings bedrängt nun er die Schwägerin mit seinen „medecinischen
Ansichten" und „schwätzt ihr den ganzen Tag von seiner Krankheit […] und der
Unrichtigkeit" ihres „Benehmens" vor. Man habe sie den „ganzen Nachmittag" mit
ihm „allein gelassen", und das habe sie „arg mitgenommen".[41] Später schreibt sie
von seinen „abgeschmacktesten Theorien", attestiert ihm aber, dass er ihr gegenüber guten Willen habe. Sie selbst berichtete immer wieder von Husten und sogar
schweißtreibenden Hustenanfällen, freute sich aber auf die bevorstehende Rückkehr
zu Freimund nach Wiepersdorf und bat diesen dringend um Nachrichten über seine
eigene Gesundheit, die schon länger ausstünden.

Schließlich sah sie am 5. September erlöst Freimunds Ankunft entgegen, um mit
ihm möglichst bald in ihr „liebes Wiepersdorf" zurückzukehren. Dort könne man
dann die Ammenfrage, über deren Behandlung man sich einig sei, in Ruhe angehen
und ggf. eine sorgfältig ausgewählte Person durch den Arzt Wustand begutachten
lassen. Offenbar wünscht sich Anna eine vorherige Überprüfung des Gesundheitszustandes einer in Frage kommenden Person durch den Arzt, um eine Ansteckung
des Säuglings zu vermeiden. Dem kleinen Achim gehe es nach der überstandenen
„Zahnruhr", die ungefährlich gewesen sei, schon wieder besser.

Melicher habe sich „sehr zweizüngig benommen": Bettine gegenüber habe er
der Amme zugestimmt, ihr selbst das Gegenteil gesagt, aber empfohlen, eine zu nehmen, damit sie endlich Ruhe habe.[42] Bettine hatte also weiterhin keineswegs locker-

gelassen und Anna in dieser Angelegenheit weiter bedrängt. Abschließend kündigt Anna noch als Bettines „herrliches Geschenk" eine „große Kiste voller Haushaltsvorrath, Kaffee, Zucker, Reis, Graupen, Gries, Sardellen, Stärke, Stearinlichter u. s. w." an. Offenbar handelt es sich um lauter Produkte, die leichter in der Stadt als auf dem Land zu erwerben waren. Da Freimund selbst sie nicht abholte, kündigte Anna am 8. September an, wegen der revolutionären Beschlüsse der Nationalversammlung selbst um 14 Uhr den Zug zu nehmen.[43] Seit Juli 1841 konnte man auf dieser Strecke, die später bis nach Halle ausgebaut wurde, dreimal täglich in gut einer Stunde von Berlin aus nach Jüterbog fahren und in dem damals noch existierenden repräsentativen klassizistischen Bahnhofsgebäude aussteigen.

Im Spätsommer verlor Anna ihr zweites Kind bei einer Fehlgeburt.[44] Im Dezember hatte sich ihr Zustand offenbar so sehr verschlechtert, dass Freimund ganz verzagt war. Bettine wollte ihn in einem am 24. Dezember begonnenen Brief aufmuntern und wies darauf hin, wie „magnetisch" Hoffnung auf solche Kranken wirke – auch wenn er selbst das vielleicht für eine Chimäre halte.[45] Sie berichtete dann über unglaublich erfolgreiche Kuren des Homöopathen Dr. Franz Anton Bikking (1809–1873), der sogar eine Patientin gerettet habe, die Schönlein aufgegeben hatte. Dabei handelte es sich um den in Berlin sehr einflussreichen Chefarzt der Inneren Medizinischen Klinik an der Charité, Leibarzt des Königs und Vertreter der von Bettine abgelehnten naturhistorischen Richtung in der Medizin. Es ist unklar, warum sie sich nun besonders auf diesen Arzt kapriziert. Jedenfalls berichtet Maxe, dass ihr damaliger Brautwerber von der Groeben Bicking an sie vermittelt habe.[46] Es ist auch nicht auszuschließen, dass Bettines Verhältnis zu Melicher wegen der vorherigen Auseinandersetzungen um die Säuglingsnahrung und die Behandlung von Anna eingetrübt war. Jedenfalls versucht sie in diesen Weihnachtstagen von Sonntag bis zum Freitag einen Besuch Bickings in Wiepersdorf zu arrangieren, wohin ihn Armgart begleiten sollte. Sie wollte Freimund wohl ermutigen, denn sie erklärte, wie Bicking sehe auch Petsch noch Chancen auf Genesung für Anna. Auch hoffte Bettine, dass Bicking für Achim die „rechte Medizin für die Maßern geben wird die homoepathisch sehr leicht und ohne böse Nachwehen zu heilen sind".[47]

Franz Anton Bicking hatte in Berlin das Medizinstudium mit einer Promotion abgeschlossen, war danach homöopathischer Arzt in Erfurt und später in Mühlhausen in Thüringen geworden. Seit 1842 war er in Berlin tätig, wo er 1844 versuchte, sich zu habilitieren, aber am Widerstand der medizinischen Fakultät scheiterte.[48] Das verhinderte aber nicht seine Tätigkeit als königlicher geheimer Sanitätsrat und Leibarzt des Prinzen Albrecht von Preußen, eine Aufgabe, die er von 1842 bis 1872 erfüllte. Auch war er Vorsitzender der Prüfungskommission für homöopathische Ärzte zur Erlangung des Rechts zum Selbstdispensieren.[49] Bettine mobilisierte diesen erfahrenen, hochkarätigen und vielbeschäftigten Arzt für die Fahrt nach Wiepersdorf, die hin und zurück eher anderthalb als nur einen Tag in Anspruch genommen haben dürfte. Das Arzthonorar wird entsprechend hoch gewesen sein.

Bicking kam aber, ebenso wie der von Berlin aus zum gleichen Zeitpunkt bestellte Wustand aus Dahme, zu spät. Anna starb am 29. Dezember 1848 an „Lun-

genlähmung".[50] Bettine schrieb dazu umgehend an Siegmund aus Berlin, Anna, die
„alle so lieb hatten, da sie ein Engel war", sei „in dieser Nacht, nachdem sie lange
sehr leidend" gewesen war, „an einer Lähmung im Rückenmark plötzlich verschieden". Armgart sei „eben mit einem homoeopathischen Arzt [Bicking] abgereist als
der Kruhl hier ankam um einen Sarg zu bestellen!".[51] Bettine hatte bis zuletzt auf
Rettung durch einen Homöopathen gesetzt. Der behandelnde Arzt vor Ort hatte
aber erklärt, dass „jede menschliche Hilfe unmöglich" sei. Luise von Baumbachs
Bericht über die Todesstunde zeigt einen letztlich versöhnlichen Zug in Annas Verhältnis zu ihrer Schwiegermutter. Anna habe als letzte Bemerkung zu ihrem Mann
gesagt: „Wenn die Bettine komme, so laß nur die Mutter sorgen, die versteht das –
noch einige Athemzüge, ein Lächeln und alles war vorbei."[52] Freimund hatte „in den
letzten Stunden fast atemlos an ihrem Bette gekniet, um die heilige Ruhe ihrer letzten Augenblicke nicht zu stören; [er] geriet beim Ausbruch seiner lang verhaltenen
Gefühle in einen Zustand, der an Wahnsinn grenzte und machte mir so viel Sorgen,
daß ich darunter fast meinen eigenen Schmerz vergaß."[53] Mittlerweile habe er sich
zwar wieder gefasst, aber sein Herz sei gebrochen.

Zur Entlastung rückten unmittelbar alle Mitglieder der Familie Arnim an, die in
Brandenburg waren: Bettine und Friedmund am 30. Dezember, Maxe, da sie „noch
Blumen und Trauerkleider zu besorgen hatte", mit Gisela am 31. – mit Leo von Savigny. Auch sie fand „Freimund fast dem Wahnsinn nahe", das „Kindchen verfuttert
scrrofulös", hielt das Familienvermögen für „zerrüttet, durch die politischen Errungenschaften alle Mühe und Arbeit meines Bruders für die Güter – wohl umsonst.
Unser Familienleben zerstört durch den politischen Meinungsstreit – Friedmund
immer auf's neue in seine fieberhaften Zustände zurückfallend, u noch nicht genesen von der lebensgefährlichen Krankheit die er den Sommer durchgemacht –
dabei seine tollen communistischen Überspanntheiten – die ihn aufreiben, u ihn
zum Leben unbrauchbar machen [...] Gisel auch nicht wohl – die Betrügereien der
Inspektoren u Wirtschafterinnen hier, u Jenatz in Berlin."[54] Für Maxe war die gesamte Familie gesundheitlich, ökonomisch und sozial auf dem absoluten Tiefpunkt.

Kampf um die Versorgung des Halbwaisen
bis zu Freimunds zweiter Verheiratung

Nun brach das Gezerre um den Enkel erst richtig los. In einem Brief vom 8. Januar
1849 beschreibt Luise von Baumbach ihrem Mann die Situation. Sie entschuldigt
sich zunächst, dass sie so lange in Wiepersdorf geblieben sei. Sie habe aber Anna am
Sterbebett versprochen, „ihr Kind nicht zu verlassen".[55] Dieses Versprechen wolle sie
nun „in seinem ganzen Umfange erfüllen". Leider sei das Kindchen aber so unwohl,
dass es die größte Sorge mache und man aus Berlin zwei der geschicktesten Ärzte
habe kommen lassen. Dr. Petsch stimme mit dem von ihrem Mann konsultierten
Ludwig „nicht ganz überein, indem er die Jodeinreibungen von Wustand bekräftigte
und außerdem noch Thran verordnete, in welchem bekanntlich auch Jod enthal-

ten" sei.[56] Da sich aber Ludwig entschieden dagegen ausgesprochen habe, ließ man noch „den Arzt des Prinzen Albert kommen, Dr. Bicking, ein Mittelding zwischen Homoeopath und Allopath. Dieser hat die Einreibungen [und] den Thran verboten, dagegen Eselsmilch verordnet." Freimund werde ausführlich darüber schreiben, damit der Gatte „mit Ludwig conferieren" könne. Es ist nicht auszuschließen, dass Freimund wusste, dass seine Mutter vor Jahrzehnten in München eine Kur mit Geißenmilch gemacht hatte, die bei Krankheiten der Atemwege helfen sollte.[57] Die Männer der Familie waren jedenfalls voll in die Arznei- und Therapiebewertungen einbezogen.

Mittlerweile wurden also mindestens drei, wenn nicht sogar vier Mediziner direkt und per Brief konsultiert, darunter der recht originell als medizinischer Zwitter beschriebene, tatsächlich aber entschiedene Homöopath Bicking, der zu diesem Zeitpunkt bereits mehrere Bücher über die Homöopathie geschrieben hatte.[58] In Anbetracht dieses Aufgebots von Fachleuten schließt von Baumbach mit einem sehr nachvollziehbaren Seufzer: „Ach, lieber Ernst, diese verschiedenen Ansichten der Ärzte haben uns schon oft fast zur Verzweiflung gebracht – man möchte so gern alles thun, was menschliche Hilfe leisten kann, immer das Richtige wählen, und doch ist es so schwer, dies zu schaffen. Das resultat aller conferenzen ist indessen, daß das Kind einer höchst sorgfältigen Pflege bedarf und vor der Hand gar keine Rede von einer Reise seyn kann." Für die Reise mit einem so geschwächten Kind müsse man eine bessere Witterung abwarten, die vielleicht erst im April aufkomme. Dann dankt sie ihm für seine Bereitschaft, so lange ohne sie auszukommen. Sie habe das Kind nun an ihr Bett genommen. Freimund und sie hätten sich „ganz in das Kinderzimmer etabliert". Abschließend beschreibt sie noch ihre eigene Traurigkeit, die nach Abreise der anderen Beerdigungsgäste nun zunehme, da die „traurige Wahrheit zur Gewissheit" werde. Bisher sei es noch „wie mit einem Schleyer bedeckt" und wie „ein böser Traum".[59]

Ihrerseits hatte Bettine Freimund bereits nach Annas Beerdigung in Wiepersdorf angeboten, dort zu bleiben und sein Kind zu pflegen. Dies sei für sie keineswegs eine Pflicht oder ein Opfer, sondern geradezu ein Vorteil, wenn sie dadurch seine Zuneigung gewinnen könne, dass sein Kind unter ihrer „Pflege gedeiht. – Ich habe auch die Überzeugung daß dein Kind nur durch Homoeopathie seine völlige Gesundheit erlangen wird; hier in Berlin ist diese Heilart auf ihrer Höhe. Ich selbst habe vor wenig Jahren ein Kind das viel kranker war als deines mit leichter Mühe heilen sehen."[60] Sie verbindet ihre Angebote als Mutter und Großmutter also ganz eng mit ihren medizinischen Präferenzen für Hahnemanns Heilkunde.

Im Folgenden versuchte sie, vorhandene Brüche zu kitten und sich abzeichnenden Einwänden entgegenzutreten, denn sie spürte sehr wohl, dass ihr Verhältnis zu Freimund keineswegs problemlos war: Als Beförderer seines geistigen und irdischen Wohles werde er sich doch wohl nicht von seinem Kind trennen! In Anbetracht der in diesem Jahr (1849) bevorstehenden Revolution und Umwälzungen müsse es doch sein „Bedürfniß und Pflicht" sein, „die seinigen bei sich zu behalten". „Wo deine Familie ist da gehört dein Kind hin; Du gehörst zu Uns und deine Geschwister die

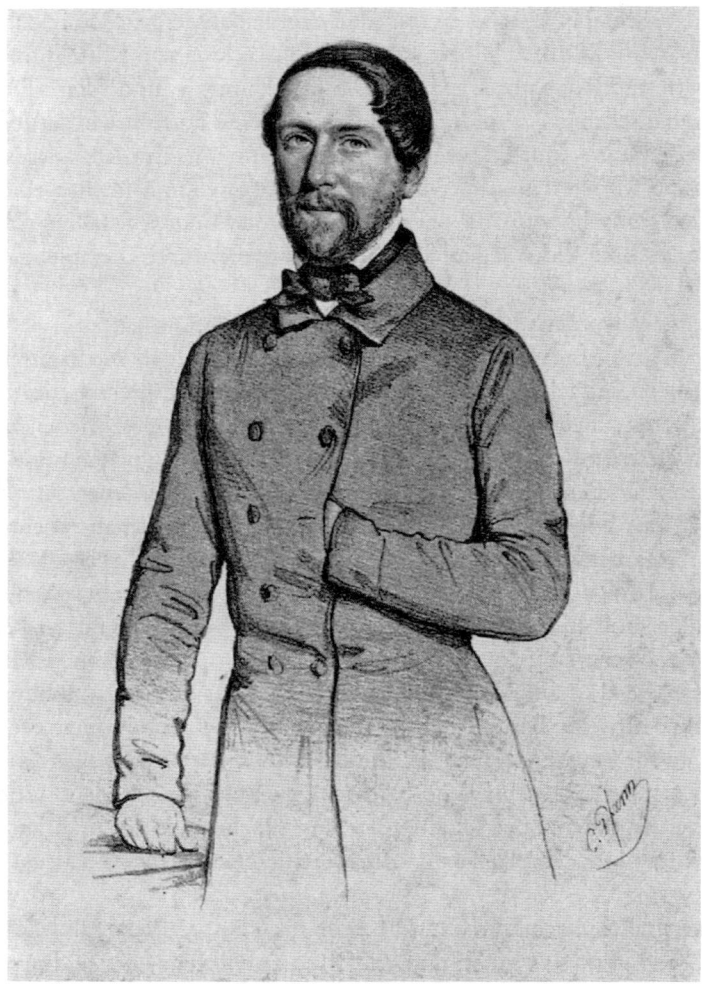

Abb. 13: Freimund von Arnim, Bleistiftzeichnung von C. Pfann

Dich ja alle lieben gehören dein." Damit positioniert sie Freimunds Herkunftsfamilie als den Ort des richtigen Lebens für seine Zukunft. Vorurteile gegen ihren, Bettines, „richtigen Verstand" und ihre „gesunde Seele" seien „ohne Grund".[61] Offenbar waren die also geäußert worden und mochten ein Nachklang u. a. zu der Ammenaffäre sein. Wohl auch deshalb verweist sie darauf, vertrauliche Unterredungen mit Anna gehabt zu haben, bei denen diese erkannte, dass Bettine die „lautere Herzensgüte" war – also nicht etwa mütterlicher Gefühle entbehrt hatte. Außerdem könne sie ihm aber nicht genug danken, dass er in dieser besonders schweren Zeit sie zu Besuch bei sich haben wollte, denn sie selbst habe verzagt geglaubt, ihre Gegenwart dort könne ihm „vielleicht nicht recht sein". In wenigen Wochen werde eine Wohnung unter ihrer eigenen frei, dort könne er mit dem Kind einziehen und die Leute treffen, die er wolle.[62] Hintergrund war eine dann gescheiterte Bewerbung Freimunds um ein Mandat in der Nationalversammlung, das ihm Aufgaben in Berlin eingebracht hätte. Später könne Claudine Firnhaber vielleicht „unser Landleben" teilen.

Der Vereinnahmungsversuch ist also auch in dieser Formulierung wieder umfassend, Bettines Argumentation insgesamt wirklich vielschichtig, ihre Perspektive ist sehr präzis, selbst die konkrete Zukunftsplanung ist schon weit vorangetrieben. Zu alledem folgen noch dezidierte Erklärungen zur Wirkung des eingesetzten Medikaments sowie anderer Arzneistoffe, zur Erstverschlimmerung beim kleinen Achim, zu seinen glänzenden Heilungsperspektiven, dem Unterschied zwischen „Accuten Krankheiten" und seinem aktuellen Leiden und Ernährungstipps. Abschließend weist Bettine explizit auf ihre eigenen medizinischen Kompetenzen hin, die sie durch genaue Beobachtung glücklicher Kinderheilungen von Stüler und Pantillon erworben habe. Insofern gab sie sich auch noch als kenntnisreiche Laienheilerin mit einschlägigem Spezialwissen aus.

Allein, all das verfing bei Freimund nicht mehr. Im März munterten ihn und den kleinen Sohn seine Schwestern in Wiepersdorf auf, wo sie sich immer wieder für längere Zeit aufhielten. Außerdem verstanden sie sich immer besser mit der ebenfalls dort anwesenden „Großmutter" Baumbach.[63] Achim wurde in deren Haushalt in Nentershausen (30 km westlich von Eisenach) bzw. sogar in Ludwigsburg in Pflege genommen. Freimund reiste so häufig wie möglich dorthin.[64]

Friedmunds Selbstheilungsversuche
mit einem homöopathischen Hausarztbuch

In dem aufregenden Revolutionsjahr 1848 erhielt Bettine aus Blankensee, wo das andere Arnimsche Familiengut lag, im Juli, also vor Annas Tod, weitere dramatische Nachrichten. Den Brief, den sie in den Händen hielt, hatte Friedmund vor Schwäche gar nicht selbst schreiben können, sondern dem örtlichen Prediger diktiert. 14 Tage lang hatte er angeblich nichts gegessen. „Während dieser Zeit mit allerlei Fieberungemach gekämpft, geschwitzt aufs Äußerste, was mir mein Blut sehr erleichterte; doch die beste Wirkung, daß ich wieder Schlaf finden konnte, hatte es, indem ich Matratze und alles aus der Bettstelle werfen und eine Hängematte darin anbringen ließ."[65] Trotz „angehender Verdauungskraft" fühlte er sich noch „sehr matt", so dass er „nicht aufkommen kann, was wol eine Folge derartiger Krankheit sein muß. Es wird wol ein gastritisches Fieber gewesen sein und dumm ist es, daß in dem verfluchten Hering nichts von Nerven- und gastritischen Fiebern steht, ich würde mir sonst viel besser haben helfen können. Bei meiner größten Ermattung, aber worauf ich gleich viel besser wurde, war ich ohnmächtig geworden und hatte mich beschissen." Später sei er „weinerlicher Gemüthsart" geworden und habe Sehnsucht nach der Familie bekommen. Nun wünschte er sich, dass seine Schwester Gisela mit der Eilpost kommen möge, um ihm einige Tage eigene „schönste Stücke [...] und sonst von andern Schriftstellern guten Plunder" vorzulesen. Zur Anreise von der Poststation bis zum Landgut traf er gleich detaillierte Vorkehrungen. Auch grüßte er die schwerkranke Schwägerin Anna, „der ich doch mit Kranksein so viel vorrühmen kann, daß meine Schwäche so weit ging, nicht mehr auf den Beinen stehen zu können". Dürr „wie ein Klapperstorch", fange er aber schon wieder an, zu wanken und zu schwanken. Schließlich fügt er noch mit eigener Hand einige Sätze an, in denen er seinen Ärger mitteilt, dass er die „dummen Statarpulver" eines Arztes aus dem 17 km entfernten Templin noch „gefressen" habe.[66]

Interessant ist hier zunächst wieder Friedmunds Methode, sich mit einer Veränderung seiner Schlafgelegenheit kurieren zu wollen. Mittlerweile schlief er offenbar nicht mehr auf dem Boden wie noch im Vorjahr, sondern hatte ein normales Bett, das er dieses Mal durch eine Hängematte ersetzte. Wichtiger ist der Hinweis auf den „verfluchten Hering". Es muss sich um den „Homöopathischen Hausarzt" des aus Oschatz in Sachsen gebürtigen Arztes Constantin Hering (1800–1880) handeln. Er hatte 1837 einen praktisch orientierten Ratgeber für Patienten veröffentlicht und sollte diesen schnell den Weg zu einem Arzneimittel bahnen, das bei ihren Beschwerden wirklich helfen konnte. Es war eines der ersten Bücher dieser Art und trug sehr zur Verbreitung der Homöopathie unter den Laien bei.[67] Ursprünglich hatte Hering ein „Hausbüchlein" für die sieben Familien der Brudergemeine in Niederländisch Guayana/Surinam geschrieben, die er einige Jahre ebenso wie den Gouverneur in Paramaribo medizinisch betreut hatte.[68] Vor seiner Abreise im Jahr 1833 in die USA baten ihn die Bewohner dieser Kolonie um eine Anleitung zur Selbstbehandlung. Er stellte sie zusammen und hinterließ sie dort als Manuskript. Gern hätte er daraus in deutscher und englischer Sprache eine Anleitung für die weltweit tätigen Herrnhuter Missionare gemacht, was aber von der Zentrale abgelehnt wurde. In seinem neuen Wirkungsort Philadelphia angekommen, meldeten die zahlreichen deutschen Landsleute bald einen ganz ähnlichen Bedarf an Laienliteratur an, so dass Hering den Text für den Druck überarbeitete und zunächst in den USA mit folgendem Untertitel veröffentlichte: „Für die deutschen Bürger nach den besten vaterländischen Werken und eigenen Erfahrungen bearbeitet".[69] Noch im gleichen Jahr 1838 erschien eine zweite, „unwesentlich veränderte" Ausgabe in Deutschland. Durch den größeren Absatz im Heimatland sollte das Werk wirtschaftlich erfolgreicher verbreitet werden.[70] „Der Hering", wie das Buch bald hieß, wurde schon 1841 in 3. Auflage und bis in das 20. Jahrhundert hinein – jeweils in aktualisierter Fassung – immer wieder gedruckt, noch 1949 in 34. Auflage. Früh wurde das Werk in weitere Sprachen wie das Englische, Französische und Spanische übersetzt.

Dieser Erfolg, homöopathisches Wissen an die Bevölkerung zu vermitteln, ist besonders bemerkenswert, weil Hering als fleißiger Student ursprünglich von dem Leipziger Privatdozenten Jakob Heinrich Robbi (1789–1834) dazu ausersehen war, eine Widerlegung der Homöopathie zu schreiben. Stattdessen machten ihn das gründliche Studium der Texte und ein persönliches Erlebnis zu einem überzeugten Anhänger der Hahnemannschen Heilweise. Der Rat eines Homöopathen hatte nämlich zur Heilung einer Wunde an seiner Hand geführt, nachdem die anderen Ärzte bereits die Amputation empfohlen hatten. Hering hat nicht nur diesen Patientenratgeber verfasst, sondern trug als Gründer einer der bedeutendsten homöopathischen Medical Schools in Allentown bei Philadelphia auch erheblich zur Institutionalisierung der Homöopathie in den USA bei.[71] Leider hat sich die von Friedmund genutzte Ausgabe des Ratgebers nicht in der Arnimschen Familienbibliothek erhalten. Es spricht aber viel dafür, dass das von Friedmund im August 1847 erbetene Buch, das als Beilage zur homöopathischen Apotheke geliefert werden sollte, eine der drei Auflagen aus den 1840er Jahren gewesen sein musste.

Diese weichen nur unwesentlich voneinander ab. Tatsächlich beschreibt Hering in den Kapiteln über die Krankheitsursachen zwar im Zusammenhang mit Erkältungen und unter dem Titel „Überladen und Verderben des Magens" „Magenkrämpfe, Blähungen, Kolik und Durchfall".[72] Im zweiten großen Teil, der eine Auflistung der „gewöhnlichen Krankheiten" nach dem praktischen alten Schema von Kopf bis Fuß bietet, liest man Hinweise auf „Leibschneiden" und bei den „allgemeinen Krankheiten" längere Ausführungen zu unterschiedlichen Sorten von Fiebern.[73] Dabei finden sich auch Hinweise, wie der Kranke mit sich und seiner Wäsche bei Schweißanfällen umgehen soll.[74] Insgesamt wird sehr genau zwischen den Begleitumständen und den Zeiträumen unterschieden, in denen das Fieber wiederkehrt. Trotzdem scheint die Art Fieber und Durchfall, mit der Friedmund konfrontiert war, dort nicht beschrieben zu sein. Das zeigt gut die Grenzen der Selbstmedikation anhand der verfügbaren Laienliteratur.[75]

Fürsorgliche Belagerung der erwachsenen kranken Söhne durch die Mutter

Während sich Bettine und Friedmund ansonsten über Buchpublikationen, Rezensionen und die nachrevolutionären Ereignisse in Europa austauschten, machte sich Bettine Mitte April 1849 erneut Gedanken um Friedmunds Gesundheit: „Manchmal habe ich Angst um Dich, so lange Zeit Wo du so oft von wiederkehrenden Anfällen geplagt warst haben mir die Sorge zu einer eingewurzelten Krankheit gemacht! – wenn ich also an Dich denke befällt mich gleich eine ängstliche Stimmung!"[76] Im nächsten Brief insistierte sie: „Ich hoffe du bist gesund – Schreib mir nur über diesen einen Punkt bei diesen wechselvollen Wetterzuständen und bei deiner feuchten Wohnung fürchte ich alles! – Freimund hat ein reumatisches Fieber und liegt zu Bett wie Armgardt schreibt". Und eine halbe Seite weiter: „[…] beruhige mich über deine Gesundheit".[77] Eine Woche später war sie zu ihrem Sohn Freimund nach Wiepersdorf gereist, weil sie „erfuhr, daß Freimund sehr gefährlich kranck sei. er ist aber schon wieder gesund, als ob ihm nie was gefehlt hätte. – ich war mit Bicking dem Arzt hergereist weil Armgardt die ängstlichsten Briefe geschrieben hatte, Bicking hatte es schon in Berlin für eine blose Grippe gehalten, es war Husten Fieber Schnupfen er befahl Aconit nichts wie Aconit; er mußte es den Tag viermal einnehmen, jedesmal Drei Tropfen in Wasser; und siehe nach den ersten 24 Stunden war Husten und Fieber weg. – jetzt nimt er zur Nachkur Brionia! – ich schicke dir den Rest der Aconit hier mit."[78]

Offenbar waren Armgarts alarmierende Berichte über Freimunds Krankheit ein zusätzlicher Hintergrund von Bettines starker Beunruhigung über Friedmunds Gesundheit. Diese Nachrichten hatten sie so belastet, dass sie sogar mit ihrem Berliner homöopathischen Arzt nach Wiepersdorf zu Freimund reiste. Jedenfalls hat sie sich selbst diesmal bei ihm keine eigene Diagnose oder gar Therapie zugetraut. Diese relative Zurückhaltung mag auf ihre schlechten Erfahrungen mit den Auseinandersetzungen um Annas Krankheit und die Versorgung des Enkels im Vorjahr zurückgehen, bei der sie sich stärker engagiert hatte, als es ihrem Sohn und ihrer Schwiegertochter recht war. Jedenfalls ergriff sie auch dieses Mal eine weitgehende Initiative, indem sie den Fachmann – wohl ohne ihren erwachsenen Erstgeborenen zu fragen – mit aufs Land nach Wiepersdorf nahm, obwohl der Arzt bereits in Berlin die Krankheit als eine nicht weiter beunruhigende Grippe, eigentlich wohl nur eine starke Erkältung, diagnostiziert hatte. Ihre Sorge war also sehr groß, und sie wollte unbedingt handeln, um nicht wieder zu spät zu kommen.

Sie nutzte die Gelegenheit, um Friedmund detailliert die Behandlungsschritte und Dosierungen des Arztes weiterzugeben, und übersandte ihm sogar die Arzneireste, damit er sich ggf. nach diesem Muster selbst versorgen könnte. Möglicherweise hielt sie Friedmunds Krankheit für die gleiche wie diejenige von Freimund. Eigentlich würde nur dann eine solche Therapieempfehlung direkt Sinn ergeben. Ansonsten dürfte sie Friedmund die Medikation und die Therapie so genau mitgeteilt haben, weil dieser sich mittlerweile auch unabhängig von aktuellen Anlässen für die Homöopathie interessierte. Bezeichnend für das Verhältnis zwischen Arzt und Patient ist die erneute Charakterisierung der Arzneiwahl als „Befehl" des Arztes. Schon beim Mischungsverhältnis von Wasser und Milch in der Säuglingsnahrung hatte Anna diesen Begriff gebraucht.

Im folgenden Brief kündigte sie jedenfalls entschlossen Friedmund ebenso eine Reise zur Inspektion seines Gesundheitszustandes an. Auch für diesen mittlerweile 34-jährigen, noch alleinstehenden Sohn meinte sie, sich in dieser Weise engagieren zu müssen. Ihre Formulierungen in diesem Brief scheinen geradezu auf ein Trauma zu verweisen, das auf die Erfahrung mit dem Tod ihres Mannes Achim zurückgehen könnte. Vielleicht hat sie daraus den Schluss gezogen, einen Sohn oder eine Schwiegertochter, wie im Vorjahr bei Anna, nie mehr allein ohne ärztliche Versorgung auf einem Landgut zu belassen, wenn sie den Eindruck einer ernstlichen Krankheit hatte. „Hör ich nicht bald von deiner Besserung so reise ich zu Dir. Mich überfällt ein Grauen, wenn ich an Kranksein denke; und alle Politick die jetzt wie ein Feuerwerk abbrennt wird mir schaal wen ich von Dergleichen angemahnt werde."[79] Die beunruhigenden Nachrichten aus der Familie waren ihr letztlich doch wichtiger als alle Verwerfungen in der „großen" Politik, an der sie so engagiert Anteil nahm.

Vier Tage später konnte Friedmund entwarnen: „Ich habe zwar noch einen Anflug von der Grippe doch ist das unbedeutend; Am besten halfen die warmen Tage, die ich von Morgens früh bis Abends draußen spazieren ging. Der Wald brach grün auf. Ich konnte nicht viel denken. Am schlimmsten waren die Nächte, wo der erschütternde Husten gar nicht aufhörte. Nur durch auf und abgehen konnte ich mir für ein paar Augenblicke Ruhe erobern. Wie gesagt jetzt ist es vorbei."[80] Friedmund hielt also weiter an seiner Methode der Selbsttherapie durch lange Spaziergänge fest. Er raffte sich selbst des Nachts von seinem Krankenbett zu kleinen Gängen auf. Ansonsten blieb er gegenüber der mütterlichen Ankündigung eines Besuchs ambivalent: Einerseits hätte es ihn gefreut, andererseits hätte er, überaus sparsam eingestellt, wie er war, die Kosten bedauert.

Bettine drängte zehn Tage nach Erhalt dieses Schreibens erneut auf Nachrichten. Nachdem sie einen Einbruchdiebstahl in den „Wohlverschloßnen Zimmern" der Mädchen überstanden hatte, verlangte sie die Bestätigung, dass sich Friedmunds Zustand nicht nur gebessert hatte, sondern dass er definitiv wieder gesund war – und dass er nach Berlin komme.[81] Eine weitere Woche später drängt sie erneut: Sie habe sich durch seine überstandene Krankheit zwar nicht einschüchtern lassen, aber es seien viele Sorgen geblieben, und diese raubten ihr die Heiterkeit des Pfingsttages, an dem sie schreibe, denn seine Briefe beruhigten sie immer nur kurzfristig. „Ich dencke du könntest kranck in der Stube liegen ganz umsummt von Fliegen, ohne Pflege und Theilnahme. Schreibe mir ganz geschwind damit ich ein bischen ruhig sein kann."[82] Also antwortet der Sohn brav am nächsten Tag, dass er außer „etwas Husten u Schnupfen (aber ohne Fieber)" gesund sei, und setzt wohl nicht ohne Hintergedanken hinzu, dass er sich selbst in Blankensee sehr wohl fühle.[83] Sein täglicher Spaziergang führe ihn in einer großen Runde durch den Wald in das gut zwei Kilometer Luftlinie entfernte Haßleben, wo er sich abends die Zeitung hole. Er bleibt also auch auf dem Land sehr an politischen Informationen interessiert.

Bettine ist das alles zu wenig. Keine Woche später erinnert sie daran, dass er letztes Jahr während der großen Hitze „von der schweren Kranckheit befallen" war. Er müsse sich dieses Jahr vielleicht „schonen um nicht einen Anfall zu bekommen! – schreib mir doch gleich daß du ganz gesund bist!"[84] – und wiederholt diese Aufforderung am Ende des Briefes noch einmal. Zwischen allerlei Nachrichten über Probleme mit dem Verlag, ihre Geldsorgen und gegen sie gerichtete Betrügereien räumt sie noch ein: „ich hätte nicht gedacht, dass ich mich deiner so schwer entwöhnen würde". Geduldig antwortet er am übernächsten Tag, also wohl direkt nach Erhalt ihres Schreibens: „Ich fühle mich jetzt vollständig außer aller Gefahr und wieder sehr gekräftigt. Noch ein klein wenig Schleimhusten hab ich des Morgens. Das hoff ich wird aber vergehen."[85] Im Oktober wagt er gegen den dauernden Druck, in kurzen, von der Mutter bestimmten Abständen zu berichten, ein bisschen aufzubegehren: „Ich weiß, wenn Du mir schreibst, willst Du immer gerne Nachricht von mir haben. Man hat nicht immer den Trieb dazu, da bleibt so ein Brief oft lang aus. Und die Post geht auch langsam. Mit meiner Gesundheit geht es mir immer noch wunderbar."[86] Mit dieser gleich zu Beginn des Briefes platzierten Nachricht lenkt er aber schon wieder ein – und fährt mit Reflexionen über Wärme und Kälte als Gründe für Erkrankungen anhand eigener Erfahrungen der letzten Tage fort. Ende November möchte sie wieder Informationen erhalten: „[…] ich bitte dich mich dann und Wann über Deine Gesundheit zu beruhigen", und fährt mit ihren Ferndiagnosen seiner Beschwerden und Gesundheitstipps fort: „Dein letztes Unwohlsein war der

Beschreibung nach der Hexenschuß. – dieser heilt sich freilich häufig durch kalt Wasser. Mache ja keine Extr[a]vaganzen.“[87]

Was sie damit meinen könnte, ergibt sich aus seiner Antwort, sie solle sich deshalb keine Sorgen machen. Dann beschreibt er nämlich offenbar das, was die Mutter meinte: Tatsächlich ist ihm Ende November (!) „in leichtem Sommerrock und Sommerhosen am behaglichsten, wenn ich ausgehe oder zuhause [sic!] komme“. Er könne dann leichter singen, „während“ ihn „eine Art Entzündungsfrost im Schlafrock überfallen kann. Es ist eine Gereiztheit der Nerven, die durch Wärme verstärkt wird und nur durch Kühle sich mäßigt. Ich kann Dir übrigens sagen daß sich meine Gesundheit so weit wieder gesteigert und abgehärtet hat, daß ich mich jetzt wohler und kräftiger befinde als ich seit meinem ersten Kranksein nur gewesen bin. Ich bin fest überzeugt, daß mich meine Art und Weise von einer Auszehrung oder dergleichen gerettet hat. Durch Aconit habe ich jede Entzündung heftigen Pulsschlag leicht gehoben und doch habe ich durch kühles Verhalten, alle schwächenden Schweiße vermieden. Alle Feuchtigkeit ging in starker Urinabsonderung weg.“[88]

Er hat also mittlerweile ziemlich gefestigte Vorstellungen von den Wirkungen unterschiedlicher Körpertemperaturen auf seine Gesundheit, außerdem von seinen Möglichkeiten, durch eine Kleidung, die in der Jahreszeit ganz unüblich ist, etwas gegen Entzündungen tun zu können. Ergänzend setzt er das homöopathische Mittel Aconit gezielt gegen verstärkten Puls ein. Möglicherweise hat er das aus der von Bettine übermittelten ärztlichen Medikation bei der Grippe seines Bruders Freimund übernommen. Gleichzeitig konterkariert er Schweißausbrüche durch „kühles Verhalten“; zu viel Wärme will er also verhindern, indem er sich besonders der Kälte aussetzt. Schließlich glaubt er, sich mit seiner Methode vor einer Schwindsucht geschützt zu haben, und ist sogar der „Ueberzeugung, der Marie Louis damit helfen zu können“.

Er entwickelt also eine solche Gewissheit über die Erfolge seiner gesundheitsförderlichen Abhärtung und sonstigen Verfahrensweisen, dass er sich bereits berufen fühlt, anderen zu helfen. Hier kündigt sich an, dass er auf dem Weg zum Laienheiler ist. Für ihn gilt also die Erfahrung am eigenen Körper als besonders wertvolle und sichere Grundlage seines Wissens, das ihn dann allerdings auch in besonderer Weise berechtigt, Behandlungsempfehlungen zu geben.

Ende Dezember drängt die Mutter wieder auf Gesundheitsnachrichten, vor deren Eingang sie nicht bereit sei, aus Berlin nach Wiepersdorf abzureisen, obwohl es ihr in der Hauptstadt „ganz ohne Weibliche Bedienung“ „nicht sehr erquickend“ gehe.[89] Mit anderen Worten wäre er die Ursache ihres weiteren Leidens, wenn er nicht bald schreibe. Subtil kann man diesen Druck der Mutter schon fast nicht mehr nennen. Zur Begründung führt sie an, mittlerweile sei ihr „in dem heissen Sommer und in dem kalten Winter immer“ seine „Gesundheit eine große Sorge“. Wir werden nicht weiterverfolgen, ob ihr Drängen auf Gesundheitsinformationen in Frühjahr und Herbst weniger insistierend war. Wieder ganz zugewandt, aber leicht entnervt antwortet Friedmund jedenfalls postwendend und schließt mit dem bezeichnenden Satz: „Ich schreibe dir den Brief eigentlich nur, damit du weißt, daß ich gesund bin, denn im Grunde wußte ich nichts zu schreiben.“[90]

Überblickt man die Korrespondenz während der zweiten Hälfte der 1840er Jahre, so kann man sich nicht des Eindrucks erwehren, dass Bettine, insbesondere nach 1847, geradezu besessen von Gesundheitssorgen um ihren Sohn Friedmund war. Das mag auf Ängste im Zusammenhang mit den Toden von Achim, Kühnemund und schließlich Anna zurückgehen. Das Thema ist für sie in der Korrespondenz nunmehr wichtiger als für Friedmund, und sie nutzt es auch, um den Sohn an sich zu binden. Gleichzeitig dient sie sich immer wieder als gesundheitskompetente Beraterin an, indem sie ihm Ratschläge erteilt, Hausmittel empfiehlt oder Informationen zu homöopathischen Behandlungen weiterleitet. Als Gesundheitsberaterin kann sie gleichzeitig ihre Rolle als Mutter, die sich aus größerer Lebenserfahrung überlegen um das Kind sorgt und kümmert, weit über das Volljährigkeitsalter der Kinder hinaus stark machen. Demgegenüber versucht Friedmund darzulegen, dass er für sich selbst sorgen kann, sich in Blankensee eigentlich wohl fühlt, eigenständige Methoden zur Abhärtung und Krankheitsvorbeugung entwickelt hat, nicht über jedes Wehwehchen berichten will und die Krankheiten in der Regel auch allein durchstehen kann und will. Im Austausch über das Thema Krankheit handeln also beide ihre jeweiligen Rollen als Mutter und Sohn aus. Auch er betätigt sich als um die Gesundheit der Mutter besorgter guter Sohn, der die Sorgen der Mutter um ihn freundlich und postwendend aufgreift. Viel Raum für Autonomiewünsche lässt sie ihm zumindest in diesem Feld allerdings nicht. In seiner Ambivalenz drängt er aber auch nicht sehr stark in diese Richtung.

Bettines Behandlungsempfehlungen und die Quellen ihres Wissens

Im Lichte ihrer häufigen Ratschläge drängten sich nun die Fragen immer mehr auf, woher Bettine ihr Wissen nahm und ob es sie nicht reizte, auch außerhalb der Familie selbst zu behandeln. Aus ihrer Frühzeit ist nur ein Fall belegt, in dem Bettine fast in eine solche Rolle geriet. Während ihrer Kur in Schlangenbad im Jahr 1824 war es allerdings eigentlich mehr ein Krankenpflegeeinsatz. Damals war ein Knecht des Grafen Luckner schwer erkrankt, den die Brentanosche Hausangestellte und später geehelichte Claudine Piautaz pflegte. Sie bat die mit ihr befreundete Bettine, den schwer Leidenden zu besuchen. Ihr Angebot, einen Geistlichen zu holen, lehnte der Kranke rundweg ab. Etwas mokant erklärte er, wegen seiner quälenden Schmerzen bedürfe er keines weiteren Bußpredigers. Das zeigt ganz anschaulich seine negative Einschätzung der Inhalte von Seelsorge in der Todesstunde. Bettine hat den Kranken dann magnetisiert. Nachdem sie zehnmal „über ihn hingefahren", also Kreisbewegungen mit der Hand über ihm gemacht hatte, schlief er ein.[91] Man stellte sich damals vor, dass so über der Person ein magnetisches Kraftfeld entstand, das eine heilende Wirkung haben sollte. Oft wurden Frauen als Medium eingesetzt, auch von Ärzten. Man wird aber aufgrund dieses Einzelfalls Bettine nicht als Gelegenheitsheilerin bezeichnen können. Dies trifft schon eher auf ihre gelegentliche Verabreichung homöopathischer Medikamente an die „Leute" auf dem Landgut zu. Auch während der Cholera stilisierte sie sich so, als sie Arzneien austeilte, von denen sie behauptete, dass sie eine vorbeugende Wirkung hätten.

Ansonsten empfahl sie vielen Freunden und Bekannten lediglich generell eine homöopathische Behandlung, die aber durch einen Arzt erfolgen sollte. Damit war sie in diesen Jahren bei den Savignys erfolgreich, die sich alle – Vater Carl, Mutter Gunda und Sohn Leo – ständig über Symptome beschwerten und denn auch „fast täglich von Reissig" behandelt wurden, wie Siegmund süffisant berichtete.[92] Dabei handelt es sich um den homöopathischen Arzt Adolph Reisig, der in Jena und Berlin u. a. bei Hufeland studiert und dann 1823 promoviert hatte. Seine ärztliche Praxis begann er als entschiedener Gegner der Homöopathie in Querfurt, orientierte sich dann jedoch bald neu. Bei Hahnemanns Doktorjubiläum, zu dem sich am 10. August die homöopathischen Ärzte alljährlich mit ihm in Köthen trafen, hielt er 1834 einen Vortrag. Später praktizierte er in Berlin, bevor er in die USA auswanderte.[93]

Manchmal erkundigte Bettine sich selbst gezielt bei einem Arzt nach einer homöopathischen Arznei zur Behandlung, z. B. einer erkrankten Freundin. In die gleiche Richtung weist ihr Interesse an Informationen, die seit etwa 1848 konkreter auf bestimmte Krankheiten und dazu passende Medikationen zielten. Diese erläuterte sie manchmal auch genauer. So hatte sie sich bei dem Arzt Bicking, der eigentlich noch nach Wiepersdorf gekommen war, um Anna zu behandeln, während der gemeinsamen Rückreise genau über den Gesundheitszustand ihres Enkels erkundigt. En passant erfahren wir hier, dass sie nach Annas Tod ebenso schnell wie der Arzt wieder abreiste, was den Wünschen von Freimund entsprochen haben dürfte, der sie offenbar in dieser schwierigen Situation nicht in seiner Nähe haben wollte. Sie erläuterte dann in dem langen Brief, den sie Freimund wenige Wochen später mit dem Angebot schrieb, Achim in Pflege zu nehmen, ausführlich die Wirkungen von Silicea: Dieses Mittel habe „die Eigenschaft [...] das Übel in den Säften bei rachitischen und scrophulösen Beschwerden heraus zu treiben die schmerzhafte Empfindlichkeit der Haut beim Berühren, überhaupt die Schmerzhaftigkeit des ganzen Körpers, Ziehen in den Gliedern Schmerz aller Muskeln bei Bewegung, Schweiß, Erbrechen Frostigkeit und ähnliche Erscheinungen sind dieser Krankheit eigen; überhaupt muss man Vorsicht haben es nicht aufgedeckt zu lassen weil bei der geringsten Entblösung sich ein fortwährendes Frösteln einstellt!"[94] Im Zusammenhang mit Ernährungstipps zu Stillzeiten weist sie dann noch darauf hin, dass Silicea „die meisten Symptome bei dem Neumond hervorbringt, wie zum Beispiel diese Rosenartige Knollflecke Geschwulste und Eiterbeulen und jetzt haben wir grade Neumond!" Weiterhin führt sie ihre Kompetenz in Kinderkrankheiten an, denn sie habe beobachtet, dass Stüler und Pantillon erfolgreichere Behandlungen als die „schmerzlichsten Kuren der Aleopaten", die nichts bewirkt hätten, vollbracht hätten. Im Januar 1849 stützte sie ihre Argumentation also noch ganz auf die Kompetenz verschiedener Ärzte. Das Argument sollte umso stärker wirken, weil diese medizinisch erfolgreich waren. Dabei wird mal wieder ein Seitenhieb gegen die „heroischen Kuren" ausgeteilt, die die Homöopathen grundsätzlich ablehnten.

Im folgenden Mai 1849 berichtete sie Friedmund bei der oben beschriebenen Behandlung von Freimund lediglich über die ärztlichen Arzneiempfehlungen bei „Husten Fieber Schnupfen", nämlich Aconit und Bryonia zur Nachkur. Das ändert sich im folgenden März 1850. Nun ging sie einen Schritt weiter. Der Enkel Achim hatte dieses Mal „Augenweh". Bettine beantwortete das Schreiben von Freimund aus Stuttgart, wo er bei der Schwiegermutter seinen Sohn besuchte, unmittelbar nach Erhalt: „ich habe die ganze Nacht in meinen medizinischen Büchern geblättert und da die Rubrick Lichtscheu und dabei noch alle andre Krankheitanzeichen deines Kindes unter Silicea gefunden! – Nun Dein krankes Kalb hat her Finzelberg geheilt dein krankes Schweinchen auch, mit Colchicum und Belladonna wann wirst du der Homoeopathie endlich Menschen vertrauen. Ach armes liebes gutes Kindchen. Wie hab ich dich so lieb – und wie leid thut mir daß ich nichts für dich kann thun."[95]

Erneut wirbt sie bei ihrem Sohn, der offenbar weiterhin dieser Heilmethode ziemlich abgeneigt war, für die Anwendung der Homöopathie. Diesmal verweist sie nicht mehr auf Erfolge oder Empfehlungen von Ärzten, sondern auf etwas, das Freimund vor Ort selbst beobachten könne: Sein Verwalter, der Neffe des Jüterboger homöopathischen Arztes Groß, hatte nach ihrer Ansicht Freimunds Tiere erfolgreich behandelt.[96] Sie hoffte, dass diese konkrete Erfahrung Freimund überzeugen könnte. Deshalb geht ihre Argumentation bruchlos von der eigenen Suche nach dem passenden homöopathischen Mittel in den Bericht über die erfolgreichen Tierheilungen über. Gleichzeitig soll wohl die Leistungsfähigkeit des Laienheilers Finzelberg auch Freimunds Bereitschaft fördern, die laienhaften Bemühungen seiner Mutter zu akzeptieren, die sich hier wieder als unmittelbar einsatz- und hilfsbereit präsentiert. Den naheliegenden Transfer, aus den glücklichen Tierkuren auf ebenso erfolgreiche Kuren am Menschen zu vertrauen, solle Freimund nun endlich vollziehen. Schließlich beruhe ihre Empfehlung auf längerem nächtlichem Studium medizinischer Werke. Zum Abschluss dieses Überredungsversuchs macht sie Freimund mal wieder klar, wie sehr sie darunter leidet, dass sie ihm nicht helfen darf – obwohl sie es sehr gern täte und nach ihrer festen Überzeugung auch medizinisch könnte. Ihn dabei als „Kindchen" zu titulieren, drückt Zuneigung aus, soll aber auch das von ihr empfundene Kompetenz- und Autoritätsgefälle ausdrücken.

Im November 1850 war Bettine wieder einmal in Wiepersdorf, als die Frau eines Puppenspielers sie anscheinend als Heilerin für eines ihrer 13 Kinder gewinnen wollte und dazu erklärte: „[…] darunter eins wie Ihr Enkelkind kranck ich wollte bitten daß Sie das annehmen!" Darauf antwortete Bettine: „Meine liebe frau ich kann es nicht annehmen denn ich bin kein Doctor und was ich helfen kann lese ich aus dem Buch hier." Dann klärt die Frau das Missverständnis auf. Bettine möge den Therapietipp annehmen, der bei ihrem eigenen Kind geholfen habe: Das Kind müsse „im kommenden Frühjahr drei Freitage hintereinander auf Drei Handvoll Hafer pissen. Und dann muss dieser Hafer unter den Saathafer gemischt werden und wenn er aufwächst so fängt das Kind auch an seine krummen Glieder zu verlieren und wächst in die Höhe."[97] Das zeigt, wie lebendig derartige Vorstellungen von Heilung, die aus der Signaturenlehre oder auch der „Dreckapotheke" stammen, auf dem Land noch waren: Wachstum in der Natur fördert parallel das aufrechte Wachstum des Kindes, und Dreck kann gesund machen. Interessant für die medikale Laienkultur ist, dass die Frau von Achims Krankheit wusste, obwohl der weit weg in Württemberg bei den Großeltern untergebracht war. Auch gab sie unaufgefordert diesen Tipp weiter. Für unseren Zusammenhang ist wichtiger, dass Bettine die von ihr so verstandene Erwartung, sie könne als Laienheilerin tätig werden, sofort abwehrte. Das zeigt, dass die Gutsherrin bzw. bei deren Fehlen die Mutter des Gutsherren auch von Außenstehenden und damit gewissermaßen öffentlich als kompetente Heilperson wahrgenommen wurde. Bettine wies demgegenüber auf die Grenzen ihrer Kompetenz und ein Buch als Quelle ihrer Kenntnisse hin, das sie offenbar zur Hand hatte und auch vorzeigen konnte. Darauf werden wir zurückkommen. Nach ihrem Selbstverständnis wollte sie also nur ihrer Familie und den „Leuten" Behandlungsempfehlungen geben.

Schließlich lesen wir 1854 noch homöopathische Stilltipps für ihre Tochter Maxe, die damals hochschwanger war. Sie rät von Branntwein auf der Brustwarze ab, da dieser sie spröde mache und überhaupt nicht dorthin gehöre. Vielmehr rät sie zu homöopathisch verdünnter Arnika, „sobald das Kindchen getrunken hat". Sie solle diese Arznei außerdem auch einnehmen, „aber nicht Urtinctur wie Bücking oft giebt, sondern {in der hundert und dreissigsten Verdünnung vielleicht} höchstens". Dann empfiehlt sie noch die Beschaffung dieser nicht leicht zu erhaltenden Potenz „bei Andree" in Frankfurt.[98] Dies ist der erste Beleg, dass sich Bettine bei einer Arzneiempfehlung von der Dosierung eines Arztes (gemeint ist Bicking) – allgemein – distanziert. Allerdings scheint sie sich doch nicht ganz sicher zu sein, denn sie streicht diese Präzisierung in ihrem Schreiben wieder. Auch wissen wir nicht, was der Arzt in diesem konkreten Fall empfohlen hätte. Jedenfalls tendiert sie zu der höheren Verdünnung der klassischen Homöopathen, während Bicking wohl die stärkeren Gaben im Sinne der naturwissenschaftlich-kritischen Richtung in der Homöopathie bevorzugte.[99] Außerdem scheint sie mittlerweile auch zu wissen, wo sie entsprechend zubereitete homöopathische Arzneien in Frankfurt erhalten kann. Der früher als Advokat tätige, hochgebildete Dr. Victor Andreae (1817–1889) hatte sich nach einem Medizinstudium in Heidelberg, das er 1853 mit einer Promotion über „Beziehungen der Medizin zur Philosophie" abschloss, in der Großen Gallusstraße 10 als Homöopath niedergelassen. Er hatte also erst kurz vor seiner Erwähnung durch Bettine eine Praxis, allerdings ganz in der Nähe ihres Elternhauses, eröffnet.[100] Ob ihre direkten und indirekten Versuche, einige Mitglieder ihrer dortigen großen Familie für die Homöopathie zu werben, nun mehr Früchte getragen haben, wissen wir allerdings nicht.[101] Ein mit Andreae kooperierender Apotheker Just wirbt drei Jahre später bereits überregional in der Leipziger Homöopathischen Zeitschrift für seine Produkte.[102] Weitere Berichte über glückliche Kuren in ihrer Umgebung finden sich in ihrer Korrespondenz. Sie sind verbunden mit dem Hinweis, dass die „Alleopathen" mit Bettines Diagnose eines „verschleppten rheumatischen Fiebers" falschlagen, während es „als ein veraltetes kaltes Fieber geheilt ward von dem homöopathischen Arzt".[103]

Wie kam die Laienheilerin an ihr Wissen zur Homöopathie?

Es ist schwer zu sagen, ob aus den referierten Arzneiempfehlungen auf eine eigenständig erworbene vertiefte Arzneimittelkenntnis geschlossen werden kann. Zunächst einmal handelt es sich oft um die Übernahmen aus Behandlungen ihrer Ärzte, die sie beobachtet hatte. Die Mediziner unterhalten sich anscheinend freimütig mit ihr über die Mittelwahl und die Materia Medica. Im Unterschied zu Hahnemanns Praxis, den Patienten das Mittel zu verschweigen und die Kranken bei Nachfragen gelegentlich abzukanzeln, pflegten diese Ärzte also einen stärker gleichberechtigten Umgang mit den Patienten.[104] Bettine selbst weist aber gelegentlich auf ihre Lektüre medizinischer Bücher als weitere Quelle ihres Wissens hin.

Erfreulicherweise hat sich die Familienbibliothek der Arnims in Weimar erhalten. Die Bestände kamen in die Herzogin Anna Amalia Bibliothek. Es ist nicht leicht, den überlieferten Restbestand bestimmten Personen als Käufer und Erstleser zuzuordnen. Besitzvermerke oder sonstige Gebrauchsspuren, die auf Besitzer oder Nutzer hinweisen, fehlen nämlich in den Weimarer Exemplaren. Sicher ist, dass Käufe von Bettine und Achim von Arnim sowie seinem Bruder „Pitt" in die Sammlung eingegangen sind. Es spricht auch nichts dagegen, dass Anschaffungen von Friedmund ebenfalls dort integriert wurden. Er hatte großes Interesse an Naturheilverfahren, an der Homöopathie und weiteren Richtungen der Medizin seiner Zeit sowie an den Ideen der Lebensreformbewegung. Im Jahr 1929 wurden außerdem Teile der Familienbibliothek verkauft, so dass sie nicht vollständig überliefert ist.[105] Für unseren Zusammenhang ist wichtig, dass Bücher zu Mesmerismus, Magnetismus und Alternativmedizin veräußert wurden, allerdings keine frühen Werke zur Homöopathie, wenn diese nicht unter „Alternativmedizin" verbucht wurden. Lediglich ein Exemplar des „Organon", des Grundlagenwerkes der Homöopathie, wurde damals verkauft. Achim und Bettine hatten im Mai 1829 darüber korrespondiert, nachdem sie es gelesen hatte. Es enthält aber keine praktischen Tipps für die Auswahl der Arzneien. Dafür brauchte Bettine andere Literatur.

Nimmt man nun an, dass sie und ihre Nachfahren Bücher rasch nach ihrem Erscheinen kauften, dann könnte der Erwerb von zwei weiteren Werken zur Homöopathie in dem Bestand auf sie zurückgehen, denn sie wären dann bereits um das Jahr 1830 angeschafft worden. Friedmund war damals erst 15 Jahre alt, so dass er als Käufer nicht in Frage kommt. Carl Georg Christian Hartlaubs (1795–1839) „Kurzer Abriss der homöopathischen Heilmethode zur Belehrung für die Laien" erschien 1829 in Leipzig, also genau zu dem Zeitpunkt, als Bettine die Homöopathie für sich entdeckte und immer entschiedener bevorzugte. Der Autor hatte 1827 bis 1829 Vorlesungen an der Universität Leipzig gehalten und bereits 1824 einen „Katechismus der Homöopathie […] für Ärzte und Nichtärzte" vorgelegt. 1826–1830 folgte ein neunbändiges Werk zu den „reinen Arzneiwirkungen". Er wusste also sehr gut in der neuen Heilkunde Bescheid. Die 1829 erschienene Einführung für Laien ist mit 64 Seiten deutlich kürzer als der fünf Jahre vorher publizierte Text für Ärzte und

Nichtärzte. Das kam sicher den Erwartungen der Laien besser entgegen. Jedenfalls traf es einen Bedarf, den auch Bettine gehabt haben dürfte.

Sieht man sich das Werk genauer an, dann werden Wünsche von Lesern, die auf die praktische Anwendung zielen, allerdings schnell enttäuscht. Stattdessen bietet Hartlaub eine sehr flüssig geschriebene, anschauliche und mit konkreten Beispielen belegte Einführung in die Grundlagen der Homöopathie. Themen der acht unterschiedlich langen Kapitel sind die Entstehungsgeschichte der Homöopathie, die „Erforschung der Heilkräfte der Arzneien", Arzneimittelprüfungen sowie die „Erkenntnis der Krankheiten und Erforschung ihrer Ursachen". Zur „Anwendung in der Praxis" werden immerhin „Grundsätze" geboten. Der Frage, ob bestimmte Symptome wie in der Allopathie nur äußerlich zu behandeln sind, ist ein weiteres Kapitel gewidmet. Überlegungen zur „Bereitung der Arzneimittel" bleiben ebenfalls im Allgemeinen, lediglich die fast 20 Seiten zur „nöthigen Lebensordnung während der homöopathischen Heilung" bieten eine detaillierte Diätetik in dem umfassenden Sinn der Zeit. Insgesamt mag der Autor sein im Vorwort erklärtes Ziel erreicht haben, „schiefe Urtheile" über die Homöopathie zu berichtigen. Ebenso wichtig war es ihm offenbar, zu vermeiden, dass „dem Laien die für ihn stets gefährliche Ausübung der Medizin selbst in die Hände gegeben wird".[106] So gibt es zwar die besonders ausführliche Information zur gesunden Lebensführung, die jeder Leser gleich selbst umsetzen konnte, aber der Arzt wollte auf keinen Fall durch zu konkrete Hinweise zur Selbstbehandlung, Selbstmedikation oder gar zur Laienpraxis anleiten, denn das hätte im Ergebnis die Zahl seiner möglichen Patienten verringern können.[107] Er steht insofern in der zwiespältigen Tradition einer Volksaufklärung, die den „Ungebildeten" bzw. hier genauer den Nichtfachleuten auf keinen Fall zu viel Wissen vermitteln wollte, damit die Adressaten nicht zu selbständig wurden. Bettine hätte jedenfalls auf Grundlage dieses Textes niemanden behandeln können.

Der zweite Band in der Bibliothek, der auf Bettine zurückgehen könnte, wurde 1833 in Leipzig unter dem Pseudonym „Rupertus der Zweite" veröffentlicht. Schon sein Titel „Ueber die Homöopathie und ihre Beziehungen zu dem Selbstdispensieren der Aerzte" verweist auf ein Spezialthema, nämlich das von den Homöopathen reklamierte Recht, Arzneien selbst herstellen und verkaufen zu dürfen.[108] Die Mediziner begründeten es damit, dass die Apotheker die neuen Arzneien, insbesondere wenn sie stark verdünnt waren, nicht sorgfältig genug herstellten. Allerdings griffen sie damit in den Markt und die seit Jahrhunderten gewährten Privilegien einer Berufsgruppe ein, die sich das nicht gefallen lassen wollte. Der Untertitel „Eine staatswissenschaftliche Abhandlung" zeigt noch deutlicher, dass es hier um Fragen der Organisation des medizinischen Marktes und der öffentlichen Gesundheitsversorgung ging. Man kann nicht ausschließen, dass Bettine sich auch mit solchen Fragen befasste, allerdings hat sie nach meinem Eindruck ein ganz überwiegend praktisches Interesse an der neuen Heilkunde. Achim, der als Gutsbesitzer und Landtagsabgeordneter durchaus auch juristisch interessiert war, kann das 1833 erschienene Buch nicht mehr gekauft haben, denn er war zu diesem Zeitpunkt schon gestorben. Möglicherweise ist es später, vielleicht durch Friedmund, in den Bestand gekommen, der ebenfalls grundsätzlich über Fragen des Gesundheitswesens nachdachte und publizierte.[109] Die beiden einzigen überlieferten Werke aus der Zeit um 1830 geben uns also keine Antwort auf die Frage nach den von Bettine selbst erwähnten Büchern als Quelle ihrer praktischen Kenntnisse der Homöopathie. Die nächsten Werke zu diesem Thema in der Arnimschen Bibliothek stammen aus den 1850er Jahren.

Zunächst ist das Werk von Bernhard Hirschel (1815–1874) über „Die Homöopathie. Eine Anleitung zum richtigen Verständniss und zum Selbststudium derselben" zu nennen, das 1851 in Dessau erschien. Dieser in Leipzig promovierte Dresdner Arzt wandte sich nach einigen Praxis-Jahren der Homöopathie zu und wurde dann auch publizistisch einer ihrer wichtigsten Vertreter, insbesondere als Gründer und Herausgeber der Zeitschrift für homöopathische Klinik (ab 1851), die seinen nüchternen Zugang zu dieser Heilweise schon im Titel ausdrückt. Es kam ihm auf die Beweise ihrer Wirksamkeit im Krankenhaus an. Sein immerhin 367 Seiten starkes Buch zielt auf den Abbau von Vorurteilen und auf die Anleitung zur Praxis. Zunächst situiert es die Homöopathie in der Medizingeschichte, widerlegt dabei verbreitete Irrtümer, unterstreicht verschiedene Revisionen von Hahnemanns Übertreibungen und beschreibt die seither eingetretenen Entwicklungen. Auf 150 Seiten werden dann 15 Grundsätze homöopathischer Behandlung aufgeführt.

Schließlich folgt eine Studienanleitung für die Homöopathie, die insbesondere die Pharmakodynamik betrifft. Hier wird auch der Gebrauch von Repertorien vergleichend erläutert. Dann wird auf über hundert Seiten eine beispielhafte Analyse der Arzneimittelprüfung von Bryonia geboten, die zur eigenständigen Durchführung neuer oder zur Kontrolle bereits erfolgter Prüfungen anleiten soll. Insgesamt zielt das Werk aber eher auf Personen, die sich grundlegend einarbeiten wollen, als auf Laienheiler, die ein Interesse an einer schnellen Anwendung im Krankheitsfall haben und bei der Wahl des treffenden Mittels zielgenau orientiert werden wollen.

Das leistet eine spätere Schrift Hirschels, die sich aber erst in einem Exemplar der zweiten Auflage von 1859 in der Arnimschen Bibliothek befand. Ursprünglich 1856 veröffentlicht, signalisiert ihr Titel „Der homöopathische Arzneischatz in seiner Anwendung am Krankenbette" präzise den Zweck. Zwar dürfte Bettine dieses Werk wohl nicht mehr genutzt haben, da sie am 20. Januar 1859 starb, aber einige Überlegungen aus dem Vorwort sind für die Frage nach der Herkunft ihres Wissens aufschlussreich. Hirschel erklärt uns dort, dass die „vorliegenden, hauptsächlich als Beilage zu homöopathischen Hausapotheken bestimmten Blätter […] in Folge besonderer Aufforderung und Nachfragen in engeren und weiteren Kreisen des Publikums entstanden" seien.[110] Er habe bereits lange daran gearbeitet, aber aus vielen Gründen mit der Veröffentlichung gezögert, weil es ein gutes ähnliches Buch von Clotar Müller gebe und er auch die Probleme der Laienpraxis nicht unterschätze. Noch wichtiger als diese ärztliche Ambivalenz gegenüber Laien, die sich als Medikaster betätigen, ist aber der Hinweis auf den Vertriebsweg seiner Schrift: Sie sollte als Beilage zu Hausapotheken unter das Publikum gebracht werden. Das war bereits seit den 1840er Jahren eine sehr gängige Methode, Kenntnisse der Homöopathie unter den Laien zu verbreiten.[111] Apotheker wurden so zu (Klein-)Verlegern. Bedenkt man, dass Bettine spätestens ab 1847 immer wieder Hausapotheken außerhalb Berlins, namentlich in Sangerhausen und Annaburg, bestellte, dann kann man sich gut vorstellen, dass auch sie selbst einen Teil ihrer Kenntnisse aus Broschüren erworben haben könnte, die den Apotheken beigelegt waren.[112] Jedenfalls musste nicht immer gleich das ganze Hausarztbuch von Hering mitgeliefert werden. Die kleineren Heftchen wurden selten lange aufgehoben, vor allem wenn komplette Bücher vorhanden waren oder später gekauft wurden; sicher wurden sie aber nicht mehr in dem Auktionskatalog von 1929 aufgeführt, anhand dessen hier die Arnimsche Bibliothek teilweise rekonstruiert werden konnte.

Dort befand sich allerdings ein Werk, das dem Wunsch nach Arzneimittelkenntnis sehr entgegengekommen wäre, Alphons Possarts „Charakteristik der homöopathischen Arzneien. Ein Handbuch der Hauptanzeigen für die richtige Wahl der homöopathischen Heilmittel in ihren Erst- und Heilwirkungen, nach den bisherigen Erfahrungen am Krankenbette; nebst einem alphabetischen Repertorium zum schnellen und sichern Auffinden der für jeden einzelnen Fall passenden Mittel", das 1851 in Sondershausen erschienen war. Das Buch trägt als Besitzvermerk „Arnim". Den Einband schmückt ein Aufkleber der Buchhandlung Carl Rümpler in Hannover, Oster Str. 87, wo das Werk vielleicht gekauft wurde. Es ist genauso eingebunden wie der Band von Hirschel aus dem Jahr 1851 und hat einen Goldschnittrand. Möglicherweise deutet dies darauf hin, dass das Buch Bettine geschenkt wurde. Siegmund residierte ab September 1851 in Hannover. Es ist also durchaus denkbar, dass sich Bettine später über dieses 737 Seiten dicke Buch gebeugt hat. In jener Nacht, als sie sich im März 1850 mit Achims Augenweh befasste, war es aber noch nicht veröffentlicht. Hätte sie je später noch einmal nachgesehen, dann hätte sie bei Silicea einen Hinweis auf „Lichtscheu" gefunden; allerdings führt das Buch bei den Augenbeschwerden im dritten Teil unter der von ihr genannten Lichtscheu – in leichter oder stärkerer Form – zu zwei anderen Mitteln.[113]

Vom selben Autor war übrigens 1845 bereits in Jüterbog „Der Homöopatische [sic!] Haus-Doctor oder Anweisung für Laien, sich selbst in vielen Fällen homöopatisch zu behandeln, mit Hinweisung auf Weiß ‚Handbuch der Wasserheilkunde'. Nach vielen eigenen und auch fremden Erfahrungen" erschienen, das aber in der Arnimschen Bibliothek 1929 nicht nachgewiesen wird, obwohl man sich gut vorstellen kann, dass die Arnims es besaßen, denn der Verlagsort lag ganz nah bei Wiepersdorf.[114] Das Leben dieses Autors ist weitgehend unbekannt, und zumindest 1845 hatte er noch Schwierigkeiten mit der korrekten Schreibung des Wortes „Homöopathie". Aus den Vorworten seiner Werke lässt sich nur rekonstruieren, dass er 1851 Arzt in Blumenthal war, vielleicht dem heutigen Stadtteil von Burg bei Magdeburg; 1858 zeichnet er als Dr. A. Possart in Bernburg und verstarb 1860 vor Abschluss des letzten Bandes einer voluminösen Zusammenstellung aller neuen Arzneimittelprüfungen, die seit 1850 durchgeführt worden waren.

Schließlich ist in der Arnimschen Bibliothek noch „Der homöopathische Haus- und Familienarzt. Eine Darstellung der Grundsätze und Lehren der Homöopathie zur sichern Heilung der Krankheiten" von Clotar Müller (1818–1877) nachweisbar, allerdings erst in der 2. Auflage, die in Leipzig 1855 veröffentlicht wurde. Dieses ursprünglich 1853 publizierte Werk richtete sich explizit nur an „Nichtärzte" und informierte folglich nicht über Krankheiten wie Typhus und Syphilis, Krebs etc., die nach Ansicht des Autors ausschließlich der ärztlichen Behandlung vorbehalten werden sollten. Müller wurde 1843 in Leipzig promoviert und umgehend Assistenzarzt an der von seinem Vater geführten Leipziger Homöopathischen Poliklinik, deren Leitung er nach dessen Tod übernahm. Außerdem veröffentlichte Müller jr. 1848 große Repertorien, war mehrfach Herausgeber homöopathischer Zeitschriften und bekleidete später führende Positionen im Zentralverein homöopathischer Ärzte. Nach einer knappen Einleitung kommt das 192 Seiten starke Buch ab Seite 37 auf die „Behandlung der einzelnen Krankheiten" zu sprechen, unter denen sich auch wieder Augenentzündungen finden. Bei „Lichtscheu" wird erneut nicht auf Silicea, sondern auf Belladonna verwiesen. Man kann sich wirklich nur fragen, wie Bettine auf Silicea gekommen war, denn auch bei Hering gab es nur einen Hinweis auf Silicea als nachrangiges Mittel nach der Gabe von Sulphur bei Tagblindheit, während bei Lichtscheu andere Arzneien empfohlen wurden.[115] Möglicherweise waren es „alle andren Krankheitanzeichen", auf die sie hinwies. Demnach muss man letztlich die Frage offenlassen, welche „medicinischen Bücher" sie wirklich genutzt und welches sie der Puppenspielerfrau an der Haustür gezeigt hat. Es ist außerdem nicht auszuschließen, dass Friedmund oder jemand anderes die während der 1850er Jahre veröffentlichten Werke angeschafft hat.

Es bleibt also dabei: Bettine agiert während ihrer letzten beiden Lebensjahrzehnte zumeist für die Familie, Verwandtschaft oder Dienstboten, gelegentlich auch für Freunde und Bekannte. Oft machte sie Krankenbesuche und half bei der Pflege. Dabei traut sie sich auch eine Laiendiagnose zu. Meist empfiehlt sie eine homöopathische Behandlung bei einem Arzt. Häufig setzt sie Hausmittel ein, aber nur als Grundherrin überschreitet sie die Grenze zur Laienbehandlung bei den eigenen „Leuten". Innerhalb der Familie sind Arzneiempfehlungen häufiger, auch per Brief, also ohne dass sie die Person selbst gesehen hätte. Dritten gegenüber verweist sie entschieden auf die Tatsache, kein Arzt zu sein – außerdem behandelt sie nie gegen Bezahlung. Ihr gesundheitskompetentes Engagement bleibt also im Rahmen der gesellschaftlich gesetzten Grenzen einer gebildeten, bürgerlich geprägten Frau, die in den Landadel eingeheiratet hat.

Bettines (halb-)öffentliches Wirken für das Hahnemann-Denkmal

Im Lichte von Bettines erfolgreichem Einsatz für die Homöopathie in der Öffentlichkeit während der Cholera-Epidemie und in einem ihrer Briefbücher („Ilius Pamphilius") sowie bei der Unterstützung des Schweizer Laienpraktikers Pantillon, dessen Dispens für bestimmte Behandlungen sie zu verlängern half, soll im Folgenden geklärt werden, ob es ihr weiterhin gelang, ihre Therapiepräferenz so geschickt zu politisieren. Vielleicht auch passend zu ihrem mittlerweile erreichten höheren

Alter – sie war 1848 63 Jahre alt – wurde ihr Engagement in den elf letzten Lebensjahren diskreter. Sie bemühte sich nun fast nur noch um die Künstlerauswahl für das
geplante Hahnemanndenkmal. Dabei ging es den Anhängern dieses Heilsystems um
die im 19. Jahrhundert verbreitete Praxis, ihrem hochverehrten „Meister" Aufmerksamkeit und Bedeutung im öffentlichen Raum zu verschaffen, wie das neben den
traditionellen Herrscher- und Feldherrnstandbildern immer mehr auch für „große
Männer" – Dichter und Denker, Erfinder etc. – üblich wurde.[116] Ursprünglich hatte
bereits 1829 ein Laie, der Obrist Bock, diesen Vorschlag gemacht und sogar mit einer Geldsammlung begonnen, deren Ergebnis aber nicht zum Ziel führte, weil das
Projekt eines homöopathischen Krankenhauses als „geistiges Denkmal" allgemein
bevorzugt gefördert wurde, wie es sich auch Hahnemann selbst wünschte. Spontan hatten dann die Homöopathen bei ihrer alljährlichen Versammlung im August
1843, also bereits wenige Wochen nach dessen Tod, diesmal in Dresden, beschlossen,
ihm nun doch ein Denkmal im üblichen Sinn zu setzen. Das war für diese ganz
überwiegend deutschsprachigen Ärzte umso wichtiger, als Hahnemann in Paris verstorben war, wo er während seiner letzten Lebensjahre wohnte. Deshalb lag auch
sein Grab außerhalb des „Vaterlandes", dessen symbolische Bedeutung in Zeiten
eines wachsenden Nationalismus und zunehmender antifranzösischer Ressentiments
stieg. Ein Denkmal sollte diesen Mangel eines fehlenden Gedenkortes ausgleichen.
Die Zeitgenossen wollten seine Bedeutung als Mediziner herausstellen – und dies in
der Universitätsstadt Leipzig, weil er dort mehrfach gewirkt hatte.[117]

Bereits 1833 hatte Steinhäuser Hahnemann konsultiert und sich das Recht aus-
gebeten, ihn modellieren zu dürfen. Daraus war das am meisten verbreitete Abbild
Hahnemanns entstanden.[118] So ist es nicht erstaunlich, dass bei der ersten Besprechung der versammelten Ärzte neben einer „Denkmalskizze von Woltreck [...] ein
Gipsabguß von Steinhäuser" vorlag.[119] Bei den alljährlichen Ärzteversammlungen
diskutierte man dann Jahre hin und her, ob man definitiv ein Standbild wollte oder
eine andere Stiftung, und schließlich, ob die Skulptur aus Eisen oder einem anderen
Material hergestellt werden sollte. Erst 1846 wurde in Leipzig eine handlungsfähige
„Commission" aus drei Ärzten eingesetzt, die sich zunächst einen „Beirath zugesellte,
welcher die künstlerischen Angelegenheiten führen und darüber eine entscheidende
Stimme haben sollte". Es handelte sich um den Geheimen Oberbaurat Friedrich
August Stüler (1800–1865), der u. a. das Neue Museum in Berlin entworfen hatte.
Er war außerdem Bruder des Arztes Gottfried Wilhelm Stüler, bei dem Melicher
famuliert hatte; beide waren nacheinander Bettines Hausärzte.[120]

Zu der entscheidenden Sitzung konnten jedoch wegen Schneegestöbers und
einer Grippeerkrankung nur Melicher und Friedrich Jacob Rummel (1793–1854)
nach Magdeburg kommen, so dass dort im Februar 1847 nur „vier Entwürfe, davon zwei von Steinhäuser und zwei von anderen Künstlern", vorlagen, während die
anderen Skizzen bei dem nicht anwesenden Kommissionsmitglied in Leipzig lagen.
Allerdings hatte sich Stüler bereits zugunsten des Entwurfs von Steinhäuser ausgesprochen, der Hahnemann sitzend zeigte.[121] Der andere Vorschlag Steinhäusers (von
1843) zeigte ihn ebenso stehend wie auch die beiden Konkurrenzprojekte von Wolf

von Hoyer (1806–1873) und Wiedemann.[122] Melicher hatte das Werk Steinhäusers
zu „motiviren", was er in einer „ausführlichen Denkschrift" tat, die auch den anderen Kommissionsmitgliedern zugestellt wurde.[123] Er argumentierte hauptsächlich
mit der Tatsache, dass Steinhäuser der Einzige war, der Hahnemann persönlich gekannt hatte. Sein lebensechtes Bildnis lag außerdem den beiden anderen Entwürfen
zugrunde. Gegen eine stehende Darstellung sprach, dass Hahnemann kein „Cathe-
dermensch war, sondern mit dem Schwerdte seiner Feder und seiner Lehre seine
Feinde niederstreckte", und Dichter und Denker üblicherweise sitzend dargestellt
würden. Melicher führt hier eine ganze Reihe von Beispielen an und glänzt bei dieser Gelegenheit mit klassischer Bildung und Kenntnis zeitgenössischer Kunstwerke.
Der Auftrag für eine galvanoplastische Ausführung, die man mit der Modernität
dieses Verfahrens und der besseren Altersbeständigkeit begründete, wurde im April
vergeben. Wegen der „Unruhen" im Jahr 1848 – und Lieferproblemen beim Kupfer – verzögerte sich die für August 1849 geplante Ausführung, die man aber mit
Vorschüssen – eher großzügig gegenüber den strengeren vertraglichen Regelungen,
aber letztlich zielführend – weiterbetrieb, so dass die feierliche Einweihung erst 1851
in Leipzig stattfand.[124] So wird die Entscheidung vom Berichterstatter der „Commission" bei der Enthüllung des Monuments dargestellt.

In den überlieferten Briefen von Bettine liest sich der Weg zur Auswahl Steinhäusers etwas anders. Insofern ist dieser Vorgang einmal mehr für eine bessere
Kenntnis der Methoden ihrer Selbststilisierung interessant. Bettine setzte sich zwar
hauptsächlich für das von ihr seit langem betriebene Goethedenkmal ein, das ihr
eine wirkliche Herzensangelegenheit war. Beide Aufträge waren aber insofern verbunden, als Steinhäuser auch das Goethedenkmal ausführen sollte, dessen Finanzierung Mitte der 1840er Jahre ins Stocken geriet.[125] Bettine hatte sich schon im
Vorfeld mehrfach für den Ankauf von Steinhäusers Werken durch das preußische
Königshaus engagiert und sich dabei auch ziemlich massiv mit seinem alten Lehrer
Christian Daniel Rauch auseinandergesetzt.[126] Unter seiner Aufsicht wurden zwei
Plastiken Steinhäusers ausgepackt, die sich als beschädigt erwiesen.[127] Wegen der
deshalb notwendigen Reparatur hatte Rauch den Preis gemindert, wogegen Stein-
häuser und Bettine protestierten.

Nach einem Besuch bei Bettine in Berlin hatte Steinhäuser im Herbst 1847 in
Rom bereits mit der massiven Ausführung des Goethedenkmals in Marmor begonnen, weil er aufgrund von Bettines optimistischen Berichten über Kontakte mit dem
König annahm, der Auftrag sei an ihn praktisch bereits vergeben. Pauline bat Bettine
im März 1848 um Anzahlung.[128] Diese bestand hingegen darauf, dass von einem
Auftrag nie die Rede gewesen sei. Außerdem sei sie selbst derzeit völlig mittellos;
vielmehr habe sie nur ihrer Freundin auf deren Bitte hin die Denkmalskizze überlassen.[129] In dem langen Antwortbrief, zu dem Bettine, auch wegen der laufenden
Revolutionsereignisse, ab dem 24. März über zwei Monate hinweg mehrfach neu
ansetzte, schrieb sie gegen Ende dann zu dem geplanten Hahnemanndenkmal Folgendes: „Der Melicher der mitzuwirken hat bei dem Monument des Hanemann ist
auch von mir angegangen worden den Steinheuser zu berücksichtigen ich habe ihm

dieserhalb einen alten Schinken von Portrait in Aussicht gestellt sie werden sich der Magdeburger Bürgermeisterfrau noch erinnern die Sie bei mir gesehen haben! Die soll er haben, wenn er Euch diese Aufgabe zukommen läst. – Aber Steinhäuser muss sich auch nicht wehren den gebändigten Höllenhund zu Füßen des Doctorfürsten zu machen! Was hat er dagegen? – ich finde die Idee trefflich!"[130]

Diese Passage liest sich wie der Versuch Bettines, darüber hinwegzutrösten, dass sie aktuell nichts zur Finanzierung des vorzeitig begonnenen Goethedenkmals beitragen konnte, das den Bildhauer ökonomisch zunehmend belastete. Steinhäuser sollte gewissermaßen als Zwischenversorgung den Auftrag für eine andere Großplastik bekommen, denn im revolutionären Berlin war mit einer Entscheidung des Königs für den Ankauf des Goethedenkmals im März 1848 nicht zu rechnen. Ansonsten hatte Bettine offenbar mitbekommen, dass ihr langjähriger Hausarzt Melicher Vorsitzender der Denkmalkommission war. Allerdings ist von einer Auseinandersetzung um ein darstellerisches Element, den „gebändigten Höllenhund zu Füßen des Doctorfürsten", nirgendwo etwas in den sonstigen Quellen zu finden.[131] Auch war die Konstellation in der Kommission und ihrem Umfeld sehr günstig für Steinhäuser. Seine Vorzüge, Hahnemann noch zu Lebzeiten modelliert und als Einziger eine Sitzfigur vorgelegt zu haben, die geringe Zahl der Entwürfe in Magdeburg sowie der Juror Stüler, der dabei wohl auch das Renommee seines berühmten Bruders einbrachte und sich bereits für ihn verwendet hatte, machten eine Entscheidung für ihn sehr vorhersehbar.

Es ist also nicht gerade wahrscheinlich, dass das Votum von Bettine überhaupt noch notwendig, geschweige denn entscheidend war. Noch weniger dürfte es der Lockung, um nicht zu sagen Bestechung Melichers mit einem alten Portrait aus ihrem Bestand bedurft haben. Immerhin ist es ihr mit dieser Mitteilung gelungen, den ersten Herausgeber ihrer Briefe an Steinhäuser zu der Wertung zu veranlassen, dieser habe „infolge dessen", also dank ihrer Intervention, den Auftrag erhalten.[132] Möglicherweise glaubte das auch Steinhäuser – was Bettines Position bei ihm in jenen Jahren gestärkt haben dürfte. Allerdings zeigt sich hier wieder, welche Fährten sie über ihr angeblich segensreiches Wirken zu einem Zeitpunkt (wohl Ende Mai) auslegte, obwohl die Entscheidung längst im Februar getroffen und der Vertrag im April geschlossen worden war. Man muss ihre Briefe also kritischer lesen, als es der ihr sehr wohlgesonnene Herausgeber Karl Obser 1903 tat. Jedenfalls hoffte Bettine noch bis zum November 1851, das Goethedenkmal dem preußischen König anzudienen, obwohl ihr Humboldt mehrfach en passant mitgeteilt hatte, dass daraus nichts werde.[133] Letztlich kaufte es dann der Erbgroßherzog von Sachsen-Weimar-Eisenach.[134] Siegmund kommentierte das ausgesprochen nüchtern: „Daß Deine Statue von Steinhäuser gekauft ist, freut mich sehr, wenn du dadurch aus der fatalen Geschichte raus bist."[135] Bettines Einsatz für das Hahnemann-Denkmal hielt sich demgegenüber in sehr engen Grenzen. Es gibt also keinen Anlass, ihren Einfluss auf die Auswahl des Künstlers zu überschätzen.

Freimund und Achim auf neuen Wegen
und auch auf homöopathischen Pfaden

Bettine schien die Entscheidung ihres Sohnes Freimund, den Enkel Achim den Baumbachs zur Pflege zu überlassen, schließlich akzeptiert zu haben und bemühte sich um möglichst entspannte Beziehungen. Sie war immer wieder, so Ende September, dann den November 1849, weiter im März, Juli und November 1850 in Wiepersdorf, während Freimund „schlecht gestimmt" und wortkarg, außerdem u. a. im März 1850 abwesend bzw. in Stuttgart war.[136] So richtete sie im März 1850 „von Herzen" Grüße „an unsere gute liebe Nothelferin Generalmamma" Luise von Baumbach aus, die wegen des Dienstranges ihres Mannes schon in Wiepersdorf diesen freundlich gemeinten Titel von Bettines Töchtern erhalten hatte, als sie dort alle zusammen nach Annas Tod den Haushalt führten.[137] Auch riet Bettine Freimund, doch noch länger bei Baumbachs zu bleiben, da in Wiepersdorf alles auch ohne ihn gut laufe. Das liest sich wie ein fernes Echo ihrer Bemühungen, während der 1820er Jahre ihren Gatten Achim zu überzeugen, Reisen anzutreten, statt sich auf dem Landgut aufzureiben.

Freimunds jüngste Schwester Gisela fügt Ende März 1850 hinzu, er solle auf dem Rückweg in Frankfurt doch Claudine die Freude eines Besuchs machen, die wegen ihrer Verpflichtungen bei der Pflege ihres Vaters dort ausharren müsse.[138] Auch die 22-jährige Gisela legte ihrem großen Bruder also nahe, die fast gleichzeitig mit ihm verwitwete Cousine Claudine Firnhaber zu besuchen, die Bettine gleich nach Annas Tod als Partnerin ins Spiel gebracht hatte. Vorausweisend und vereinnahmend meinte Bettine damals, Claudine könne doch vielleicht später „unser [!] Landleben" teilen. Beide machten sich offenbar Sorgen, Freimund könne ohne eine neue Lebensgefährtin wieder in Melancholie versinken. Ganz offensichtlich versuchten hier die Frauen der Familie, eine Heirat als Prävention gegen Vereinsamung und Depression einzufädeln. Heiraten wurde aber auch von Ärzten wie Hahnemann als Weg zur psychischen Gesundheit propagiert.[139]

Im Juli 1850 war Bettine denn auch schon wieder mit der Beschaffung von Einrichtungsgegenständen für Freimund befasst.[140] Sie unterzeichnete nun allerdings recht sachlich als „Mutter". Im August 1849 war sie noch „Deine dich liebende Mutter", beim bedrängenden Pflegeangebot für Achim gleich nach Annas Tod im Januar 1849 gar „Deine dich herzlich liebende Mutter".[141] Offenbar hat sie mittlerweile wieder etwas Distanz gewonnen. In der Folgezeit unterschreibt sie mal als „Mutter", mal als „treue Mutter"; bei einer Bitte, in einer dringenden Familienaffäre nach Berlin zu kommen, einmalig auch als „deine treue Mutter".[142]

Als im August 1850 der Besuch der „Generalmama" in Berlin anstand, befürchtete sie, dass dieser die „Speisehauskost", also die von außerhalb des Hauses bestellten Mahlzeiten, nicht gut genug sein würden. Bettine habe derzeit „nur eine Aufwärterin und keine andere Weibliche Bedienung", hoffte aber, dass dies kein Hindernis für den Besuch sein werde. Immerhin erklärt sie sich bereit, „ihr den Zopf zu flechten [...] und auch das Kleid zu machen". Sie schließt mit „Tausend Schönes an fr von Baumbach und das liebste Kind."[143] Auch im November rät sie Freimund wieder zu einer Verlängerung seiner Reise, grüßt „tausendmal die Baumbach" und freut sich sehr, „daß der Achim besser ist".[144] Im folgenden Herbst amtete Bettine mal wieder als Gutsherrin und schlug sich mit Personalproblemen herum.[145] Freimund schickte sie aber beruhigende Ernteberichte aus Wiepersdorf, um ihm eine Verlängerung seiner Reise und weitere Freiräume bei der Brautwerbung zu ermöglichen.[146] Die „Generalmama" Baumbach reiste derweil mit ihrem Enkel Achim nach Meran, der sich „dort sehr wohl befinden soll".[147]

Auch Freimund schien nach dem Schock über Annas Tod ein gemeinsames Leben mit seinem Sohn auf die Dauer wohl nur möglich, wenn er selbst sich wieder verheiratete. Da seine acht Jahre ältere, sehr wohlhabende Cousine Claudine Firnhaber von Eberstein-Jordis (1804–1876) fast am gleichen Tag wie er den Ehepartner durch Tod verloren hatte, entschlossen sich beide – trotz unterschiedlicher Konfession und gewisser Vorbehalte ihrer Frankfurter Familie – Ende 1851 zu einer Hochzeit, die im Mai 1852 bei Gießen gefeiert wurde. Bezeichnenderweise kam diese Verbindung erst zustande, nachdem Claudine ihren Vater, Bettines zehn Jahre älteren Bruder Georg Brentano, zwei Jahre bis zu seinem Tod gepflegt hatte.[148] Auch sie blieb also durch die „selbstverständliche" Verpflichtung der jungen Frauen, kranke Familienangehörige, auch nach einer Zwischenzeit mit einem eigenen Hausstand, zu pflegen, sehr stark an den elterlichen Haushalt gebunden, in den sie offenbar sogar zurückkehrte.[149] Dort erwartete man weiterhin Geselligkeit von ihr und wollte sie nicht gern nach Wiepersdorf umziehen lassen. Freimund hatte selbst nach dem Tod ihres Vaters noch einige Mühe, sie zu dieser Eheschließung zu überreden, denn das bedeutete für sie als etwas ältere katholische Partnerin aus der Reichsstadt, auf das Land und in das protestantische Preußen umziehen zu müssen. Die in der weiteren Familie sehr beliebte Claudine wurde von Bettine, die sich ebenso wie Freimunds Schwiegermutter sehr für diese Eheschließung eingesetzt hatte, und ihren Töchtern herzlich aufgenommen und in den späteren Briefen auch immer wieder explizit adressiert: „Adieu liebster Freimund und Claudine und Achim" ist eine der Formeln.[150]

Statt eines „Cravallers", wie sein Vater ihn bei der Geburt tituliert hatte, wurde Achim ein eher sensibles und auch kränkliches Kind.[151] So musste sich Claudine sehr für die Erziehung von Freimunds Sohn Achim engagieren, der der eigentliche Anlass der Verheiratung war. Sie tat dies so selbstlos, dass sich der Vierjährige, der kein gutes emotionales Verhältnis zu seinem Vater fand, ihr umso intensiver zuwandte und dementsprechend sehr unter jeder Trennung litt. Diese wurden später notwendig, weil Claudine den Arnimtöchtern bei der Pflege der altersschwachen Bettine in Berlin helfen wollte, so dass sie nicht ununterbrochen in Wiepersdorf bleiben konnte.

Aber auch Achim bedurfte besonderer Zuwendung, denn er hatte Wachstumsprobleme. Sein Bein wurde spätestens seit 1854 durch einen Streckapparat gedehnt. Er schrieb darüber: „Solche Maschinen trug ich lang. Mein Fuß wurde Morgens und Abends frisch verbunden, und besorgte das Mutter immer selbst [...] Öfters schlossen sich die Wunden, dann traten Schmerzen ein, bis sie wieder aufbrachen u.

abscheuliches schwarzes Blut entleerten."[152] Claudine begleitete ihn sieben Jahre lang alljährlich zu monatelangen Kuren in die Solbäder nach Kreuznach, eines der von den Arnims schon öfter frequentierten Bäder, das sie allerdings als ausgesprochen langweilig empfand.[153] Außerdem übernahm sie auch Aufgaben des Gutsherrn bei der Anleitung der Inspektoren und der Buchhaltung. Die Beziehungen zur Schwiegermutter Bettine waren offenbar gut, so dass diese immer wieder in Wiepersdorf weilte.[154]

Über die weitere gesundheitliche Entwicklung von Achim erfährt man am meisten aus Bettines Korrespondenzen mit Siegmund. So berichtet sie ihm, dass „der kleine Achim, dessen Beinchen täglich besser geht, plötzlich die häutige Bräune bekam und glücklich durch den homoeopatischen Arzt ist gerettet worden. Friedmund der zur Thierschau nach Berlin gekommen war", habe „bei dem Achim 3 Nächte gewacht".[155] Hinsichtlich der langfristigen Entwicklung seines Beinleidens täuschte sie sich, aber es hat sie sicher gefreut, dass zumindest die aktuelle Halsentzündung mit flächigem Belag – meist eine Art Diphtherie – vom Homöopathen erfolgreich behandelt worden war. Interessant ist auch, dass Achims medizinisch interessierter Onkel Friedmund die Nachtwache übernahm, die sonst häufiger als Pflegeaufgabe der Frauen erwähnt wird.

Der familienbewusste konservative Adelige Siegmund hatte schon bei der „sehr ernsten Sache" der ersten Hochzeit von Freimund erklärt, er freue sich auf die ersten beiden Kinder, und beschwerte sich über jeden Brief, in dem er nichts über den Gesundheitszustand der Familie und insbesondere von Achim erfuhr, der bisher der einzige „Stammhalter" war.[156] So bietet Bettine die erwünschten vielen Nachrichten über die Gesundheit einzelner Familienmitglieder und meldet ein halbes Jahr später, dass Achim eine (Thermal-)„Badecour in Rehme [= Bad Oeynhausen] nicht so gut bekam als man erwartete; es werden wie ich höre jetzt wieder homoeopathische Mittel angewendet; er soll sich dabei sehr wohl befinden."[157] Auch unter Claudines Ägide wurde Achim also wieder und weiter homöopathisch behandelt, und man glaubte an die gute Wirkung. Wir wissen nicht, ob die Eltern Achim selbst als Laien behandelten oder ob sie das überwiegend unter ärztlicher Anleitung taten. Jedenfalls verfestigte sich auch hier die Nutzung der Homöopathie als Familientradition.

Noch Ende des gleichen Jahres 1853 erleben wir einen weiteren Arnim-Sohn im medizinischen Einsatz, diesmal bei der Ersten Hilfe. Der besorgte Onkel Siegmund berichtete das sogar aus Lissabon an Bettine: „Daß der Achim sich noch immer nicht ordentlich herausmacht ist recht fatal. Der Junge könnte endlich wohl anfangen und gedeihen. Freimund schrieb mir, daß er ihm einen großen Knochensplitter aus seiner Wunde gezogen und hoffe dieselbe werde nun zuheilen."[158] Auch die „kleine Chirurgie" kann also auf dem Land zum Aufgabenbereich des Gutsbesitzers gehören und wurde vom Vater sogar am Sohn ausgeübt!

Schließlich erfahren wir von einer weiteren Variante der homöopathischen Laienbehandlung auf den Arnimschen Gütern in Wiepersdorf. So berichtete Freimund im April 1856, von seinem Verwalter mit der Nachricht geweckt worden zu sein, dass die Hausangestellte „Appeln einen Blutsturz bekommen" habe. Freimund ging zu ihr und fand „die arme alte Frau im Bett sitzend schwer athmend vor ihrem Bett aber ein ganzes Meßbekken voll dampfenden Blutes". Dann fährt er fort: „Ich habe sonst ziemlich starke Nerven, aber der Anblick war so schauderhaft, daß ich selbst nahe dran war in Ohnmacht zu fallen."[159] Vielleicht auch deshalb behandelte diesmal nicht der Gutsherr selbst, sondern der Verwalter Finzelberg. Dieser gab ihr Aconit und glaubte eine Besserung zu bemerken. Der Neffe eines homöopathischen Arztes wusste sich offenbar gut zu helfen und brachte vielleicht auch weitere Behandlungstipps in die Familie. Freimund befürchtete trotzdem, dass die Appeln sterben könnte und nahm an, sie brauche gute Pflege. Da er dafür nur eine Tagelöhnerfrau beschäftigen könne, möge Bettine doch die Tochter informieren, damit diese ihre Mutter pflege. Auch hier wird die Familienpflege durch die Töchter, diesmal im Milieu der Bediensteten, wieder als völlig selbstverständlich vorausgesetzt und eine bezahlte Fremdpflege als weniger wertvoll erachtet. Sie hätte allerdings auch den Gutsbesitzer Geld kosten können, das bei der Familienpflege gespart werden konnte. Der etwas später eingetroffene Arzt diagnostizierte eine Blutung aus der Lunge mit Zeichen einer Entzündung.

Jedenfalls hielt das wiedergewonnene herzliche Verhältnis zwischen Mutter und Sohn Freimund bis in Bettines letzte Jahre, wovon eines ihrer letzten Schreiben, ein besonders herzlicher Geburtstagsbrief an den 44-jährigen Freimund aus dem Jahr 1856, zeugt. Darin erinnert sich Bettine noch einmal der Schmerzen bei seiner Geburt und ihrer Entscheidung, im Ernstfall nicht sie, sondern das Neugeborene zu retten. Der Accoucheur (Geburtshelfer) hatte bei dieser Zangengeburt in höchster Gefahr ihren Mann um eine Entscheidung der Frage gebeten, „wer soll gerettet werden, das Kind oder Die Mutter?". Achim konnte oder wollte sie aber vor lauter Ängsten nicht treffen, was Bettine milde so darstellt, als habe er „nicht sprechen" können, während sie selbst „das Wort nahm und Laut rief, das Kind soll gerettet werden". So bringt sich Bettine ihrem Sohn Freimund abschließend noch einmal als geradezu heroische Person in Erinnerung. Sie fügt dann unkommentiert eine Anekdote an, die erneut belegt, wie stark die Leute auf dem Land an magische Wirkungen der Natur glauben: Sein Vater Achim habe nämlich seine „Glückskappe", ein Stück Plazentamembran, die er immerhin dem Geburtshelfer entrissen habe, im Garten an einer Stelle vergraben, „wo die Sonne hinschien, da sagte die Wartfrau, das Kind wird Sommersprossen bekommen und du hast auch viele Sommersproßen gehabt."[160] Wenigstens nach der Geburt war sein Vater also wieder handlungsfähig. Für den Umgang mit „Glückshauben" der Kinder sind unterschiedliche Bräuche belegt. Ob man sie nun isst, trocknet und dann als Amulett tragen lässt oder vergräbt, alle sollen gewährleisten, dass das Kind tatsächlich ein Glückskind wird.[161] Auch vergrub man die ganze Plazenta und pflanzte darüber einen Baum, der als Lebensbaum schützende Wirkung entfalten sollte.

Freimund litt 1858/59 wiederholt unter „Kopf-, und Gesichtsschmerzen, Husten, Brustschmerzen, Beklemmungen (Herz?), Grippe, Rückenschmerzen", eine Symptomatik, die an Bettines letzte Jahre erinnert.[162] Außerdem hatte er weiterhin epileptische Anfälle.[163] Im Herbst 1862 verschlechterte sich sein Zustand so sehr, dass Claudine mit ihm wegen der besseren medizinischen Versorgung nach Frankfurt umzog. Dort besuchte der 14-jährige Achim bereits das Gymnasium. Claudine pflegte trotz eigener Herz- und Kniebeschwerden nun auch ihren Mann Freimund, der im März 1863 an den Folgen eines zweiten Schlaganfalls mit nicht einmal 51 Jahren verstarb.[164] Sein Sohn Achim spendete 1866 sein Droschkengeld für Verwundete in einem Frankfurter Lazarett und ging dafür selbst zu Fuß. Auch später engagierte er sich für wohltätige Zwecke, womit er eine andere Familientradition von Bettine und seiner Stiefmutter Claudine aufgriff.[165]

Siegmunds kritische Übernahme der Homöopathie als familiäres Erbe

Für die Frage nach der weiteren Entwicklung einer familial geprägten Medikalkultur der Arnims und der Rolle der Homöopathie darin bietet der Briefwechsel mit dem zweitgeborenen Sohn Siegmund besonders dichtes Anschauungsmaterial zu einer über Jahre dauernden, immer wieder aufgenommenen und dann unterbrochenen kritischen Überprüfung des Nutzens dieser Heilweise. Erstmals hatte Siegmund eine solche Therapie Mitte der 1830er Jahre versucht, sich dann aber ab 1838 nicht mehr dazu geäußert. Erst 1846 berichtete er aus Karlsruhe über eine erfolgreiche Kur seines Vorgesetzten, der sich auf einer Reise in Frankfurt bei einem Homöopathen behandeln ließ.[166] Solche Erfahrungen blieben also ein Thema zwischen Mutter und Sohn.

Ende November 1851, als Siegmund bereits auf seinem neuen „niederträchtigen" Posten in Hannover angekommen war, ging es wieder um eine Selbstbehandlung mit Homöopathie. Bettine empfahl ihm damals das in der Familie bereits häufig eingesetzte Aconit gegen seinen „außerordentlich heftigen" Schnupfen.[167] Sie hoffte, dass Siegmund nach Berlin kommen könne. Zwar fühlte er sich unwohl, aber sie glaubte, dass ihn „eine priese Aconit homoeopatisch hier […] gleich herstellen würde".[168] Siegmund antwortete wenige Tage später, seine Grippe, die er in einer nicht beheizbaren Wohnung überstehen müsse, sei immer noch „nicht fort", obwohl er „aconit Nux. vom. Chamomella. Causticum etc. etc. durchgeprobt" habe.[169] Das sind verschiedene homöopathische Arzneien, die er recht geläufig abkürzt. Das spricht für eine gewisse Einarbeitung in diese gängigen Mittel. Offen bleibt, ob er nur früher empfohlene Wirkstoffe, die er kennt, wiederverwendet, oder ein Buch mit Arzneimitteltipps für Patienten benutzt. Jedenfalls fällt auf, dass er das Mittel anscheinend relativ häufig wechselte. Er ließ es also nicht in Ruhe „auswirken", wie das eigentlich in der Homöopathie gefordert ist.

Eine weitere Episode zeigt ebenfalls, dass Siegmund damals wohl der Homöopathie sehr zugetan war. Er empfahl nämlich ein Vierteljahr später seiner Schwester Armgart, sie solle Homöopathie gegen Zahnweh brauchen.[170] Möglicherweise hatte er damit gute Erfahrungen gemacht. Die homöopathischen Behandlungsempfehlungen zirkulierten also innerhalb der Familie und betreffen nunmehr auch Geschwister, die bisher nicht in Erscheinung getreten waren. Passend dazu berichtete ihm Bettine bald, dass Armgart durch Homöopathie von ihrer Grippe – es sei doch

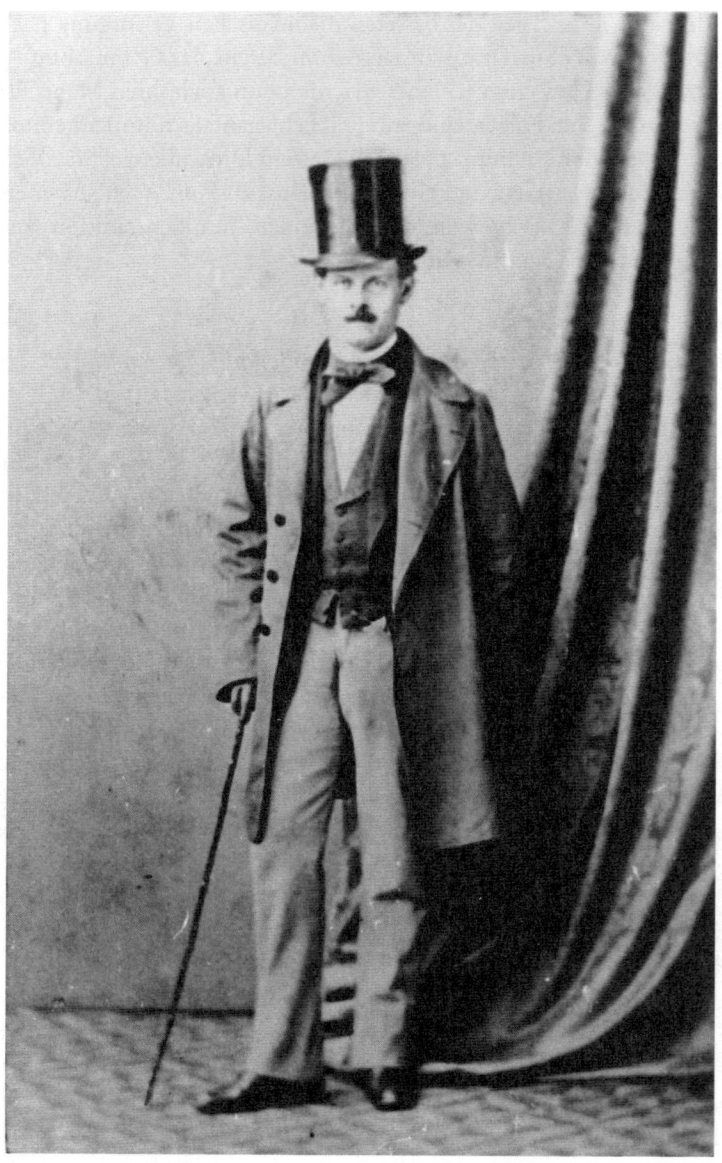

Abb. 14: Siegmund von Arnim, Photographie um 1845

kein Zahnschmerz gewesen – geheilt worden sei. Hier bestätigen sich Mutter und Sohn in ihrem beiderseits gefestigten Vertrauen in die Wirkung der Homöopathie.

Auf der Rückreise von seinem neuen Posten in Lissabon berichtet Siegmund im April 1855 aus Bückeburg, er sei glücklich bei Sauer eingetroffen. Der treibe „noch immer Homöopathie [...] und zwar leidenschaftlicher als jemals früher".[171] Im gleichen Schreiben sorgt er sich rührend um Bettine, die ihre Reise nach Berlin nicht

zu früh antreten solle, da sie dort nur eine „ganz durchkältete Wohnung finden"
werde, „in welcher den ganzen Winter kein Feuer gewesen" sei. Das werde auch
die Gesundheit der mitreisenden Töchter gefährden. Das Thema Gesundheitsnachrichten nimmt auch sonst immer wieder einen großen Raum in der Korrespondenz
ein. Trotzdem beschwert sich Siegmund, z. B. im September 1854, wieder über jeden
Brief, in dem er nichts über Achim erfahre.[172] Bettine gibt diesen Wunsch nach Information an Freimund und Claudine weiter, bei denen ihr Enkel nun lebt. Ob sie
damit nur den Druck des jüngeren Bruders an Freimund weitergab oder selbst mehr
erfahren wollte, ist nicht völlig klar.

Das Thema der unzureichend geheizten Wohnung im kalten Berlin taucht im
Januar 1856 wieder in dem Briefwechsel auf. Bettine bedankt sich nun bei Siegmund:
„die von Dir gesezten Ofen leisten mir den Besten Dienst; auch meine Gesundheit bessert sich täglich; Friedmund hat mir alle Ärzte entbehrlich gemacht, er hat
entdekt daß mir nichts fehlt als alle Stunde zu essen, dabei befinde ich mich ganz
wohl, ich war wirklich nur verhungert."[173] Siegmund hatte seiner Sorge um die Gesundheit der Mutter also handfeste Taten folgen lassen und für den Einbau von Öfen
gesorgt, während Friedmund die alte Dame veranlasste, etwas besser für sich selbst
zu sorgen. Diese freute sich im Februar auch an einer Seife von Siegmund. Mit der
wasche sie sich, wenn ein Brief von ihm ankomme, und dann rieche sie „den ganzen
Tag nach dem Vergnügen, was mir dadurch geworden ist".[174] So wird die Beziehung zu ihrem fernen Sohn in Lissabon und die gesundheitsförderliche Wirkung
der Briefe auch olfaktorisch wahrnehmbar. Wärmeempfindung und guter Geruch
erlauben die sinnliche Erfahrung einer guten Beziehung.

Ende Juli 1856 kam Siegmund nach Bonn und kündigte vorab an, dass seine
„Leber in einem fatalen Zustande" sei. Er „habe gelbgrüne Flecke auf dem ganzen
Leibe und" müsse „nothwendig eine sehr gründliche Kur gebrauchen, vielleicht
eine Wasserkur".[175] Mit diesem Begriff konnte neben einer Kur im Badeort auch
eine Trinkkur bezeichnet werden, zu der man sich die Mineralwässer nach Hause
schicken ließ. Er fuhr also anschließend nach Wiepersdorf und berichtete im August an Bettine in Berlin, er brauche „seine Kur sehr gewissenhaft", und sie möge
das dem Arzt Bruno Albert Vehsemeyer (1807–1871) doch berichten, was sie durch
„Vorlesen" seiner „Mittheilungen" tat.[176] Diesen konsultierte sie, wie schon im August 1852, in Abwesenheit von Bicking.[177] Er hatte in Berlin promoviert, war dann
an der homöopathischen Klinik in Leipzig tätig, praktizierte seit 1836 in Berlin,
hatte es zum Leibarzt der Prinzessin Alexandrine von Preußen (1842–1906) gebracht
und war Herausgeber der Jahrbücher für Homöopathie. Bettine war also wieder
in Behandlung eines erstklassigen Homöopathen. Siegmund meinte, er sei „nur
insofern von der Vorschrift des Arztes abgewichen", dass er „die Dosis bis auf 6
Gläser verstärkt habe. Die Wirkung ist bis jetzt eine gelinde Abführung ohne alles
Leibschneiden, und daß der Auswurf sich leichter löst und mir auch etwas vermindert erscheint. Bis jetzt habe ich die beste Hoffnung für ein günstiges Resultat, und
bin deshalb auch umso strenger in Vermeidung aller Störungen der Kur und Ein-
haltung der vorgeschriebenen Diät."[178] Er präsentiert sich einerseits als musterhaft

folgsamer Patient, hat andererseits aber souverän die Dosis verändert – etwas, was die Homöopathen selbst für sehr bedenklich halten. Bezeichnenderweise hat er die Menge erhöht, weil es vielleicht auch ihm nicht einleuchten wollte, dass man mit weniger Arznei – oder Wasser – mehr erreichen könne. Gegen Ende August bittet Siegmund seine Mutter, „GehRath Vehsemeyer" doch zu sagen, dass er erst später ins Bad nach Helgoland fahren könne. Es stand nämlich die Taufe seiner Nichte, Maxes Tochter, an. Auch um sie machte er sich gleich wieder große Sorgen: Eine von Maxe für den Herbst in Aussicht genommene Reise aus ihrem Wohnort Bonn nach Berlin und später die Rückreise im Winter seien doch immer sehr bedenklich.[179] Der Schutz der fragilen Nachkommenschaft in der Familie war ihm ein großes Anliegen.

Gleich nach seiner Ankunft Ende August auf Helgoland berichtete Siegmund, zwei Bäder genommen und davon „Schmerzen in einem hohlen Zahn" bekommen zu haben. Die seien zwar vergangen, hätten aber eine dicke Backe hinterlassen, deretwegen er „zum Arzt schicken" wolle. Er wollte ihn also kommen lassen, statt sich die Mühe zu machen, selbst dorthin zu gehen.[180] Er „vermuthe, daß das Bad viel zu starck für" ihn sei. Ist schon diese Laienätiologie zur Entstehung seines Zahnschmerzes durch das Baden erstaunlich, so belegt Siegmunds Sorge außerdem die zeitgenössische Vorstellung von der sehr starken Wirkung des Bades im Meer auf die Gesundheit. Man muss ihn dann beruhigt haben, denn in den folgenden 17 Tagen nahm er täglich ein Bad und bat Bettine, sie möge das Vehsemeyer erzählen.[181] Bettine hatte offenbar häufigen persönlichen Kontakt mit ihrem Berliner Homöopathen, der Siegmund zu der Kur geraten hatte. Das zeigt die Bedeutung begleitender Maßnahmen bei Vehsemeyers Behandlung, die von den in der Homöopathie gängigen Diätetikempfehlungen bis zum Rat zu einer Badereise gehen konnten. Siegmund plante Mitte September trotz des weniger gut werdenden Wetters, noch bis in den Oktober auf Helgoland zu bleiben und seinen „Eger Salzbrunnen weiterzutrinken, der dann hoffentlich noch besser wirken wird als vorher". Nur bei schlechtem Wetter werde er nach einer weiteren Woche und 25 Bädern abreisen. Er nimmt also auch eine weitergehende Wirkung des Bades auf die Absorptionsfähigkeit seines Körpers bei der Trinkkur an. Die oben berichtete Erhöhung der Dosis auf sechs Gläser bezog sich wohl auch schon auf diese Mineralwasserkur und nicht auf die Einnahme homöopathischer Arzneien, die die Patienten manchmal in Wasser aufgelöst aus Gläsern einnehmen sollten.[182] Jedenfalls hat er sich offenbar das Mineralwasser aus Eger in Böhmen bis nach Helgoland liefern lassen.

Siegmunds medikale Praxis ist also vielschichtig. Er nutzt seit seinem Ausscheiden aus dem elterlichen Haushalt auf den unterschiedlichsten diplomatischen Stationen in halb Europa zwischen Kopenhagen und Lissabon weiter homöopathische Arzneien, greift aber auch zu anderen Mitteln und Verfahren. Er bevorzugt ganz offensichtlich die Homöopathie, was ihn nicht an einem kritischen Blick auf deren Wirkung bei jeder neuen Erkrankung hindert. Seine positive Bewertung tauscht er mit seiner Mutter aus. Das verstärkt eine Mutter-Sohn-Beziehung, in der die gegenseitige Gesundheitssorge auch sonst ein wichtiges Bindemittel ist. Seine Präferenz für die Homöopathie ist so stark, dass er sie auch Dritten empfiehlt. Bei akuten Erkältungen probiert er selbst Medikamente aus, manchmal übernimmt er Tipps seiner Mutter, die er hinsichtlich der Wirkung ebenfalls genau bewertet. Für die Behandlung länger andauernder Probleme oder gar chronischer Krankheiten, z. B. im Verdauungsbereich, zieht er den Vertreter des homöopathischen Familienarztes zu Rat, mit dem er vermittelt durch Bettine kommuniziert, wenn er selbst nicht in Berlin ist. Siegmunds Bereitschaft, die Homöopathie als familiäres Erbe weitgehend zu übernehmen, könnte neben seinen guten Ergebnissen bei der praktischen Erprobung auch damit zusammenhängen, dass er ledig blieb: Es gab keine weitere medizinkompetente Frau in seiner Nähe, die andere Therapieoptionen in einen gemeinsamen Haushalt eingebracht und vielleicht aktiv vertreten hätte – ob mit ebensolcher Überzeugungskraft wie Bettine, sei dahingestellt.

Friedmunds weitere Entwicklung zum Laienheiler

Friedmund haben wir bereits bei seinen asketischen Selbstheilungsversuchen, als Objekt großer mütterlicher Sorge, aber auch bei Nachtwachen für den kranken Neffen Achim sowie als Gesundheitsberater seiner Geschwister und seiner Mutter kennengelernt.

So endet auch das Jahr 1849 wieder mit mütterlichen Ängsten um seine Gesundheit, über die er sie doch beruhigen möge. Außerdem warnt sie vor „Extravaganzen" während eines Hexenschusses. Allerdings nimmt sie selbst an, dass „dieser sich freilich häufig durch kalt Wasser" heilt. Man fragt sich, woher sie diesen Behandlungstipp hat.[183] Dazu antwortete Friedmund, ganz im Sinn von Bettines großem Vertrauen in die Selbstheilungskräfte der Natur: „Sei unbesorgt wegen Extravaganzen. Wo die Natur so laut für das wohlthätige sich ausspricht, da verfolgt man seinen weg. Gerade so gut, wie wenn man wegen Hunger sich satt ist [sic!]. […] Es ist eine Gereiztheit der Nerven, die durch Wärme verstärkt wird, und nur durch Kühle sich mäßigt."[184] Hier bezieht er sich auf die Vorstellungen des Brownianismus, nach dem der Körper in einem Zustand mittlerer Gereiztheit am gesundesten ist. Er versucht, einen von ihm offenbar als zu hoch empfundenen Grad durch Kühlung zu senken, um so wieder ein gutes Gleichgewicht zu erreichen. Wärme im Schlafrock führe demgegenüber zur Verstärkung von Entzündungen. Interessant ist auch, dass er sein Wohlbefinden daran festmacht, dass er wieder wie früher singen könne – Gesundheit und Freude am Leben hängen für ihn eng zusammen.

Demnach glaubte er daran, dass es seiner Gesundheit dient, wenn er sich bewusst immer wieder der Kälte aussetzt. Diese Abhärtung mache seine gesamte Körperkonstitution stärker und habe ihm sogar eine Schwindsucht oder Ähnliches erspart. Schweißausbrüche hielt er demgegenüber für fatal und freute sich dementsprechend, wenn er Flüssigkeiten möglichst gänzlich über den Urin ausschied. Der Einsatz von Aconit diente demnach nur dazu, Entzündungen oder den Pulsschlag niedrig zu halten und so das Schwitzen zu vermeiden. Der arzneiliche Teil seiner Selbstbehandlung

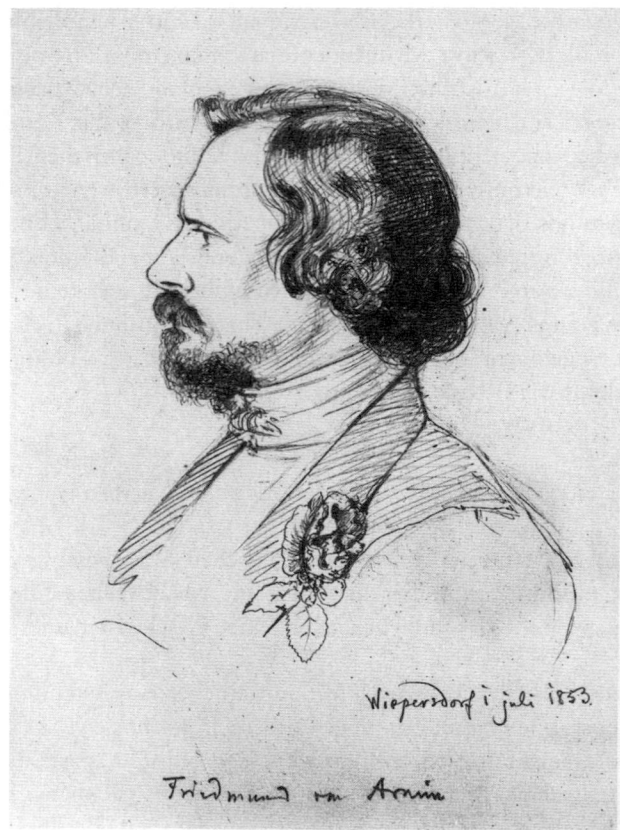

Abb. 15: Friedmund von Arnim, Zeichnung von Herman Grimm, 1853

ist also ziemlich nachrangig gegenüber der veränderten Lebensführung. Insgesamt ist das eine Art Regulationstherapie, die durch Anwendungen wie regelmäßige Spaziergänge in der kalten Luft auf die Stärkung der Konstitution setzte. Hahnemann empfahl das ebenso wie die Vertreter der Naturheilbewegung.[185] Konstitutionstherapien wurden, nachdem ihre Bedeutung wegen der Erkenntnisse der Bakteriologie zurückgegangen war, im 20. Jahrhundert wieder zu einem grundlegenden Konzept der Medizin und insbesondere der Alternativheilverfahren.[186]

Im Februar 1850 deckte sich Friedmund mit neuen homöopathischen Arzneimitteln ein, was er von Blankensee aus immer über Berlin organisierte, zumeist mit Hilfe von Bettine. Diesmal unterscheidet sie zwischen „Deine Medizin“ und „Deine Apothecke“. „Medizin“ habe sie für ihn „schriftlich in der Apothecke bestellt“, weil „Leo, der von dir den Auftrag hatte“, ihn ihr übertragen habe, da „er krank im Bett lag und kein Bediente da war“.[187] Friedmund hatte in dieser Angelegenheit wohl Leo Savigny um Hilfe gebeten, weil Bettine noch in Wiepersdorf weilte. Weiter schreibt sie, nunmehr aus Berlin: „Deine Apothecke werde ich von hier aus besorgen in Sangerhausen bei Erfurt ist die echte Pharmasie der Homoeopathie. Finzelberg der Neue Inspector besorgt sie für hier und auch für Dich – wobei große Ersparniß ist."[188] Offenbar werden Finzelbergs Beziehungen genutzt, die dank einer Sammelbestellung auch erheblich den Preis der einzelnen Apotheken senken.

Anfang März schon angekündigt, trifft das für Friedmund beschaffte Exemplar schließlich im April ein und weist folgende Besonderheit auf:[189] Es „[…] enthält Tropfen welche Du auch auf die Körnchen anwenden kannst, indem Du das Leergewordne Fläschchen mit den Zuckerkörnchen füllst, und mit einem einzigen Tropfen hinein sie alle befeuchtest. – mehr als ein Tropfen ist zuviel. – willst du sie aber als Tropfen anwenden, so gehört ein Tropfen auf ein Glas mit Wasser, von dem Löffelweis genommen wird. – Dem Vieh, wie zum Beispiel den Schweinen wird gewöhnlich ein kleiner Tropfen gegeben, auf diese Weise hat der neue Inspector Finzelberg Neffe des Doctor Groß der sehr gut damit Bescheid weiß, die Schweine mit Belladonna von Der Hirnentzündung geheilt." Bettine empfiehlt also sehr starke Verdünnungen. Auch neue Erkenntnisse zur Anwendung der Homöopathie bei Tierkrankheiten bezieht sie von ihrem Gutsverwalter.[190]

Der wird hier noch einmal als besonders kompetenter Laienheiler charakterisiert, indem sie die familiären Beziehungen zu ihrem früheren homöopathischen Arzt in Jüterbog herausstellt. Schon im Februar hatte sie über seine Erfolge berichtet: „Vorgestern hatte hier ein Schwein die Bräune woran Tags zuvor schon eines gestorben war Finzelberg kurirte dies zweite mit BellaDonna und nachher Antimonium. Auch ein Pferd hat er mit ho: hergestellt."[191] Die Heilungen sind ihr schlagender Beweis für die Wirkung homöopathischer Behandlung. Außerdem macht sich ein solcher Inspektor für die Gutsherren dreifach bezahlt – als Verwalter, als kostengünstiger Veterinär und durch die Vermeidung von Ausgaben zum Ersatz gestorbener Tiere. An anderen Stellen in ihrem Briefwechsel finden sich weitere erfolgreiche Tierheilungen.[192] Die Anwendungen waren offenbar bereits 1850 so häufig, dass „mehrere Flaschen" für die Veterinärapotheke nachgefüllt werden mussten, „die am kranken Vieh verbraucht sind".

Bettine beschaffte aber nicht nur gemeinsam mit Finzelberg homöopathische Apotheken, die nach ihrer oben zitierten Feststellung in Sangerhausen besonders gut sein sollten. Vielmehr erwähnte sie in dem gleichen Schreiben, das die Lieferung der speziellen Apotheke für Friedmund ankündigte, die Beschaffung einer weiteren Apotheke, diesmal aus Dessau, „für deinen Freund"! Es dauere „aber gewöhnlich eine Zeitlang bis sie ankommt".[193] Demnach hatte sie dort auch schon früher Apotheken bestellt.

Friedmund setzte sich also in seinem Umfeld für die Verbreitung der Homöopathie so stark ein, dass sich weitere Personen selbst versorgen oder sogar als Laienheiler wirken wollten. So hatte er sich mit einem Rittergutsbesitzer namens Gustav Nesselhauf angefreundet und ihm „viel von meinen homöopathischen Curen erzählt und wie diese vorzüglich für Lungenentzündung und Crouphusten der Kinder gut ist, so daß sie den Eltern eine große Beruhigung gewährt. Sein ältestes Töchterchen hat ihm öfters Sorge darin gemacht und so anderweitig hat er eine Ausgabe von jährlich 50 bis 70 rth Apotheker Rechnung. Er bat mich, da ich ihm sagte, daß eine homöopathische Apotheke einen Frd'or u der Hering 1 rth kosten würde, ihm dieselbe zu verschaffen. Such doch diese zu besorgen."[194] „Auch für die zwei früheren Apotheken bin ich dir schuldig, und kann Dir das zusammen bezahlen."

Das erlaubt einen interessanten Kostenvergleich aus der Sicht von Patienten: Der Preis der homöopathischen Hausapotheke betrug mit fünf preußischen Reichstalern also das Fünffache des mitgelieferten Hausarztbuches von Constantin Hering. Beides zusammen entsprach nur einem Zehntel der jährlichen Apothekerrechnung. Schon deshalb war das im Sinne einer sparsamen Haushaltsführung eine gute Investition, die sich bald rechnete, wenn man sich nur in die einschlägigen Mittel einarbeiten wollte.[195] Bemerkenswert ist hier außerdem, dass sich zwei Männer, ein Junggeselle und ein Familienvater, mit den Gesundheitsangelegenheiten der Kinder befassen.

Ende April kümmert sich Bettine um weitere Lieferungen: Sie habe „schon einmal zuckerküchelchen hier in Berlin bestellt erhielt aber eine Schachtel voll pulverisirtem Streuzucker. – dann hab ich sie ferner in Der homöopathischen Apotheke in Annaburg bestellt diese werden mit der Apotheke ankommen. Welche eigentlich schon hier sein müßte und die ich alle Tage erwarte. Wo ich sie dir dann schicken werde Die homöopathischen kleinen Apotheken kosten in Annaburg nur 3 Thlr."[196] Die Senkung der Arzneimittelkosten blieb also weiter eines ihrer Ziele bei dieser diversifizierten Einkaufsstrategie. Das verfolgt sie auch nach einer Entschuldigung bei Friedmund für die von Finzelberg trotz Bezahlung noch nicht abgesandte Apotheke.

Dann erläutert sie erneut die Benetzung der Streukügelchen in vorhandenen Gläsern mit nur einem einzigen Tropfen: „wollte man Mehr darauf thun so würden sie sich auflösen. Wenn Du also noch die Gläschen deiner alten Apotheke hast. – so fülle sie wieder, die alten Streukügelchen die allenfalls noch drinnen liegen, kannst du drin lassen damit können sie sich noch renoviren."[197] Im Oktober kamen bereits neue Tipps zur Verdünnung: „Hier schicke ich Aconittinctur von dieser 1 Tropfen in 100 Tropfen Weingeist. von Diesen letzten wieder 1 Tropfen in 100 Tropfen Weingeist, dann hast du Die Verdünnung wie Du sie gebrauchst um sie einzugeben. Nemlich von der lezten Verdünnung giebst du dem Patienten so viel dir nothwendig erscheint 3–5 Tropfen – dem kranken Ochsen vielleicht etwas mehr."[198] Bettine kennt sich also immer besser mit den verschiedenen Varianten homöopathischer Dilutionen aus und gibt ihr Wissen gleich an Friedmund weiter.

Das wirft die Frage nach anderen Quellen seiner Kenntnisse auf. Man erinnert sich vielleicht, dass Friedmunds Bestellung von Apotheken auch mit der Anschaffung von Laienliteratur einherging. Als er 1847 seine homöopathische Grundausrüstung über Bettine bestellte, hatte er formuliert: „Apotheke und Buch dazu".[199] Das verweist auf Vertriebswege für die homöopathische Laienliteratur, die außerhalb des Buchhandels verliefen.[200] Diese Literaturgattung hatte seit 1826 mit dem „Homöopathischen Haus- und Reisearzt" des erfahrenen Medizinschriftstellers Carl Gottlob Caspari (1798–1828) ihre Erfolgsgeschichte in Buchform begonnen. Weitere Verlage nahmen solche Schriften in ihr Programm auf, ohne immer grundlegenden

Qualitätsansprüchen zu genügen. Aber selbst mit so erfolgreichen Autoren wie dem bereits zitierten Hering ließ sich nicht das große Geschäft machen. Dies konnte sich erst entwickeln, als man seit den 1840er Jahren den Versand von Laienliteratur mit dem Vertrieb von Arzneimitteln koppelte.

Insofern kann man sich gut vorstellen, dass Friedmund einen Teil seines Wissens auch auf diesem Weg bezog. Allerdings handelte es sich dabei oft um kleinformatige Broschüren, die nur wenige Seiten umfassten und im Auktionsverzeichnis der Gutsbibliothek nicht erwähnt wurden. Allenfalls noch in den Bibliographien homöopathischer Literatur nachgewiesen, wurden sie in allgemeineren Bibliographien des medizinischen Schrifttums, das nur die etwas substantielleren Werke für Laien aufführte, nicht mehr erwähnt.[201] So ist es wenig verwunderlich, dass sich keiner der Orte, in denen Friedmunds Apotheken bestellt wurden, als Verlagsort wiederfinden lässt. Lediglich in Dessau taucht Jahre später eine Buchhandlung auf, die eine einzelne Schrift von Arthur Lutze zur Schutzimpfung von 1854 in Kommission vertreibt.[202]

Friedmund selbst hatte im Herbst 1850 wieder ziemliche Gesundheitsprobleme „wie nach alter Art". Eine „schöne Kaminglut" habe diesmal „sehr wohlthätig […] gewirkt" und den „Schleimfluß aus der Nase" sehr befördert, so dass er schließlich nachgelassen habe.[203] Im April 1851 meinte er, er könne die Folgen seiner „letzten Grippe vor zwei Jahren […] immer noch nicht loswerden".[204] Trotzdem spürt man erneut seinen Selbstheilungsoptimismus von Ende des Jahres 1849, allerdings bezogen auf etwas andere Methoden. Vielleicht etwas genervt von dauernden Nachfragen nach seinem Gesundheitszustand, wehrt er sich mit sehr deutlichen Worten gegen einen erneuten Versuch Bettines, ihn aus Blankensee nach Berlin zu locken.[205] Dort sollte er bei der noch geschwächten Gisela bleiben, während sie selbst in Buchhandelsangelegenheiten nach Leipzig verreisen würde. Außerdem wollte sie, dass er sich dort „der Behandlung eines Doctor pfleglich […] unterwerfen" solle. Stattdessen lädt er Gisela nach Blankensee ein. Er räumt zwar ein, dass es ihm weiterhin schlechtgehe. Eine Ursache sah er aber gerade in seinen Aufenthalten in Berlin: „Jedesmal habe ich jetzt dort schon einen Schaden davon getragen. Hättet Ihr mich zu Ostern schneller von dort fortreisen lassen so hätte ich mich hier vielleicht in einem Tag curirt. Jetzt habe ich nach Prenzlau als Geschworener gemußt, wo ich auch nicht für mich sorgen konnte; und nun soll ich nach Berlin, meine Gesundheit gänzlich drann setzen. Bin ich nicht immer gesunder nach Berlin gekommen als ich fortgegangen. Konnte man es mir nicht ansehen. Mir thut mein[e] Lunge jetzt noch weh, als ob ich verbrannten Schwefel geathmet hätte; und das erst von Ostern her aus dem Berliner Theater. Dabei ist die Schleimaussonderung aus Nase und Lunge von der Krankheit her, eine Art chronischer Katharr noch geblieben. Das einzige Wohlthätige hier, mein Kaminfeuer, was die Sache immer gelindert fast geheilt, soll ich nun willkührlich aufgeben, um mich in Berlin umherzutreiben. Das geht doch nicht."[206] Das Stadtleben in Berlin, insbesondere mondäne Theaterbesuche, erschienen ihm also als gesundheitsschädlich, das Landleben als höchst förderlich. Das erinnert ziemlich genau an die früheren gegensätzlichen Einschätzungen der Wohnorte

von Bettine und Achim: Er hielt das Landleben für gesünder, sie die Stadt für förder-
licher. Außerdem betonte Friedmund nun erneut, dass ihm der warme Kamin zuträglich sei. Seine Sorge um sich bei dem jetzigen Katarrh zielte also nicht mehr auf
Kühle gegen Entzündungen, sondern auf trockene Wärme. Selbst als Geschworener
konnte er allerdings in Prenzlau nicht mit diesem elementaren Komfort rechnen.

Ansonsten lässt sich beobachten, wie Friedmunds Laienpraxis weiter wächst.
Zum Jahresbeginn 1852 teilte er kurz mit, er hätte gerne kommen wollen, „wurde
aber in Grünrade bei dem kranken Nesselhauf zu sehr aufgehalten, den die Sorgen
ganz mit Unrecht halb wahnsinnig gemacht hatten".[207] Ob es sich dabei nur um
freundschaftlichen Beistand oder auch um therapeutische Hilfe gehandelt hat, lässt
sich nicht mit Sicherheit feststellen.

Da Friedmund keine eigene Familie zu versorgen hatte, lag es jedenfalls nahe,
dass der Gutsherr seine neu erworbenen Kenntnisse – ähnlich wie sein Bruder Freimund – bei seinen „Leuten" anwandte. So behandelte er einen seiner Tagelöhner,
dem von einem Tier „mit seinen Hauern die Lenden aufgerissen" worden waren,
mit Arnica.[208] Vorher hatte er ihm Ruhe verordnet, die dieser aber nach zwei Tagen
schon nicht mehr aushielt. Er habe sich dann schon beschwert, „daß er solche Langeweile habe, während andere mit ernten dürfte [sic!] sollte er nichts tun", und bat
um eine andere Arbeit. Friedmund nimmt das zum Anlass, über die Probleme von
Langeweile, Melancholie und Hämorrhoiden zu spekulieren, die bei einem „freien
ungebundenen Geniusleben" eintreten könnten, denn seine Schwester Maxe habe
sich aus Norderney darüber beschwert. Die „regelmäßige Hand Arbeit" sei doch
„zuletzt bei aller Ueberanstrengung des Geistes ein angenehmes Ausruhen". Dass der
Tagelöhner möglicherweise um eine neue Aufgabe gebeten hat, weil er dringend das
Geld brauchte, geriet anscheinend nicht in seinen Blick.

Im August 1854 schreibt Bettine aus Meran ziemlich überzeugt an Siegmund
über Friedmunds Heilkünste. Vor Ort sei ein vierjähriger Knabe, der plötzlich epileptische Anfälle bekommen habe. Die Ärzte hätten sich aber nicht getraut, „die
Krankheit bei ihrem Namen zu nennen Wär Friedmund hier, der könnte da eine
treffliche Cur machen, er hat schon viel epileptische Kinder mit homoeopathie geheilt."[209] Für den modernen Leser ist dieser Glaube an die Fähigkeiten von Laienheilern doch ziemlich erstaunlich.

Im Frühjahr 1855 brüstete sich dann Friedmund ganz ähnlich gegenüber Bettine, die eine schwere Verdauungsstörung hatte, nachdem sie zu viel Schinken gegessen hatte: „Krankheiten sind für mich nur Spielerei. Das ängstigt mich gar nicht
mehr, deiner Indigestion hätte ich auch abgeholfen. Aber närrisch kommt es dabei
manchmal. Heute vormittag kurierte ich einen, durch Wasserklistiere, der seit sechs
Tagen keinen Stuhlgang mehr gehabt hat. Eben wird mir einer gemeldet, der seinen
Stuhlgang nicht halten kann, und doch ganz fest macht. Nein so eine Tollheit ist
mir nicht vorgekommen dabei redet der Bengel kein Wort, sondern scheißt sich nur
ganz ruhig festen Koth in die Hosen. Der Junge muß mit einmal im Kopfe verwirrt
worden sein, anstatt zu essen, macht er es umgekehrt. Ich möchte nur wissen, wie
lange er auf diese Weise herausgeben wird, da er bis jetzt dabei noch nichts gegessen

hat. Du glaubst garnicht, wieviel angenehmer für mich jetzt das Landwirthschaften ist, wo ich über das Kranksein keine Sorge mehr habe. – Man braucht nicht zum Arzt zu schicken meilenweit auch nicht nach der Apotheke bei Tag oder bei Nacht. Man weiß gleich, wodrann man ist."²¹⁰ Es folgen dann noch weitere Verhaltenstipps für ihre Mahlzeiten, für die er auf Blankensee gut sorgen könnte. Er betont also ganz stark die Autonomie gegenüber den anderen medizinischen Anbietern, die ihm durch seine Laienpraxis ermöglicht werde. Gleichzeitig wird damit insgesamt seine Tätigkeit als Gutsherr sehr erleichtert.

Es ist wenig überraschend, dass Friedmund sich im gleichen hochgemuten Brief auch zu weiteren Therapieempfehlungen für den weiteren Familienkreis aufschwingt. So habe er vernommen, dass Maxes Kind, das mittlerweile ein Dreiviertel-jahr alt war, krank sei. Sein Rat ist klar: „Nur ja die homöopathischen Mittel nicht geschont und lieber einmal öfter eingegeben." Und dann folgen noch Pflegetipps an seine Schwester und ihren Ehemann: „Sie sollen hübsch heiter sein und den Muth nicht verlieren, wenn sie Jemand pflegen. Das schadet gar nichts wenn sie einmal ein paar Nächte auf sind. So etwas würde mir Vergnügen machen. Wenn man einem Kranken noch ein saures Gesicht macht, das hol der Deibel, da wird ihm auch nicht wohler davon."²¹¹

Kurz zuvor hatte er Bettine aus Frankfurt erstaunlich präzise medizinische Informationen über die Brustentzündung ihrer Schwester Lulu, die damals in Würzburg lebte, nach Weimar geschickt: „Blutigel etc helfen nichts. 116 Pulsschläge Ein wenig Aconit oder Bryonia würde vielleicht schnell helfen aber wer kann es durchsetzen."²¹² Immerhin habe sie sich gewünscht, Bettine zu treffen, und sei bereit, dafür nach Frankfurt zu reisen. Friedmund ermuntert seine Mutter zu dieser Reise. Vielleicht tut er das auch, weil er nur ihr zutraut, der zwei Jahre jüngeren Schwester eine homöopathische Behandlung nachdrücklich näherzubringen. Der Vorgang ist in mehrfacher Hinsicht interessant. Er zeigt, dass unter Laien mittlerweile der Pulsschlag eine derart bekannte Größe war, dass man ihn im Familienkreis genau angab. Damit hatten auch die Laienheiler aus dem Hause Brentano/Arnim eine zusätzliche Grundlage für eine Diagnose und Therapie. Außerdem sieht man hier gut, wie Mutter und Sohn Friedmund sich gegenseitig die Bälle zuspielen, um die Homöopathie zu propagieren, dabei allerdings auch an Grenzen in der Frankfurter Familie stoßen.

Friedmund empfiehlt selbst Bettine in diesen Jahren ebenfalls Arzneien: „[…] wegen deiner Blasen oder Schwämme auf der Zunge hast Du hoffentlich homöopathisch auch richtig eingewirkt, vielleicht ein Bischen mercuriusvirus [sic!]. Man sieht aber daraus Du hast, wie oft die kleinen Kinder zu viel Schärfe im Magen."²¹³ Die Formulierung lässt vermuten, dass er sich mittlerweile für mindestens genauso kompetent hält wie Bettine, denn er hofft, dass sie auch „homöopathisch richtig" agiert hat – und erklärt ihr außerdem noch Hintergründe, die ihm evident scheinen. Mercurius vivus wird tatsächlich bei diesen Symptomen eingesetzt, und Bettine nahm es auch ein.²¹⁴ Für die mit der Mutter reisende Schwester erteilt er ähnlich, fast herablassend, Rat: „Die Giesel wirst du doch nach deinen homöopathischen Büchern leicht curiren können Ist es nur Zahnweh von Erkältung, so ist Mercur u

Belladonna vortrefflich im Wechsel, doch soll sie sich dabei vor einer neuen Verkältung in Acht nehmen."[215]

Im April 1855 erfahren wir mal wieder, dass er nun die für ihn „gesundeste Lebensart aufgefunden" habe. Das schloss dieses Mal den Versuch ein, nur noch eine tägliche Mahlzeit einzunehmen. Nach dem Mittagessen machte er dann lange Spaziergänge und führt weiter aus: „Ich [...] gehe zu meinen Nachbaren ½, 1, auch 1½ Meile weit, kurire ihre Pferde, bespreche ihre Arbeiten."[216] Er ist also mittlerweile auch als Tierheiler außerhalb des eigenen Gutshofes tätig.

Gleichzeitig scheint er in diesen Jahren seine Präzision bei Selbstdiagnosen weiter zu verfeinern. Aus Norderney beschrieb er Anfang September 1852 vergleichende Beobachtungen zu den Wirkungen des Meerwassers noch relativ knapp: „Ich und Max haben hier einen öfteren Stuhlgang. Max ängstigt sich, um sich selbst. Ich selbst fühle mich aber sehr fidel dabei, und kenne darin die wahrscheinlich nur sehr wohlthätigen Wirkungen des Seewassers was beim Baden verschluckt, und wo immer etwas Bittersalz mit enthalten."[217] Häufigere Entleerung hielt er weiterhin für gut, während seine gesundheitlich angeschlagene Schwester darauf eher skeptisch reagierte. Eine Vermutung über die Ursache des häufigen Stuhlgangs, die Bitterstoffe im Salzwasser, lieferte er seiner Mutter auch gleich mit.

Anfang Dezember gibt er seiner Mutter dann einen sehr ausführlichen Bericht über seinen Zustand, der mal wieder konstatiert, dass es ihm jetzt bessergehe: „Meine Gesundheit fördert sich immer mehr und wird bei allerhand guter Vorsicht wieder sehr fest. Die Galle die in meiner Krankheit doch in einem so enormen Maße als Gallenpigment bei mir ausschied, und an deren fiberhafter Aussonderung ich allmählig abnehmend jahrlang noch gelitten habe, scheint jetzt ganz in der Ordnung. Mein Urin ist jetzt schon monatelang fast so klar wie Wasser, ein sehr gutes Zeichen. Dabei sind mir am besten des Abends Schwitzbäder vor dem Kamin bekommen, wo ich alle Galle durch die Haut geschwitzt. Auch meine Verdauung hat sich wieder hergestellt. Ich hatte eine Art Freßsucht. Aber auch diese hat aufgehört Jetzt trage ich schöne starke Ueberstiefeln die halten mir die Füße recht warm. Das bekömmt mir auch gut. Ja! Die Galle! Der Aerger die sorge hier hatte mir zu viel Galle gemacht, die kann einem ganz unglücklich machen, denn sie reizt zum Aerger und je mehr man sich ärgert, desto mehr Galle bekömmt man; Sie greift einem die Nerven an, so daß ich recht gut spüre, wie sehr sie mein Gedächtniß und die Fassungskraft gestört hat. Wenn es auch jetzt wieder besser geht, so wie früher kann ich nicht den vierten Theil arbeiten. Ich fühle die Anstrengung und ermüde sehr bald. Für diejenigen Leute, die durch großen Kummer und Sorge, zu der Entwicklung der Galle kommen liegt gewiß großer Seegen drinn daß doch die Höhe ihres Schmerzes verringert wird. Das große Ganze muß sich in der Natur doch immer selbst ordnen Was da reizt das hilft auch. Auf die Weise ist doch auch für die Menschen, die ihre Leidenschaften nicht beherrschen können, für ein Heilmittel gesorgt. Es wäre freilich ihre Pflicht, und ist gerade die schöne Aufgabe des Menschen das richtige Maas herauszufinden, wo er das aber nicht kann muß sie sich selbst zerstören, wenn der Mensch nicht verrückt werden soll. So bin ich jetzt denk ich noch nicht verrückt aber sehr heiter und vergnügt. Mag auch alles die Quer gehen mich kann im Grunde nichts irritiren. Ich thu nur manchmal so, um noch den Respect zu erhalten. Hätte ich vor meiner Krankheit gewußt, daß man sich die Galle und alle bösen Folgen durch ein Bischen Aconit aus dem Leibe schaffen kann, ich hätte nach jedem Aerger Aconit genommen; ich wäre dann heiterer und fähiger geblieben und hätte dann diese niederträchtige Krankheit nicht zu überstehen nöthig gehabt."[218]

Dieser ausführlich zitierte Brief erlaubt es, eine Reihe von Friedmunds Konzepten besser zu verstehen. Grundsätzlich geht er davon aus, dass sich Gesundheit selbst fördern oder herstellen kann. Das nimmt Bezug auf den Vitalismus, die Idee der Lebenskraft, eine sehr verbreitete Vorstellung mit antiken Wurzeln, die seit dem 17. Jahrhundert wichtiger und in der Homöopathie wieder aufgegriffen wurde und dort eine große Rolle als „Lebenskraft" spielte und weiterhin spielt.[219] Voraussetzung für die Wirkung eines allgemeinen Vitalprinzips ist allerdings, dass der Mensch ein richtiges Maß findet, das, ebenfalls ganz im Sinne antiker Ideen, besonders durch einen Ausgleich der Leidenschaften erreicht werden kann. Diese gefährden massiv das psychische Gleichgewicht und damit nach humoralpathologischen Vorstellungen auch die im Körper befindlichen vier Säfte, die man ebenfalls in einer guten Mischung erhalten muss, damit keiner das Übergewicht bekommt. Das könnte nämlich beim Überwiegen etwa von schwarzer Galle zu trauriger Stimmung führen. Nach Friedmund sind Menschen geradezu dazu verpflichtet, sich zu mäßigen. Anderenfalls zerstört sich ihre Gesundheit selbst, falls der Betroffene nicht gleich verrückt wird. Irresein und Krankheit sind also ganz analoge Zustände des gesundheitlichen Ungleichgewichts. Körper und Psyche hängen in diesem Gesundheitsverständnis noch ganz eng zusammen.

Dementsprechend konnte dann auch Friedmunds Galle ganz direkt durch erhöhte Ausscheidungen auf seinen fortgesetzten starken Ärger reagieren. Das erkrankte Organ wehrte sich gewissermaßen umgehend, aber die Ursache der Störung ist keineswegs nur organisch. Vielmehr nimmt das Organ „großen Kummer und Sorge" auf und senkt durch seine Ausscheidung den Schmerzlevel, was für die betroffenen Kranken ein Segen sei. Die Galle bewirkt geradezu einen psychophysischen Druckausgleich. Auch hier macht „die Natur" selbständig durch Umverteilung der Lasten das Leben erträglicher.

Damit wird auch das Verhältnis des Menschen zur Natur klarer: Man kann sie als Kranker, wie auch als Behandler, eigentlich nur in ihrer Selbsttätigkeit unterstützen. Dabei dienten Friedmund die abendlichen Schwitzbäder, die dazu beitragen sollten, dass die überschüssige Galle auch durch die Haut den Körper verlassen konnte. Hier wird noch einmal offenbar, dass er mit „Galle" keineswegs nur das von uns heute vorrangig so bezeichnete Organ, sondern auch den Gallensaft im Sinn der Humoralpathologie bezeichnete. Dieser kann ohne die moderne Vorstellung vom Organ und ohne die Notwendigkeit, die Krankheitsursache dort aufzufinden, deshalb den Körper ganz anders als durch den Urogenitaltrakt verlassen – wie in diesem Fall durch die Haut. In einer solchen Vorstellungswelt ergeben die Schwitzkuren am Kamin durchaus Sinn. Allenfalls unterstützend kann dann auch noch die Medikamentengabe von Aconit wirken. Friedmunds Begeisterung über deren schnelle direkte Wirkung kann man also umso besser verstehen, wenn man seine Vorstellungen von der komplexen Verursachung körperlicher Krankheit durch das Zusammenwirken leiblich-seelischer Ungleichgewichte nachvollzogen hat. Tatsächlich verbindet er die Humoralpathologie mit der Homöopathie.

Über die Wirkungsweise des Aconit hat er konkrete Vorstellungen, die er bei der Deutung der Lähmungserscheinungen seiner Mutter präzisiert: „Es war diese Lähmung doch eine eklige Geschichte, wahrscheinlich doch auch eine zu große Verdickung des Blutes durch Galle. Die mußt du auf jeden Fall durch Aconit. Nux vomica aus Deinem Blut herausbringen, wenn du nicht eben so krank werden willst wie ich, oder durch deinen Tod, so gut wie ich daran sterben konnte, uns zum größten Leide, alle Deine Unternehmungen hemmen oder gar aufheben. Ich bitte Dich nimm Aconit jeden Tag, daß dein Blut gereinigt und leicht wird; Ich bin fest überzeugt Deine Krankheit braucht das, aber nimm von der Tinktur in Tropfen alle Abend einen. Du wirst bald die wohlthätige Wirkung spüren. Ich weiß aller Aerger geht danach bei mir vorüber, und den ich vorher strafen wollte wegen Diebstahl und dergleichen das kann ich nicht mehr nachher.“[220] Die Galle hatte demnach nicht nur den Urogenitaltrakt und das Gewebe okkupiert, sondern sich zusätzlich ins Blut gemischt und dieses eingedickt. Dadurch zähflüssig geworden, hat es Bettines körperliche Bewegung beeinträchtigt, was die Lähmung erkläre. Aconit soll also durch tägliche Einnahme die Reinigung und Auflockerung des Blutes bewirken.[221] Bei ihm selbst habe das Medikament die positive psychische Wirkung erzeugt, den Ärger zu vertreiben. Ihr wünscht er nach ihren frustrierenden Bemühungen um die Einwerbung von Geldern für das Goethedenkmal eine ebensolche stimmungsmäßige Erleichterung. Bemerkenswert ist schließlich, dass er ihre und seine eigene Krankheit als ähnlich und als lebensgefährlich einstuft. Demnach muss es ihm tatsächlich sehr schlechtgegangen sein.

Ende Februar 1853 bestätigt er ihr, weiter auf dem Weg der Besserung zu sein, und bekräftigt seine Vorstellungen von Ausscheidungsvorgängen. Seine Krankheit habe „im Grunde lange nicht mehr die Bedeutung von Damals. Die kranken Stoffe sind dazu nicht in mir. Ich sehe das daran, daß der Urin nicht sehr bedeutend dunkel nur acht Tage lang Stoffe absetzte. Jetzt ist er klar wie Wasser. Ich habe die ganze Krankheit sehr schnell ausgeschwitzt, und halte mich jetzt nur imm Zimmer um es bei dem Wetter durch eine Erkältung nicht zu verderben. […] Nun also bei dem unangenehmen Reisewetter, wo man nicht wissen kann, wie man unterwegs stecken bleibt reconvalescirend ziehe ich es vor lieber noch in meiner Stube zu bleiben.“[222] Auch halte ihn die anstehende Taufe bei Nesselhauf zurück, der aber bei der gegenwärtigen Kälte seinen Säugling auch nicht in die kühle Kirche tragen wolle. Dann beschreibt er seinen Gemütszustand: „Eigenthümlich ist es bei mir, daß ich ungeduldig hier werde, wenn so etwas Krankes in mir steckt. Ich wollte immer schon fort, von hier und zu euch. Jetzt ist mir gar nicht mehr danach. Die wohlthätigste Heilkraft hat mein Kaminfeuer für mich. Es hilft immer in wenigen Tagen.“[223] Krankheitsstoffe in seinem Körper machen ihn also ungeduldig und führen eher zu dem

Wunsch, zur Familie zurückzukehren. Andererseits bevorzugt er nun seine Strategie, fast ausschließlich auf Wärme zu setzen: am besten am eigenen Kamin, ansonsten zumindest in der eigenen Wohnung. Er vertraut nun ähnlich konsequent ausschließlich auf Wärme wie bei einer früheren Krankheit auf Kühlung. Sein Glaube an seine jeweiligen Therapiekonzepte ist vollständig – und er kann sie auch als Begründung nutzen, wieder einmal nicht nach Berlin zu fahren.

Direkt nach der Beschreibung seiner eigenen Krankheit und noch vor der Äußerung über seine Ungeduld erzählt Friedmund in diesem Brief von einer weiteren gelungenen Tierheilung. „Mit dem Pferde hatte [es] zu gleicher Zeit seine Richtigkeit. Es ist jetzt aber glücklich durch."[224] Er war also auch als Behandler von Tieren erfolgreich und rechnete Bettine des Weiteren vor, was für erhebliche Summen dabei auf dem Spiel stünden. So gebe er im Jahr 1000 rth für Pferde aus. Will man sein Wirken als Laienheiler in der Uckermark angemessen einschätzen, dann wird man diese veterinärmedizinische Tätigkeit sehr hoch bewerten müssen.

Schließlich teste er an sich selbst ganz praktisch, wie er seinen Haarwuchs fördern könne. So teilte Bettine im August 1856 Siegmund mit: „Von Friedmund höre ich, daß er bei seinen Erndtearbeiten auch noch medizinische Versuche macht er hat an Armgard geschrieben, daß er mit Terpentinoel, sich seine Haare hat wieder wachsen machen die jetzt in Fülle wieder kommen."[225] Der 41-Jährige hat also ein Problem mit seinem Aussehen, dessen Bewältigung sogar zum Familienthema wurde.

Hintergrund könnten Bettines frühere Bemühungen sein, ihn, wie von ihm selbst in Aussicht genommen, unter die Haube zu bringen.[226] Jedenfalls hatte sie, allerdings schon im Jahr 1853, mehrfach über in Frage kommende Bräute berichtet. So hatte sie mit Freimund in Berlin im Februar „hier manches Freundliche Gesicht durchgemustert in Bezug auf deine Meinung zum Heirathen" und berichtete dann detailliert über mögliche Kandidatinnen aus dem Umfeld der brandenburgischen Arnim-Familien und ihrer Gutsnachbarn sowie aus der weiteren Familie Brentano.[227] Dabei wurde jeweils eingeschätzt, ob die jungen Damen hübsch waren, Vermögen hatten und es auf dem Land aushalten würden. Bei einer Brentanotochter wies Bettine auf die Konfessionsverschiedenheit als Heiratshindernis aus Sicht ihrer „erzkatholischen" Schwägerin hin.

Friedmund bremste die Bemühungen seiner Mutter als Heiratsvermittlerin aber im folgenden Schreiben. „Wegen all der schönen Mädchen. Da bitte ich Dich vergrößere den Kreis nur um des Himmels willen nicht, und besonders nicht mit Solchen, die Du nicht kennst. Im Gegenteil such eins aus. Du weißt ja: ich habe keine Muße dazu. Was können die mir nützen; [...] Ich habe es thun wollen, damit unser Stamm etwas mehr Sicherheit hätte, wenn ihr euch aber nicht entscheidet, laß ich es lieber bleiben."[228] Heiraten war ihm also damals anscheinend nicht so wichtig, weil er sich davon eigentlich nur wenig versprach, außer vielleicht – neben dem kränklichen Achim – einen weiteren „Stammhalter" zu zeugen. Der wurde nach Bettines Ansicht zwar nun durch Freimunds neue Ehefrau Claudine „in jeder Hinsicht körperlich wie geistig unübertrefflich gepflecht; wäre sie nur früher schon bei ihm gewesen dann hätte es auch noch mehr für seine graden Glieder Vortheil haben können."[229] Aber offenbar machten Bettine und Friedmund sich doch Sorgen um seine gesundheitliche Zukunft und damit um den Fortbestand der Familie „im männlichen Stamm".

Immerhin interessierte er sich im Herbst während eines Besuchs bei seiner Schwester Maxe in Bonn auch selbst für eine in Frage kommende Heiratskandidatin, der er sogar hinterherreiste, allerdings an dem sehr abweisenden Vater scheiterte.[230] Im Frühjahr 1855 nennt er dann ein weiteres Motiv für eine Verheiratung: „Siehst Du Mutter, wenn ich nur erst eine Frau hätte. Ich wette, wenn ich gut eingerichtet, Du wärst bald bei mir, und würdest Dich ganz behaglich fühlen [...] Für alles wollte ich schon sorgen."[231] Ähnlich hatte er ihr schon im November 1854 geschrieben: „[...] denke, daß ich Dich noch recht oft und lange, auf meinem Gute, bei einer lieben Frau und großen Familie genießen möchte."[232] In beiden Fällen wird eine mögliche Ehefrau eher funktional gedacht: Sie soll halt den obligatorischen Nachwuchs gebären und die alte Mutter mit versorgen. Tatsächlich heiratete Friedmund dann erst nach dem Tod seiner Mutter.[233]

Die immer zur Pflege verpflichteten Töchter – zur „condition feminine" im 19. Jahrhundert

Bettine hatte schon in jungen Jahren immer wieder Kranke gepflegt und dies als sehr befriedigende Tätigkeit empfunden. Während der vielfältigen Krankheiten ihrer Kinder hatte sie sich manchmal bei der Pflege bis an den Rand des Zusammenbruchs beansprucht. Auch bei ihren Töchtern werden immer wieder Pflegetätigkeiten, teilweise über Jahre hinweg, erwähnt. Pflege bestand hier hauptsächlich in Präsenz bei dem Kranken und im Vorlesen sowie in Nachtwachen bei besonders schweren Krankheiten und bei Kindern. Am Beispiel von Bettines ältester Tochter Maxe sollen nun die Ambivalenzen der von Männern und Frauen damals als selbstverständlich erachteten familiären Verpflichtung der Töchter, Nichten oder Schwestern zur Pflege von Familienangehörigen und nahen Verwandten analysiert werden. Dazu ist die Quellenlage bei Maxe besonders gut, denn einerseits gibt es eine direkt aus ihrem Nachlass schöpfende, mit der notwendigen Distanz von dritter Hand geschriebene Biographie, die anekdotenreich vieles aufhellt und glättet.[234] Andererseits wurden vor einigen Jahren ihre sehr persönlich gehaltenen Tageblätter und Jahresrückblicke für die Jahre 1839 bis 1853 veröffentlicht, die sie selbst in späten Jahren noch einmal – explizit unverändert – abgeschrieben hatte. Sie bilden die schmerzhaften Jahre ihrer Partnersuche mit allen Hoffnungen und Enttäuschungen emotional direkter ab und enden konsequent mit Maxes Eheschließung. Diese Perspektive ist ständig präsent, wenn das Eingehen einer Ehe auch als „Opfer" und Familienverpflichtung charakterisiert wird.[235]

Im Jahr 1846 notierte die damals 28-jährige Maxe zu den Ambivalenzen ihrer Rolle als pflegende Nichte: Sie sei nach verschiedenen Enttäuschungen mit Brautwerbern, für die sie sich nicht erwärmen konnte, aus Berlin nach Frankfurt gefahren, um sich „von dem allen aus[zu]ruhen beim geliebten Onkel Georg u. den lieben Verwandten, mit denen uns die schönsten Kinderjahre verbanden. [...] Alles hätte sich wieder beruhigt sich wieder trösten können [...] Aber der Onkel, der arme 72jährige Onkel! unseliges Verhängniß, der faßt eine Leidenschaft zu mir [...]."[236] Er wollte sie heiraten, mit ihr schwesterlich leben und ihr sein ganzes Vermögen vererben, was sie ablehnte; trotzdem entstand in der ganzen Familie – nicht zuletzt wegen der Befürchtung, die riesige Erbschaft sei gefährdet – spürbare Unruhe.[237]

So kehrte sie sicherheitshalber nach Berlin zurück, wo sie „den Umzug der Mutter nach dem Thiergarten besorgt".[238] Mit der Verlosung eines Gemäldes für einen Blinden und einer weihnachtlichen Bescherung für die armen Dorfkinder in Wiepersdorf aus ihrer „Armenkasse" folgte sie der Bahn großbürgerlicher und adeliger Wohltätigkeit, die ihre Mutter Bettine vorgezeichnet, in ihrer Doppelbödigkeit durchschaut und 1845 auch literarisch ausgearbeitet hatte.[239] Offenbar reservierte Maxe – zumindest in ihrem eigenen Verständnis – einen Teil ihrer Einnahmen regelmäßig für wohltätige Zwecke, ein Verfahren, das sie als ihre „Armenkasse" bezeichnete. Auch Ende des nächsten Sommers fuhr sie wieder nach Berlin, wo Armgart und sie ihren „Umzug bewerkstelligen von der Köthenstraße nach den Zelten!".[240] Die noch bei ihrer Mutter wohnenden erwachsenen Töchter sind dieser also behilflich. Bettine ist 1848 allerdings entschieden gegen eine von Maxe ersehnte Verbindung mit Georg von der Groeben (1817–1894), den sie persönlich und politisch – in den Monaten nach der Märzrevolution – immer dezidierter ablehnt.[241] Das stürzt die Tochter in innere Konflikte und führt schließlich zu einer geheimen Verlobung, die später auf Druck der Familie des Prätendenten ebenso aus Standesdünkel gegenüber den von Arnims gelöst wird wie eine frühere mit einem anderen Bewerber bereits im Jahr 1842.[242]

Im Dezember 1848 fühlte sich Maxe immer wieder krank: Ein – abgelehnter – Brautwerber und gute Freunde waren in den Revolutionswirren gefallen, was ihr im September wieder „den nervösen Magen" einhandelte; der von ihr geliebte Preußenprinz Waldemar Friedrich Wilhelm (1817–1849) schickte immer mehr beunruhigende Nachrichten, so dass sie sich „ganz krank" fühlte.[243] So brachte ihr Georg von der Groeben „den Doktor Bücking in's Haus [...] der mein Übel zwar nicht erkannte mich aber Wassercour brauchen ließ". Besser sei es ihr dann wegen der günstigeren Nachrichten von ihren Freunden und Anna gegangen. Wie hätte der homöopathische Arzt ihren Zustand auch verstehen können, da sie ihm ihre psychischen Belastungen, insbesondere durch die vertrackten Liebesangelegenheiten, wohl nicht mitteilte. Die Beziehung zu „Georg" litt schon damals unter den Standesunterschieden. Die Rationalität des Arztes, Wasser- oder Bäderkur zu empfehlen – die unter Maxes Hand orthographisch zu einer anderen Form des Hofes („la cour") mutieren –, erweist sich somit (wieder) als arg begrenzt. Ihre Notiz könnte also Anklänge an Bettines Vernunftkritik enthalten.

Maxe pflegte dann ihre Schwägerin Anna und war „davon so krank geworden, dass wir alle fürchteten sie zu verlieren".[244] So jedenfalls charakterisierte Bettine einige Monate später die Lage. Nach dem Tod von Freimunds Frau Anna, den Maxe als absoluten Tiefpunkt der Familie Arnim und ihrer eigenen Zukunftsaussichten erlebte, belastete sie zusätzlich ein erster Trennungsversuch Georg von der Groebens. Trotzdem schob sie nun alle Bedenken beiseite, fühlte sich „kräftig zu reisen". Nichts hielt sie mehr „in Berlin, selbst Bücking nicht, der erklärte, ich hätte noch Fieber und dürfte nicht reisen".[245] Sie war also weiterhin in homöopathischer Behandlung, zog aber dem ärztlichen Rat, Vorsicht zu üben und in Berlin zu bleiben, ihre eigene Entlastungsstrategie, aufs Land zu fahren, vor. In Wiepersdorf lebte sie etwa zwei Wochen lang „friedlich und still" bei Freimund, ihrem Neffen Achim und der Mutter Baumbach. Den Schmerz über den Tod des Prinzen Waldemar verarbeitete sie durch den Gang zum Abendmahl als letzte Form einer spirituellen Gemeinsamkeit mit ihm – und durch weitere Versuche, sich der Kirche zuzuwenden, obwohl sie immer wieder ihren mangelnden Glauben bedauerte.

Im Juli 1849 reisten Maxe und Armgart nach Frankfurt zur Pflege des Onkels Georg, den sie bis zu seinem Tod am 22. Februar 1851 abwechselnd betreuten, was nur einmal für längere Zeit durch Armgarts Reise nach Paris unterbrochen wurde.[246] Maxe setzte sich dabei in einer immer stärker religiös geprägten Stimmung mit dem altersbedingten Verfall ihres Onkels und Frankfurter Familienoberhaupts auseinander: „wo ist die liebe Seele hin, es wandelt nur der leidende hinwelkende Körper noch herum".[247] Dieses Memento mori hinderte sie aber nicht, viele Einladungen anzunehmen, mit Freunden auszugehen, an Landpartien teilzunehmen und gesellschaftliche Kontakte zu pflegen.[248]

Ihre zweieinhalb Jahre jüngere Schwester Armgart konnte sich vorübergehend weit größere Freiräume schaffen. Bettine hatte noch im März 1850 versucht, eine Reise ihrer zweitgeborenen, mittlerweile immerhin 29-jährigen Tochter nach Paris zu verhindern, denn sie befürchtete dort den erneuten Ausbruch der Revolution. Hier mal wieder ganz diplomatische Strippenzieherin, forderte Bettine sogar ihre Schwester Gunda auf, Armgart in diesem Sinn zu schreiben.[249] In Bettines Familienstrategie, alle Kinder gesund am Leben zu erhalten, konnte sogar die revolutionskritische Schwester nützlich sein, die Bettine vorgeworfen hatte, mit ihrem Königsbuch zum Ausbruch der Revolution beigetragen zu haben.[250] Armgart stand ihr allerdings politisch näher als ihrer Mutter. Die junge Frau ließ sich aber nicht die Chance entgehen, auf Einladung der Gattin des ehemaligen Gesandten Frankreichs in Berlin, der späteren Salonnière Anastasie Circourt (1808–1863), von Mai bis Ende Juli 1850 in Paris den Frühling zu erleben und die Stadt und die Pariser Gesellschaft – schon vor der großen Zeit von Circourts Salon – gründlich kennenzulernen. Maxe war froh, als Armgart im August endlich zurückkam, denn es ging ihr gesundheitlich so schlecht, dass sie „Kissinger Wasser" trinken musste und trotzdem weiter „elend blieb".[251] Auch sie glaubte also an die Heilwirkungen des Mineralwassers, das man sich in dieser wohlhabenden Bürgerschicht nach Hause liefern ließ.

Armgart gab ihrer Schwester Maxe, die sie bei dem Reiseprojekt moralisch unterstützt hatte, ihr Tagebuch zum Lesen und löste sie bei der Pflege in Frankfurt wieder ab.[252] So konnte Maxe bis Mitte September für einen Monat ins Seebad Ostende fahren, um sich selbst etwas zu erholen. Aber nach einem fulminanten Diner auf der Rückreise in Brüssel ging es ihr vor lauter Magenkrämpfen in Frankfurt so schlecht, dass man ihr riet, gleich wieder ins nahe gelegene (Bad) Soden zu Freunden abzureisen. Dabei sei es ihr am „schmerzlichsten" gewesen, „den Onkel nicht pflegen zu können". Obwohl sie an manchen Tagen in Soden wegen „unsäglicher Schmerzen" „nur zwei Stunden aus dem Bett" kam und „alle Hausmittel der Welt brauchte – ohne gesund zu werden", richtete sie es so ein, ihn einmal wöchentlich zu besuchen.[253] Diese ca. 15 Kilometer im Reisewagen nach Frankfurt oder nach Rödelheim in sein Gartenhaus dürften sie weniger Kraft gekostet haben als die Ponyritte im Galopp, die sie „in Gottes schöner Natur" ebenso entzückten wie die „gesunde Bewegung des Reitens". Es gab also neben den Schmerzphasen offenbar auch bessere Tage.

Nach ihrer Rückkehr Mitte Oktober war Maxe aber immer noch in schlechter Verfassung und litt außerdem unter der antipreußischen Stimmung in der alten Reichsstadt, in der fast alle (katholischen) Brentanos und die weitere Gesellschaft der habsburgischen Politik zuneigten, während sich die Arnimtöchter mit Preußen und seinem König geradezu persönlich identifizierten. So entschied sich Maxe für einen Erholungsaufenthalt mit ihrer Schwägerin, „Clödchen" Firnhaber, auf dem Landgut von deren Familie bei Gießen, wo sie sich bei Klavierspiel und Zeichnen etwas erholte.[254] Maxes Schwester Armgart übernahm mit Sophie Schweitzer (1806–1856), einer Tochter Georg Brentanos, „die Pflege beim Onkel, die eigentlich für vier Personen noch zu anstrengend ist".[255] Die Vertretung durch ihre Schwester war weiterhin selbstverständlich – wie auch der Einsatz der bereits mit einem Frankfurter Senator verheirateten Tochter des Kranken. Drei Wochen später kehrte Maxe willig zum Pflegedienst nach Frankfurt zurück und erklärte einer Freundin brieflich, dass sie nicht wisse, wann man sich wiedersehen werde: „Ich bin entschlossen, dem Onkel nicht den Schmerz anzutun, ihn zu verlassen. Ich will bei ihm ausharren bis zum Ende – vielleicht ist das schon morgen, vielleicht dauert es noch lange."[256] Allerdings meinte sie auch, dort komme sie nicht zum Schreiben, „weil da, ganz abgesehen von der Pflege des Onkels, alle an mir herummelken; es geschieht ja nur, weil sie mich liebhaben, aber es wird mir doch oft zu viel, denn eigentlich bin ich jetzt menschenkrank." Sie hatte also durchaus Gefühle der Überforderung und den Wunsch, sich zurückzuziehen.

Im Dezember 1850 kehrte sie nach weiteren (Selbst-)Quälereien mit ihrem ungeklärten Verhältnis zu Georg von der Groeben nach Frankfurt zurück und machte sich dort aber klar, dass ihr die Krankenpflege dabei half, ihr eigenes seelisches Gleichgewicht zu halten. Zwar beobachtete sie „große Veränderung im Onkel, schrecklich schrecklich trauriges Ende!", fügte aber gleich hinzu: „Ein Glück für mich, daß ich um ihn sein darf, ihm den ganzen Tag vorlese – so kann ich mich selbst betäuben – aber Nachts, ja Nachts kommen Angst und Schmerzen um mein Schicksal, u brechen mir das Herz in namenlosem Weh."[257] Sie empfindet die familiär gebotene Pflege also zumindest als sinnvolle Ablenkung von ihren Sorgen. Kurz nach dem Tod ihres Onkels Ende Februar des folgenden Jahres stellte sie dann aber auch fest, wie die Pflege über anderthalb Jahre ihre „ganze Seele [...] verfinstert habe über das

Elend der Menschen – in seiner schrecklichsten Gestalt habe ich den Tod gesehen u an einem Mann der der Zauber meiner Kindheit gewesen, der lebensfrisch und kräftig wie selten ein Mann bis vor zwei Jahren gewesen, u ein Mann dessen letzte tiefste Leidenschaft ich gewesen! Ach es war schwer ihn so enden zu sehen! u es bleibt mir nichts als der Trost daß ich bei ihm gewesen in dieser Zeit!"[258]

Ihre Freundin Claudine Firnhaber lobte das „edle Benehmen" von Maxe – was sich vielleicht auch auf ihre noble Zurückhaltung bei der angebotenen Heirat mit ihrem Vater und die dabei versprochene, aber ebenso ausgeschlagene Erbschaft bezog.[259] Sie bot ihr selbst später beim Heiratsprojekt mit Georg von der Groeben, das an massivem Widerstand seiner Familie u. a. wegen der zu geringen Aussteuer der Arnimtochter zu scheitern drohte, an, das fehlende Geld aus ihrem Erbe, gewissermaßen als Vermächtnis ihres Vaters Georg, dazuzugeben.[260]

Noch bevor dieser gestorben war, wurden die Arnim-Schwestern bereits zu neuen Pflegediensten geradezu einberufen. Maxe notierte: „Armgard mußte sich ganz plötzlich entschließen mit Carl S[avigny] nach Berlin zu reisen, da wir die beunruhigsten Nachrichten über den Onkel S[avigny] erhielten, u Siegmund dringend bat eine von uns möge der Tante zu Hilfe kommen. ich schwankte, ob nicht ich reisen sollte – doch blieb ich; u es war gut denn nun habe ich den Trost gehabt, den Onkel G bis zu letzt zu pflegen."[261] Die Savignys hatten eigentlich ihren Sohn Leo gebeten, nach Berlin zu kommen, um sie zu unterstützen. Da dieser selbst gesundheitlich angeschlagen war, hatten die beiden älteren Arnimtöchter ihm angeboten, an seiner Stelle zu pflegen. Die Cousinen wollten also im Haus des Ministers, in dem sie früher aus- und eingingen, die fehlende Tochter ersetzen, auch weil einer der Söhne, der eigentlich die Pflege übernehmen sollte, nicht verfügbar war.[262] Das ist bemerkenswert, weil hier beim Fehlen von Töchtern im Prinzip ähnliche Pflegeerwartungen an die Söhne gerichtet wurden. Armgart schrieb während eines kurzen Aufenthaltes in Berlin noch eine Woche vor dem Tod des Frankfurter Onkels Georg dazu: „Max ist zu angegriffen u[nd] elend um es lang dort [in Frankfurt] allein aushalten zu können […] Drum geh ich lieber hier wieder fort u[nd] schicke sie dann lieber hier her, da die Pflege hier mir doch viel leichter erscheint als die in F[rankfurt]."[263] Wohl überfordert von ihrem Liebeskummer und der schweren Pflege, hatte Maxe immer wieder schwere Magenkrämpfe. Offenbar schätzte Armgart die Pflege der Savignys in Berlin als viel weniger anstrengend ein als die Aufgaben in Frankfurt. Armgart war in der Pflege also ähnlich engagiert wie Maxe.

Maxe sollte sich von Oktober 1851 bis Mai 1852 auf einer Reise mit ihrem Cousin Louis Brentano (1811–1895) und seiner Frau Marie in Italien erholen.[264] Dazu hatte ihr auch Georg von der Groeben sehr eindringlich geraten. Mit ihm war ursprünglich sogar eine heimliche Hochzeit in Rom geplant.[265] Diese wurde aber mit der Begründung verschoben, er solle erst Rittmeister werden. Maxe bangte folglich die ganze Reise über um ihren Bräutigam und ihre gemeinsame Zukunft. Immerhin kommentierte Siegmund im November, dass sie „[…] die Melancholie nachschleppt über noch unerhörte Wünsche", aber „schon zimlich" durch die Reise „zerstreut" sei.[266] Sie selbst beschreibt sich als innerlich ständig abwesend, von Sehnsucht verzehrt und unfähig, die Reise zu genießen.[267] Zwei Wochen nach ihrer Rückkehr nach Frankfurt platzt das Heiratsprojekt endgültig, was sie völlig zerstörte. Während der Reise war außerdem noch ihr 44-jähriger Cousin gestorben: „Den armen Franz Savigny haben wir in diesem Jahr verloren, er starb unter jammervollen Schmerzen, Armgard war ihm treue aufopfernde Pflegerin, sie hat eine schreckliche Zeit im Savignyschen Haus durch gemacht; die ihr eine ernste Richtung gegeben."[268] Auch die jüngere Schwester Armgart hatte nun ihre – prägenden – Erfahrungen mit dem Tod gemacht.

Wir finden bei Maxe und – weniger umfassend dokumentiert – auch bei Armgart einen ähnlich starken Einsatz in der Pflege wieder wie früher bei Bettine selbst. Lebten die beiden Töchter ehedem über Jahre in der Familie des Frankfurter Onkels und gingen sie bei den Savignys ein und aus, so übernahmen sie später ebenso selbstverständlich dort Pflegeaufgaben. Als noch unverheiratete Mittzwanzigerinnen wurden sie manchmal geradezu angefordert. Bei beiden mag sich die Bereitschaft zu so intensivem Einsatz aus der besonderen Beziehung dieser Nichten zu ihrem Frankfurter Onkel erklären. Auch hatte er sie besonders gut behandelt. Für beides waren sie ihm sehr dankbar. Gesellschaftliche Konventionen mögen einen weiteren Teil ihres Verhaltens erklären. Unverheiratete Töchter, Nichten oder Geschwister ohne eigenen Haushalt oder persönliches Einkommen wurden in der Familie – bis zu einer erhofften Verheiratung – weiter versorgt und selbstverständlich auch auf Bäderreisen oder Italienreisen mitgenommen. Ohne solchen familiären „Schutz" hätten sie schwerlich reisen dürfen. Im Gegenzug erwartete man dann Pflegedienste – zumeist, aber nicht ausschließlich von den weiblichen Familienmitgliedern. Es bliebe zu klären, ob ähnliche Erwartungen auch sonst an unverheiratete Söhne gestellt wurden. Sobald sie im Beruf standen, waren sie aber objektiv weniger verfügbar als ihre Schwestern. Daneben war Pflege eine sinnvolle Tätigkeit, die den Töchtern half, die oft lange Zeit des Wartens auf eine Verehelichung zu verkürzen. Die Chance, sich auf einen Beruf vorzubereiten, hatten Frauen nicht, andere Bildungschancen – etwa der Besuch von Zeichenkursen – hielten sich in engen Grenzen. Trotz dieser zeittypischen und geschlechterspezifischen Gegebenheiten erscheint mir die Bedingungslosigkeit des Einsatzes von Maxe und Armgart doch auf das besondere Engagement zu verweisen, mit dem Bettine selbst Pflegeaufgaben noch bis in ihre späten Jahre immer wieder wahrgenommen hatte. Auch das war also Teil des medikalen Familienerbes.

Es wäre aber eine falsche Vorstellung, dass die Töchter in jenen Jahren ununterbrochen ausschließlich gepflegt hätten. Die detailliertere Darstellung des Jahres 1850 hat gut gezeigt, dass monatelange Reisen oder auch mehrere mehrwöchige Abwesenheiten durchaus möglich waren und die Teilnahme am geselligen Verkehr einschließlich der Bälle, auch während der Pflege eines Todkranken, verpflichtender – und erfreulicher – Teil des Lebens blieben. Auch dadurch boten Pflegeleistungen zusätzliche Perspektiven. So vergrößerten sich die Chancen auf dem Heiratsmarkt durch die zeitweise Präsenz in einer anderen als der Heimatstadt, was nicht zuletzt die ununterbrochene Folge von Heiratsanträgen, die Maxe dokumentiert, belegt.

Demgegenüber hat sie die dahingehenden Erwartungen ihres alten Onkels eher als belastend empfunden. Das von ihr ebenfalls vornehm abgelehnte Angebot der enormen Brentano-Erbschaft zeigt zumindest, welche besonderen Möglichkeiten sich für eine junge Frau aus einer solchen Pflegekonstellation ergeben konnten. Ansonsten bestand die Verpflichtung der Frauen, die Personen zu pflegen, die im eigenen Haushalt lebten.

Zur „moralischen Ökonomie" des Arzthonorars

Die Beziehungen zwischen Bettine und ihrer Tochter Maxe lassen auch Schlüsse über die Rolle der Homöopathie als weiteres Familienerbe neben der Pflege zu: Aus den bisher dargestellten Jahren wissen wir bereits, dass Bettine selbst immer wieder homöopathisch behandelt wurde und auch den Hausarzt im entscheidenden Moment zu Anna nach Wiepersdorf begleitete. Im Jahr 1854 taucht sein Name – von Bettine konsequent als „Biking" geschrieben – wieder in der Korrespondenz auf. Diesmal ging es um Geld, so dass man ausnahmsweise etwas Konkretes über Arzthonorare erfährt. Offenbar hatte Friedmund Sorgen, dass seine Mutter zu viel Geld ausgab und plötzlich mittellos dastand, was Bettine ihrem Sohn gegenüber erstaunt bestritt. Friedmund wies sie im nächsten Brief allerdings darauf hin, dass sie ihn selbst alarmiert hatte. Nunmehr betonte sie wortreich ihre Sparsamkeit, was sich fast wie eine ihrer früheren Rechtfertigungen gegenüber ihrem Mann Achim liest: „Ich trage einen gewaschnen Hut, geflickte Schuh die ich sogar viel lieber trage als neue Meine Kleider sind auch noch gut, und habe ich mir kein neues angeschafft, es liegt im Gegentheil noch eines in der Schublade was noch nicht gemacht ist, und was mir Claudin geschenckt hat." Die wohlhabende Brentano-Erbin hatte ihrer „armen" Tante also ein Kleid überlassen.

Nach detaillierter Darlegung ihrer Projekte zur Veröffentlichung mehrerer weiterer Bände von Achims literarischem Nachlass, die offenbar einen Großteil ihrer Ausgaben ausmachten, kam Bettine aber doch auf ein Problem zurück:[269] „Eine Schuld ist da die mich schon ein 4tel Jahr lang drückt; es ist die vom Arzt Biking, der für die Behandlung der Max bisher nichts erhielt und auch nichts annehmen wollte und nur sich eine Landschaft von ihr ausbat; dies kann sie aber jetzt nicht ausführlich machen. Wenn Du mir nun dies Geld zustrecken willst zum Vorgestreckten so werd ich diese Schuld tilgen. Also schreibe mir darüber."[270] Demnach hatte sie also bereits früher von ihrem Sohn Siegmund einen Vorschuss erhalten.

Der Homöopath hatte sein Honorar, vielleicht wegen der Geldknappheit im Hause Arnim, angepasst und hoffte nun seit einem Vierteljahr auf Zahlung in der Form eines Bildes. Daraus ergab sich eine aufschlussreiche Diskussion um den Charakter solcher Transaktionen zwischen Mutter und Sohn. Friedmund meinte nämlich, nachdem er Bettine ermahnt hatte, nicht wieder barmherzig Almosen auszuteilen, sondern ihr Geld tatsächlich in den Buchhandel zu investieren: „Was Bücking anbetrifft, so ist jeder Arbeiter seines Lohnes werth, aber mir fällt gar nicht ein, wenn er bei der Mühe, die er sich um die Max gegeben, von ihr zum Danke mit einem Bilde beglückt sein will, was meiner Ansicht am Ende noch mehr werth hat als Geld, daß man ihn da nur wie jeden lohngierigen Menschen behandelt. Maxe braucht nicht so in Saus fort zu schweben, sie kann recht gut daran erinnert werden solche Pflicht zu erfüllen. Es hat ja garnicht nöthig etwas sehr Großes zu sein, sondern den Verhältnissen angemessen."[271]

Friedmund hält die Arzttätigkeit nach den besonderen Bemühungen in diesem Fall gerade nicht für eine Leistung, die man einfach mit Geld abgelten sollte, wenn der Behandler etwas Besonderes erbeten hat. Vielmehr gehöre es sich für seine Schwester, nun zum Stift zu greifen, um auch eine besondere Gegenleistung zu erbringen – statt munter ihre Zeit zu vergeuden. Schließlich sei eine Zeichnung wegen der persönlichen Anstrengung wertvoller als Bares. Friedmund entwirft eine moralische Ökonomie, in der legitime Ansprüche beachtet werden sollten, die über das rein Geldliche hinausgehen, weil sie persönlich verpflichtend sind. Und einen Zahlungsrückstand von drei Monaten hält er – in bester adeliger Manier – bei einem Arzthonorar nicht für weiter bemerkenswert. Im Patronageverhältnis dieser Zeit saß der Patient am längeren Hebel, wenn der Arzt nicht Vorauskasse verlangte. Das konnten sich aber nach Hahnemann während der 1840er Jahre offenbar nur ganz wenige Homöopathen erlauben.[272]

Bettines Tipps zur Schmerzbekämpfung

Gleichzeitig erfahren wir, dass es Maxe nach umfänglicher Behandlung offenbar recht gutging. Diese hatte in der Schlussphase ihres Desasters mit Georg von Groeben einen zuverlässigen Partner kennengelernt, ihn bald geheiratet und lebte mittlerweile in Bonn. Außerdem stand sie zweieinhalb Monate vor der Geburt ihres ersten Kindes, vor der sie sich offenbar ängstigte. Dazu erhielt sie wenige Tage später von Bettine einige zumindest ambivalent eingeleitete Anregungen: „und wollte so gern Dein Kindchen selbst auf die Welt bringen, denn ich kann Schmerzen bekämpfen und überwinden. Aber auf keines von Euch hat sich dies fortgepflanzt, denn Ihr zagt nur zu leicht, und doch ists nur dies Eine: Dem Schmerz nicht ausweichen, aber mit Dencken und erfühlen im Nachgehen und ausforschen was dies Eine ist das Dich mit Wehthum anfällt und die ganze Natur in Dir voll Zürnen anschnaubt. –Diesem zürnenden Schmerz nicht furchtsam ausweichen aber mit dem Gefühl des Forschens ihm nachgehen; Dann wird er feig sich zurück ziehen wie ein Gespenst das vor dem Geist entweicht."[273] Was für ein schönes, fast wieder modern anmutendes Konzept, um Wehen und Geburtsschmerzen durch Hineinfühlen, Konzentration und Geistigkeit zu besiegen![274] Bettine verspricht dann noch, dass der Schmerz bei wiederholter Anwendung dieses Vorgehens zuletzt niedersinken werde. Sie charakterisiert diese Schmerzbekämpfung als „Heroismus" – erneut eine männlich konnotierte Selbststilisierung.

Bei dieser Gelegenheit erinnert sie Maxe auch an ihre Art, die Kinder zu behüten. „Die Zeiten kommen mir nimmer aus dem Gedächtniß wo ich einsame Nächte im Schlaf lauschte und jeden Lärm hörte und barfuß die Runde machte durch alle Gänge der Wohnung an jedem Bettchen!"[275] Ihr werde es leichter gehen. Sie erinnert auch, wie sie Maxe „manche Nacht bis zum Sonnenaufgang" in ihren Armen trug. Nie könne sie diese „Muttersorgen vergessen, dieses Heil in den Athemzügen der Kinder wenn sie endlich beruhigt waren und ihre Krankheiten nachließen". Und nachdem sie so die sorgsame Kinderpflege noch einmal als mütterliches Erbe in Erinnerung gerufen hat, kündigt sie auch schon Unterstützung aus dem gleichen Geist gegenseitiger Hilfe bei der Pflege an: Armgart würde in Kürze nach Bonn reisen, um im Umfeld der Niederkunft zu helfen – und Claudine, die Dritte aus dem Frankfurter Bunde, kam, wie wir wissen, auch.[276]

Bettines jüngste Tochter Gisela

Bei Bettines jüngster Tochter Gisela ist es am schwersten, ihr Verhältnis zur Pflege und zur Homöopathie als mögliches Familienerbe zu analysieren, da sie praktisch durchgehend und am längsten bei Bettine lebte, so dass es wenig Anlass gab, sich mit der Mutter brieflich über diese Heilweise zu verständigen. Allerdings wurde auch von ihr erwartet, die ältere Generation aufzumuntern, wenn schon nicht zu pflegen. So entschuldigte sich Bettine Anfang November 1850 aus Wiepersdorf bei den Savignys nach einem recht deprimierenden Sommer- und Herbstaufenthalt, bei dem ihr reihenweise Tiere weggestorben waren, die sie vorher gepflegt hatte: „Ein paarmal im Sommer hab ich die Gisel aufgefordert, doch zu Euch nach Freienwalde zu gehen, da sie bei euch gewiss manche Zerstreuung gehabt hätte und [es] ihrer Gesundheit würde zuträglich gewesen sein, allein sie wollte durchaus nicht gehen, so einsam und traurig es hier ist; denn mein Alleinsein und auch der melancholische Freimund, der bei mir keine Zerstreuung findet, machten sie zu ungeneigt, uns zu verlassen."[277] Den damals noch unverheirateten Freimund, aus dem Bettine und Gisela „kein freundlich Wort [...] herauslocken konnten", und die melancholische Mutter zu umsorgen, war für Gisela wohl eine näherliegende Aufgabe, als es sich selbst – vielleicht – bei den Savignys bessergehen zu lassen. Diese verbrachten dort in Freienwalde, einem 1799 erbauten Schlösschen des Königs, mehrfach Urlaube. Interessant ist, dass sie sich offenbar berechtigt fühlten, nachträglich verärgert zu sein, dass Gisela sie trotz eines festen Versprechens nicht besucht hatte.[278] Daraus spricht erneut ein gewisser Anspruch der Familie des Schwagers auf die Präsenz von Bettines Tochter.

Auch die damals 23-jährige Gisela war indirekt von den militärischen Ereignissen betroffen. Wegen des Trommelns vorbeimarschierender Soldaten war ein zahmer Kranich gegen ein Gitter geflogen und hatte sich dabei „gefährlich verwundet".[279] Den pflegte sie mit ihrem Bruder Friedmund, der in Freimunds Abwesenheit die Leitung der Gutswirtschaft übernommen hatte. Gemeinsam hatten sie ihm die „Wunde zugenäht und pflegten ihn mit Aconitum und Arnika, wenns gelingt, daß er heilt so haben sie alle Ehre davon", meinte Bettine.[280] Maxe berichtet von Arnika-Umschlägen. Auch diese Therapie könnte man als homöopathisches Familienerbe deuten, allerdings war die Verwendung von Arnika auch ein weitverbreitetes Volksrezept.[281] Den Grund für Giselas große Zuwendung erfahren wir aus Maxes Lebenserinnerungen: Der Kranich war „ihr Busenfreund, ging täglich mit ihr spazieren und folgte ihr auch nach oben in die Bibliothek, wo er in den wurmstichigen Folianten Weisheitswürmer fand; auch hatte er ein großes Geschick, den Bauernfrauen die Flöhchen aus den Rockfalten zu fangen.“[282] So lesen wir hier en passant, dass die Tiere auch einmal – auf nicht gerade erwartete Weise – zur Gesundheitsvorsorge der Menschen beitragen konnten und Ungeziefer, das sich in den alten Büchern befand, fraßen.

Ansonsten nahm Gisela an den abendlichen Konzerten in Bettines Wohnung teil, sang auch mal selbst Psalmen von Marcello – wie früher ihre Mutter – und wurde dabei von Joseph Joachim (1831–1907) begleitet, der sich zeitweise Hoffnungen auf sie machte.[283]

Bettines eigene Gesundheit in ihrem siebten Lebensjahrzehnt

Nach all den Aufregungen um die Schwiegertochter und den Enkel lesen wir erst im August 1849 wieder etwas über Bettines eigene Gesundheit. Varnhagen beschrieb sie erstmals als sehr erschöpft, und sie selbst hätte sich damals „eine Reise zur Erholung [...] in ein nahgelegnes Bad, um mich zu stärken“, gewünscht, hatte aber wegen Jenatz kein Geld, denn ihr Verlagsmitarbeiter hatte sie um erhebliche Summen betrogen. Tapfer fährt sie fort: „[...] so ist denn statt Erholung eine Masse von Dingen über mich gekommen, die ich nur mit der grösten Anstrengung durchsetzen kann! Und siehe da meine Gesund[heit] leidet gar nicht darunter.“[284] Kuren waren für sie also allgemeine Gesundheitsförderung, aber sie meinte, sie könne auch gut auf diesen Luxus verzichten. Allerdings war sie im folgenden Juni schon in Berlin „niedergedrückt und unruhig“, auch weil sie mit dem zweiten Teil des Königsbuches nicht vorankam. Im November 1850 schrieb sie: „Ich war die meiste Zeit dieses Sommers unwohl, was mich sehr ermattet hat.“[285] Sie hütete nun schon drei Wochen lang ohne Freimund, der abgereist war, das Landgut und erhielt wegen der Mobilmachung Preußens gegen den Deutschen Bund einen Einberufungsbefehl nach dem anderen – für die Drescher, die Knechte, den Schäfer und seinen Knecht, die zwei Inspektoren und schließlich für Freimund selbst. Die verlassenen Frauen weinten zusammen. Dies sei „der Schlussakt der tragischen Zeit unseres Sommeraufenthalts“. Ihren guten Willen gegenüber ihrem Schwager Savigny, dem sie mit diesem Brief verspätet zum 50-jährigen Doktorjubiläum gratulierte, beweise sie dadurch, dass sie „unter diesen schweren Verhältnissen einen Topf mit Champignons für [ihn] gesammelt habe, wodurch [sie sich] nasse Füße und die Cholerine“ zugezogen habe.[286] Die Zeitgenossen verstanden darunter ein Krankheitsbild, das mit heftigem Abführen, starkem Erbrechen und manchmal auch Krämpfen einherging.

Ende April 1851 erfahren wir erstmals, dass sie auch ihrem Vertrauten Varnhagen homöopathische Mittel brachte.[287] Der schweigt sich zwar über die Art seiner Krankheit aus, berichtete aber von ihrem „Mißvergnügen über das Fehlschlagen der homöopathischen Arzneien". Als sie ihm zwei Tage später dann einen homöopathischen Arzt vermitteln will, verbittet er sich das „ernstlich". Sie muss es also nachdrücklich versucht haben.

Bereits Mitte Februar 1852 war sie „ein paar Tag sehr schwach und schwankend geblieben", raffte sich dann wieder auf, sah aber immer noch „sehr schlimm aus".[288] Im April dachte sie nach dem Ableben ihres Neffen Franz von Savigny über den Tod nach. Sie habe keine Todesfurcht und hielt sie sogar generell für „albern".[289] Sie setze dem Tod Tätigkeit sowie das entgegen, was Geist oder Seele bewirkt hätten. So könne eine Persönlichkeit über die eigentliche Lebenszeit hinaus wirken.

Bettines Art, zielgenau an gewisse Personen nur ganz bestimmte Nachrichten über ihren Gesundheitszustand weiterzugeben, lässt sich sehr gut im Hochsommer 1852 beobachten. Mitte Juli hatte sie einen „Zufall" mit Lähmungserscheinungen – wobei „Zufall" zusätzliche Symptome bezeichnet.[290] „Als sie morgens aufstand, fühlte sie die rechte Seite wie gelähmt, der Fuß schleppte, die Hand konnte nicht festhalten. Man schrieb gleich aufs Land und Gisela kam sie zu pflegen."[291] Am 20. Juli ging sie allerdings schon wieder zu Fuß zu Varnhagen, konnte aber noch nicht schreiben. Der notierte als ihre Meinung: „Eine rheumatische Lähmung, es soll nichts zu sagen haben." Varnhagen gegenüber spielte sie diesen körperlichen Warnschuss also herunter. Ihm hingegen machte es den „traurigsten Eindruck; Bettine krank, gebrechlich, das will nicht passen. Aber wer bleibt verschont? es kommt an jeden!" Gebrechlichkeit wollte er offenbar nicht in sein Bild von ihr integrieren, obwohl er ihre Situation realistisch einschätzte. Das alles erinnerte ihn auch an seine eigene Sterblichkeit. Tatsächlich fand er sie drei Tage später „matt und betrübt", erlebte aber auch, wie sie sich beim Austausch über ihre Projekte schnell wieder „ermunterte".[292] Am 5. August deutete sie ihre tatsächliche Lage deutlich kritischer. „Sie klagt, daß sie hin sei, ganz unfähig und schwach, sie verzichtete darauf, stark und ungebeugt zu sein, sie bekennt sich als gebrochen." Beim Abschied vor der Abfahrt in die Kur drückt sie ihre Hoffnung aus, dass sie und Varnhagen sich überhaupt wiedersehen werden; sie hat die Möglichkeit ihres eigenen Todes nunmehr in ihre kurzfristige Lebensperspektive integriert.[293]

In einem Brief an Freimund erläuterte sie drei Tage vorher ihren Wunsch, eine Badekur zu machen. Eigentlich habe sie in Berlin eine „Einrichtung getroffen", die es ihr wirklich erlaubt hätte, auch ohne Kur auszukommen. „[…] aber da ich doch noch viel vorhabe und man zur Arbeit Energie haben muß, das heist <u>Lust</u> und Ausdauer und da man nichts voraussehen kann, wo einem Denn Vorwürfe von Allen Seiten verkünden würden, daß man nicht ins Bad gegangen ist, und da noch obendrein deine und Aller liebe für mich mir auch schmeichelt so werde ichs so einrichten daß ich vielleicht den 20ten August wie auch im vorigen Jahr auf 14 Tage ins Bad gehe."[294] Offenbar drängten die um die Gesundheit ihrer Mutter besorgten Kinder darauf. Bettine hatte also nach der beschriebenen Unterbrechung im Jahr 1851 wieder eine, wenn auch kürzere, Kur gemacht.

Eigentlich schwebte ihr dieses Mal Bad Ragaz vor, wohin sie ggf. mit den Savignys fahren würde, ansonsten Gastein. „Bicking hat mir dies auch gerathen in demselben Jahr als ich nach FranzensBrunn [= Franzensbad] mit Armgard reiste was uns allen nicht besonders bekommen ist. – und auf Gastein habe ich mich auch das erstemal sehr Dauernd wohl gefühlt." „Gesund bin ich, ohne Schreckensfolge. 2ten August." Damit spielt sie auf eine Befürchtung Freimunds an, sich über etwas erschreckt zu haben, was aber aus dem Briefwechsel nicht zu erschließen ist. Die Vorstellung, dass solche Ereignisse Krankheiten auslösen konnten, war weitverbreitet.

Jedenfalls stilisiert sich Bettine hier einerseits so, als habe sie sich bescheiden in Berlin mit einer Lebensweise eingerichtet, die eine Kur überflüssig macht; andererseits könne sie wegen der Werke, die sie sich vorgenommen habe, und dem steten Drängen ihrer Familie gar nicht anders, als sich doch noch in eine Kur zu begeben. Dabei spielt sie insbesondere auf die weiteren Subskriptionen für das von ihr geplante Goethedenkmal an, die sie einwerben wollte. Dafür hatte sie bereits seit 1829 Entwürfe gemacht und viele Kontakte geknüpft, um einen Käufer – vorzugsweise den König von Preußen – zu finden.[295] Schließlich führt sie auch die ärztliche Empfehlung für eine Kur und für den berühmteren Ort an. Seinerzeit habe sie diese Anregung nicht aufgreifen können, da sie sich – mal wieder – dafür entschieden hatte, der Heilung der Augenleiden ihrer Tochter den Vorrang zu geben.

Offenbar wollte sie Freimund gegenüber den Eindruck erwecken, es gehe ihr eigentlich ganz gut, denn an ihre Freundin Pauline Steinhäuser schreibt sie drei Tage später, sie sei „während 4 Wochen lahm gewesen an der rechten Hand in Folge des vielen Schreibens und erst seit einigen Tagen geht's besser. Ich muss deswegen in ein Bad gehen, um mich ganz herzustellen."[296] Auch hier wird nur die Lähmung an der Hand berichtet. An Friedmund lesen wir drei Tage später sehr viel genauer, dass nicht nur die Hand betroffen war, die ja als Begründung für eine Verspätung in der Korrespondenz ausreichte: „in folge der heissen Witterung oder auch von Anstrengung hatte ich während 4 Wochen eine Lähmung im rechten Fuß und in der Rechten Hand. Die nicht mehr schreiben wollte es ist am End mit einem starken Durchfall wieder Besserung eingetreten. Aber doch bedarf es noch der Nachhülfe und Vehsemeier den Wir in Abwesenheit des Doctor Bicking annahmen hat gerathen nach dem einsamen Bad Franzensbrunn zu gehen welches Bad er auch Armgard verordnet hat die hier die Ruhr bekam und auch sehr an den Augen leidet ich werde sie also dorthin begleiten."[297] Friedmund ist demnach der Einzige, bei dem sie die Tatsache der halbseitigen Lähmung explizit zugibt. Vielleicht deutet ihre Formulierung darauf hin, dass sie einen Zusammenhang zwischen dem Durchfall und dem Ende ihrer Beschwerden annimmt – die Vorstellung, dass die Entfernung von Krankheit verursachender Materie aus dem Körper förderlich sei, war gängig.

Interessant ist hier zunächst, dass sie mittlerweile selbstverständlich als Vertreter des einen abwesenden homöopathischen Hausarztes einen anderen Homöopathen, Vehsemeyer, konsultiert. Ihre Formulierung „wir" könnte auf eine gemeinschaftliche Konsultation mit Armgart verweisen. Bettine hat sich aber erneut für das nach ihrer Ansicht weniger attraktive Bad entschieden, wird dafür allerdings auch von ihrer Tochter Armgart begleitet. Mitte des Monats dort angekommen, fühlte sie sich aber offenbar nicht sehr wohl und scheint auch die Kuranwendungen zu verweigern, wie man aus einem Schreiben von Siegmund an sie vom 21. August erfährt. Der rät ihr, „wenn das Bad nicht zweckmäßig und zugleich langweilig" ist, an „einen anderen Ort" abzureisen, und schlägt Schlangenbad vor, wo die Savignys seien.[298]

Geselligkeit und gute Unterhaltung waren für Bettine offenbar wesentlicher Teil der Kur. Ebner-Eschenbach verfasste über Franzensbad ein satirisches Frühwerk, das sie später gerne vergessen machen wollte. In sechs Briefen, angeblich an ihren behandelnden Arzt, schilderte sie die ungeschickten Bemühungen beim Kurkonzert sowie die Kurgäste, „trank vom gesalzenen Champagner der Salzquelle und mischte" sich „in das treibende Gewühl der Kurgäste und Kurgästinnen, welche Letzteren bei weitem die Mehrzahl bilden".[299] Straßen gebe es eigentlich nicht, allenfalls eine Art Park, „eine kleine Wüste".[300] Das Bad werde hauptsächlich von Frauen besucht. „Sie selbst spielen aber nicht die Hauptrolle, diese übernimmt ihre Garderobe. Das eleganteste Negligé zieht des Morgens am Brunnen die meisten Blicke auf sich, das geschmackvollste Kleid trägt nachmittags den Sieg davon […].“[301] Man kann sich nun umso besser vorstellen, warum Bettine sich dort nicht sehr wohl fühlte.

Tatsächlich äußerte sie sich Anfang September in einem Schreiben an Friedmund, der mit seiner Schwester Maxe, seiner Schwägerin und dem Neffen Achim auf Norderney Urlaub machte, ziemlich abfällig über den Badebetrieb: „[…] in 8 Tagen wird die verdammte Kurzeit hier beendet sein, ich sehne mich nach dem Fortkommen, da mir das Wasser hier durchaus keine Dienste leistet weder im Baden noch im trincken was ich auf Antrag des Arztes auch schon seit 8 Tagen aufgeben mußte nur die Luft und das tägliche Spaziergengehen ist gesund, das könnte ich aber bei euch auch haben und dann die See die ich noch nie gesehen habe, wie froh würde das mich machen mit dir dort spazieren zu gehen. Hier läuft mir das ganze Bad nach alle wollen sich mir vorstellenlassen, jeder will dann wieder einen andern vorstellen und, (dencke die Widerwärtigkeit,) alle wollen mir die Hand küssen und ehe ich es mir versehe hat eins sie erwischt und geküßt. Ja ich wollte ich wär bei euch – bei der Max und, Claudine und dem Achim.“[302] Gesundheitlich brachte ihr das örtliche Mineralwasser also praktisch nichts, die formelle Geselligkeit widerte sie geradezu an, und die Freude an ihrem Prominentenstatus hielt sich in sehr engen Grenzen. Im Folgenden schreibt sie dann lieber darüber weiter, wie sehr sie sich über Friedmunds positive Aufnahme ihres letzten Buches, „Gespräche mit Dämonen", freute. Da ging es ihr um die wichtigen Veränderungen der Gesellschaft, Menschenrechte, Judenemanzipation und ein (von ihr) aufgeklärtes Volkskönigtum statt um gesellige Konventionen.[303]

Trotzdem wollte sie mit Armgart brav bis Mitte September dortbleiben, weil die Ärzte eine Dauer von einem Monat für notwendig hielten.[304] Interessant ist, dass Friedmund die Informationen darüber, dass sie „keinen Tropfen in Franzensbad" trinke, sehr bald von dem Hausarzt Bicking erhielt. Der muss also informiert worden sein. Gleichzeitig zeigt es auch, wie genau die Familie sich an der Informationsdrehscheibe Berlin – und von dort darüber hinaus – mit Bettines Wohlergehen befasste.

Siegmund unterstrich diese Haltung im September aus Wiepersdorf, denn er bat sie, ja nicht vorzeitig nach Frankfurt abzureisen, nur um sich dort von ihm vor seiner Abfahrt nach Paris zu verabschieden. Er hatte durch Dritte erfahren, dass die Kur länger dauern sollte. „Nun lebe wohl und denke daß du mir nichts Lieberes tun kannst als wenn du für deine Gesundheit und die der Geschwister ordentlich sorgst [...].“[305] Auch Friedmund versuchte sie noch aufzumuntern: „Uebrigens hörte ich von Deinem Franzisbrunn, daß die wohlthätige Wirkung oft nach drei Wochen erst kömmt. Vielleicht ist es aber der Giesel und Armgard gut bekommen, dann ist schon etwas gewonnen, und wird dich wenigstens ein Bischen trösten.“[306] Tatsächlich blieb seine Mutter noch etwas länger in Franzensbad, da die Ärzte Armgart zunächst das Heilwasser versagt hatten, es ihr erst später für einige Tage genehmigten und ansonsten Moorbäder verschrieben.[307] Ende September reiste man dann zur Familie Brentano nach Frankfurt ab, wo Bettine zwei Monate lang für das Goethedenkmal warb.[308]

Auf der Rückreise berichtete sie aus Weimar, ein „wogendes Meer von Musick“ habe sie dort gesünder gemacht.[309] Auch könne sie die Musiker für zwei Tage an Weihnachten nach Wiepersdorf mitbringen, damit die dort zu erwartenden Maxe und Claudine sowie die beiden Söhne Friedmund und Freimund einen „Vorschmack [sic!] des Musenhimmels“ haben würden.

Im Mai 1853 schrieb Bettine aus Wiepersdorf von einem „grausamen Husten, der mir das Herz im Leib erschüttert“, weshalb sie nicht persönlich zur Verlobung Carl Friedrich von Savignys (1814–1875) gratulieren kommen könne.[310] Möglicherweise war es ihr gar nicht unrecht, sich mit einer Krankheit entschuldigen zu können, denn Siegmund hatte einige Jahre vorher erfolglos um die nunmehrige Braut von Carl Friedrich gefreit und auch bei seiner diplomatischen Laufbahn immer wieder schmerzhaft erleben müssen, dass dieser Ministersohn ihm vorgezogen wurde. Allerdings quälte Bettine Ende Juni wieder ein trockener „Husten und Blutspeien“, so dass sie mit Varnhagen „im Ernst“ von „ihrem nahen Tode“ sprach. Sie wollte aber „nicht bedauert sein“.[311] Mittlerweile gehörte es also zu ihrem Selbstbild wiedergewonnener Stärke, dem Unausweichlichen ins Auge zu sehen. Auch als sie im Juni des folgenden Jahres auf der Treppe gestürzt war, verbot sie Varnhagen jegliche Rührung.[312]

Bettine berichtete Siegmund Ende November 1853 von einer Luftröhrenentzündung. Deshalb sei sie in Bad Ems gewesen und habe sich dort nur sehr langsam wiederhergestellt. Mittlerweile befinde sie sich wieder „vollkommen wohl“. Dort habe sie auch Maxe und Friedmund getroffen. Gemeinsam sei man dann nach Bonn, dem neuen Wohnort ihrer Tochter. gefahren, wo Bettine u. a. ihre Schwester Meline traf.[313] Sie hatte sich also wieder einen Kuraufenthalt gegönnt, aus dem ein Familientreffen wurde, und freute sich schon auf die gemeinsame Weihnacht mit Armgart, Freimund und seiner Familie.

Im August 1854 erläutert sie dann im Zusammenhang mit gegenseitigen Weinlieferungen, die innerhalb der Familie organisiert worden waren, die gesundheitsförderliche Wirkung ihres Weinkonsums aus Meran, wo sie eine „Traubenkur“ machte. „[...] ich selbst habe immer empfunden als ob ich starke kräftige Weine gerade nicht am besten Vertrage, ich befinde mich bei reinen ordinären Rothweinen mit Wasser gemischt viel besser, und da ich durchaus noch lange leben will weil ich mich von meinen Kindern nicht so bald Trennen mag so menagiere ich mich, Freimund hat mich auch mit mehreren Sendungen Wein erquickt."[314] Die Liebe der Söhne sollte also durchaus auch durch ihren Magen gehen.

Im September 1854 unterschrieb Bettine an Claudine allerdings mit „Bettine, die immer noch unwohl ist am Übel der Zunge", und erläutert Freimund im anhängenden Schreiben: „Kranck war ich auch an einer hier zimlich häufigen Influenza wo einem die Zunge und Lippen anschwellen und der ganze Gaumen mit Blasen besezt ist, es war mir gar nicht amüsant jezt ists vorbei – ich wollte nach Gastein aber wegen Der Cholera die in München herrscht unmöglich, dann wäre ich nach Meran um dort meine affizirte Stimmritze zu heilen."[315] Stattdessen stehe wieder Schlangenbad an, wo sie in der Nähe von Maxe sei. Außerdem erzählt sie erneut begeistert über Joachims Musik, der bei ihr Privatkonzerte gab. Dem an Homöopathie interessierten Sohn Friedmund berichtet sie etwas genauer, dass sie Merkur eingenommen habe.[316] Ihre Krankheit mit einem tüchtigen Durchfall habe hier wohl „die Cholera vertreten". Das erinnert an die früher erwähnte Cholerine, die man auch für eine leichtere Form der gefährlicheren Seuche hielt.

Anlässlich eines dieser „besonders schönen" Konzertabende bei den Arnims berichtete Ludmilla Assing (1821–1880), dass die „dunkelroten Wände mit antiken Gipsbüsten dekoriert sind, die schön angeleuchtet, sich bei der prächtigen Musik zu beleben und freudig nach einander umzusehen schienen". Von Varnhagens Nichte meinte enttäuscht, von Bettine selbst könne man nichts berichten, sie verschwinde ja wie „immer an ihrem eigenen Teetisch vor ihren Kindern. Außerdem war sie unwohl, was man an ihr nicht gewohnt ist und sie stets ungern eingesteht."[317] Insofern erfahren wir dann doch Interessantes über Bettines Umgang mit ihrem Kranksein im geselligen Verkehr mit ihr recht vertrauten Personen. Bettine hielt es also wie viele Menschen, die von ihren Projekten und ihrer Arbeit sehr begeistert sind. Sie spielte Krankheiten möglichst herunter.

Allerdings wurde diese Abwehr im Hochsommer 1854 im vertrauteren Verkehr brüchiger. Varnhagen meinte damals nach einem Krankenbesuch seiner Nichte bei Bettine: „[…] wenn sie sich krank bekennt, so muß es wohl arg sein, sie ist ein Held im Ertragen, im Standhalten."[318] Ende August klagte Bettine „über körperliches Leid, sie sei hin, sie falle zusammen".[319] Das hinderte sie aber nicht, wenige Tage später „zu einer armen Tischlerfrau" zu gehen, „um ihr Kleidungsstücke und Geld zu bringen". Varnhagen lobte, „sie ist außerordentlich brav in solchen Dingen, und nicht zu ermüden" – und das, obwohl sie sich bei dem gleichen Treffen auf der Straße beklagt hatte, „kaput" zu sein.[320] Bereits im Februar dieses Jahres hatte er ihr attestiert, „sie kann nicht ruhen, das ist ihr Unglück".[321] Insofern sorgte sie nach seinem Eindruck doch zu wenig für sich.

Varnhagens Hochachtung gegenüber ihrer gar nicht wehleidigen Art spricht auch aus einer Notiz von Ende September. Bettine hatte sich durch einen Boten entschuldigen lassen, „weil sie plötzlich unwohl geworden. Das muss arg sein, wenn sie so etwas sagen läßt."[322] Am nächsten Tag war sie allerdings schon wieder ausgegangen. Tatsächlich hatte sie einen Brechruhranfall gehabt, den sie gleich „durch eine homöopathische Dosis von Pulsatilla gestillt" habe, wie sie „gestand".[323] Es fiel ihr also weiterhin nicht leicht, so etwas überhaupt zuzugeben. Ende September häuften sich weitere Klagen über „Hinfälligkeit, Schlafsucht, Schwäche", wie überhaupt das Wort „Beklagen" nun immer häufiger auftaucht.[324]

Trotzdem wollte sie offenbar ihren ernsten Zustand auch Ende des Jahres 1854 nicht wahrhaben. Damals warnte sie ein Arzt in Frankfurt am Main nachdrücklich, sich nicht zu überarbeiten und sich nicht zu viel Ärger zuzumuten. Man müsse aufgrund ihres Zustandes sonst befürchten, dass sie einen Schlaganfall erleiden werde.[325] Sie war im Oktober über Weimar in ihre Heimatstadt gereist, wo sie wieder intensiv für ihr Goethedenkmal warb. Im Laufe des Jahres 1854 hatte sie sich tatsächlich ständig über Ärger und Verdruss – wegen missglückter Verlagsgeschäfte und eines aufreibenden Prozesses – bei Varnhagen beklagt.[326]

In Bonn bei Maxe zog sie sich Anfang Januar 1855 dann erneut eine halbseitige Lähmung zu, in deren Folge sie weder hören noch sprechen konnte. Im Februar berichtete sie Freimund über Geld- und Gesundheitsprobleme nach diesem Schlaganfall.[327] Auch Freimund gestand sie, schon seit Wochen angegriffene Schreibfinger zu haben. Wegen des „Unfalls" müsse sie fortbleiben, komme mit ihrem Reisegeld nicht mehr aus und lebe in dem engen Oberstübchen bei Maxe. Der könne sie aber nicht die Kosten erstatten, was sie selbst gerne wolle, der Schwiegersohn aber ablehne. Jedenfalls könne sie vor dem Wechsel der Witterung nicht aus dem Haus gehen.[328] Erfreulicherweise habe man nun nach Monaten die gepriesene Kinderwärterin entlassen, die pestilenzialisch stinke, und prompt sei ihr Enkelkind, „das bis jetzt noch keinen Namen hat", viel ruhiger. Schließlich musste sie mit Gisela, die sie begleitete, in Bonn eine eigene Wohnung suchen, weil die Länge des Aufenthalts zu erheblichen Unzuträglichkeiten mit Maxe geführt hatte, unter denen Gisela sehr litt.[329]

Im März entschuldigte sie sich, nicht jeden Brief von Freimund beantwortet zu haben: „[...] da meine Heilung im genuß der Luft und im Gehen besteht, wo ich erschöpft nach Haus komme". Sie schlafe nach Spaziergängen einfach ein und schaffe täglich nur einen Brief. Nun war sie aber so munter, dass sie noch 30 Jahre am Leben bleiben wolle, dann sei ihr „Jahrhundert vollendet. So verjüngt fühlt man sich, wenn man fühlt überwunden zu haben."[330] Ihre geheimnisvolle Krankheit habe noch kein Mensch verstanden „ausser meinem homoeopathischen Arzt der im Bett lag und kranck war und mich auf meine schriftlichen Nachrichten heilte. Es war nemlich die Kranckheit des Kaiser Nikolaus; ihn haben seine Ärzte nicht heilen können denn er brauchte nicht Homoeopathie, doch hätten ihn Aconit und Brionia heilen müssen, wenn sein fatum dem Weltenschicksal so gleichgültig gewesen wäre, wie das meine; aber so waren seinen Ärzten die Sinne verkehrt. Noch sind meine Fingerspitzen betäubt obschon es nachließ, ich hoffe es noch zu überwinden."

An ihrem 70. Geburtstag am 4. April 1855 freute sich Bettine über den Brief ihres erstgeborenen Sohnes Freimund. „Morgens früh, wärend noch alles schlief hab ich deinen Brief ganz in der Stille für mich gelesen und mich deiner und der Lieben

Claudine Liebe herzlich gefreut und hoffe daß ich eure frommen Wünsche eines gesunden verlängerten Lebens erfüllen kann."[331] Siegmund war auch bei ihr in Bonn, und Freunde kamen zum Feiern. Ansonsten kommentierte sie die wunderbare Genesung einer Schwindsüchtigen aus der angeheirateten Verwandtschaft, deren Lunge die Ärzte schon aufgegeben hatten. Sie bleibt also recht arztkritisch – soweit es sich nicht um Homöopathen handelt. Ihre Hand sei allerdings „noch nicht ganz wiederhergestellt, sie bessert sich aber doch allmälig und so kann ich mit meiner Mühseligen Schreiberei mich wieder einlernen". Sie hofft, demnächst mit Siegmund nach Wiepersdorf zu kommen, was „eine treffliche Vorkur sein wird". Zwei Tage später, am 8. April, fügt sie hinzu: „Gestern war ich sehr angegriffen von der Homöopathischen Medizin heut geht's viel besser, ich hoffe doch wenigstens vor dem Anfang der Hälfte des Monats abreisen zu können."[332] Sie hält also diese Arzneien für so wirksam, dass sie spürbar und kurzfristig ihren Zustand verändern.

Im Juni erkrankte sie in Bonn erneut so schwer, dass ihr die Ärzte nur noch wenig Hoffnung machten. Ihre drei Söhne seien, so Varnhagen, von Berlin bzw. Wiepersdorf aus dorthin geeilt.[333] Bereits zwei Tage später berichtete der angehende Literatur- und Kunstkritiker Herman Grimm (1828–1901), Sohn von Wilhelm Grimm, der bei Arnims seit Jahren aus- und einging und um Gisela warb, von weiter bestehender Lebensgefahr. In dieser Not trafen die Kinder die naheliegende Entscheidung, einen Arzt, egal welcher medizinischen Richtung, zu engagieren: „Bettine war längere Zeit so, daß man gar nicht mit ihr reden konnte, sie wurde daher auch ohne ihre Zustimmung allöopathisch behandelt."[334] Bemerkenswert ist, wie Bettine selbst nach überstandener Krankheit am Jahresende Varnhagen gegenüber diese Angelegenheit umdeutet. Der stellte zunächst fest, dass sie äußerlich völlig verändert sei, „nicht mehr die frühere, sondern wie ein ausgebranntes Licht. Sie erzählt von ihrer überstandenen Krankheit, und darin ist sie wieder ganz die Alte, daß sie versichert – der Wahrheit ganz entgegen – sie habe zwar einen allöopathischen Arzt gehabt, aber der habe sie homöopathisch behandeln müssen, ihr nur verordnen dürfen, was sie angegeben habe. Im Grund sei sie auch gar nicht krank gewesen, und sie habe immer gefragt, weshalb man sie dafür halte, sie habe sich dabei wohl schwach aber sonst ganz wohl gefühlt."[335]

Nun ist es schwer zu entscheiden, ob sie nicht tatsächlich, sobald sie wieder ausreichend bei Bewusstsein war, einen Therapiewechsel durchzusetzen versucht hat. Das kann also durchaus „der Wahrheit" entsprechen. Allerdings muss man sehr starke Zweifel hegen, dass sich ein Allopath von einer Patientin eine Behandlung, noch dazu aus einem konkurrierenden, von ihm vielleicht abgelehnten Heilsystem, vorschreiben ließ. Die Geschichte scheint vielmehr auf eine von Bettines Phantasien zu verweisen, in denen sie Dinge für geschehen hielt, die sie sich lediglich wünschte.[336] Varnhagen kritisiert hier ihre Tendenz, sich die Wirklichkeit zu sehr nach den eigenen Wünschen und Phantasien zurechtzulegen, was er seit 1853 häufiger beobachtet hatte.[337] Er formulierte sehr schön: Sie wisse „die Wirklichkeit in reizende Gebilde oder auch in arge Zerrbilder zu verwandeln".[338]

Da sich jedenfalls weiterhin in Bonn kein homöopathischer Arzt fand, übernahm Friedmund die Behandlung. Bettine selbst hielt ihn im Jahresrückblick für einen „großen homöopathischen Helfer", der sie „gleich hergestellt" habe und „tüchtig essen" ließ.³³⁹ Erst im Juli 1855 besserte sich ihr Zustand. Sie schrieb dann auch wieder einen munteren, etwas selbstironischen Brief an Siegmund: „[...] ich denk in Kurzem nach Schlangenbad zu gehen mit Armgard und Giesel und hoffe dort wieder jung zu werden und euch noch lange zur Last zu fallen."³⁴⁰ Im September konnte sie in Badenweiler sogar wieder spazieren gehen, musste aber viel länger als geplant dortbleiben und kehrte erst am 6. Dezember nach Berlin zurück. Eine Woche später rief sie erstmals selbst den Arzt, bevorzugte aber „Dr. Vesemeyer, denn Dr. Bicking ist ihr nicht mehr homöopathisch genug, und sie hat sich mit ihm überworfen; sie klagt noch über Fühllosigkeit, Lähmung einzelner Teile."³⁴¹ Leider erfahren wir nicht, worin das Zerwürfnis mit dem langjährigen Familienarzt genau bestand. Möglicherweise wollte sie auch ihm die angemessene homöopathische Behandlung vorschreiben. Es sind Dissense über die Mittelwahl, die Dosierung, aber auch die begleitende Diät denkbar, wie aus dem Folgenden hervorgeht. Jedenfalls scheint das Zerwürfnis schwerwiegend zu sein. Kurz nach Weihnachten erlebte sie eine weitere „schlagartige Anwandlung [mit] Uebelkeit, Schwindel, nervösen Gliederschmerzen". Daraufhin hatten die Kinder eiligst Dr. Bicking bestellt. Da es ihr besserging, wollte sie ihn am folgenden Tag gar nicht mehr sehen, „lief vor ihm weg, in eine kalte Stube, wollte allerlei Schädliches essen, und zeigte allen gewohnten Eigensinn. Dabei klagte sie aber doch mehr als sonst, ist im Ganzen stiller, und scheint recht gut zu wissen, so hartnäckig sie es zu verläugnen sucht, wie es mit ihr steht."³⁴² Offenbar fühlte sie sich mittlerweile von der Familie zu sehr fremdbestimmt. So „scherzte sie über die Besorgnisse der Töchter, welche nach den Brüdern geschickt hatten". Damit ist eine der Konfliktlinien ihrer letzten beiden Jahre erkennbar: Ihre nähere und weitere Umgebung hält Bettine für schwerkrank, sie selbst verhält sich aber oft so, als sei sie es gar nicht.³⁴³

So bewältigte sie bereits am letzten Tag des Jahres wieder den Weg vom Tiergarten in die Stadt zu Varnhagen zu Fuß.³⁴⁴ Tatsächlich könnte das ihrem Gesundheitszustand eher genutzt als geschadet haben; allerdings hatte der Chronist „in d i e s e m Wetter" doch erhebliche Bedenken.³⁴⁵ Ende November des folgenden Jahres sah er ihre Widerstandskraft eher positiv: „Daß Bettine dies alles aushält, ist wunderbar, denn krank ist sie dabei doch wirklich." Völlig durchnässt bei ihm angekommen, hatte sie ihm gelassen erklärt, „solch Wetter sei für sie nicht schädlich", und kam weiter zu ihm „trotz Schnee- und Schmutzwetter".³⁴⁶ Allerdings wurde sie nun abgeholt.

Nichts brachte sie von ihrem hohen Arbeitspensum ab, obwohl auch Friedmund schon zu Jahresbeginn vorsichtig auf mehr Ruhezeiten drängte.³⁴⁷ Er empfahl ihr neben Pulsatilla, wieder „etwas mehr zu essen", um so auch die Verdauung zu regulieren. Später widersetzte er sich dem Versuch der Familie, ihn in Berlin wieder als Behandler zu engagieren, mit dem Argument, dort habe die Familie einen Arzt des Vertrauens, gegen dessen Vorschriften er nichts verordnen könne und wolle.³⁴⁸ Er sieht sich also auf dem eigenen Landgut als vollwertiger Ersatz für einen homöopathischen Arzt, will sich aber nicht in Konkurrenz zu den ausgebildeten akademi-

schen Heilern begeben. Das hindert ihn nicht, doch aus der Ferne Gesundheitsratschläge nach Berlin zu schicken.[349]

Anfang 1856 setzte Bettine dann immer mehr auf den sekundären Nutzen von
Krankheit. Hatte sie früher ausnahmsweise etwa auf ihre lahme Hand hingewiesen,
um eine Verspätung in der Korrespondenz zu rechtfertigen, ging sie nun Varnhagen gegenüber recht offensiv mit ihrem Zustand um. „Sie will keinen Widerspruch
hören, keine Vorwürfe, die würden sie krank machen, sie könne nichts vertragen."
Und schon am nächsten Tag heißt es: „Sie spricht allerlei durch einander, will mir
eine Strafrede halten, daß ich ihr zu viel widerspreche, sie nicht genug schone, sie sei
noch immer krank. Unvermerkt lenkt sie zu dem Vorwurf ein, ich hätte Arnim's Gedichte hier ohne ihren Auftrag, ohne ihren Willen drucken lassen […]."[350] Auch ihr
Hinweis auf Vergesslichkeit verfing bei ihm nicht, denn Varnhagen fiel auf, dass sie
entgegen ihrer eigenen Darstellung ein „vortreffliches Gedächtnis für alles, was sie
wissen will", habe. Varnhagen hatte ihr bei Auswahl und Korrekturen der Gedichte
viel geholfen, war nun aber sehr alarmiert, weil er ungerechtfertigte Schadenser-
satzansprüche der Druckerei fürchtete. Bettine verband dabei ihre frühere Neigung,
Sachverhalte zu ihren Gunsten zu verdrehen, und ihre Abwehr von Kritik mit dem
starken und sicher grundsätzlich plausiblen Argument, man müsse sie schonen. Der
weitere Verlauf der Angelegenheit spricht allerdings dafür, dass sie sich so aus einer
finanziellen Klemme ihrer ewig defizitären Buchhandelsgeschäfte befreien wollte.
Ihr Vertrauter ahnte nicht zu Unrecht manipulative Absichten. Später nutzte sie
eine angeblich bevorstehende Arztvisite als Entschuldigung, Varnhagen nicht zu besuchen. Tatsächlich erwartete sie den Großherzog von Sachsen-Weimar-Eisenach,
wollte das aber nicht zugeben – er kam denn auch nicht zu ihr.[351]

Im Februar 1856 äußerte sich Bettine Siegmund gegenüber ganz munter zu ihrem eigenen Gesundheitszustand: „Ich bin übrigens vergnügt und wünsch mir nichts
mehr als daß wir beisammen in Wiepersdorf sein mögten. Ich zeichne bei gutem
Licht manchmal ein bischen, dann mache ich auch neue Lieder, die kein Mensch
gern hört, mir aber gefallen sie sehr gut. Du siehst daraus daß ich Lebenslustig bin,
spazieren gehe ich auch jeden Tag. hier ist das Wetter sehr mild, die Bäume fangen
schon [an,] Knospen zu treiben und wenn keine Kälte mehr zu besorgen wäre dann
müßten wir im Mai schon Kirschen haben, aber leider wird dies nicht Wahr werden
und die Blüthen werden abfallen, ich aber werde in der Freude meines Herzens daß
Du bald kommst freudig fortgrünen."[352] Siegmund bat sie entgegen ihrer erneut
allzu optimistischen Selbsteinschätzung im nächsten Brief, ihre Augen zu schonen,
statt zu zeichnen, denn Friedmund hatte ihn entsprechend informiert. Im Juli zog
Siegmund dann tatsächlich aus Lissabon wieder nach Berlin um und quittierte den
Auswärtigen Dienst.

Im Laufe des Frühjahrs begann sie, langsam etwas anders mit ihrer Krankheit
umzugehen. Im März unterlag sie noch „strenger Aufsicht der Kinder", die sie durch
den Diener bei Varnhagen abholen ließen. Den Hausangestellten durfte sie nicht einmal warten lassen. Der Chronist notierte zunehmende Vergesslichkeit und empfand
ihr Verhalten als immer befremdlicher.[353] Passend zu diesen Kontrolltendenzen inner-

halb der Familie verabschiedete sich Herman Grimm abends bei Varnhagen, um zu Bettine zu gehen. Er „nannte dies seinen Dienst, ‚sein auf Wache ziehen‘".³⁵⁴ Bettine wehrte sich offenbar gegen die fürsorgliche Überwachung ihrer näheren Umgebung. So „will sie nicht, daß man sie begleite; sie will nicht daß man sehe, wie langsam sie die Treppe hinabgeht."³⁵⁵ Damit versuchte sie im April noch, ihr Selbstbild als eine Person, die gesünder ist, als es die ihr Nahestehenden annehmen, zu verteidigen. Vom Mai bis in den Juli klagte sie aber immer mehr über ihren Zustand, zuletzt auch über „Augenschwäche", und sie pflegte sich wohl auch weniger.³⁵⁶ Mitte August nahm sie dann zumindest etwas Hilfe an: Sie begleitete Varnhagen aus ihrer Wohnung bei seinem Spaziergang „bis zum Thor, stützte sich aber sehr auf" seinen „Arm. Von da ging sie allein zurück, sie wollte es durchaus."³⁵⁷ Sie kämpfte also entschieden um ihre körperliche und soziale Autonomie. Immerhin ließ sie nun auch einmal die Pakete mit Briefen und Manuskripten, die sie in großer Zahl aus ihrer Wohnung zu Varnhagen schaffte, von einem Diener tragen, statt sie selbst zu schleppen.³⁵⁸ Sie wollte auf diese Weise sicherstellen, dass ihre Familie ihren Nachlass nicht nach deren Vorstellungen von bürgerlicher Diskretion verstümmelte oder gar vernichtete.

Die homöopathiebegeisterte Laienheilerin und der Medizinprofessor aus München

Ende September 1856 ergab sich noch einmal die Gelegenheit, mit Ringseis über die Homöopathie zu reden, da dieser nach Berlin gereist war und selbstverständlich auch Bettine besuchte. Bei dieser Abendeinladung diskutierte man über Entwürfe für den Giebelfries des Berliner Museums, in dessen mythologischer Ikonographie der fromme Ringseis den Bezug auf Christus vermisste. Bettine provizierte dann noch mit dem Satz, Ringseis sei „ein garstiger alter Mensch', weil er die Homöopathie nicht würdige", und fügte, „zu seinen Töchtern sich wendend, hinzu: ‚Seht ihr, wie ich euren Vater bürste?'" Trotz dieses für eine 71-Jährige, die immerhin (Mit-) Patin und Namensgeberin der Ringseistochter Bettine war, recht eigenwilligen Verhaltens „setzte er ihr seine Ansicht über Homöopathie auseinander, was ihre Unzufriedenheit zum Theil beschwichtigte".³⁵⁹

Ringseis hatte mittlerweile seine Haltung gegenüber der Homöopathie nicht zuletzt deshalb modifiziert, weil ihn das aggressive Auftreten der jüngeren Generation von Homöopathen, insbesondere seit 1848, zunehmend verärgert hatte.³⁶⁰ Die Homöopathie hätte immer noch neun Zehntel der Gelehrten gegen sich und könne froh sein, nicht verboten zu sein. Stattdessen forderten ihre Vertreter mit „hohlen Phrasen" und in „pöbelhaftem Ton" explizit eine eigenständige Vertretung in ärztlichen Gremien, staatliche Unterstützung, also Lehrstühle, sowie das Selbstdispensierrecht und kritisierten den „Despotismus der medicinischen Hierarchie", an deren Spitze in Bayern Ringseis stand.³⁶¹ Dass diese Anträge mehrfach von einem seiner ehemaligen Assistenten, Dr. Joseph Benedict Buchner (1813–1879), unterzeichnet waren, mag ihn zusätzlich verdrossen haben.³⁶²

Bettine hingegen blieb auch in ihren letzten beiden Lebensjahren weiter von der Wirksamkeit der Homöopathie überzeugt. Wenige Tage nach dem Gespräch mit Ringseis warnte sie brieflich einen Musiker vor einem Aufenthalt in Karlsbad, der ihm von seinem Arzt verordnet worden war. Außerdem riet sie vom weiteren Genuss von Opium ab und empfahl ihm, „zu dem Dr. Lutze in Köthen seine Zuflucht zu nehmen".[363] Sie wollte das – aus welchem Grund auch immer – anonym tun und ließ sich nicht davon abbringen. Zwar „meint sie es gewiß gut", mischte sich aber damit nach Varnhagens Ansicht „unverantwortlich in Dinge, die sie nicht versteht". Lutze ist jener nicht studierte Laienheiler mit einem „in absentia" in Halle erworbenen Doktortitel, der nur mit extrem schlampiger Prüfung der Akten erklärt werden kann. Lutze beschäftigte die preußischen Behörden schon 1845, als er gemeinsam mit Pantillon als Wunderheiler durch brandenburgische Kleinstädte zog und schließlich mitten in Berlin auftauchte und dort praktizierte.[364] Anfang 1851 hatte er sich einer Prüfung seiner Kenntnisse bei der homöopathischen Prüfungs-Kommission des Königlich Preußischen Ministeriums der geistlichen, Unterrichts- und Medizinal-Angelegenheiten unterzogen, der die homöopathischen Ärzte Karl Julius Aegidi (1794–1874) und Bettines Hausarzt Bicking angehörten. Die Kommission bestätigte ihm „recht gute theoretische Kenntnisse in der Homöopathik, insbesondere in der physiologischen Arzneimittellehre und ihrer praktischen Anwendung". So stand seiner definitiven Niederlassung im anhaltinischen Köthen nichts mehr entgegen. Seit 1854 konnte er sogar massive Werbemittel einsetzen, um den Neubau seiner florierenden Klinik zu finanzieren.

Schon im März 1856 hatte sie den Laienheiler Lutze ihrem Freund Varnhagen empfohlen.[365] Damals war sie erzürnt über dessen Husten, „schalt unanständig" auf seinen Arzt „und pries mit prahlerischem Gepränge den Dr. Arthur Lutze in Köthen". Zumindest in der Art der Werbung hatte sie sich damit dem Empfohlenen anverwandelt. Im Dezember 1856 versuchte sie sich dann selber an der Behandlung von Varnhagens Husten. Sie brachte ihm „homöopathische Streukügelchen – Mercurius vivus". Zwei Tage später tauchte sie mit einer anderen homöopathischen Arznei auf. Varnhagen kommentierte kühl: „Leider war inzwischen der Husten wieder stärker geworden, lauter nutzlose Quängelei!"[366] Fünf Tage später war sie bei Varnhagens beim Mittagessen und klagte über ihre schwachen Gelenke. „Dabei hat sie heftigen Husten, den ihre Homöopathen nicht bezwingen; daß der meinige auch nicht gewichen ist, läßt sie unbemerkt. Sie ist mit Dr. Vehsemeyer unzufrieden, hat abermals einen neuen Arzt zu Rathe gezogen."[367] Wenige Tage später hat sie erneut „eine Art Schlaganfall […] und bei ihrem Alter und ihrer Unruhe, die von keiner Schonung und Sorgfalt hören will, hegt man immerfort schlimme Befürchtungen".[368] In den folgenden Tagen sah sie fast nur noch Armgart, nicht einmal mehr die anderen beiden Töchter, und wurde „vom Bett auf das Sopha gebracht, vom Sopha wieder ins Bett".[369]

Die Weihnachtsfreude war entsprechend gedämpft, wie Herman Grimm berichtete. „Das Goethemonument stand mitten unter brennenden Christbäumen. Die Bettine saß hinter der Türe des dunklen Nebenzimmers. In den letzten Tagen geht es ihr leider nicht gut […] Giesel und Armgart reiben sich fast auf bei ihrer Pflege. Sie darf keinen Augenblick außer acht gelassen werden. Ich sitze abends meist bei ihr und lese auch wohl ein wenig vor."[370] Sie genoss also eine Mischung aus Rückzug mit Betrachtung der brennenden Kerzen und war gleichzeitig sehr pflegebedürftig und anspruchsvoll. Der Schwiegersohn in spe beteiligte sich wie die Töchter weiter an den Nachtwachen.

Die beiden letzten Jahre

Im Januar 1857 „wird schon bezweifelt, ob sie sich wieder erholen kann".[371] Varnhagen wird Mitte des Monats als einziger Besuch zugelassen, was erneut ihr Vertrauen in ihn belegt.[372] Zwar lag sie mit verbundener Hand, nicht ohne Schmerzen, auf dem Sofa, erklärte ihm aber, dass sie noch keineswegs „abscheiden" werde. Sie habe mit ihm noch viel zu tun. Auch dies also eine weitere Demonstration ihres Lebenswillens und Schaffenseifers.

Mitte März hatte sich ihre Unzufriedenheit mit den Ärzten offenbar verfestigt. Weder die Lähmung noch die verstauchte Hand hatten sich gebessert. Wohl auch deshalb dürfte sie sich zusätzlich in Behandlung von Lutze begeben haben, was von Berlin aus nur per Korrespondenz möglich war. „Alle Arzneien hatte sie ausgesetzt, sie meinte, Dr. Vehsemeier habe ihr zu viel Arnica gegeben, und Dr. Arthur Lutze sie gegen das Uebermaß gewarnt."[373] Sie folgte bei der Medikation und der Einschätzung der Dosierung nunmehr dem Köthener Laienheiler, nicht mehr ihrem Hausarzt. Schritt für Schritt entschied sie sich, nach der Zurückweisung von Dr. Bicking, für die jeweils strengere Linie der Homöopathie: So wenig Arzneien wie irgend möglich zu nehmen, schien ihr am ehesten plausibel. Das hinderte sie allerdings nicht, Vehsemeyer weiter einzubestellen. Selbstverständlich wurde für eine solche Konsultation der Besuch von Varnhagen kurz unterbrochen.[374]

Sie selbst erklärte, dass es ihr im Mai bessergehen werde. Tatsächlich las sie im April schon wieder etwas mehr selbst, so dass ihr nicht ständig vorgelesen werden musste.[375] Allerdings konnte sie Ende des Monats keine ihrer beiden Hände mehr gebrauchen und wurde immer ungeduldiger, weil sie sich wegen ihrer aufgenötigten Untätigkeit immer mehr langweilte. Sie entschied sich deshalb, sich magnetisieren zu lassen. Dafür wurde zunächst ein Unteroffizier, sogar trotz angekündigter horrender Honorare, in Aussicht genommen. Der hätte aber erst nach einem weiteren Monat mit der Behandlung beginnen können.[376] Ende Mai ließ sie sich dann täglich magnetisieren, „wie es scheint mit einigem Erfolg". Jedenfalls schätzte das der gegenüber allen derartigen Verfahren sehr skeptische Varnhagen so ein.[377] Mitte Juni setzte sie diese Therapie täglich fort und konnte wieder sicherer gehen. Dementsprechend munter war sie.[378] Prompt schickte sie zum Monatsende den Magnetiseur weg, „er war ihr zum Ekel geworden". In der Folgezeit ließ sie sich „von einem jüdischen Halbarzt galvanisieren, und schien ziemlich zufrieden, froh den christlich frömmelnden Magnetiseur los zu sein".[379] Beim Galvanisieren wollte man in (Sitz-, Arm- oder

Fuß-)Bädern gelöste Medikamente oder Salze leichter in den Körper befördern, indem man schwachen Gleichstrom einsetzte. Aconit galt als eine der Arzneien, deren Resorption so gefördert werden konnte.[380] Die Galvanotherapie wurde im 19. Jahrhundert bei vielen Erkrankungen angewandt, während das Verfahren heutzutage bei Gelenkentzündungen und Problemen des Bewegungsapparates noch eine gewisse Rolle spielt.

Einerseits ist Bettine also der Homöopathie bis in ihre letzten Jahre treu geblieben und hat dabei auch die Hilfe eines immerhin prominenten und von einer Ärztekommission zertifizierten Laienpraktikers in Anspruch genommen. Vielleicht hielt sie ihn für einen Arzt, worauf ihr Gebrauch des Doktortitels hinweist. Andererseits hat sie weitere Möglichkeiten des medizinischen Angebotes ausprobiert und dabei gerade in Berlin recht verbreitete zeitgenössische Alternativverfahren, die zeitweise auch von Homöopathen diskutiert wurden, genutzt.[381] Dabei widerstrebte ihr allerdings die Vermischung der medizinischen Dienstleistung mit dem religiösen Habitus des ersten Magnetiseurs. Der Galvaniseur verhielt sich in dieser Hinsicht offenbar zurückhaltender. Juden zielen gemeinhin nicht auf Missionierung, auch wenn dies, gerade im Zusammenhang mit medizinischen Behandlungen, von den christlichen Kirchen oft befürchtet wurde.

Der Pflegebedarf überforderte die Töchter nämlich immer mehr und führte zunehmend zu Spannungen zwischen ihnen.[382] Gisela beschrieb das Ende Juli 1857 im Hinblick auf einen bevorstehenden Kuraufenthalt mit Bettine in Teplitz in einem langen Brief an Herman, der sich in Italien aufhielt, so: „Ich fürchte mich sehr davor wegen der alleinigen Gesellschaft von Armgart, und auf der Reise ist sie immer besonders zornig […]. Ich habe nun viel erlebt, und es ist schwer, wenn man nicht mehr jung ist, manches zu tragen. Als die Mutter am kränksten war und ich von innerm Seelenschmerz zerrissen, hat sie [Armgart] auch am meisten gezankt und getobt, je mehr, je kränker die Mutter war, und umso mehr fühlt ich's, mit zerrissenem Herzen so gepeinigt zu werden. Ich erinnere mich oft tagelang eines Gefühls einer taub geschlagenen Wunde, und dann, als verblutete ich an meinen Schmerzen ohne Tränen weinen zu können. Da machten mir die Max und die Armgart Vorwürfe, daß ich krank aussehe, und nachher machten sie mich wieder krank durch diese Giftreden. Wie kann jemand wie ich ohne Liebe gedeihn, das ist wahrlich unmöglich. Wie unmöglich, das weiß nur ich allein. Ich ziehe mich ganz zurück und verdurste an mir selber […]."[383] Die Jüngste fühlte sich also gegenüber den beiden älteren Schwestern, die zusammenhielten, in einer besonders schwachen Position. Das gelte auch, weil sie das Leid der Mutter emotional besonders angreife. Sie warf ihnen sogar vor, dass sie, insbesondere Armgart, sie geradezu quälten.

Da sie schon einmal ihr Leid klagte, wurde sie dann noch grundsätzlicher: „Eine Mutter, in dem Sinne des Wortes, habe ich nie gehabt, und wenn ich der Mutter heute beibrächte, was ich dächte, sie würde es am andern Tag nicht mehr wissen; es existiert nur momentan für sie, was ein andrer fühlt. Sie ist durch die Güte, die Liebe ihres unendlichen Herzens, das Feuer, an dem meine ganze Jugend warm wurde, aber so Freund, das ist und war sie nie."[384] Sie erinnerte also dankbar die mütterliche

Zuwendung, vermisste aber eine freundschaftliche Beziehung. Außerdem spürte sie einen großen Bedarf, darüber zu reden, hielt das aber nun für aussichtslos. Stattdessen sieht sie sich in mehrfacher Hinsicht in der Rolle eines Opfers, das auch seine Gefühle unterdrücken muss: „So lang ich denken kann mit Bewußtsein, habe ich nur andern Liebes getan, andauernd, am liebsten, ohne daß sie es merkten. [...] Ich habe nicht einmal sie oder die Schwestern hassen dürfen, denn was die Schwestern Übles tun, erschien mir immer als eine Krankheit, als wenn sie's nicht wüßten."[385]

So habe sie auch diesen Sommer wieder vieles erlebt und sehr viel gearbeitet. „Und dennoch habe ich die Hälfte meiner Zeit redlich bei der Mutter verbracht, wo es mir vielleicht notwendig gewesen wäre, mich zu erholen, und nur an sie gedacht, an ihr Wohlsein. Dafür hat mich die Max fast gerädert mit Sticheleien, weil ich ihren Gesellschaften e.c.t. nicht beiwohnte, – sie selbst hat nie daran gedacht, bei der Mutter ein wenig zu sein, um es uns zu erleichtern. Mag sie sonst opferfähig sein, hier bei war sie es nicht."[386] Offenbar gelang es den anderen Schwestern teilweise besser, sich einen Ausgleich zu den emotionalen Belastungen zu schaffen und sich dem ständigen Druck der Mutter, sie zu pflegen, zu entziehen.

Außerdem lebte Maxe nach Giselas Ansicht auch noch „gut mit ihrer Dienerschaft von vier Personen von unsern Leuten [...] unserm Gelde". Das sei unrecht, weil sie sich nicht entsprechend für die Mutter engagiere. Gisela selbst betont also den Charakter ihres Handelns als aufopfernd, erwähnt ihre Bescheidenheit und ihren Bedarf an Rückzug und Ruhe. Auch Armgart, erfahren wir wenig später, verschwende das Geld, weshalb sie selbst keines habe.[387] Das Finanzielle ertrage sie zwar, es verletze sie allenfalls zusätzlich. Das Verhalten der Schwestern brachte ihre Vorstellung von einer moralischen Familienökonomie durcheinander, nach der man zwar als unverheiratete Tochter das Familieneinkommen in Anspruch nehmen darf, aber im Gegenzug auch Pflegeleistungen erbringen muss. Passend dazu erzählt Gisela, dass sie Bettine vorlese, während Armgart ausgehe.[388] Jedenfalls führten nicht zuletzt die Frustrationen dieser nicht mehr ganz jungen Frauen – Armgart war damals bereits 36, Gisela knapp 30 Jahre alt – über die Blockade ihrer Heiratsprojekte zu gegenseitigen Quälereien. Gisela selbst sah sich als empfindlich, anlehnungsbedürftig und schutzlos der Welt ausgeliefert.

Während des Kuraufenthalts fühlt sie sich erneut von Armgart mutwillig schlecht behandelt. Diese sei immer unausgeglichener wegen ihrer ungeklärten Beziehungen zu Albert Graf von Flemming (1813–1884), der sie heiraten wollte, während sie sich, nicht nur wegen ihrer Verpflichtungsgefühle gegenüber Bettine, noch nicht entscheiden mochte. Ihre Frustrationen ließ sie an der Jüngeren aus und stocherte unlustig im Essen herum.[389] In den Erinnerungen ihrer Schwester Maxe liest sich das ganz anders: Armgart habe „sich nicht entschließen können, diesen stillen Liebesdienst im Hause schon vor dem Tode [Bettines] aufzugeben, sondern treu bei ihr ausgeharrt".[390]

Die Anforderungen an die Töchter waren dabei hoch: Das Frühstück musste „immer von acht bis zwölf bereitstehen". Gisela meint dazu zeitnäher: „Die Mutter überläßt sich hier oft maßlos ihrer Laune wie kranke Kinder, die einen zur Verzweiflung bringen können. Noch mehr, die Mutter ist ein Weltproblem, weil sie ganz natürlich ist. Man kann inneres Leben der Welt an ihr studieren. Sie braucht in anderer Art eben so [wie Armgart] Beschäftigung für ihr Gefühl, und spielt dann auch Theater, wie die ganze Welt. Das Drama muß ursprünglich im Menschen liegen. Ich glaube, wenn man ein Theater baute, und man vermietete es tagweiß an Familien, die ihre Gefühle austoben wollten, man würde große Einnahmen haben, und die Menschheit würde um vieles besser sein, wenn sie dort ausgetobt […]."[391] Gisela charakterisiert Familienbeziehungen zutreffend als geeignet für die Bühne des Theaters, allerdings sitzt sie nicht im Zuschauerraum, sondern fühlt sich immer kränker und auch etwas einsam.[392] Rheumatische Beschwerden kamen hinzu und veranlassten sie zu häufigeren Bädern. Ihr Erschöpfungszustand ging so weit, dass ein Arzt schon vor Jahren körperliche Verwahrlosung wegen Vernachlässigung konstatiert habe.[393] Gleichzeitig veröffentlichte sie – wohl nicht spielbare – Dramen.[394] So setzten die Arnims im Spätsommer 1857 wieder auf einen Aufenthalt in einem Kurbad, diesmal Teplitz, wo sich, nach einem Zusammenbruch von Gisela, auch der aus Rom herbeigeeilte Herman und Friedmund einfinden sollten.[395]

Zurück aus Teplitz, erklärte Grimm Varnhagen, dass Bettine die „Bäder zu stark gebraucht", so dass sie ihr eher geschadet hätten.[396] In dem mondänen Bad hatte man sie im Rollstuhl durch den Park gefahren, was sie gut unterhielt.[397] Zurückgekehrt war sie aber kränker als zuvor, „tief betrübt" und konnte nicht mehr ohne Unterstützung gehen. Da sie nun auch nicht mehr lesen konnte, meinte sie „schmerzlich": „Da ist's besser, wenn man stirbt", war aber für den Trost, dass es wieder aufwärtsgehen könnte, durchaus empfänglich.[398] Anfang Januar 1858 lasen die Kinder ihr dann bis nachts um zwei Uhr, manchmal sogar bis um vier Uhr „lauter schlechte Romane, voll Begebenheiten, aber mit glücklichem Ausgang" vor.[399] Grimm berichtet gleichzeitig, dass Gisela noch immer nicht für Bettine lesen und schreiben könne, manche Nacht „vor Herzbeklemmung" nicht schlafe, während Bettine sich von einer gefährlichen Grippe erholt habe. Sie säße jetzt „ziemlich den ganzen Tag in einem großen Lehnstuhl und es wird ihr vorgelesen".[400] Auch ihr mittlerweile 79-jähriger und lebenslang kränklicher Schwager Savigny, um dessen Gesundheit sie sich oft gekümmert hatte, besuchte sie einige Tage nach seinem Geburtstag – und wird sie überleben.[401] Varnhagen bemerkte bei Bettine Ende Februar zunehmend Gedächtnislücken, im März häufige Unterbrechungen beim Sprechen und an ihrem Geburtstag (4. April) beklommenes Atmen.[402] Auch nahm ihre Zerstreutheit nun weiter zu, sie hatte Artikulationsschwierigkeiten und lachte „bei geringstem Anlass unmäßig", was Besucher irritierte.[403]

Ende April habe der Arzt „den Ausspruch gethan, daß sie allmälig ihrem Ende entgegengeht".[404] Auch Grimm meinte Mitte des Jahres: „Die Bettine ist allmählich so elend geworden, daß man ihrem Ende wie einem Ereignis entgegensieht, das nicht mehr lange ausbleiben kann. Manchmal erholt sie sich wieder, sieht besser aus und schläft besser, im ganzen aber scheint mir und allen umher kein Zweifel zu sein, daß es nicht mehr lange dauern wird […]." Man könne sich denken, „was das für ein Leben ist und daß die Giesel dabei schlecht wegkommt".[405] Auch Varnhagen bedauert Anfang Juli nicht nur „die arme kranke Frau [Bettine], daneben aber auch die Tochter [Armgart]".[406] Offenbar sahen nunmehr alle nahestehenden Beobachter, wie überfordernd die Situation geworden war.

Wenig später fand Varnhagen Bettine „auffallend besser als das vorigemal, gesprächig antheilvoll, die Lebenskraft in ihr ist doch noch groß! Doch spricht sie langsam und abgebrochen, öfters undeutlich, dem Laut und dem Sinne nach."[407] Erstmals lesen wir hier von einer „Wärterin", also einer Krankenpflegerin, die sich bei ihr befand, während sie allein war. Die Kinder hatten sich also etwas Freiraum von der anstrengenden Pflege geschaffen, Gisela war Ende Juli sogar verreist, worüber sich Bettine nicht ganz im Klaren war.[408] Mitte August traf Varnhagen Bettine dann sogar an ihrer Wohnung bereits im Wagen an, wo sie gerade für eine Ausfahrt vorbereitet war. Allerdings reagierte sie nicht mehr auf seine Ansprache. Umso erstaunter war der Vertraute, von Armgart zu erfahren, dass die Mutter an den Besuch eines Seebads dächte. Er kommentierte das entsetzt: „Du lieber Himmel! Als ob sie noch reisen könnte!"[409]

Die zunehmend überforderte Armgart beschwerte sich weinend über die Ärzte, die unwillig seien und sich widersprächen, während sie selbst nicht wisse, was man bei neuen „Zufällen", also zusätzlicher Verschlechterung ihres Zustandes, tun könne. Die Mutter stöhne nur und sage nichts.[410] Gegen die Fahrt ins Seebad hatten die Ärzte aber nichts einzuwenden. Tatsächlich versuchte Bettine noch mit Varnhagen zu sprechen, brach aber immer wieder ab, wenn Armgart ins Zimmer kam. Offenbar wollte sie also noch die Sicherung ihres Nachlasses durch Varnhagen voranbringen, während Armgart bereits Teile davon unter Verschluss genommen hatte. Neben den erheblichen Spannungen zwischen den Schwestern war außerdem das Vertrauensverhältnis Bettines zu Armgart, das Ende 1856 noch besonders gut war, nun sehr belastet. Grimm bestätigt später ihre Praktiken, sich als kränker darzustellen, als sie wirklich sei, und nicht zu sagen, worunter sie eigentlich leide, sowie zeitweise ganz und gar zu schweigen. Dann brachte er seine Befürchtungen auf den Punkt. „Als er hörte, Dr Bicking habe gesagt, sie könne noch zehn, zwölf Jahre leben, meinte er, das wolle er ihr und den Andern nicht wünschen, da gingen sie alle zugrunde."[411] Offenbar akzeptierte Bettine mittlerweile also den früheren Hausarzt wieder – sonst würde auch die Rede von Ärzten in der Mehrzahl keinen Sinn ergeben.

Ende August wagten Armgart und Gisela tatsächlich noch mit Bettine, deren Verfassung sich wieder gebessert hatte, eine Reise in das 250 km entfernte Bad Doberan. Herman Grimm brach seinen eigenen Erholungsaufenthalt in Helgoland ab und kehrte an die Ostsee zu den Arnims zurück, um die Schwestern bei der Pflege zu unterstützen. Tatsächlich fuhr er Bettine „zweimal tags spazieren" und erklärte seinem Vater die Notwendigkeit, unbedingt dortzubleiben, mit folgendem erschütternden Bericht: Sie sei „so herabgestimmt, so unruhig, mit einem Worte völlig hilflos und kindisch, daß man oft nicht weiß, was man mit ihr tun soll. Sie will und will nicht in einem Atem, verlangt und weiß nicht was mit Heftigkeit, will von einem Orte zum andern, stöhnt, schreit; wenn man nicht daran gewöhnt würde, es wäre gar nicht zu ertragen, so traurig ist es und aufreibend zugleich. Die arme Giesel ist noch immer krank von der Reise, die Armgard fängt an, es nicht mehr auszuhalten, ich bin der einzige im Hause, der den Kopf oben behält."[412] Er stilisiert sich also als der Einzige, der noch den lebensnotwendigen inneren Abstand hat, das Geschehen auszuhalten. Er war aber auch nicht seit Jahren täglich mit der Schwerkranken konfrontiert.

Bettine war gleich bei der Ankunft in Doberan Anfang September schwer erkrankt und hatte heftige Schmerzen. Ein Arzt hatte sie mit Gaben von Salmiak schnell wiederhergestellt. Varnhagen überliefert uns dazu Bettines letztes Ärztelob: „Ein Arzt in Doberan wird gerühmt und hoch über alle Aerzte erhoben."[413] Anschließend hatte sie sich dann aber gut erholt. Anfang Oktober in besserer Verfassung zurück in Berlin, regte sie in den letzten beiden Gesprächen mit Varnhagen vor allem der Gedanke an die bevorstehende Verwirklichung ihres Goethedenkmals an. Noch am Vorabend seines eigenen Todes notierte Varnhagen ihre Begeisterung, die in zunehmendem Widerspruch zu ihrer sonstigen Verwirrung und „Geistesschwäche" stand.[414] Mit dem Ende seiner Aufzeichnungen bricht für die Nachwelt eine überaus wichtige Quelle zu Bettines Gesundheitszustand ab, den der Historiker von Tag zu Tag genau, aber oft auch mitleidlos überlieferte. Die teilweise sehr abwertenden Charakterisierungen tun dem keinen Abbruch.[415] Dank seiner Chronik kann man aber nachvollziehen, wie Bettine sich, trotz fortschreitenden Verfalls, mit dem Glauben an ihre konsequent verfolgten Projekte am Leben erhielt.[416]

Grimm schlug in dieser besonders schwierigen Phase Claudine vor, eine Pflegerin für Bettine einzustellen, um die Töchter von den „Tag für Tag und leider auch Nacht für Nacht" entstehenden „traurigen Scenen und Ruhestörungen" zu entlasten.[417] Demnach dürfte die oben und wieder Anfang Oktober erwähnte „Wärterin" lediglich eine Aushilfe gewesen sein. Er adressierte seinen Wunsch an die sehr wohlhabende Claudine, weil offenbar bisher finanzielle Gründe dagegen gesprochen hatten und er sich von ihr eine grundlegende Remedur in dieser Situation allgemeiner Überforderung erhoffte. Jedenfalls unterstützte Claudine im Januar 1859 auch noch persönlich die Schwägerinnen bei der anstrengenden Pflege und kritisierte Friedmund, der seinen Anteil nicht übernommen habe. Auch hier waren offenbar die Söhne voll in die Krankenpflege eingeplant. Friedmund verwies allerdings auf Armgart, die so nur von ihrem schlechten Gewissen ablenken wolle, nicht regelmäßig Arnika gegeben zu haben, wie er es empfohlen hatte. Über die Beteiligung der anderen Söhne an der Pflege in diesen letzten Wochen ist nichts bekannt.

Bettine starb in der Nacht zum 20. Januar 1859. Alle noch lebenden Kinder außer Friedmund waren an ihrem Totenbett versammelt. Ausgerechnet der medizinisch engagierteste Sohn hatte ihren Zustand falsch eingeschätzt und kam zu spät.[418] Claudine musste noch vor ihrer Beerdigung „nach Frankfurt weiterreisen zu ihrer todkranken Schwägerin Marie Brentano, die dringend nach ihr verlangt[e]".[419]

Von Savigny, der sie schon seit ihrer Jugend begleitet hatte, stammt eine geradezu klassische Beschreibung ihres Sterbens als sanfter Tod, in der auch ihre Krankheit nobel resümiert wird. Ihr Schwager schrieb sie dem alten Freund Ringseis, der Bettine seit 1808 kannte. „Sie war durch wiederholte Schlaganfälle sehr geschwächt und auch im Ausdruck der Gedanken und der Teilnahme vielfach gehindert. Aber im ganzen war doch ihr Zustand ziemlich erträglich und von schweren Leiden meist frei. Ihr Ende war ruhig und sanft, und auch das Antlitz der Leiche machte einen beruhigenden Eindruck, indem darauf keine Spur eines schweren Todeskampfes zu erblicken war. Sie ist von der ganzen Familie auf das Gut Wiepersdorf begleitet und daselbst an der Seite ihres Gatten beerdigt worden."[420]

Eigene Wege nach dem Tod der Mutter

Nach dem Tod zogen die Geschwister bald in getrennte Wohnungen und gewannen dadurch die offenbar dringend notwendige Distanz voneinander und von den letzten Jahren.[421] Die aufgeschobenen Eheschließungen wurden nun nachgeholt: Gisela heiratete nach einer Erholungsreise in die Schweiz Ende Oktober 1859 Herman Grimm – und entzog sich nur knapp neuen Erwartungen, wieder zu pflegen – diesmal die kranken Eltern ihres Mannes.[422] Die Hochzeit fand im kleinsten Rahmen in Berlin statt, weil Gisela gesundheitlich immer noch ziemlich angeschlagen war, aber auch weil der adelsstolze Siegmund diese Hochzeit mit dem bürgerlichen Grimm für eine Mesalliance hielt, Freimund sie duldete und nur Friedmund sie unterstützte. Auch entfernte sie sich dadurch noch mehr von den gesellschaftlichen Kreisen ihrer beiden älteren Schwestern.

Ende März 1860 folgte dann die ebenfalls länger aufgeschobene Trauung von Armgart mit Flemming in Wiepersdorf, von der Gisela nur zufällig erfuhr.[423] Man hatte sie auch aus allen Überlegungen zum Umgang mit dem literarischen und sonstigen Nachlass ihrer Eltern ausgeschlossen. In den Folgejahren dauerten die Erbauseinandersetzungen noch an.[424]

Auch Friedmund hatte sich lange nicht zu einer festen Verbindung entscheiden wollen, auch wenn er sich während ihrer letzten Lebensjahre etwas von Bettine zu emanzipieren versuchte.[425] Claudine übernahm nun die Vermittlerrolle und fand eine entfernte Verwandte aus dem Hause Baumbach, Marie von Trott (1840–1865), Tochter des Kurfürstlich Hessischen Staatsministers. Der 46-Jährige heiratete schließlich die erst 21-Jährige am 20. Juli 1861. In einem Schreiben an Siegmund, in dem er die bevorstehende Hochzeit ankündigte, betonte er erneut seine Intention, nun mit dieser Bindung dessen Wunsch zu erfüllen, „unseren Stamm zu erhalten".[426] Das „kräftige Mädchen" gebar tatsächlich in den nächsten vier Jahren drei Söhne – und starb kurz nach der Geburt des dritten Kindes.

Der erhebliche Altersunterschied, Friedmunds langes Junggesellenleben und sein entsprechender Befehlston sowie wenig gemeinsame Interessen machten die Beziehung nicht gerade einfach. Marie hatte nach Einrichtung des für sie neu auf dem Gut gebauten Hauses zu wenig Außenkontakte und meinte 1864, Friedmunds „Leidenschaft zu kurirn reibt ihn noch ganz auf, da kommen viel Menschen, die sich Mittel holen, von nichts wie Krankheit u Elend hört man, so daß ich oft seufze und denke: ach wenn er doch nicht so leidenschaftlich doctorte. u das hat mir schon unendliche Thränen gekostet, ich soll vertrauen u kann es doch nicht ganz u gar, er ist kein studirter Arzt. Gott erhalte meine Kinder, und behüte uns vor Kra[nkheit]."[427]

Umso mehr machte sich Friedmund alle möglichen Vorwürfe, als sie so früh verstarb. „[…] wenn ich bei der Marie nicht die ganzen Nächte gewacht hätte, um mehr meine Gedanken beisammen zu halten, dann hätte ich vielleicht mehr Energie gehabt den Dr rauszuschmeißen, um meinen Willen mit Gewalt durchzusetzen oder ich hätte den Bücking aus Berlin geholt, der mich mehr unterstützt hätte in meinen Ansichten; oder hätte ich nur früher mehr zur Aufklärung der Marie beigetragen, Sie war nur gar zu eigensinnig. Und doch waren wohl noch mehr die geheimen und darum auch diese gemeinen Rathgeber Schuld."[428] Er warf sich also vor, sie nicht früh und umfassend genug über die Homöopathie als die bessere Therapie aufgeklärt und für diese gewonnen zu haben. Gegen ihr „falsches Bewusstsein", das auch noch von Einflüsterern aus dem Freundes- und Familienkreis gefördert wurde, hätte er nur in ausgeschlafenerem Zustand und mit Hilfe des Berliner Familienarztes der Arnims oder gar mit Gewalt eine Chance gehabt. Eigentlich hätte er also gerne eine homöopathische Behandlung als Familienerbe auch bei dieser möglicherweise als Folge des Kindbetts entstandenen Erkrankung durchgesetzt. Man spürt hier einen ähnlich radikalen Willen, den eigenen Standpunkt gegen den „Eigensinn" des anderen zu oktroyieren, wie bei Bettine. Auch darin blieb er ihr ganz ähnlich, auch wenn er in anderen Feldern vielleicht toleranter war.

Wohl auch als Folge der tiefen Enttäuschung über die Grenzen seiner Möglichkeiten als Laienheiler in der eigenen Familie ging er aber in der Aneignung medizinischer Wissensbestände und von Hahnemanns Heilweise noch einen Schritt weiter als Bettine.

Friedmund wird zum Autor medizinischer Werke

Schon 1843 hatte Friedmund, dem dafür auf seinem Landgut genügend Zeit zur Verfügung stand, zu publizieren begonnen. Zunächst betrafen seine eher schmalen Bücher Fragen der Staatsverfassung und des Eigentums sowie die Menschenrechte.[429] Mit einer Märchensammlung setzte er 1844 die Tradition seines Vaters fort. Mutter und Sohn kooperierten gelegentlich sogar beim Vertrieb ihrer Werke. So bot Bettine ihm 1849 an, seine Bücher an eine Buchhandlung in Posen zu vermitteln, die sich für ihre eigenen Publikationen interessierte.[430] In den 1850er Jahren wagte er sich dann an so große Themen wie die Weltordnung (1855) und die Liebe (1858).

Der Titel der Broschüre „Gottes naturgesetzliche Heilung alles Krankseins", die in Leipzig und Berlin erschien,[431] kündigt noch eher Allgemeines an. Die Titelthese liegt auf der Linie einer guten und selbst heilungsfähigen Natur, die wir bereits aus seiner Selbstdiagnose rekonstruiert hatten. Das Jahr der Publikation lässt sich nicht sicher feststellen.[432] Demgegenüber wird seine fast 220 Seiten starke „Neue Heillehre oder Die Frauenkur, Hitzfieberkur und Zehrfieberkur" konkreter. Gleich zweimal 1868 aufgelegt, folgt noch im gleichen Jahr in Prenzlau ein „kurzgefasster Auszug zum Selbstgebrauch für den unbemittelten und unbelesenen oder auch belesenen Mann, der nur Hülfe verlangt und nicht nach Gründen frägt". Friedmund hatte also durchaus eine weite Verbreitung an besonders praxisorientierte und nicht unbedingt an medizinischen Ausführungen interessierte Leser im Sinn. Bereits im ersten Jahr erreichte diese knappere Version von nur 30 Seiten zehn unveränderte Abdrucke. Einem gewissen Bedarf wird die Schrift also entsprochen haben. Dabei erwies sich der Gutsherr auch noch als geschickter Verleger, denn er versuchte, seiner wohl früher erschienenen Schrift im Zuge des aktuellen Erfolgs weiteren Absatz zu verschaffen, indem er sie ab 1869 im Selbstverlag als passende Ergänzung gerade so bewarb, als sei sie die Vollendung des viel späteren Werkes von 1868: „Gottes naturgesetzliche Heilung alles Krankseins: eine ergänzende Vervollkommung [sic!] meiner Neuen Heillehre von der Frauenkur, Hitzfieberkur und Zehrfieberkur". In all diesen Werken firmierte er stolz als der „Laie Friedmund von Arnim", der sich damit von den ärztlichen Autoren klar abgrenzte. Ob darin auch Bitterkeit über seine Ablehnung als Heilperson durch seine Frau mitschwingt, ist schwer zu entscheiden.[433]

Zugeeignet ist das Buch seinen Söhnen, die er ziemlich wild à la Rousseau aufwachsen ließ – in der Übernahme dieser Ideen noch radikaler als seine Mutter. In der Widmung unterstreicht er die positive Bedeutung der körperlichen Anstrengung für die Gesundheit. Er „unterweise in diesem Buch, wie sämmtliche Krankheiten für den, den Naturgesetzen Gottes Gehorsamen, zu heilen sind". Er fährt dann fort: „Niemals habe ich mir auch denken können, daß die Menschheit bestimmt ist, an Krankheiten zu sterben. Es wäre zu viel der trostlosen Last zu tragen, theils früh seine liebsten Verwandten sterben zu sehen, oder sich sich hier auf der Erde herumzuschleppen."[434] Er geht also von einer grundsätzlich guten Natur aus, in der Gottes Gesetze walten, die man nur erkennen und befolgen muss, um gesund zu bleiben – oder es schnell wieder zu werden. Dazu will er seinen Nachwuchs anleiten. Das Theodizee-Problem, warum es trotz Gottes angeblich guter Ordnung Leid auf der Welt gibt, wird durch die Setzung erledigt, das könne nicht sein Plan sein.

Dazu passend folgt im nächsten Absatz eine fulminante Kritik am Staat und den Menschen, die sich zu wenig um ihre Gesundheit kümmern – und so Millionen vergeuden. Diese gesundheitsökonomischen Überlegungen werden dann auch am Beispiel von Tieren länger ausgeführt, deren Verlust sich in Geldwerten leichter berechnen ließ.[435] Die Beschäftigung mit der Heilkunde sei nicht nur Aufgabe der Ärzte, vielmehr eines jeden. „Wenn es heißt: der Sünden Sold ist der Tod, so ist darunter nicht der Mangel des Wissens verstanden, sondern es ist das falsche Wissen darunter verstanden, z. B. eine falsche Heilart, die nicht hilft, sondern zum Tode führt."[436] Demnach kommt es auch darauf an, sich das nach Friedmunds Ansicht „richtige" Wissen anzueignen. An den Wiederholungen der Wörter „sondern" und „verstanden" sieht man übrigens auch an dieser Stelle, wie wenig der Text redigiert wurde.

Schon in der folgenden Einleitung grenzt er sich erneut selbstbewusst gegen die Mediziner ab: „Es giebt gar nicht verschiedene Krankheiten, wie die Ärzte sagen und eine Menge Namen dafür haben, indem sie sogar in letzter Zeit noch behaupteten, daß diese Krankheiten bei jedem Menschen verschieden auftreten. Es giebt nur eine Krankheit, das ist die anfangende theilweise Auflösung des Körpers, die sich nach unserem Tode vollendet."[437] Das ist ein zugespitztes Verständnis der Lehre von der Lebenskraft, der eine Stadientheorie der Krankheit folgt. Nach einer anfänglichen Entzündung mit „Röthe, Hitze, Geschwulst, Schleimbildung etc." folge die weitere Zersetzung, z. B. mit dem „blaubraunen Geschwür", das bis in den Brand übergehen kann, „mit dem Alles schwarz wird". Dieser Verlauf lässt sich nach seinem Verständnis offenbar auch entlang der Farbtöne der äußeren Krankheitszeichen sortieren. Abschluss ist der „völlige Verfall, die jauchige völlige Auflösung". Eine Differenzierung nach Krankheiten führt er dann aber doch wieder ein und sortiert sie nach den einzelnen Körperteilen sowie nach den Wirkungen des Blutumlaufs, der die Krankheit an unterschiedlichen Stellen des Körpers verbreiten könne.[438] Für die Ausscheidung des Krankheitsstoffes gibt er vier Wege an, bei denen im Unterschied zu seinen früheren Briefen an Bettine das Schwitzen hier fehlt.[439]

Sofort nach dieser Krankheitslehre folgen Tipps für die Beschaffung von Hilfsmitteln wie der Darmspritze, zu denen er auch Lieferadressen angibt. Allerdings fügt er für Ärmere – sogar nach Land- und Stadtbewohnern differenziert – auch Bauanleitungen bei, damit sie das Gerät selbst herstellen können. Schwefelleber könne man in größeren Mengen bei Schering in Berlin, in kleineren in einer örtlichen Drogerie beschaffen, um daraus dann die im Buch empfohlenen Auszüge und Tees herzustellen. *Schwefelleber* oder Hepar sulfuris ist eine alte Bezeichnung für ein Stoffgemisch aus Kaliumsulfid, Kaliumpolysulfiden, Kaliumthiosulfat und Kaliumsulfat, das auch zur Herstellung von Schwefelbädern bei Hautkrankheiten genutzt wurde. Für weitere homöopathische Mittel verweist er auf die „homöopathischen Apotheken" und erläutert die Verreibung in Zehnerschritten.[440] Er ging also offenbar davon aus, dass mittlerweile jeder Leser in seiner Nähe ein Apothekengeschäft mit Homöopathika hatte, so dass sich ein Hinweis auf den Versandhandel, den er selbst früher nutzen musste, erübrigte.

Es folgt eine Diätetik, die die gesundheitsförderlichen Praktiken für das ganze Leben umfasst und auch „nachtheilige Folgen des Fleischessens für den Menschen" nicht auslässt.

Sein Blick für soziale Benachteiligungen wird im Kapitel zu den „gedeihlicheren Nahrungsmittel[n] für weniger Bemittelte" sichtbar.[441] Wie diese allerdings die „Feinste Gesundheitsschokolade ohne Zucker", die man bei der Dampfmaschinenschokoladenfabrik Groß in Berlin erhält, oder den „englischen Theekuchen Albrechts" bei Schläger, ebenfalls in Berlin ansässig, bezahlen sollen, bleibt offen.

Bei den schädlichen Getränken sind gewisse Inspirationen aus Verbotsregeln bei homöopathischer Behandlung erkennbar. Allerdings rät Friedmund neben schlechtem Wein auch von allen Mineralwässern ab. Kaffee oder Tee sind „nach einem kalten Tage" „als eine Wohlthat des Lebens" erlaubt, wenn man sich nicht in „fieberhaften Zuständen" befindet.[442] Die Mäßigkeit wird immer wieder als Orientierung empfohlen. Nach einer Darstellung der Nahrungsverwertung im Körper, bei der die uns aus dem Briefwechsel bekannte Galle als Hauptbrennmaterial (!) fungiert, erscheint

als „wichtigste[s] Heilmittel die Abkühlung". Sie soll einer übermäßig wärmeerzeu-
genden Lebenskraft und einem zu starken Verbrennungsprozess entgegenwirken.[443]
Dazu können ein kühles Krankenlager, Wasser und Wasserklistier hilfreich beitragen. Demgegenüber seien durch unbedachten Einsatz von Wärme „mehr Menschen
als in allen Schlachten der Welt" ums Leben gebracht worden. Tatsächlich könnte
man die meisten Cholera- und Typhuskranken sowie Schwindsüchtigen durch Abkühlung heilen.[444] Auch müssten zu starke Gemütsbewegungen vermieden werden,
weil diese wiederum die Galle anregten und dadurch von allein Ärger, Traurigkeit,
Gram, Schreck etc. erneut verstärkten. Hier nimmt er eine direkte Rückkopplung
der physiologischen mit den gemütsmäßigen Vorgängen an. Wenn die Wärme aber
„wirklich mangelt", dann kann sie dem Körper durch Reiben oder Bedecken, Sonne
oder heiße Steine zugeführt werden.

Dann werden verschiedene Formen der Schwefelleberkur – als Essenz, mit
Milchzucker, als Brötchen etc. – empfohlen. Schwefel könne wie bei Trauben auch
beim Menschen der Fäulnis erfolgreich entgegenwirken.[445] Weitere therapeutische
Empfehlungen betreffen den Einsatz des Schwefellebertees. Anlässlich der Beschreibung der Wirkung einer daraus gefertigten Tinktur, die u. a. die Monatsblutung
befördern soll, erfährt man, dass ihm eine Oberlehrerin, die seine Söhne erzieht,
empfohlen hatte, bestimmte Heilwirkungen klarer herauszustellen.[446] Demnach hat
er vielleicht Teile des Manuskripts dieser Frau Horn zu lesen gegeben.

Nachdem nun die Heilmittel, die nach seinem Verständnis zum Körper selbst
gehören, abgehandelt sind, folgt der Teil über die „Heilmittel, die wegen ihrer starken
Wirkung in größeren Gaben mehr als Gifte zu betrachten sind, in kleineren Gaben
aber die Lebenskraft zu heilsamer Thätigkeit anregen, also kein Nahrungsmittel sind
wie Schwefel und Kalium".[447] Das ist ein grundlegender Gedanke der Homöopathie. Diese Mittel „haben sich aus den unendlich vielen Versuchen, besonders der
Homöopathen, in krankhaften Zuständen als praktisch bewährt. Wenn ich von der
dort vorgeschriebenen Art der Anwendung abweiche, so beruht dies auf vielfach praktischer Erfahrung." Dann wird nochmals auf die praktische Erfahrung als Grund für
die Auswahl nur weniger Mittel aus einer viel größeren Zahl verwiesen. Diese seien
„bewährter, praktischer, kräftiger, besser als alle übrigen". Allein die Häufigkeit des
Wortes „praktisch" an dieser Scharnierstelle seiner Argumentation zeigt, wie sehr er
dabei auf die eigene Erfahrung und die leichte Verwendung des Textes durch Dritte
setzt. Er räumt trotzdem ein, dass spätere Erfahrungen zu weiteren und anderen Ergebnissen führen können. Bereits in der zweiten, vermehrten Auflage seiner Heillehre
aus dem selben Jahr 1868 hatte er übrigens durch einen Einschub gegenüber dem
Inhaltsverzeichnis „Neueste Erfahrungen" zu einer seiner Teersorten als Korrektur des
Haupttextes eingefügt.

Im Folgenden stellt er dann auf nur vier Seiten 13 homöopathische Mittel – und
das ihm erklärtermaßen nicht aus eigener Erfahrung bekannte Chloroform, ein Nar-
kosemittel – vor. Gegliedert werden sie in Mittel gegen Fieberentzündung, krampf-
stillende bzw. krampferregende Mittel (zur Auslösung von Wehen), heilkräftige sowie guten Eiter bildende Mittel. Dabei finden sich auch die häufig im Briefwechsel

mit Bettine erwähnten Wirkstoffe wie z. B. Aconit, Bryonia und Mercurius wieder. Aus dieser Liste und der Kurzcharakterisierung lässt sich allerdings nicht ableiten, woher Friedmund sein Wissen hatte. Er verzichtet völlig auf Nachweise. Der in der Arnimschen Gutsbibliothek vorhandene „Homöopathische Arzneischatz" von Hirschel aus dem Jahr 1859, der wegen des Erscheinungszeitpunktes nicht mehr von Bettine angeschafft werden konnte, bietet jedenfalls die Arzneien nur in Listen, die detailliert auf einzelne Krankheiten bzw. Symptome bezogen sind.[448] Auch Friedmunds generelle Festlegung von – ein für alle Mal – zu verwendenden Verdünnungen ist in der sonstigen Literatur unüblich.

In den folgenden zwei Dritteln der „Neuen Heillehre" werden Krankheiten gewissermaßen entlang des Lebenslaufes abgehandelt, der mit den Frauen (als werdenden Müttern) beginnt und sich mit Kinderpflege und Kinderkrankheiten fortsetzt. Es folgen dann ein Einschub zu Verwesungsprozessen im Körper, die Hitzfäul- und Hitzfieberkuren und die Zehrfaulfieberkrankheiten. Diese Systematik ergibt sich aus seinem anfangs dargestellten Verständnis einer „Gesammtkrankheit". Dabei werden neben der Einnahme des Schwefellebertees durchgehend Verfahren zur Hitze- und Kälteregulierung, die häufig aus der Naturheilkunde stammen, empfohlen. Die Bezugnahme auf die Homöopathie hält sich in dem ganzen Werk also in engen Grenzen. Insofern kann man ihm – nicht nur wegen der Krankheitsnamen – eine sehr eigenwillige Aneignung der Homöopathie als Familienerbe nicht absprechen. Es war wohl mehr die – vielleicht auch durch den arztfernen Lebensmittelpunkt auf dem Land in einer besonders dünn besiedelten Gegend beförderte – Lust am Kurieren, die ihn mit Bettine verband.

Es folgten noch zwei kleinere Schriften über die Bekämpfung der Leichen- oder Aasfäule-Pilze durch den Milchzucker und einige Schwefelmittel (1870) sowie zur Heilung der Auszehrung sowie aller Zehrleiden durch Milchzucker (1873). Man sieht schon an den Titeln, dass er weiter bei seiner in der „Neuen Heillehre" beschriebenen Krankheitslehre bleibt. Schließlich erfand er in diesen Jahren auch noch einen Schwefellebertee und Heilteer. In den 1870er Jahren entwickelte er Ideen aus der Krankheitslehre weiter zur „schöpfungserkannten Gottesvernunft und deren Bildungsgesetzen" (1871) und äußerte sich zur Besonderheit der menschlichen Seele (1870), womit er eines seiner Themen aus dem Jahr 1843 wiederaufgriff.

Zusammenfassung: Annahme und Ablehnung
eines engagiert vertretenen Erbes

Freimund bemühte sich bei aller Übernahme von Verantwortung für die ganze Familie als Erstgeborener doch immer wieder auch um die notwendige Unabhängigkeit gegenüber Bettines massiven Interventionen in sein Leben und dasjenige seiner Familie. Sie bekam besonders die Ambivalenz zwischen mütterlicher Sorge um die Gesundheit und Herrschsucht zu spüren. Bettines Wille, ihre medizinischen Vorstellungen durchzusetzen, führte bis zu schmerzhaften Konflikten. Aus der anfangs zögerlichen Annahme und teilweisen Aneignung des homöopathischen Familienerbes wurde spätestens während der zweiten Ehe wohl eine gewisse Distanz, auch wenn Freimund zeitweise die veterinärmedizinischen Erfolge seines homöopathisch sehr bewanderten Gutsverwalters geschätzt haben dürfte.

Siegmund ließ sich immer wieder auf Bettines Ratschläge ein, probierte die Homöopathie mehrfach aus, berichtete über ähnliche Versuche Dritter und richtete auch seine Kuraufenthalte nach Anweisungen des Berliner homöopathischen Familienarztes ein. Es mag sein, dass sein Dasein als Junggeselle diese Bereitschaft, sich mit der Homöopathie auseinanderzusetzen, befördert hat, denn es gab keine weitere Frau in seinem Leben, die ihm eine andere Heilweise oder eine andere Einschätzung der Homöopathie hätte nahebringen können.

Friedmund stand politisch wie in Gesundheitsfragen seiner Mutter besonders nah und kooperierte mit ihr bis hin zu Versuchen, gemeinsam ihre Publikationen zu vermarkten. Aus der Zusammenarbeit mit Bettine erwarb er grundlegende Kenntnisse zur homöopathischen Behandlung einzelner Krankheiten, sie versorgte ihn mit einschlägigen medizinischen Hausbüchern und Hausapotheken. In der Umgebung seines Landgutes machte er die Homöopathie durch erfolgreiche Kuren bekannt und warb weitere Gutsbesitzer als Laienheiler. Auch persönliche Enttäuschungen verstärkten seinen Wunsch, das homöopathische Heilwissen als besonderes Familienerbe sogar in Buchform weiterzuentwickeln.

Hinsichtlich der Töchter ließ sich besonders gut beobachten, wie früh sie durch die Nähe zur Mutter in deren Aktivitäten als Gutsherrin, die sich als homöopathische Laienheilerin betätigte, einbezogen wurden und in sie geradezu hineinwuchsen. Für ihre späteren Lebensphasen ist nicht mit Sicherheit feststellbar, ob es wirklich ein spezifisches Familienerbe eines besonderen Engagements zur Pflege gab oder ob die jungen Frauen sich letztlich im Rahmen der üblichen Erwartungen ihrer Zeit an innerfamiliäre Solidarität bewegten. Sicher wurde ihr hoher Einsatz in diesem Bereich aber dadurch begünstigt, dass sie erst spät heirateten. Von einer Anhänglichkeit an die Homöopathie oder gar einer gründlicheren Befassung mit ihr während ihres weiteren Lebens ist nichts bekannt.

Bettine selbst hielt, nachdem sie sich einmal von der Wirksamkeit dieser Heilweise überzeugt hatte, entschieden an der Homöopathie fest. Sie engagierte sich auch noch in ihrem letzten Lebensjahrzehnt sowohl persönlich wie in ihrem weiteren familiären Umfeld und Freundeskreis entschieden für diese Heilweise und nahm dafür teilweise schwere Konflikte, insbesondere mit ihrer Schwiegertochter, auf sich. Das zeigt den Grad ihrer Überzeugtheit, der sich mit ihrer auch sonst zu beobachtenden Hartnäckigkeit beim Verfolgen einmal für richtig erachteter Positionen deckt. Das hatte früher schon die Gattin des Malers Blechen zu spüren bekommen. Konsequent überließ sie sich nach einem Schlaganfall in Bonn lieber ihrem Sohn, dem Laienheiler Friedmund, als einem Schulmediziner. Da ihre Hochschätzung der Homöopathie auf langjähriger Beobachtung am eigenen Leib und von „glücklichen Kuren" vieler Menschen beruhte und durch eigenes Studium medizinischer Hausbücher gefestigt war, hielt sie sich für ebenso kompetent wie die von ihr immer wieder kritisierten Ärzte oder den Professor der Medizin und Direktor der bayerischen Gesundheitsverwaltung Ringseis, den sie noch wenige Jahre vor ihrem Tod wegen seiner Distanzierung gegenüber der Homöopathie in Anwesenheit seiner Töchter massiv provozierte.

7
Bilanz und Perspektiven

Gesundheit umfasst viel mehr als lediglich die Vermeidung von Krankheit. Am Beispiel von Bettine und ihrer Familie konnten wir sehen, dass man die ganze Lebenswelt eines Menschen in den Blick nehmen muss, um das Thema angemessen zu erfassen. Insofern erwies sich der hier zugrunde gelegte weite Gesundheitsbegriff, der sich an dem vormodernen, damals geltenden Gesundheitsverständnis orientiert, als fruchtbar. Eine lediglich auf Krankheiten bezogene Untersuchung wäre für ein Verständnis des Wissens- und Handlungshorizontes von Menschen der Zeit um 1800 viel zu eng. Die Beschränkung auf ein Konzept, das Gesundheit lediglich als Abwesenheit von Krankheit versteht, könnte man sogar als Anachronismus bezeichnen. Gesundheitsdefinitionen sind allerdings tendenziell uferlos. Das zeigt die gängige WHO-Definition, die das umfassende körperliche und seelische Wohlbefinden zum Maßstab nimmt. Besser lässt sich Gesundheit als Zustand definieren, in dem eine Person mit ihren Aufgaben zurechtkommt. Dies verweist außerdem darauf, dass Gesundheit kein einmal und für immer erreichter Zustand ist, sondern dynamisch konzipiert werden muss, denn Ziele und Aufgaben verändern sich ebenso wie die Kräfte eines Menschen im Lebenslauf.

Dieses Konzept passt auch gut auf Bettine von Arnim: Während ihres letzten Gesprächs mit Varnhagen, als sie mit gelähmten Gliedern und auch sonst körperlich sehr eingeschränkt im Bett lag, wurde sie wieder munter, als es um ihr langjähriges Denkmalprojekt ging. Sie versuchte noch etwas zu bewegen, indem sie die Ausführung des Monuments vorantrieb. Sie war organisch nicht mehr gesund, aber sogar in ihrer schlechten Verfassung strebte sie nach „Selbstwirksamkeit", wie das heute genannt wird. In diesem Zusammenhang nimmt man an, dass nicht die Schädigung der körperlichen Funktionsfähigkeit entscheidend für das persönliche Gleichgewicht ist, sondern der erfolgreiche Umgang mit einer daraus folgenden gesundheitlichen Einschränkung.

Auch Bettines halsbrecherische Kletteraktionen während ihrer Jugendjahre in Offenbach, Frankfurt und Marburg lassen sich durchaus als Zeichen von Gesundheit deuten – während ihre Umgebung vor allem Ängste äußerte: wegen der damit einhergehenden Gefahren für ihren Körper und für ihr Ansehen, das durch wenig standesgemäßes, unweibliches Verhalten tangiert sei. Derartige Überschreitungen der strengen Normen körperlicher Codes fielen in der „guten" Gesellschaft immer wieder auf, waren aber Ausdruck ihrer Person. Duldsamere Charaktere wie ihr Schwager Savigny akzeptierten und tolerierten das. Man sieht an diesem Beispiel, wie sehr körperliche Praktiken normativ eingehegt waren und wie mit Gesundheitsregeln Vorstellungen von gesellschaftlicher Ordnung vermittelt wurden.

Das meiste über Gesundheit, Krankheit und Tod lernte man damals, viel mehr noch als heute, in der Familie. An Bettines Kindheit und Jugend kann man gut nachvollziehen, wie wenig Schule, Hauslehrer oder Bücher zur Vermittlung von Gesundheitswissen beitrugen. Weit mehr Kenntnisse erwarb sie durch alltägliche Beobachtung und Übernahme von Praktiken in den verschiedenen Haushalten, in denen die früh Verwaiste lebte: bei ihren Eltern, ihrer Großmutter und dann bei Geschwistern mit deren kleinen Kindern. Vor der Eheschließung fand sie oft Aufgaben im Bereich der familiären „Krankenpflege" und lernte dadurch vieles, was ihr später nützlich war. Dabei ging es im Wesentlichen um die persönliche Begleitung der kranken Person, weniger um medizinische Aspekte der Pflege.

Woher Achim sein erstaunlich vielfältiges Gesundheitswissen bezog, lässt sich mangels entsprechender Überlieferung nicht sicher belegen. Da der Unterricht von Hauslehrern und das schulische Curriculum für Jungen noch weniger Bezüge zu häuslichen Aufgaben aufwiesen, muss der informellen Vermittlung bei ihm eine noch größere Bedeutung eingeräumt werden. Ob es seine Großmutter, bei der er aufwuchs, oder deren Hausangestellte waren, die Achim die Grundbegriffe der Hygiene, die Kenntnis von Hausmitteln und Laiendiagnosen vermittelten, kann nicht geklärt werden.

Jedenfalls kannte er sich später als Gutsherr in all diesen Feldern so gut aus, dass er, auch in Abwesenheit der „Gutsherrin" Bettine, sich selbst und „seinen Leuten" immer wieder helfen konnte. Für seine eigenen Krankheiten wandte er vorrangig Hausmittel an und schonte sich gezielt. Ärzte nahm er nur sehr selten in Anspruch, was auch mit seiner Sparsamkeit zusammenhängen dürfte. Nur nach starkem Drängen von Bettine entschloss er sich zu Badereisen – einmal erst nach einem Zusammenbruch, später wegen fortdauernder Schmerzen. Ansonsten hielt er sich für so wenig abkömmlich, dass er bescheiden in Wiepersdorf blieb. Diese Tendenz, Arbeit bzw. berufliche Anforderungen als vorrangig zu betrachten und demgegenüber die Gesundheitsvorsorge zu vernachlässigen, gilt noch immer als „typisch männlicher" Gesundheitshabitus und wird in der öffentlichen Diskussion kritisiert. Dass die darin liegende Selbstüberforderung damals wie heute oft der Familie zugutekam, sollte allerdings nicht übersehen werden.

Als Vater traute Achim sich andererseits durchaus zu, die Krankheiten seiner Kinder und deren Behandlungsmöglichkeiten ebenso gut einschätzen zu können wie Bettine. Das Gleiche galt für Impffragen. Außerdem hatte er sich bereits als junger Mann bei der Pflege seiner Großmutter so stark engagiert, dass ihm auch dieser Aufgabenbereich durchaus vertraut war. Gesundheitskompetenzen waren also keineswegs so ungleich unter den Geschlechtern verteilt, wie das heute häufig angenommen wird. Die Deutungshoheit über das Feld von Krankheit und Gesundheit war noch nicht an die Frauen übergegangen.

Bettine bildete einen spezifisch weiblichen Gesundheitshabitus aus, der sich stark durch die Gesundheitssorge für andere, insbesondere bei der Pflege, definierte. Bei beiden Ehepartnern dürfte aber weniger das Geschlecht als ihre jeweilige Position in der Familie als Eltern und Haupternährer diese kräftezehrenden Verhaltensweisen begründet haben. Bettines Einsatz in der Pflege – der eigenen Kinder und später von kranken Freunden – ist beeindruckend – und war manchmal aufopfernd. In ihren späteren Jahren wurde das Engagement für schwerkranke Freunde geradezu zu einem Signum ihrer Person. Dazu passt allerdings, dass sie sich nach eigener Aussage ihr Leben lang kräftemäßig überforderte. Bettine war wohl ein „Careaholic": Bei ihr trafen (zu) großes Engagement in der Arbeit mit einem ebenso starken Eifer bei der Pflege von Familienangehörigen zusammen.[1] Das war besonders deutlich, als sie einige Jahre lang ihre sieben Kinder in Berlin praktisch allein großziehen musste, während sich ihr Ehemann in Wiepersdorf für den Lebensunterhalt der Familie abmühte, u. a. um dort die Kosten für den Verwalter zu sparen. Nach seinem Tod nach 20 Ehejahren übernahmen die Frankfurter Verwandten für einige Jahre die beiden älteren Töchter in ihren Haushalt, was Bettine entlastete. So konnten diese Geschwister und Halbgeschwister mit ihren Familien indirekt auch zu Bettines gesundheitlicher Stabilisierung beitragen.

Ansonsten gab es immer Hauspersonal. Solange es hilfreich im Hintergrund wirkte, tauchte es praktisch nicht in den Quellen auf. Wenn es Probleme machte, wurde es zum Thema der Briefwechsel. Man sollte deshalb vielleicht etwas vorsichtiger sein, das Personal vor allem zu Bettines Belastungen zu zählen, wie das in der Forschung häufig geschieht. Sicher ist demgegenüber, dass die als Sozialkritikerin gefeierte Autorin tunlich darauf achtete, die Löhne der Hausangestellten möglichst niedrig und deren Lebensbedingungen ausgesprochen einfach zu gestalten.

Bettines Aneignung der zeitgenössischen Vorstellungen von einer gesundheitsförderlichen Lebensweise war durchaus opportunistisch. Wenn Ideen zum gesundheitlichen Wert von Stadt- oder Landluft für das Gedeihen der Kinder in ihre Argumentation passten, übernahm sie diese – je nach Lage. Man kann sich fragen, ob ihre Praxis, bis in die frühen Morgenstunden zu schreiben oder zu zeichnen, für ihre Gesundheit förderlich gewesen sein mag; diese Gewohnheit entsprach aber zumindest ihrem Selbstbild als aktive Schriftstellerin, auch wenn ein „Gleichgewicht" von Schlaf- und Wachphasen so nicht zustande kommen konnte. Ihre Tendenz, unregelmäßig und zu wenig zu essen, war nur teilweise familiären Verpflichtungen oder später ihrem Alter geschuldet – Mahlzeiten dürften ihr oft einfach nicht wichtig genug gewesen sein. Sie berichtet zwar immer wieder von langen Fußwegen, aber diese waren eher eine ungern ertragene Notwendigkeit, z. B. bei der Wohnungssuche, als ein Versuch, Bewegung gezielt als Gegengewicht zu anderen Belastungen einzusetzen. Immerhin liest man während ihrer späteren Lebensjahre häufiger von Spaziergängen.

Ihr bevorzugter Ausgleich zum anstrengenden Alltag blieben die Aufenthalte an Badeorten, die während der längsten Zeit ihres Lebens mehr mit unseren Urlaubsreisen vergleichbar waren als mit heutigen Kuraufenthalten. Dabei ging es ihr oft mindestens ebenso um das Wiedersehen mit alten Freunden und Verwandten wie um den Nutzen des Heilwassers. Solche Geselligkeit konnte aber fraglos auch gesundheitsförderlich sein. Insgesamt war sie von ihren verschiedenen Aufgaben und selbst ausgedachten Missionen – ob Herausgabe der Werke Arnims, der Günderrode-Korrespondenz und des Goethebuches und -denkmals – so überzeugt, dass sie ihre Gesundheit wenig schonte. In ihren gescheiterten Verlagsprojekten und den damit einhergehenden juristischen Verwicklungen fand dieses Verhalten zeitweise eine besondere Zuspitzung.

Es ist eindrucksvoll, mit wie vielen Hausmitteln Bettine sich immer wieder selbst und ihren Kindern zu helfen wusste. Ob es Umschläge aller Art oder eine ganze Reihe von Gesundheitstees waren, die bei vielen Gelegenheiten zum Einsatz kamen – die Liste der beschriebenen Mittel und Verfahren soll hier nicht wiederholt werden. Sie zeigt jedenfalls, in welchem Ausmaß eine offenbar gut informierte Groß- bürgerstochter, aber ebenso ein Gutsherr wie ihr Mann damals noch eine Vielfalt von Beschwerden selbständig und ohne den Gang in die Apotheke oder zum Arzt bewältigen konnten. Dass bei Bettine auch „Schmalbier" und Champagner, sogar in der Behandlung von Kindern, auftauchten, mag uns erstaunen, entspricht aber den damaligen, auch von den Ärzten vertretenen Vorstellungen von der Heilwirkung von Alkoholika – wie z. B. auch des Weins. Die Molkekur zur Bekämpfung von Bettines Stimmproblemen aus ihren Münchener Jahren oder ihre spätere Eselsmilchtherapie in Berlin sind dann eher Beispiele für „Ergänzungs- oder Alternativtherapien", die zwischen Hausmitteln und offizieller Medizin einzuordnen wären. Mit dem Aufbau einer kleinen Eselszucht mitten in der Großstadt Berlin hoffte Bettine sogar etwas Geld zu verdienen.

Gemeinsam mit Achim entwickelte sie eine recht kritische Einstellung zum zeit- genössischen medizinischen Markt: Bettine durchschaute das Missverhältnis zwi- schen vollmundigen Versprechungen und überschaubaren therapeutischen Erfolgen der Mediziner; zwischen staatlicher Repression gegen Laienheiler und obrigkeitli- chem Schutz für Ärzte; zwischen hohen Kosten und wenig förderlichen Wirkungen von Arzneien.

Aufgrund erfolgreicher Behandlungen entschied sie sich während der zweiten Hälfte der 1820er Jahre für die Homöopathie als bevorzugte Heilweise, während Achim bis zu seinem Lebensende 1831 eher skeptisch blieb. Vor allem „glückliche Kuren", dann aber auch die Bedeutung der Lebenskraft, die Betonung einer gesund- heitsförderlichen Lebensweise und die Zurückhaltung bei der Medikation überzeug- ten sie von dem neuen Heilsystem. Im Laufe ihres weiteren Lebens erarbeitete sie sich eine gewisse Arzneimittelkenntnis, versorgte zunächst die Familie und etliche Freunde sowie „ihre Leute" in Wiepersdorf mit Behandlungsempfehlungen und Me- dikamenten, später sogar mit ganzen homöopathischen Hausapotheken. Dabei lässt sich trotz gründlicher Recherche in den möglicherweise von ihr benutzten Büchern aus der Arnimschen Bibliothek nicht abschließend klären, warum sie bestimmte Arzneien auswählte, zu deren Einnahme sie ihren Kindern, Freunden oder Korre- spondenten riet. Ihre Arzneimittelwahl lag nicht auf der Hand, sondern war viel- leicht ein weiteres Beispiel für ihre sehr eigenständige Aneignung der medizinischen Literatur für Laien.

Selbst ließ sie sich und die Familie nach einer Übergangszeit ausschließlich von homöopathischen Ärzten behandeln, die sie ebenso wie Hahnemanns Heilsystem in ihrer Umgebung weiterempfahl. Gelegentlich mischte sie sich dabei erheblich in die Belange anderer Personen ein. Die fürsorgliche Belagerung ihrer erwachsenen Kinder überschritt zeitweise ebenso Grenzen wie der Versuch, den psychisch kranken Maler Blechen, den sie vorher nicht einmal persönlich kannte, notfalls auch gegen den Willen seiner Gattin und von dieser getrennt durch eine lange Reise therapieren zu lassen. Sie weitete den Kreis der Personen, denen sie die Homöopathie empfahl, im Laufe ihres Lebens immer weiter aus. In entsprechenden Briefen, die sie bis nach Frankfurt und Leipzig schickte, kritisierte sie unduldsam die „mangelnde Einsicht" der Adressaten, die eine von Bettine für richtig erkannte medizinische Wahrheit nicht übernehmen wollten. So machte sie auch die Verbreitung der Homöopathie zu einer ihrer Missionen, die sie ebenso konsequent und hartnäckig vefolgte wie ihre anderen Lebensprojekte.

Demgegenüber interessierte sie sich wenig für medizinische Theorie. Hatte sie die Homöopathie pragmatisch aufgrund ihrer Beobachtung „glücklicher Kuren" zu ihrem bevorzugten Heilsystem gemacht, so bleiben praktische Erfolge auch später das zentrale Argument bei ihrer Werbung für diese Heilweise. Aus der eher zufälligen Lektüre des Grundlagenwerkes der Homöopathie, des „Organon der Heilkunst", leitete sie umgehend ihren Widerstand gegen eine frühzeitige Impfung ihres jüngsten Kindes ab, indem sie eine Fußnote einseitig in ihrem Sinn interpretierte. Die massive Ablehnung „heroischer Kuren", die Hahnemann in diesem Buch formuliert, deckte sich mit Bettines eigener Zurückhaltung gegenüber schmerzhaften und dabei nutzlosen Therapien, aber auf eine medizinische Begründung hat sie sich nie bezogen. Das medizintheoretische Buch ihres alten Freundes Ringseis, das er ihr geschenkt hatte, findet sich ungeöffnet in der Arnimschen Bibliothek. Das kann wohl als weiterer Beleg für ihr geringes Interesse an Theorie und an Wissenschaft gedeutet werden, gegenüber der sie auch sonst distanziert eingestellt war. Darin traf sich ihre Grundhaltung mit allgemeineren Tendenzen der Romantiker. Folgerichtig lassen sich in ihren Briefen allenfalls Bruchstücke von humoralpathologischen Ideen und von Lebenskraftkonzepten sowie Vorstellungen von Lehren zur Belastung der Nerven wiederfinden, die neben der Präferenz für die Homöopathie weiterbestanden.

In ihrem Bild vom guten Arzt betonte sie die Zuwendung zum Patienten und die Vermittlung von Heilungszuversicht. Anständig bezahlen sollte man den Mediziner, aber er sollte nicht vorrangig auf den Gewinn abzielen. Zwar schrieb sie den Ärzten vor allen anderen Behandlern die höchste Kompetenz zu und ließ sich und ihre Familie immer von einem oder auch mehreren Ärzten betreuen. Nach ihrer entschiedenen Hinwendung zur Homöopathie waren dies ausschließlich Vertreter dieser Richtung, und sie verweigerte auf Reisen die Behandlung durch einen Schulmediziner. Lediglich in ihren letzten beiden Lebensjahren probierte sie das Magnetisieren und Galvanisieren – gewissermaßen zusätzlich – aus.

Aber auch für den Laienheiler Pantillon zeigte sie eine hohe Wertschätzung. Mitte der 1840er Jahre fand sie dessen soziales Engagement für die Ärmsten und seinen weitgehenden Verzicht auf Bezahlung so bedeutend, dass demgegenüber seine fehlende Ausbildung zum Arzt nicht mehr ins Gewicht fiel. Pantillons Anwendung des von ihr bevorzugten Heilsystems, der Homöopathie, war ihr also wichtiger als die formale Qualifikation des Behandlers. Soziales Gewissen und die „richtige" medizinische Richtung des Therapeuten waren für sie nunmehr entscheidend. So war sie zeitweise sogar bereit, sich selbst in Berlin eher von ihrem Sohn Friedmund, der als homöopathischer Laienheiler wirkte, behandeln zu lassen als von einem Arzt – was der Sohn klugerweise ablehnte.

Direkt mit Beginn ihrer Witwenzeit entdeckte sie die Möglichkeiten des Engagements für öffentliche Gesundheitsbelange. Ihr war klar, dass Hilfe zur Selbsthilfe der beste Weg zur Gesundheit war. Dementsprechend war ihr die Arbeitsbeschaffung für verarmte Handwerker genauso wichtig wie die Prävention gegen die drohende Cholera und die medizinische Versorgung in den Elendsquartieren während der Epidemie. Der diskrete Einsatz für einzelne Bedürftige passte sehr genau zu ihrer öffentlichen Anprangerung besonders krasser Fälle von politischer oder Polizeiwillkür. Dabei versuchte sie z. B., Verurteilte vor der Exekution zu retten. Dieses Engagement weitete sie auf verschiedene Vertreter europäischer Freiheitsbewegungen aus. Zu ihrem Gesundheitsverständnis gehörte es, dass es ihr selbst nicht gutgehen konnte, wenn es anderen schlechtging. Im Begriff der „Constitution" hat sie dies auf den Punkt gebracht: Die körperliche Verfassung der Bürger und die Konstitution des Staates sollten sich gegenseitig entsprechen und waren gewissermaßen auch ein Mittel, um jeweils Erkenntnisse über den Zustand des anderen Bereichs zu gewinnen.

Als ihre Kinder erwachsen waren und die Söhne in eigenen Haushalten lebten, war Bettine weniger gefordert. Ihre drei Töchter lebten zumeist noch bei ihr und unterstützten sie. Die Schriftstellerin suchte sich neben ihrem verlegerischen Wirken als neue Aufgabe die Erziehung der jungen Generation der Deutschen, die sie in persönlichen Begegnungen und Briefwechseln verfolgte, welche sie teilweise veröffentlichte. In diesem auf die politische Öffentlichkeit gerichteten Wirken traten Gesundheitsbelange deutlich hinter einer allgemeinen Ethik zurück, fehlten aber nicht gänzlich.

Bettines Kinder eigneten sich das von ihr geprägte medikale Familienerbe ganz unterschiedlich an. Eine größere Rolle spielte die Homöopathie bei den beiden Söhnen, die zu Lebzeiten der Mutter oder auf Dauer unverheiratet blieben. Bettines Rolle als Gesundheitsberaterin stand dort weniger in Frage als bei dem früher verheirateten erstgeborenen Freimund. Die Akzeptanz der Homöopathie konnte die wiederholte besonders kritische Prüfung dieser Heilweise bei Siegmund ebenso umfassen wie die intensive Aneignung durch den späteren Laienheiler Friedmund, der sogar eine eigene Heillehre und neue Arzneimittel entwickelte. Die Töchter griffen besonders den anderen Teil des medikalen Erbes auf und zeigten, wie früher ihre Mutter, ein überdurchschnittliches Engagement in der Krankenpflege. Das galt, solange sie ledig waren, sogar über den engeren Kreis der eigenen Familie hinaus. Söhne und (angehende) Schwiegersöhne beteiligten sich ebenfalls an Pflegeaufgaben, soweit ihre sonstigen Verpflichtungen als Gutsherren oder Diplomaten das zuließen. Die Töchter nutzten die Homöopathie weiter, ohne damit so starke Überzeugungen wie ihre Mutter oder Friedmund zu verbinden. Insofern hatte auch die Aneignung des familiären medikalen Erbes durchaus wieder geschlechterspezifische Schwerpunkte.

Jede Generation konnte und kann unter den medizinischen Angeboten der jeweiligen Epoche auswählen. Der aufgeklärte Pragmatismus der „Romantikerin" Bettine mit ihrem selbstbewussten Eklektizismus mag uns dabei durchaus modern vorkommen. Die Unzufriedenheit mit der geringen Leistungsfähigkeit der Medizin ihrer Zeit und die Wünsche einer engagierten Patientin erwiesen sich jedenfalls auch hier, wie so oft, als Triebkraft für die Beförderung des medizinischen Pluralismus – gegen alle Monopolansprüche der Schulmedizin.[2] In einem Punkt war Bettine ihrer Zeit sogar voraus: mit ihrem öffentlichen Engagement für eine sozial gerechtere Gesundheitsversorgung.

Anmerkungen

1 Bettine und Achim von Arnim – Chance für eine dichte Gesundheitsgeschichte

1 Die Fülle dieser teilweise populärwissenschaftlichen Bettine-Literatur soll hier nicht ausgebreitet werden. S. zur feministischen Aneignung Landfester, bes. 215 f., 218. Unter den solide aus den Quellen gearbeiteten, angenehm lesbaren Publikationen ist das Buch von Baumgart, Ehe, zu nennen, dessen Autorin auch den Mut zur psychologisch inspirierten Deutung beweist. Es ist nach Fertigstellung meiner ersten vier Kapitel erschienen und bietet zusätzlichen Hintergrund für diese Lebensphase.

2 Zur Rezeption s. Landfester, Selbstsorge, 17–43 und passim. Die Veröffentlichung von Briefwechseln in „Briefbüchern" wurde in dem männlich geprägten Kanon der Literaturwissenschaft lange nicht als Gattung anerkannt, die ein vollwertiges Werk begründet.

3 Lediglich Schiffter versuchte, Bettines Umgang mit Gesundheit und Krankheit sowie ihre Einstellung zu Ärzten so zu deuten, dass ihr Verhalten als Plädoyer für seine Interpretation von romantischer Medizin verstanden werden kann. Außerdem gibt es Aufsätze zu Einzelaspekten, die im Text nachgewiesen werden. Vgl. Dinges, Bettine.

4 Das betont auch Schäfer, 66 f.

5 Zur Geschichte der Gesundheitsbegriffe und der Problematik einer völligen Entgrenzung und Auflösung s. Hick, bes. 32 ff., sowie den ganzen Band von Schäfer, Gesundheitskonzepte; zu Krankheitskonzepten weiterhin hilfreich Rothschuh; zum Selbstverständnis der Medizin um 1800 s. Wiesing, insb. 18, 303 ff., zum Krankheitsbegriff 93 ff.

6 Eckart, 195–206.

7 Horst, bes. 132–137.

8 Auch geht es nicht generell um die implizite Thematisierung solcher Bereiche, vgl. etwa Schweizer, 64 ff.

9 Auch ist ihre Biographie gut erforscht. Wichtige Grundlagen bleiben FDH, Dornen; FDH, Achim; Bäumer/Schultz; Milch.

10 Bunzel, Ver-Öffentlichung.

11 Growe, 153 ff.

12 Goethe's Briefwechsel, 632–636.

13 Zu Nathusius s. Bunzel, Welt, 105.

14 Dinges, Medical Practice.

15 Umgekehrt sind Krankheit und Gesundheit anscheinend weiterhin kein Thema in einem Buch über die Geschichte der Ehe seit der Romantik, vgl. Wienfort.

2 Erfahrungen mit Gesundheit, Krankenpflege und Tod beim Aufwachsen (1785–1811)

1 Zur früheren Geschichte dieser Familie s. Reves.

2 Schultz, Lieb, 45 f.

3 Baumgart, 40. Aus der ursprünglichen Bezeichnung „coppa d'oro" für das Haus machten die Frankfurter „Goldener Kopf".

4 Schultz, Schmetterling, 19 f.

5 Milch, 80.

6 Schultz, Lieb, 24.

7 Ihre Auseinandersetzung mit dem Tod schildert sie später, s. BvA WB 1, 1185.

8 Weiteres zu ihr – auch als Geliebte Bethmanns und später des verwitweten Georg von Brentano – bei Schultz, Lieb, 156.

9   Auch keinerlei Hinweis auf derartige Tätigkeiten oder Erziehungsinhalte in dem „Schattenspiel zum Geburtstag von Claudine Piautaz am 19. März 1803" in FBA 12, 879–908; s. a. BvA WB 1, 227 ff. Piautaz sei für Clemens und Bettine später zu einer Art zweiter Mutter geworden, meint Schultz, Lieb, 19.

10   Bäumer/Schultz, 3.

11   Froneck-Kramer zur Institution sowie 18 ff. zu Bettine.

12   Die Praxis, Mädchen paarweise in solche Pensionate zu schicken, berichtet auch Schraut, 52.

13   Froneck-Kramer.

14   Oehlke IV, 36, 47 f. (an Goethe).

15   Oehlke III, 255, 280.

16   Schraut, bes. 18–26, zur Rezeption aufklärerischer Impulse im katholischen Trivialschulwesen um 1790 s. 42.

17   Maurer, 350.

18   Schraut, 23 und die Quelle auf 126–136, das Folgende 49.

19   Oehlke III, 77 (an Frau Rat).

20   Goethe's Briefwechsel, 175. Die Prägung bestand also, der Zeitpunkt der Distanzierung ist nicht bestimmbar.

21   Allerdings berichtet Bettine selbst später an Günderrode über Fritzlar ausschließlich von männlichen Helden aus Heiligenlegenden und Geschichtsunterricht, BvA WB 1, 407. Von einem Gespräch mit ihrer Großmutter erfährt man aber, dass diese von der heiligen Jutta erzählt habe, die „Naturgeschichte und Seelenlehre" studiert habe, BvA WB 1, 515 (an Günderrode).

22   Schraut, 62–65.

23   S. dazu ihre Darstellung des Todes der Klostergärtnerin, Oehlke IV, 56 ff. (an Goethe).

24   Bäumer/Schultz, 5, mit einem Beleg für 1808; Oehlke I, 95. Zu dieser Distanz mögen auch die sonntäglich in Lernbüchern aufzuschreibenden Betrachtungen zur Predigt beigetragen haben, Oehlke I, 358.

25   Maxe, 42; Bettines älterer Bruder, Clemens von Brentano, empfahl 1803 das Pensionat weiter, weil es „wohlfeil, einfach und natürlich" sei, s. AM, 9.

26   Schraut, 432.

27   Zit. nach Schraut, 433.

28   Oehlke II, 222 (an Günderrode). Mag es ihr hier mehr um diese Pointe gehen – immerhin erfährt man so en passant über eine verbreitete Praxis.

29   Fischer, 103 ff.

30   BvA WB 1, 452.

31   BvA WB 1, 456; ob es sich beim angenommenen Verlust von Stahl/Eisen um eine weiter verbreitete Vorstellung handelte, ist nicht feststellbar, vgl. z. B. Fischer, 66–71. Aderlass generell als Schwächung einzustufen, war eine verbreitete Ansicht, s. Maibaum, 41 ff.

32   Allerdings ist die Selbststilisierung für das Jahr 1796 als Achtjährige hier massiv, da das imaginierte Geburtsdatum 1788 politische Bezüge (zu Mirabeau, über den im Hause La Roche diskutiert wurde) aufweisen soll, sie eigentlich aber schon elf Jahre alt war.

33   AM, 11.

34   Bäumer/Schultz, 4.

35   FDH, Dornen, 9.

36   Wohl von La Roche geprägter Ausdruck zur Charakterisierung des „kleinen" Hauses, in dem sie ihre „Grillen" (eigenartigen Ideen) entwickelte, s. unter https://www.offenbach.de/kultur-und-tourismus/stadtgeschichte/veranstaltungen-26/die-grillenhuette-in-der-domstrasse.php   (letzter Aufruf: 16.8.2017).

37   Maurer, 366 (Angaben zum Januar 1798).

38   1779 gab es bereits in Hamburg einen Vorläufer, Becker-Cantarino, 142. La Roches 1788 nach einem Schlaganfall gestorbener Mann hatte ihren Wunsch, mit Publikationen selbst Geld zu verdienen, allenfalls geduldet. Zur Differenziertheit des Romanwerkes s. Becker-Cantarino, 126–130.

39   Becker-Cantarino, 62–67.

40   Wild, 215.

41   Milch, 64 f.

42   Kersting, bes. 280–295, zum medizinischen Diskurs zu Schwangerschaft und Diätetik der Mutterschaft. Zum historischen Vorlauf seit der Renaissance s. Opitz, Mutterliebe.

43   Kersting, 307.
44   Kersting, 277.
45   BvA WB 1, 766.
46   Trotzdem konnte La Roche mit diesem mehrbändigen Werk, das auf mehreren hundert Seiten den
      von ihr ausgewählten Wissensstoff enzyklopädisch darstellte, nicht an ihre früheren Verkaufserfolge
      anknüpfen.
47   La Roche, Lina, Bd. 3, 134 f.
48   La Roche, Lina, Bd. 3, 134.
49   La Roche, Lina, Bd. 3, 148 ff.
50   La Roche, Lina, Bd. 2, 110 f.
51   Leibrock-Plehn.
52   Vgl. Becker-Cantarino, 219.
53   Bäumer/Schultz, 6.
54   Milch, 71.
55   Er war bereits vor ihrer Geburt mit seiner Schwester Sophie in den Haushalt der kinderlosen Tante
      Möhn gesteckt worden, wo er von 1784 bis 1790 die dauernde Ehekrise dieses Paares ertragen mus-
      ste, s. Bäumer/Schultz, 8. Der Zeitpunkt des Treffens lag entweder vor seiner Immatrikulation im
      Juni 1798 in Jena oder in den ersten Semesterferien, damit wohl nach Bettines Geburtstag im April
      und vor seinem im September, s. Schultz, Lieb, 460; s. a. Baumgart, 101 ff.
56   In einem autobiographischen Roman („Godwi"), dessen zweiten Band er Bettine widmete, verar-
      beitete Clemens seine Kindheits- und Jugenderfahrungen im Haushalt der Tante Möhn, die ihn
      zur Erziehung in Pension genommen hatte – und nun zur Miterzieherin von Bettine im Haushalt
      der Großmutter geworden war.
57   So Becker-Cantarino, 216 ff.; Schultz, Lieb, 30–33.
58   Schultz, Lieb, 43; UL, 244.
59   Strohmeyr, 64.
60   Bäumer/Schultz, 7.
61   UL, 151, 153, 170 f.
62   AM, 13 (1801), wohl nach ihrer Lektüre von „Wilhelm Meister". Zu ihrem Widerstand gegen Wohl-
      erzogenheit s. Schultz, Lieb, 38.
63   Ich folge bei Darstellung und Bewertung Schultz, Lieb, besonders 52; vgl. Hirsch, 68 ff.
64   Vielleicht hieß sie „Feile", ein jüdischer Mädchenname.
65   Soziale Sensibilität und der Antijudaismus sind wohl spätere Ausschmückung.
66   Schultz, Lieb, 49, 37 f.
67   Schultz, Lieb, 62.
68   Schultz, Lieb, 38–43.
69   Gersdorff, Erde, 65–70, 113, 121.
70   Gersdorff, Erde, 78, 89. Beide waren 18-jährig.
71   Schultz, Lieb, 51.
72   Gersdorff, Erde, 118.
73   Milch, 87.
74   Günderrode, 335, 337.
75   BvA WB 1, 365 f.
76   BvA WB 1, 413.
77   BvA WB 1, 413.
78   BvA WB 1, 438 f.
79   BvA WB 1, 526 f., 580 f.
80   BvA WB 1, 509.
81   BvA WB 1, 459.
82   Gersdorff, Erde, 17 f., 21, 46, 49, 53, 56, 62, 86 und öfter.
83   Gersdorff, Erde, 179. Günderrode hatte schon früher recht sachlich auf die Nervenfieber-Diagnose
      des berühmten Frankfurter Arztes Sömmering verwiesen, der von Bettines Laienätiologie „Schlaf-
      trunkenheit" nicht viel hielt, BvA WB 1, 361.
84   BvA WB 4, 19 (ca. 25.8.1805); Wolf, 2469.
85   AM, 12; UL, 153 (Okt. 1800), 185, 228, 240 f. (Ende 1801).

86 UL, 268 (Juli 1802).
87 Oehlke II, 413 (an Günderrode); AM, 25.
88 AM, 25; ähnlich bei anderer Gelegenheit (Okt. 1804) auch an Savigny, Günderrode, 176.
89 Oehlke II, 415, vgl. zu Claudine 439, 453, 477, 521, 571.
90 Bäumer/Schultz, 23 f.
91 AM, 25. So Clemens Brentano in Freundschaftsbriefe, 344.
92 Der Kirchenbucheintrag lautet: Carl Joachim Friedrich Ludewig FreyHerr von Arnim, Baumgart, 21; das wird zu Achim verkürzt. Die meisten Zeitgenossen nennen ihn Arnim. Ich verwende beide Namen.
93 Baumgart, 21–35, bes. 23 f.
94 Lemm, 105.
95 Briefwechsel, 177 (Sept. 1819).
96 FDH, Achim, 11.
97 Weiss, 97, 121.
98 Baumgart, 25.
99 Baumgart, 25 f.
100 Weiss, 101.
101 Weiss, 106.
102 Weiss, Briefe, 89.
103 Weiss, Briefe, 100.
104 Weiss, Briefe, 347.
105 So immer wieder die Gebrüder Grimm. Achim, 390, 450 f., 454 f., 519, 559. Achim argumentiert, dass das Leben kompliziert sei, deshalb müssten auch seine Geschichten gewunden verlaufen.
106 FDH, Achim; Kastinger Riley.
107 Baumgart, 60 f.
108 Das lässt sich alles in den Freundschaftsbriefen differenziert nachvollziehen.
109 Zu den problematischen Seiten, Ablehnung alles „Französischen" und dem Antisemitismus, s. Hagemann, 21 f.
110 Nienhaus.
111 Betz/Straub, I, 121 (Okt. 1807).
112 Betz/Straub, I, 159 (Febr. 1808).
113 Betz/Straub, I, 151 (Febr. 1808).
114 Betz/Straub, I, 278 (14. Juli 1808), s. a. 280; dieses Angebot an Achim teilt sie auch Savigny in Göttingen mit, AM, 72.
115 Betz/Straub, I, 152 (24. Febr. 1808). Kranken- oder Verletztenpflege findet sich auch in Achims Werken immer wieder als eine Chance für Annäherung der Geliebten oder für Erkenntnis der wahren Zuneigung, z. B. in den „Drei liebreichen Schwestern", s. Apfel, 50.
116 Schultz, Lieb, 121.
117 Betz/Straub, I, 200 (April 1808); weitere Hinweise auf ihre Krankenpflege auf 202, 206.
118 Betz/Straub, I, 238 (Mai 1808).
119 Schultz, Lieb, 51. Bettine macht denn auch ihre Reisen zumeist in der Phantasie – z. B. 1805 mit der Günderrode nach Persien (AM, 31) oder 1807 in Begleitung und auf genau eine Woche begrenzt, weil ihr Vormund es nur so erlaubte, Härtl, Briefe, 108.
120 Strohmeyr, 98 f.
121 Schultz, Lieb, 51, 54, 62.
122 BvA WB 1, 330 ff.; ausschließlich auf dieser Grundlage Doderer.
123 UL, 288.
124 BvA WB 1, 438.
125 Oehlke I, 308.
126 Weitere Hinweise etwa zu Kindern von Franz in BvA WB 1, 495; Goethe's Briefwechsel, 359 (Wache bei scharlachkrankem Kind statt Teilnahme am gesellschaftlichen Leben während des Wienbesuchs).
127 Härtl, Briefe, 112 (März 1805).
128 Strohmeyr, 25; vgl. dazu „Stillprobleme" in diesem und „Stillpraktiken und Stilldiskurse" im 3. Kapitel.

129 Milch, 120.
130 AM, 40 bei ihrer Schwester (ab Mai 1806 in Trages).
131 AM, 37.
132 Wie Heiratsgerüchte (schon früher) um sie entstanden und sich verbreiteten, beschreibt sie sehr hübsch in Arnim, Anekdoten, 41–44.
133 AM, 58 (Nov. 1806).
134 AM, 60.
135 AM, 64 (Juni 1807).
136 AM, 65.
137 AM, 68 (Juni 1807).
138 AM, 68.
139 So Clemens 1797 in UL, 98.
140 AM, 36.
141 AM, 48 f.
142 Härtl, Briefe, 116.
143 AM, 46.
144 AM, 48.
145 Betz/Straub, I, 76 (auch die beiden folgenden Zitate).
146 So führte sie auch gegen eine analysierende Musikwissenschaft im Goethebuch immer wieder das Gefühl als den besseren Zugang zur Musik ins Feld.
147 AM, 40.
148 Betz/Straub, I, 57.
149 Verliebt in Galls „schönste Augen der Welt", AM, 41 (14.6.1806).
150 Betz/Straub, I, 57 f.; Achim berichtet schon 1805 über das allgemeine Interesse an Galls Schädellehre, Weiss, Briefe, 37.
151 Auch an Savigny berichtet sie vorwiegend über Galls Art, demütig über Goethe zu reden. Zur Auseinandersetzung mit Gall in den Werken Achim von Arnims und des Clemens von Brentano s. Oehler-Klein, 257–274.
152 AM, 51.
153 AM, 85.
154 Günderrode, 365 (1810 an Freyberg).
155 Goethe's Briefwechsel, 58, s. a. 48 f.
156 Goethe's Briefwechsel, 629 ff.; Gersdorff, Mutter, 396 ff.
157 Gersdorff, Mutter, 400.
158 Zum Tod ihrer Schwester Sophie (Sept. 1800) findet sich ein Hinweis bei ihrem Wienbesuch, als sie deren Bräutigam Jahre später trifft, Goethe's Briefwechsel, 359.
159 AM, 56.
160 AM, 62.
161 AM, 30 ff.
162 Härtl, Briefe, 118 f. Sie hatte sich schon 1803 besorgt um Bettines Gesundheit geäußert, AM, 19.
163 Das bereitete der anderen, in Paris anwesenden Schwester Meline 1805 eine schlaflose Nacht, nach der sie sich ganz krank fühlte; Härtl, Briefe, 114.
164 Betz/Straub, I, 232 f. (April 1808).
165 Wunder.
166 Betz/Straub, I, 233 (April 1808).
167 SPK, Nachlass Savigny, Mp. 7, 27.10.1808; gekürzt um diesen Bericht über die Kinder ist AM, 81.
168 Z. B. SPK, Nachlass Savigny, Mp. 7, 3.11.1808.
169 Fragen nach der Verdauung rangierten in der ärztlichen Anamnese ganz vorne. Bei Samuel Hahnemann z. B. auf dem zweiten Platz nach dem Schlaf, vgl. Mortsch, 110.
170 Schweig, 33.
171 AM, 81 f. (27.10.1808).
172 Eintragung in Soemmering, Tagebücher, 643, für den 31.10.1808 „Bettina" (nach Besorgungen und vor einem Krankenbesuch); Mittwoch, 2. Nov. „Zu Jacobi. [W.] Humboldt, Breyer, Bettina" (Humboldt auf dem Weg von Rom nach Berlin als angehender Kultusminister); 646: Mittwoch, 9. Nov. „Zu Savigny. Besucht mich"; 649: 13. Nov. „Zu Savigny"; 650: 15. Nov. „Zu Savigny welcher abreißt".

Bettina impudent lyer"; 652: „Madame Savigny nimmt Abschied – Bettina – Dummes Getuschel";
659: 8. Dez. „Zu Savignys – Indecent Bettina. Cazzo di Cavallo [= Penis des Pferdes, vulgär]".

173 AM, 82 f. (28.10.1808).

174 Hahnemann, Apothekerlexikon, Bd. 2, 353; Violenwurzel fehlt in der Arzneimittelliste von La Roche, Lina.

175 Große Skepsis gegenüber Kopfbedeckungen für Kinder verbreitete allerdings der populäre Gesundheitskatechismus von Faust, der mehrfach vor warmen Kopfbedeckungen warnt. Offenbar folgt Bettine ihm hier aber nicht, wenn sie den Text überhaupt kannte.

176 AM, 85 (1.11.1808); in dieser Edition mehrfach Auslassungen, die sich auf Kinder beziehen.

177 AM, 86 (2.11.1808).

178 AM, 83 (Ende Okt. 1808), als die kleine Betina ihren Bruder wegen seiner Gewichtszunahme einen Bierkrug nannte.

179 SPK, Nachlass Savigny, Mp. 7, 4.11.1808.

180 Nach Soemmering, Tagebücher, 646–650, war er wohl vom 9. bis 15. November in München.

181 AM, 91 (Mitte Nov. 1808).

182 AM, 92 (18.11.1808).

183 AM, 93 (25.11.1808).

184 SPK, Nachlass Savigny, Mp. 7, 4.11.1808.

185 Ihr spöttischer Bericht von einer Akademiesitzung in Betz/Straub, II, 52, s. a. 136; s. dazu auch AM, 151.

186 Härtl, Briefe, 117.

187 AM, 77, 80.

188 AM, 87, später freundlicher 146.

189 AM, 88.

190 Betz/Straub, II, 120.

191 Betz/Straub, II, 11 f.

192 Betz/Straub, II, 156.

193 Betz/Straub, II, 12, 217.

194 Goethe's Briefwechsel, 271 ff.

195 Betz/Straub, II, 137.

196 Vgl. auch Achims Charakterisierung des Frankfurter Lazarettarztes Schlosser, der in Ausübung seiner Tätigkeit 1807 bei Königsberg starb, Betz/Straub, I, 94.

197 Goethe's Briefwechsel, 400; die folgende Episode knapper schon auf 318. Zu Janson s. AM, 146.

198 Betz/Straub, II, 220.

199 Goethe's Briefwechsel, 318.

200 Goethe's Briefwechsel, 341.

201 AM, 65.

202 AM, 78 f.

203 AM, 99 f.

204 AM, 97.

205 UL, 67.

206 AM, 29.

207 Brief von Meline an Savigny, AM, 62 (Febr. 1807); vgl. Gundas besorgte Reaktion in Härtl, Briefe, 118; s. o.

208 Betz/Straub, I, 152 (Febr. 1808).

209 Jütte, Ärzte, 163–193.

210 AM, 69.

211 Betz/Straub, I, 105.

212 Schultz, Lieb, 149 ff.

213 AM, 108.

214 Betz/Straub, II, 134 f., auch das Folgende.

215 Schultz, Lieb, 224; zum weiteren Kontext s. Requiem, 173 ff.

216 AM, 109.

217 Clemens nennt es „Stadtgewäsch", UL, 398. Zu den zeitgenössischen Methoden der Beleidigung s. Dinges, Maurermeister, 276 f.

218 Frevert, 308 f.
219 UL, 391.
220 Betz/Straub, I, 109.
221 Betz/Straub, I, 238 ff. Zu „Wasserblattern" gibt Höfler, 53, vier völlig unterschiedliche Auflösungen an, u. a. Wasserpocken.
222 Betz/Straub, I, 274 f., 278–285.
223 Höfler, 141.
224 Fenner von Fenneberg, 4 ff.
225 Betz/Straub, II, 317; Schultz, Lieb, 200; Martin, 359 ff.
226 Baumann, 69–118, weniger ausführlich so schon Fenner von Fenneberg, 17 ff. Die 1864 angeführte „Molkenheilanstalt" wird 1824 noch nicht erwähnt.
227 Fenner von Fenneberg, 13 f.
228 Betz/Straub, II, 221.
229 Betz/Straub, II, 28, 26.
230 Betz/Straub, II, 51.
231 AM, 90.
232 Betz/Straub, II, 79.
233 Betz/Straub, II, 82.
234 Betz/Straub, II, 95, 92.
235 Betz/Straub, II, 110. Auch weiterhin nur kleine Beschwerden: Anfang März ein Katarrh, AM, 114, der acht Tage vom Singen abhält.
236 Betz/Straub, II, 168, 170.
237 AM, 82, 87, desgl. von Gunda Savigny, 94.
238 Hufeland, 249 f. Hufeland präzisiert diese Empfehlungen bis zur Ausgabe von 1800.
239 Betz/Straub, II, 117. Etwa gleichzeitig bezeichnet sich Bettine als recht gesund, AM, 99.
240 Betz/Straub, II, 119, 125.
241 Betz/Straub, II, 193.
242 AM, 104.
243 Betz/Straub, II, 136, 149.
244 Betz/Straub, II, 235.
245 Betz/Straub, II, 154, s. a. 235.
246 Vgl. ähnlich AM, 150 (August 1809).
247 Hufeland, 251.
248 Jütte, Wein, bes. 208 f.
249 AM, 128, April/Mai 1809.
250 AM, 135 f. (1.7.1809); im März war sie zwei Tage wegen Katarrhs im Zimmer geblieben: 112, wieder am 10. Mai: 131.
251 Lemma „Ziegenmilch", in Handwörterbuch.
252 Zum Eibischtee, der gegen Katarrhe wirkt, s. Most, 8; s. a. Hovorka/Kronfeld, 111.
253 AM, 118; der Name des Arztes lässt sich nicht ermitteln.
254 Schultz, Lieb, 217; Betz/Straub, II, 221.
255 Betz/Straub, II, 202. Gemeint ist Achims Onkel Carl. Wenig später heißt es: „schrecklich allein", 234.
256 Betz/Straub, II, 200, 209, 211. S. zur Eheanbahnung von Bettina und Achim Baumgart und Gersdorff, Ehe.
257 Betz/Straub, II, 221, 227.
258 Betz/Straub, II, 228 f.
259 Betz/Straub, II, 233.
260 Betz/Straub, II, 210, „kein Amt".
261 Betz/Straub, II, 248.
262 Betz/Straub, II, 247.
263 Betz/Straub, II, 221.
264 AM, 138 f.
265 AM, 152.
266 AM, 152.

267 AM, 145.
268 Z. B. AM, 153.
269 Betz/Straub, II, 257.
270 Betz/Straub, II, 260.
271 Betz/Straub, II, 300.
272 AM, 162 f.
273 Betz/Straub, II, 268.
274 Betz/Straub, II, 227.
275 Betz/Straub, II, 278.
276 Betz/Straub, II, 259; vielleicht sollte ihm dabei seine Elektrisiermaschine helfen, die in seinem Zimmer stand, 347.
277 Betz/Straub, II, 292.
278 Betz/Straub, II, 311.
279 Da der Originalbriefwechsel nicht überliefert ist, muss man hier neben den Äußerungen gegenüber Arnim die nachherigen Stilisierungen im Goethebuch von 1835 zugrunde legen.
280 Z. B. Betz/Straub, II, 279, 280, 330.
281 Betz/Straub, II, 327.
282 Betz/Straub, II, 239, 263; schon zur Münchener Zeit moniert Achim zu vertraulichen Umgang mit Tieck oder Jacobi, 248.
283 GutsMuths, 53.
284 Betz/Straub, II, 279, 294, 301; UL, 417.
285 Betz/Straub, II, 301.
286 UL, 379.
287 Schultz, Lieb, 286.
288 Hier muss weder die Frage geklärt werden, ob sie die „unsterbliche Geliebte" ist, der Beethoven damals Stücke widmete, noch ihre Suche nach solchen überragenden Figuren psychoanalytisch gedeutet werden.
289 Betz/Straub, II, 316, 341.
290 Betz/Straub, II, 359.
291 Betz/Straub, II, 358.
292 AM, 165 f.; Betz/Straub, II, 363.
293 Betz/Straub, II, 370.
294 Betz/Straub, II, 372.
295 Betz/Straub, II, 374.
296 Härtl, Tilsit, 280 (März 1811).
297 Achim, 111 ff.

3 Gesundheitssorgen, Krankheitsbewältigung und Kritik der Medizin während der ersten Ehejahre (1811–1824)

1   Bauer, Napoleon, 182–187.
2   Lemm, 110, zum Folgenden dann 111.
3   Grundriss und weitere Details in Achim, 113.
4   Briefwechsel, 21 (Dez. 1811).
5   BvA WB 4, 171.
6   Bäumer/Schultz, 49.
7   Das Folgende nach Arnims Briefe, 278 f., sowie Stich, 9–13.
8   Schiller, 38 f.
9   BvA WB 4, 181 (April 1819); vgl. Briefwechsel, 172 (Juli 1819). Arnim setzt sich mit der lokalen Kriminaljustiz anhand alter Akten durchaus justizkritisch auseinander, Arnims Briefe, 92.
10   Die Verschuldung Arnims bei jüdischen Bankiers dürfte ein, wenn nicht der Hauptgrund seines Antisemitismus sein, Schultz, Lieb, 265 f. zur Schlägerei mit dem Bankier Itzig im Juni 1811; dazu genauer Nienhaus, 260 ff., 263 f. und zu weiteren literarischen Versionen 266 f.; s. zum Duell und

zu Moritz Itzig auch Günzel. Daniel Itzig war Hofbankier, Josef Mendelssohns Bank residierte zeitweise im Palais Itzig, da sein Partner Friedlaender ein Schwiegersohn von Itzig war, der auch Steuern hinterzog, s. Lackmann, 72, 114, 155. Zur 1811 von Arnim mit begründeten „deutschen Tischgesellschaft", die Juden ausgeschlossen hatte, und dem dortigen Antisemitismus s. Nienhaus, bes. 204 ff., 216 ff., 324 ff. Bereits 1809 sieht sich Arnim zum „Juden der neuen Zeit" werden, was er als Heimatlosigkeit und Ehrlosigkeit deutet, Weiss, 147. Im Jahr 1815 wird das inhaltlich weiter präzisiert: „[…] ich führe ein Leben wie der gemeinste Jude, denke an nichts als an mein Vortheilchen, horche laure, stöbre in den Akten umher, – das wird aus dem armen Poeten!", Weiss, Briefe, 60. Die Formulierung „dass mich die Juden nicht kreuzigen", vor einem Treffen mit den Gläubigern in Prenzlau, verweist auf den offenbar auch bei ihm tiefverwurzelten älteren christlichen Antijudaismus, Briefwechsel, 20 f. (Sept. 1815); davon, dass „Juden arg in der Hitze stinken", ist er überzeugt, vgl. Briefwechsel, 60 (Juli 1817). Kritik an den jüdischen Speisegesetzen folgt, 63 f. Baumgart, 408 f., betont stark Achims Ambivalenzen gegenüber Juden, was bei einer Psychologin vielleicht fachspezifisch naheliegt, allerdings m. E. zu freundlich wertet. Eine umfassendere Einordnung des damaligen Antisemitismus am Beispiel von Wilhelm von Humboldt bietet Rosenstrauch, 232, 237 f., den sozialgeschichtlichen Hintergrund Hagemann, 21–23.

11 Achim, 294 (Febr. 1814), s. dazu Arnims Briefe, 263 f.

12 Freundschaftsbriefe, 708 (April 1814).

13 Ebenso wie die Teilnahme an Feldzügen, vgl. Arnims Briefe, 86 f. (Juni 1814).

14 Baumgart, 404, s. a. Briefwechsel, 375 (Juni 1822), zum Kontext der Luisenelogen s. Nienhaus, 106 f.; zu diesem seltenen Moment des Landespatriotismus Hagemann, 26.

15 Kastinger Riley, 188; Baumgart, 323.

16 Arnims Briefe, 73 (1814), entsprechende Äußerungen gibt es aber schon aus der Studienzeit, Kastinger Riley, 37, 40; zu anderen Gründen s. Günzel, 178.

17 Weiss, Briefe, 262.

18 Briefwechsel, 170 (Juli 1819).

19 BvA WB 4, 200.

20 Briefwechsel, 119 (Juni 1818).

21 Achim, 304 (April 1814).

22 Arnims Briefe, 73 (1814).

23 Ahlsdorfer Wein aus dem Nachbarort wird auch wieder in Briefwechsel, 152 (August 1818), 196 und 198 (1820), erwähnt. Weinbau war damals in Brandenburg noch verbreitet, so z. B. in Teupitz (südlich von Königs Wusterhausen), vgl. Briefwechsel, 47; auch bei Potsdam, Angelow, 62, und in Schlieben, Briefwechsel, 131.

24 Freundschaftsbriefe, 713 (April 1815).

25 Gartenarbeit liege ihm mehr, meint Grimm, zit. nach Briefwechsel, 37; schon früher in seinem Leben diente ihm Gartenarbeit auch zur Bewältigung von Ärger, s. Kastinger Riley, 18; besondere Freude an Gärten Dritter äußert er in Briefwechsel, 41; große Freude am eigenen Garten z. B. in Briefwechsel, 46 (Juni 1817), s. a. Weiss, 150, zu seinem Berliner Garten (1809).

26 Achim, 358.

27 Freundschaftsbriefe, 713 f. (April 1815); Achim, 527 (Mai 1815); Briefwechsel, 343 (Febr. 1822).

28 Briefwechsel, 343 (Febr. 1822).

29 Achim, 360.

30 Arnims Briefe, 105 (Monat nicht feststellbar, 1814).

31 Achim, 352 (1816).

32 Briefwechsel, 35 (Herbst 1815); bei späteren Rechnungen „von 4 Tlr. in die Apotheke" erfährt man leider nicht, was bestellt wurde. Briefwechsel, 345 (Febr. 1822).

33 Briefwechsel, 329 (Okt. 1821).

34 Arnims Briefe, 114 (April 1815); so auch in Freundschaftsbriefe, 713 (April 1815).

35 Achim, 129 (1811 zu Jacob Grimm).

36 Arnims Briefe, 73 (1814).

37 Arnims Briefe, 88 (Juni 1814), Kauf einer Kuh 114 (Mai 1815).

38 Arnims Briefe, 114 f. (Mai 1815). Zum Zustand des anderen Gutes s. Grimm, zit. nach Briefwechsel, 38.

39 Gersdorff, Ehe, 111; Briefwechsel, 21; s. a. Arnims Briefe, 125 (Juli 1815).

40 BvA WB 4, 167–169 (21.4.1816), 828 (aus Wiepersdorf an Savigny); Arnims Briefe, 134 (Dezember 1815).

41 Die Krankheitsbeschreibung (und die Schreibung) variiert etwas. So heißt es in BvA WB 4, 169 „rheumatisches Fieber verbunden mit einer Brustentzündung".

42 BvA WB 4, 168 f.

43 Noch 1926 im Deutschen Arzneibuch beschrieben, s. https://de.wikipedia.org/wiki/Opodeldok (letzter Aufruf: 16.8.2017).

44 BvA WB 4, 169.

45 Achim, 340 (23. April 1816).

46 Achim, 341 (1. Mai 1816).

47 Arnims Briefe, 137 (Mai 1816).

48 Achim, 438 (Juni 1819).

49 Arnims Briefe, 63 (Sept. 1812).

50 Arnims Briefe, 64 (Sept. 1812).

51 AM, 202 (Juli 1815).

52 Arnims Briefe, 125 (Juli 1815).

53 Ähnlich auch bei Wilhelm Grimm, der sich nach erfolglosen Behandlungen seiner Magenkrämpfe durch Ärzte mit dem Trinken von Milch selbst erfolgreich kuriert hatte, Achim, 521, 524 (Juni 1822).

54 Kastinger Riley, 47.

55 Neben Ringseis bis zu seinem Tode z. B. Konrad F. Heyer, der von 1801 bis 1806 auftaucht, s. Weiss, 141.

56 Briefwechsel, 56 (Juli 1817).

57 Achim, 386 (Juli 1817).

58 Briefwechsel, 51 (Juni 1817).

59 Arnims Briefe, 147 (Juni 1817); Briefwechsel, 56, 73 (Juli 1817).

60 Briefwechsel, 78 (Ende Juli 1817).

61 Briefwechsel, 62 und 69 (Juli 1817).

62 Briefwechsel, 62 (Juli 1817).

63 Briefwechsel, 69 f. (Juli 1817); literarisch verarbeitete er die Kur 1818 in „Fürst Ganzgott und Sänger Halbgott", s. Apfel, 39.

64 Joachim, 4 f.; allgemeiner zur Entwicklung von Karlsbad Martin, 359 ff.

65 Briefwechsel, 76 (Juli 1817).

66 Briefwechsel, 73 (Juli 1817).

67 Briefwechsel, 74 (Juli 1817).

68 Achim, 386 (Juli 1817).

69 So auch nicht, als es um diese Probleme bei Christian geht: Achim, 582 (Nov. 1828).

70 Arnims Briefe, 50 (30. August 1811); das Gut wurde später als „Herberge der Romantik" bezeichnet, Neuß, bes. 81 ff., bereits Achims Vater war als Operndirektor mit dem kgl. Musikdirektor Reichardt kollegial verbunden, 84.

71 Freundschaftsbriefe, 608.

72 Arnims Briefe, 51.

73 Arnims Briefe, 51 (5.9.1811), dort auch die folgenden Zitate.

74 Briefwechsel, 101 f. (März 1818).

75 Rublack.

76 Carl Wilhelm Stark (1787–1845), seit 1807 Hofmedikus des Großherzogs Carl August.

77 Und das, obwohl Goethe sein Leben lang Krankheit und Tod – schließlich selbst denjenigen seiner Frau – um fast jeden Preis mied.

78 Härtl, Tilsit, 281 (Nov. 1811); heftige Sprünge galten noch in den 1970er Jahren im studentischen Milieu als – allerdings wenig zuverlässige – Methode, einen Abort auszulösen.

79 Achim, 187 (April 1812).

80 Einsatz der Geburtszange auch bei der Frau des Kupferschmieds in Dahme, Briefwechsel, 183 (Nov. 1819); Schlumbohm, 53 ff., 182 ff.

81 Arnims Briefe, 62 (5.5.1812); etwas weniger nüchtern mit dem Hinweis auf die „unzähligen Schmerzen", aber ohne Bezugnahme auf eigene Gefühle an die Brüder Grimm, s. Moering, 91.

82   Freundschaftsbriefe, 644 (Mai 1812); „Glückshelm" war ein populärer Begriff für die Eihäute.
83   Briefwechsel, 17 (1813); der Herausgeber begründet die Datierung nicht; Moering, 105, schlägt wohl zutreffend 1814 vor.
84   Achim, 197.
85   Freimund, 85 f.
86   Moering, 91, deutet dies zutreffend als traditionell katholische, wenig individuelle Entscheidung.
87   Zu Achims dichterischer Verarbeitung s. Moering, 105.
88   Weiss, Briefe, 46 (Juni 1812).
89   Achim, 205 (Mai 1812), Kindergeschrei ist erneut ein Thema, 295 (Febr. 1814).
90   Arnims Briefe, 62 (26.7.1812); Schultz, Lieb, 286; Baumgart, 376; zu Bettines Besuchen bei Beethoven in Wien s. Gersdorff, Ehe, 58 f.
91   Vgl. seine Äußerung zu Trennungen anhand seines Verhältnisses zu Reichardt, die sich auch auf den Umgang mit Bettine gut übertragen ließe, Neuß, 116.
92   AM, 184 (August 1813).
93   SPK, Nachlass Savigny, Kasten 5, Stück 122 (11.8.1813).
94   Arnims Briefe, 64, 267 f. (2.8.1813).
95   AM, 189 (August 1813).
96   BvA WB 4, 159 (Juli 1814).
97   Hagemann, 37.
98   AM, 194 (Mai 1814).
99   BvA WB 4, 165 (Juli 1814).
100   Freundschaftsbriefe, 701 (März 1814).
101   Achim, 289, 294 f.
102   Toppe, 146 f., 151, 167.
103   Zur zeitgenössischen Begründung des „Empfängnisschutzes" s. Toppe, 164 f.
104   Im zweiten Titel des zweiten Teils (zu den ehelichen Kindern) heißt es:
„§. 67. Eine gesunde Mutter ist ihr Kind selbst zu säugen verpflichtet.
§. 68. Wie lange sie aber dem Kinde die Brust reichen solle, hängt von der Bestimmung des Vaters ab.
§. 69. Doch muß dieser, wenn die Gesundheit der Mutter oder des Kindes unter seiner Bestimmung leiden würde, dem Gutachten der Sachverständigen sich unterwerfen."
Somit war letztlich nach dem Vater das Votum des Arztes ausschlaggebend.
105   Frank, 419, zu Stillverboten 228.
106   Toppe, 130 f., 137, um 1800 werde das „Verbot" des Geschlechtsverkehrs während der Stillzeit gelockert: 155; so aber schon Frank, 348 ff., zum 19. Jh. s. Borkowsky, 234 f.
107   Borkowsky, 104 f.
108   Dazu allgemein Ritzmann, 82.
109   Frank, 419 f., der Entwöhnungszeitpunkt wird auch bevölkerungspolitisch begründet, s. 363–368. Vorschläge anderer Ärzte streuen zwischen sechs und 18 Monaten. Hufeland, 173, empfiehlt als Stillzeit ein Jahr, durch die Mutter oder die Amme.
110   Arnims Briefe, 81 (Mai 1814).
111   Toppe, 134. Caroline von Humboldt erklärte ihre Entscheidung, ihren Sohn Hermann 13 Monate nach der Geburt immer noch weiter zu stillen, mit einer Reise, bei der das praktischer sei, Wilhelm, 402 (Mai 1810).
112   Arnims Briefe, 125 (Juli 1815).
113   Toppe, 130, 144 f., 176 ff. auch zum weiteren Anforderungsprofil an die Ammen.
114   Schott, 105; s. „Vitalismus", „Lebenskraft" in Enzyklopädie Medizingeschichte.
115   BvA WB 4, 226.
116   Briefwechsel, 385 (Nov. 1822).
117   Die Lehre war durchaus umstritten, s. dazu Artelt; vgl. auch Achim, 487 (Dez. 1819).
118   Hinweise auf eine länger dauernde Bekanntschaft z. B. bei Achim, 229 (Oktober 1811).
119   Briefwechsel, 392 (Januar 1823).
120   Briefwechsel, 393 (Januar 1823).
121   Kreutel, 160 f., 172 f., 200, 205 ff.; das Suchtproblem wird erst im 19. Jh. klarer erkannt, Foxcroft, 58 f.; Wiesemann, 137 ff.
122   Zu dieser Kritik am Stand der Arzneikenntnis, etwa durch Hahnemann, s. Haehl, I, 73 ff.

123 Freundschaftsbriefe, 708 (April 1814). Literarisch z. B. auch im „Kronenwächter", s. Apfel, 56.

124 Achim, 301 (April 1814). Vgl. die Kritik an sinnlosen Arzneigaben in „Owen Tudor" (1821), Apfel, 63.

125 Härtl, Tilsit, 267 (3.10.1807).

126 Briefwechsel, 89 (Febr. 1818), vgl. ähnlich, 200 (Sept. 1820).

127 Arnims Briefe, 81 (Mai 1814). Nach dem „Allgemeinen Landrecht Zweyter Teil", erster Titel, vierter Abschnitt, galt: „§. 180. Auch säugende Ehefrauen verweigern die Beywohnung mit Recht."

128 Arnims Briefe, 86 (Juni 1814).

129 Achim, 149 (Okt. 1811).

130 AM, 199 (Februar 1815).

131 BvA WB 4, 173 f.; Schultz, Lieb, 297; s. dazu Knaack.

132 Achim, 327 (Mai 1815).

133 BvA WB 4, 175.

134 Höfler, 614.

135 Briefwechsel, 22 f. (Oktober 1815).

136 Briefwechsel, 30 (Oktober 1815).

137 Achim, 352 (Juli 1816).

138 Briefwechsel, 23 f. (Oktober 1815).

139 Allerdings zerstörte ein Orkan im Januar 1817 bereits nach zwei Jahren einen schlecht gebauten Hammelstall, Briefwechsel, 43 (Jan. 1817), der im Sommer wieder errichtet wird, 54 (Juli 1817). Die (Wiepersdorfer) Kuh steht im Sommer nur kurz vor der Niederkunft/vor dem Wurf „in Bärwalde mit den anderen in Stallfütterung", 118 (Juni 1818). Im September 1818 plant er den Kauf guter Stallkühe, 157, den er im Dezember auf einem 60 km entfernten Markt an der Elbe umsetzt, 165. Im Oktober 1821 berichtet er aus dem 70 km entfernten Dröschkau von „Kuhställen wie Kirchengewölben", 328. Es spricht also manches dafür, dass Arnim Anfänge einer systematischen Stallhaltung von Nutztieren einführte, die sich später im 19. Jahrhundert immer mehr durchsetzte. Auch bezieht er sich 1822 auf „die veredelte Viehzucht" auf den großen Gütern in seiner auch wirtschaftliche Aspekte berücksichtigenden verfassungspolitischen Schrift, s. Achim, 511.

140 Stich, 12.

141 Arnims Briefe, 125 (1815) und mehrfach. Zum Destillieren und zum Bier: Briefwechsel, 129 (Juli 1818), 136; Brennerei wieder in Briefwechsel, 185 (Nov. 1819); auch an Grimm – mit Ärger über den durch den Blasenzins notwendig gewordenen Umbau, Achim, 453 (Nov. 1819).

142 Briefwechsel, 119 (Juni 1818); noch bis Anfang Juli, 129; 132.

143 Briefwechsel, 162 (Dezember 1818).

144 Briefwechsel, 167 (Dezember 1818).

145 Briefwechsel, 120 (Juni 1818).

146 Briefwechsel, 129 (Juni 1818).

147 Briefwechsel, 199 (Sept. 1820), 313 (Sept. 1821).

148 Briefwechsel, 437 (Dez. 1823).

149 Briefwechsel, 109 (April 1818). Damals bewirtschaftete Achim Bärwalde direkt, wohnte aber in Wiepersdorf, wohin er abends zurücklief, 120.

150 Härtl, Tilsit, 256.

151 Briefwechsel, 447 (Mai 1824), s. a. zu diesem Edikt Achim, 355 (Sept. 1816).

152 Die Separation zieht sich in vielen Terminen über Jahre, vgl. z. B. Briefwechsel, 270 (Mai 1821). Achim versprach sich von der Abgrenzung des Eigentums auch eine sittliche Hebung des Volkes, da dann das „heimliche Trachten nach fremdem Eigentume aussterbe", 281, 291 f. (Juli 1821), 349, 355 (März 1822), 362 (April 1822), 419 (Nov. 1823), 446 (Mai 1824).

153 Briefwechsel, 215 (Sept. 1820).

154 Stich, 12; vgl. Angelow, 62 f.

155 Arnims Briefe, 155 (Sept. 1821); Briefwechsel, 313 (Sept. 1821).

156 Briefwechsel, 282 (Mai 1821).

157 Briefwechsel, 291 (Juni 1821).

158 So empfahl Achim von seiner Rheinreise Bettine, das Fässchen Assmannshäuser Wein in Berlin mit einem guten roten Wein aufzufüllen, Briefwechsel, 240 (Nov. 1820).

159 Briefwechsel, 93 (Febr. 1818).

160 Briefwechsel, 117 (Juni 1818).
161 Arnims Briefe, 153 (Juli 1819).
162 Briefwechsel, 187 (Dez. 1819). Er musste am 6.12. wegen der „Separatisten", also der Güterteilung, wieder in Wiepersdorf sein, so dass er spätestens am 5. dorthin abgefahren sein dürfte, 183.
163 Briefwechsel, 191 (Dez. 1819); nach Most, 42, waren diese Bäder bei Gelenkgicht indiziert.
164 Achim, 506 (April 1822).
165 Briefwechsel, 355 (März 1822).
166 Briefwechsel, 359 (März 1822).
167 Briefwechsel, 368 (Mai 1822).
168 Achim, 524 (Oktober 1822).
169 Achim, 502 (Dezember 1821), s. a. 421 (1818).
170 Briefwechsel, 382 (August 1822?).
171 Briefwechsel, 46 f. (Juni 1817).
172 Arnims Briefe, 156 (Dez. 1821).
173 Briefwechsel, 33 (Herbst 1815) und wohl vorher.
174 Briefwechsel, 33 f. (Herbst 1815).
175 Z. B. in Arnims Briefe, 73 (1814); AM, 199 (April 1815).
176 Arnims Briefe, 75 (7. Mai 1814).
177 BvA WB 4, 155 (1814).
178 Arnims Briefe, 137 (April 1816 an Savigny).
179 BvA WB 4, 184 (April 1819). Diese Einladung ging an Anna Amalie von Imhoff, verh. von Helvig.
180 BvA WB 4, 185 f. (Mai 1819); AM, 219 ff. (Juni 1819).
181 Briefwechsel, 20 (Sept. 1815).
182 Briefwechsel, 24, 29 f. (Oktober 1815).
183 Briefwechsel, 103 (April 1818).
184 AM, 199 (April 1815); BvA WB 4, 181; s. a. Schultz, Lieb, 305.
185 BvA WB 4, 222 (Jan. 1823), s. a. 230 (Nov. 1823). Die Ergänzung „fett" nach Briefwechsel, 389.
186 Briefwechsel, 390 (Januar 1823).
187 Briefwechsel, 21 (Sept. 1815), 36 (Herbst 1815).
188 Aus Wiepersdorf, zit. nach Briefwechsel, 37 (Juni 1816).
189 BvA WB 4, 181.
190 Briefwechsel, 39 (Juli 1816) und 175 (Juli 1819).
191 Briefwechsel, 172 (Juli 1819); BvA WB 4, 183.
192 Briefwechsel, 35 (Herbst 1815).
193 Wilhelm Grimm an seinen Bruder Jacob aus Wiepersdorf, zit. nach Briefwechsel, 37 (Juni 1816).
194 AM, 200 (April 1815).
195 Briefwechsel, 119 (Juni 1818).
196 Briefwechsel, 123 (Juni 1818).
197 Briefwechsel, 163 (Dezember 1818).
198 Briefwechsel, 174 f. (Juli 1819).
199 Briefwechsel, 182 (Nov. 1819).
200 Briefwechsel, 316 (Sept. 1821).
201 Briefwechsel, 199 (Sept. 1820).
202 Briefwechsel, 213 f. (Sept. 1820).
203 Briefwechsel, 220 (Sept. 1820).
204 Briefwechsel, 203 (Sept. 1820).
205 Briefwechsel, 299 (August 1821).
206 AM, 205 (November 1815).
207 Briefwechsel, 307 (August 1821).
208 Briefwechsel, 444 (Mai 1824).
209 Briefwechsel, 447 (Mai 1824).
210 Briefwechsel, 27 (Okt. 1815).
211 Das belegen auch die früheren, emotionslosen Überlegungen, Bärwalde zu verkaufen, s. Härtl, Tilsit, passim.
212 Briefwechsel, 49 f. (Juni 1817).

213 Briefwechsel, 55 (Juli 1817).
214 Lemm, 112.
215 Lemm, 114 f.
216 Briefwechsel, 287 (Juni 1821).
217 Briefwechsel, 39 (Juli 1816).
218 Briefwechsel, 39 (Juli 1816); dort auch das Weitere.
219 Stolberg, Homo, 229 ff.
220 Achim, 378 (April 1817).
221 Briefwechsel, 79 (Ende Juli 1817).
222 Briefwechsel, 91 (Febr. 1818), wozu Achim ihr später erneut rät, 96.
223 Briefwechsel, 98, 102 (Febr. 1818, März 1818).
224 Briefwechsel, 91 (Februar 1818); das „Logis" wurde bald an den Freiherrn von Kleist weitervermietet.
225 Briefwechsel, 95 (Febr. 1818).
226 Briefwechsel, 117 (Juni 1818).
227 Briefwechsel, 124 (Juni 1818).
228 Zu Krankheitsentstehung durch Stockungen s. Stolberg, Homo, 182 ff.
229 Briefwechsel, 132 (Ende Juli 1818).
230 Briefwechsel, 140 (August 1818); vgl. Jütte, douleur.
231 Briefwechsel, 141 (August 1818).
232 BvA WB 4, 177 (Aug. 1818), dort auch die Fortsetzung. Man kann an diesem Textbeispiel aus der neueren Werkausgabe, die das Original buchstabengetreu wiedergibt, nachvollziehen, wie stark Vordtriede den Briefwechsel in Schreibung, Interpunktion sowie Groß- und Kleinschreibung auf moderne Leser hin „normalisiert" hat.
233 Briefwechsel, 160 (September 1818).
234 Briefwechsel, 186 (Dez. 1819).
235 Briefwechsel, 187 (Nov. 1819).
236 Briefwechsel, 146 (August 1818).
237 Briefwechsel, 147–149 (August 1818).
238 Zur Imaginatio-Lehre, insbesondere bei Schwangeren, s. Labouvie, 72 ff.
239 Briefwechsel, 150 (August 1818).
240 Briefwechsel, 151 (August 1818).
241 Z. B. Bettine in Briefwechsel, 190 (Dez. 1819), Achim in Briefwechsel, 191 (Dez. 1819).
242 Briefwechsel, 155 (August 1818); Achim solle nicht nur die Hälfte, wie angekündigt, sondern alles liefern.
243 Briefwechsel, 156 (August 1818).
244 Briefwechsel, 161 (September 1818).
245 Arnims Briefe, 148 (Oktober 1818).
246 Briefwechsel, 173 (Juli 1819).
247 Briefwechsel, 174 (Juli 1819).
248 Briefwechsel, 179 f. (Nov. 1819).
249 Briefwechsel, 183 (Nov. 1819).
250 Briefwechsel, 185 (Nov. 1819).
251 Briefwechsel, 193 (Dez. 1819).
252 Briefwechsel, 190 (Dez. 1819).
253 Es ist schwer zu entscheiden, was Bettine mit Hypochondrie genau meint. Zeitgenössisch bezeichnet Hypochondrie einerseits eine allgemeine Krankheitsangst, andererseits einen melancholischen Zustand, s. Fischer-Homberger, Hypochondrie, bes. 76.
254 Briefwechsel, 201 (Sept. 1820).
255 Noch massiver in Briefwechsel, 208 f. (Sept. 1820).
256 Briefwechsel, 210 (Sept. 1820).
257 Briefwechsel, 207 (Sept. 1820).
258 Briefwechsel, 211 (Sept. 1820).
259 Briefwechsel, 206 (Sept. 1820).
260 Briefwechsel, 213 (Sept. 1820).

261 Briefwechsel, 220 (Sept. 1820).
262 Briefwechsel, 213, 218 (Sept. 1820).
263 Briefwechsel, 220 (Sept. 1820).
264 Briefwechsel, 218 (Sept. 1820).
265 Briefwechsel, 220 (Sept. 1820).
266 Briefwechsel, 221 (Sept. 1820).
267 Briefwechsel, 231 (Okt. 1820).
268 Briefwechsel, 222 (Okt. 1820).
269 Briefwechsel, 223 f. (Okt. 1820).
270 Briefwechsel, 231–233 (Okt. 1820).
271 Briefwechsel, 233 (Nov. 1820).
272 Briefwechsel, 249 (Nov. 1820).
273 Der spätere Homöopath Clemens von Bönninghausen (1785–1864) leitete als (nie bestätigter) Landrat des Kreises Coesfeld die Regierungskommission, die die Glaubwürdigkeit der Stigmatisierung überprüfen sollte. Clemens Brentano, der vor der Kommission geflohen war, berichtete darüber entrüstet an Gunda, Kottwitz, 27 ff.
274 Briefwechsel, 255 (Nov. 1820).
275 Briefwechsel, 256 (Nov. 1820).
276 Briefwechsel, 264 (Dez. 1820).
277 Briefwechsel, 267 (Dez. 1820).
278 Achim, 486 (März 1821).
279 Briefwechsel, 268 (April 1821); Ende Juni stillt Bettine weiter und muss zur Erholung viel schlafen, 288.
280 Briefwechsel, 293 (Juli 1821).
281 Briefwechsel, 294 (Juli 1821).
282 Briefwechsel, 299 (August 1821). Zeitgenössisch konkurrieren Empfehlungen, den Begriff ganz zu streichen (bereits 1801), mit mehreren Krankheitsbeschreibungen z. B. als Komplikation der epidemischen Ruhr mit Zahnreiz, der aus einem Zusammenhang von Mundhöhle und After konstruiert wird, der das gleichzeitige Auftreten von Aphthen an beiden Stellen belege, Rummel, 32. Nach Reinhard, 389, traten sie mit und – bei Kindern zumeist – ohne Fieber auf.
283 Briefwechsel, 310 (Sept. 1821).
284 Briefwechsel, 320 (Sept. 1821).
285 Briefwechsel, 321 (Sept. 1821).
286 Briefwechsel, 333 (Okt. 1821).
287 Briefwechsel, 342 (Febr. 1822).
288 Briefwechsel, 346 (Febr. 1822).
289 Briefwechsel, 348 (März 1822).
290 Briefwechsel, 360 (April 1822).
291 Briefwechsel, 367 (Mai 1822).
292 Briefwechsel, 21 (Sept. 1815).
293 Wilhelm Grimm an seinen Bruder Jacob aus Wiepersdorf, zit. nach Briefwechsel, 37 (Juni 1816).
294 Briefwechsel, 43 f. (Jan. 1817).
295 Briefwechsel, 323 (Sept. 1821).
296 GSA, Bestand 03, 775, 11r, 12v.
297 Wohl ein Gerät, um auf die Hand zu schlagen (patzen); so auch Baumgart, Ehe, 408.
298 Roth, 544; MGK, Bd. 10, 607.
299 Roth, 544; erster derartiger Beleg in MK, Bd. 9, 497.
300 DWB, Bd. 14, 785; anders noch Adelung, Bd. 3, 1076.
301 https://vidi.acdh.oeaw.ac.at/fcs?operation=searchRetrieve&query=fcs.rf=%22viDicts.3_127%22&x-context=viDicts.3&x-dataview=title,full&version=1.2&x-format=html (letzter Aufruf: 16.8.2017).
302 Briefwechsel, 336, 344, 346 (Febr. 1822).
303 Briefwechsel, 346 (Febr. 1822). Ende Februar wurde der Hauslehrer entlassen, da er offenbar seinen eigenen Kollegienbesuch auch an einem Nachmittag in der Woche den Kindern vorzog.
304 Briefwechsel, 356 (März 1822).

305 Briefwechsel, 417 ff. (8. Nov. 1823).
306 Briefwechsel, 420 (8. Nov. 1823).
307 Briefwechsel, 424 f. (15. Nov. 1823).
308 Briefwechsel, 421 (12. Nov. 1823).
309 Briefwechsel, 421 f. (12. Nov. 1823).
310 BvA WB 4, 226 (16. Nov. 1823). Ihre Vorstellungen müssen sich im Lauf der Jahre erheblich geändert haben, denn 1809 empfahl sie den Savignys für ihren Buben noch ganz andere Methoden, nämlich „oft einen Plätsch auf den Hintern, dann wird er auch gedeihen", AM, 144.
311 BvA WB 4, 226 (16. Nov. 1823).
312 Stiehler, bes. 249 ff.
313 Briefwechsel, 423 (Nov. 1823).
314 BvA WB 4, 226 (16. Nov. 1823).
315 Kastinger Riley, 27, 30 f., 76.
316 Weiss, 121, nennt vier Mädchen.
317 Kastinger Riley, 76; Baumgart, 373.
318 So z. B. an Wilhelm Grimm, Achim, 421 (Okt. 1818).
319 S. a. Achim, 502 (Dez. 1821).
320 Briefwechsel, 18 (Anfang 1815).
321 Briefwechsel, 19 (Anfang 1815).
322 Briefwechsel, 25 (Okt. 1815).
323 Briefwechsel, 42 (Sept. 1816).
324 Briefwechsel, 87 (August 1817).
325 Briefwechsel, 131 (Juli 1818).
326 Briefwechsel, 133 (Ende Juli 1818).
327 Briefwechsel, 155 (August 1818), Abbildung eines Kinderbriefes aus diesem Jahr in FDH, Achim, 99.
328 FDH, Achim, 101 (Dezember 1825).
329 Briefwechsel, 167 (Dezember 1818).
330 Briefwechsel, 215 f. (Sept. 1820).
331 Briefwechsel, 221 (Sept. 1820).
332 Briefwechsel, 223, 229 (Okt. 1820).
333 Briefwechsel, 416 (Nov. 1823).
334 Briefwechsel, 271 (Mai 1821).
335 Briefwechsel, 273 (Mai 1821).
336 Briefwechsel, 342 (Febr. 1822).
337 Briefwechsel, 343, 346 (Febr. 1822).
338 Briefwechsel, 352 (März 1822).
339 Zur Nutzung von öffentlichen Räumen bei Beleidigungen vgl. Dinges, Maurermeister, bes. 318 ff.
340 Briefwechsel, 357 (März 1822).
341 Briefwechsel, 357 (März 1822).
342 Briefwechsel, 449 (Juni 1824). Ein gewisser Wagner hatte sie gemacht.
343 Briefwechsel, 116 (Juni 1818), 114 (Mai 1818). Der sehr förmliche Brief in Kastinger Riley, 19 f. mit seiner Aufschrift: „Ich war 7 Jahr alt! A. Arnim".
344 Briefwechsel, 118 (Juni 1818).
345 Briefwechsel, 126 (Juni 1818).
346 BvA WB 4, 198 (Juni 1820) (= Briefwechsel, 194).
347 Briefwechsel, 374 (Mai 1822).
348 S. dazu Dinges, Exercise; Schleiermachers Sohn spielt im Juni 1822 Federball und Reifball im Garten; bei Savignys ist es der Federball, s. Liebe, 134, 141 (Tagebuch von Hössli).
349 BvA WB 4, 198 (Juni 1820).
350 Briefwechsel, 217 (Sept. 1820); sie sind am 10.12. noch nicht fertig, sollen es aber bis Weihnachten sein, 267.
351 Briefwechsel, 249, 259 (Nov. 1820).
352 Briefwechsel, 349 f. (März 1822).
353 Briefwechsel, 365 (Mai 1822).
354 Briefwechsel, 452 (Juni 1824).

355 Imhof, 224 (für Hamburg 1820); vgl. Stöckel, 391 ff. (für Berlin ab 1860).
356 Briefwechsel, 361 (April 1822).
357 Briefwechsel, 273 (Mai 1821), Hervorhebung im Original.
358 Briefwechsel, 386 (Nov. 1822); es dürfte sich um die Gattin des Arztes und preußischen Geheimrats Karl Wilhelm Stosch, nämlich Adelheid von Stosch (geb. von Elszner) (1794–1867) handeln.
359 Briefwechsel, 367 (Mai 1822).
360 BvA WB 4, 229 (Nov. 1823).
361 Briefwechsel, 161 (Sept. 1818), Hervorhebung im Original. Es ist dann genau dieser Sohn, der 18-jährig als einziger jung stirbt.
362 BvA WB 4, 152 (1813).
363 Briefwechsel, 178 (Nov. 1819).
364 Briefwechsel, 190 (Dez. 1819).
365 Briefwechsel, 382 (August 1822?).
366 Briefwechsel, 404 (Sept. 1823); vgl. seinen Bericht von diesem Markt in Strehla, 154, 158.
367 Briefwechsel, z. B. 178 (Nov. 1819).
368 Briefwechsel, 322 (Sept. 1821), wieder 331 (Okt. 1821).
369 Briefwechsel, 160 (Sept. 1818).
370 Achim, 536 (Januar 1824).
371 Briefwechsel, 161 (Sept. 1818).
372 Der Inhalt des Rezepts wird nicht mitgeteilt.
373 Briefwechsel, 329 (Okt. 1821).
374 Im Kontext der damaligen Ehekrise war der Hinweis auf das Tanzvergnügen sicher auch eine kleine Provokation.
375 BvA WB 4, 233 (Februar 1824).
376 Wolff, bes. 268 ff.
377 BvA WB 4, 178 f.
378 Briefwechsel, 153 (August 1818).
379 Briefwechsel, 207 (Sept. 1820).
380 Briefwechsel, 340 (Febr. 1822).
381 Briefwechsel, 353 (März 1822).
382 Briefwechsel, 358 (März 1822).
383 Briefwechsel, 362 (April 1822).
384 Briefwechsel, 371, 374 (Mai 1822).
385 Briefwechsel, 376 (Juni 1822).
386 Briefwechsel, 379 (Juni 1822).
387 Briefwechsel, 381 (August 1822?); dieses Verfahren wurde vielerorts empfohlen, vgl. Martini, 351.
388 BvA WB 4, 159 (Juli 1814).
389 BvA WB 4, 165 (Juli 1814 über Juni) ohne Hinweis auf die Art der Erkrankung.
390 Arnims Briefe, 94 (Juli 1814).
391 Nienhaus, 364.
392 AM, 184 (August 1813).
393 Er besuchte auch Wolfart und machte sich mit dem Magnetismus vertraut, Artelt, 439.
394 BvA WB 4, 207 (Juli 1821).
395 Arnims Briefe, 97 (Aug. 1814).
396 Briefwechsel, 28 (Okt. 1815).
397 Briefwechsel, 28, 32, 35 (Herbst 1815).
398 AM, 182 (Juli 1813).
399 Achim, 304 (Juni 1814).
400 BvA WB 4, 178 (August 1818), 191 (Juni 1819).
401 Briefwechsel, 350 (März 1822).
402 Zu den Wurmkrankheiten und ihrer Behandlung s. Ritzmann, 47 f., 204, 207, 209.
403 Briefwechsel, 66 (Juli 1817).
404 Briefwechsel, 75 (Juli 1817).
405 Briefwechsel, 400 (Aug. 1823).
406 BvA WB 4, 224 f. (Nov. 1823).

407 BvA WB 4, 156 (Mai 1814).
408 Briefwechsel, 133 (Juli 1818).
409 Briefwechsel, 144 (August 1818); verwanzte Betten auch nach dem Umzug im Nov. 1819, Briefwechsel, 186.
410 S. Ritzmann, 219 f.
411 Arnims Briefe, 105 (Monat nicht feststellbar, 1814).
412 Briefwechsel, 366 (Mai 1822).
413 Briefwechsel, 353 (März 1822), Die „Tante Hessen" dürfte Louise Möhn sein.
414 Arnims Briefe, 149 (April 1819).
415 Briefwechsel, 334 (Ende 1821, Anfang 1822?). Vielleicht ist diese Datierung zu spät, da der Unfall mit Siegmund damals schon zweieinhalb Jahre zurücklag; eine erwähnte offene Rechnung mit Savigny bezieht sich aber offenbar auf Bettines Reise mit Gunda nach Frankfurt.
416 Briefwechsel, 337 (Febr. 1822); hier ist genau nach dieser Ahndung eine Stelle ausgelassen, die man sich ggf. im Original mal ansehen könnte: Vielleicht enthält sie den Grund für die Ahndung.
417 Briefwechsel, 186 (Dez. 1819).
418 Briefwechsel, 187 (Dez. 1819).
419 Briefwechsel, 192 (Dez. 1819).
420 Achim, 460 (Dezember 1819), zum sekundären Nutzen aus Krankheit in seinem literarischen Werk s. Apfel, 37 f.
421 Briefwechsel, 192 (Dez. 1819).
422 Briefwechsel, 188–190 (Dez. 1819).
423 Briefwechsel, 192 (Dez. 1819).
424 Briefwechsel, 193 (Dez. 1819).
425 BvA WB 4, 231 (Nov. 1823).
426 Briefwechsel, 448, 455 (Juni 1824).
427 Briefwechsel, 449 (Juni 1824).
428 Briefwechsel, 78 (Ende Juli 1817).
429 Briefwechsel, 217 (Sept. 1820).
430 Briefwechsel, 112 (April 1818).
431 Briefwechsel, 127 (Juni 1818).
432 Briefwechsel, 152 (August 1818).
433 Briefwechsel, 186 f. (Nov. und Dez. 1819).
434 Briefwechsel, 288 (Juni 1821); 291 (Juli) wird nun mit einer Gewichtswaage besser abgewogen, weitere Nachfrage 295; später sind Lieferschwierigkeiten bei guter Nachfrage mehrfach das Problem, vgl. 350 f. (März 1822), dann wieder Qualitätsmängel, 366, 371 (Mai 1822), oder fallende Preise, 375 (Juni 1822). Jeden zweiten Tag müsse gebuttert werden, wenn auch noch so wenig Sahne da ist, 414. Im Juni 1824 soll Vorrat geschickt werden, 448. Dann stimmt wieder die Qualität nicht, was der Wirtschafterin „scharf eindringlich gemacht" werden müsse, 452.
435 Briefwechsel, 384 (Nov. 1822).
436 Briefwechsel, 455 (Juni 1824).
437 Briefwechsel, 201, 221 (September 1820), 408 (September 1823).
438 Briefwechsel, 57 (Juli 1817).
439 Briefwechsel, 81 (August 1817).
440 Briefwechsel, 148 (August 1818), also etwa zweieinhalb Monate vor der Geburt von Maxe.
441 Briefwechsel, 57 (Juli 1817).
442 Briefwechsel, 50 (Juni 1817).
443 Briefwechsel, 26 (Okt. 1815).
444 Briefwechsel, 55 (Juli 1817).
445 Briefwechsel, 65 (Juli 1817).
446 Briefwechsel, 68 (Juli 1817).
447 Briefwechsel, 102 (März 1818).
448 BvA WB 4, 177 (August 1818).
449 BvA WB 4, 192 (Juli 1819).
450 Briefwechsel, 268 f. (Mai 1821).
451 Briefwechsel, 276 (Mai 1821).

452 Briefwechsel, 270 f. (Mai 1821).

453 Bettine bittet im folgenden Brief um Entschuldigung, Briefwechsel, 275 (Mai 1821). Das Aufent-
haltsbestimmungsrecht lag nach geltendem Preußischen Landrecht beim Ehemann, dem die Ver-
sorgungspflichten aufgebürdet waren, s. Zweyter Teil, erster Titel, vierter Abschnitt, „§. 175. Sie
müssen vereint mit einander leben, und dürfen ihre Verbindung eigenmächtig nicht aufheben. […]
§. 184. Der Mann ist das Haupt der ehelichen Gesellschaft; und sein Entschluß giebt in gemeinschaftlichen Angelegenheiten den Ausschlag."

454 Briefwechsel, 274, 279 (Mai 1821).

455 Briefwechsel, 284 f. (Mai 1821).

456 Briefwechsel, 287 (Juni 1821).

457 Briefwechsel, 289 (Juni 1821); 291 f., 294 zum Preis und ihren Verzichten (Juli 1821).

458 Briefwechsel, 298 (August 1821).

459 Briefwechsel, 299 (August 1821), dementsprechend plant man dann im Juni 1822, drei Wagen zu
nehmen.

460 Briefwechsel, 322 (Sept. 1821).

461 Briefwechsel, 325 (Okt. 1821).

462 Briefwechsel, 347 (März 1822).

463 Briefwechsel, 355 (März 1822).

464 Briefwechsel, 359 (März 1822).

465 Briefwechsel, 361 (April 1822); zur Rechtslage s. oben, Anm. 453.

466 Briefwechsel, 362 (April 1822), ähnlich 420 (Nov. 1823).

467 Briefwechsel, 364 (Mai 1822); früher war es ihr unangenehm, in des Lehrers Stube zu essen, 365.

468 Briefwechsel, 368 (Mai 1822); statt für ein halbes Jahr Leerstand 230 Tlr. müsse man hier nur 20 Tlr.
zahlen.

469 Liebe, bes. 134 ff.

470 Liebe, 134, 136, 142.

471 AM, 230 (Oktober 1822).

472 Gersdorff, Ehe, 141, 155 stellt recht einseitig ihre Belastungen heraus. Gleichzeitig werden Liebeleien
aus Achims literarischen Texten konstruiert, die wohl die durch Dritte gut belegte Affäre mit Hössli
relativieren sollen.

473 AM, 232 (November 1822).

474 Dazu AM, 227 ff.; s. a. Liebe, 136. Sie hatte ihm ein Empfehlungsschreiben mitgegeben.

475 AM, 232 (Neujahr 1823).

476 AM, 233 (Neujahr 1823), dort auch die beiden folgenden Zitate.

477 AM, 234 (Neujahr 1823).

478 Briefwechsel, 387 (Jan. 1823).

479 BvA WB 4, 224 (Jan. 1823).

480 Briefwechsel, 393 (Januar 1823). Im September 1823 mietet Bettine dann für „den Winter" – wohl
ein halbes Jahr – und 200 Taler eine Wohnung am Wilhelmsplatz an – der übliche Jahresrhythmus.
Briefwechsel, 408 (Sept. 1823).

481 BvA WB 4, 225–229 (Nov. 1823).

482 BvA WB 4, 229 (Nov. 1823).

483 BvA WB 4, 226. Derartig massiv wurden Mutterrollen selten in Korrespondenzen inszeniert, vgl.
Dinges, Mütter.

484 Nach dem Allgemeinen Landrecht für die preußischen Staaten von 1794, zweyter Teil, Erster Titel,
gilt: „§. 175. Sie [= die Eheleute] müssen vereint miteinander leben, und dürfen ihre Verbindung
eigenmächtig nicht aufheben. […] §. 184. Der Mann ist das Haupt der ehelichen Gesellschaft; und
sein Entschluß giebt in gemeinschaftlichen Angelegenheiten den Ausschlag. […] §. 679. Vielmehr
ist, wenn der Mann einen neuen Wohnort wählt, die Frau ihm dahin zu folgen verbunden."

485 Briefwechsel, 435 (Dez. 1823).

486 Briefwechsel, 438 (Dez. 1823).

487 Briefwechsel, 443 (Mai 1824). Achims Anspielung ist vielschichtig: Als Lazzaroni wurden während der
Frühen Neuzeit neapolitanische Wohnsitzlose und Subproletarier bezeichnet, die es im 17. Jahrhundert
zu einer kurzfristig erfolgreichen politischen Revolte brachten. Goethe beschreibt ihren losen Lebenswandel in der „Italienischen Reise". In den 1820er Jahren ergriffen sie Partei gegen die Liberalen.

488 Briefwechsel, 453 (Juni 1824).
489 BvA WB 4, 230 f.; Briefwechsel, 452 f. (Dez. 1823).
490 Briefwechsel, 394 (Januar 1823).
491 Briefwechsel, 436 (Dez. 1823).
492 Briefwechsel, 449 (Juni 1824).
493 Briefwechsel, 445 (Mai 1824).
494 Briefwechsel, 445 (Mai 1824), vgl. dazu Althans.
495 Briefwechsel, 137 (August 1818), also etwa zweieinhalb Monate vor der Geburt von Maxe.
496 So auch später über die Sparsamkeit der Hausangestellten Jäger: „Sie lässt sich lieber Entbehrungen
     gefallen, als dass sie mir eine starke Rechnung brächte, sie beißt sich um der Ausgaben willen tüch-
     tig mit den beiden andern herum", Briefwechsel, 342 (Febr. 1822), 345.
497 Briefwechsel, 436 (Dez. 1823).
498 Püschel, Bauer, bes. 132 ff.
499 Briefwechsel, 415 f. (Okt. 1823).
500 Arnims Briefe, 81 (Mai 1814); Rhabarberpulver war als Hausmittel wegen seiner abführenden Wir-
     kung eingeführt, vgl. Hahnemann, Apothekerlexikon, Bd. 2, 2. Teil, 53; abschwellende Wirkung
     nicht nachweisbar.
501 Briefwechsel, 31 (Oktober 1815); die Übelkeit kann damals nicht auf eine Schwangerschaft zurück-
     gehen.
502 Briefwechsel, 327 (Okt. 1821), das entspräche etwa sieben Talern; nach der preußischen Medizinal-
     taxe für Wundärzte von 1815 hätte die Reposition eines verrenkten Oberarms drei bis sechs Taler,
     eines verrenkten Vorderarms fünf bis zehn gekostet, Joachim, Medicinaltaxe, 51; für zwölf Taler
     kaufte Bettine 1826 eine Eselin mit Fohlen, vgl. Kap 4.
503 Briefwechsel, 392 (Januar 1823).
504 Höfler, 191.
505 Briefwechsel, 400 f. (Aug. 1823).
506 Vgl. dazu Menninghaus.
507 Briefwechsel, 374 (Mai 1822).
508 Briefwechsel, 376 f. (Juni 1822), 396 (Januar 1823).
509 Briefwechsel, 442 (Mai 1824).
510 Briefwechsel, 443 (Mai 1824).
511 Arnims Briefe, 138 (Aug. 1816); zum Alkoholgehalt s. https://de.wikipedia.org/wiki/
     Cura%C3%A7ao_%28Lik%C3%B6r%29 (letzter Aufruf: 16.8.2017).
512 Briefwechsel, 174 (Juli 1819).
513 Hahnemann, Apothekerlexikon, Bd. 2, 2. Teil, 353. Die Wirkungen des „Würzkorianders" sind sehr
     vielfältig, Bd. 2, 2. Teil, 456.
514 Briefwechsel, 107 (April 1818).
515 BvA WB 4, 198 (Juni 1820).
516 BvA WB 4, 199 (Juni 1820).
517 Briefwechsel, 303 f. (August 1821), zu Greim bereits 297 (Juli 1821).
518 Briefwechsel, 306 (August 1821).
519 Arnims Briefe, 155 (August 1821).
520 Briefwechsel, 308 (Sept. 1821).
521 Briefwechsel, 321 (Sept. 1821).
522 Zum Umgang der Arnimschen Kinder mit solchen Hauslehrern s. GSA, Bestand 03, 775, 18v–19v.
523 Arnims Briefe, 155 (Sept. 1821); Briefwechsel, 329 (Okt. 1821).
524 Arnims Briefe, 156 (Dez. 1821).
525 Briefwechsel, 386 (Nov. 1822).
526 BvA WB 4, 223 (7.1.1823) (an Achim).
527 Briefwechsel, 394 (Januar 1823).
528 Briefwechsel, 400 (Aug. 1823); gemeint ist wohl der Berliner Brauer Josty, der dem Weißbier Kräu-
     ter wie z. B. Waldmeister beigab.
529 Briefwechsel, 19 (Anfang 1815).
530 Briefwechsel, 28 (Oktober 1815).
531 Hahnemann, Apothekerlexikon, Bd. 1, 2. Teil, 495.

532 Briefwechsel, 296 (Juli 1821).
533 Briefwechsel, 296 f. (Juli 1821), 298 (August 1821).
534 Briefwechsel, 296 (Juli 1821).
535 Mundrosen sind heutzutage Hautentzündungen um den Mund herum, nicht im Mund. Vielleicht meint sie eine Entzündung oder Aphthen im Mund; kein Hinweis bei Höfler.
536 Briefwechsel, 333 (Okt. 1821).
537 BvA WB 4, 221 (Ende 1822) (an Savigny).
538 Briefwechsel, 397 (Juni 1823).
539 BvA WB 4, 193 (Juli 1819); Briefwechsel, 200 (Sept. 1820).
540 Briefwechsel, 402 (Aug. 1823).
541 Briefwechsel, 405 f. (Sept. 1823).
542 Abbildung solcher Krüge für Wasser aus Bad Soden bei Schneider, Mineralwasserversand, 355.
543 Sommer, 53 ff.
544 Briefwechsel, 411 (Okt. 1823).
545 Briefwechsel, 448 (Juni 1824).
546 Briefwechsel, 453 (Juni 1824).
547 Briefwechsel, 453 (Juni 1824).
548 Briefwechsel, 454 (Juni 1824).
549 In Goethes „Egmont" gelten sie immerhin als Ausdruck von Liebe.
550 Briefwechsel, 449 (Juni 1824).
551 Briefwechsel, 454 (Juni 1824).
552 Briefwechsel, 450 (Juni 1824).
553 Höfler, 142. Der speziellere Fall, eine Art „Typhus", dürfte nicht gemeint gewesen sein.
554 Arnims Briefe, 75 (Mai 1814).
555 Die zeitgenössische Begrifflichkeit unterstreicht vor allem die Diffusität, die schon im folgenden, stark verkürzten Lexikoneintrag erkennbar wird: „Nervenfieber, diejenigen fieberhaften Krankheiten, bei welchen das Nervensystem vorzugsweise ergriffen und in seiner natürlichen Thätigkeit gehemmt ist. Wenn im Verlauf eines gastrischen, katarrhalischen oder rheumatischen Fiebers durch schlechte Diät, bei starken Menschen durch zu reizende, bei schwachen durch zu schwächende Behandlung, durch Erkältung, Gemüthsbewegung etc. einzelne Zeichen eines gereizten Nervensystems eintreten, wie leichtes Irrereden, Träumerei, Schlaflosigkeit, Unruhe, selbst kleine Zuckungen etc., so wird das ursprüngliche Fieber nervös, und dieser nervöse Zustand kann in ein vollkommenes Nervenfieber übergehen." Damen, Bd. 7, 401–403.
556 Arnims Briefe, 148 (Sept. 1818).
557 Briefwechsel, 181 (Nov. 1819).
558 Briefwechsel, 393 (Januar 1823).
559 Briefwechsel, 393 (Januar 1823); schon früher zu seiner Ängstlichkeit: AM, 186 (August 1813).
560 Briefwechsel, 395 f. (Januar 1823).
561 Briefwechsel, 422 (Nov. 1823). Die Verdrängung des Genitivs durch den Dativ war also schon damals zu beobachten.
562 Briefwechsel, 311 (Sept. 1821).
563 Eine Abbildung eines solchen Gerätes bei Vander Elst, 1634; Empfehlungen zur Prävention bei Andry, 115 ff.
564 Briefwechsel, 326 (Okt. 1821).
565 Briefwechsel, 331 (Okt. 1821).
566 AM, 234 (Juli 1823).
567 Zum Magnetismus s. oben, Anm. 117.
568 BvA WB 4, 186, 180: Bettine selbst scheint damals den direkten Kontakt zur Natur zu bevorzugen.
569 Arnims Briefe, 309 (April 1814).
570 Briefwechsel, 299 (August 1821). Mehr dazu 302; s. dazu Jütte, Alternativen, 93 ff.
571 Briefwechsel, 302 f. (August 1821).
572 Briefwechsel, 312 (Sept. 1821); Weiss, Briefe, 233. 1824 veröffentlicht Windischmann einen Versuch, Medizin und Christentum zu verbinden: „Ueber Etwas, das der Heilkunst Noth thut. Ein Versuch zur Vereinigung dieser Kunst mit der christlichen Philosophie". Sein Fazit: „[…] das lebendige Wort ist der kunst- und hülfreichste Arzt und die Kirche die wohlthätigste Heilanstalt auf Erden."

Windischmann, 288. Anfang des Jahres 1824 hatte Clemens Brentano Achim auf dieses Werk hingewiesen, „das dir hie und da gewis große Freude machen wird, wenn du es lesen willst", Freundschaftsbriefe, 774. Es biete einige medizinphilosophische Darlegungen, die sich im Wesentlichen auf Hippokrates und Sydenham beziehen, außerdem noch die Erkenntnisse von Haller, Brown und des Magnetismus, um dann zu dem eigentlichen, im Untertitel angekündigten Ziel zu kommen. Ob Achim das Werk je gelesen hat, lässt sich nicht mehr feststellen, aber für seine in der Regel praktisch orientierte Medizinkritik dürfte es nicht sehr bedeutsam geworden sein.

573 Briefwechsel, 351 (März 1822). Der Text, auf den Achim sich bezieht, ließ sich nicht ermitteln.

574 Briefwechsel, 243 (Nov. 1820); Schultz, Brentanos, 64 ff.

575 Briefwechsel, 325 (Okt. 1821).

576 Briefwechsel, 354 (März 1822).

577 In der „Frau von Saverne" von 1817 (mit dem Rat des Selbstversuchs für die therapierenden Ärzte) und im „Majoratsherrn" von 1820, vgl. Apfel, 69 f., 65.

578 Briefwechsel, 477 (August 1824).

579 Briefwechsel, 767 (September 1828).

580 Briefwechsel, 771 (Oktober 1828).

581 Briefwechsel, 444 (Mai 1824); zu Schäfern als Heilkundige s. Jütte, Alternativen, 100 f.

582 Briefwechsel, 448 (Juni 1824).

583 Engstrom, 245–251.

584 Diese waren aber „ganz so […], wie er sie verlangte", Anon., Korrespondenz, 845, wie die volksaufklärerische Zeitschrift „Hesperus" aus Stuttgart kritisch zu der ganzen Überprüfung im aufgeklärten Berlin vermeldet.

585 Briefwechsel, 456 (Juni 1824), Hervorhebung im Original.

586 Briefwechsel, 456 (Juni 1824). Adam Müller wird bereits 1810 in der Korrespondenz erwähnt (Weiss, Briefe, 204), war Gründungsmitglied der von Achim begründeten deutschen Tischgesellschaft (Arnim, Tischgesellschaft, 472; s. a. Schultz, Lieb, 267). Als Patient ist Müller bei Hahnemann weder in den Krankenjournalen in IGM, D 19 ff., noch in der Patientenkorrespondenz der Köthener Zeit (IGM, B) nachweisbar. Er hatte u. a. den Publizisten Friedrich von Gentz (1764–1832) 1821 beschworen, sich bei Hahnemann behandeln zu lassen; s. Haehl, Bd. 2, 132 f. Als früherer Stabsoffizier bei Metternich und österreichischer Diplomat war Müller die Behandlung Schwarzenbergs durch Hahnemann sicher bekannt. Zu Müllers politischer Rolle s. Arnims Briefe, 363.

587 Zum Hintergrund s. Schreiber, 175 f.

588 Haehl, Bd. 1, 130; Bd. 2, 132.

589 Eine Sophie Müller wird erstmals am 13.6.1820 von Hahnemann in Leipzig behandelt, Schreiber, 258. Die Altersangabe, 60 Jahre, passt nicht gut zu der damals 45-Jährigen.

590 Achim tut dies auch literarisch, so in der „Kirchenordnung" von 1822, s. Apfel, 67.

4 Auf dem Weg zu einer neuen Therapiepräferenz in den letzten Ehejahren (1824–1831)?

1   Briefwechsel, 502 (Dez. 1824).

2   Briefwechsel, 497 f., 501 (Dez. 1824); Steffens war Schwiegersohn von Reichardt, Stoll, Bd. 2, 255.

3   Briefwechsel, 628 (Oktober 1826).

4   Briefwechsel, 921 (November 1830).

5   Briefwechsel, 731 (Mai 1828).

6   Briefwechsel, 736 (Juni 1828).

7   Briefwechsel, 865 (Mai 1830).

8   Briefwechsel, 693 (August 1827).

9   Briefwechsel, 808 (Juli 1829). 1812 waren in das umgebaute Schloss die ersten Sträflinge aus dem aufgehobenen Zuchthaus in Torgau verlegt worden.

10 Briefwechsel, 601 (April 1826).

11 Briefwechsel, 581 (März 1826).

12 Briefwechsel, 693 (August 1827).

13   Briefwechsel, 697 (August 1827).

14   Maxe, 12 f.

15   Briefwechsel, 726 (April 1828). Ein Jahr später wurde die neue Flinte des knapp 17-jährigen Freimund in der Berliner Wohnung aufbewahrt (795, 797). Im Juni 1829 schießt er „fast alle Sonntag Morgen" (802). In der Schnellpost würde man Schwierigkeiten machen, wenn er mit Flinte reise, deshalb soll er den Postwagen nach Jüterbog nehmen (818). Siegmunds Doppelflinte wird im Herbst 1829 in Jüterbog repariert (839). Nach einigen Monaten in Berlin meldet Achim, der Mitte April nach Wiepersdorf zurückgekehrt war, dass die beiden Flinten von Freimund und Siegmund in gutem Zustand seien. Offenbar hatte Letzterer befürchtet, sie sei verrostet (860, April 1830).

16   Maxe, 15 f.

17   Briefwechsel, 604 (Mai 1826).

18   Möglicherweise kam der Blumenkohl erst – wie so manches Gemüse und Früchte – erst mit den Hugenotten nach Berlin.

19   Briefwechsel, 606 (Mai 1826).

20   Briefwechsel, 741 (Juli 1828).

21   Briefwechsel, 623 (Oktober 1826).

22   Briefwechsel, 788 (März 1829).

23   Briefwechsel, 719, 724 f. (März 1828). Servière war ein Berliner Bekannter Arnims.

24   Zur Raumklimaaufbesserung oder möglicherweise als Parfüm für Achim?

25   Briefwechsel, 629 (Oktober 1826).

26   Briefwechsel, 924 f. (Dezember 1830).

27   Briefwechsel, 634 (Dezember 1826).

28   Transkription des Herausgebers der Briefe vielleicht unsicher, es dürfte sich um einen preußischen Kuranttaler zu (ab 1821) 30 Silbergroschen handeln – also einen Verkaufspreis von 20 bis 30 Groschen.

29   Briefwechsel, 857 (Dezember 1829).

30   Briefwechsel, 924 f. (Dezember 1830).

31   S. dazu Näheres im Abschnitt „Bettines Werbung von Patienten für den Homöopathen".

32   Briefwechsel, 607 (Mai 1826).

33   Briefwechsel, 813 (Juli 1829).

34   Briefwechsel, 814 (Juli 1829).

35   Briefwechsel, 819 (Juli 1829).

36   Briefwechsel, 650 (März 1827); erneut: 807 (Juni 1829); desgl. 922 (November 1830).

37   Briefwechsel, 651 (März 1827).

38   Briefwechsel, 712 (Dezember 1827).

39   Briefwechsel, 857 (Dezember 1829).

40   Briefwechsel, 857 (Dezember 1829).

41   Briefwechsel, 727 (April 1828).

42   Briefwechsel, 558 (Sept. 1825).

43   Briefwechsel, 731 (Mai 1828).

44   Es bleibt offen, was er an dem Tee schädlich findet – vielleicht ist es schwarzer Tee, der die Kinder abends zu sehr anregt?

45   Briefwechsel, 557 (Sept. 1825).

46   Briefwechsel, 599 (April 1826) (23 Pfund in 27 Tagen).

47   Briefwechsel, 563 (Sept. 1825).

48   Briefwechsel, 778 (Dezember 1828).

49   Im Jahre 1814 hieß es, dass man in Wiepersdorf 800 Reichstaler einsparen könnte. Leider gibt es keine Angabe zu den in Berlin erwarteten Gesamtausgaben. Vgl. Kap. 3.

50   Briefwechsel, 782 (Dezember 1828).

51   Nachweise medizinischer Wirkungen ließen sich in der volksmedizinischen Literatur nicht feststellen.

52   Briefwechsel, 782 (Dezember 1828).

53   Briefwechsel, 555 (Sept. 1825), 569 (Nov. 1825).

54   Briefwechsel, 641 (März 1827).

55   Wiedemann, 63 (Oktober 1827).

56   Briefwechsel, 857 (Dezember 1829).
57   Briefwechsel, 599 (April 1826).
58   Briefwechsel, 602 (April 1826).
59   Briefwechsel, 605 (Mai 1826).
60   Während der 1820er Jahre wird in (Bad) Nenndorf eine Eselsmilchkur angeboten, was Hufelands Journal der practischen Heilkunde 54, 1822, 160, erwähnt; aus den 1830er Jahren gibt es Werbung für ein Bad in Säckingen, das diese Kur anbot; aus Basel wird 1840 Ähnliches, ebenfalls ohne Indikationen, geschildert: Bericht, 76. Böttiger verweist auf die Verwendung zur Verbesserung von Lunge und Haut.
61   Daehne, mit vielfältigen Indikationen.
62   Briefwechsel, 603 (Mai 1826).
63   Briefwechsel, 605 (Mai 1826).
64   Briefwechsel, 621 (Oktober 1826).
65   Briefwechsel, 628 (Oktober 1826).
66   Briefwechsel, 638 (Dez. 1826).
67   Briefwechsel, 653 f. (März 1827).
68   Briefwechsel, 663 (Mai 1827).
69   S. dazu unten in diesem Kapitel.
70   Briefwechsel, 796 f. (April 1829).
71   Briefwechsel, 798 (April 1829).
72   Briefwechsel, 804 (Juni 1829).
73   Briefwechsel, 806 (Juni 1829).
74   Briefwechsel, 807 (Juni 1829).
75   Briefwechsel, 808 (Juni 1829). Es kann sich nicht um Julie von Egloffstein (1792–1869) aus dem Weimarer Umfeld Goethes handeln, die sich als Zeichnerin und Malerin einen Namen erwarb, denn sie weilte damals in Rom. In Frage kommt nur ihre Schwester Caroline, die bis 1831 16 Jahre lang im Weimarer Hofdienst wirkte und mit der Bettine bei Goethes Geburtstagstafel am 28.8.1826 zusammentraf, vgl. Arnims Briefe, 351, und Boetzkes, 199. Sie war nach dem 11. Juni 1829 zu einem Besuch ihres Vaters nach Berlin gereist, wo sie bis vor dem 4. Juli weilte, Egloffstein, 281, 284, 287.
76   Egloffstein, 287.
77   Egloffstein, 288, 291.
78   Daten zu Goullon nach Hitzenbichler, 18 ff.
79   Egloffstein, 251, 256.
80   Egloffstein, 332.
81   Briefwechsel, 857 (Dez. 1829), Zusicherung der Sorge: 808.
82   Briefwechsel, 605 (Mai 1826).
83   Briefwechsel, 589 (April 1826).
84   Briefwechsel, 865 (Mai 1830).
85   Briefwechsel, 556 (554) (Sept. 1825).
86   Briefwechsel, 554 f. (Sept. 1825). Im folgenden Jahr wird erneut aus Wiepersdorf mitgeteilt, dass dort eine rote Decke fertig geworden sei, Briefwechsel, 629 (Oktober 1826).
87   Briefwechsel, 563 (Sept. 1825).
88   Briefwechsel, 641 (März 1827). Diese Inletts werden in Wiepersdorf gefüllt (654) bzw. weiter geschneidert (663).
89   Briefwechsel, 709 (November 1827).
90   Briefwechsel, 629 (Oktober 1826).
91   Briefwechsel, 629 (Oktober 1826).
92   Briefwechsel, 706 (31. Oktober 1827).
93   Briefwechsel, 712 (Dezember 1827).
94   Briefwechsel, 863 (April 1830).
95   Briefwechsel, 567 (Okt. 1825).
96   Briefwechsel, 711 (Dezember 1827).
97   Empfehlungen zu einer besseren Nutzung der warmen Zimmer und der Zusammenlegung der Jungen wieder im Dezember 1830, 923: „überhaupt ist das Wohnen in zwei Zimmern von gar keinem Nutzen".

98 Für Berlin kann man damals einen Fleischverbrauch pro Kopf und Jahr von ca. 30 kg annehmen, das entspräche etwa 83 Gramm am Tag; damit liegt die Familie selbst, aber auch das Personal, deutlich über dem Durchschnitt; vgl. Teuteberg, 106, 114.

99 Briefwechsel, 712 (Dezember 1827).

100 Briefwechsel, 722 (März 1828).

101 Briefwechsel, 576 (Dez. 1825).

102 Briefwechsel, 619 (August 1826).

103 Briefwechsel, 712 (Dez. 1827); Freimund, 155.

104 Briefwechsel, 623 (Oktober 1826).

105 Briefwechsel, 812 (Juli 1829).

106 Briefwechsel, 659 (Mai 1827).

107 Briefwechsel, 739 (Juli 1828). Das „kalte Fieber" plagte ihn seit Anfang Mai, 732.

108 Briefwechsel, 821 (Juli 1829).

109 Briefwechsel, 605 (Mai 1826).

110 Briefwechsel, 642 (März 1827).

111 Briefwechsel, 644 (März 1827).

112 AM, 233; Freimund, 155.

113 Briefwechsel, 667 (Mai 1827).

114 Briefwechsel, 858 (Dezember 1829).

115 Briefwechsel, 859 (Dezember 1829).

116 Briefwechsel, 576 (Dez. 1825).

117 Briefwechsel, 629 (Oktober 1826).

118 Briefwechsel, 780 (Dezember 1828).

119 Briefwechsel, 781 (Dezember 1828).

120 Briefwechsel, 669 (Mai 1827).

121 Zur Rolle des Bankhauses in diesen Jahren s. Treue, 34 ff., 37

122 Briefwechsel, 834 (August 1829).

123 Briefwechsel, 488 (November 1824).

124 Briefwechsel, 499 (Dez. 1824).

125 Was die Übergabe des Gutes Blankensee durch den Bruder finanziell bedeutete, lässt sich nicht abschätzen, Briefwechsel, 611 (Juni 1826).

126 Briefwechsel, 544 (Juli 1825).

127 Briefwechsel, 547 (Juli 1825).

128 Briefwechsel, 562 (Sept. 1825).

129 Briefwechsel, 584 (März 1826).

130 Briefwechsel, 578, 584 (März 1826).

131 Arnim, Tischgesellschaft, 458. Achim besucht die Albertis, wenn er in Berlin ist (Briefwechsel, 20), desgleichen Bettine (138); sie ließen Bettine 1818 den „Abgang" aus der Küche für die Kuh zukommen (106), sie aß dort mehrfach zu Mittag (166); Achim schätzte sie als Vermittler zu Zelter (188). 1820 sollten sie bei Überschüssen von Fleisch im Hause Arnim einen Hasen erhalten (211), seine Meinung zu Wunderheilungen wird gehört (299), Bettine berichtet über deren Abreise nach Dresden (372), besonders gemästete Puten werden 1823 vorrangig an Alberti „annonciert" (391). 1823 wird dann auch von Auseinandersetzungen zwischen den Schwagern Alberti und Pistor, die mit zwei Schwestern verheiratet waren (UL, 435), um ein nicht angebotenes Abendessen berichtet (Briefwechsel, 399), sie geben Handwerkertipps für Fensterreparaturen (409) und freuen sich auf Achims Rückkehr (411). Frau Alberti (Wilhelmine geb. Hensler, gen. Minna (1777–1857)) drängte Bettine 1825 zum gemeinsamen Kollegbesuch bei Steffens (512), beschwerte sich im Mai 1827 aber über von Bettine gelieferte Butter, die stank, BvA WB 4, 256.

132 Briefwechsel, 579 (März 1826); gemeint ist der Kunsthistoriker Karl Friedrich von Rumohr.

133 Briefwechsel, 632 (Oktober 1826).

134 Briefwechsel, 652 (März 1827).

135 Briefwechsel, 652 f. (März 1827).

136 Arnims Briefe, 164 (Febr. 1827).

137 Briefwechsel, 669 (Mai 1827).

138 Briefwechsel, 670 (Juni 1827).

139 Briefwechsel, 876 (Juli 1830).
140 Briefwechsel, 877 (August 1830).
141 Briefwechsel, 897 (September 1830).
142 Briefwechsel, 924 (Dezember 1830).
143 Briefwechsel, 926 (Januar 1831).
144 Briefwechsel, 491 (November 1824).
145 Briefwechsel, 603 (Mai 1826).
146 Briefwechsel, 727 (April 1828).
147 Briefwechsel, 795 (April 1829).
148 Briefwechsel, 796 f. (April 1829).
149 Briefwechsel, 798 (April 1829); möglicherweise Transkriptionsfehler: „[…] so werden Dir alle […]“.
150 Briefwechsel, 833 (August 1829).
151 Briefwechsel, 803 (Mai 1829).
152 Briefwechsel, 806 (Juni 1829).
153 Briefwechsel, 782 (Dezember 1828).
154 Briefwechsel, 587 (April 1826).
155 Maxe, 12 f.
156 Briefwechsel, 860 (April 1830).
157 Briefwechsel, 631 (Oktober 1826).
158 Briefwechsel, 710 (Dezember 1827).
159 Briefwechsel, 613 (Juli 1826).
160 Briefwechsel, 788 (März 1829).
161 Briefwechsel, 605 (Mai 1826).
162 Briefwechsel, 606 (Mai 1826).
163 Briefwechsel, 819 (Juli 1829).
164 Briefwechsel, 629 (Oktober 1826).
165 Briefwechsel, 799 (Mai 1829).
166 Briefwechsel, 465 (August 1824).
167 Die Schreibung ihres Namens schwankt in den Originalschreiben, denen wir jeweils folgen.
168 Briefwechsel, 531 (Mai 1825).
169 Briefwechsel, 543 (Juli 1825).
170 Briefwechsel, 542 (Juli 1825).
171 Briefwechsel, 543 (Juli 1825).
172 Briefwechsel, 539 (Juli 1825).
173 Briefwechsel, 545 (Juli 1825).
174 Stolberg, Homo, 121–129.
175 Briefwechsel, 540 (Juli 1825).
176 Briefwechsel, 544 (Juli 1825).
177 Joachim, Medicinaltaxe, 45; ein Taler wurde zu 30 Groschen gerechnet.
178 Begriff „Hirnentzündung“ mehrfach im Briefwechsel, 540, 542 sowie 547 (Juli 1825); Gersdorff, Ehe, 171, macht daraus locker eine Hirnhautentzündung. Man kann Bettines Pflegeleistung anerkennen, ohne sie zu einer Wunderheilerin zu machen.
179 Briefwechsel, 548 (Juli 1825).
180 Briefwechsel, 540 (Juli 1825).
181 Achim, 549 (Januar 1826).
182 Briefwechsel, 531 (Mai 1825).
183 Briefwechsel, 530 und 533 (Mai 1825).
184 Briefwechsel, 535 (Juni 1825).
185 Briefwechsel, 536 (Juni 1825).
186 Briefwechsel, 531 (Mai 1825).
187 Briefwechsel, 527 (Mai 1825).
188 Briefwechsel, 548 (Juli 1825).
189 Briefwechsel, 543 (Juli 1825).
190 Briefwechsel, 545 (Juli 1825).
191 Briefwechsel, 549 f. (Juli und Aug. 1825).

192 Briefwechsel, 541, 543 (Juli 1825).
193 Briefwechsel, 546 (Juli 1825).
194 Briefwechsel, 542 (Juli 1825).
195 Briefwechsel, 545 (Juli 1825).
196 Briefwechsel, 545 (Juli 1825).
197 Briefwechsel, 548 (Juli 1825).
198 Achim, 548 (Januar 1826 im Rückblick auf den Sommer 1825).
199 Briefwechsel, 551 (August 1825).
200 Briefwechsel, 552 (September 1825).
201 Briefwechsel, 635 (Dezember 1826).
202 Briefwechsel, 637 (Dezember 1826).
203 Briefwechsel, 636 (Dezember 1826).
204 Briefwechsel, 637 f. (Dezember 1826).
205 Briefwechsel, 638 (Januar 1827).
206 Briefwechsel, 639 (Januar 1827); Kühnemunds Gesundung und den erfolgreichen Schutz der anderen Kinder teilte Achim auch Savigny mit, Arnims Briefe, 163 (Febr. 1827).
207 Briefwechsel, 580 (März 1826).
208 Briefwechsel, 600 (April 1826).
209 Briefwechsel, 603 (Mai 1826).
210 Briefwechsel, 606 (Mai 1826).
211 Briefwechsel, 610 (Mai 1826). Mit der Schnellpost konnte man von Wiepersdorf in zwölf Stunden nach Dresden fahren, 795.
212 Briefwechsel, 779 f. (Dezember 1828).
213 Weiss, Briefe, 78 (Dezember 1828).
214 Briefwechsel, 780 f. (Dezember 1828).
215 Briefwechsel, 873 (Juli 1830).
216 Briefwechsel, 563 (Sept. 1825).
217 Briefwechsel, 564 (Sept. 1825).
218 Briefwechsel, 572 (Dez. 1825).
219 Briefwechsel, 575 (Dez. 1825).
220 Die Indikationen für Blasenpflaster waren um 1800 ziemlich ausufernd. Sie wurden gegen Kopfschmerzen bei fieberhaften Krankheiten gelegt, s. z. B. Jackson, 115, 118, 128 und mehrfach, aber auch auf Schmerzpunkte aller Art und auf eiternde Wunden. Die Kritik an der unzureichenden Wirkung dieser Therapie nahm Ende der 1830er Jahre zu. Zur Behandlung von Augenbeschwerden s. Hirschberg, 17.
221 Briefwechsel, 577 (Dez. 1825).
222 Briefwechsel, 656 (Mai 1827).
223 Briefwechsel, 659 (Mai 1827).
224 Briefwechsel, 484 (Sept. 1824).
225 Briefwechsel, 688 (Juli 1827).
226 Briefwechsel, 690 (Juli 1827).
227 Sander, 56.
228 Briefwechsel, 695 (August 1827).
229 Briefe, 282 (an Rahel Varnhagen, Sommer 1827).
230 Briefwechsel, 723 (März 1828).
231 Briefwechsel, 777 (Dezember 1828).
232 Briefwechsel, 596 (April 1826); gemeint ist der Kronprinz des Königreiches Hannover.
233 Briefwechsel, 647 (März 1827).
234 Briefwechsel, 676 (Juni 1827).
235 Briefwechsel, 561 (Sept. 1825).
236 Briefwechsel, 566 (Oktober 1825).
237 Briefwechsel, 580 (März 1826).
238 Briefwechsel, 578 (März 1826).
239 Briefwechsel, 527 (Mai 1825).
240 Briefwechsel, 537 (Juni 1825).
241 Briefwechsel, 549 (Juli 1825).

242 Briefwechsel, 552 (Aug. 1825).
243 Briefwechsel, 561 (Sept. 1825).
244 Briefwechsel, 611 f. (Juni 1826).
245 Höfler, 169.
246 Briefwechsel, 612 (Juni 1826).
247 Briefwechsel, 640 (März 1827).
248 Briefwechsel, 645 f. (März 1827). Tatsächlich musste er wohl wegen Lehrerintrigen die Schule verlassen. Das offenbar zur Entschädigung etwas geschönte Entlassungszeugnis sollte es den Eltern aber leichtmachen, ihn anderswo zu platzieren.
249 Briefwechsel, 727 (April 1828).
250 Briefwechsel, 732 (Mai 1828).
251 Diese Charakterisierung in Briefwechsel, 728 (Mai 1828); „wahre Stütze", 734.
252 So schon für frühere Jahrhunderte Schuh, 51 ff.; Ritzmann.
253 Briefwechsel, 480 (Sept. 1824).
254 Briefwechsel, 813 (Juli 1829).
255 Briefwechsel, 323 (Sept. 1821).
256 Mintz, 114, 126, 135 ff., 148.
257 Briefwechsel, 484 (Sept. 1824).
258 Briefwechsel, 485, 487 (Sept. 1824).
259 Achim, 545 (April 1825); Achim schätzt seine eigene Schule, das Joachimsthaler Gymnasium, gleichauf mit dem Grauen Kloster und dem Friedrich-Wilhelm-Gymnasium, Arnims Briefe, 173 (August 1827).
260 Briefwechsel, 571 (Dez. 1825).
261 Briefwechsel, 491 (Nov. 1824).
262 Briefwechsel, 495 (Nov. 1824).
263 Briefwechsel, 567 (Okt. 1825).
264 Briefwechsel, 587 (April 1826).
265 Briefwechsel, 587 (April 1826).
266 Briefwechsel, 599 (April 1826).
267 Briefwechsel, 704 (Oktober 1827).
268 Briefwechsel, 812 (Juli 1829).
269 Briefwechsel, 592 (April 1826).
270 Briefwechsel, 619 (August 1826); 621 (Oktober 1826).
271 Briefwechsel, 623 (Oktober 1826).
272 Briefwechsel, 597 (April 1826).
273 Briefwechsel, 599 (April 1826).
274 Briefwechsel, 615 f. (August 1826).
275 Most, 563 f.
276 Briefwechsel, 620 (August 1826).
277 Briefwechsel, 641 (März 1827).
278 Briefwechsel, 675 (Juni 1827), 677 (Juli 1827). Die Kinder wissen also immerhin, wie man sich benimmt, und tun es bei Anwesenheit Dritter auch, während sie sich gegenüber den Eltern schlechter benehmen – ein häufig beobachtetes Verhalten.
279 Briefwechsel, 661 (Mai 1827), dort auch das folgende Zitat; im Juli meint sie sich geirrt zu haben; es gehe um das Gewerbeinstitut von Beuth, 677.
280 Dessen schlichter Stil machte ihn zu einer beliebten Schullektüre.
281 Briefwechsel, 662 f. (Mai 1827). Heute würde man bei diesem Verhalten vielleicht vorschnell eine ADHS-Diagnose stellen.
282 Briefwechsel, 665 (Mai 1827).
283 Briefwechsel, 667 (Mai 1827).
284 Briefwechsel, 669 (Juni 1827).
285 Arnims Briefe, 173 f. (August 1827).
286 Dinges, Exercise.
287 1827 war er bereits seit drei Jahren Leiter des Neuköllner Realgymnasiums, ebenfalls einer Alternative zum humanistischen Gymnasium.

288 Briefwechsel, 706 (Oktober 1827).
289 Wiedemann, 65 (Oktober 1827).
290 Briefwechsel, 728 (Mai 1828).
291 Briefwechsel, 772 (Oktober 1828).
292 Briefwechsel, 790 (April 1829).
293 Briefwechsel, 794 (April 1829).
294 Briefwechsel, 796 (April 1829).
295 Briefwechsel, 799 (Mai 1829).
296 Briefwechsel, 731 (Mai 1828).
297 Briefwechsel, 817 (Juli 1829).
298 Briefwechsel, 806 (Juni 1829).
299 Briefwechsel, 503 (Dezember 1824).
300 Briefwechsel, 572 (Dez. 1825).
301 Briefwechsel, 503 (Dezember 1824).
302 Briefwechsel, 578 (März 1826); deshalb wurde keine Seife gekocht, 582 (März 1826).
303 Briefwechsel, 722 (März 1828).
304 Briefwechsel, 580 (März 1826). Es ist nicht zu klären, für welchen Zeitraum, pro Quartal oder Jahr. Der Arnimsche Haushalt verbrauchte ohne Mietzins damals 300 bis 400 Taler. Eine Ausgeberin ist die Leiterin der Hauswirtschaft.
305 Briefwechsel, 586 (April 1826), 583.
306 Arnims Briefe, 162 (Dezember 1826); Briefwechsel, 707 (November 1827).
307 Briefwechsel, 742 (Juli 1828).
308 Briefwechsel, 897 (September 1830).
309 Briefwechsel, 594 (April 1826).
310 Briefwechsel, 602 (April 1826).
311 Briefwechsel, 678 (Juli 1827); insgesamt war sie elf Tage lang im Bett, 690, hatte vor Schreck über den Brandunfall von Maxe das kalte Fieber erneut bekommen und lag wieder vier Tage zu Bett, 692.
312 Briefwechsel, 689 (Juli 1827).
313 Auch zur Bezahlung der Dienstboten s. Stillich, 163.
314 Briefwechsel, 722 (März 1828).
315 Maxe, 15 f.
316 Strohmeyr, 195, betont diese implizite Kritik in der weiteren Charakterisierung der Mutter stärker.
317 Briefwechsel, 469 (August 1824).
318 Briefwechsel, 457 f. (Juni 1824).
319 Briefwechsel, 453 (Juni 1824).
320 Vgl. Gersdorff, Ehe, 155.
321 Briefwechsel, 459 (Juli 1824).
322 Briefwechsel, 465 (Aug. 1824).
323 Briefwechsel, 461 (August 1824); vgl. 467.
324 Briefwechsel, 462 (August 1824).
325 Jedenfalls während der folgenden Badekur zeichnet sie munter weiter, Briefwechsel, 484 (September 1824).
326 Briefwechsel, 465 (Aug. 1824).
327 Briefwechsel, 469 (Aug. 1824).
328 Briefwechsel, 466 (August 1824).
329 Fischer-Homberger; Honegger; Schmersahl.
330 Briefwechsel, 467 (August 1824).
331 Briefwechsel, 467 (August 1824).
332 Vgl. z. B. Sommer, 28, 53 ff.
333 Briefwechsel, 462 f. (August 1824).
334 Das ist die genauere Transkription von BvA WB 4, 233 (Aug. 1824), die Briefwechsel, 475 (August 1824), entspricht.
335 Briefwechsel, 481 (September 1824).
336 Autographenkatalog, 13 (30. Aug. 1824).

337   Briefwechsel, 479 (September 1824).
338   Briefwechsel, 481 f. (September 1824).
339   Briefwechsel, 483 (September 1824), vgl. 472.
340   Briefwechsel, 484 (September 1824).
341   Briefwechsel, 486 (September 1824).
342   Briefwechsel, 487 (September 1824).
343   Briefwechsel, 491 (Nov. 1824) (Nachtrag).
344   Briefwechsel, 495 (November 1824).
345   Briefwechsel, 570 (Nov. 1825).
346   Briefwechsel, 518 (Februar 1825).
347   Briefwechsel, 516 (Febr. 1825).
348   Briefwechsel, 523 (April 1825).
349   Briefwechsel, 620 (August 1826).
350   Briefwechsel, 533 (Mai 1825).
351   Briefwechsel, 541 (Juli 1825).
352   Briefwechsel, 550 (Aug. 1825).
353   Briefwechsel, 541 (Juli 1825).
354   Achim, 536 (Januar 1824).
355   Seidel, 60 ff.
356   Briefwechsel, 862 (April 1830); Lützow war die Tochter des Onkels Carl von La Roche.
357   Briefwechsel, 551 f. (August 1825), auf 554 (Sept. 1825) viele Preise für Gebrauchsgüter.
358   Briefwechsel, 555 (Sept. 1825), weiter desgl. 559.
359   Briefwechsel, 577 (Dez. 1825).
360   Briefwechsel, 572 (Dez. 1825).
361   Briefwechsel, 573 (Dez. 1825).
362   Achim, 549 (Januar 1826).
363   Briefwechsel, 595 (April 1826). Für Gichtpapier gab es unterschiedliche Rezepte. Es konnte aus Baumöl, Terpentin und Pech hergestellt werden, die man schmolz und dann mit in Weingeist gelöstem Cantharidenextrakt köchelte; nach Verdampfen des Spiritus wurde diese Masse auf Papier oder Taft gestrichen, vgl. Most, 241; Anon., 230. Indikationen für das zumeist mit England in Verbindung gebrachte Produkt „waren rheumatische und gichterische Uebel in den Gliedern sowie rheumatische Kopf- und Zahnschmerzen". Anzeige in Zürcherisches Wochenblatt Nr. 19, 7.3.1831, 1, später auch für Rückenschmerzen Nr. 97, 5.12.1831.
364   Briefwechsel, 597 (April 1826).
365   Briefwechsel, 605 (Mai 1826).
366   Briefwechsel, 615 (Juli 1826).
367   Briefwechsel, 618 (August 1826).
368   Briefwechsel, 616 (August 1826).
369   Briefwechsel, 620 (August 1826).
370   Briefwechsel, 607 (Mai 1826).
371   Briefwechsel, 639 (Januar 1827).
372   Briefwechsel, 641 (März 1827).
373   Briefwechsel, 642 (März 1827).
374   Briefwechsel, 644 f. (März 1827).
375   Briefwechsel, 645 (13. März 1827).
376   Briefwechsel, 647 (13. März 1827).
377   Briefwechsel, 650 (März 1827).
378   Briefwechsel, 653 f. (März 1827).
379   Briefwechsel, 656 (Mai 1827).
380   Briefwechsel, 660 (Mai 1827).
381   Briefwechsel, 667 (Mai 1827).
382   Briefwechsel, 673 (Juni 1827).
383   Achim, 562 (Juni 1827).
384   Briefwechsel, 677 (Juni 1827).
385   Arnims Briefe, 172 (Juni 1827). Dort wachsen auch Trauben.

386 Briefwechsel, 679 (Juli 1827).
387 Briefwechsel, 679 (Juli 1827).
388 Schriftliche Auskunft vom Leiter des Dahmer Heimatmuseums, Tilo Wolf (9.3.2017).
389 Briefwechsel, 680 (Juli 1827).
390 Briefwechsel, 680 (Juli 1827).
391 Briefwechsel, 681 (Juli 1827).
392 So erneut über die Varnhagen in Briefwechsel, 690 (Juli 1827).
393 Briefwechsel, 685 (Juli 1827).
394 Briefwechsel, 686 f. (Juli 1827).
395 Briefwechsel, 688 (Juli 1827).
396 Briefwechsel, 689 (Juli 1827).
397 Briefwechsel, 689 (Juli 1827).
398 Briefwechsel, 691 (Juli 1827). Weiteres zu seinen Besuchen und seiner Beziehung zu Bettine und Rahel Varnhagen: 702 f.
399 Briefwechsel, 692 (Juli 1827).
400 Briefwechsel, 695 (August 1827).
401 Briefwechsel, 695 (August 1827).
402 Arnims Briefe, 175 (August 1827).
403 Achim, 568 (September 1827).
404 Achim, 568 (September 1827).
405 Briefwechsel, 698 (Oktober 1827). Die „Unschuld" des Kusses wird im Schreiben an Ranke als Erzählung von Steffens bei einem abendlichen Diner dargestellt und gibt Bettine Anlass zu weiteren Ausführungen, Wiedemann, 63 (Oktober 1827).
406 Steffens, 357 f.
407 So berichtet es Varnhagen an Rahel, zitiert nach Briefwechsel, 699.
408 BvA WB 4, 268 (Oktober 1827).
409 BvA WB 4, 273 f. (Oktober 1827).
410 Briefwechsel, 708 f. (November 1827).
411 Briefwechsel, 723 (März 1828), 728 (Mai 1828). Mitte Juli sind es schon vier Zähne, 741.
412 Briefwechsel, 735 (Juni 1828).
413 Briefwechsel, 750 (August 1828).
414 Briefwechsel, 753 (August 1828). Gleichzeitig erfährt man, dass Frau Grimm den acht Monate alten Hermann noch stillt; Achim, 578 (August 1828).
415 Briefwechsel, 754 (August 1828).
416 Briefwechsel, 755 (August 1828).
417 Briefwechsel, 777 (Dezember 1828).
418 Briefwechsel, 865 (Mai 1830).
419 Briefwechsel, 551 (August 1825).
420 Briefwechsel, 461 (August 1824).
421 Briefwechsel, 574 (Dez. 1825); s. dazu Michalsen.
422 Briefwechsel, 576 (Dez. 1825). Most, 42, nennt Gelenkgicht als Indikation bei Schwefelbädern.
423 Achim, 548 (Januar 1826).
424 Briefwechsel, 622 (Oktober 1826).
425 Briefwechsel, 624 (Oktober 1826).
426 Briefwechsel, 623 (Oktober 1826). Hartmann ist Achims Verleger, 624, und Freund, 628.
427 Briefwechsel, 529, Wiederholung 533 (Mai 1825).
428 Briefwechsel, 558 f. (Sept. 1825).
429 Briefwechsel, 585 (März 1826).
430 Briefwechsel, 628 (Oktober 1826).
431 Briefwechsel, 658 (Mai 1827); Erdmannsdorf war seit 1815 in zweiter Ehe mit Johanna von Wollkopf, der Eigentümerin des Gutes, verheiratet; s. Preuß, 99.
432 Briefwechsel, 663 (Mai 1827).
433 Briefwechsel, 707 (November 1827).
434 Briefwechsel, 696 (August 1827); seine Replik auf ein erstes Angebot: Luftspiegelung in der Wüste, 693.

435 Briefwechsel, 724 (März 1828).
436 Most, 190.
437 Briefwechsel, 725 (März 1828).
438 Briefwechsel, 728 f. (Mai 1828).
439 Briefwechsel, 730 (Mai 1828).
440 Briefwechsel, 730 (Mai 1828).
441 Briefwechsel, 732 (Mai 1828).
442 Briefwechsel, 733 (Mai 1828).
443 Briefwechsel, 735 (Mai 1828).
444 Briefwechsel, 736 (Juni 1828), 738 (Juli 1828).
445 Briefwechsel, 740 f. (Juli 1828).
446 Briefwechsel, 742 (Juli 1828).
447 Briefwechsel, 743 (Juli 1828).
448 Briefwechsel, 744 (Juli 1828).
449 Briefwechsel, 745 (Juli 1828).
450 Briefwechsel, 746 (August 1828).
451 Briefwechsel, 746 (August 1828).
452 Briefwechsel, 746 (August 1828).
453 Briefwechsel, 748 (August 1828).
454 Reumont, 82–85.
455 Briefwechsel, 749 (August 1828).
456 Briefwechsel, 751 (August 1828).
457 Weissbach.
458 Briefwechsel, 751 (August 1828).
459 Briefwechsel, 755 (August 1828).
460 Briefwechsel, 756 (August 1828).
461 Briefwechsel, 758 (September 1828).
462 Briefwechsel, 759 (September 1828).
463 Reumont, 88.
464 Briefwechsel, 761 (September 1828).
465 Briefwechsel, 765 f. (September 1828).
466 Briefwechsel, 769, 772 (Oktober 1828).
467 Briefwechsel, 770 (Oktober 1828).
468 Briefwechsel, 774 (Oktober 1828).
469 Briefwechsel, 773 (Oktober 1828).
470 Briefwechsel, 775 (Dezember 1828).
471 Briefwechsel, 778 (Dezember 1828).
472 Briefwechsel, 778 (Dezember 1828).
473 Briefwechsel, 779 (Dezember 1828).
474 Briefwechsel, 819 (Juli 1829).
475 Briefwechsel, 855 (Dezember 1829).
476 Briefwechsel, 855 f. (Dezember 1829).
477 Briefwechsel, 491 (Nov. 1824).
478 Briefwechsel, 509 (Januar 1825).
479 Briefwechsel, 511 (Febr. 1825).
480 Briefwechsel, 515 (Febr. 1825).
481 Most, 575.
482 IGM, D 28.
483 Denneler, 81 f., 87.
484 Denneler, 94 f.
485 Achim, 545 (April 1825).
486 Briefwechsel, 524 (April 1825).
487 Briefwechsel, 570 (Nov. 1825).
488 Briefwechsel, 591 (April 1826).
489 Briefwechsel, 599 (April 1826).

490 Briefwechsel, 604 (Mai 1826).
491 Briefwechsel, 568 (Okt. 1825).
492 Briefwechsel, 612 (Juni 1826).
493 Fischer-Homberger, Hypochondrie, 76.
494 Briefwechsel, 612 (Juni 1826).
495 Briefwechsel, 614 (Juli 1826).
496 AM, 239 (Juli/August 1826).
497 Briefwechsel, 616 (August 1826).
498 Arnims Briefe, 159.
499 Briefwechsel, 635 (Dezember 1826).
500 Briefwechsel, 636 (Dezember 1826).
501 Arnims Briefe, 160 (Dezember 1826).
502 Arnims Briefe, 163 (Februar 1827).
503 Briefwechsel, 646 (März 1827).
504 Briefwechsel, 663 (Mai 1827).
505 Arnims Briefe, 165 (Februar 1827).
506 Arnims Briefe, 168 (Mai 1827).
507 Briefwechsel, 670 (Juni 1827).
508 Briefwechsel, 698 (Oktober 1827).
509 Briefwechsel, 704 (Oktober 1827).
510 Achim, 575 (Februar 1828).
511 S. weiter unten die Angaben zu Stüler, der 1827 in Berlin praktizierte und sich vorher in die Ho-
     möopathie eingearbeitet hatte.
512 Eine Anfrage beim österreichischen Staatsarchiv/Kriegsarchiv erbrachte ein negatives Ergebnis.
513 Anon., Necher, 45 f. Tatsächlich lässt sich in Hahnemanns Krankenjournal D 21 am 10. November
     1820, 415, eine Behandlung von Magen-Darm-Beschwerden und einer vereiterten Lunge feststellen:
     Er hustet einen gelben, eitrigen, festen Schleim heraus; für den 12. März 1821 ist in D 22 eine Be-
     handlung wegen Magen-Darm-Problemen von „George Necher" nachzuweisen, die offenbar brief-
     lich geführt wurde, s. Mortsch, 266 f. In früheren (D 19) und späteren (D 23) Krankenjournalen
     ließ sich Necher nicht mehr als Patient nachweisen.
514 Lodispoto, 242 f.; zum Kontext s. Dean, 105.
515 Rizza, 240 f.
516 Schreiber, 68 ff.
517 Tatsächlich wurde er nicht in den Militärlisten geführt, weshalb sich im Militärarchiv auch keine
     Angaben über ihn erhalten haben.
518 Anon., Necher, 46, nicht aufgeführt in Schroers.
519 Lodispoto, 243.
520 Briefwechsel, 716 (März 1828). Stob könnte die Hausangestellte Stobwasser sein, s. Briefwechsel,
     527.
521 Jütte, 158 ff.
522 Briefwechsel, 716 (März 1828).
523 Briefwechsel, 716 (März 1828). Nach „einnehmen" Auslassung. Früher ist von „Schinkels und
     Schwager Kuhberg" bei einem Abendessen bei Serviere die Rede. Briefwechsel, 555 (Sept. 1825).
524 Vgl. Ohff, 83, 141.
525 Briefwechsel, 719 (März 1828).
526 Briefwechsel, 719 (März 1828).
527 Briefwechsel, 817 (Juli 1829).
528 Briefwechsel, 720 (März 1828).
529 Briefwechsel, 722 (März 1828).
530 http://www.gesetzlose-gesellschaft.de/chronologie.phtml (letzter Aufruf: 16.8.2017).
531 Briefwechsel, 723 (März 1828). Im Briefwechsel Meusebachs mit den Gebrüdern Grimm keine Spur
     davon, allerdings wechseln im Frühjahr 1828 keine Briefe zwischen den Korrespondenten; kurz vor
     Behandlungsbeginn eine ironische Bemerkung Meusebachs zu den heilsamen Wirkungen des Lau-
     fens für Jacob Grimm, Meusebach, 84.
532 Briefwechsel, 725 f. (März 1828).

533 Wilhelmy, 849.
534 Goethe, 196 (9. Mai 1828); unklar, ob beide – immerhin um anderthalb Monate differierende – Datierungen von Nechers Abreise zutreffend sein können. Das Empfehlungsschreiben müsste eigentlich gleichzeitig mit der Abfahrt aus Berlin entstanden sein.
535 Zitiert nach Hitzenbichler, 78.
536 Kinde, 245.
537 Dazu differenziert Hitzenbichler, 75 ff.; Schmeer.
538 Briefwechsel, 734 (Mai 1828).
539 Meusebach, 82; zur damaligen Welle von Gründungen dieser Bäder in Preußen und dem Gebrauch s. Pochhammer, 6 f., 111 ff.
540 Briefwechsel, 755 (August 1828).
541 Briefwechsel, 788 (März 1829).
542 Briefwechsel, 794 (April 1829).
543 Briefwechsel, 794 f. (April 1829).
544 Briefwechsel, 736 f. (Juni 1828).
545 Briefwechsel, 741 (Juli 1828).
546 Briefwechsel, 767 (September 1828).
547 Achim, 582 (November 1828).
548 Briefwechsel, 802 (Mai 1829); zu solchen Abwägungen s. Wolff, Medizinkritik.
549 Hahnemann, Organon Synopse.
550 Briefwechsel, 813 (Juli 1829).
551 Briefwechsel, 823 (August 1829).
552 Ansonsten ist es nicht das Ziel dieses Buches, den Zusammenhang von Literatur und Lebenserfahrung sowie Krankheitsvorstellungen zu verfolgen; s. dazu u. a. Schweizer, 64 ff.; Apfel.
553 Arnim, Werke, 437–445.
554 Arnim, Werke, 441.
555 Arnim, Werke, 444; zwei sehr unterschiedliche Datierungen nach Wasserzeichen, 1164.
556 Haehl, Bd. 2, 23.
557 Zu Stapf s. NDB, Bd. 25, 58 f.
558 Griesselich, 40; Rapou, 226 f., auch zum Folgenden.
559 Zumindest bis 1834, als er eine Einführung in die Homöopathie publizierte, die in den Zusammenhang mit dem Selbstdispensierstreit zwischen Apothekern und Ärzten einzuordnen ist, s. Stüler.
560 Anon., Nekrolog, 206.
561 Briefwechsel, 794 (April 1829).
562 Briefwechsel, 808 (Juni 1829).
563 Briefwechsel, 811 (Juli 1829).
564 Briefwechsel, 812, 817 (Juli 1829).
565 Briefwechsel, 824 (August 1829).
566 Briefwechsel, 831 (August 1829).
567 IGM, D 31, 31 f.
568 Anon., Nekrolog, 203.
569 Dinges, Falldokumentation.
570 IGM, D 31, 31 f.
571 Behandlungsdaten waren: 11. Okt. 1827, 2. Dezember, 24. Januar 1828, 25. Jan., 28. Febr., 24. März, 14. April, 27. April, 11. Juni, 14. Juli, 5. August, dann wieder am 6. April 1829, 26. Mai, 19. August, 1. November, 25. Dezember, 14. Februar 1830, 29. März (für eine Patientin Schoppe), 15. April, letztmalig am 24. Mai 1830, denn in den folgenden Krankenjournalen taucht er nicht mehr auf.
572 IGM, D 33, 269.
573 Hahnemann, Arzneimittellehre, 2. Aufl., Bd. 4, 239–243.
574 Briefwechsel, 866 f. (Mai 1830).
575 Briefwechsel, 873 (Juli 1830), für Betina von Savigny gutachtet außerdem noch ein Arzt (?) namens Barthels.
576 Briefwechsel, 872 (Juli 1830).
577 Hahnemann, D 34, 188/401.
578 Hahnemann, D 34, 285/613.

579 Dinges, Männlichkeitskonstruktion, 114.
580 Hahnemann, D 34, 285/613.
581 Briefwechsel, 872 (Juni 1830).
582 Briefwechsel, 875 (Juli 1830), Hervorhebung im Original.
583 Briefwechsel, 878 f. (August 1830).
584 Briefwechsel, 923 (Dezember 1830).
585 Briefwechsel, 928 (Dezember 1830).
586 Briefwechsel, 801 (25. Mai 1829); weiterhin „Ohrenzwang" am 1. Juni, 805.
587 Briefwechsel, 806 (Juni 1829).
588 Briefwechsel, 805 (Juni 1829); sollte Herr Schinkel die Medikamente geholt haben, dann kann man in Fontanes Autobiographie nachlesen, wie der Schriftsteller das erlebt hat, Fontane, 20.
589 Briefwechsel, 814 (Juli 1829).
590 Briefwechsel, 814 (Juli 1829).
591 Briefwechsel, 815 (Juli 1829).
592 Briefwechsel, 819 f. (Juli 1829).
593 Briefwechsel, 822 (Juli 1829).
594 Briefwechsel, 824 (August 1829). S. dazu auch Griesselich, 43 ff.
595 Hehn, IV f.
596 Briefwechsel, 826 (August 1829).
597 Briefwechsel, 833 (August 1829).
598 Briefwechsel, 824 (August 1829).
599 Stoll, Bd. 2, 443.
600 Briefwechsel, 827 (August 1829).
601 Briefwechsel, 829 (August 1829).
602 Briefwechsel, 830 (August 1829).
603 Briefwechsel, 832 (August 1829).
604 Briefwechsel, 833 (August 1829).
605 Briefwechsel, 836 (August 1829).
606 S. a. Jütte, 23.
607 Briefwechsel, 837 (September 1829).
608 Ob er sich dazu in dem in der Arnimschen Bibliothek nachweisbaren „Kurzen Abriss der homöopathischen Heilmethode" von Hartlaub informiert hat, ist nicht auszuschließen, wenn er das Werk selbst angeschafft haben sollte, vgl. Hartlaub, 27 ff., 42 ff.
609 Briefwechsel, 837 (Sept. 1829).
610 Busche; Dinges, Männlichkeitskonstruktion; Hickmann.
611 Briefwechsel, 839 (Sept. 1829).
612 Briefwechsel, 840 (Sept. 1829).
613 Maxe, 21.
614 Briefwechsel, 777 (Dezember 1828).
615 Briefwechsel, 852 f. (Nov. 1829).
616 Briefwechsel, 853 (Nov. 1829).
617 Maxe, 33.
618 Briefwechsel, 865 (Mai 1830).
619 Briefwechsel, 926 f. (Januar 1831).
620 Gersdorff, Ehe, 182.
621 Briefwechsel, 788 (März 1829).
622 Briefwechsel, 826 (August 1829).
623 Briefwechsel, 881 ff. (August 1830).
624 Maxe, 32. Die Symptomatik lässt die folgende zeitgenössische Deutung zu.
625 Briefwechsel, 880 (August 1830).
626 S. a. Reves. Hinzu kam, dass der sich gerade im vorherigen Jahr nach anfänglichem Widerstreben schließlich willig in seine Rolle in der Firma eingearbeitet hatte.
627 Briefwechsel, 880 (August 1830).
628 Hahnemann, Apothekerlexikon, Bd. 2, 1, 123, 361–367.
629 Schroers.

630 Briefwechsel, 887 (August 1830).
631 Briefwechsel, 878 f. (August 1830).
632 Briefwechsel, 886 (August 1830).
633 Briefwechsel, 887 (August 1830), daher der Buchtitel von Schiffter.
634 Briefwechsel, 887 f. (August 1830).
635 Briefwechsel, 889 (August 1830).
636 Briefwechsel, 890 (August 1830). Der Herausgeber Vordtriede setzt hier bei „Nervenfieber" in ek-kige Klammern ein: „es war Typhus", was sich auf Maxe, 32, stützen könnte.
637 Briefwechsel, 892 (August 1830).
638 Briefwechsel, 893 (September 1830).
639 Briefwechsel, 895 (September 1830).
640 Briefwechsel, 902 (September 1830).
641 Briefwechsel, 902 (September 1830).
642 Briefwechsel, 894 (September 1830).
643 Briefwechsel, 896 f. (September 1830).
644 Briefwechsel, 898 (September 1830).
645 UL, 262.
646 Briefwechsel, 903 f. (September 1830).
647 Briefwechsel, 903 f. (September 1830).
648 Görres, Bd. 7, 320 (Februar 1831).
649 Briefwechsel, 903 f. (September 1830).
650 Briefwechsel, 908 (September 1830).
651 Briefwechsel, 909 (September 1830).
652 Achim, 610 (September 1830).
653 Briefwechsel, 911 (Oktober 1830).
654 Briefwechsel, 917 (Oktober 1830).
655 Maxe, 32.
656 Maxe, 33.
657 Briefwechsel, 867 (Mai 1830).
658 Briefwechsel, 868 (Mai 1830).
659 Briefwechsel, 870 f. (Juni 1830).
660 Briefwechsel, 870 f. (Juni 1830).
661 Briefwechsel, 873 (Juli 1830).
662 Briefwechsel, 873 f. (Juli 1830).
663 Briefwechsel, 923 (Dezember 1830).
664 Briefwechsel, 928 (Januar 1831). Savigny war als Vormund der Kinder eingesetzt worden.
665 Briefwechsel, 928 f. (Januar 1831).
666 Arnims Briefe, 178 (Januar 1831).
667 AM, 246 (Savigny an die Grimms).
668 Briefwechsel, 930 (Schreiben Leopold von Rankes, der eine Wohnung über derjenigen von Bettine angemietet hatte, an seinen Bruder aus dem März 1831).
669 Achim, 621 (Februar 1831).
670 AM, 246.
671 Hoffmann, 120, 402 ff.
672 Schweig, 18, 223 ff.; Hoffmann, 358 f.

5 Öffentliches Wirken für die Homöopathie während der Witwenjahre (1831–1847)

1 Briefwechsel, 929 f. (Februar 1831).
2 Siegmund, 154 (April 1845).
3 Stoll, 431.
4 Freimund, 158.
5 Siegmund.
6 Maxe, 41.

7   Maxe; Mey.

8   BvA WB 4, 747.

9   Zur besonderen Bedeutung dieses Überlieferungsstrangs s. Landfester, Selbstsorge, 43–52. Bettine kannte Varnhagen schon seit der Zeit vor 1806, Baumgart, Ehe, 508.

10   BvA WB 4, 872.

11   Briefe, 286; Steinhäuser, 87; Baumgart, 342; Schormann, 48 f., 56, 239.

12   AM, 245; s. ebenso BvA WB 4, 872. Briefe „ekstatischer Verehrung" an ihn sind seit 1929 aber verschollen. Nach Schleiermachers Tod ging sie zunächst auch nicht mehr in die Kirche, BvA WB 5, 427 (an Lulu).

13   BvA WB 4, 286 (an Rahel Varnhagen).

14   Schormann, 58.

15   Vgl. oben Kap. 2. Spenden für Tiroler Gefangene sind für 1809 überliefert.

16   Maxe, 43.

17   BvA WB 4, 284.

18   Ehrenfried von Willich, zit. nach Schormann, 237. Ob bei Bettine auch katholische Vorstellungen von der Heilswirkung guter Werke von Bestand geblieben sind, sei dahingestellt.

19   Briese.

20   Dettke, 8.

21   Maxe, 44; zur Deutung dieser Episode hinsichtlich ihrer Schreibabsichten s. Thamm, 231.

22   Briese, Bd. 2, 198.

23   Meyer-Hepner, 167.

24   Pschyrembel, 258.

25   Vgl. oben Kap. 4.

26   Hahnemann, Arzneimittellehre, 1. Aufl., Bd. 1, S. 16.

27   Allerdings gibt es eine ganze Reihe anderer Krankheiten, bei denen Leibschmerzen und Fieber neben anderen, wichtigeren Symptomen eine Rolle spielen. So hatte Hahnemann in einem 1801 veröffentlichten Artikel Belladonna bei Scharlachfieber eingesetzt. Es ist m. E. aber wenig wahrscheinlich, dass Bettine diese Broschüre (Heilung und Verhütung des Scharlach-Fiebers, Gotha 1801) kannte.

28   Bei Hahnemann hingegen taucht das Mittel nicht auf, s. Scheible, 37.

29   Briese, Bd. 2, 156; s. auch den Aufruf zu einem Beschäftigungsprogramm vom 13.9., 164, sowie eine Tagelöhnerpetition in Charlottenburg, 175.

30   Meyer-Hepner, 167 – ein oder zwei Worte nicht zu entziffern.

31   Meyer-Hepner, 168.

32   Hüchtker, 126. Dies war in einer „allerhöchsten Bekanntmachung" vom 6. September am 16. September wieder publiziert worden, Tagebuch, 9: „[…] die gemeinsame Sorgfalt möge überall dahin gerichtet seyn, daß der arbeitenden Klasse Gelegenheit zur Beschäftigung und zum Erwerb nicht fehle, und daß die Armenpflege der Gemeinden erleichtert werde […]."

33   Meyer-Hepner, 168.

34   Meyer-Hepner, 169.

35   Hüchtker, 106 f.

36   Briese, Bd. 2, 162, 178, 264.

37   Briese, Bd. 3, 127 (20.9.1831 an Friedrich Bluhme).

38   Außerdem fehlt in LAB, A Rep. 003-01-247, z. B. der Etat der Hauptarmenkasse für 1830/31; die Spenden der Gräfin von Arnim 1842–1849 beziehen sich auf die Gattin des Ministers (Nr. 441); auch keine Hinweise bei den als Unterstützung ausgegebenen Geräten/Webstühlen (1823–1835) (Nr. 602).

39   Briese, Bd. 2, 198.

40   Briese, Bd. 2, 199.

41   Stoll, Bd. 2, 439.

42   Allgemeine Preußische Staatszeitung, 30. November 1831, 4.

43   Stoll, Bd. 2, 440.

44   Stoll, Bd. 2, 444.

45   Briese, Bd. 3, 133 (an unbekannt).

46   Briese, Bd. 3, 241.

47 BvA WB 4, 295 (Juni 1833).
48 Scheible, 70–76; Haehl, Bd. 1, 194.
49 Dettke, 180 ff.; http://www.luise-berlin.de/lexikon/mitte/r/rosenthaler_vorstadt.htm (letzter Aufruf: 16.8.2017).
50 Geist, 125 ff.
51 Geist, 150 ff.
52 Dettke, 183.
53 IGM, B 31488. Bis zum 31. August waren 17 Personen erkrankt und 13 gestorben, Tagebuch, 4; frühere Angaben nicht nachweisbar.
54 Zur strategischen Rolle dieser Institutionen s. Dinges, Homöopathie, bes. 13; zu Lehrstühlen Lucae; zu Krankhäusern Eppenich, 74 f., der dieses frühe Projekt einer Berliner Krankenhausgründung aber nicht erwähnt. Zu gescheiterten Bemühungen, in Leipzig ein Cholera-Krankenhaus zu eröffnen, s. Scheible, 63 f.
55 Dettke, 177 f.; Tagebuch für den weiteren Verlauf.
56 Scheible, 38 ff.
57 Scheible, 47 f.
58 Scheible, 42–45.
59 Scheible, 53.
60 IGM, A 453.
61 IGM, A 454.
62 „Haynel" ist die richtige Schreibweise.
63 Haynel, 176.
64 IGM, A 455.
65 Scheible, 62.
66 IGM, A 456.
67 IGM, A 458, 1 f.
68 Seit dem 3. September hatte sich der Hof dorthin zurückgezogen, s. Briese, Bd. 2, 133.
69 Tagebuch, 37. Auch das Namensverzeichnis (Beilage nach 48) der Erkrankten enthält bis zum 9. Oktober nie die Adresse der Familienhäuser, nämlich Gartenstraße 92, 93, 94. An diesem Tag wird erstmals auf 92 die Person Nr. 663, Jean Himbeer, Arbeitsmann, und die „Gartenstraße", aber ohne Angabe der Hausnummer, genannt. Dann allerdings folgen als Nrn. 689 und 690 Willamowitz, Tagelöhnersohn, sowie seine dreijährige Schwester aus der Gartenstraße 94. Zu diesem Zeitpunkt (9. Oktober) waren allerdings bereits 1214 Erkrankte gemeldet. Die genaueren Meldungen in den Listen erfolgen also mit erheblicher Verspätung gegenüber der rein statistischen Ersterfassung. Ob es sich bei den hier genannten Willamowitz-Kindern um die in der Berliner Cholera-Zeitung für den 21. September Genannten, den Sohn der Weberfamilie Willmorsky und sein Geschwisterkind, handelt, ist nicht auszuschließen, s. Dettke, 184. In der weiter unten dargestellten Polemik um die Homöopathie wird von zwei Kindern des Raschmachers Willemofsky (Gartenstraße 94, Stube No 88) berichtet, die am 22. September verstorben sein sollen, Tagebuch, 228. Wahrscheinlich handelt es sich in allen drei Berichten um den gleichen Fall. Raschmacher stellen leicht gearbeiteten groben Wollstoff her.
70 IGM, A 458, 4.
71 Stüler, Auszug.
72 Dass er geantwortet hat, ergibt sich aus seinem Vermerk auf Stülers Schreiben.
73 Verus.
74 Danksagung.
75 Stüler, Erwiderung.
76 Stüler, Erwiderung, 197.
77 Stüler, Kuren = Geist, 155.
78 Stüler, Kuren = Geist, 156.
79 Stüler, Kuren = Geist, 156 f.
80 Stüler, Kuren, 214.
81 Verus, Wort.
82 Stüler, Bericht.
83 Stüler, Bericht, 179.

84   Stüler, Ausführlicher Bericht.
85   Tagebuch, 224.
86   Thoms, 196.
87   Geist, 152; das ergibt sich aus dem weiter unten zitierten Ministerschreiben, das Hufeland an Hah-
     nemann weiterleitete, Scheible, 65. Schon 1825 hatte Thümmel eine Stube für Sprechstunden vom
     Besitzer der Familienhäuser gestellt bekommen, s. Geist, 319.
88   Thoms, 197, zitiert ein undatiertes Schreiben Hufelands, dessen Inhalt er am 19.11. wiederholt habe;
     tatsächlich am 20.11., GSTA PK, I. HA Rep. 76 VIII A, Nr. 3099/1.
89   Thoms, 200.
90   Thoms, 200, errechnet unzutreffend 25 %.
91   Dettke, 237 f.
92   S. die noch viel besseren Ergebnisse bei Buchner, Resultate, 5 f.: Mortalität bei homöopathischer
     Krankenhausbehandlung nur 6 % gegenüber 49,3 % bei den Allopathen!
93   GSTA PK, I. HA Rep. 76 VIII A, Nr. 3099.
94   Thoms, 200. Der in der Literatur zitierte Polizeibericht ist in GSTA PK, I. HA Rep. 76 VIII A,
     Nr. 3099, nicht auffindbar.
95   Tagebuch, 225.
96   Tagebuch, 228.
97   Tagebuch, 228.
98   Tagebuch, 228.
99   Tagebuch, 229.
100 Stüler, Kuren, 214.
101 Tagebuch, 232 f.
102 Die Verordnung vom 11.9. in Briese, Bd. 2, 161.
103 Tagebuch, 233.
104 Tagebuch, 228 f.
105 Tagebuch, 232 f.
106 Tagebuch, 233.
107 Die „Copie" des Erlasses befindet sich in GSTA PK, I. HA Rep. 76 VIII A, Nr. 3099.
108 Haehl, Bd. 2, 253 f.
109 Scheible, 65.
110 Haynel, 176.
111 Thoms, 199 f.
112 Hufeland, Homöopathie, 3.
113 Hufeland, Cholera, 5 f.
114 Hufeland, Cholera, 7 f.
115 Stüler, Kuren, 213.
116 Hufeland, Cholera, 14 f.
117 Dettke, 184 f.
118 Zu Goethes verschiedenen Briefvernichtungsaktionen s. Schöne, 22 ff.
119 Bäumer, zit. nach Bäumer/Schultz, 65; Pückler-Muskau, 396.
120 BvA WB 4, 304 (Juni 1834).
121 Bäumer/Schultz, 63; Pückler-Muskau, 397.
122 BvA WB 4, 315 (Mai 1837).
123 BvA WB 4, 321 (März 1838); s. a. Kinkel, 251 f.
124 BvA WB 4, 907.
125 Kinkel, 253 f.
126 Kinkel, 254, dort auch das Folgende.
127 AM, 254.
128 Kinkel, 259 f.
129 Zu Bettines „Salon" s. Bäumer/Schultz, 69 f.; Wilhelmy, 153 ff.
130 Bäumer/Schultz, 70 f.
131 BvA WB 4, 344.
132 Zu Rumohr BvA WB 4, 781.
133 Allgemeiner zu ihrem Vorgehen Martus, 411–417.

134 BvA WB 4, 946; AM, 267 ff., 290 f.
135 Vgl. Landfester, Selbstsorge, 304.
136 AM, 283 = BvA WB 4, 389.
137 Zu ihrem Konzept von Volkskönigtum s. Thielenhaus, 70 f.
138 Bäumer/Schultz, 75.
139 Bäumer/Schultz, 92; Monz, 145–148; die Begegnung mit Marx ist nicht „einwandfrei" belegbar: BvA WB 4, 989.
140 Briefe, 321 (Okt. 1833).
141 Vgl. Keil, bes. 239 f.; Schweig, 52–57.
142 Maxe, 65 f.
143 Ein weiteres Indiz sind die häufigen Briefe an den Rödelheimer Onkel, der sich erst nach dem dortigen Aufenthalt für alle Details ihres Lebens interessiert haben dürfte (Maxe, 68), und der wiederholte Hinweis auf das Tagebuch, das sie erst ab 1839 führte (Maxe, 65, 68). Später wird mal genauer auf das Jahr 1838 Bezug genommen (Maxe, 71).
144 S. dazu unten.
145 Maxe, 66.
146 Kern, 114 f.
147 Mey, 17.
148 Maxe, 70.
149 Mey, 23.
150 So auch noch während des Ersten Weltkriegs, s. Dönhoff, 61.
151 AM, 329 f.
152 Schroers.
153 Pückler-Muskau, 17.
154 Pückler-Muskau, 18.
155 Pückler-Muskau, 25; dort auch das Folgende.
156 Pückler-Muskau, 159.
157 BvA WB 1, 919.
158 Thoms, 186 ff.
159 Attomyr, bes. 102.
160 Stolberg, 22–24.
161 Ringseis, Bd. 3, 22, 43.
162 Ringseis, Bd. 3, 22.
163 BvA WB 5, 428.
164 Steinhäuser, 92, 94.
165 Steinhäuser, 90. Die Datierung kann November oder Dezember 1834 sein.
166 Steinhäuser, 88.
167 Die Originale sind auch im Thüringischen Staatsarchiv Weimar derzeit nicht lokalisierbar, da der Nachlass Steinhäuser nicht verzeichnet ist.
168 Schweig, 33.
169 AM, 254 f.; Kern, 90 f.
170 Emmrich, 56.
171 Kern, 85–87.
172 Fontane, Bd. 23.2, 381.
173 BvA WB 4, 324 (Juli 1838); schon bei Kern, 108.
174 Horn hat als „Therapie" in seinem Buch von 1818 eine Konstruktion abgebildet, auf der der Patient auf einem Stuhl vor einer Holzwand sitzt. Hinter der Wand steht eine Leiter, die von einem Pfleger bestiegen wird, der dann von oben 200 Eimer kalten Wassers auf den Patienten gießt, also „hohe Tousche" auf die Wunden, die die spanischen Fliegen hinterlassen haben. Dank für diesen Hinweis an Prof. Dr. H. P. Schmiedebach. Etwas andere Deutung bei BvA WB 4, 912. Horns grobe Therapien waren auch Anlass eines der ersten Kunstfehlerprozesse im Jahr 1811/12.
175 Zitiert nach Schneider, 103–105, das Folgende 102.
176 Kern, 125; AM, 256 f. (Juni 1838); Varnhagen, Bd. 14, 57.
177 Haehl, Bd. 2, 306–309.
178 Emmrich, 55 f.

179 BvA WB 4, 324 (Juli 1838).
180 BvA WB 4, 326 (Juli 1838).
181 BvA WB 4, 325; AM, 256 (Juni 1838).
182 BvA WB 4, 328.
183 BvA WB 4, 326.
184 BvA WB 4, 326, 331.
185 Fontane, Bd. 23.2, 386; dort auch das Folgende.
186 Emmrich, 58.
187 Rave, 52.
188 Kern, 123.
189 Fontane, Bd. 23.2, 383.
190 S. in Kapitel 4, ###.
191 Dies und die Begleitung durch Xeller war zumindest geplant, Kern, 125.
192 Fontane, Bd. 23.2, 386.
193 Zum Hintergrund s. AM, 257 (Juni 1838).
194 Fontane, Bd. 23.1, 531.
195 AM, 259 (November 1838).
196 AM, 263 f. (Juni 1838).
197 Schiffter, Leben, 50, meint, eine Parkinsonsche Krankheit diagnostizieren zu können.
198 Schultz, Kunst, 47 (Sept. 1838).
199 Schultz, Kunst, 50 (Sept. 1838).
200 Schiffter, Leben, 46, nennt das Tratsch.
201 Schultz, Kunst, 52 (nach Sept. 1838).
202 Schultz, Kunst, 53 (nach Sept. 1838), dort auch das Folgende.
203 Schultz, Kunst, 54 (nach Sept. 1838), dort auch das Folgende.
204 Schultz, Kunst, 54 (nach Sept. 1838).
205 Dr. Johann Heinrich Lebrecht Kuntzmann wohnte 1803 und 1824 am Hausvogteiplatz, war 1811 Arzt des Friedrichsstifts, wurde 1824 als Hofmedikus bezeichnet und veröffentlichte 1837 in Hufelands Journal der practischen Heilkunde seine Beobachtungen über die Schutzkraft der Belladonna gegen Scharlachfieber aus dem Friedrichsstift. Früher hatte er zu Magnetismus und Blutegeln publiziert.
206 In einem anderen, bedauerlicherweise nicht datierbaren Schreiben beschwor sie ihn aber, nicht zur Badekur zu fahren, sondern einen homöopathischen Arzt zu rufen: Schultz, Kunst, 55 f.
207 Pätsch, 795.
208 So aber Schultz, Kunst, 56.
209 Zur fatalen Wirkung der Behandlung Schiffter, Leben, 54.
210 Freimund, 46 (Febr. 1846).
211 Vgl. zum Interesse des preußischen Hofes an Homöopathie Heinz.
212 Püschel, Welt, 659 f.
213 GSA, Bestand 03, 532 (19.12.1838).
214 S. dazu Dinges, Meißner-Serie, 178.
215 Jahresdatierung aufgrund der Bezugnahme auf die Günderrode-Rezension von Chr. H. Weiße, die 1840 in den Jahrbüchern für wissenschaftliche Kritik, Nr. 96–98, Sp. 800–824, erschienen war.
216 SPK, Sammlung Härtel, Bettina v. Arnim, Bl. 3 f.; BvA WB 3, 998.
217 BvA WB 4, 969 f., s. dazu unten.
218 BvA WB 4, 442; s. a. BvA WB 1, 919 f.
219 Theorieskepsis, auch gegenüber der Musikwissenschaft, zeigt Kinkel, 251 ff.
220 Nr. 2843 des Weimarer Verzeichnisses. Allerdings ist nicht mit Sicherheit feststellbar, ob es sich dabei um ihr oder ein später in die Bibliothek eingegangenes Exemplar handelt. Schließlich interessierte sich auch Friedmund für Medizin, war Patenkind von Ringseis und besuchte diesen 1879 (Ringseis, Bd. 1, 190; Bd. 4, 265) mit seinen Söhnen. Es ist nicht auszuschließen, dass er dieses Buch als Geschenk erhielt und dann – fast ungelesen – aufbewahrte.
221 Siegmund, 440.
222 Bleker, 13 f.
223 Seefried, 111 f.

224 Ringseis, Bd. 3, 228–230.
225 Stolberg, 94.
226 BvA WB 4, 925.
227 BvA WB 4, 410 (1840).
228 Zum Schlaf in der Romantik s. Osten.
229 BvA WB 4, 467.
230 Grunholzers Tagebucheintrag zum 20.3.1843, zit. nach Geist, 220; Koller, Bd. 1, 257–281.
231 So auch wieder im Sommer 1849, BvA WB 4, 1111. Zu ihren derartigen Erfahrungen s. Varnhagen, Bd. 3, 78; Landfester, Schweigen, 142, betont die von Bettine behauptete Möglichkeit, die Kommunikation mit ihm aufrechtzuerhalten, als Ausdruck ihres romantischen Verständnisses eines Volkskönigtums.
232 Keul, 105 f.
233 Bäumer/Schultz, 112.
234 Bäumer/Schultz, 104 f.
235 Stahr, 81.
236 Vgl. Härtl, Beiträge, 243 ff.
237 Eintrag zum 26.2.1843, zit. nach Geist, 220.
238 S. zu den Krankenbesuchsvereinen Geist, 378; vielleicht betätigte sich dort auch Bettine, denn der spätere Arzt und Journalist Max Ring (Ring, Bd. 1, 122 f.) berichtet bereits für seine Berliner Jahre von 1838 bis 1840 von ihren „interessanten Wanderungen durch das Berliner Vogtland nach den sogenannten ‚Familienhäusern‘", bei denen sie „Bemerkungen über die soziale Frage" gemacht habe; warum Ring das erfunden haben soll, bleibt bei BvA WB 3, 842 f., offen. Die dafür angeführte spätere polizeiliche Ausländerüberwachung des Schweizers Grunholzer muss nicht schon 1838/40 bei dem Schlesier oder gegen Bettine gegriffen haben.
239 Eintrag zum 26.3.1843, zit. nach Geist, 221.
240 Eintrag zum 30.3.1843, zit. nach Geist, 224.
241 Eintrag zum 1.4.1843, zit. nach Geist, 225.
242 Eintrag zum 8.4.1843, zit. nach Geist, 228; seine Methode hatte zeitgenössische Vorläufer, s. Schmid, 118.
243 S. a. Eintrag zum 10.6.1843, zit. nach Geist, 231.
244 Eine sehr detaillierte sozialhistorische Analyse des Materials bietet Geist, 273–323.
245 Eintrag zum 1.4.1843, zit. nach Geist, 225, so auch von Bettine übernommen.
246 Eintrag zum 23.4.1843, zit. nach Geist, 230.
247 Eintrag zum 6.5.1843, zit. nach Geist, 230.
248 Bäumer/Schultz, 103.
249 Einträge zum 8. und 17.4.1843, zit. nach Geist, 228 f.
250 Varnhagen, Bd. 2, 403.
251 Varnhagen, Bd. 2, 403.
252 Geist, 200; allgemeiner zur Wohnungsdebatte der Zeit s. Zimmermann, 29 ff.
253 Vordtriede.
254 Bäumer/Schultz, 88 f.; BvA WB 3, 1050–1083.
255 Siegmund, 136 (Dez. 1844); BvA WB 4, 501 ff. (Juni 1844).
256 BvA WB 3, 761.
257 BvA WB 4, 1008.
258 BvA WB 4, 525–529.
259 BvA WB 4, 527.
260 BvA WB 4, 527.
261 Vgl. Vordtriede, 66 f.
262 BvA WB 4, 526.
263 Varnhagen, Bd. 2, 407.
264 Vgl. den anders gelagerten Fall des Gefangenen Schlöffel: AM, 328; BvA WB 4, 529.
265 BvA WB 4, 553.
266 Eintrag zum 26.2.1843, zit. nach Geist, 220.
267 Zu dieser Methode auch Landfester, Selbstsorge, 304.
268 GSTA PK, I. HA Rep. 76 VIII A, Nr. 2230 (keine Paginierung), 3.7.1844.

269 Er ist in der Berner Universitätsmatrikel weder als Student noch als Gasthörer nachweisbar. Mitteilung des Universitätsarchivs vom 19. Juli 2016.

270 Püschel, Pantillon, 104.

271 Püschel, Pantillon, 109.

272 Streuber, bes. 162–165.

273 Genauer dazu Püschel, Pantillon, 108.

274 GSTA PK, I. HA Rep. 76 VIII A, Nr. 2230 (keine Paginierung), 14.9.1844.

275 Püschel, Pantillon, 110; vgl. Lindemann.

276 GSTA PK, I. HA Rep. 76 VIII A, Nr. 2230 (keine Paginierung), 27. und 28.11.1844.

277 GSTA PK, I. HA Rep. 76 VIII A, Nr. 2230 (keine Paginierung), 28.1.1845.

278 Ein Dr. Burchardt ist in der Besselstr. 17 im Berliner Wohnungs-Anzeiger für 1845, 537, nachweisbar. Beim Nachweis nach Berufen, 681, findet sich unter den Ärzten die Schreibweise Burkhard. Es muss sich um den „practischen homöopathischen Arzt Dr. Friedrich Ernst Burkhard" handeln, Windelband, 192.

279 Unterzeichner waren Otto Hasemann, Adolph Wolff und Adolf Schrader.

280 Siegmund, 151 ff. (April 1845).

281 GSTA PK, I. HA Rep. 76 VIII A, Nr. 2230 (keine Paginierung), 9.6.1845.

282 GSTA PK, I. HA Rep. 76 VIII A, Nr. 2230 (keine Paginierung), 1.8.1845.

283 Püschel, Welt, 560.

284 Püschel, Welt, 560 f.

285 Püschel, Welt, 561.

286 AM, 330 f.

287 Püschel, Welt, 559.

288 Friedmund, 71 (April 1846).

289 BvA WB 4, 564.

290 Meyer-Hepner, 31.

291 Vgl. z. B. Freimund, 57 (Mai 1847).

292 Freimund, 170 ff. (1847).

293 Friedmund, 98 ff. (Dez. 1846).

294 Friedmund, 104 (August 1847); ähnlich, wenn auch weniger radikal, reagiert mit Hinweis auf ihre langjährigen Leistungen in der Armenfürsorge Siegmund, 225 (August 1847), der sich aber durch den Prozess ebenso belastet fühlt, wie auch die Töchter, vgl. Siegmund, 226 (Nov. 1847) und 482.

295 Bäumer/Schultz, 118; Meyer-Hepner, 125–138; Siegmund, 227 (Nov. 1847).

296 Bäumer/Schultz, 84 f.

297 S. Kinkel, 256.

298 Härtl, Beiträge, 249; in der gleichen Sitzung vom 8. März 1842 wurde Savigny als „Minister für die Gesetzesrevision" eingeführt; s. a. BvA WB 3, 1175; Friedmund, 94 (Dez. 1846), 345, zum Erfolg. Zum politischen Hintergrund Martus, 440 ff.

299 Ilius Pamphilius, 469; BvA WB 3, 1151 ff., 1154, 1157 ff.; BvA WB 4, 956.

300 Ilius Pamphilius, 471.

301 Ilius Pamphilius, 524.

302 Ilius Pamphilius, 563 f.

303 Kinkel, 270, charakterisiert sie als „weiblichen Napoleon im Kleinen".

304 Ilius Pamphilius, 564 f.

305 Ilius Pamphilius, 501 f.

306 Ilius Pamphilius, 617.

307 Ilius Pamphilius, 706.

308 Friedmund, 351.

309 BvA WB 4, 592 f.

310 Buchner, 277 f.

311 IGM, A 1526.

312 Lemm, 117.

313 Rapou, 277.

314 Briefe, 386 ff. (Sept. 1846).

315 BvA WB 4, 355.

316 Siegmund, 32 (Mai 1833).
317 Freimund,157 f.
318 Freimund, 30 (Juli 1839).
319 Freimund, 35 (Mai 1841), das Folgende 37.
320 Freimund, 37 (Mai 1841).
321 Freimund, 38 (Juli 1841).
322 Freimund, 38 ff. (August 1843). Ob das die neugriechische Version von Rheuma sein soll, lässt sich nicht klären.
323 Siegmund, 404; zumindest bis Landeck begleitet von Alvensleben, Mey, 28; auch Ort von Brautwerbung um Maxe, s. Lindemann, Grashalme, 293.
324 Freimund, 42 (Juli 1845).
325 Freimund, 44 (Juli 1845).
326 Freimund, 44 (Sept. 1845).
327 Freimund, 163.
328 Freimund, 47 (April 1846).
329 Siegmund, 196 f. (Sept. 1846).
330 Sie war die Nichte des Mannes einer Nichte von Bettine, also eine entfernte angeheiratete Verwandte. Brautbriefwechsel in GSA, Bestand 03, 780.
331 Landfester, Revolution, 271.
332 Maxe, 156 f.
333 Siegmund, 207 f. (Dez. 1846); Landfester, Revolution, 268.
334 Siegmund, 209 f. (Jan. 1847).
335 Freimund, 168 f.
336 Siegmund, 218 (April 1847).
337 Freimund, 55 ff. (Mai 1847); die Schreibweise „Küchenustensilien" zeigt, dass der französische Begriff noch nicht ganz eingedeutscht war.
338 Maxe malte das Schlafzimmer aus, Lindemann, Grashalme, 311.
339 Steinhäuser, 100.
340 Siegmund, 212 (Febr. 1847), 220 f. (April 1847).
341 Freimund, 169.
342 Siegmund, 209 (Jan. 1847).
343 Maxe, 163; Siegmund, 213 (Febr. 1847).
344 Friedmund, 114 (Januar 1848).
345 Siegmund, 550–556, auch zum Folgenden.
346 Siegmund, 12 f. (Apr. 1832).
347 Siegmund, 16 (Aug. 1832).
348 Siegmund, 34 (Juni 1833).
349 Siegmund, 37 (Sommer 1833).
350 Siegmund, 39 (Aug./Sept. 1833).
351 Siegmund, 40 (Okt. 1833).
352 Siegmund, 40 (Dez. 1836).
353 Siegmund, 46 (Febr. 1837); vgl. Jütte, Wein.
354 Siegmund, 47 (Febr. 1837).
355 Siegmund, 561.
356 Siegmund, 45 (Febr. 1837).
357 Siegmund, 56 (Juli 1837).
358 Siegmund, 57 f. (Aug. 1837).
359 Siegmund, 59 (Sept. 1837).
360 Siegmund, 59 (Sept. 1837); wieder 63 (Nov. 1837), aber ohne diese Begründung.
361 Siegmund, 60 (Okt. 1837).
362 Siegmund, 61 (Nov. 1837).
363 Siegmund, 62 (Nov. 1837).
364 Siegmund, 63 (Nov. 1837).
365 Siegmund, 64 (Dez. 1837).
366 Siegmund, 65 (Febr. 1838).

367 Siegmund, 71 (Juli 1838).
368 Siegmund, 265 (Dez. 1851).
369 Siegmund, 73 (August 1839).
370 Siegmund, 75 (Dez. 1839).
371 Siegmund, 83 (Okt. 1842); bei einer späteren Kur in Bad Ems wurde Bettine von „fünf Angehörigen und Dienern" begleitet, Sommer, 483.
372 Siegmund, 102 (Aug. 1843).
373 Siegmund, 103 (Nov./Dez. 1843).
374 Die Literaturwissenschaft betont lieber Schriftstellerei als ihren Beruf.
375 Siegmund, 123 (Okt. 1844).
376 Siegmund, 147 (März 1845), 159 (Mai 1845).
377 Siegmund, 201 (Okt. 1846).
378 Siegmund, 213 (Febr. 1847); statt Stasch muss der Leibarzt der Kronprinzessinnen, Stosch, gemeint sein.
379 Friedmund, 478–488 zur Biographie.
380 Friedmund, 21 (Mai 1834).
381 Siegmund, 72 (August 1839); Friedmund, 33 (August 1839).
382 Grimm, Bd. 1, 247 (November 1841).
383 Friedmund, 43 (Dez. 1842).
384 Siegmund, 85 (Dez. 1842).
385 Genauer: Friedmund, 488–496.
386 Friedmund, 54 (Okt. 1844).
387 Maxe, 166 (Sept. 1847).
388 Friedmund, 146 (April 1849), Hervorhebung im Original.
389 Friedmund, 29 (Okt. 1837).
390 Friedmund, 49 ff. (Mai 1844 und später).
391 Friedmund, 7, 12 (Sept. 1830, Sept. 1832).
392 Friedmund, 27 (August 1837).
393 Friedmund, 34 (August 1839).
394 Das könnte nach heutigem Verständnis eine Art Schlaganfall oder Hirnschlag gewesen sein. Sein Dämmerzustand dauerte etwa ein Jahr. Zur Krankengeschichte von Schinkel und seiner dauerhaften Überarbeitung als Hintergrund s. Ohff, 242–244, s. a. 226.
395 Friedmund, 38 (Okt. 1841).
396 AM, 326 (Dezember 1841).
397 Friedmund, 46 f. (August 1843).
398 Friedmund, 64 (Aug. 1845).
399 Friedmund, 68, 73 (Aug. 1845, Okt. 1846).
400 Friedmund, 105 (Aug. 1847). S. dazu Baschin, 187 ff.
401 Friedmund, 109 (Aug. 1847).
402 Siegmund, 188 (Aug. 1845).

6 Homöopathie als Familienerbe? Bettines letztes Lebensjahrzehnt (1848–1859)

1 Steinhäuser, 113 (Mai 1848).
2 Siegmund, 250 (April 1848).
3 AM 338 (Nov. 1849), vier Stunden Schlaf auch genannt in BvA WB 4, 687, vgl. BvA WB 4, 613 (März 1848).
4 BvA WB 4, 646 (März/Mai 1848).
5 BvA WB 4, 616 f. (März 1848).
6 BvA WB 4, 618 f. (März 1848), zu weiteren verlegerischen Fehlschlägen 637 ff. (April 1848), zu Versuchen, eigene Broschüren unter Pseudonym und ein Werk von Friedmund zu verbreiten, 654 (Febr. 1849) sowie zu dem Finanzdesaster nach der Flucht des Sekretärs Jenatz im Frühjahr 1849 mitsamt den Kassenbeständen 688.
7 BvA WB 4, 613 (März 1848).

8   GSA, Bestand 03, 783, Brief vom 26.9.1847, 3–6.
9   GSA, Bestand 03, 783, Brief vom 13.11.1847, 1, 4, 7, 13.
10   GSA, Bestand 03, 783, Brief vom 13.11.1847, 16 ff.
11   Jedenfalls wird sie in BvA WB 4, 613, als Köchin erwähnt.
12   GSA, Bestand 03, 783, Brief vom 14.6.1847.
13   GSA, Bestand 03, 783, Brief vom 13.11.1847, 19.
14   GSA, Bestand 03, 783, Brief vom 13.11.1847, 3.
15   „Schofel" ist Rotwelsch, vgl. Wolf, 5116.
16   GSA, Bestand 03, 783, Brief vom 13.11.1847, 19; Landfester, Revolution, 268.
17   Siegmund, 235 (Febr. 1848).
18   Freimund, 175.
19   Freimund, 59 ff. (März 1848).
20   Freimund, 61 (März 1848).
21   Siegmund, 251 (April 1848); Lindemann, Grashalme, 316.
22   Freimund, 176 (März 1848).
23   Lindemann, Grashalme, 326; dazu Landfester, Schweigen, 135 ff.
24   Landfester, Revolution, 269, zitiert einen noch beruhigenden Brief von Maxe vom 11.4.1848.
25   Friedmund, 132 (Juni 1848).
26   Zur Entwicklung seines Verhältnisses zur Homöopathie s. Kap. 5.
27   Lindemann, Grashalme, 325 f.
28   Friedmund, 140 (Juni 1848).
29   Freimund, 178; Landfester, Revolution, 270; Maxe datiert dies auf Juli, Lindemann, Grashalme, 326.
30   Lindemann, Grashalme, 326.
31   Lindemann, Grashalme, 327, transkribiert „ernster" als „erster", was buchstabengetreu sein mag, aber keinen Sinn ergibt.
32   Anon., Melicher, 31 f.
33   Anon., Melicher, 33.
34   Da der Autor hier auch noch anführt, dass Hahnemann davon „wohl gegen 50 nach den Jahrgängen überschrieben und gebunden aufbewahrt hält", muss man von sehr guter Kenntnis der Hahnemannschen Praxis ausgehen. Außerdem beschreibt er detailliert die Krankenjournalführung incl. der Einträge ins Namensregister. Das spricht wenigstens für sehr enge Kooperation des Autors mit Melicher bei Entstehung der Schrift, wenn nicht gar dafür, dass dieser sich selbst hinter dem anonymen „Laien" verbirgt. Der Hinweis auf die beweissichernde Funktion des Krankenjournals (s. u.) geht völlig in diese Richtung; vgl. Dinges, Falldokumentation.
35   Landfester, Revolution, 273 (Juli 1848).
36   Landfester, Revolution, 273 f. (Juli 1848).
37   Landfester, Revolution, 276 (Juli 1848).
38   Landfester, Revolution, 278 (Juli 1848).
39   Landfester, Revolution, 282 (August 1848).
40   Landfester, Revolution, 283 (August 1848).
41   Landfester, Revolution, 284 f. (August 1848).
42   Landfester, Revolution, 286 (September 1848), 283 (August 1848).
43   Landfester, Revolution, 288 (September 1848).
44   Landfester vermutet als Grund des Aborts einen weiteren „Krankheitsschub", s. Freimund, 179.
45   Freimund, 61 (Dez. 1848).
46   Lindemann, Grashalme, 333.
47   Freimund, 62 (Dez. 1848).
48   Bicking, 5, s. a. 10 zur bisherigen Praxiserfahrung; Lucae, 42 f.
49   Schroers; nach der preußischen Kabinettsorder vom 20.6.1843, Michalak, 25 ff.
50   Freimund, 179.
51   Siegmund, 252 (Dez. 1848).
52   GSA, Bestand 03, 797 (Dez. 1848).
53   Die Beschreibung von Freimunds an Wahnsinn grenzender Reaktion auf Annas Tod weist Parallelen zu Bettines Reaktion auf Achims Tod auf.

54   Lindemann, Grashalme, 334.
55   GSA, Bestand 03, 783 (Jan. 1849).
56   Es dürfte Lebertran gemeint sein, da nur dieser Jod enthält. Er wurde als Mittel gegen Rachitis 1824
     von deutschen Wissenschaftlern entdeckt.
57   Vgl. Kapitel 2.
58   Schroers.
59   GSA, Bestand 03, 783 (Jan. 1849).
60   Freimund, 63 (Januar 1849).
61   Freimund, 63 f. (Januar 1849).
62   Freimund, 64 (Januar 1849).
63   Freimund, 135 f.
64   Freimund, 180.
65   Friedmund, 142 (Juli 1848).
66   Friedmund, 143 (Juli 1848); der Herausgeber von Bettines Briefen an Steinhäuser bezeichnet die
     Krankheit als Typhus, Steinhäuser, 115.
67   Willfahrt, Hausarztliteratur.
68   Die Herrnhuter Gemeinden bezeichneten sich als „Brudergemeine".
69   Zur Krankheitsbewältigung von deutschen Migranten in den USA s. Gründler.
70   S. zur Entstehungs- und Veröffentlichungsgeschichte das Vorwort zur Auflage von 1846, Hering, 5.
     Aufl.
71   Schüppel, 300, 303.
72   Hering, 4. Aufl., 17, 33.
73   Hering, 4. Aufl., 240, 320–328.
74   Hering, 4. Aufl., 240, 321.
75   S. a. Baschin, bes. 115 ff.
76   Friedmund, 147 (April 1849).
77   Friedmund, 150 (April 1849).
78   Friedmund, 153 (Mai 1849), alle Hervorhebungen im Original.
79   Friedmund, 153 (Mai 1849).
80   Friedmund, 154 (Mai 1849).
81   Friedmund, 155 f. (Mai 1849).
82   Friedmund, 156 (Mai 1849).
83   Friedmund, 158 (Mai 1849).
84   Friedmund, 159–161 (Juni 1849), Unterstreichung im Original.
85   Friedmund, 161 (Juni 1849).
86   Friedmund, 168 (Oktober 1849).
87   Friedmund, 176 (November 1849).
88   Friedmund, 176 f. (November 1849).
89   Friedmund, 179 (Dezember 1849).
90   Friedmund, 181 (Dezember 1849).
91   BvA WB 4, 233 (aus Schlangenbad, August 1824).
92   Siegmund, 257 (März 1850); Savigny ging es in seinem letzten Lebensjahrzehnt oft gesundheitlich
     nicht gut, AM, 340.
93   Schroers.
94   Freimund, 64 f. (Jan. 1849).
95   Freimund, 68 (Ende März 1850), Hervorhebung im Original.
96   Freimund, 138.
97   Freimund, 74 f. (Nov. 1850).
98   BvA WB 4, 705 (Juni 1854), {} markieren den gestrichenen Text.
99   Dafür spräche, dass er in der von Griesselich herausgegebenen Zeitschrift dieser Richtung (Hygea)
     publizierte. Allerdings unterstrich er auch die Bedeutung der Naturheilverfahren und des Abwar-
     tens, Tischner, 580.
100 Kallmorgen, 207; Adressbuchangabe vom Institut für Stadtgeschichte übermittelt.
101 Vgl. dazu oben bei der Typhusepisode und Siegmund, 12 f. (Apr. 1832).
102 Baschin, 161.

103 BvA WB 5, 501 (ca. 1855).
104 Dinges, Männlichkeitskonstruktion, 114; Dinges, Umfeld, 87 ff.; Dinges, Meißner-Serie, 165 ff.
105 Der Auktionskatalog von 1929 ist die Grundlage eines in Weimar vorliegenden Verzeichnisses, das auch die bei der Familie verbliebenen Werke mit aufführt.
106 Hartlaub, Vorwort (nicht paginiert).
107 S. dazu Baschin, 66 ff., 71 ff., 95, 99.
108 Michalak.
109 S. dazu unten.
110 Hirschel, Arzneischatz, III.
111 Willfahrt, 272 ff.; Willfahrt, Hausarztliteratur.
112 Friedmund, erstmals 105 (Aug. 1847), dann 185, 191, 197, 198 f. In Annaburg war 1838 die Apotheke von Emil Violet als zuverlässig und billig empfohlen worden, vgl. Ott, 12. Er habe bereits weitere homöopathische Apotheken, auch für Tierärzte, eingerichtet.
113 Possart, Bd. 1+2, 584; Bd. 3, 41: Ol[eum] an[imale], Alum[ina].
114 Possart, Haus-Doctor.
115 Hering, 5. Aufl., 161; identisch schon 3. Aufl., 159; 4. Aufl., 159.
116 Schlie, 37.
117 Haehl, Bd. 2, 485 (Rummels Festrede zur Einweihung des Denkmals).
118 Melicher, 26.
119 Haehl, Bd. 1, 401; Melicher, 27, schreibt, „ein von Steinhäuser skizziertes Gypsmodell" war „zur Ansicht ausgestellt".
120 Anon., Nekrolog, 204.
121 Melicher, 29; Abbildung bei Haehl, Bd. 1, 400.
122 Nicht identifizierbar, möglicherweise handelte es sich um ein Verschreiben beim Namen Ludwig Wilhelm Wichmanns (1788–1859), der damals viele Denkmäler entwarf und verkaufte.
123 Sie ist mit dem gesamten Centralvereinsarchiv, wohin sie abgegeben wurde, im Zweiten Weltkrieg verbrannt.
124 Melicher, 32.
125 Steinhäuser, 96, 98.
126 Über seinen Entwurf für das Frankfurter Goethedenkmal hatte sie sich schon abfällig geäußert und dann indirekt mit ihm konkurriert, so dass alter Ärger auf beiden Seiten im Spiel gewesen sein könnte.
127 Siegmund, 466 (Nov. 1846); BvA WB 4, 1086, 1096; ebenfalls warb sie für Pauline, s. Steinhäuser, 92, 94.
128 BvA WB 4, 1087.
129 BvA WB 4, 647 (Mai 1848).
130 BvA WB 4, 647 (Mai 1848).
131 BvA WB 4, 647 (Mai 1848).
132 Steinhäuser, 113, Anm. 2.
133 Steinhäuser, 117, 120.
134 Siegmund, 264 (Nov. 1851), 268 (März 1852); BvA WB 4, 695 ff. (Aug. 1852); Varnhagen, Bd. 9, 431.
135 Siegmund, 293 (Febr. 1854).
136 AM, 338–341.
137 Freimund, 70 (März 1850), 136.
138 Freimund, 70 (März 1850), 136.
139 S. z. B. Dinges, Männlichkeitskonstruktion, 117.
140 Freimund, 71 (Juli 1850).
141 Freimund, 66, 68, 71.
142 Freimund, 78 (Juni 1852).
143 Freimund, 72 (August 1850).
144 Freimund, 73 (Nov. 1850).
145 Freimund, 77 (Sept. 1851).
146 Freimund, 76 (Sept. 1851).
147 Siegmund, 263 (Nov. 1851).
148 Heymach, 183.

149 Heymach, 186, 188 f.
150 Freimund, 82 (Febr. 1855); s. a. Lindemann, Grashalme, 302.
151 Heymach, Cravaller, 496–498.
152 Heymach, 189.
153 Heymach, Cravaller, 500; vgl. Monz, 144.
154 AM, 342 (Mai 1853).
155 Siegmund, 284 (Mai 1853).
156 Siegmund, 209 f. (Jan. 1847), 286 (Nov. 1853), 298 (Juni 1854), 300 (Aug. 1854); Freimund, 80 (Sept. 1854).
157 Siegmund, 287 (Nov. 1853).
158 Siegmund, 291 (Dez. 1853).
159 Freimund, 84 f. (April 1856).
160 BvA WB 4, 713 (Mai 1856).
161 Hovorka/Kronfeld, 188.
162 Heymach, 190.
163 Freimund, 183.
164 Heymach, 196.
165 Heymach, Cravaller, 507.
166 S. Kapitel 5.
167 Siegmund, 262, 264 (Nov. 1851).
168 Siegmund, 264.
169 Siegmund, 265 (Dez. 1851).
170 Siegmund, 266 f. (März 1852), s. dazu Baschin, Zahnschmerz.
171 Siegmund, 306 (April 1855); es dürfte sich nicht um den schlesischen Homöopathen Fr. E. Sauer handeln.
172 Freimund, 80 (Sept. 1854).
173 Siegmund, 313 f. (Jan. 1856).
174 Siegmund, 317 (Febr. 1856), s. a. 323 (Mai 1856) zum angekündigten Seifennachschub. Siegmund lobt wegen der Öfen eher den Bediensteten.
175 Siegmund, 324 (Juli 1856).
176 Siegmund, 326 (Aug. 1856).
177 Friedmund, 213 (Aug. 1852).
178 Siegmund, 325 (Aug. 1856).
179 Siegmund, 327 (Aug. 1856).
180 Klaas, 86 f.
181 Siegmund, 328 f. (Sept. 1856).
182 Dinges, Meißner-Serie, 202, 217, 219, 225 f., 178, 185.
183 Friedmund, 176 (November 1849).
184 Friedmund, 176 (November 1849).
185 Dinges, Meißner-Serie, 162, 166, 185 f., 191, 200 f. und häufiger; Czech, 52 ff.
186 Czech, 38 ff.
187 Friedmund, 185 (Februar 1850), dort auch das Folgende.
188 Vom Apotheker Schröter in Sangerhausen ist kein besonderes Engagement für die Homöopathie überliefert, s. Schmidt, 566, auch kein Hinweis bei Baschin, 158 ff.
189 Friedmund, 191 (März 1850), 192 (April 1850), dort auch das Folgende.
190 Zur Bedeutung der Veterinärhomöopathie vgl. Kannengießer; das Thema wird völlig unterschätzt.
191 Friedmund, 185 (Februar 1850).
192 Friedmund, 203 (Sept. 1850).
193 Z. B. Friedmund, 192 (April 1850).
194 Friedmund, 191 (März 1850).
195 Baschin, 185 ff., mit weiteren Preisen für Hausapotheken.
196 Friedmund, 197, 198 (April 1850).
197 Friedmund, 199 (April 1850).
198 Friedmund, 205 (Okt. 1850).
199 Friedmund, 105 (Aug. 1847).

200 Das Folgende nach Willfahrt, 274 ff.
201 Engelmann; Bibliotheca homoeopathica; Kleinert.
202 Kleinert, 91.
203 Friedmund, 201 f. (Sept. 1850).
204 Friedmund, 206 (April 1851).
205 Friedmund, 202 (Sept. 1850), 203 (Okt. 1850), 208 (April 1851), 209 (Dez. 1851).
206 Friedmund, 212 (Mai 1852).
207 Friedmund, 209 (Januar 1852).
208 Friedmund, 215 (August 1852).
209 Siegmund, 302 (August 1854).
210 Friedmund, 254 f. (Frühjahr 1855).
211 Friedmund, 256 (Frühjahr 1855).
212 Friedmund, 250 (Nov. 1854).
213 Friedmund, 247 (September 1854).
214 Friedmund, 249 (September 1854).
215 Friedmund, 251 (Nov. 1854).
216 Friedmund, 258 (April 1855).
217 Friedmund, 218 (Sept. 1852).
218 Friedmund, 222 f. (Dez. 1852).
219 Enzyklopädie Medizingeschichte, 1449 f.
220 Friedmund, 225 (Dez. 1852); gleiche Argumentation zur Galle wieder 251 (Febr. 1855).
221 Im Februar 1855 empfiehlt er Aconit abwechselnd mit Sulphur, außerdem viel Wasser zu trinken.
222 Friedmund, 230 (Febr. 1853).
223 Friedmund, 231 (Febr. 1853).
224 Friedmund, 230 (Febr. 1853).
225 Siegmund, 326 (August 1856).
226 Friedmund, 510.
227 Friedmund, 228 (Febr. 1853).
228 Friedmund, 231 (Febr. 1853).
229 Friedmund, 228 (Febr. 1853).
230 Friedmund, 239–242 (Sept. 1853), 511 ff.
231 Friedmund, 255 (Frühjahr 1855).
232 Friedmund, 251 (Nov. 1854).
233 Zu weiteren Hintergründen Friedmund, 514.
234 Maxe; dazu Lindemann, Gräfin, 270–272; zum Nachlass Feilchenfeldt.
235 Lindemann, Gräfin, 275; Lindemann, Grashalme, 305.
236 Lindemann, Grashalme, 294.
237 Er wirbt auch im folgenden Jahr weiter um sie; Lindemann, Grashalme, 304.
238 Lindemann, Grashalme, 296.
239 Maxe, 156 (Okt. 1846); Lindemann, Grashalme, 297; Hoock-Demarle, 87; mit dem „Heckebeutel"-Märchen, vgl. Schmid, 125.
240 Lindemann, Grashalme, 302.
241 Landfester, Schweigen, 135.
242 Lindemann, Grashalme, 323; Landfester, Schweigen 134; BvA WB 4, 988.
243 Lindemann, Grashalme, 329, 333.
244 BvA WB 4, 655 (Febr. 1849); vgl. Maxe, 175 ff.
245 Lindemann, Grashalme, 326.
246 Siegmund, 505.
247 Lindemann, Grashalme, 340.
248 Lindemann, Grashalme, 351 ff., 357.
249 AM, 340.
250 Landfester, Schweigen, 138.
251 Lindemann, Grashalme, 358.
252 Freimund, 139; Lindemann, Grashalme, 356.
253 Lindemann, Grashalme, 362.

254 Maxe, 185; Lindemann, Grashalme, 350, 366.

255 Maxe, 185.

256 Maxe, 187.

257 Lindemann, Grashalme, 345.

258 Lindemann, Grashalme, 349.

259 Grimm, Bd. 1, 417; s. dazu Lindemann, Grashalme, 294 f.

260 Lindemann, Grashalme, 374.

261 Lindemann, Grashalme, 368.

262 Betina von Savigny war bald nach ihrer Ankunft in Athen 1835 an Tuberkulose verstorben.

263 Siegmund, 261 (Febr. 1851).

264 Siegmund, 511.

265 Lindemann, Grashalme, 379.

266 Siegmund, 263 (Nov. 1851).

267 Lindemann, Grashalme, 379–381.

268 Lindemann, Grashalme, 386.

269 Friedmund, 515 f.

270 Friedmund, 243 ff. (Juni 1854).

271 Friedmund, 245 (Juni 1854).

272 Michalak, 143; Jütte, Beutel.

273 BvA WB 4, 705 (Juni 1854).

274 Vgl. Labouvie, 137–158; Albrecht, 169.

275 BvA WB 4, 707 (Juni 1854).

276 BvA WB 4, 707 (Juni 1854).

277 AM, 341 (Nov. 1850).

278 Freimund, 75 (Nov. 1850), 142; 70 km ostnordöstlich von Berlin am Rande des Oderbruchs.

279 Maxe, 186, schreibt von „einquartierten" Soldaten; Bettine war aber Augenzeugin des Vorbei-
     marschs.

280 Siegmund, 258 (Nov. 1850).

281 So bietet Varnhagen Bettine nach deren Sturz Arnika an, Varnhagen, Bd. 11, 118; vgl. Schneider,
     Drogen, Bd. 1, 131.

282 Maxe, 186.

283 Mey, 80.

284 Freimund, 68 (Aug. 1849); Varnhagen, Bd. 6, 307. Maxe bedauerte, dass Bettine die Warnungen
     der Kinder nicht geglaubt hätte, Lindemann, Grashalme, 333.

285 AM, 341 (Nov. 1850).

286 AM, 342 (Nov. 1850); 1846 hatte sie sich beim Champignonsammeln in den Finger geschnitten, der
     angeblich wegen eines Giftpilzes geschwollen war, BvA WB 5, 436.

287 Varnhagen, Bd. 8, 157, 159, 162.

288 Varnhagen, Bd. 9, 71.

289 Varnhagen, Bd. 9, 175.

290 Zedler, Bd. 41, 763 ff.

291 Varnhagen, Bd. 9, 299 f. Das Folgende ebendort.

292 Varnhagen, Bd. 9, 302.

293 Varnhagen, Bd. 9, 319.

294 Freimund, 79 (Aug. 1852); Unterstreichung im Original; dort auch das Folgende.

295 Siegmund, 513; Steinhäuser, 130; am 9. August bedankte sie sich bei Franz Liszt für eine Spende,
     BvA WB 4, 694.

296 Steinhäuser, 130.

297 Friedmund, 213 (Aug. 1852).

298 Siegmund, 270 (Aug. 1852).

299 Dieser frühe Beleg für etwas, das heute als gendergerechte Schreibweise betrachtet würde, dürfte
     durchaus ironisch gemeint sein.

300 Ebner-Eschenbach, 76 ff.

301 Ebner-Eschenbach, 82.

302 Friedmund, 217 (Sept. 1852).

303 Dämonen, 242 ff., 258 ff.
304 So Armgart an Leo von Savigny am 19.8., Siegmund, 518; Siegmund, 271 (Sept. 1852).
305 Siegmund, 272 (Sept. 1852).
306 Friedmund, 219 (Sept. 1852).
307 Siegmund, 272 f. (Sept. 1852).
308 BvA WB 4, 695 (Nov. 1852), 1139.
309 BvA WB 4, 697 (Dez. 1852). Zur Bedeutung von Musik als eine Möglichkeit, sich auf sich selbst zu besinnen, s. a. 707 (Juni 1854).
310 AM, 342 (Mai 1853).
311 Varnhagen, Bd. 10, 177; gleiche Beschwerden auch wieder Ende April 1854, Varnhagen, Bd. 11, 52.
312 Varnhagen, Bd. 11, 118.
313 Siegmund, 287 (Nov. 1853).
314 Siegmund, 301, 303 (Aug. 1854).
315 Freimund, 80 (Sept. 1854).
316 Friedmund, 249 (Sept. 1854).
317 Mey, 80.
318 Varnhagen, Bd. 11, 178.
319 Varnhagen, Bd. 11, 194.
320 Varnhagen, Bd. 11, 202.
321 Varnhagen, Bd. 10, 441.
322 Varnhagen, Bd. 11, 237 f.
323 Varnhagen, Bd. 11, 244.
324 Varnhagen, Bd. 11, 253, 256.
325 Friedmund, 514.
326 Varnhagen, Bd. 10, 444; Bd. 11, 52, 97, 248.
327 Freimund, 146.
328 Freimund, 81 (Febr. 1855).
329 Mey, 82.
330 Freimund, 82 (März 1855), dort auch das Folgende.
331 Freimund, 83 (April 1855).
332 Freimund, 84 (April 1855).
333 Varnhagen, Bd. 12, 148.
334 Varnhagen, Bd. 12, 151.
335 Varnhagen, Bd. 12, 337.
336 Wie etwa bei der angeblichen Kaufzusage des Königs für ihr Goethedenkmal, s. dazu Varnhagen, Bd. 8, 231, 294, 343 f., oder später bei der „Finanzierungszusage" des Bankiers Magnus, Varnhagen, Bd. 13, 224, 245, 247, 278, 398.
337 Z. B. Varnhagen, Bd. 10, 359, 431, 440, 473; Bd. 11, 233.
338 Varnhagen, Bd. 11, 383.
339 Friedmund, 517.
340 Siegmund, 309 (Sommer 1855).
341 Varnhagen, Bd. 12, 342.
342 Varnhagen, Bd. 12, 346 f. Das Folgende ebendort.
343 AM, 344.
344 Varnhagen, Bd. 12, 348.
345 Varnhagen, Bd. 12, 348, Hervorhebung im Original; Friedmund, 517.
346 Varnhagen, Bd. 13, 233 f.
347 Varnhagen, Bd. 12, 350.
348 Friedmund, 519.
349 Friedmund, 261 (Mai 1856).
350 Varnhagen, Bd. 12, 352 f.
351 Varnhagen, Bd. 13, 160 f.
352 Siegmund, 317 (Febr. 1856).
353 Varnhagen, Bd. 12, 410.
354 Varnhagen, Bd. 12, 427.

355 Varnhagen, Bd. 12, 440.
356 Varnhagen, Bd. 13, 9, 31, 94, 100.
357 Varnhagen, Bd. 13, 122.
358 Varnhagen, Bd. 13, 124.
359 Ringseis, Bd. 4, 88; Bd. 3, 52. Gisela zu dieser Darstellung milde in Mey, 216, s. a.159; Varnhagen, Bd. 13, 167, war leider verhindert; s. a. 169.
360 Stolberg, 44.
361 Vgl. Lucae.
362 Schroers, 20.
363 Varnhagen, Bd. 13, 172.
364 S. Kap. 5; Streuber, 170 f.
365 Varnhagen, Bd. 12, 409.
366 Varnhagen, Bd. 13, 243, 245.
367 Varnhagen, Bd. 13, 250.
368 Varnhagen, Bd. 13, 258.
369 Varnhagen, Bd. 13, 261.
370 Mey, 97 (Jan. 1857). Es brannten wohl nur die Kerzen.
371 Varnhagen, Bd. 13, 282 f.
372 Varnhagen, Bd. 13, 286.
373 Varnhagen, Bd. 13, 341.
374 Varnhagen, Bd. 13, 350.
375 Varnhagen, Bd. 13, 353, 364.
376 Varnhagen, Bd. 13, 378; Bd. 14, 1; vgl. zur späteren Auseinandersetzung über solche Verfahren Teichler, 136 ff.
377 Varnhagen, Bd. 13, 403; s. a. Bd. 10, 120, 127; Bd. 9, 359.
378 Varnhagen, Bd. 13, 418 f.
379 Varnhagen, Bd. 14, 6.
380 Zimpel, 29; Martens, 232, zur Behandlung von Lähmungen; desgl. Sundelin, 58 f.
381 Caspari, 175 ff. S. a. Klengel.
382 Mey, 99, 116.
383 Mey, 116 f.
384 Mey, 117.
385 Mey, 117.
386 Mey, 117.
387 Mey, 119.
388 Mey, 120.
389 Mey, 122, 124.
390 Maxe, 41 f. (angeblich).
391 Mey, 122.
392 Mey, 123.
393 Mey, 128.
394 Mey, 135, 137, zitiert trotz ihrer eigenen höheren Einschätzung doch die folgenden kritischen Urteile von Ludmilla Assing: „[…] nirgendwo so viel Faselei, Geschmacklosigkeit, Unsinn und Gedankenarmut" und Wilhelmine Bardua: „Man spürt Geist, aber zugleich einen grausamen Mangel an intellektueller Zucht".
395 Mey, 128.
396 Varnhagen, Bd. 14, 133.
397 Varnhagen, Bd. 14, 43.
398 Varnhagen, Bd. 14, 133.
399 Varnhagen, Bd. 14, 171.
400 Mey, 141.
401 Varnhagen, Bd. 14, 220.
402 Varnhagen, Bd. 14, 219, 232, 244; Gedächtnislücken allerdings auch schon im November 1856, Bd. 13, 239.
403 Varnhagen, Bd. 14, 256, 263; Momente maßloser Heftigkeit schon im Januar 1857, Bd. 12, 306.

404 Varnhagen, Bd. 14, 262.
405 Mey, 141.
406 Varnhagen, Bd. 14, 304.
407 Varnhagen, Bd. 14, 307.
408 Varnhagen, Bd. 14, 322.
409 Varnhagen, Bd. 14, 354.
410 Varnhagen, Bd. 14, 364.
411 Varnhagen, Bd. 14, 370.
412 Mey, 142.
413 Varnhagen, Bd. 14, 409.
414 Varnhagen, Bd. 14, 408 f., 414.
415 So auch die „Karakteristik Bettinens" in Briefe, 261 ff.
416 Vgl. AM, 347.
417 Mey, 142.
418 Friedmund, 524.
419 Heymach, 189.
420 Pfülf, 443.
421 Mey, 145.
422 Mey, 153 ff.
423 Mey, 156.
424 Mey, 159, 168.
425 Friedmund, 538.
426 Friedmund, 526.
427 Friedmund, 526.
428 Friedmund, 529.
429 U. a. Arnim, Eigenthum.
430 Friedmund, 176 (November 1849).
431 In Leipzig bei Klinkhard, in Berlin bei Bernstein.
432 Die Angabe 1850 in manchen Bibliothekskatalogen ist rekonstruiert. Autopsie und Überprüfung anhand weiterer Hilfsmittel ergaben in der Staatsbibliothek zu Berlin keine gesicherten Hinweise. Ich danke Jutta Schöffel für diese Informationen.
433 Es wird aber von den Herausgebern seines Briefwechsels mit Bettine angenommen, Friedmund, 531.
434 Arnim, Heillehre, VI.
435 Die brutalen Berechnungen der Eugeniker waren damals noch nicht üblich.
436 Arnim, Heillehre, IX.
437 Arnim, Heillehre, 3. Das Folgende ebendort.
438 Arnim, Heillehre, 4.
439 Bei Arnim, Heillehre, 40, taucht es dann doch wieder auf.
440 Arnim, Heillehre, 6.
441 Arnim, Heillehre, 16, 22.
442 Arnim, Heillehre, 24 f.
443 Arnim, Heillehre, 33.
444 Arnim, Heillehre, 40 ff.
445 Arnim, Heillehre, 47 f.
446 Arnim, Heillehre, 59.
447 Arnim, Heillehre, 59 ff.
448 Hirschel, Arzneischatz.

7 Bilanz und Perspektiven

1   Hoffmann, 406.
2   Dinges, Pluralismus.

Quellen und Literatur

(Kurzzitierweise in den Anmerkungen **fett** gedruckt)

Archivalien

Staatsbibliothek Preußischer Kulturbesitz, Berlin (**SPK**)
Nachlass Savigny, Friedrich Carl von Savigny, Familienkorrespondenz, **Mp. 7**; **Kasten 5** und **6**
Sammlung Härtel
Geheimes Staatsarchiv Preußischer Kulturbesitz (**GSTA PK**)
I. HA Rep. 76 [Kultusministerium] **VIII A** [Ältere Medizinalregistratur], **Nr. 2002, 2009, 2202, 2230, 2231, 3099**
Goethe- und Schiller-Archiv der Klassik Stiftung Weimar (**GSA**)
Bestand 03 Arnim-Brentano
Landesarchiv Berlin (**LAB**)
A Rep. 003–01 Königliches Armendirektorium/Magistrat der Stadt Berlin, Armendirektion
Archiv des Instituts für Geschichte der Medizin der Robert Bosch Stiftung, Stuttgart (**IGM**)
Bestand **A** (Mischbestand Samuel Hahnemann)
Bestand **B** (Deutsche Patientenbriefe an und Krankenblätter von Samuel Hahnemann)
Bestand **D** (Deutsche Krankenjournale)

Gedruckte Briefe, Werke, Werkausgaben, andere Primärquellen und zeitgenössische Literatur bis 1900

Achim von Arnim und Jacob und Wilhelm Grimm, bearbeitet von Reinhold Steig, Stuttgart; Berlin 1904
Adelung, Johann Christoph, Grammatisch-kritisches Wörterbuch der Hochdeutschen Mundart, **4 Bände**, Leipzig 1793–1801
AM Die Andacht zum Menschenbild. Unbekannte Briefe von Bettine Brentano, hg. von Wilhelm Schellberg und Friedrich Fuchs, Jena 1942
Andry, Nicolas, Orthopädie oder die Kunst, bey den Kindern die Ungestaltheit des Leibes zu verhüten und zu verbessern, Berlin 1744, ND Abbach/Regensburg 1987
Anon., Gichtpapier, in: Repertorium für die Pharmacie 68, 1839, 230
Anon., **Korrespondenz** und Neuigkeiten, in: Hesperus, Nr. 212, Freitag, 3. September 1824, 845
Anon., Nähere Beleuchtung der über die homöopathische Heilart noch bestehenden Vorurtheile und Mißverständnisse. Mit einem Vorworte und medicinischen Anmerkungen von Franz **Melicher**, Berlin 1833
Anon., Aus einem Schreiben des D. Georg **Necher** in Neapel, an D. Müller in Leipzig, in: Stapfs Archiv für die homöopathische Heilkunst 5, 3, 1826, 45 f.

Anon., **Nekrolog**. D. Gottfried Wilhelm Stüler, in: Stapfs Archiv für die homöopathische Heilkunst 17, 1, 1838, 203–212

Arnim, Achim von; Arnim, Bettina von; Brentano, Clemens, „**Anekdoten**, die wir erlebten und hörten", hg. von Heinz Härtl, Göttingen 2003

Arnim, Ludwig Achim von, Werke und Briefwechsel. Historisch-kritische Ausgabe, Bd. 11, Texte der deutschen **Tischgesellschaft**, hg. von Stefan Nienhaus, Tübingen 2008

Arnim, Achim von, **Werke**, Bd. 4, hg. von Renate Möring, Frankfurt/M. 1992

Arnim, Friedmund von, Was ist **Eigenthum**? Darin das einzige Mittel, die jetzigen Staatsgewalten vor den unsinnig communistischen Ideen zu retten, eine Erweiterung von der guten Sache der Seele, Wandsbeck 1843

Arnim, Friedmund von, Neue **Heillehre** oder Die Frauenkur, Hitzfieberkur und Zehrfieberkur, 2., verm. u. verb. Aufl., Blankensee 1868

Arnim, Friedmund von, Neue **Heillehre** oder Die Frauenkur, Hitzfieberkur und Zehrfieberkur im **kurzgefassten** Auszug zum Selbstgebrauch für den unbemittelten und unbelesenen oder auch belesenen Mann, der nur Hülfe verlangt und nicht nach Gründen frägt, Prenzlau 1868

Arnim, Friedmund von, Gottes naturgesetzliche **Heilung** alles Krankseins, Leipzig; Berlin (o. J.)

Arnim, Friedmund von, Ueber **Industrialismus** und Armuth, Charlottenburg 1844

Arnim, Friedmund von, Hundert neue **Mährchen** im Gebirge gesammelt, hg. von Heinz Rölleke, Neudr. d. Erstausg. 1844, Köln 1986

Arnim, Friedmund von, Die gute Sache der **Seele**, ihre eigenen Angelegenheiten und die aus dem Menschen und der Vergangenheit entwickelte Geschichtszukunft, Braunschweig 1843

Arnim, Friedmund von, Das erkennende wie schöpferische **Sichbewußtwerden** ist die einzige besondere nur menschliche Seeleneigenschaft der sonst thierischen Seele des Menschen, Blankensee 1870

Arnims Briefe an Savigny 1803–1831, hg. von Heinz Härtl, Weimar 1982

Attomyr, Joseph, Homöopathische Heilversuche, angestellt im Allgemeinen Krankenhause zu München, in: Stapfs Archiv für die homöopathische Heilkunst 11, 2, 1832, 100–120

Autographenkatalog, J. A. Stargardt, Auktion in Basel (21. und 22.10.2011), Berlin 2011

Baumann, Friedrich, Schlangenbad. Kurzgefasste, für Aerzte bestimmte Darstellung seiner Kurverhältnisse, Wirkungsweise und Indicationen, Wiesbaden 1864

Bericht der Krankenkommission, in: Geschichte der Gesellschaft zur Beförderung des Guten und Gemeinnützigen in Basel 64, 1840 (1841), 73–82

Betz/Straub Bettine und Arnim. Briefe der Freundschaft und Liebe, **2 Bände**, hg. von Otto Betz und Veronika Straub, Frankfurt/M. 1986–1987

Bibliotheca homoeopathica oder Verzeichnis aller bis Ende des Jahres 1841 erschienenen Werke und Schriften über Homöopathie; nach dem Namen der Verfasser alphabetisch geordnet, von L. S[chreck], 2., verm. und verb. Aufl., Leipzig 1842

Bicking, Franz, Sendschreiben an die medicinische Facultät in Berlin zur Vertheidigung einer natur- und zeitgemässen Heilkunst, Berlin 1844

Böttiger, C. A., Morgenscenen im Putzzimmer der Römerin Sabina, Leipzig 1811

Briefe von Stägemann, Metternich, Heine und Bettina von Arnim, nebst Briefen, Anmerkungen und Notizen von Varnhagen von Ense. Aus dem Nachlaß Varnhagens von Ense, hg. von Ludmilla Assing, Leipzig 1865

Briefwechsel Achim und Bettina in ihren Briefen. Briefwechsel Achim von Arnim und Bettina Brentano, hg. von Werner Vordtriede, 2 Bände, Frankfurt/M. 1961

Buchner, Joseph Benedict, **Resultate** der Kranken-Behandlung allopathischer und homöopathischer Schule, München 1843

Buchner, Wilhelm, Ein Brief an die Eltern über einen Besuch bei Bettine von Arnim im Jahr 1846, in: Internationales Jahrbuch der Bettina-von-Arnim-Gesellschaft 11/12, 1999/2000, 277–279

BvA WB 1 Arnim, Bettine von, Werke und Briefe in vier Bänden, Bd. 1, Frühlingskranz, Günderode, hg. von Walter Schmitz und Sybille von Steinsdorff, Frankfurt/M. 1986

BvA WB 3 Arnim, Bettine von, Werke und Briefe in vier Bänden, Bd. 3, Politische Schriften, hg. von Wolfgang Bunzel, Ulrike Landfester, Walter Schmitz und Sybille von Steinsdorff, Frankfurt/M. 1995

BvA WB 4 Arnim, Bettine von, Werke und Briefe in vier Bänden, Bd. 4, Briefe, hg. von Heinz Härtl, Ulrike Landfester und Sibylle von Steinsdorff, Frankfurt/M. 2004

BvA WB 5 Arnim, Bettina von, Werke und Briefe, Bd. 5, hg. von Joachim Müller, Frechen 1961

Carriere, Moriz, Bettina von Arnim, in: Internationales Jahrbuch der Bettina-von-Arnim-Gesellschaft 10, 1998, 129–160 (Reprint)

Caspari, Carl Gottlob, Die allgemeine homöopathische Therapie; nach reinen Erfahrungen bearbeitet; nebst Untersuchungen über die Heilkräfte des Galvanismus und des Magnetsteins, Leipzig 1828

Daehne, Carl Friedrich Adolph, Die Milch- und Molkencuren und ihre Anwendung in verschiedenen Krankheiten, neue Aufl., Leipzig 1820

Dämonen Arnim, Bettina von, Gespräche mit Dämonen. Des Königsbuches zweiter Band, hg. und kommentiert von Rüdiger Görner, Berlin 2010

Damen Conversations Lexikon, hg. von Carl Herloßsohn, **10 Bände**, Leipzig 1834–1838

Danksagung, gez. Die Familienvorstände [...], in: Berliner Intelligenzblatt, Nr. 260, Montag, den 31. Oktober 1831, 7440

DWB Deutsches Wörterbuch, begründet von Jacob Grimm und Wilhelm Grimm, **33 Bände**, Leipzig 1854–1971

Ebner-Eschenbach, Marie, Aus Franzensbad. Das Gemeindekind (Leseausgabe in vier Bänden, hg. von Evelyne Polt-Heinzl, Daniela Strigl u. a.), Bd. 1, Sankt Pölten 2014 (urspr. Wien 1858)

Egloffstein, Hermann von (Hg.), Alt-Weimars Abend. Briefe und Aufzeichnungen aus dem Nachlasse der Gräfinnen Egloffstein, München 1923

Engelmann, Wilhelm, Bibliotheca medico-chirurgica et anatomico-physiologica. Alphabetisches Verzeichnis der medizinischen, chirurgischen, geburtshülflichen, anatomischen und physiologischen Bücher, welche vom Jahre 1750 bis zu Ende des Jahres 1847 in Deutschland erschienen sind; mit einem vollst. Materien-Reg. (Nachdr. der Ausg. Leipzig 1848) (angeb.: Suppl. Enth. die Literatur vom Jahre 1848 bis Ende des Jahres 1867), Hildesheim 1965

Faust, Bernhard Christoph, Gesundheits-Katechismus. Zum Gebrauche in den Schulen und beym häuslichen Unterrichte, Bückeburg 1794

FBA 12 Brentano, Clemens, Sämtliche Werke und Briefe (Frankfurter Brentano-Ausgabe), Bd. 12, hg. von Jürgen Behrens, Wolfgang Frühwald und Detlev Lüders, Stuttgart u. a. 1982

Fenner von Fenneberg, Johann Heinrich Chr. M., Schlangenbad und seine Heiltugenden, Darmstadt 1824

Fontane, Theodor, Von Zwanzig bis Dreißig. Autobiographisches; nebst anderen selbstbiographischen Zeugnissen (Sämtliche Werke, Bd. 15), München 1967

Fontane, Theodor, Aufsätze zur Bildenden Kunst (Sämtliche Werke, **Bd. 23, 1** und **2**), München 1970

Frank, Johann Peter, System einer vollständigen medicinischen Polizey, Bd. 2, Mannheim 1780

Freimund „Du bist mir Vater und Bruder und Sohn". Bettine von Arnims Briefwechsel mit ihrem Sohn Freimund, hg. von Wolfgang Bunzel und Ulrike Landfester, Göttingen 1999

Freundschaftsbriefe Arnim, Achim von; Brentano, Clemens, Freundschaftsbriefe, 2 Bände, hg. von Hartwig Schultz, Frankfurt/M. 1998

Friedmund „In allem einverstanden mit Dir". Bettine von Arnims Briefwechsel mit ihrem Sohn Friedmund, hg. von Wolfgang Bunzel und Ulrike Landfester, Göttingen 2001

Görres, Josef von, Gesammelte Schriften, **Bd. 7**, Familienbriefe, hg. von Marie Görres, München 1858
    - **Bd. 8**, Freundesbriefe (1802–1821), hg. von Franz Binder, München 1874
    - **Bd. 9**, Freundesbriefe (1822–1845), hg. von Franz Binder, München 1874

Goethe und die Romantik. Briefe mit Erläuterungen, 2. Teil, hg. von Carl Schüddekopf und Oskar Walzel (Schriften der Goethe-Gesellschaft, Bd. 14), Weimar 1899

Goethe's Briefwechsel Arnim, Bettine von, Goethe's Briefwechsel mit einem Kinde, hg. von Wolfgang Bunzel, München 2008

Griesselich, Philipp Wilhelm Ludwig, Skizzen eines reisenden Homöopathen, Karlsruhe 1832

Grimm, Ludwig Emil, Briefe, hg. und kommentiert von Egbert Koolman, **2 Bände**, Marburg 1985

Günderrode, Karoline von, „Ich sende Dir ein zärtliches Pfand". Die Briefe der Karoline von Günderrode, hg. von Birgit Weißenborn, Frankfurt/M.; Leipzig 1992

GutsMuths, Johann Christoph Friedrich, Spiele zur Uebung und Erholung des Körpers und Geistes, 3. Aufl., Schnepfenthal 1802

Härtl, Heinz, Publizistische **Beiträge** Bettina von Arnims 1844–1848, in: Bunzel, Wolfgang u. a. (Hg.), Schnittpunkt Romantik, Tübingen 1997, 237–256

Härtl, Heinz, **Briefe** Friedrich Carl von Savignys an Bettine Brentano, in: Wissenschaftliche Zeitschrift der Universität Halle, Gesellschafts- und sprachwissenschaftliche Reihe 28, 2, 1979, 105–128

Härtl, Heinz, Zwischen **Tilsit** und Tauroggen. Briefe Achim von Arnims an seinen Bruder Carl Otto von Arnim 1807–1812, in: Impulse. Aufsätze, Quellen, Berichte zur deutschen Klassik und Romantik 6, 1983, 252–343

Hahnemann, Samuel, **Apothekerlexikon**, 4 Bände, Leipzig 1793–1798

Hahnemann, Samuel, Reine **Arzneimittellehre**, **1. Aufl.**, **6 Bände**, Dresden; Leipzig 1811–1821

Hahnemann, Samuel, Reine **Arzneimittellehre**, **2. Aufl.**, **6 Bände**, Dresden; Leipzig 1822–1827

Hahnemann, Samuel, Krankenjournal D 34 (1830). Transkription von Ute Fischbach-Sabel, Heidelberg 1998

Hahnemann, Samuel, **Organon Synopse**. Die sechs Auflagen von 1810–1842 im Überblick, hg. von Bernhard Luft und Matthias Wischner, Heidelberg 2001

Hartlaub, Karl Georg Christian, Kurzer Abriss der homöopathischen Heilmethode, Leipzig 1829

Haynel Aus einem Schreiben des Dr. Haynel in Berlin an Dr. Franz in Leipzig, in: Zeitung der naturgesetzlichen Heilkunst (hg. von Dr. Schweickert) 3, 23, 1831, 176

Hehn, Friederike, Homöopathisches Kochbuch. Eine gedrängte und zugleich gründliche Anweisung zur Vereinbarung unsrer gewohnten Küche mit den Erfordernissen der Homöopathie (Mit einem Vorwort vom Medizinalrath Dr. Stüler in Berlin), Berlin 1834

Hering, Constantin, Homöopathischer Hausarzt. Für die deutschen Bürger nach den besten vaterländischen Werken und eigenen Erfahrungen bearbeitet, **3. Aufl.**, Jena 1841; **4. Aufl.**, Jena 1844; **5. Aufl.**, Jena 1846 [Vorwort im ND Berlin 1928]

Hirschel, Bernhard, Die Homöopathie. Eine Anleitung zum richtigen Verständniss und zum Selbststudium derselben, Dessau 1851

Hirschel, Bernhard, Der homöopathische **Arzneischatz** in seiner Anwendung am Krankenbette, 2. Aufl., Dresden 1859

Hufeland, Christoph Wilhelm, Die Kunst das menschliche Leben zu verlängern, Jena 1800

Hufeland, Christoph Wilhelm, Die Homöopathie gegen die orientalische **Cholera** angewendet, in: Journal der practischen Heilkunde 74, 4, 1832, 4–17

Hufeland, Christoph Wilhelm, **Homöopathie**, in: Journal der practischen Heilkunde 74, 4, 1832, 3 f.

Ilius Pamphilius und die Ambrosia, in: Arnim, Bettina von, Werke und Briefe, Bd. 2, hg. von Gustav Konrad, Frechen 1959, 411–708

Jackson, Robert, Geschichte und Heilart des endemischen und ansteckenden Fiebers, Stuttgart 1804

Kinde Goethes Briefwechsel mit einem Kinde, hg. von Waldemar Oehlke (Sämtliche Werke, Bd. 4), Berlin 1920

Kinkel, Gottfried (Hg.), Aus Johanna Kinkel's Memoiren, in: Internationales Jahrbuch der Bettina-von-Arnim-Gesellschaft 8/9, 1996/97, 239–271 (Reprint)

Kleinert, Georg Otto (Bearb.), Bibliotheca homoeopathica. Verzeichniss der im In- und Auslande erschienenen auf die Homöopathie Bezug habenden Schriften, 3., bis zum Jahre 1861 fortgef. Aufl., Leipzig 1862

La Roche, Sophie de, Briefe an **Lina** als Mutter. Ein Buch für junge Frauenzimmer, die ihr Herz und ihren Verstand bilden wollen, **Bände 2 und 3**, Leipzig 1795–1797

Landfester, Ulrike, „Heute soll hier die **Revolution** losgehen…". Anna von Arnims Briefe aus Berlin an ihren Mann Freimund vom Sommer 1848, in: Bunzel, Wolfgang u. a. (Hg.), Schnittpunkt Romantik, Tübingen 1997, 257–288

Liebe Arnim, Bettina von, **Ist Dir bange vor meiner Liebe?** Briefe an Philipp Hössli, nebst dessen Gegenbriefen und Tagebuchnotizen, hg. von Kurt Wanner, Frankfurt/M. u. a. 1996

Lindemann, Eva, Maximiliane von Arnim, die **Grashalme**. Tageblätter 1839–1847, in: Landfester, Ulrike; Schultz, Hartwig (Hg.), Dies Buch gehört den Kindern. Achim und Bettine von Arnim und ihre Nachfahren, Berlin 2003, 285–387

Martens, Franz Heinrich (Hg.), Vollständige Anweisung zur therapeutischen Anwendung des Galvanismus, Weißenfels; Leipzig 1803

Martini, Friedrich H. W., Fortgesetzte Abhandlung vom Nutzen der äusserlichen Mittel bey den Pocken, in: Berlinische Sammlungen zur Beförderung der Arzneywissenschaft […] 5, 4. Stück, 1773, 341–375

Maxe von Arnim, Tochter Bettinas. Gräfin von Oriola 1818–1894. Ein Lebens- und Zeitbild aus alten Quellen geschöpft von Johannes Werner, Leipzig 1937

Melicher, Dr. [Franz], Geschichte des Hahnemann-Denkmals, in: Allgemeine homöopathische Zeitung 42, 1851, 26–32

Meusebach Briefwechsel des Freiherrn Karl H. Gr. von Meusebach mit Jacob und Wilhelm Grimm, hg. von Camillus Wendeler, Heilbronn 1880

MGK Meyers Großes Konversations-Lexikon. Ein Nachschlagewerk des allgemeinen Wissens, 6. Aufl., **20 Bände**, Leipzig; Wien 1902–1908

MK Meyers Konversations-Lexikon. Eine Encyklopädie des allgemeinen Wissens, 4. Aufl., **16 Bände**, Leipzig 1885–1890

Most, Georg Friedrich, Enzyklopädie der gesamten Volksmedizin oder Lexikon der vorzüglichsten und wirksamsten Haus- und Volksarzneimittel aller Länder, Leipzig 1843

Müller, Clotar, Der homöopathische Haus- und Familienarzt. Eine Darstellung der Grundsätze und Lehren der Homöopathie […], 2. Aufl., Leipzig 1855

Oehlke I–VII Arnim, Bettina von, Sämtliche Werke, hg. mit Benutzung ungedruckten Materials von Waldemar Oehlke, 7 Bände, Berlin 1920–1922

Ott, Franz Andreas, Die wahren Ursachen der langsamen Ausbreitung des homöopathischen Heilverfahrens, München 1843

Pätsch, A., Schinkel's letzte Krankheit und Leichenbefund. Mitgetheilt vom Dr. A. Pätsch, pract. Ärzte in Berlin, in: Wochenschrift für die gesammte Heilkunde 49, 1841, 793–811

Passavant, Johann Carl, Untersuchungen über Lebensmagnetismus und das Hellsehen, Frankfurt/M. 1821

Pfülf, Otto S. J., Aus Bettinas Briefwechsel, in: Stimmen aus Maria-Laach 64, 1903, 437–454, 564–573, und 65, 1903, 74–88

Pochhammer, Georg Friedrich, Russische Dampfbäder als Heilmittel durch Erfolge, Berlin 1824

Possart, Alphons, Charakteristik der homöopathischen Arzneien. Ein Handbuch der Hauptanzeigen für die richtige Wahl der homöopathischen Heilmittel in ihren Erst- und Heilwirkungen, nach den bisherigen Erfahrungen am Krankenbette; nebst einem alphabetischen Repertorium zum schnellen und sichern Auffinden der für jeden einzelnen Fall passenden Mittel, **3 Bände**, Sondershausen 1851

Possart, Alphons, Der Homöopatische **Haus-Doctor** oder Anweisung für Laien, sich selbst in vielen Fällen homöopatisch zu behandeln, mit Hinweisung auf Weiß „Handbuch der Wasserheilkunde". Nach vielen eigenen und auch fremden Erfahrungen, Jüterbog 1845

Pückler-Muskau Arnim, Bettine von; Pückler-Muskau, Hermann von, „Die Leidenschaft ist der Schlüssel zur Welt". Briefwechsel 1832–1844, hg. von Enid Gajek und Bernhard Gajek, Stuttgart 2001

Püschel, Ursula (Hg.), „Die **Welt** umwälzen – denn darauf läufts hinaus". Der Briefwechsel zwischen Bettina von Arnim und Friedrich Wilhelm IV., Bielefeld 2001

Rapou, Auguste, Histoire de la doctrine médicale homoeopathique. Son état actuel dans les principales contrées de l'Europe, Paris 1847

Reinhard, Carl L., Specielle Nosologie, 2 Bände, Würzburg 1834

Reumont, Gérard, Aachen und seine Heilquellen. Ein Taschenbuch für Badegäste, Aachen 1828

Ring, Max, Erinnerungen, **2 Bände**, Berlin 1898

Ringseis Erinnerungen des Dr. Johann Nepomuk von Ringseis, gesammelt, ergänzt und hg. von Emilie Ringseis, **4 Bände**, Regensburg; Amberg 1886–1891

Roth, Johann Ferdinand, Gemeinnütziges Lexikon für Leser aller Klaßen, besonders für Unstudierte, Nürnberg 1791

Rummel, Ludwig, Der Fluxus coeliacus oder die Milchruhr, in: Journal der practischen Heilkunde 60, 1825, 1–43

Rupertus der Zweite (Pseud.), Ueber die Homöopathie und ihre Beziehungen zu dem Selbstdispensieren der Aerzte. Eine staatswissenschaftliche Abhandlung, Leipzig 1833

Siegmund „Da wir uns nun einmal nicht vertragen". Bettine von Arnims Briefwechsel mit ihrem Sohn Siegmund, hg. von Wolfgang Bunzel und Ulrike Landfester, Göttingen 2012

Soemmering, Samuel Thomas, Werke, Bd. 23/I, **Tagebücher** 1804/05–1808, hg. von Franz Dumont, Basel 2004

Stahr Aus Adolf Stahrs Nachlass, hg. von Ludwig Geiger, Oldenburg 1903

Steffens, Heinrich, Was ich erlebte. Aus der Erinnerung niedergeschrieben, Bd. 9, Breslau 1844 (ND Stuttgart-Bad Cannstatt 1996)

Steinhäuser Bettine von Arnim und ihr Briefwechsel mit Pauline Steinhäuser, hg. von Karl Obser, in: Neue Heidelberger Jahrbücher 12, 1903, 85–137

Stoll, Adolf, Friedrich Karl von Savigny, **Bd. 2**, Professorenjahre in Berlin 1810–1842, Berlin 1929

Stüler, G. W., Die Homöopathie und die homöopathische Apotheke in ihrer wahren Bedeutung dargestellt, Berlin 1834

Stüler, G. W., **Ausführlicher Bericht** des Herrn Medizinalraths Dr. Stüler zu Berlin über die Resultate des von demselben, in Verbindung mit dem Herrn Dr. Haynel aus Lommatzsch in Sachsen, in Berlin angewandten homöopathischen Heilverfahrens gegen die Cholera, in: Zeitung der naturgesetzlichen Heilkunst 4, 3, 1832, 17–24

Stüler, G. W., **Auszug** aus einem Schreiben des Medizinalrathes D. Stüler in Berlin an den D. Hartlaub in Braunschweig, in: Annalen der homöopathischen Klinik 3, 1832, 91–93

Stüler, G. W., Vorläufiger **Bericht** des Medizinalraths Dr. Stüler zu Berlin über die homöopathische Behandlung der Cholera und deren Resultate. Aus einem Schreiben desselben an Medizinalrath Dr. Stapf, vom 10. November 1831, in: Zeitung der naturgesetzlichen Heilkunst 3, 23, 1831, 178 f.; gekürzt wiederabgedruckt in: Annalen der homöopathischen Klinik 3, 1832, 218–220

Stüler, [G. W.], Zur **Erwiderung** und Widerlegung eines in der Cholerazeitung Nr. 19 enthaltenen Aufsatzes, die homöopathischen Kuren in den Wieseckeschen Familienhäusern betreffend, in: Berliner Cholera-Zeitung Nr. 24, 17.11.1831, 196–198

Stüler, [G. W.], Die homöopathischen **Kuren** in den Wieseckeschen Familienhäusern betreffend, in: Berliner Cholera-Zeitung Nr. 26, 22.11.1831, 212–214 (teilweise wiederabgedruckt in Geist, 155–157)

Sundelin, Karl, Anleitung zur medizinischen Anwendung der Elektrizität und des Galvanismus: aus vorhandenen Schriften und aus der Erfahrung zusammengetragen, Berlin 1822

Tagebuch über das Verhalten der bösartigen Cholera in Berlin. Eine Sammlung von Aufsätzen pathologisch-therapeutischen, gesundheits-polizeilichen und populär-medicinischen Inhalts in Bezug auf den Verlauf der Epidemie im In- und Auslande [...], Berlin 1831

UL Das unsterbliche Leben. Unbekannte Briefe von Clemens von Brentano, hg. von Wilhelm Schellberg und Friedrich Fuchs, Jena 1939

Varnhagen Tagebücher von K. A. Varnhagen von Ense, hg. von Ludmilla Assing, **15 Bände**, ND Bern 1972

Verus, Die homöopathischen Kuren in den Wiesekeschen Familienhäusern, in: Berliner Cholera-Zeitung Nr. 19, 5. November 1831, 155

Verus, Letztes **Wort**, in: Berliner Cholera-Zeitung Nr. 26, 22.11.1831, 214 f.

Vordtriede, Werner, Bettina von Arnims Armenbuch, Frankfurt/M. 1981

Voss, Ludwig von; Voss, Johann Julius von (Hg.), Briefe über Magnetismus, ärztliche Praxis und Gefahren der Täuschung. Zur Ehre der Wahrheit, Frankfurt/M.; Leipzig 1822

Weiss, Hermann F., Unveröffentlichte Briefe Achim von Arnims nebst anderen Lebenszeugnissen, in: Literaturwissenschaftliches Jahrbuch N. F. 21, 1980, 89–169

Weiss, Hermann F. (Hg.), Unbekannte **Briefe** von und an Achim von Arnim aus der Sammlung Varnhagen und anderen Beständen, Berlin 1986

Wiedemann, Th., Leopold von Ranke und Bettine von Arnim, in: Deutsche Revue 20, 2, 1895, 56–71

Wilhelm und Caroline von Humboldt in ihren Briefen, hg. von Anna von Sydow, Bd. 3, Berlin 1909

Windischmann, Karl J.H., Ueber Etwas, das der Heilkunst Noth thut. Ein Versuch zur Vereinigung dieser Kunst mit der christlichen Philosophie, Leipzig 1824

Zedler, Johann Heinrich, Grosses vollständiges Universal-Lexikon aller Wissenschaften und Künste: welche bishero durch menschlichen Verstand und Witz erfunden und verbessert worden […], 2. Nachdruck der Ausg. von Halle und Leipzig, 1732 ff., **64 Bände**, Graz 1993–1998

Zimpel, Charles F., Selbsthülfe für Jedermann durch Galvanismus und Magnet-Elektrizität: in den allermeisten sowohl akuten als chronischen Krankheiten, Schaffhausen 1861

Sekundärliteratur

Albrecht, Harro, Schmerz. Eine Befreiungsgeschichte, München 2015

Althans, Birgit, Die unsichtbaren Geister des Zuhauses. Dienstmädchen zwischen emotionaler Arbeit und Drecksarbeit, in: Grenke, Anneliese; Winzen, Matthias (Hg.), Schöner. Wohnen. Damals. Die Erfindung der bürgerlichen Familie im 19. Jahrhundert, Oberhausen 2011, 117–129

Angelow, Jürgen, Geschichte und Landschaft. Das märkische Rittergut Kemnitz, Bad Münstereifel 2000

Apfel, Brigitte, Zur Subjektivität des Kranken in den Erzählungen und Romanen von Achim von Arnim, Med. Diss. Universität Heidelberg 1985

Artelt, Walter, Der Mesmerismus in Berlin, Mainz 1965

Bäumer, Konstanze; **Schultz**, Hartwig, Bettina von Arnim, Stuttgart; Weimar 1995

Baschin, Marion, Die Geschichte der Selbstmedikation in der Homöopathie, Essen 2012

Baschin, Marion, „… da mir **Zahnschmerz** unausstehlich ist". Ein homöopathiegeschichtlicher Beitrag zu Patienten in der Zahnmedizin, in: Sudhoffs Archiv 100, 2016, 110–131

Bauer, Daniel Tobias, Das Bildungsverständnis des Theologen Friedrich Schleiermacher, Tübingen 2015

Bauer, Frank, **Napoleon** in Berlin. Preußens Hauptstadt unter französischer Besatzung, Berlin 2006

Baumgart, Hildegard, Bettine Brentano und Achim von Arnim. Lehrjahre einer Liebe, Berlin 1999

Baumgart, Hildegard, Bettine und Achim von Arnim. Die Geschichte einer ungewöhnlichen **Ehe**, Berlin 2016

Becker-Cantarino, Barbara, Meine Liebe zu Büchern. Sophie de La Roche als professionelle Schriftstellerin, Heidelberg 2008

Bettin, Hartmut; Meyer, Ulrich; Friedrich, Christoph, „Diese Bitte war ich der Menschheit schuldig" – Das Wirken des homöopathischen Laienheilers Arthur Lutze (1813–1870) in Preußen, in: Medizin, Gesellschaft und Geschichte 19, 2000 (2001), 199–227

Bleker, Johanna, Biedermeiermedizin – Medizin der Biedermeier? Tendenzen, Probleme, Widersprüche 1830–1850, in: Medizinhistorisches Journal 23, 1988, 5–22

Bölts, Stephanie, „Vergiss nicht die roten Rüben einzumachen… Erkälte Dich nicht, sei streng gegen die Kinder". Krankheit zwischen Alltag und Dichteramt im Briefwechsel von Achim und Bettina von Arnim, in: Pape, Walter (Hg.), Die alltägliche Romantik. Gewöhnliches und Phantastisches, Lebenswelt und Kunst, Berlin 2016, 229–239

Boetzkes, Manfred (Hg.), Goethes glückliche Zeichnerin? Das unvollendete Künstlerleben der Julie von Egloffstein (1792–1869) (Ausstellungskatalog), Hildesheim 1992

Borkowsky, Maya, Ärztliche Vorschriften zur Schwangerschaftshygiene im 19. Jahrhundert unter Berücksichtigung einiger Aspekte der Diätetik für Gebärende, Wöchnerinnen und Stillende, Zürich 1988

Briese, Olaf, Angst in den Zeiten der Cholera, **4 Bände**, Berlin 2003

Bunzel, Wolfgang, **Ver-Öffentlichung** des Privaten. Typen und Funktionen epistolarischen Schreibens bei Bettine von Arnim, in: Füllner, Bernd (Hg.), Briefkultur im Vormärz, Bielefeld 2001, 41–96

Bunzel, Wolfgang (Hg.), „Die **Welt** umwälzen". Bettine von Arnim geb. Brentano (1785–1859). Ausstellung im Freien Deutschen Hochstift Frankfurter Goethe-Museum, 20. Januar–5. April 2009, Frankfurt/M. 2009

Busche, Jens, Ein homöopathisches Patientennetzwerk im Herzogtum Anhalt-Bernburg. Die Familie von Kersten und ihr Umfeld in den Jahren 1831–1835, Stuttgart 2008

Czech, Barbara, Konstitution und Typologie in der Homöopathie des 19. und 20. Jahrhunderts, Heidelberg 1996

Dean, Michael Emmans, The trials of homeopathy. Origins, structure and development, Essen 2004

Denneler, Iris, Karl Friedrich von Savigny, Berlin 1985

Dettke, Barbara, Die asiatische Hydra. Die Cholera von 1830/31 in Berlin und den preußischen Provinzen Posen, Preußen und Schlesien, Berlin 1995

Dinges, Martin, **Bettine** von Arnim (1785–1859), eine für die Homöopathie engagierte Patientin – Handlungsräume in Familie, Landgut und öffentlichem Raum/Politik, in: Orvostörténeti Közlemények – Communicationes de historia artis medicinae (Budapest) 186/187, 2004, 105–122

Dinges, Martin, **Exercise**, Health and Gender: Normative Discourses and Practices in Eighteenth- and Nineteenth-Century German-Speaking Countries, in: Mallinckrodt, Rebekka von; Schattner, Angela (Hg.), Sports and Physical Exercise in Early Modern Culture. New Perspectives on the History of Sports and Motion, London 2016, 189–206

Dinges, Martin, Hahnemanns **Falldokumentation** in historischer Perspektive, in: Naturheilpraxis. Blätter für Klassische Homöopathie 63, 11, 2010, 1356–1362

Dinges, Martin (Hg.), **Homöopathie**. Patienten, Heilkundige und Institutionen. Von den Anfängen bis heute, Heidelberg 1996

Dinges, Martin, **Männlichkeitskonstruktion** im medizinischen Diskurs um 1830. Der Körper eines Patienten von Samuel Hahnemann, in: Martschukat, Jürgen (Hg.), Geschichte schreiben mit Foucault, Frankfurt/M. 2002, 99–125

Dinges, Martin, Der **Maurermeister** und der Finanzrichter. Ehre, Geld und soziale Kontrolle im Paris des 18. Jahrhunderts, Göttingen 1994

Dinges, Martin; Jankrift, Kay Peter u. a. (Hg.), **Medical Practice**, 1600–1900. Physicians and Their Patients, Leiden; Boston 2016

Dinges, Martin (Hg.), Samuel Hahnemanns Briefe an Patienten und die **Meißner-Serie**, Essen 2016

Dinges, Martin, **Mütter** und Söhne (ca. 1450–ca. 1850). Ein Versuch anhand von Briefen, in: Flemming, Jens; Puppel, Pauline (Hg.), Lesarten der Geschichte. Ländliche Ordnungen und Geschlechterverhältnisse. Festschrift für Heide Wunder zum 65. Geburtstag, Kassel 2004, 89–119

Dinges, Martin, Medizinischer **Pluralismus** in Europa und Indien. Konzept, Hintergrund und Perspektiven, in: Zeitschrift für Klassische Homöopathie 61, 1, 2017, 4–11

Dinges, Martin; Jütte, Robert (Hg.), Samuel Hahnemann und sein **Umfeld**. Quellen aus der Sammlung der Deutschen Homöopathie-Union, bearbeitet von H. Talkenberger, Stuttgart 2005

Dinges, Martin (Hg.), **Weltgeschichte** der Homöopathie. Länder – Schulen – Heilkundige, München 1996

Doderer, Hans, Bettina von Arnim als Kurgast in Schlangenbad, in: Rheingau-Taunus-Kreis. Jahrbuch des Rheingau-Taunus-Kreises 55, 2004 (2003), 113–116

Dönhoff, Marion Gräfin, Kindheit in Ostpreußen, Berlin 1988

Drewitz, Ingeborg, Bettine von Arnim. Romantik – Revolution – Utopie, Düsseldorf 1969

Eckart, Wolfgang Uwe; Jütte, Robert, Medizingeschichte. Eine Einführung, 2., überarb. Aufl., Köln u. a. 2014

Emmrich, Irma, Carl Blechen, München 1989

Engstrom, Eric J., Magnetische Versuche in Berlin, 1789–1835. Zur Entkörperung magnetischer Glaubwürdigkeit, in: Medizinhistorisches Journal 41, 2006, 225–269

Enzyklopädie Medizingeschichte, hg. von Werner E. Gerabek, Bernhard D. Haage u. a., Berlin; New York 2005

Eppenich, Heinz, Geschichte der deutschen homöopathischen Krankenhäuser. Von den Anfängen bis zum Ende des Ersten Weltkriegs, Heidelberg 1995

FDH Freies Deutsches Hochstift (Hg.), **Achim** von Arnim. Ausstellung, Frankfurt/M. 1981

FDH Freies Deutsches Hochstift (Hg.), Herzhaft in die **Dornen** der Zeit greifen… Bettine von Arnim (1785–1859), Frankfurt/M. 1985

Feilchenfeldt, Konrad, Der Nachlaß Maximiliane von Arnims, in: Landfester, Ulrike; Schultz, Hartwig (Hg.), Dies Buch gehört den Kindern. Achim und Bettine von Arnim und ihre Nachfahren, Berlin 2003, 233–250

Fischer, Michael, Über den Aderlaß im 19. Jahrhundert, Med. Diss. Universität Tübingen 1995

Fischer-Homberger, Esther, Krankheit Frau. Zur Geschichte der Einbildungen, Darmstadt 1984

Fischer-Homberger, Esther, **Hypochondrie**. Melancholie bis Neurose. Krankheiten und Zustandsbilder, Bern u. a. 1970

Foxcroft, Louise, The Making of Addiction. The „Use and Abuse" of Opium in Nineteenth-Century Britain, Aldershot 2007

Frevert, Ute, Gefühlvolle Männlichkeiten. Eine historische Skizze, in: Borutta, Manuel; Verheyen, Nina (Hg.), Die Präsenz der Gefühle. Männlichkeit und Emotion in der Moderne, Bielefeld 2010, 305–330

Froneck-Kramer, Andrea, Animus. Der Geist, der Sinn, der Mut, das Herz. Geschichte des Ursulinenklosters Fritzlar von 1711–2006, Kassel 2007

Geist, Johann Friedrich; Kürvers, Klaus, Das Berliner Mietshaus. Bd. 1: 1740–1862, München 1980

Gersdorff, Dagmar von, Bettina und Achim von Arnim. Eine fast romantische **Ehe**, Berlin 1997

Gersdorff, Dagmar von, „Die **Erde** ist mir Heimat nicht geworden". Das Leben der Karoline von Günderrode, Frankfurt/M. 2006

Gersdorff, Dagmar von, Goethes **Mutter**. Eine Biographie, Frankfurt/M. 2001

Growe, Ulrike, Das Briefleben Bettine von Arnims. Vom Musenanruf zur Selbstreflexion. Studie zu „Goethe's Briefwechsel mit einem Kinde", „Die Günderode" und „Clemens Brentano's Frühlingskranz", Würzburg 2003

Gründler, Jens, Männlichkeit und Gesundheit im Kontext von Migration. Praktiken der Gesundheitsfürsorge und Krankheitsbewältigung deutscher Migranten in den USA im 19. Jahrhundert und frühen 20. Jahrhundert, in: Medizinhistorisches Journal 50, 1/2, 2015, 96–122

Günzel, Klaus, Ein Jude fordert Genugtuung – Turbulenzen um ein Duell, das 1811 nicht stattfand, in: Schultz, Uwe (Hg.), Das Duell. Der tödliche Kampf um die Ehre, Frankfurt/M. 1996, 170–183

Haehl, Richard, Samuel Hahnemann. Sein Leben und Schaffen, **2 Bände**, Leipzig 1922

Hagemann, Karen, „Mannlicher Muth und teutsche Ehre". Nation, Militär und Geschlecht zur Zeit der Antinapoleonischen Kriege Preußens, Paderborn 2002

Handwörterbuch des deutschen Aberglaubens, hg. von Hanns Bächtold-Stäubli, 10 Bände, Berlin; Leipzig 1927–1942

Heinz, Inge Christine, „Schicken Sie Mittel, senden Sie Rath!" Prinzessin Luise von Preußen als Patientin Samuel Hahnemanns in den Jahren 1829 bis 1835, Essen 2011

Heymach, Petra; Erhart, Ingo, „…ich möchte so gerne helfen…". Versuch einer Lebensbeschreibung Claudine von Arnims, in: Internationales Jahrbuch der Bettina-von-Arnim-Gesellschaft 8/9, 1996/97, 177–199

Heymach, Petra; Erhart, Ingo, „Ein **Cravaller** mit großen Feusten?" Die Entwicklung des Malers Achim von Arnim in seiner Kinder- und Jugendzeit, in: Landfester, Ulrike; Schultz, Hartwig (Hg.), Dies Buch gehört den Kindern. Achim und Bettine von Arnim und ihre Nachfahren, Berlin 2003, 483–515

Hick, Christian, Gesundheit in Auflösung – Von Rousseau zum Projekt des genetic enhancement, in: Schäfer, Gesundheitskonzepte, 29–51

Hickmann, Reinhard, Das psorische Leiden der Antonie Volkmann. Edition und Kommentar einer Krankengeschichte aus Hahnemanns Krankenjournalen von 1819–1831, Heidelberg 1996

Hirsch, Helmut, Jüdische Aspekte im Leben und Werk Bettine von Arnims, in: Internationales Jahrbuch der Bettina-von-Arnim-Gesellschaft 1, 1987, 61–75

Hirschberg, Julius, Geschichte der Augenheilkunde, Bd. 4, Berlin 1914

Hitzenbichler, Monika, Der homöopathische Arzt Heinrich le Goullon d. Ä. Sein Leben und Werk im Weimar der späten Goethezeit, Ms. [2011]

Höfler, Max, Deutsches Krankheitsnamen-Buch, Hildesheim 1970 (Nachdr. d. Ausg. München 1899)

Hoffmann, Susanne, Gesunder Alltag im 20. Jahrhundert? Geschlechterspezifische Diskurse und gesundheitsrelevante Verhaltensstile in deutschsprachigen Ländern, Stuttgart 2010

Honegger, Claudia, Die Ordnungen der Geschlechter. Die Wissenschaft vom Menschen und das Weib 1750–1850, Frankfurt/M. 1991

Hoock-Demarle, Marie-Claire, Bettinas Umgang mit Außenseitern, in: Internationales Jahrbuch der Bettina-von-Arnim-Gesellschaft 1, 1987, 76–91

Horst, Christoph auf der, Historisch-kritische Pathographien und Historizität. Eine kritische Auswertung der Heine-Pathographien am Beispiel der Syphilisdiagnosen Heinrich Heines, in: Labisch, Alfons; Paul, Norbert (Hg.), Historizität. Erfahrung und Handeln, Geschichte und Medizin, Stuttgart 2004, 121–151

Hovorka, Oskar von; **Kronfeld**, Adolf (Hg.), Vergleichende Volksmedizin. Eine Darstellung volksmedizinischer Sitten und Gebräuche, Anschauungen und Heilfaktoren, des Aberglaubens und der Zaubermedizin, Bd. 1, Stuttgart 1908

Hüchtker, Dietlind, „Elende Mütter" und „liederliche Weibspersonen". Geschlechterverhältnisse und Armenpolitik in Berlin (1770–1850), Münster 1999

Imhof, Arthur E., Lebenserwartungen in Deutschland vom 17. bis 19. Jahrhundert, Weinheim 1990

Joachim, Heinrich, Die Preussische **Medicinaltaxe** in ihrer historischen Entwicklung, Berlin 1895

Joachim, Jiří, Die Karlsbader Behandlungsmethode, Prag [1949]

Jütte, Robert, Placebo in der Medizin, Köln 2011

Jütte, Robert, **Ärzte**, Heiler und Patienten, München; Zürich 1991

Jütte, Robert, Geschichte der **Alternativen** Medizin, München 1996

Jütte, Robert, „Und es sammelte sich ohne Verdruß von Seiten des Kranken in des Arztes **Beutel**". Samuel Hahnemann und die Honorarfrage, in: Medizin, Gesellschaft und Geschichte 18, 1999 (2000), 149–167

Jütte, Robert, „La **douleur** des dents est la plus grande". Zur Geschichte des Zahnschmerzes in der Frühen Neuzeit, in: Medizin, Gesellschaft und Geschichte 15, 1996 (1997), 37–54

Jütte, Robert, Heilmittel **Wein**, in: Knubben, Thomas; Schmauder, Andreas (Hg.), Seewein. Weinkultur am Bodensee, Ostfildern 2016, 201–212

Kallmorgen, Wilhelm, Siebenhundert Jahre Heilkunde in Frankfurt am Main, Frankfurt/M. 1936

Kannengießer, Ursula-Ingrid, Der Tierarzt J. J. W. Lux (1773–1849) und die Veterinärhomöopathie im 19. Jahrhundert, in: Dinges, Homöopathie, 228–252

Kastinger Riley, Helene M., Ludwig Achim von Arnims Jugend- und Reisejahre. Ein Beitrag zur Biographie mit unbekannten Briefzeugnissen, Bonn 1978

Keil, Gundolf, Der Hausvater als Arzt, in: Ehlert, Trude (Hg.), Haushalt und Familie in Mittelalter und früher Neuzeit, Sigmaringen 1991, 219–243

Kern, Guido Josef, Karl Blechen. Sein Leben und seine Werke, Berlin 1911

Kersting, Christa, Die Genese der Pädagogik im 18. Jahrhundert. Campes „Allgemeine Revision" im Kontext neuzeitlicher Wissenschaft, Weinheim 1992

Keul, Hildegund, Brot teilen nach Recht und Gerechtigkeit. Bettine von Arnims „Schwebe-Religion" und ihre sozial-politische Bedeutung, in: Internationales Jahrbuch der Bettina-von-Arnim-Gesellschaft 22/23, 2010/11, 97–109

Klaas, Philipp; Steinke, Hubert; Unterkircher, Alois, Daily Business. The Organization and Finances of Doctors' Practices, in: Dinges, Martin; Jankrift, Kay Peter u. a. (Hg.), Medical Practice, 1600–1900. Physicians and Their Patients, Leiden; Boston 2016, 71–98

Klengel, Bernd, Über Galvanismus und deutsche Träumereien. Zur Rezeption romantischer Naturforschung in Frankreich zwischen 1800 und 1820, Stuttgart 2010

Knaack, Jürgen, Arnim und Niebuhr. Ein gespanntes Verhältnis, in: Neue Zeitung für Einsiedler. Mitteilungen der Internationalen Arnim-Gesellschaft 4/5, 2004/05 (2006), 21–41

Koller, Traugott, Heinrich Grunholzer. Lebensbild eines Republikaners im Rahmen der Zeitgeschichte, **2 Bände**, Zürich 1876

Kottwitz, Friedrich, Bönninghausens Leben. Hahnemanns Lieblingsschüler, Berg am Starnberger See 1985

Kreutel, Margit, Die Opiumsucht, Stuttgart 1988

Labouvie, Eva, Andere Umstände. Eine Kulturgeschichte der Geburt, Köln u. a. 1998

Lackmann, Thomas, Das Glück der Mendelssohns. Geschichte einer deutschen Familie, Berlin 2007

Landfester, Ulrike, Von Frau zu Frau? Einige Bemerkungen über historische und ahistorische Weiblichkeitsdiskurse in der Rezeption Bettine von Arnims, in: Internationales Jahrbuch der Bettina-von-Arnim-Gesellschaft 8/9, 1996/97, 201–219

Landfester, Ulrike, Das **Schweigen** der Sibylle. Bettine von Arnims Briefe über die Revolution von 1848, in: Internationales Jahrbuch der Bettina-von-Arnim-Gesellschaft 11/12, 1999/2000,121–143

Landfester, Ulrike, **Selbstsorge** als Staatskunst. Bettine von Arnims politisches Werk, Würzburg 2000

Leibrock-Plehn, Larissa, Hexenkräuter oder Arznei. Die Abtreibungsmittel im 16. und 17. Jahrhundert, Stuttgart 1992

Lemm, Uwe, Die Wohnorte Bettina und Achim von Arnims in Berlin, in: Internationales Jahrbuch der Bettina-von-Arnim-Gesellschaft 5, 1993, 104–118

Lindemann, Eva, Die **Gräfin** und die „Grashalme", in: Landfester, Ulrike; Schultz, Hartwig (Hg.), Dies Buch gehört den Kindern. Achim und Bettine von Arnim und ihre Nachfahren, Berlin 2003, 269–284

Lindemann, Mary, Health & healing in eighteenth-century Germany, Baltimore 1996

Lodispoto, Alberto, Storia della Omeopatia in Italia. Storia antica di una terapia moderna, Rom 1987

Lucae, Christian, Homöopathie an deutschsprachigen Universitäten. Die Bestrebungen zu ihrer Institutionalisierung von 1812 bis 1945, Heidelberg 1998

Maibaum, Elke, Der therapeutische Aderlaß von der Entdeckung des Kreislaufs bis zum Beginn des 20. Jahrhunderts, Med. Diss. TH Aachen, Herzogenrath 1983

Martin, Alfred, Deutsches Badewesen in vergangenen Tagen. Nebst einem Beitrag zur Geschichte der deutschen Wasserheilkunde, Jena 1906

Martus, Steffen, Die Brüder Grimm. Eine Biographie, Berlin 2009

Maurer, Michael, „Ich bin mehr Herz als Kopf". Sophie de La Roche. Ein Lebensbild in Briefen, München 1983

Menninghaus, Winfried, Ekel. Theorie und Geschichte einer starken Empfindung, Frankfurt/M. 1999

Mey, Eva, Ich gleiche einem Stern um Mitternacht. Die Schriftstellerin Gisela von Arnim, Tochter Bettinas und Gattin Herman Grimms, Stuttgart; Leipzig 2004

Meyer-Hepner, Gertrud, Der Magistratsprozess der Bettina von Arnim, Weimar 1960

Michalak, Michael, Das homöopathische Arzneimittel. Von den Anfängen zur industriellen Fertigung, Stuttgart 1991

Michalsen, Andreas; Roth, Manfred (Hg.), Blutegeltherapie, Stuttgart 2006

Milch, Werner, Die junge Bettine 1785–1811, Heidelberg 1968

Mintz, Sidney W., Die süße Macht. Kulturgeschichte des Zuckers, Frankfurt/M. 1987

Moering, Renate, Achim von Arnims Gedichte auf seine Kinder, in: Landfester, Ulrike; Schultz, Hartwig (Hg.), Dies Buch gehört den Kindern. Achim und Bettine von Arnim und ihre Nachfahren, Berlin 2003, 83–111

Monz, Heinz, Bettine von Arnim und Karl Marx in Bad Kreuznach, in: Internationales Jahrbuch der Bettina-von-Arnim-Gesellschaft 1, 1987, 143–157

Mortsch, Markus, Samuel Hahnemann. Krankenjournal D 22 (1821). Kommentar zu D 22, Stuttgart 2008

NDB Neue Deutsche Biographie, hg. von der Historischen Kommission bei der Bayerischen Akademie der Wissenschaften, **26 Bände**, Berlin 1953–2016

Neuß, Erich, Das Giebichensteiner Dichterparadies. Johann Friedrich Reichardt und die Herberge der Romantik, Halle/Saale 2007

Nienhaus, Stefan, Geschichte der deutschen Tischgesellschaft, Tübingen 2003

Oehler-Klein, Sigrid, Die Schädellehre Franz Josef Galls in Literatur und Kritik des 19. Jahrhunderts, Stuttgart 1990

Ohff, Heinz, Karl Friedrich Schinkel oder Die Schönheit in Preußen, München; Zürich 1997

Opitz, Claudia, Pflicht-Gefühl. Zur Codierung von **Mutterliebe** zwischen Renaissance und Aufklärung, in: Querelles 7, 2002, 154–170

Osten, Philipp von der, Das Tor zur Seele. Schlaf, Somnambulismus und Hellsehen im frühen 19. Jahrhundert, Paderborn 2015

Pape, Walter (Hg.), Die alltägliche Romantik. Gewöhnliches und Phantastisches, Lebenswelt und Kunst, Berlin 2016

Preuß, Carsten; Preuß, Hiltrud, Die Guts- und Herrenhäuser im Landkreis Teltow-Fläming, Berlin 2011

Pschyrembel Klinisches Wörterbuch, 258. Aufl., Berlin 1998

Püschel, Ursula, Eine Bittschrift Bettina von Arnims für die Witwe Otto, in: Internationales Jahrbuch der Bettina-von-Arnim-Gesellschaft 3, 1989, 327–332

Püschel, Ursula, „Der **Bauer** muss ein gebildeter und gefühliger Mensch sein". Kenntnisse und Erkenntnisse Bettina von Arnims über Kindererziehung und Volksbildung [in Wiepersdorf], in: Landfester, Ulrike; Schultz, Hartwig (Hg.), Dies Buch gehört den Kindern. Achim und Bettine von Arnim und ihre Nachfahren, Berlin 2003, 113–144

Püschel, Ursula, Ein Fall im Namensregister. Bettina von Arnim, **Pantillon** und die Camarilla, in: Internationales Jahrbuch der Bettina-von-Arnim-Gesellschaft 16, 2004, 103–118

Rave, Paul Ortwin (Hg.), Karl Blechen. Leben, Würdigungen, Werk, Berlin 1940

Requiem für eine romantische Frau. Die Geschichte von Auguste Bußmann und Clemens Brentano, von Hans Magnus Enzensberger, Frankfurt/M. 1999

Reves, Christiane, Vom Pomeranzengängler zum Großhändler? Netzwerke und Migrationsverhalten der Brentano-Familien im 17. und 18. Jahrhundert, Paderborn 2012

Ritzmann, Iris, Sorgenkinder. Kranke und behinderte Mädchen und Jungen im 18. Jahrhundert, Köln u. a. 2008

Rizza, Emanuela, Vom polyzentrischen Beginn zur Einheit. Italien, in: Dinges, Weltgeschichte, 240–255

Rosenstrauch, Hazel, Wahlverwandt und ebenbürtig. Caroline und Wilhelm von Humboldt, Frankfurt/M. 2009

Rothschuh, Karl Eduard, Konzepte der Medizin in Vergangenheit und Gegenwart, Stuttgart 1978

Rublack, Ulinka, Erzählungen vom Geblüt und Herzen. Zu einer Historischen Anthropologie des frühneuzeitlichen Körpers, in: Historische Anthropologie 9, 2001, 214–232

Sander, Sabine, Die dreißig Schönheiten der Frau – Ärztliche Ratgeber der Frühen Neuzeit, in: Stahnisch, Frank; Steger, Florian (Hg.), Medizin, Geschichte und Geschlecht. Körperhistorische Rekonstruktionen von Identitäten und Differenzen, Stuttgart 2005, 41–62

Schäfer, Daniel, Gesundheit im Wandel. Neuere Entwicklungen in Medizin und Gesellschaft, in: Schäfer, Gesundheitskonzepte, 65–77

Schäfer, Daniel; Frewer, Andreas u. a. (Hg.), **Gesundheitskonzepte** im Wandel. Geschichte, Ethik und Gesellschaft, Stuttgart 2008

Scheible, Karl-Friedrich, Hahnemann und die Cholera, Heidelberg 1994

Schiffter, Roland, „…ich habe immer klüger gehandelt …als die philisterhaften Ärzte…“. Romantische Medizin im Alltag der Bettina von Arnim – und anderswo, Würzburg 2006

Schiffter, Roland, Vom **Leben**, Leiden und Sterben in der Romantik. Neue Pathographien zur romantischen Medizin, Würzburg 2008

Schiller, René, Vom Rittergut zum adeligen Großgrundbesitz, Berlin 2003

Schlie, Ulrich, Die Nation erinnert sich. Die Denkmäler der Deutschen, München 2002

Schlumbohm, Jürgen, Lebendige Phantome. Ein Entbindungshospital und seine Patientinnen 1751–1830, Göttingen 2012

Schmeer, Ernst H., Goethe und die Homöopathie, in: Zeitschrift für klassische Homöopathie 41, 1997, 193–198

Schmersahl, Katrin, Medizin und Geschlecht. Zur Konstruktion der Kategorie Geschlecht im medizinischen Diskurs des 19. Jahrhunderts, Opladen 1998

Schmid, Pia, Bettina von Arnim und die soziale Frage, in: Internationales Jahrbuch der Bettina-von-Arnim-Gesellschaft 22/23, 2010/11, 111–128

Schmidt, Friedrich, Geschichte der Stadt Sangerhausen, Sangerhausen 1906

Schneider, Hans, Ernst Horn (1774–1848) – Leben und Werk. Ein ärztlicher Direktor der Berliner Charité an der Wende zur naturwissenschaftlichen Medizin, Med. Diss. FU Berlin 1986

Schneider, Konrad, Der **Mineralwasserversand** aus Bad Soden a.Ts., in: Nassauische Annalen 115, 2004, 353–370

Schneider, Wolfgang, Pflanzliche **Drogen**. Sachwörterbuch zur Geschichte der pharmazeutischen Botanik, **3 Bände**, Frankfurt/M. 1974

Schöne, Albrecht, Der Briefschreiber Goethe, München 2015

Schormann, Sabine, Bettine von Arnim. Die Bedeutung Schleiermachers für ihr Leben und Werk, Tübingen 1993

Schott, Heinz, Gesundheit in der deutschen Romantik, in: Bergdolt, Klaus; Herrmann, Ingo F. (Hg.), Was ist Gesundheit? Antworten aus Jahrhunderten, Stuttgart 2011, 103–110

Schraut, Sylvia; Pieri, Gabriele, Katholische Schulbildung in der Frühen Neuzeit. Vom „guten Christenmenschen“ zu „tüchtigen Jungen“ und „braven Mädchen“, Paderborn 2004

Schreiber, Katrin, Samuel Hahnemann in Leipzig. Die Entwicklung der Homöopathie zwischen 1811 und 1821. Förderer, Gegner und Patienten, Stuttgart 2002

Schroers, Fritz D., Lexikon deutschsprachiger Homöopathen, Stuttgart 2006

Schüppel, Reinhart, Constantin Hering (1800–1880). Ein Akademiker gründet Institutionen, in: Dinges, Homöopathie, 296–317

Schuh, Barbara, Jenseitigkeit in diesseitigen Formen, Graz 1989

Schultz, Hartwig, Die Frankfurter **Brentanos**, Stuttgart u.a. 2001

Schultz, Hartwig, **Kunst** und Homöopathie. Unbekannte Briefzeugnisse aus Bettine von Arnims Korrespondenz mit Karl Friedrich und Susanne Schinkel, in: Internationales Jahrbuch der Bettina-von-Arnim-Gesellschaft 20/21, 2008/09, 37–56

Schultz, Hartwig, „Unsere **Lieb** aber ist außerkohren“. Die Geschichte der Geschwister Clemens und Bettine Brentano, Frankfurt/M. 2004

Schultz, Hartwig, Schwarzer **Schmetterling**. Zwanzig Kapitel aus dem Leben des romantischen Dichters Clemens Brentano, Berlin 2000

Schweig, Nicole, Gesundheitsverhalten von Männern. Gesundheit und Krankheit in Briefen, 1800–1950, Stuttgart 2009

Schweizer, Stefan, Anthropologie der Romantik, Paderborn 2008

Seefried, Gabriele, Johann Nepomuk von Ringseis und sein „System der Medizin", Med. Diss. Universität Würzburg 1989

Seidel, Hans-Christoph, Eine neue „Kultur des Gebärens". Die Medikalisierung der Geburt im 18. und 19. Jahrhundert in Deutschland, Stuttgart 1998

Sommer, Hermann, Zur Kur nach Ems. Ein Beitrag zur Geschichte der Badereise von 1830 bis 1914, Stuttgart 1999

Stich, Jürgen, Die Herrschaft Wiepersdorf im 20. Jahrhundert, Magisterarbeit FU Berlin 1998

Stiehler, Matthias, „Wir sitzen auf unterschiedlichen Gipfeln". Eine Untersuchung zu Abhängigkeit und Differenzierung in Partnerschaften, in: Beratung Aktuell 4/2007, 247–259

Stillich, Oskar, Die Lage der Weiblichen Dienstboten in Berlin, Berlin 1902

Stöckel, Sigrid, Säuglingsfürsorge zwischen sozialer Hygiene und Eugenik. Das Beispiel Berlins im Kaiserreich und in der Weimarer Republik, Berlin u. a. 1996

Stolberg, Michael, Geschichte der Homöopathie in Bayern (1800–1914), Heidelberg 1999

Stolberg, Michael, **Homo** patiens. Krankheits- und Körpererfahrung in der Frühen Neuzeit, Köln u. a. 2003

Streuber, Ingeborg, Ein Macher. Arthur Lutze (1813–1870). „Der Mensch kann, was er will, doch muß er glauben und vertrauen", in: Dinges, Homöopathie, 160–184

Strohmeyr, Armin, Die Frauen der Brentanos, Berlin 2006

Stürzbecher, Manfred, Beiträge zur Berliner Medizingeschichte. Quellen und Studien zur Geschichte des Gesundheitswesens vom 17. bis zum 19. Jahrhundert, Berlin 1966

Teichler, Jens-Uwe, „Der Charlatan strebt nicht nach Wahrheit, er verlangt nur nach Geld". Zur Auseinandersetzung zwischen naturwissenschaftlicher Medizin und Laienmedizin im deutschen Kaiserreich am Beispiel von Hypnotismus und Heilmagnetismus, Stuttgart 2002

Teuteberg, Hans Jürgen; Wiegelmann, Günter, Der Wandel der Nahrungsgewohnheiten unter dem Einfluß der Industrialisierung, Göttingen 1972

Thamm, Angela, Bettine von Arnim und ihre Töchter – Weibliche Lebensentwürfe und -kontexte im Textversteck der Schreiberinnen, in: Landfester, Ulrike; Schultz, Hartwig (Hg.), Dies Buch gehört den Kindern. Achim und Bettine von Arnim und ihre Nachfahren, Berlin 2003, 181–232

Thielenhaus, Vera, Die „Göttinger Sieben" und Bettine von Arnims Eintreten für die Gebrüder Grimm, in: Internationales Jahrbuch der Bettina-von-Arnim-Gesellschaft 5, 1993, 54–72

Thoms, Ulrike, Konfliktfall Homöopathie. Die klinischen Versuche zur Prüfung des Wertes der Homöopathie beim Militär und in der Berliner Charité 1820 bis 1840, in: Medizin, Gesellschaft und Geschichte 21, 2002 (2003), 173–218

Tischner, Rudolf, Geschichte der Homöopathie, Leipzig 1939

Toppe, Sabine, Die Erziehung zur guten Mutter. Medizinisch-pädagogische Anleitungen zur Mutterschaft im 18. Jahrhundert, Oldenburg 1993

Treue, Wilhelm, Das Bankhaus Mendelssohn als Beispiel einer Privatbank im 19. und 20. Jahrhundert, in: Mendelssohn-Studien 1, 1972, 29–80

Vander Elst, Edouard, Die Geschichte der Orthopädie und der Traumatologie, in: Toellner, Richard (Hg.), Illustrierte Geschichte der Medizin, Bd. 3, Salzburg 1986, 1601–1667

Weissbach, Lothar; Stiehler, Mathias (Hg.), Männergesundheitsbericht 2013. Im Fokus: Psychische Gesundheit, Bern 2013

Wienfort, Monika, Verliebt, verlobt, verheiratet. Eine Geschichte der Ehe seit der Romantik, München 2014

Wiesemann, Claudia, Die heimliche Krankheit. Zur Geschichte des Suchtbegriffs, Stuttgart 2000

Wiesing, Urban, Kunst oder Wissenschaft? Konzeptionen der Medizin in der deutschen Romantik, Stuttgart 1995

Wild, Reiner, „Die Vernunft der Mütter"? Sophie von La Roche im Feld philanthropischer Literatur des 18. Jahrhunderts, in: Loster-Schneider, Gudrun; Becker-Cantarino, Barbara (Hg.), „Ach, wie wünschte ich mir Geld genug, um eine Professur zu stiften". Sophie von La Roche im literarischen und kulturpolitischen Feld von Aufklärung und Empfindsamkeit, Tübingen 2010, 210–222

Wilhelmy, Petra, Der Berliner Salon im 19. Jahrhundert (1780–1914), Berlin u. a. 1989

Willfahrt, Joachim, Wie der homöopathische Apotheker und Verleger Willmar Schwabe (1839–1917) und seine Wegbereiter im Laufe des 19. Jahrhunderts der Homöopathie ein Millionenpublikum verschafften, in: Dinges, Homöopathie, 270–295

Willfahrt, Joachim, Homöopathische **Hausarztliteratur** des 19. Jahrhunderts als Anleitung zur Selbstmedikation, in: Zeitschrift für Klassische Homöopathie 35, 1991, 114–121, 153–159, 194–202, und 36, 1992, 62–72

Windelband, [Carl Fr.], Nachruf an Dr. Burkhard, in: Zeitschrift des Berliner Vereins homöopathischer Aerzte 27, 1908, 192

Wolf, Siegmund A., Wörterbuch des Rotwelschen, Mannheim 1956

Wolff, Eberhard, Einschneidende Maßnahmen. Pockenschutzimpfung und traditionale Gesellschaft im Württemberg des frühen 19. Jahrhunderts, Stuttgart 1998

Wolff, Eberhard, **Medizinkritik** der Impfgegner im Spannungsfeld zwischen Lebenswelt- und Wissenschaftsorientierung, in: Dinges, Martin (Hg.), Medizinkritische Bewegungen im Deutschen Reich (ca. 1870-ca. 1933), Stuttgart 1996, 79–108

Wunder, Heide, Frauenmilch – Muttermilch. Eine Geschichte aus dem 18. Jahrhundert, in: Duden, Barbara; Hagemann, Karen u. a. (Hg.), Geschichte in Geschichten. Ein historisches Lesebuch, Frankfurt/M. 2003, 295–305

Zimmermann, Clemens, Von der Wohnungsfrage zur Wohnungspolitik. Die Reformbewegung in Deutschland 1845–1914, Göttingen 1991

Register

Personennamen (außer: Achim und Bettine von Arnim, Autorennamen, nicht identifizierbare Personen, einzelne Cholerapatienten)

Bildnachweis